U0569956

（中文翻译版，原书第2版）

肿瘤影像诊断学
多学科诊疗路径

Oncologic Imaging: A Multidisciplinary Approach

主　编　〔美〕保罗·M. 西尔弗曼（Paul M.Silverman）
主　译　田树平　王海屹　徐俊卿　史丽静

科学出版社
北　京

图字：01-2024-3670

内 容 简 介

本书为国际著名的肿瘤影像诊断学专著，论述了对各种肿瘤如何做出准确的影像学诊断，如何在检查方法选择、病变分期、诊疗效果评估等方面提供影像学专业意见，并对相关专科医师提出的问题给予影像学的专业解释。全书共12部分43章，涵盖头颈部肿瘤，胸部肿瘤，肝脏、胆道和胰腺肿瘤，胃肠道肿瘤，泌尿生殖系统肿瘤，妇科肿瘤，淋巴瘤与血液系统肿瘤，肿瘤转移性病变，其他类型肿瘤，肿瘤治疗相关并发症，影像成像方案等。总论部分论述了癌症的多学科诊疗方法，在这一过程中影像科医师、外科医师、内科医师、放射肿瘤学医师的观点及其作用。强调了影像科与临床各科医师的配合与合作。

本书适合影像科医师以及与肿瘤相关的各科临床医师阅读参考。

图书在版编目（CIP）数据

肿瘤影像诊断学：多学科诊疗路径：原书第2版 /（美）保罗·M. 西尔弗曼(Paul M. Silverman)主编；田树平等主译. -- 北京：科学出版社，2025. 5.--ISBN 978-7-03-081007-6

Ⅰ. R730.4

中国国家版本馆CIP数据核字第20251RC057号

责任编辑：路 弘 / 责任校对：张 娟

责任印制：师艳茹 / 封面设计：龙 岩

ELSEVIER

Elsevier (Singapore) Pte Ltd.

3 Killiney Road, #08-01 Winsland House I, Singapore 239519

Tel: (65) 6349-0200; Fax: (65) 6733-1817

ISBN: 978-0-323-69538-1

This translation of Oncologic Imaging: A Multidisciplinary Approach, 2/E by Paul M. Silverman was undertaken by China Science Publishing & Media Ltd. (Science Press) and is published by arrangement with Elsevier (Singapore) Pte Ltd.

Oncologic Imaging: A Multidisciplinary Approach, 2/E by Paul M. Silverman由科学出版社（中国科技出版传媒股份有限公司）进行翻译，并根据科学出版社（中国科技出版传媒股份有限公司）与爱思唯尔（新加坡）私人有限公司的协议约定出版。

《肿瘤影像诊断学：多学科诊断路径》（原书第2版）（田树平　王海屹　徐俊卿　史丽静　主译）

ISBN: 978-7-03-081007-6

科 学 出 版 社 出版

北京东黄城根北街16号

邮政编码：100717

http://www.sciencep.com

三河市春园印刷有限公司印刷

科学出版社发行　各地新华书店经销

*

2025年5月第　一　版　开本：889×1194　1/16

2025年5月第一次印刷　印张：35 1/2

字数：980 000

定价：350.00 元

（如有印装质量问题，我社负责调换）

译者名单

主　审　杨　立　孙应实　陈　雁

主　译　田树平　王海屹　徐俊卿　史丽静

副主译　任爱军　王庆军　董佳佳　张　君　李春平　王丽君

秘　书　董　惠

译　者　（以姓氏笔画为序）

马元昊　解放军总医院第一医学中心
王　楠　大连医科大学附属第一医院
王艺华　大连医科大学附属第一医院
王庆军　解放军总医院第六医学中心
王李杰　解放军总医院第一医学中心
王丽君　大连医科大学附属第一医院
王海屹　解放军总医院第一医学中心
韦秀莉　大连医科大学附属第一医院
田树平　全景医学影像诊断中心
史丽静　解放军总医院第六医学中心
冯　雨　大连医科大学附属第一医院
宁雪怡　解放军总医院第一医学中心
任爱军　解放军总医院第六医学中心
全　跃　大连医科大学附属第一医院
刘　君　大连医科大学附属第一医院
刘胡逸　大连医科大学附属第一医院
孙应实　北京大学肿瘤医院
李春平　解放军总医院第六医学中心
李朝博　解放军总医院第一医学中心
李颖娜　北京回龙观医院
杨　立　解放军总医院第二医学中心
肖　丹　大连医科大学附属第一医院
吴　龙　中国中医科学院望京医院
吴　芳　首都医科大学宣武医院

何　钦　大连医科大学附属第一医院
何业举　河北医科大学第二医院
谷磊磊　河北医科大学第二医院
张　君　解放军总医院第六医学中心
张朝军　解放军总医院第一医学中心
陈　敏　首都医科大学附属北京朝阳医院
陈　雁　中国医学科学院北京肿瘤医院
陈诗雨　大连医科大学附属第一医院
易思成　解放军总医院第一医学中心
郑昊文　大连医科大学附属第一医院
赵向飞　解放军总医院第六医学中心
宫志伟　大连医科大学附属第一医院
贾　新　空军军医大学第一附属医院（西京医院）
徐俊卿　广州科技大学附属湛江医院
徐鸿昊　解放军总医院第一医学中心
董　惠　全景影像医学诊断中心
董佳佳　北京美中爱瑞肿瘤医院
蒋思飞　全景医学影像诊断中心
韩熠琳　大连医科大学附属第一医院
温学炜　解放军总医院第一医学中心
温居一　解放军总医院第六医学中心
熊　昆　全景医学影像诊断中心

原著者名单

Eddie K. Abdalla, MD
Medical Director
Liver and Pancreas Program
Northside Hospital Cancer Institute
Atlanta, Georgia

Jitesh Ahuja, MBBS, MD
Assistant Professor
Cardiothoracic Radiology
Department of Chest Radiology
The University of Texas
MD Anderson Cancer Center
Houston, Texas

Felipe Aluja-Jaramillo, MD
Professor Ad Honorem
Department of Radiology
Hospital Universitario San Ignacio-Pontificia
Universidad Javeriana, Bogotá
Radiologist
Bogotá, Colombia

Rodabe N. Amaria, MD
Associate Professor
Melanoma Medical Oncology
The University of Texas
MD Anderson Cancer Center
Houston, Texas

Behrang Amini, MD, PhD
Associate Professor
Department of Musculoskeletal Radiology, Division of Imaging
The University of Texas
MD Anderson Cancer Center
Houston, Texas

Anca Avram, MD
Professor of Radiology
Radiology/Nuclear Medicine
University of Michigan
Ann Arbor, Michigan

Rony Avritscher, MD
Associate Professor
Interventional Radiology
The University of Texas
MD Anderson Cancer Center
Houston, Texas

Isabelle Bedrosian, MD
Professor
Breast Surgical Oncology
Division of Surgery
The University of Texas
MD Anderson Cancer Center
Houston, Texas

Sonia L. Betancourt-Cuellar, MD
Professor of Radiology
Thoracic Imaging Department
The University of Texas
MD Anderson Cancer Center
Houston, Texas

Priya R. Bhosale, MD
Professor
Department of Abdominal Radiology
The University of Texas
MD Anderson Cancer Center
Houston, Texas

Andrew J. Bishop, MD
Assistant Professor
Radiation Oncology
The University of Texas
MD Anderson Cancer Center
Houston, Texas

Yulia Bronstein, MD
Associate Radiologist
Virtual Radiologic
Eden Prairie, Minnesota

Constantine M. Burgan, MD
Assistant Professor
Department of Radiology, Abdominal Imaging Section
University of Alabama-Birmingham
Birmingham, Alabama

Hop S. Tran Cao, MD
Assistant Professor
Department of Surgical Oncology
The University of Texas
MD Anderson Cancer Center
Houston, Texas

Sudpreeda Chainitikun, MD
Postdoctoral Fellow
Department of Medical Oncology
MedPark Hospital
Bangkok, Thailand

Joe Y. Chang, MD
Professor
Department of Radiation Oncology
The University of Texas
MD Anderson Cancer Center
Houston, Texas

Lisly J. Chery, MD
Assistant Professor
Department of Urology
The University of Texas
MD Anderson Cancer Center
Houston, Texas

Hubert H. Chuang, MD, PhD
Associate Professor
Department of Nuclear Medicine
The University of Texas
MD Anderson Cancer Center
Houston, Texas

Aaron Coleman, MD
Resident Physician
Department of Radiology
University of Alabama at Birmingham
Birmingham, Alabama

Colleen M. Costelloe, MD
Professor of Radiology
Department of Musculoskeletal Radiology
The University of Texas
MD Anderson Cancer Center
Houston, Texas

Prajnan Das, MD, MS, MPH
Professor
Radiation Oncology
The University of Texas
MD Anderson Cancer Center
Houston, Texas

Reordan DeJesus, MD
Associate Professor and Division Chief, Neuroradiology
University of Florida
Gainesville, Florida

Catherine Devine, MD
Professor
Department of Abdominal Imaging
The University of Texas
MD Anderson Cancer Center
Houston, Texas

Patricia J. Eifel, MD
Professor of Radiation Oncology
Radiation Oncology

The University of Texas
MD Anderson Cancer Center
Houston, Texas

Jeremy J. Erasmus, MD
Professor
Diagnostic Radiology
The University of Texas
MD Anderson Cancer Center
Houston, Texas

Silvana C. Faria, MD, PhD
Professor
Abdominal Imaging
The University of Texas
MD Anderson Cancer Center
Houston, Texas

Jason B. Fleming, MD
Professor
Department of Surgical Oncology
Moffitt Cancer Center
Tampa, Florida

Samuel J. Galgano, MD
Assistant Professor
Department of Radiology
Abdominal Imaging Section
University of Alabama at Birmingham
Birmingham, Alabama

Dhakshinamoorthy Ganeshan, MD
Associate Professor
Department of Diagnostic Radiology
The University of Texas
MD Anderson Cancer Center
Houston, Texas

Naveen Garg, MD
Associate Professor
Abdominal Imaging
The University of Texas
MD Anderson Cancer Center
Houston, Texas

Patrick B. Garvey, MD
Associate Professor
Department of Plastic and Reconstructive Surgery
The University of Texas
MD Anderson Cancer Center
Houston, Texas

Gregory Gladish, MD
Professor
Thoracic Imaging
The University of Texas
MD Anderson Cancer Center
Houston, Texas

Chunxiao Guo, MD, PhD
Resident
Department of Radiology
The University of Minnesota
Minneapolis, Minnesota

Fernando R. Gutiérrez, MD
Professor of Radiology
Cardiothoracic Imaging Section
Mallinckrodt Institute of Radiology-Washington University in St. Louis
St. Louis, Missouri

Daniel M. Halperin, MD
Assistant Professor
Department of GI Medical Oncology
The University of Texas
MD Anderson Cancer Center
Houston, Texas

Abdelrahman K. Hanafy, MD
Resident
Diagnostic Radiology
The University of Texas
Health Science Center at San Antonio
San Antonio, Texas

Karen Hoffman, MD
Associate Professor
Radiation Oncology
The University of Texas
MD Anderson Cancer Center
Houston, Texas

Wayne L. Hofstetter, MD
Professor of Surgery and Deputy Chair
Thoracic and Cardiovascular Surgery
The University of Texas
MD Anderson Cancer Center
Houston, Texas

Wen-Jen Hwu, MD, PhD
Professor
Department of Melanoma Medical Oncology
The University of Texas
MD Anderson Cancer Center
Houston, Texas

Juan J. Ibarra Rovira, MD
Assistant Professor of Radiology
Diagnostic Radiology
The University of Texas
MD Anderson Cancer Center
Houston, Texas

Mohannad Ibrahim, MD
University of Michigan
Ann Arbor, Michigan

Naruhiko Ikoma, MD
Assistant Professor
Surgical Oncology
The University of Texas
MD Anderson Cancer Center
Houston, Texas

Revathy B. Iyer, MD
Professor
Diagnostic Radiology
The University of Texas
MD Anderson Cancer Center
Houston, Texas

Sanaz Javadi, MD
Assistant Professor
Department of Abdominal Imaging
The University of Texas
MD Anderson Cancer Center
Houston, Texas

Milind Javle, MD
Professor
Department of Gastrointestinal Medical Oncology
The University of Texas
MD Anderson Cancer Center
Houston, Texas

Corey T. Jensen, MD
Associate Professor
Abdominal Radiology
The University of Texas
MD Anderson Cancer Center
Houston, Texas

Eric Jonasch, MD
Professor
Department of Genitourinary Medical Oncology
Division of Cancer Medicine
The University of Texas
MD Anderson Cancer Center
Houston, Texas

Aparna Kamat, MD
Associate Professor
Gynecologic Oncology
Methodist, Weill Cornell Medical College
Houston, Texas

Ashish Kamat, MD, MBBS, FACS
Professor
Urology
The University of Texas
MD Anderson Cancer Center
Houston, Texas

Avinash R. Kambadakone, MD, DNB, FRCR
Clinical Fellow
Division of Abdominal Imaging and Intervention
Massachusetts General Hospital
Boston, Massachusetts

Gregory P. Kaufman, MD
Assistant Professor
Department of Lymphoma/Myeloma
Division of Cancer Medicine

The University of Texas
MD Anderson Cancer Center
Houston, Texas

Amritjot Kaur, MBBS
Medical Officer
Emergency
Columbia Asia Hospital, Patiala
Punjab, India
Observer
Body Imaging
The University of Texas
MD Anderson Cancer Center
Houston, Texas

Harmeet Kaur, MBBS, MD
Professor
Diagnostic Radiology
The University of Texas
MD Anderson Cancer Center
Houston, Texas

Brinda Rao Korivi, MD, MPH
Associate Professor
Abdominal Imaging
The University of Texas
MD Anderson Cancer Center
Houston, Texas

Rajendra Kumar, MD, FACR
Professor of Radiology
Department of Musculoskeletal Radiology
The University of Texas
MD Anderson Cancer Center
Houston, Texas

Vikas Kundra, MD, PhD
Professor
Diagnostic Radiology
The University of Texas
MD Anderson Cancer Center
Houston, Texas

Marcelo F. Kuperman Benveniste, MD
Associate Professor
Thoracic Imaging Department
The University of Texas
MD Anderson Cancer Center
Houston, Texas

Ott Le, MD
Abdominal Imaging
The University of Texas
MD Anderson Cancer Center
Houston, Texas

Jeffrey H. Lee, MD
Professor
Department of Gastroenterology, Hepatology, and Nutrition
The University of Texas
MD Anderson Cancer Center
Houston, Texas

Huang LePetross, MD, FRCPC, FSBI
Professor
Department of Breast Imaging, Division of Radiology
The University of Texas
MD Anderson Cancer Center
Houston, Texas

Patrick P. Lin, MD
Professor of Orthopaedic Oncology
Department of Orthopaedic Oncology
The University of Texas
MD Anderson Cancer Center
Houston, Texas

Joseph A. Ludwig, MD
Associate Professor
Department of Sarcoma Medical Oncology
The University of Texas
MD Anderson Cancer Center
Houston, Texas
United States
Adjunct Professor
Department of Bioengineering
Rice University
Houston, Texas

Homer A. Macapinlac, MD
Chair
Department of Nuclear Medicine
The University of Texas
MD Anderson Cancer Center
Houston, Texas

John E. Madewell, MD
Professor, Chair-ad-Interim
Department of Musculoskeletal Imaging
The University of Texas
MD Anderson Cancer Center
Houston, Texas

Paul Mansfield, MD
Professor
Department of Surgical Oncology
The University of Texas
MD Anderson Cancer Center
Houston, Texas

Leonardo P. Marcal, MD
Associate Professor
Department of Abdominal Imaging
The University of Texas
MD Anderson Cancer Center
Houston, Texas

Edith M. Marom, MD
Professor of Radiology
Department of Diagnostic Imaging
The Chaim Sheba Medical Center
Affiliated with the Tel Aviv University
Ramat Gan, Israel

Tara Massini, MD
Clinical Assistant Professor and Program Director
Neuroradiology
University of Florida
Gainesville, Florida

Aurelio Matamoros Jr., MD
Professor
Department of Abdominal Imaging, Division of Diagnostic Imaging
The University of Texas
MD Anderson Cancer Center
Houston, Texas

Mary Frances McAleer, MD, PhD
Professor
Radiation Oncology Department
MD Anderson Cancer Center
Houston, Texas

Reza J. Mehran, MD
Professor
Thoracic and Cardiovascular Surgery
The University of Texas
MD Anderson Cancer Center
Houston, Texas

Christine Menias, MD
Professor of Radiology
Department of Radiology
Mayo Clinic
Scottsdale, Arizona
United States
Adjunct Professor of Radiology
Department of Radiology
Washington University in St. Louis
St. Louis, Missouri

Ajaykumar C. Morani, MD
Associate Professor
Abdominal Radiology
The University of Texas
MD Anderson Cancer Center
Houston, Texas

Van K. Morris, MD
Associate Professor
GI Medical Oncology
The University of Texas
MD Anderson Cancer Center
Houston, Texas

Stacy L. Moulder-Thompson, MD
Breast Medical Oncology
The University of Texas
MD Anderson Cancer Center
Houston, Texas

Bilal Mujtaba, MD
Assistant Professor
Department of Musculoskeletal Imaging
Division of Diagnostic Imaging
The University of Texas
MD Anderson Cancer Center
Houston, Texas

Suresh K. Mukherji, MD, MBA, FACR
University of Michigan
Ann Arbor, Michigan

Sameh Nassar, MD
Research Assistant
Diagnostic Radiology
The University of Texas
MD Anderson Cancer Center
Houston, Texas

Quynh-Nhu Nguyen, MD
Professor
Radiation Oncology
The University of Texas
MD Anderson Cancer Center
Houston, Texas

Yoshifumi Noda, MD
Department of Radiology
Massachusetts General Hospital
Boston, Massachusetts

Amir Onn, MD
Head, Institute of Pulmonary Oncology
The Chaim Sheba Medical Center
Affiliated with the Tel Aviv University
Ramat Gan, Israel

Michael J. Overman, MD
Professor
Gastrointestinal Medical Oncology
The University of Texas
MD Anderson Cancer Center
Houston, Texas

Lance C. Pagliaro, MD
Professor of Oncology
Mayo Clinic
Rochester, Minnesota

Diana P. Palacio, MD
Professor of Radiology
Department of Medical Imaging
University of Texas Medical Branch
Galveston, Texas

Anushri Parakh, MBBS, MD
Postdoctoral Research Fellow
Department of Radiology
Massachusetts General Hospital
Boston, Massachusetts

Hemant A. Parmar, MD
Professor of Radiology
Radiology
University of Michigan
Ann Arbor, Michigan

Shreyaskumar Patel, MD
RR Herring Distinguished Professor
Sarcoma Medical Oncology
The University of Texas
MD Anderson Cancer Center
Houston, Texas

Madhavi Patnana, MD
Professor
Department of Abdominal Imaging
The University of Texas
MD Anderson Cancer Center
Houston, Texas

Alexandria Phan, MD
Professor
University of Texas Health Center at Tyler
Tyler, Texas

Halyna Pokhylevych, MD
Imaging Research Specialist
Quantitative Imaging Analysis Core, Division of Diagnostic Imaging
The University of Texas
MD Anderson Cancer Center
Houston, Texas

Kristin K. Porter, MD, PhD
Associate Professor, MR Modality Chief
Department of Radiology, Abdominal Imaging Section
University of Alabama at Birmingham
Birmingham, Alabama

Gaiane M. Rauch, MD, PhD
Associate Professor
Department of Abdominal Imaging, Division of Diagnostic Imaging
The University of Texas
MD Anderson Cancer Center
Houston, Texas

Bharat Raval, MB,ChB, FRCP(C), FACR
Professor (Retired)
Diagnostic Radiology
The University of Texas
MD Anderson Cancer Center
Houston, Texas

Miguel Rodriguez-Bigas, MD
Professor of Surgery
Department of Colorectal Surgery
The University of Texas
MD Anderson Cancer Center
Houston, Texas

Eric M. Rohren, MD, PhD
Professor and Chair
Department of Radiology
Baylor College of Medicine
Houston, Texas

Christina L. Roland, MD, MS
Associate Professor; Chief, Sarcoma Surgery
Surgical Oncology
The University of Texas
MD Anderson Cancer Center
Houston, Texas

Jeremy Ross, MD
Physician
Radiology
University of Michigan
Ann Arbor, Michigan

Bradley S. Sabloff, MD
Professor
Thoracic Imaging Department
The University of Texas
MD Anderson Cancer Center
Houston, Texas

Tara Sagebiel, MD
Associate Professor
Abdominal Imaging
The University of Texas
MD Anderson Cancer Center
Houston, Texas

Dushant V. Sahani, MD
Chairman
Radiology
University of Washington
Seattle, Washington

Kathleen M. Schmeler, MD
Associate Professor
Department of Gynecologic Oncology
The University of Texas
MD Anderson Cancer Center
Houston, Texas

Girish Shroff, MD
Associate Professor
Thoracic Imaging Department
The University of Texas
MD Anderson Cancer Center
Houston, Texas

Arlene O. Siefker-Radtke, MD
Professor
Genitourinary Medical Oncology
The University of Texas
MD Anderson Cancer Center
Houston, Texas

Elainea N. Smith, MD
Resident Physician
Department of Radiology
University of Alabama at Birmingham
Birmingham, Alabama

R. Jason Stafford, PhD, DABR, FAAPM
Professor
Imaging Physics
The University of Texas
MD Anderson Cancer Center
Houston, Texas

David J. Stewart, MD, FRCPC
Professor
Division of Medical Oncology
University of Ottawa and The Ottawa

Hospital
Ottawa, Ontario
Canada

Chad D. Strange, MD
Assistant Professor
Department of Chest Radiology
The University of Texas
MD Anderson Cancer Center
Houston, Texas

Stephen G. Swisher, MD
Professor
Thoracic Surgery
The University of Texas
MD Anderson Cancer Center
Houston, Texas

Ahmed Taher, MD
Postdoctoral Research Fellow
Department of Musculoskeletal Imaging
Division of Diagnostic Imaging
The University of Texas
MD Anderson Cancer Center
Houston, Texas

Cher Heng Tan, MBBS, FRCR
Department of Diagnostic Radiology
Tan Tock Seng Hospital
Lee Kong Chian School of Medicine
Nanyang Technological University
Singapore

Mylene T. Truong, MD
Professor
Department of Chest Radiology,
Diagnostic Imaging
The University of Texas
MD Anderson Cancer Center
Houston, Texas

Naoto T. Ueno, MD, PhD, FACP
Professor
Department of Breast Medical Oncology
The University of Texas
MD Anderson Cancer Center
Houston, Texas

Gauri R. Varadhachary, MD
Professor
Gastrointestinal Medical Oncology
The University of Texas
MD Anderson Cancer Center
Houston, Texas

Aradhana M. Venkatesan, MD
Associate Professor of Radiology and Director of Translational Research
Department of Abdominal Imaging, Division of Diagnostic Imaging
The University of Texas
MD Anderson Cancer Center
Houston, Texas

Claire F. Verschraegen, MD
Medical Oncologist
Ohio State University Wexner Medical Center
Columbus, Ohio

Raghunandan Vikram, MD, MBA
Professor
Department of Abdominal Imaging
The University of Texas
MD Anderson Cancer Center
Houston, Texas

Sarah J. Vinnicombe, BSc, MBBS, MRCP, FRCR
Consultant Radiologist
Department of Radiology
Gloucestershire NHS Foundation Trust, Cheltenham
Gloucestershire
United Kingdom

Mayur K. Virarkar, MD
Fellow
Department of Diagnostic Imaging
The University of Texas
MD Anderson Cancer Center
Houston, Texas

Chitra Viswanathan, MD
Professor
Diagnostic Radiology
The University of Texas
MD Anderson Cancer Center
Houston, Texas

Jason R. Westin, MD, MS, FACP
Director, Lymphoma Clinical Research; Section Chief, Aggressive Lymphoma
Department of Lymphoma and Myeloma
The University of Texas
MD Anderson Cancer Center
Houston, Texas

Wendy A. Woodward, MD, PhD
Professor
Radiation Oncology
The University of Texas
MD Anderson Cancer Center
Houston, Texas

T. Kuan Yu, PhD
(Formerly of MD Anderson Cancer Center and currently practicing at the Houston Precision Cancer Center)
Houston, Texas

主审寄语

应田树平教授之邀，我有幸参与了本书的部分翻译、校对和审阅工作。在此，我要特别感谢田教授的信任与支持。田教授虽已离开部队医院，但依旧保持着军人的战斗精神和勤奋态度，在学术领域深耕探索，近年来出版的多部翻译作品就是他优秀成果的明证。作为田教授的同行和朋友，我深为他这种努力不怠的精神所感叹，并为能参与本书的部分工作而感到荣幸。

作为影像科医师，无论是在肿瘤专科医院还是综合医院，肿瘤影像的检查和诊断工作几乎占据了医师们大部分时间和精力。自改革开放以来，从医学院走出的影像科医师，几乎都经历过从X射线摄片到CT、再到MRI等技术的学习过程。近20年来，影像技术的发展更是拓展到了能量成像、分子成像等领域。在影像科医师逐渐熟悉并掌握这些先进技术的同时，我们又面临着临床疾病，特别是恶性肿瘤诊疗模式转变的新挑战。其中，肿瘤诊疗的多学科团队模式显然不同于大家熟知的单一检查报告方式，要求影像科医师不仅要做出准确的肿瘤诊断，还要在检查方法的选择、病变分期、治疗效果评估等方面提供专业意见，并对其他相关专科医师提出的问题给予影像学上的解释和解答。这对影像科医师的技能、知识和沟通技巧提出了更高的要求。坦率地讲，传统影像科在临床沟通方面存在工作制度上的不足，特别是在住院医师和初级工作阶段参与病例讨论的机会较少（国内少数医院影像科医师定期、制度性地参与相关科室查房制度特别值得推荐），与临床沟通能力方面仍有提升的空间。目前我国初级医师培训阶段，对于参与疾病多学科诊疗会诊、病例讨论的安排，有待于在制度层面进行规范，以便更好地适应临床肿瘤诊疗模式的新形式。

因此，我特别推荐这本专著给影像科医师，它从多学科诊疗模式出发，探讨了各系统肿瘤诊疗中如何发挥影像学检查和影像科医师的作用。本书的大部分作者为美国得克萨斯大学MD安德森癌症中心的影像科学者，他们在肿瘤多学科诊疗模式下的做法和实践经验，对于我们转变工作模式可能起到事半功倍的作用，尤其是对于工作在肿瘤专科机构或以肿瘤成像为主要亚专科的初级医师们，尤有裨益。

田树平教授及参与本书翻译、审校的各位专家，多位是国内相关领域的知名教授。我相信，凭借他们的专业学识和翻译能力，一定会使本书在忠实原意的基础上，以更贴近中国读者的方式呈现在读者面前，从而推动我国肿瘤多学科诊疗模式的高效开展。

杨　立
解放军总医院
2024年2月

主译前言

在医学的浩瀚海洋中，肿瘤学是一片充满挑战和机遇的领域。随着科技的飞速发展，我们对癌症的认识不断深化，治疗手段也在不断革新。《肿瘤影像诊断学：多学科诊疗路径》（中文翻译版，原书第2版），作为一本权威教科书，不仅为我们提供了从全面且深入的视角来理解癌症的成像技术，还展示了这些技术在癌症患者管理中发挥的关键作用。

本书的原版序由John Mendelsohn博士撰写，他曾任得克萨斯大学MD安德森癌症中心的主席和联合主任，同时也是哈利法个性化癌症治疗研究所的联合主任。Mendelsohn博士在序中强调了医学影像在癌症管理中的重要性，并阐述了随着个性化医疗的发展，影像学如何与遗传学和分子病理学相结合，从而实现对癌症的更精确定位和治疗。

作为本书的主译，我深感荣幸能将这部杰出的著作呈现给中国读者。在翻译过程中，我们力求保持原书的学术严谨性和实用性，同时也努力使内容更加贴近中国读者的阅读习惯和实际需求。我们相信，这本书将为影像科医师、肿瘤学以及相关领域的专业人员提供丰富的知识资源和实践指导。

本书涵盖了癌症的发现、分期和治疗反应评估，以及对身体各部位癌症的详细描述和评估。书中章节大多由MD安德森癌症中心的教师们撰写，他们不仅是影像学诊断领域的专家，同时也是多学科诊疗团队的重要成员。这种跨学科的独特视角使得本书的内容不仅适合影像科医师阅读，也非常适合那些直接参与癌症患者管理的肿瘤学专业人员参考借鉴。

随着医学影像学技术的不断进步，影像科医师在肿瘤学领域的作用越来越重要。他们不仅需要掌握先进的成像技术，还需要深入理解癌症的遗传学和分子机制，以便更好地指导临床决策。本书正是为了满足这一需求而翻译的。

我们期望本书能够成为癌症管理团队每位成员的重要资源，帮助他们为患者制订最佳治疗方案。同时，我们也期待本书能够激发相关专业人员更多的研究与创新，推动肿瘤学领域的持续发展。

在翻译这部作品的过程中，我们面临了诸多挑战，包括专业术语的准确翻译、保持原意的同时确保语言表达的流畅性和易理解性等。我们团队中的每位成员都投入了大量的时间和精力，以确保翻译的高品质和准确性。希望我们的努力能够帮助中国读者更好地理解肿瘤影像诊断学的复杂性和精髓。

此外，我们也要感谢MD安德森癌症中心的作者们，他们的专业知识和丰富经验为本书的内容奠定了坚实的基础。同时，我们也要感谢出版社和所有支持这项翻译工作的人们，没有他们的帮助与支持，这项工作是无法顺利完成的。

最后，我们感谢所有参与翻译工作的同事和专家，是他们的辛勤工作使得这本书的中文版得以顺利出版。我们也希望读者能够通过阅读本书，获得宝贵的知识和灵感，为肿瘤影像学的发展贡献力量。

田树平

2024年10月

原版序

该书阐述了成像技术及其相关知识如何辅助癌症的整体管理。该书内容全面，涵盖了癌症的发现、分期及对治疗反应的评估。同时，该书还使用影像学方法对身体各部位的癌症进行了详细的描述和评估。

该书的绝大多数章节由得克萨斯大学MD安德森癌症中心的教师们撰写。我们机构提供的肿瘤管理服务是由每种癌症的多学科专家团队共同完成的，团队成员包括外科专家、放射肿瘤学家、肿瘤内科专家、病理学家和影像学专家。每位作者都能够提供他们自身的专业知识，既可作为特定癌症类型影像学诊断的专家，也可作为治疗医师团队中的一员，为该书贡献内容。

因此，这些章节不仅为影像科医师提供了信息，也为直接参与癌症患者管理的临床医师提供了宝贵资料。如今，在癌症患者管理过程中的每个阶段，医学影像所提供的诊断信息对于大多数临床决策而言已变得至关重要。

在开发靶向患者肿瘤异常遗传功能的新药和抗体方面取得的成功，使得对个体癌症的遗传异常进行精确表征变得势在必行。这一点对于那些即使在标准治疗后但恶性肿瘤仍在转移和扩散的患者尤其重要。

随着新型成像技术在检测患者遗传异常和癌细胞功能异常方面更加有效，影像科医师在肿瘤学领域的重要性将继续扩大。影像学研究将结合遗传学和分子病理学，以确定个体患者的治疗目标。

癌症管理需要多学科的紧密合作，这本优秀的教科书正在为提升癌症管理团队为患者提供最佳治疗的能力做出重要贡献。我强烈推荐所有面临在正确时机为患者提供正确治疗挑战的医师阅读此书。

John Mendelsohn，医学博士
前任主席
联合主任
哈利法个性化癌症治疗研究所
得克萨斯大学MD安德森癌症中心
得克萨斯州休斯敦

致　　谢

借此机会我要感谢在我的影像学职业生涯和本书项目中至关重要的人。

我第一次接触影像学时，在医学院的医院实习，遇到了默里・贾纳厄医师。这是第一次接受他的指导，也是友谊的开始，这种友谊一直持续到现在。

我在斯坦福大学医学中心任住院医师时幸运地遇到了罗纳德・卡斯特利亚诺博士。住院医师轮转在胸部和肿瘤放射科，我有机会观察到影像科医师与临床医师，包括内科医师和放射肿瘤学家，作为平等的合作伙伴在评估和管理癌症患者中进行互动。在淋巴瘤会议上，卡斯特利亚诺医师会详细描述成像研究对疾病分期的贡献。这使我第一次意识到影像科医师在多学科团队中的重要机会和责任，这也是我后来理解的多学科方法的一部分。

作为杜克大学医学中心的研究员，我有幸与梅尔文・科罗布金博士一起工作。在20世纪80年代初，计算机断层扫描已经成为主要的成像方式。科罗布金博士将我"收在他的羽翼之下"，向我传授医学、影像学知识。他拥有丰富的临床知识，但更为重要的是，他耐心指导我如何撰写摘要和成功发表科学出版物。

我在MD安德森癌症中心工作超过10年。这是我职业生涯中最富有成果的时期。来到这里使我意识到，无论一个人的经验有多丰富，面对众多复杂病例对我们所有人都是一种挑战。我很幸运，身边都是才华横溢、敬业的临床影像科医师。我置身于一个专注于多学科护理的环境中。影像科医师与临床医师密切合作，与许多传统的医疗中心不同，影像科医师与转诊临床医师之间直接讨论影像学发现，建立了一种直接且富有成效的工作关系。

医师和患者之间的重要纽带之一是熟练的医师助理和护士，他们参与了患者护理的各个层面，并为MD安德森癌症中心的个性化治疗做出了重要贡献。

正是这种多学科合作的方法，激励我开发了一系列的研究生课程，这些课程涵盖了肿瘤成像，并吸引了影像科医师、外科医师和医学肿瘤学专业人员。这与传统的影像学课程不同（传统的影像学课程仅面向影像科医师）。课程的参与者对多学科合作的方法给予了积极的反馈，因此，我为MD安德森癌症中心的影像科医师和学员建立了一个讲座系列，特点是肿瘤内科专家、外科专家和放射肿瘤学专家等专家演讲，专注于"临床医师需要知道从影像科医师那里了解什么"。这些演讲已经成为常规活动，其内容被收为视频播客。这些经历，促使我在编写肿瘤影像学教科书时采取了相似的方法。尽管此类教科书的传统目标受众是执业影像科医师，但该材料同样适用于进行成像研究的所有临床医师。我衷心感谢所有参与这个项目的同事，尤其是MD安德森癌症中心的同事们，感谢他们对癌症患者所展现的难以置信的承诺。

我也要特别感谢那些将这本教科书从概念转化为现实的人们。书中有大量的手绘全彩插图，是由技艺高超的图形艺术家大卫・比尔精心创作的，他投入了大量的时间和精力。非常感谢凯利・达根花费了大量时间并结合他的专业知识来处理图像。我还要感谢我的高级行政助理查丽塔・斯科特，在整个项目自始至终的合作中她不知疲倦地整理材料，她出色的直觉和极高的职业道德让这次合作成为一次宝贵的经历。

Paul M. Silverman，医学博士

目　录

第1部分
总　论

第1章
癌症的多学科诊疗方法：影像科医师的观点

Eric M. Rohren，M.D.，Ph.D.

引言

多学科诊疗团队集成若干不同领域的相关专业医师，以求为患者提供最佳诊疗方案，这种诊疗模式在较为复杂疾病的诊疗中，如肿瘤的诊疗，其意义尤为明显。在临床工作中，患者和医师经常面临跨专业的不同检查和治疗方案，而由肿瘤内科医师、肿瘤放射治疗科（以下简称放疗科）医师、外科医师、影像科医师、病理科医师及来自各种支持服务（包括营养、康复和心理关爱）等专家组成的多学科团队，为各种个性化需求提供可能，但让这样一个多元、不同专业背景的专家群体有效合作，其间的沟通和相互理解至关重要。

影像学在肿瘤的诊疗中发挥着不可替代的作用，本书各章节都将讨论在多学科诊疗环境中如何应用影像学的关键技术和适应证，例如肿瘤分期、正确识别病变及与治疗相关并发症等。鉴于大部分临床决策都受到影像学检查结果的影响，因此影像科医师已经构成了多学科诊疗团队的核心成员。此外，影像学的重要作用也可从近年来快速增长的检查数量中看出，特别是在先进的成像检查中，例如X射线计算机断层扫描（computed tomography，CT）、磁共振成像（magnetic resonance imaging，MRI）和正电子发射断层成像（positron emission tomography，PET）/CT等影像学技术。

在多学科共同参与的诊疗环境中，影像科医师面临的主要挑战之一是影像学需要为几乎所有系统肿瘤提供成像服务和参与诊疗方案的制订。如，放疗科医师为制订治疗计划而进行的影像学检查可能与外科医师在计划根治性切除前或肿瘤内科医师预行全身化疗前进行的检查有不同的侧重点和视角。为此，影像科医师需了解检查适应证和检查结果对制订诊疗方案的意义。为了对诊疗方案提供更为准确的相关影像学信息，影像科医师必须参与多学科诊疗会诊或其他多学科活动，做到与其他诊疗团队成员的充分沟通和交流。

影像科医师在肿瘤患者诊疗中发挥的核心作用是通过沟通进行的，应做到使其他专业医师易于理解、影像学信息与诊疗密切相关，同时信息传达及时准确。本书以下章节叙述和探讨了影像科医师对多学科肿瘤诊疗的观点和思路，讨论在不同环境和场景下的有效沟通方法。

各系统肿瘤影像学检查中影像科医师的作用

随着影像学技术的进步，既往单纯依赖X射线的放射学成像，如X射线摄影、X射线透视及放射性核素显像等，向着包括CT、MRI、PET/CT及现代超声等综合影像学成像转变，既往放射学一词也逐渐被影像学逐渐代替，该领域的进展趋于更加快速和多样。目前，CT检查可在光谱分析层次上进行成像、MRI可在1.5T和3.0T（译者注：磁体的磁场场强）系统上进行，并且其成像序列和线圈阵列亦不断增加。此外，7.0T MRI系统现已在许多环境下获许在临床中应用，并用于肿瘤成像方面的探索。

影像学检查基本原则

影像学技术的进步不仅仅在于诊断领域，也在肿瘤的介入诊疗和其他治疗领域中有广泛应用。在核医学领域，除^{18}F脱氧葡萄糖（^{18}F-FDG）之外，正电子发射放射性药物的种类和临床应用范围迅速扩大，包括用于神经内分泌肿瘤（neuroendocrine tumor，NET）和前列腺癌成像等。对于其中许多化合物，既可作为治疗性放射性核素使用，亦可发挥其放射性显像作用，反之亦然，将用于显像的示踪剂拓展用于治疗目的。此外，影像学检查通常可以作为对治疗药物反应的预测指标，有趋势将这个框架称为“治疗诊断学”（theranostics）。

近年来，介入放射学在恶性肿瘤治疗方面取得了重大进展，如通过导管靶向灌注抗癌药物、局部注入封装放射示踪剂的微球、采用射频或微波技术进行实体肿瘤局部消融等。此外，随着分子诊断和疗效评估在肿瘤诊疗中的应用，在肿瘤治疗的多个阶段获取肿瘤组织为诊疗所必需，而介入放射学在获取肿瘤组织方面几乎是必不可少的技术方法，甚至有些专家使用“介入肿瘤学”这一术语来描述上述技术进展。

传统放射学和核医学适应证范围的拓宽、技术难度的增加推动着临床肿瘤诊疗模式的转变。例如，为使肿瘤专科医院的多学科诊疗模式高效运作，影像科医师必须更加专科化，传统上影像学亚专业是根据成像技术方法（如超声、CT）或身体系统（如体部成像、神经影像学、胸部影像学）进行划分的。在多学科诊疗模式下，上述亚专科向根据系统疾病进行专科化转变成为必需。如在MD安德森癌症中心，多学科诊疗团队致力于治疗多种恶性肿瘤患者，每个医疗团队由来自不同学科的多名成员组成，包括外科、肿瘤内科和放射治疗科等。为了适应多学科合作范式，影像学成像从传统的基于成像技术和基于疾病系统的模式向以整体疾病管理为导向的框架转变（图1.1）。

在多学科诊疗模式中，诊断成像往往需跨越传统成像专业之间的界限，这是影像科医师面临的挑战。例如，当我们面对一个怀疑局部晚期乳腺癌的患者时，一般采取图1.2中的诊断流程。乳腺影像学检查在这个患者的病情评估中起着核心作用，从乳腺X线摄影开始，根据需要进一步行乳腺超声和（或）MRI；而肿瘤的病理诊断和肿瘤遗传标志物的确定，需要行影像引导下的组织活检。此外，为了排除有无远隔或骨转移性，还将进一步行胸部和腹部对比增强CT或放射性核素骨扫描。多数情况下，上述检查可较全面地显示疾病病情，但如临床体征和症状及血清肿瘤标志物有疑问，可能还需要行进一步的影像学检查，包括使用2-［^{18}F］氟-2-脱氧-*D*-葡萄糖（2-［^{18}F］fluoro-2-deoxy-D-glucose，FDG）的PET/CT或脑部MRI检查。

通过综合分析上述影像学检查结果，以决定对患者采用何种诊疗方案，如手术、新辅助化疗或放化疗，或单独或联合化疗或放疗等。影像学检查对于病情的局部治疗也很重要，如发生转移性病理性骨折时，局部成像可以指导手术。仅就前面所述的乳腺癌病例而言，与影像学相关的，就包括局部乳腺成像、体部成像、核医学和神经放射学领域的成像，并且需要相关专家的协作。

为了适应临床实践中多学科诊疗模式，许多肿瘤专科医院的影像科已转向基于疾病设置专业，除改变传统专业界限外，不同亚专业影像科医师之间的密切合作亦非常重要。在多数情况下，一个亚专业影像科医师可满足一个或多个临床诊疗中心，如参与上述乳腺癌诊疗团队检查和治疗时，乳腺成像专家起着重要作用，直接与临床医师互动，并提供有关其他影像学检查的指导。胸部成像团队提供与肺癌、食管癌和间皮瘤诊疗团队的对接。在众多临床肿瘤诊疗实践中，鼓励和支持影像科医师开发拓展各自感兴趣的病变领域，如拓展在胰腺癌或妇科恶性肿瘤成像方面的经验等。

在肿瘤专科医院或机构工作的影像科医师应熟悉影像学检查在患者整体病情检查和诊疗中的作用，包括熟悉各种影像学检查的非常规应用。既往，得克萨斯大学MD安德森癌症中心仅由一组特别接受过FDG-PET培训的少数人员进行检查和报告结果，但随着PET/CT的出现以及对该方法需要CT部分提供更为详实的解剖信息的需求，越来越多的影像科医师参与相关工作，这有助于该项检查提供更为全面的信息，对肿瘤诊疗起到更大的作用。目前，许多肿瘤专科医院也开展了经静脉注射

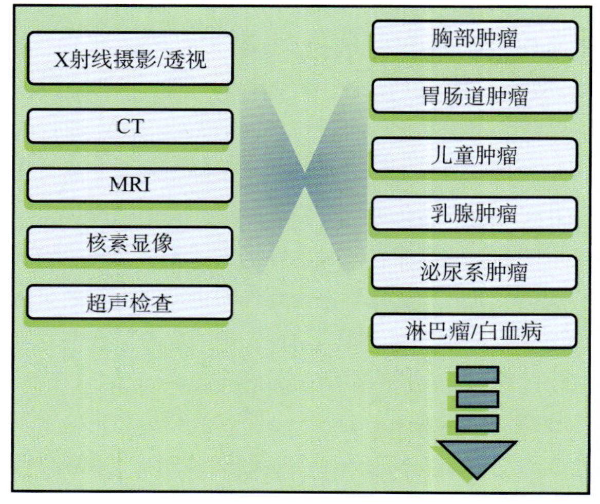

图1.1 在多学科肿瘤诊疗环境中，影像学成像要从基于技术方法为主转变到基于疾病为主。CT.计算机断层扫描；MRI.磁共振成像

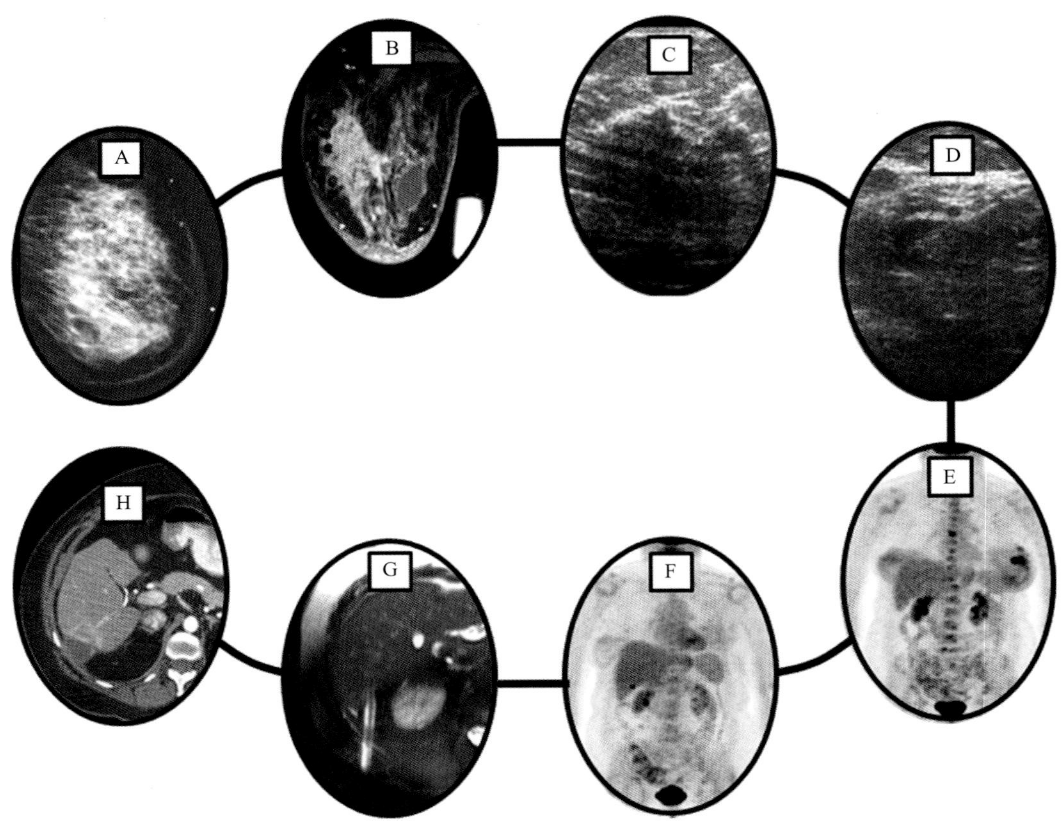

图1.2　影像学检查可在患者诊疗周期的所有阶段发挥作用。图示为新发乳房肿块患者，首先通过乳腺X线摄影（A）和MRI（B）检查提示乳腺癌诊断，随后通过超声（C）和超声引导活检（D）确诊。E. FDG-PET/CT显示原发肿瘤和腋窝淋巴结转移及多发骨转移，明确为乳腺癌Ⅳ期。F.患者随后接受放化疗。随访FDG-PET/CT显示原发肿瘤、淋巴结转移和骨转移的高代谢病变完全消失，但肝脏出现新的高代谢病变。G.在超声引导下确认该病灶并进行活检，然后进行局限性肝切除术。H.随访CT显示为术后改变，无复发证据

对比剂或者口服对比剂（一般用于腹部检查）的PET/CT，使CT部分达到与传统CT的诊断质量和作用趋于一致。目前PET/CT已发展成为评估各种恶性肿瘤患者的核心成像方法之一。

为了适应上述影像学检查需求，参与MD安德森癌症中心的PET/CT诊断医师扩大到包括那些通过了PET/CT高级培训并获得证书的影像科专业医师，其亚专科包括腹部、胸部、神经系统等。因此，PET/CT部门成员实际上已构成一个事实上的团队部门，其成员来自核医学、腹部成像、胸部成像、肌肉骨骼成像和神经放射等领域，正是由于该团队成员的多样性和每位医师个性化的知识和经验，推动了整个肿瘤诊疗学科诊疗技术的进步。

在一个良好的综合性多学科环境下，一方面需要宽泛的肿瘤诊疗知识，另一方面需要更加专业化的专科知识，两者相辅相成。实际上，就学术型肿瘤医院而言，要求任何一位影像科医师充分熟悉每一项影像学检查，提供所需的全部相关专业诊疗知识是不现实的。因此，影像学科本身也需要团队配合，与多学科诊疗中心对接，而相应制度的实施，可从初级影像科医师开始，其他各部门和各级医师根据需要为特定患者提供会诊和咨询服务。例如，在核医学中使用单光子发射计算机断层成像（single-photon emission CT，SPECT）进行骨扫描时发现了胰腺病变，显然这需要腹部专业医师参与会诊，并提出可能的鉴别诊断。

在多学科诊疗环境下，肿瘤成像直接影响患者诊疗决策的制订，同时影像科医师也需要关注肿瘤成像在纷繁复杂的临床环境中所能起到的作用。从传统的基于成像技术或基于系统解剖的成像到基于疾病的成像，这在技术方法方面有一定的挑战，但这些挑战应该、也可以通过逐渐适应和沟通来加以解决。

交流与沟通的价值

影像科医师在多学科诊疗环境中如何发挥其特殊作用取决于其是否具备高效的沟通能力，这体现在两个方面，一是体现在与其他专科同事的直接讨论交流，二是体现在具体的书面报告中。尽管前者优点明确，但与临床团队亲自讨论每个病例往往不具备可行性。因此，在大多数情况下，书面报告是表达影像学检查信息的主

要途径，为有效做到这一点，尤其应注意报告的撰写技巧。

首先，任何影像诊断报告都应该回答具体的临床问题。临床申请扫描时一般提出一个特定的要求，从一般问题（如“治疗后患者目前疾病状态如何？”）到具体问题（如“查体腹部饱满，申请CT检查以明确原因”）。一份准确而恰当的报告应当直接回答这些问题，做出有无阳性发现或阴性结果的判断。为此，影像科医师必须充分了解临床关注的问题，特别关注申请单上的要求，在复杂情况下，影像科医师可参阅病历或直接与主管医师沟通加以明确。

在多学科肿瘤诊疗模式下，影像科医师面临的挑战是充分了解不同类型肿瘤的临床问题。不同类型恶性肿瘤患者的诊疗信息非常多样化。如图1.3所示，患者A被新诊断为食管癌，经内镜活检证实；患者B被新诊断为大B细胞淋巴瘤，通过腹膜后肿块活检加以确诊。两名患者均接受PET/CT检查，发现每个患者在腹腔干下方腹膜后左侧主动脉旁间隙均有高代谢淋巴结。在患者B中，这个淋巴结几乎可以肯定是腹膜后淋巴瘤累及，这个淋巴结并不会改变患者疾病的分期。而在患者A中，该淋巴结的发现和性质的确定，改变了原放化疗方案为姑息性化疗。在肿瘤分期和选择适当治疗方案这一基本临床问题上，腹膜后淋巴结的发现具有明显不同的意义，影像学报告应反映这一点。

因此，回答临床问题前首先需要充分了解疾病过程，了解各种影像学征象的意义，并以简单明了的方式报告这些征象。高质量影像学报告可以通过关注以下要点加以体现（表1.1），即准确性（correctness）、完整性（completeness）、一致性（consistency）、沟通（communication）、清晰（clarity）、可信（confidence）、简洁（concision）、讨论和建议（consultation），在多学科肿瘤诊疗模式下，具备这些特征的影像学报告对临床尤有帮助。

表1.1 影像学报告相关要点（8C）

准确性	清晰
完整性	可信
一致性	简洁
沟通	讨论和建议

引自：Reiner BI，Knight N，Siegel EL. Radiology reporting，past，present，and future：the radiologist's perspective. J Am Coll Radiol. 2007；4：313-319

准确性也许是这些概念中最基本的，但同时它并不像看起来那么绝对。每个人都在报告中努力做出正确的诊断，但鉴于成像的复杂性，并不总是能够得出正确的诊断。事实上，在某些情况下，看似准确的图像描述但诊断可能并不正确。例如，既往非小细胞肺癌患者胸部CT扫描结果显示新出现、缓慢增大、初步判断为新发肺结节，故CT报告提示可能为转移性病灶，并建议经皮活检，但病理结果显示其为炎症性病变，病灶内含有真菌成分，诊断为诺卡菌感染。该病例显示，CT最终诊断是不“正确的”，但CT报告产生的后续检查及结果是恰当的，该患者诊断为真菌感染，为后续抗生素治疗提供依据。因此，影像学报告的重点在于以正确的方式（即达到良好医疗实践为标准）描述和分析所见征象，准确性应在合理的基础上去追求。

完整性和一致性互为关联。完整性被定义为包含高质量报告所需的所有部分和内容，一致性意味着不同时间的报告在结构上始终一致。这两个要素都可以通过报告模板或标准化报告来实现。美国核医学会PET/CT卓越中心提供了PET/CT报告的代表性指南，概述了肿瘤学中有效PET/CT报告的组成部分，其他影像学检查方

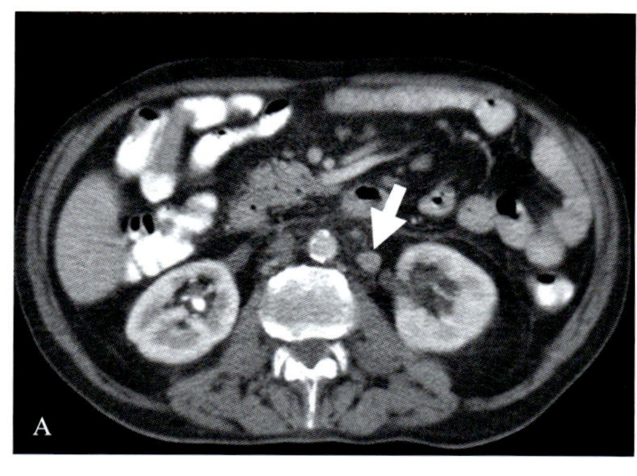

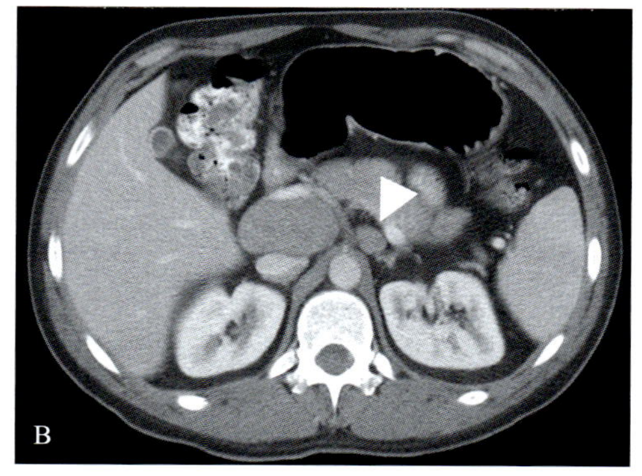

图1.3 根据具体临床病情，相似的影像学表现可能具有不同的意义。A.新诊断食管癌患者，CT显示左侧腹膜后淋巴结（箭），活检诊断为转移性病灶，在明确为转移性淋巴结后，该患者的诊疗方案由新辅助放化疗+手术调整为姑息性化疗；B.新诊断非霍奇金淋巴瘤患者，CT显示左侧腹膜后区淋巴结（箭头），由于该患在整个腹部和盆腔区广泛分布增大淋巴结，此处所示淋巴结对整体治疗方案并无影响

式也有其相关指南和模板。

在影像学检查领域，沟通是质量的核心。如果不能将检查结果准确地传达给临床医师，即便采用了最新的扫描仪器，或是训练有素的放射科医师解读高质量图像也毫无临床意义。书面报告通常是影像科医师和临床医师之间唯一的沟通途径，因此，必须特别注意报告以适当的方式及时传达给相关医师。以下四项在有效沟通方面尤其需要关注。

清晰 意味着影像科医师的意见在报告中应阐述明确。在肿瘤影像学领域，这可能意味着需要明确地将病变归类为世界卫生组织（World Health Organization，WHO）和实体瘤反应评估标准中阐述的四个标准之一，即完全缓解、部分缓解、疾病稳定或疾病进展。清晰并不一定意味着单一诊断，因为许多影像学检查结果需要有条理且有逻辑的鉴别诊断，必要时可通过添加建议来体现更为清晰的报告意见。

可信 是衡量放射科医师对自己报告内容笃信程度的体现。当影像学检查无法做出单一而明确的诊断时，进行鉴别诊断是完全必要的。但反复使用诸如“可能”“可能性大”和“不能排除”这些模棱两可的词，就会淡化报告的诊断价值，也使临床医师在参考报告时陷入困惑。

简洁 意味着简单、清晰，是影像学报告所致力追求的目标。简明扼要兼顾清晰，并注意措辞的选择和核心信息的阐述。鉴于多数临床医师工作繁忙，无暇阅读冗长的报告，仅仅浏览结论部分，导致出现可能的误解，对于较复杂的检查方法，如PET/CT和复杂的临床病情，最好将影像学征象凝练成简短的陈述句，为此，影像学医师应不懈追求，努力提高个人语言运用能力。

讨论和建议 是影像科医师发挥作用的重要环节，影像科医师是多学科团队的成员，应将自己视为影像学顾问，就影像学检查结果在患者诊疗中的作用提供建议和意见。无论是在肿瘤专家委员会介绍病例还是在个人工作站阅读病例，都应对临床病情和存在的问题充分了解，始终保持提出疑问的习惯。有时富有成效的会诊需要预测患者诊疗中可能出现的问题，并在报告或会诊中主动回答这些问题，无论发现阳性征象或阴性征象，都可能具有积极的作用。值得一提的是，影像学报告中经常使用这样的叙述，“建议结合临床”，显然这样的结论弱化了影像学专家的作用，建议仅在特别需要临床表现和体征时方可明确诊断时加以应用。例如，对于CT显示乙状结肠周围炎性征象的患者，报告提示“上述征象提示为急性憩室炎，与临床表现相符”，这样的阐述为临床诊疗提供了明确和正确的指导。而在其他情况下，阐述含糊不清，就可能导致接续诊疗面临混乱。如对于亚厘米级肺结节患者，报告内容为“上述肺结节为炎性可能，不除外恶性，请结合临床”，这种阐述未能提供任何指导或建议，因为无论参考何种体征、症状或实验室检查往往都不会排除恶性肿瘤的可能，报告中应确切提出是需要随访扫描检查来确定结节是否稳定，或指出病灶表现为高危征象，建议活检确诊。总之报告应提出具有可操作性的意见和建议。

积极主动参与诊疗过程

上述关于撰写报告需要关注的要点，是指导完成一份精练、信息完整和具有指导性报告的实用工具。一份阐述清晰的报告可直接指导接续诊疗，而不需要影像科医师额外的解释。然而，在现实的多学科诊疗环境中，为了充分发挥影像科医师作为影像学检查专业人员的作用，面对面沟通仍是必需的，可充分利用电话咨询、亲自参与病例讨论或参加各种多学科会议等。尽管我们尽了最大努力去了解并尽可能详尽地回答临床问题，但并不总是能够满足临床医师在特定患者诊疗中所需的信息。但影像科医师时有困惑，因为即便是在最新的诊疗记录中，他们也查不到需要检查的确切理由。

与临床医师进行双向交流不单单对影像科医师获益匪浅，对于其他临床专业医师亦有裨益。通过与外科医师、肿瘤内科医师和肿瘤放疗专业医师充分沟通与交流，影像科医师扩展了对整个肿瘤相关领域的知识，这特别有助于提高他们对影像征象的解释并进一步提高报告质量。而临床医师通过这样的沟通和交流，可更多地了解影像学检查的优势和劣势，提高应用各种影像学检查技术方法的合理性和恰当性。最后，对于影像科医师来讲，积极参与这种交流和沟通，使自己充分融入肿瘤诊疗多学科团队之中非常重要。

小结

在多学科诊疗环境下，肿瘤影像学的作用和参与过程为影像科医师带来挑战。影像科医师需要充分认识到疾病的性质、治疗方法和成像技术，以及具体患者的检查适应证和要求。每一个患者既有其肿瘤疾病的普遍性，又有其个性化的复杂性。影像学检查报告的撰写，应确保能够对疾病诊断和治疗方案提出确切而清晰的建议和意见。最后，影像科医师必须是多学科诊疗团队的积极成员，同时也应明确认识到影像学在恶性肿瘤患者诊疗中的价值和局限性。

第2章

癌症的多学科诊疗方法：外科医师的观点

Eddie K. Abdalla，*M.D.*

引言

手术仍然是几乎所有实体瘤患者为追求长期生存采取的综合性治疗的关键支柱。为保证手术的有效性，必须合理选择患者，以避免进行无治疗意义的手术。在当今针对癌症的手术和影像学诊疗技术高速发展的时代，除极少数患者外，大多数患者不再需要将“探查性手术”作为诊断手段。由于术前分期等许多因素的完善，肿瘤的可切除率和患者的生存率都在上升，但没有任何一种检查方法（如生物学或影像学）可以告诉外科医师患者是否应该接受手术。例如，高质量的CT成像可以预测肠系膜上动脉的抵接和包绕程度，在胰腺癌的诊断中几乎具有100%的准确度，但其他肿瘤-血管关系不能100%准确地从影像学-临床相关性来确定（例如，肝门部胆管癌邻接或侵袭部分肝动脉的情况），以及无论采用何种方式，即使是最好的术前影像学检查也可能无法检测出微小的腹膜病变。这些解剖学因素虽然不能决定患者是否应该手术，但可以确定手术切除平面。影像学也无法充分评估与临床相关的基础肝脏疾病（例如，脂肪变性、肝硬化、血色素沉着病）。然而，尽管有影像学分级，基础肝脏疾病与计划手术方案的临床相关性与影像学结果并不相关。此外，不同治疗之间的相互作用，包括生物活性剂的化疗、放疗、动脉内治疗和手术的治疗顺序、时机和持续时间，都需要仔细考虑。总之，这些因素共同导致了许多肿瘤的可切除性标准的不断变化。随着治疗的进行，肿瘤和肝实质的影像学特征可能发生改变，影像学检查的敏感性和特异性也会发生变化。在患者开始复杂的治疗计划之前，医疗团队必须考虑治疗的顺序和时间问题。重要的是，这种多学科的讨论和适当的影像学诊断必须在姑息性治疗使可能治愈的患者失去治愈机会之前完成。例如，化疗过度导致的肝毒性可能会使手术患者失去手术机会。外科医师和影像科医师之间的开放式沟通改变了外科医师的手术方式，也改变了影像科医师报告结果的方式，从而使患者得到了最佳治疗。如果医疗团队中的放射科医师、外科医师、放射治疗师、肿瘤科医师和其他人员始终把关注点放在患者身上，就能达到最佳的治疗效果。如果仅凭一张纸（如影像学报告）外科医师就进行手术，肿瘤医师给予化疗，肿瘤放射科医师实施放疗，则无法为患者提供最佳的治疗方案。如果影像科医师能融入治疗团队，将更广泛地实现与时俱进的、快速改善患者病情的治疗结果。最后，不同患者的治疗目标不同。在某些情况下，目标是预防，而在另外的情况下，目标是诊断和治疗。影像学在筛查和评估肝胆和其他胃肠道肿瘤的遗传倾向（如胰腺癌的*BRCA1/2*）和与现有影像学结果相关的风险（如胰腺黏液性囊肿）中发挥重要作用。而在另一些情况下，目标可能是缓解症状的姑息治疗。实现这些目标需要治疗团队成员以患者为中心，共同努力。

“潜在治愈”疗法的适用标准正在迅速发生变化。例如，来自结直肠癌或神经内分泌原发肿瘤的多发性双侧肝转移可以通过手术或介入、经皮与手术联合的方法获得根治性治疗，切除后患者的5年生存率超过50%。在这种情况下，“多发双侧肝转移”的影像学报告可能是准确的，但也可能会对阅读报告的患者和肿瘤科或消化科医师形成误导（稍后讨论）。并不是每名临床医师都愿意或能够阅览并了解临床中遇到的每个患者的影像学检查资料。外科医师应审查每个患者的每张影像学资料，但初级住院医师、消化科医师和肿瘤内科医师是外科医师的守门人，因为他们通常最先接触患者并启动诊疗计划。因此，明确的影像学诊断评估和清晰的报告书写是医务工作者为各类肿瘤患者提供诊疗服务的起点。多学科会诊有助于解决一些问题，因为影像学资料可以被共同直观地审阅，但在全国和世界范围内，大多数接受治疗的患者不会出席会议。这些因素促进了多学科会诊团队成员之间沟通的必要性，以便于最大化利用影像学检查的价值，也有助于优化患者的管理。本章将对以下方面进行逐一概述。

- 诊断
- 分期
- 手术计划

- 手术治疗
- 高风险患者的筛查和随访

诊断

准确的诊断通常依赖于患者的病史、临床表现、影像学和活检结果的综合分析。在极少数情况下，仅凭患者病史、肿瘤标志物和影像学资料就可做出明确诊断，但病理检查结果可能会令人困惑（例如，肝脏血管内皮瘤或肝脏和胰腺中的一些囊性病变）。

FDG-PET MRI等功能性检查可以帮助医师了解正确的临床信息，但也可能引起混淆（如遗漏接受过化疗患者的病变，或在其他病例中突出非恶性炎症区域或术后改变）。只有通过多学科诊疗团队成员共同努力，在正确的临床背景下对检查结果做出合理解释。正如本书其他部分所详细讲述的，通过读片，结合病变的部位和类型，可获得癌症的正确诊断。

然而，在许多情况下，无论是为了验证临床/影像学的猜测，还是作为放化疗的治疗前提，或者基于指南的治疗要求，都需要病理诊断。在这些情况下，最初的影像学检查结果通常会决定是否需要经皮或内镜活检。在计划经皮活检时，假定的肿瘤类型和位置会影响活检计划。对于肝脏肿瘤而言，活检技术可能会导致肿瘤沿针道的扩散。但即便是如肝细胞癌这样的原发性肝脏肿瘤，活检引起的针道种植转移也是非常小概率（＜1%）的事件。切除活检需要在临床检查和断层成像的引导下进行，超声引导下使用同轴活检针进行淋巴结活检可以提供淋巴瘤的诊断。最近，FDG-PET已能显示最活跃的淋巴结，并指导活检计划。超声引导下内镜活检引起的种植转移十分罕见，现在仍然是许多如胰腺和胆管下端肿瘤的标准诊断方法。因此，即使在获得诊断的层面上，也需要经常考虑可能的诊断和可能的治疗方法，这再次强调了在治疗癌症患者时采取多学科方法的必要性（包括获得准确的活检前影像学结果）。最后，经皮、内镜、手术等侵入性治疗会影响影像学检查结果，因此，出于多种原因，活检前的精确影像学检查至关重要。

分期

一旦确诊，就必须对疾病进行分期。分期不仅取决于疾病的部位和类型，而且治疗方法也会因分期不同而有所不同（例如，伴有肝转移的胰腺癌不能进行手术治疗，而伴有多个双侧肝转移的分化良好的胰腺可以进行手术治疗，且预期生存期非常长）。检测的敏感性（以及使用的示踪剂，如PET的FDG与镓-68）根据疾病亚型的不同而有区别，例如黏液性与非黏液性胃癌及肿瘤的分级，如分化良好与分化差的NET。化疗和放疗的适应证取决于远处转移的存在和程度（有时还包括影像学表现，如下文所述）。实体瘤通常使用肿瘤淋巴结转移（tumor node metastasis，TNM）系统进行分期，尽管TNM分期的许多要素并不总是通过影像学来评估。T分期代表原发性肿瘤的大小（可通过影像学明确判断），也可能与穿透器官的深度有关（如消化道的食管胃、小肠和结直肠肿瘤），而这无法根据CT或MRI进行评估。其他因素，如邻近器官的侵犯和穿孔，在影像上可以清楚显示。腔内MRI可以对直肠肿瘤的浸润情况进行分类，但除此之外，CT和MRI并不适用于评估胃肠道各层是否受到侵犯。N分期与淋巴结受累有关，其分期根据疾病而异，主要取决于疑似或已知的淋巴结的转移数量和位置。影像学检查根据淋巴结大小、位置、强化、扩散限制和代谢活性来进一步评估可疑淋巴结，这些都对手术计划的制订产生影响。M分期与转移有关。任何可疑的影像学检查结果都需要随访以重新评估其对疾病分型的影响。对于具有相同T、N或M分期的不同疾病，治疗方法差异很大。因此，影像科医师、介入放射科医师和消化内科医师之间的沟通协调有助于传达正确的分期信息，以实现最佳的患者管理。除了传统的分期信息外，手术计划还需要评估肿瘤与血管的关系及解剖变异，这些我们将在后面章节中继续讨论。

手术计划

手术计划的制订不仅仅取决于分期。不同部位的肿瘤需要采用不同的手术方法，肿瘤与血管和脏器之间的关系决定了肿瘤的可切除性，还可据此制订合适的手术计划：

- 肿瘤位置/范围
- 肿瘤-血管关系
- 肿瘤-器官关系
- 解剖变异

这里有两个不同的示例。首先，就胰腺癌而言，无论肿瘤在胰腺头部、体部还是尾部，解剖位置（包括血管邻接、血管包裹和肿瘤闭塞）决定了手术可切除性。血管受累情况导致治疗方法有显著区别（这些在后续章节中有所讨论，在此仅做简要总结）。此外，受累的血管十分重要——动脉（肠系膜上动脉、腹腔干、肝动脉、脾动脉、胃左动脉、副动脉或替代肝动脉）及肠系膜或门静脉受累具有显著不同的外科和肿瘤学意义。通过多相薄层CT或MRI观察到没有血管邻接或包裹的情况下，通常直接开展胰腺切除术，并进行术前或术后放化疗。如果静脉受累，则需要进行血管切除和重建，新辅助治疗可能会改善静脉受累的情况。静脉邻接和包裹不能排除可切除的可能性，而静脉闭塞被认为是“边缘性”的，在特定的病例中也许可以切除。在动脉受累的情况下，通常建议进行术前治疗；如果动脉受累范围广泛（动脉被肿瘤包裹超过180°），则不建议进行手术（再次强调，这一标准也是可以变化的：切除肠系膜上动脉和腹腔干，并用静脉或合成材料进行替代的频率越来越高，结果也越来越好，因此，提供关于血管受累/包裹程度的报告对外科医师非常有帮助）。肝转移的发现实际上排除了手术的治疗价值，即使是对于可切除的最小的原发性胰腺腺癌也是如此。局部淋巴结转移不排除可切除性。明确的腹膜转移是手术和局部治疗的禁忌证。腹膜病变的表现有很多（如腹膜模糊结节，肠系膜搁浅，微量腹水），提示需要进行腹腔镜检查以明确分期。因此，对特定疾病明确的分期和报告与手术相关的发现对手术计划至关重要，这需要影像科医师与主治医师进行沟通。原发性肿瘤类型影响影像学报告的要求——原发性胰腺癌伴单发肝转移不被视为外科疾病；而原发性结直肠癌即使伴17处双侧肝转移仍可进行根治性治疗，如后所述。

另一个例子是，肝脏手术面临的问题可能更加复杂。肝脏肿瘤的可切除性通常由切除后保留的肝脏来决定，包括保留足够的血液供应来供给剩余的肝段，以及保留足够的肝脏残余体积。肝脏内的肿瘤-血管关系对可切除性的影响不同于胰腺或其他胃肠道、胸部、头颈部或四肢肿瘤。血管切除术（门静脉、肝静脉、腔静脉和动脉）日益常见，具体取决于疾病类型和对治疗的反应。肿瘤可能累及2/3的流出血管（肝静脉），并贴近下腔静脉，但采用标准手术方法仍可切除，结果令人满意。在极罕见的情况下，三条肝静脉均受累（传统观点认为这是不可切除的指征）也可能行完全切除，因为可以考虑进行血管切除/重建。有时静脉的解剖变异可能会使原本不可能的切除手术变得可行，如基于存在一个主导的右下肝静脉的次全肝切除术。大型肝切除术包括常规切除涉及主要肝静脉和门静脉分支的肿瘤，以保证剩余肝脏的供应和流出血管不受肿瘤侵犯。在其他情况下，由于肝脏的其他解剖结构变异可以进行较大范围切除，例如门静脉分叉允许肝脏中央肿瘤的切除。动脉和胆道异常有助于评估相当一部分患者的肿瘤可切除性。

因此，外科医师和影像科医师必须了解肝脏的解剖结构（如肝静脉、门静脉和肝动脉），必须关注解剖上的变异，包括替代或副肝动脉（存在于高达55%的患者中），甚至重要静脉变异的存在（如肝下静脉）。节段性肝脏体积变化很大，会影响手术计划；肿瘤对肝内血管或门静脉结构的侵犯，以及治疗引起的变化都会改变肝段之间的体积分布。基于横断面成像/功能成像的系统性肝体积测量是规划大型肝切除手术的关键工具，强调了影像科医师与外科医师在手术规划中的交集。尽管肝体积测量通常由外科医师发起，以便于手术规划，确保保留特定的相邻解剖肝段完整。共同工作的影像科医师和外科医师都意识到解剖变异和肿瘤-血管关系的重要性，这些因素可能形成不同的放射学报告，从而指导患者和临床医师做出决策。图2.1显示了一个综合这些问题的双侧结肠直肠肝转移患者的例子。

最后，影像学技术的进步提高了影像学表现和患者结局之间的相关性。有两个例子值得讨论，这两个例子都与使用“生物”制剂治疗实体瘤及在CT和（或）PET上评估缓解有关。第一种是胃肠道间质瘤

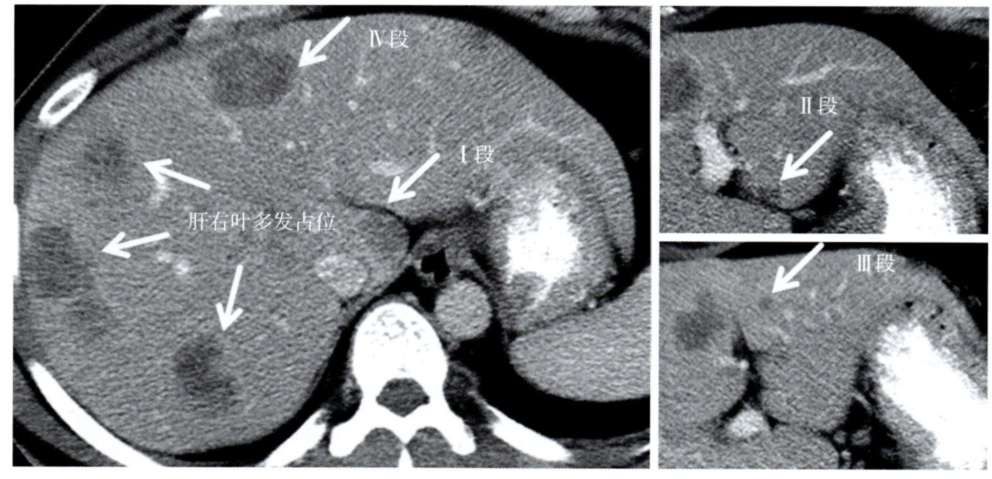

图2.1 该患者同时表现为梗阻性结肠癌和多发性双侧肝转移，共有16个肿瘤，累及肝脏的每个解剖段，包括尾状叶（Ⅰ段）。由于肝外侧段相对未受累，因此可行切除术；化疗缓解后，患者接受了Ⅱ段和Ⅲ段病变的一期楔形切除术，随后进行了扩展至Ⅳ段的右门静脉栓塞术，随后进行了二期扩展右肝切除术和尾状叶切除术。肝脏内肿瘤未见复发

（gastrointestinal stromal tumor，GIST），其使用甲磺酸伊马替尼［KIT和PDGFRa酪氨酸激酶抑制剂（tyrosine kinase inhibitor，TKI）］治疗。评估反应的传统方法如实体瘤临床疗效评价标准（Response Evaluation Criteria in Solid Tumors，RECIST）并不总是足以捕获这类新药的作用，与传统治疗相比，这类新药在GIST治疗中引起的肿瘤体积变化较小，更多的是囊性改变及血管分布的丧失，导致基于不同放射学标准的肿瘤的反应评估发生变化。即使在结直肠癌肝转移的情况下，RECIST也不是评价新药物如贝伐珠单抗（一种血管内皮生长因子拮抗剂）反应的良好指标。一项研究表明，形态学标准不关注肿瘤大小的变化，而是关注血管分布和肿瘤与肝脏之间的边缘的变化，可以预测接受贝伐珠单抗治疗的可切除或不可切除结直肠癌肝转移患者的生存率，且影像学上的形态变化（而不是RECIST）与化疗的病理反应相关，这是一个真正的生存预测因子。磁共振弥散加权成像（diffusion weighted imaging，DWI）也可以提供化疗（或动脉内治疗）后肝转移瘤活动程度的信息。由于肿瘤和肝脏特征的变化影响了病变和正常肝脏之间的对比度，MRI在化疗后的病变检测中也可能具有优势。这些先进的影像学检查方法的例子，以及更新的医学影像学表现和结果之间的相关性，对于确定治疗计划的内科和外科医师来说很重要。同时，即使是最先进的医学影像技术也有其缺点。GIST或结直肠癌肝转移的PET活性或动脉期强化的缺失几乎从不（＜10%）表示治愈，因此，肿瘤学科医师、外科医师和影像科医师在做出治疗决定之前必须避免过度解读影像学检查结果。

手术治疗

治疗目标因肿瘤类型、分期和部位而异。

- 原发性肿瘤的根治切除术
- 转移性肿瘤的根治切除术
- 减瘤手术
- 姑息和紧急手术
- 重建手术

原发性肿瘤的根治切除术

无论手术是作为独立的治疗方法，还是作为与化疗和（或）放疗相结合的癌症综合治疗的一部分，其目标通常是为了达到治愈或其他明确的治疗目的。许多原发性肿瘤（如颅面肿瘤、四肢肿瘤、胃肠道/泌尿生殖系统肿瘤）的治疗会影响患者的生活质量，因为它们会导致永久性畸形或对患者造成其他改变，如造口术。肿瘤手术通常是在解剖平面上（可能不包括一些软组织肿瘤）；大多数实体瘤与区域淋巴结一起切除。某些淋巴结区域特别重要，因为远处淋巴结转移可能表明疾病已进展到晚期并禁忌手术（例如，胆囊癌的主动脉旁腔淋巴结转移）。许多实体瘤需要连同邻近结构/器官一起切除，以达到治愈目的（如T4期结肠肿瘤和胰腺肿瘤）。一些有转移的原发肿瘤，甚至是不可切除的转移瘤，也可被切除（例如，无腹膜转移有不可切除但可控制的肝转移的小肠NET，以及越来越多的仅有肝转移的结直肠肿瘤），特别是随着如动脉内治疗和全身放射性核素治疗其他控制肝转移的方法的出现。适当的切除范围可能涉及肿瘤外正常组织的特定距离（肝脏肿瘤外数毫米的正常肝脏，上消化道肿瘤外数毫米的食管或咽）或仅仅是一个解剖平面（对于胰腺癌，沿着肠系膜上动脉的脂肪平面）。这种距离上的差异可能导致患者需要永久性造口或能够保留连续的胃肠道结构（如低位直肠癌）。当外科医师和影像科医师一起工作时，肿瘤和相关疾病的特异性概念被凸显出来。

转移性肿瘤的根治性切除

如前所述，许多转移性肿瘤都需要手术。对于转移到肝脏和肺部的结直肠癌、神经内分泌癌，以及其他原发的内分泌癌及非结直肠癌、非内分泌癌，手术切除可以实现长期生存，甚至在某些情况下达到治愈。在研究最为充分的亚组中，结直肠癌肝转移患者在手术切除后，5年生存率超过50%，可切除性障碍已经被克服。除此之外，结直肠癌和其他转移到肝脏的肿瘤的可切除性标准不再是肿瘤的数量和大小，而是综合考虑到以下因素：

- 手术的适宜性。
- 原发肿瘤根治的可能性。
- 有潜力去除所有肿瘤沉积，并能保留足够的无瘤边缘。
- 切除肿瘤后能保留足够的残余肝脏功能［基于三维肝脏体积测定和（或）功能成像体积测定］。
- 能够保留足够的流入、流出血流和未来肝脏残留（future liver remnant，FLR）的胆道引流。

肿瘤的可切除性不再仅仅取决于肿瘤本身的大小（尽管这些因素与界定切除术在肿瘤学的角度上是否合适相关）；相反，需要寻找肝脏的一个解剖区域，该区域相对没有受肿瘤影响，可以作为FLR保留下来。如果从肿瘤学的角度来看，切除是适宜的，但预期的FLR太小而不能维持切除后的肝功能，现代介入放射技术支持可以通过经皮栓塞供应待切除部分的肝脏的门静脉分支，使门静脉血流转向FLR。这使得在切除术前，肝功能从肿瘤的待切除部分转移至健康的保留部分。门静脉血流改道后，扩大肝脏切除范围是安全的。双侧肝脏肿瘤患者也可以接受根治性治疗。一些双侧肝脏肿瘤患者可以通过分阶段完全切除的方法（两个独立的顺序手术，一个用于左侧病变，另一个用于右侧病变）进行根治性治疗。经典的二期肝切除术包括两次手术，间隔数周，其间由介入放射科医师进行门静脉栓塞。在第一次剖腹或腹腔镜手术中，医师会对肝脏进行手术分期，并使用实质保留技术切除FLR中的所有肿瘤，以确保FLR的无瘤状态。恢复后，患者接受介入经皮门静脉栓塞术（将门静脉血流转向无病的FLR，使其增生），4～6周后，进行第二次剖腹手术（或腹腔镜手术）以完成肝大部切除术（半肝切除术或扩大肝切除术），确保肿瘤完全切除，使患者保留肝功能和正常的体能状态。一些患者适合采用更紧凑的两阶段方法，称为肝分割联合门静脉结扎的分期肝切除术（associating liver partition and portal vein ligation for staged hepatectomy，ALPPS）（图2.2）。在ALPPS的第一阶段，完成了3个目标：①在计划FLR区域内，完整且保留实质地切除肿瘤组织；②术中门静脉结扎/栓塞，即刻将门静脉血流转向新的无病FLR；③启动与第二阶段切除相关的肝脏实质横断。这种门静脉血流分流加部分实质横断的联合治疗可以诱导更快、更完全的FLR增生，并且在短暂恢复后，允许在2周内进行二期剖腹手术/腹腔镜检查，而不是传统二期手术所需的1～2个月。ALPSS还消除了在两阶段手术间进行介入放射学操作的必要性。两种技术的长期结局均极佳；在具体病例中，首选的治疗方法由FLR体积评估、解剖结构和患者因素及选择性门静脉栓塞（portal vein embolization，PVE）术中成像的可用性来决定。复杂的肝脏手术，如PVE或ALPPS用于肝脏重塑，会影响解剖结构、引起肝实质病变，需要影像科医师和外科医师之间保持沟通，以了解手术进行的操作和放射学报告中所需的内容。如果影像科医师不知道初次手术的操作细节，则无法解释第一阶段手术（无论是传统手术还是ALPPS）后的影像学发现。无论是原发性肝肿瘤、胆道肿瘤还是继发性（转移性）肿瘤，扩大肝切除术的安全性均取决于残余肝功能，残余肝功能是由肝脏体积和基础肝病的存在和程度来评估。进行肝脏大部切除手术的外科医师需要评估肝脏疾病的影像学证据，如肝硬化、门静脉高压、静脉曲张、脂肪肝及与治疗相关的肝脏变化。

对于原发性和转移性肝肿瘤，可以考虑其他消除肿瘤的方法。经皮消融术或经动脉栓塞术可以单独或联合应用，适用于特定的患者，尤其是肝细胞癌伴肝硬化的患者。一些患者在术中同时切除和消融一些肿瘤，以保留足够的肝实质。选择切除和消融的患者需要合格的肝胆外科医师和熟练的介入放射科医师共同评估。当切除术是更好的选择时，肿瘤科医师直接转诊给放射科医师可能导致过度使用消融术，这进一步加强了对这些患者进行综合多学科评估的必要性。在某些情况下，消融技术是最佳选择（例如，伴有重度肝硬化的肝细胞癌），因为其他治疗选项（移植或切除）可能是禁忌。在另一些情况下，消融可能有助于控制疾病或疾病的全身表现（例如类癌，它会引起全身激素综合征）。采用高剂量钇-90动脉内放射治疗的“放射性段切除术”的出现进一步扩大了患者的选择，这种技术被当作是手术和移植的桥梁。传统的经动脉化疗栓塞或温和栓塞联合经皮消融可提高疗效，并扩大各种肝脏肿瘤患者可治疗人群的范围。手术、动脉内治疗和消融治疗的选择、组合和治疗顺序强调了在制订治疗计划之前进行全面的多学科讨论在优化患者管理中的必要性。

减瘤手术

减瘤手术很少用于实体瘤。在几乎所有适合减瘤的肿瘤类型中，化疗也被使用。在研究最为充分的肿

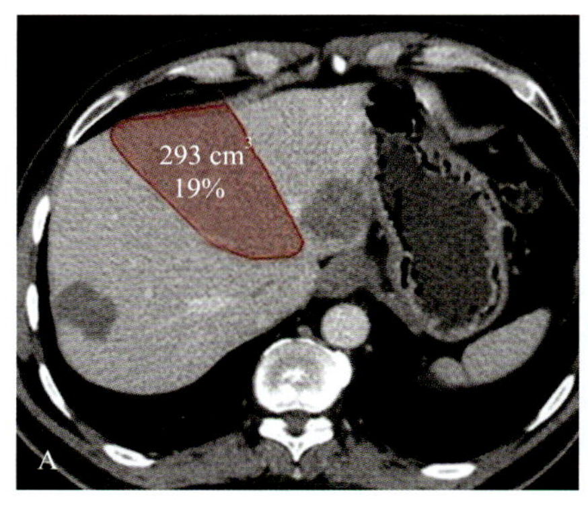

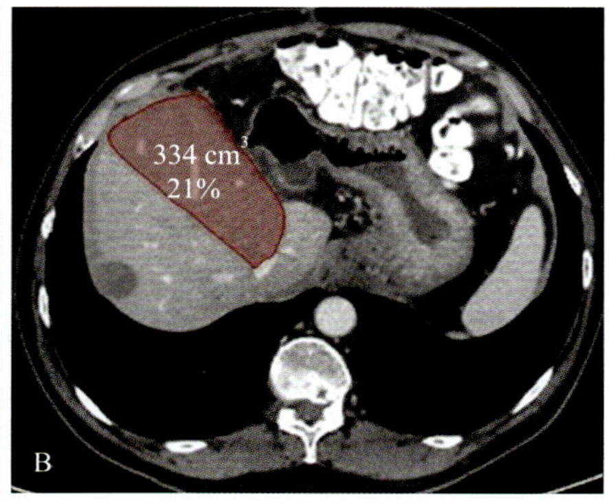

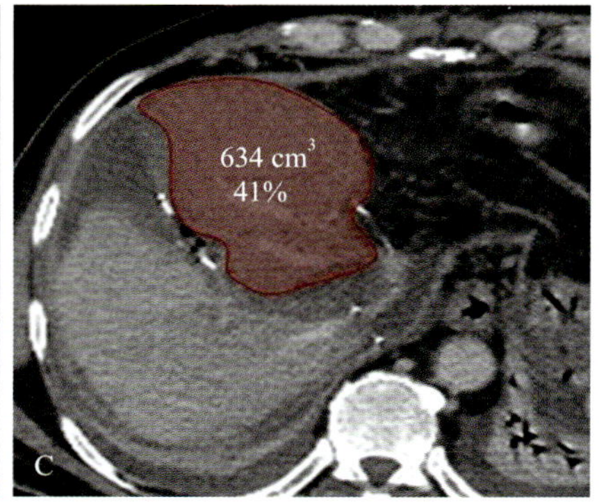

图2.2 该患者接受了外侧双节段肝切除术和门静脉支栓塞术，为右肝切除术和全尾状叶切除术做准备。计划的FLR仅为Ⅳ段。术前测量FLR体积表明，其为标准化肝脏总体积的19%（A）。不幸的是，栓塞后FLR生长不足（仅达到总肝脏体积的21%）（B）。因此进行了挽救性的肝分割和门静脉结扎分阶段肝切除术：分割Ⅳ段和Ⅴ/Ⅷ段之间的横切面，同时分割右门静脉，但保留肝右动脉、右胆管和肝右静脉。结果显示切口面可见FLR的大小翻倍（增至41%）（C）。随后接受右肝切除术的患者病情恢复

瘤中，减瘤术对患者有显著效果的是腹膜表面恶性肿瘤，如黏液性阑尾癌和卵巢癌。接受腹膜切除术和减瘤术的患者，通常需要同时切除十二指肠、胃、脾、结直肠，有时术后还要进行高温腹膜化疗。在少数情况下，当十二指肠类癌或功能性胰腺NET的肝转移瘤产生不可耐受的激素综合征时，可能需要通过局部肝切除术伴或不伴原位消融术来减积。然而，并非所有中心都赞同这种做法，许多中心更倾向于在所有病变都可以完全切除时进行手术切除或消融治疗，即使只能以较小的切缘完成。

姑息和紧急手术

即使在大型癌症中心，姑息性手术也越来越少见。胃出口梗阻、胆道或直肠的改道已经在很大程度上被经皮和内镜治疗所取代，以进行插管和扩张有症状的狭窄或放置引流管，如经皮胃切除术或经皮肝穿刺导管，从而避免了对不可切除肿瘤患者的手术风险。许多狭窄可以通过内镜或经皮途径置入全金属支架来缓解。随后，更有效的化疗和放疗可以解决或控制一些可以避免或改善的恶性问题，例如恶性梗阻和出血。进行旁路手术或造口术需经过仔细的临床考量并辅以放射学评估，以确保旁路手术能够改善患者的状况（如为“胃幽门梗阻”进行胃肠造口术，不会显著改善患者的进食能力，因其是因肿瘤侵犯腹腔神经丛引起的功能性梗阻，而非物理性梗阻所致）。

紧急手术在癌症患者中更加少见。绝大多数的肝肿瘤破裂和出血应首先考虑进行栓塞治疗，只有当患者病情稳定时才考虑手术。对伴有转移的癌症患者而言，解除恶性梗阻手术可能合适也可能不合适，因为相较于缓解梗阻症状，手术可能加重患者病情恶化（在某些情况下，癌病使医师无法安全地进行腹部手术或建立内部旁路；相反，手术会导致瘘管、开放性伤口和其他问题，而无法达到治疗目的）。胃肠道穿孔可能提示有治疗可能的患者需要紧急手术（例如阻塞性直肠肿瘤），但即使在这些情况下，也必须根据临床情况和影像学结果来考虑是否进行手术（肿瘤切除术伴造口术vs.仅改道造口术）。

简而言之，姑息或紧急手术的决定需要判断、经验和数据（临床和影像学）的融合，以满足特定患者的最佳利益。对影像学检查结果的全面描述与制订适当的手术计划同等重要，以避免无法耐受手术的患者经历不必要的非治疗性手术。

重建手术

重建手术是癌症手术中非常重要的环节。腹部、骨盆、皮肤/软组织和四肢手术通常会造成需要重建的缺损。组织移植，包括旋转和游离皮瓣，可用于确保癌症手术后的愈合和解剖结构及外观上的恢复。颅面、乳房、腹壁、阴道、骨盆底和四肢的重建手术在大型癌症中心很常见。在这些情况下，手术计划的制订可能会很复杂，因为负责整形和重建的手术团队成员需要评估候选皮瓣，且术后康复通常也需要理疗师、康复医师和心理医师的进一步参与。

结论

癌症的治疗正在快速发展，并且需要医疗团队成员之间的相互配合，以达到最优化的治疗效果。治疗的时机、持续时间和治疗顺序都对患者的结局有着重要影响。对于实体瘤，长期生存和“治愈”实际上总是依赖于手术切除或其他肿瘤破坏手段，尽管这些方法经常与新辅助和（或）术后辅助治疗相结合。手术患者的选择仍然是一个挑战，特别是那些癌症晚期或肿瘤较大的患者及那些需要复杂重建手术的患者，这些都是常规手术，且效果极佳。选择方面的进展主要是由于术前治疗的改善，如有效的化疗，但始终要依赖于准确的影像学资料。这些资料不仅对于选择合适的手术患者至关重要，也是制订切除和重建手术计划的关键。肿瘤分期、治疗反应评估、影像科医师与外科医师之间的交流协作将影响患者、外科医师和影像科医师的决策，并推动未来的治疗策略的发展和患者的结局。

小结

- 手术仍然是实体瘤治疗的支柱，但其在治疗过程中并不是独立存在，而是需要一个熟练的多学科团队进行有效沟通，以使患者管理最优化。
- 患者选择对于确保最佳手术结果至关重要，这又取决于高质量的术前成像和准确的报告解读。
- 诊断、分期和相关解剖学发现的详细报告是外科医师在术前影像学研究和报告中寻求的关键要素。
- 探查手术应当成为历史——手术应该有明确的目标，无论是用于原发性或转移性肿瘤的切除，特定肿瘤类型的减积，还是在不存在非手术替代方案时的姑息治疗，或在少数很紧急情况的紧急手术，以及在进行癌症切除手术时或之后的重建手术，以恢复功能或美观。

第3章

癌症的多学科诊疗方法：肿瘤内科医师的观点

Jason R. Westin，*M.D.*

引言

随着我们对肿瘤研究的深入，肿瘤内科学自20世纪60年代起已经发展成为内科的一个亚专业。最初，只有手术和少数具有毒副作用的化疗药物可用于肿瘤患者治疗。现在，肿瘤学家已拥有数百种化疗药物和数百种靶向药物，这些药物从小分子靶向药到单克隆抗体，再到基因工程细胞，为治疗数百种不同的肿瘤提供了选择，而且还有无数的新药物正在研发中。

肿瘤内科医师的主要治疗手段是化疗，但是肿瘤治疗最好的模式是多学科合作。肿瘤内科医师必须与肿瘤外科医师、肿瘤放射治疗医师、影像科医师和技师、病理科医师和初级保健医师密切合作。

肿瘤内科专家通常在多学科讨论中参与最终决策，并需要经常协调这些决策的执行。决定是否采取积极的或者姑息的治疗方式，或从一种治疗方法过渡到另一种方法，决定局部治疗的时机（如手术和放射治疗），决定是否需要支持性治疗，这些治疗方式通常由肿瘤内科专家做出最终决定。肿瘤内科医师还必须平衡治疗不良反应和治疗获益。如果治疗有望治愈疾病，那么治疗相关的副作用是可以接受的。如果对延长生存率或提高生活质量有合理的期望，那么一些毒性反应也是可以容忍的。如果显著改变病程的概率很低，大多数医师和患者会认为只有极小的副作用是可以接受的，但这些决定是基于医师与患者及其家属进行具体沟通后的权衡结果。

流行病学

随着医学、营养和卫生条件的改善，人类平均寿命进一步延长，更多的人有足够长的生存时间进而发生恶性肿瘤。值得庆幸的是，随着最常见肿瘤的发病率和死亡率的总体下降，这种情况正在得到缓和。

肿瘤筛查已成为人群保持健康的常规组成部分。乳房X线检查、粪便隐血试验、结肠镜检查、宫颈巴氏杆菌涂片检查和直肠指诊有可能在早期、无症状阶段发现恶性肿瘤，并可以改变疾病的预后。随着筛查的增加，更多的肿瘤在早期阶段、可治愈阶段被发现。这些肿瘤中有大部分能够通过局部治疗［手术和（或）放疗］得到控制，但仍有部分患者需要全身系统治疗。

化疗的基本原理

在大多数癌症中，只有20%～40%的细胞在任何时间都是活跃的，这就解释了为什么肿瘤的整体倍增时间明显长于单个癌细胞的增殖时间。如果所有细胞都在分裂，肿瘤生长将呈指数级增长，如果活跃增殖的细胞比例保持固定，肿瘤生长速度则保持不变。但是这并不完全对应于临床观察到的肿瘤倍增情况。1825年，Benjamin Gompertz描述了他在癌症患者中观察到的疾病的非指数增长模式。他指出，随着肿瘤的增大，倍增时间稳步增加，这种现象现在被称为冈珀茨（Gompertz）生长。这种现象被认为是由于癌细胞增殖数量减少造成的，可能与较大体积肿瘤的中心部分相对缺氧和缺少生长因子有关。相反，较小的肿瘤含有更大比例的活跃增殖细胞，因而可能对细胞毒性化疗更敏感。

临床或放射影像学上可检测到的直径至少为1cm的肿瘤包含10^8～10^9个细胞，重量约为1g。如果这些细胞来自单个的祖细胞，那么它在检测之前至少经历了30次倍增。要进一步增长到一个潜在的致命质量，只需要再增加10倍。因此，临床上肿瘤明显生长的部分只代表了肿瘤总生长历程的一小部分。鉴于肿瘤生长可能在长时间内未被发现，隐匿性微转移通常在诊断时已发生。

细胞毒性化疗药物能够杀死比正常组织更多的癌细胞，这可能是因为正常组织具有更有效的DNA损伤修复机制，大多数细胞毒性药物会更大程度地破坏活跃增殖的细胞。通常，肿瘤的侵袭性越强，其肿瘤细胞处于细胞周期活跃阶段的比例就越高。

化疗药物对快速分裂的肿瘤细胞、迅速增殖的癌症具有更强的疗效，因此在过去，只要肿瘤细胞对化疗药物敏感，相比更多的惰性肿瘤，系统性化疗可能为生存期较短的肿瘤患者提供更好的治愈机会。这个悖论的一个例子是伯基特淋巴瘤，尽管其增殖速度极快，但它对化疗药物很敏感，大多数患者都可以治愈。相反，生长缓慢的滤泡性淋巴瘤，即使对化疗敏感使肿瘤完全消失，也往往会复发并最终可能导致死亡。

20世纪60年代化疗药物杀死癌细胞的早期研究是在白血病细胞系中进行的。这些研究发现了对数杀伤动力学，这意味着如果99%的细胞被杀死，例如肿瘤细胞的数量从10^{10}减少至10^8或从10^5减少至10^3，无论肿瘤的大小如何，被杀死的细胞的比例是固定的。因此，即使一种特定的治疗在临床和放射影像学上都根除了肿瘤，仍有很高的可能性有残留细胞最终增殖并表现为临床明显的肿瘤复发。在这一论点之后，对实现可持续的完全缓解的一种解释是，其他因素（如宿主免疫反应）可能在低水平残留肿瘤细胞中很重要。

临床预后模型的部分构建是基于疾病复发的风险，考虑到了在诊断时可能提示微转移性无法检测到的疾病的特征。例如，一个体积较大的肿瘤可能意味着临床上有更长的隐匿性生长时间或更高的倍增率；临床上明显的淋巴结受累表明肿瘤至少在区域范围内已经具备了扩散的能力。

化疗的适应证

肿瘤内科医师设计的治疗策略在很大程度上取决于癌症的发生阶段，进而决定患者如何从化疗中获益。无论是对于转移性、无法手术的疾病［由于局部晚期和（或）合并症］或者是血液系统恶性肿瘤，肿瘤的初始药物治疗可以被分为：术前（新辅助）化疗、术后（辅助）化疗或未经局部治疗的化疗。没有手术治疗的化疗在历史上被认为是一种姑息性治疗措施，然而化疗和放疗效果的提高正在改变这一观念。许多血液系统恶性肿瘤和上皮恶性肿瘤可以通过单独化疗或联合放疗的方式治愈。

辅助化疗

在化疗药物刚被研发出来时，只用于其他治疗方式失败的晚期肿瘤患者。这主要是因为早期的化疗药物效果不佳，其使用通常与肿瘤发病率相关。现今，化疗疗效提升和化疗过程中相关的支持性保护措施打破了这一格局，化疗药物有利于更早地治疗患者，即使没有术后疾病的客观证据。

局部晚期肿瘤的外科治疗和放射治疗取得了奇迹般的进展。然而，许多肿瘤在确诊时已发生转移扩散。手术或放射治疗的肿瘤可能在局部失败，但它们更多的是发生了远处转移。考虑到前面讨论的无法检测到肿瘤的生长周期，因此一个完全切除的肿瘤可能有明显的隐匿性残留疾病，无论是在局部还是在远处部位。在这种情况下，化疗作为一种补充治疗手段用以增强手术效果，因此被称为辅助化疗。许多接受辅助治疗的患者在术后没有复发。手术标本的病理切缘可能为阴性，影像学检查可能显示无异常，但是由于残留的局部病灶或微转移，可能存在明显的复发潜力。辅助治疗的目的是在这种亚临床疾病达到一个难以治愈的临界阈值之前根除。乳腺癌、肺癌和结肠癌是许多癌症患者受益于辅助治疗的例子。

新辅助化疗

术前化疗是一个较新的概念。随着化疗药物的有效性提高，新辅助治疗方法偶尔会被用于适当阶段的乳腺癌、肺癌和可切除的转移性结直肠癌。

新辅助化疗有三个主要优势：①微转移瘤在治疗过程中早期接受化疗，可能更有效地使其在临床显现前被根除（基于对数杀伤理论）。②没有出现微转移的原发性病变也可能有耐药性，需要改变治疗方法；如果没有新辅助治疗，只能在微转移病灶临床显现后才发现，因此治愈的可能性非常低。③原发肿瘤可能会因化疗而缩小或消退，以达到一个病理程度较低的手术，或偶尔可避免手术治疗。

转移性肿瘤化疗

大部分化疗用于临床上明显的转移性肿瘤，通常作为缓解策略的一部分，以延长生存期和提高生活质量。其他癌症，包括卵巢癌和乳腺癌，在转移性环境中可能表现出对化疗的高度敏感性，达到疾病长期控制或所有可检测到的病灶完全消失。另外一些肿瘤，例如肺癌或胰腺癌，化疗可能只有短暂的稳定作用或轻微的反应，但长期疾病控制并不常见。

化疗方案

给药剂量

在遵循冈珀茨生长模型的肿瘤中，化疗后增殖细胞的比例会随着肿瘤体积的缩小而增加。每次暴露于化疗会产生选择压力，因此剩下的细胞更有可能产生耐药性。因此，根除肿瘤需要有足够的剂量和强度。如果化疗药物剂量太小或治疗间隔过长，随着抗性克隆体的出现，细胞的杀伤率将逐渐减少。如果剂量太大或太频繁，治疗相关的不良反应将限制患者治疗的耐受程度，可能导致治疗延迟和耐药克隆发展。剂量密度力求增加化疗的剂量和频率，以找到药物抗肿瘤活性的毒性极限。不过，很多有效的具有骨髓毒性的化疗药物在进一步增加剂量时，有骨髓消融的风险。使用大剂量化疗和自体干细胞移植已成功用于某些恶性肿瘤，例如淋巴瘤和多发性骨髓瘤患者可从中受益。但在实体瘤中成功率很低，这提示有一个阈值，肿瘤反应为非线性。

联合化疗

肿瘤细胞比正常细胞更不稳定，导致高随机突变率和可能的化疗耐药。突变发生的频率很高，因此当肿瘤在临床上显现时，可能已经存在几种耐药克隆。这就解释了为什么对化疗敏感的优势克隆肿瘤最初有反应，但随后又复发。其他肿瘤大部分是原发性化疗耐药，例如，黑色素瘤和胰腺癌，即使肿瘤体积很小。对原发耐药的一种可能解释是，生长较慢的肿瘤需要更长的时间才能显现，因此可能经历了一个更长的无法检测的生长阶段，这段更长的时间可能会有更多的突变机会。因此确诊时肿瘤的主导部分可能已经对标准治疗产生了耐药性。另一种解释是，生长较慢的肿瘤能够更好地修复DNA损伤，或更不太容易损伤。在其他恶性肿瘤中，如胃肠道肿瘤，肿瘤细胞可能会脱落进入管腔，因此需要更多倍增时间和基因突变才能达到一定的体积大小。

联合化疗的理念源自20世纪50年代对结核病治疗的观察。如果仅使用单一的药物，最终就会产生耐药性。如果同时使用多种具有不同作用机制的药物，那么耐药性就会减少。Frei和他的同事在1958年发表了一项关于白血病联合化疗的研究，这是首批随机临床研究之一。他们在成人和儿童白血病患者中证明了联合使用甲氨蝶呤和6-巯基嘌呤带来的短暂疗效，从而引领了现代联合化疗的时代。现在大多数以治愈为目的的患者都接受联合化疗。

间歇化疗

肿瘤的DNA修复机制受损，因此比正常组织更敏感，它们需要更长的时间才能从化疗的损伤中恢复。因此，在适当的时间间隔给予细胞毒性化疗可以使正常组织恢复，包括造血干细胞，而肿瘤组织将没有足够的时间恢复（图3.1）。根据这一观察结果，大多数细胞毒性药物治疗是每2周或每3周给药一次。

持续治疗

细胞抑制剂，如许多较新的靶向药物，需要持续暴露以维持疾病控制。对肿瘤有短暂作用的药物，间歇给药效果有效，因为当药物被移除时，肿瘤将从静态阶段转移到活性阶段。伊马替尼是一种每日口服的药物，可抑制BCR-ABL酪氨酸激酶，导致绝大多数慢性期慢性粒细胞白血病（chronic myelogenous leukemia，CML）患者的血细胞计数正常化和良好的长期控制。如果停药，大多数患者将再次发展为慢性期CML的血液学异常。这些药物有望将目前无法治愈的癌症转化为类似糖尿病或高血压的慢性疾病。

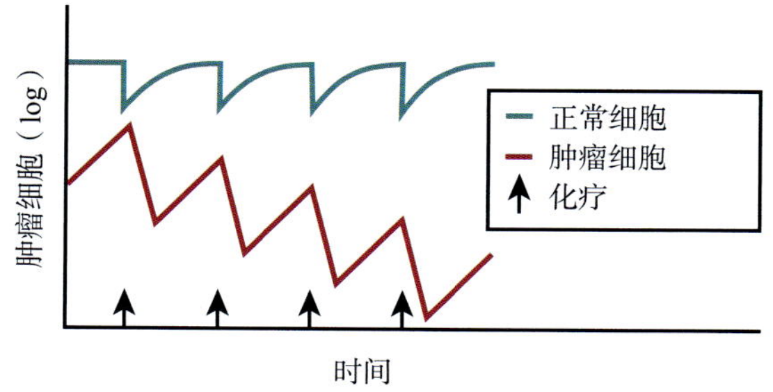

图3.1 间歇性化疗对肿瘤和正常细胞群的影响

靶向治疗

由于各种因素的融合，医学肿瘤学领域正在迅速发生变化。随着对疾病生物学认识的提高，许多针对肿瘤特异性异常的新药被研发。免疫系统可以影响甚至根除癌症的观点也重新复兴。这些靶向治疗可以靶向参与细胞存活相关信号传导的特定酪氨酸激酶，或靶向良性免疫细胞来激活抗肿瘤反应。靶向治疗的给药方案和副作用概况是可变的，并基于特定的目标，但通常靶向治疗的毒性更小，可以比细胞毒性化疗使用的时间更长。靶向治疗的发展已经彻底改变了许多历史上难以治疗的癌症患者的治疗结局，包括转移性黑色素瘤和肺癌，导致了显著延长的生存期。靶向治疗的未来前景是令人难以置信的，随着科技的进步，曾经仅存在于早期医学肿瘤学家梦想中的治疗手段变成现实。例如，美国食品药品监督管理局（Food and Drug Administration，FDA）批准的一些基于转基因自体免疫细胞的产品使患者自身的免疫细胞被武器化，以根除化疗难治性癌症，如淋巴瘤或白血病。

给药途径

大多数化疗药物通过静脉注射给药，目的是消除不稳定的胃肠道吸收和依从性问题。化疗药物可以是大剂量输注（很短的间隔）、短时间输注（数小时）或持续输注（通常适用于住院患者或使用预先编程的泵在家给药）。静脉给药的优点包括更标准化的吸收率，可记录的依从性，以及便于同时使用静脉水化或支持性药物。

许多较新的化疗药物针对特定的细胞代谢途径，其中一些药物已经消除了口服给药时发生的吸收不稳定问题，这对患者有利，包括不需要静脉导管。其他给药途径包括鞘内注射（例如甲氨蝶呤治疗中枢神经系统白血病复发）、皮下注射［如利妥昔单抗治疗B细胞非霍奇金淋巴瘤（non-Hodgkin lymphomas，NHL）］、动脉内治疗（如顺铂治疗肉瘤）、膀胱内治疗（如卡介苗治疗膀胱发育不良）、眼内注射（如贝伐珠单抗治疗黄斑变性）和腹腔注射（如治疗卵巢癌）。

药物发展

历史上，许多药物都如同亚历山大·弗莱明发现的青霉素一样，是通过偶然方式开发出来的。目前，绝大多数新药被设计成攻击特定的肿瘤相关靶点，这需要了解肿瘤的发生发展机制。新的药物是基于分子基础机制或通过修改现有的药物来创建新的化学物质。制药公司对多种类似化合物进行体外筛选，以评估其潜在疗效。一旦确定了一种有效药物，就会进行动物研究，以评估其潜在毒性。如果该药物满足了这些要求，就可以进行临床试验。

临床发展

Ⅰ期临床试验是新药物的首次人体研究，其目标是通过增加剂量和评估剂量毒性来确定药物最大耐受剂量。应答率通常很低，因为尚未知足够的剂量，患者通常有难治性疾病，但很大一部分患者确实存在获益。在早期临床开发期间进行了药代动力学和药效学研究，以便更好地了解该药物的体内特性。Ⅱ期临床试验使用Ⅰ期试验数据中的剂量和计划，以反应为主要终点来评估疗效。患者通常较少预处理，必须有可测量的病灶进行疗效监测。Ⅱ期试验通常招募20～50例患者，如果没有观察到较好的治疗效果，研究可能会被提前终止。Ⅱ期试验还可能评估新药单独使用或与标准化疗联合应用的效果。

Ⅲ期临床试验规模更大，通常是随机的，并根据标准的研究方案来评估临床疗效。终点通常是无进展生存期（progression-free survival，PFS）和（或）总生存期（overall survival，OS）。对OS的评估可能会受到后续有效治疗的混淆，因此PFS通常被认为是更可靠的终点。研究通常会收集生活质量评估和药物的毒性数据。这些试验通常需要数百名或更多患者参与，以实现其统计目标，并可能得到美国FDA批准该新药物。

总结

在历史上，化疗通常只有在其他治疗方法无法控制癌症时才会被采用。化疗和靶向治疗现在被用作对抗许多癌症的主要武器，它们可以改善手术结果，根除微转移，控制转移性疾病，避免局部治疗的需要。随着对肿瘤发生发展机制的研究深入，以及新的分子靶点的发现，我们对如何更好地治疗肿瘤患者有了更深的理解。这些合理设计的靶向药物有望根除癌症或将癌症转化为像糖尿病或高血压的慢性疾病。

第4章

癌症的多学科诊疗方法：放射肿瘤学医师的观点

Patricia J. Eifel，*M.D.*

在美国，放疗是癌症治疗的重要组成部分，50%～60%的癌症患者会接受放疗。它在综合治疗方案中扮演着关键角色，尤其是对头颈部、胸部、泌尿生殖系统、妇科、胃肠道癌症，淋巴瘤，肉瘤，脑瘤及其他恶性疾病的患者来说更是如此。放疗还能有效缓解由癌症引起的各种症状，包括疼痛、出血，以及晚期或转移性癌症的相关症状。

早期前列腺癌、头颈部癌症和宫颈癌等通常可以通过放疗治愈。然而，对于晚期癌症，通常需要采用综合治疗策略，包括手术、化疗或其他全身性治疗方法与放疗相结合，以提高治疗效果。这种多模式治疗旨在更全面地攻击肿瘤，提高治愈率，并尽可能地延长患者的生存期。

术后辅助放疗能显著改善肿瘤的局部控制。此外，通过在手术前后应用放疗，可以减少手术的激进程度，有助于保留器官功能。这种方法不仅不会降低对局部肿瘤的控制效果，有时还能提高患者的生存率和生活质量。

放疗和化疗的联合使用在多种癌症治疗中已被证实可以提升治疗效果。在许多病例中，这种联合治疗能够改善局部疾病的控制，保留器官功能，并提高治愈的可能性。这主要是因为化疗能够消灭那些可能引发远处转移的微小转移灶。随机对照试验已经证实，在宫颈癌、头颈部癌症、肺癌、胃肠道癌及其他类型的癌症患者中，与单独放疗相比，同步放化疗能够显著改善局部控制情况和患者生存率。这种治疗策略利用了放疗和化疗各自的优势，通过协同作用增强了对肿瘤的攻击力，从而为患者提供了更有效的治疗方案。

放疗科专家和他们的多学科团队致力于在最小化治疗相关副作用的同时灭活肿瘤，并尽可能优化患者的生活质量。多学科成员包括放疗科医师、肿瘤科医师、外科医师、病理科医师、诊断影像科医师、营养师、护理专家、理疗师等专业人员。通过多学科会诊这种方式，可以确保每个患者都能接受到个性化、综合的治疗方案。

放射肿瘤学医师与诊断影像科医师之间的协作和沟通极为关键，尤其在采用高精度放射治疗技术，如调强适形放射治疗（intensity-modulated radiation therapy，IMRT）和质子治疗时。这些治疗方法能够根据患者影像学评估所揭示的疾病分布和解剖结构，精确地调整辐射剂量，以期在提升或维持局部疾病控制率的同时减少治疗引起的副作用。因此，放射肿瘤学家必须准确解读影像学资料，确保治疗计划能够充分利用这些先进技术的优势，实现最佳治疗效果。

放射生物学

放疗引起的细胞死亡大多源自辐射对DNA的损伤，导致有丝分裂细胞死亡。无论是光子还是带电粒子，它们与水分子相互作用时都能产生活性极高的自由基，这些自由基随后与DNA发生反应，引起DNA链断裂，干扰细胞的分裂。尽管细胞拥有高效的机制来修复自由基造成的损伤，但如果损伤累积到一定程度，可能会导致不可逆的DNA断裂，阻碍细胞成功完成有丝分裂。受损的细胞可能在失去增殖能力前仍然保持一段时间的代谢活性，甚至可能经历几次细胞分裂后才彻底丧失功能。因此，放疗效果可能不会立即显现，其形态学变化可能在放疗后的几天甚至几周内都不明显。这意味着评估放疗效果需要一定时间，可能需要连续影像学监测和生物学标志物。

放疗除了能引起有丝分裂细胞死亡外，还能诱导另一种细胞死亡方式，即凋亡（apoptosis），也称为程序性细胞死亡。凋亡可能在细胞分裂的任何阶段发生，是一种有序的细胞自我毁灭机制，涉及特定的信号通路，它通常不引起炎症，并且细胞残骸会被吞噬细胞清除，减少了对周围组织的损伤。因此，凋亡在放疗中是一个关键的过程，有助于在消灭肿瘤细胞的同时保护正常组织。

体外研究已经证实，辐射剂量与细胞存活之间的关系很大程度上取决于哺乳动物细胞对电离辐射的内在敏感性。这种敏感性的差异导致了治疗不同类型肿瘤所需的辐射剂量范围非常广泛。例如，一些淋巴瘤通常可以通过25～35Gy的剂量得到有效控制，而其他2～3cm的肿瘤则通常需要超过60Gy的剂量才能达到治疗效果。对于黑色素瘤和大多数肉瘤，所需的剂量往往更高，如果手术后残留的病变在显微镜下仍然可见，那么通常很难找到既能控制病变又在可接受范围内的辐射剂量。不同肿瘤类型对辐射的敏感性不同，因此在制订放疗方案时需要考虑这些差异，以确保治疗的有效性和安全性。

影响细胞放射敏感性和肿瘤反应性的因素有很多，包括细胞的辐射损伤修复能力、细胞周期阶段、肿瘤微环境、辐射敏感化剂和保护剂的作用。

正常组织通常具有比癌细胞更强大的辐射损伤积累和修复能力，这一特性构成了“治疗窗口”，使我们能够在不引起不可接受正常组织损伤的情况下治疗癌症。但是，这种修复能力在不同类型的正常细胞中并不一致，特别是那些快速分裂的细胞，它们的修复机制可能相对较弱。同时，某些肿瘤，如前列腺癌，展现出与大多数正常组织相似的损伤积累和修复效率。在设计放疗方案时，医师必须综合考虑这些因素，以最大化治疗效果并最小化对正常组织的潜在损害。

实验和临床研究表明，大多数修复工作在4～6h完成。出于这个原因，放疗通常会设计成每天一次以上的辐射剂量，并且间隔至少6h。

放疗期间，肿瘤细胞的增殖情况对治疗效果有显著影响，这取决于肿瘤细胞的倍增时间（即肿瘤细胞数量翻倍所需的时间）及疗程。正常组织对辐射剂量的耐受性限制了治疗剂量的增加，但多项研究指出，过度延长治疗时间可能会导致肿瘤控制率下降。

此外，有证据显示，放疗和其他细胞毒性治疗，甚至手术治疗，都能够加速肿瘤细胞的再氧合速度，即提高肿瘤细胞的氧合状态，这可能会增加延迟进行术后放疗的风险。这种加速的再氧合可能会降低放疗的有效性，部分解释了为何新辅助化疗（在主要治疗如手术或放疗之前进行的化疗）有时未能达到预期疗效。

氧气对于修复由辐射引起的自由基介导的DNA损伤至关重要。在缺氧条件下，实现相同水平的细胞杀伤所需的离子化辐射剂量约是充分氧合条件下所需剂量的3倍。尽管许多实体肿瘤内部存在低氧区域，但在放疗过程中，最初处于低氧状态的细胞可能会因周围组织的氧合改善而变得更加氧合。这种现象称为再氧合，它有助于提高放疗的疗效，从而降低了低氧的临床重要性。

辐射对正常组织的影响

辐射对正常组织的影响程度取决于照射组织的结构、照射剂量和体积及其他临床因素。根据其功能亚单位的组织，正常组织可分为“序贯性”或“并行性”。序贯结构（如脊髓、小肠和输尿管）可能在器官的一小部分受到高剂量照射时受损。相比之下，并行结构（如肝、肾和肺）能够承受非常高的局部剂量，因为它们具有冗余性，即使部分受损，剩余的健康组织也能够维持器官的整体功能。然而，这些组织对中等剂量的全器官照射不太耐受，因为剂量分布的均匀性对于保护整个器官的功能至关重要。

具有快速更新率的组织和细胞，如骨髓干细胞、皮肤、口腔黏膜、毛囊和消化道上皮，在放疗期间或放疗后不久往往会产生副作用，这些组织被称为急性反应组织。由于这些组织的高更新率，它们对辐射的敏感性较高，因此容易出现急性副作用。急性反应组织的更新速率通常限制了放射治疗的安全剂量范围，一般为每周900～1000cGy。这是因为高剂量的辐射会损伤或杀死这些快速分裂的细胞，导致组织功能障碍和相应的临床症状。幸运的是，大多数急性副作用在放疗结束后的几周内会逐渐消退。这是因为一旦放疗停止，剩余的健康细胞能够重新增殖并修复组织，从而缓解副作用。

生长速度较慢的组织称为迟发性反应组织，它们在放疗后可能会在数周甚至数月后出现副作用。这些迟发性效应可能是由于对实质细胞的直接损伤或对血管和基质结构的破坏造成的。副作用的发生与剂量反应关系取决于受照射的组织特性及其他临床因素。表4.1提供了1991年任务组的一些结论，该任务组负责总结有关电离辐射对正常组织影响的相关数据。随后于2010年发表了更详细的更新。尽管这些研究提供了关于放射治疗相关不良事件风险的宝贵指导，但随着现代图像引导的放射治疗规划方法的应用，我们对辐射剂量、体积与不良事件风险之间关系的理解正在不断深化。这些先进的规划技术，包括IMRT和立体定向放射治疗（stereotactic body radiation therapy，SBRT），使得剂量分布更加精确，有助于最大限度地减少对正常组织的损伤，同时提高肿瘤控制的概率。

患者个体特征对治疗相关副作用的风险有显著影响。与健康组织相比，受伤或疾病影响的组织可能对辐射更敏感。此外，吸烟史、感染、营养不良等都可能增加放疗相关副作用的风险。同时，手术、化疗等其他治疗手段也可能加剧辐射的急性和长期副反应。因此，理解这些患者特定因素与正常组织反应之间的复杂联系对于制订放疗计划极为关键。

表4.1 普通分割放射治疗后几个器官的大致剂量/体积/结果数据

器官	剂量	并发症发生率（%）	终点结果
大脑	最大剂量＜60Gy	＜3	症状性坏死
	最大剂量＝72Gy	5	根据BED模型外推
	最大剂量＝90Gy	10	
脑干	$D_{1\sim10cm^3}$≤59Gy	＜5	永久性脑神经病变或坏死
视神经/视交叉	最大剂量＜55Gy	＜3	视神经病变
	最大剂量＝55～60Gy	3～7	
脊髓[a]	最大剂量＝50Gy	0.2	脊髓病
	最大剂量＝60Gy	6	
	最大剂量＝69Gy	50	
腮腺[b]	平均剂量＜25Gy	＜20	长期唾液功能下降至放射前水平的25%以下
肺[b]	V20≤30%	＜20	症状性肺炎
	平均剂量＝7Gy	5	
	平均剂量＝13Gy	10	
	平均剂量＝24Gy	30	
食管	平均剂量＜34Gy	5～20	3级及以上急性食管炎
心脏	V25＜10%	＜1[c]	长期心脏死亡率
肝脏[d]	平均剂量＜30～32Gy	＜5	经典RILD（不适用于有肝病史或肝细胞癌患者）
	平均剂量＜42Gy	＜50	
肾脏[b]	平均剂量＜15～18 Gy	＜5	临床相关性肾功能损害
	平均剂量＜28Gy	＜50	
胃	最大剂量＜45Gy	＜7	溃疡
小肠	V45＜195cm³		3级及以上急性毒性
直肠	V50＜50%	＜10	3级及以上晚期毒性
	V65＜25%	＜15	根据RTOG推荐用于前列腺癌治疗
	V75＜15%	＜15	
膀胱	最大剂量＜65Gy	＜6	3级及以上，RTOG评分

BED.生物有效剂量；RILD.放射性肝病；RTOG.放射治疗肿瘤组

a.部分长度；包括全脊髓断层

b.双侧整个器官

c.基于模型预测的一种过于安全的风险估计

d.不包括患有原发性肝脏疾病或肝细胞癌的患者，因为这些患者的耐受剂量较低

e.基于腹膜腔内整个潜在肠腔的分段

放疗的总时长对晚期并发症的发生率影响有限，而每单位剂量的影响则较为显著。在放疗计划中，通常采用小于或等于2Gy的单次剂量，这有助于正常组织中的亚致死性损伤达到最大程度的修复。因此，为了平衡治疗效果与副作用，同时考虑到急性副作用通常会限制每周剂量在10Gy以内，最常采用的是每周5次、每次1.8～2Gy的剂量分割方案。

此外，由于大多数肿瘤细胞修复损伤的能力不如正常组织，通过分次给予剂量，可以增加肿瘤与正常组织之间的效应差异。这种现象称为“分次效应”，它允许在保护正常组织的同时，对肿瘤细胞施加更大的损伤。这种效应是放疗剂量分割策略的一个重要考虑因素，旨在提高治疗效果，同时减少对正常组织的潜在损害。

在某些情况下，大分割放疗可以用来缩短治疗的总时长，这种方法通常用于姑息性放疗。姑息性放疗的目的是优化治疗的便利性、成本效益和快速缓解症状。常见的姑息性放疗方案包括10次照射、总量为30Gy，5次照射、总量为20Gy，有时也会采用单次照射8～10Gy。

与此相对的是超分割放疗，它涉及每天2次或更多次进行小剂量辐射治疗，通常至少有5～6h的间隔。这种方法最适合用于肿瘤的可治愈性在很大程度上取决于其快速的细胞再增殖，但又因为靠近迟发反应性正常组织而无法使用较大的剂量分割的情况。

放疗的益处

放疗的目标是在尽可能减少副作用的同时消灭肿

瘤。治疗增益或治疗指数指的是肿瘤控制率与正常组织并发症率之间的差异（图4.1）。正常组织对放射线的效应通常通过两个S形的剂量-反应曲线来描述：肿瘤控制概率在低于特定阈值剂量时很低，随后迅速上升，而在超过某一剂量后，进一步增加剂量带来的额外益处微乎其微。这一曲线的形状和斜率受肿瘤的类型、大小和其他因素影响，包括是否同时进行全身治疗。

无并发症的肿瘤控制概率取决于肿瘤控制剂量-反应曲线与晚期效应剂量-反应曲线之间的间隔。最有效的治疗策略是尽可能增大这两条曲线之间的间隔。通过将手术或化疗与放疗结合，可以使肿瘤控制的剂量-反应曲线向左移动（即在较低剂量时达到相同的控制概率），而不会增加并发症的概率，从而提高治疗成功的概率。这种多模式治疗策略旨在提高治疗效果，同时保护正常组织，减少副作用，确保患者获得最佳的生活质量。

相反，应当避免那些可能增加并发症风险而不会对提高肿瘤控制概率有显著帮助的多学科治疗方法。

肿瘤控制概率曲线的位置与肿瘤体积的大小密切相关。在癌症治疗中，微小的淋巴结转移通常可以通过40～45Gy的放射剂量得到有效控制。然而，对于1～2cm大小的实体肿瘤，低于55Gy的剂量往往难以实现有效的肿瘤控制。当剂量提升至60Gy以上时，控制肿瘤的有效率可以显著提升至90%～95%。这种剂量-反应关系的陡峭性质强调了精确诊断的重要性。如果肿瘤体积被低估，导致实际给予的放射剂量不足以达到有效的肿瘤控制，可能会导致整个治疗疗程的失败。

手术和放疗

在某些情况下，由于关键解剖结构间的紧密接触，

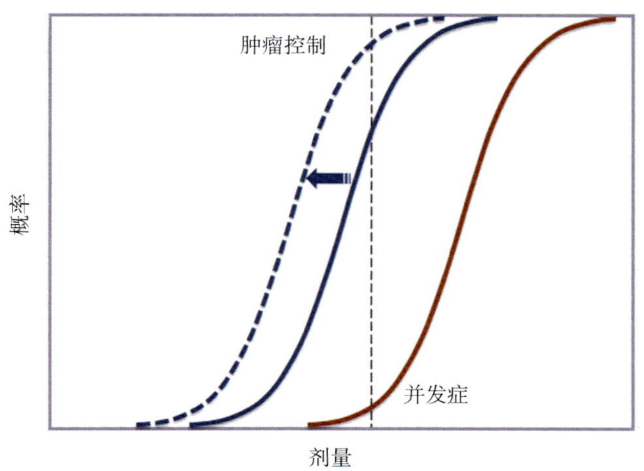

图4.1　肿瘤控制率与正常组织并发症发生率之差称为治疗增益或治疗指数

可能无法给予清除较大病灶的放疗剂量，以避免对这些结构造成不可接受的损伤。而在其他情况下，即使进行了手术切除，也可能在微观层面上残留疾病，这可能导致未来肿瘤的复发。在这些情况下，手术与放疗的合理结合可以显著提升局部控制率和生存率，同时保留器官功能。术后放疗是一种常见的做法，用于减少肿瘤完全切除后的局部复发风险。在某些类型的癌症中，术前放疗被用来“降级”肿瘤，增强局部控制，或使得外科医师能够执行更为保守的手术，保留器官结构，这在直肠癌治疗中尤其有效。然而，重要的是要避免不必要的多模式治疗，因为这可能会不必要地增加并发症的风险。此外，选择不当的手术策略有时会限制后续进行根治性放疗的可能性。

手术中获得的信息对于放疗计划的制订极为重要。手术过程中的发现能够提供关键的局部和区域性疾病分布情况，这些信息对于放射肿瘤学家在确定治疗靶区的大小方面至关重要。为了实现最佳的联合治疗效果，手术医师与放射肿瘤学家之间的细致沟通是必不可少的，这种沟通最理想的情况是在放疗之前就进行。

化疗和放疗

在过去数十年中，随机试验已经证实了放疗与化疗联合治疗对多种癌症患者具有显著的治疗效果。特别是，某些细胞毒性药物在与放疗结合使用时，能够有效增强辐射的细胞杀伤作用。顺铂、氟尿嘧啶和丝裂霉素C等药物已被证明是特别有效的放疗增敏剂。如果药物的剂量限制性毒副作用不同于辐射，并且肿瘤组织的敏感性大于正常组织，则同步放化疗方案最有效。

药物与放疗的联用或序贯治疗也可能会通过空间协同作用改善疗效。例如，化疗可以用来杀灭远处微小病灶，而放疗则用于治疗原发灶或高危局部区域的病变。人们已经在多种场景中探索了在放疗前使用新辅助化疗的方法。遗憾的是，在临床试验中，尽管新辅助化疗联合放疗取得了显著的化疗反应缓解，但很少转化为生存率的显著提高。对头颈部癌症或宫颈癌患者的大型结局荟萃分析提示，与同步放化疗相比，这一策略的好处要小得多。然而，新辅助化疗已在乳腺癌患者中成功应用，并在其他疾病中继续进行研究。

辅助化疗也可用于控制多种原发肿瘤病灶转移。

辐射技术

外照射放疗

光子

大多数现代外部束放疗都是通过线性加速器进行的，这些加速器通过用加速电子轰击靶向（通常是钨）

来产生高能（6～20MV）光子束。这个能量范围内的光子主要通过康普顿散射机制与组织相互作用。吸收与原子序数无关，但与吸收材料的密度有关。随着光子穿透表面，散射电子和电离的数量增加，从而相对保护了称为皮肤保护的浅表组织。

光子源位于围绕治疗台旋转的机架（gantry）的头部（图4.2）。治疗头中的准直器控制辐射场的大小和旋转；电子束多叶准直器可以用来调整治疗靶区的不规则轮廓。束流的能量、源到患者的距离、靶区深度及间质密度也决定了照射到靶区和正常组织的剂量。光子的穿透深度与皮肤保护量相关。

电子和质子

在放疗中也使用了几种粒子束。大多数现代直线加速器都配备了产生几种能量电子束的能力，除了光子束外。电子束的吸收剂量在一定深度内相对均匀，然后迅速降至接近零；穿透深度与电子的能量有关，通常在6～18MV电子能量范围内为2～6cm。电子主要用于治疗皮肤表面或略低于皮肤表面的目标。

质子是带正电荷的粒子，它们的能量主要沉积在由质子能量决定的组织深度。这种能量快速沉积被称为布拉格峰。对于大多数临床应用来说，质子能量被调制以分散峰值，从而产生一种具有相对较低入口剂量、靶区内部剂量均匀性和非常低出口剂量的剂量分布。尽管几十年来只有一小部分机构对质子束进行了研究，但随着过去10～15年质子加速器成本的下降，人们对质子治疗的兴趣急剧增加，提供这种治疗的机构数量也大幅增加。尽管在许多其他情况下也在探索使用质子束，但迄今为止最受关注的肿瘤是前列腺癌、颅底肿瘤、眼部肿瘤和儿科肿瘤。尽管早期结果令人鼓舞，但尚未进行大量随机试验来比较质子疗法与更传统的治疗方法。毫无疑问，接受中等剂量放射线的组织数量减少对各种儿童癌症的治疗是有益的。然而，质子疗法仍然是一个非常昂贵且复杂的技术，需要高技能的物理学家和工程技术人员的支持。目前仍在确定质子束治疗的最佳应用领域。

其他几种粒子束，包括中子、碳离子和π介子，已经因其临床潜力而进行了探索，但目前尚未广泛使用。

治疗计划

在外部束治疗计划的第一步中，患者通常会在CT模拟器上进行成像，该模拟器的位置与治疗时所用的位置相同。在患者身上标记治疗区域的中心，并使用辐射敏感标志物在CT中标识。然后将这些图像传输到一台配备专用治疗计划软件的计算机，医师可以使用该软件来指定治疗区域或治疗目标；医疗物理学家随后会使用这些图像和医师的指示来设计治疗方案。一旦该方案获得批准，就会对其进行严格的质保检查，然后将治疗参数转移到治疗机器。

有两种主要方法用于计划治疗——前向规划和反向

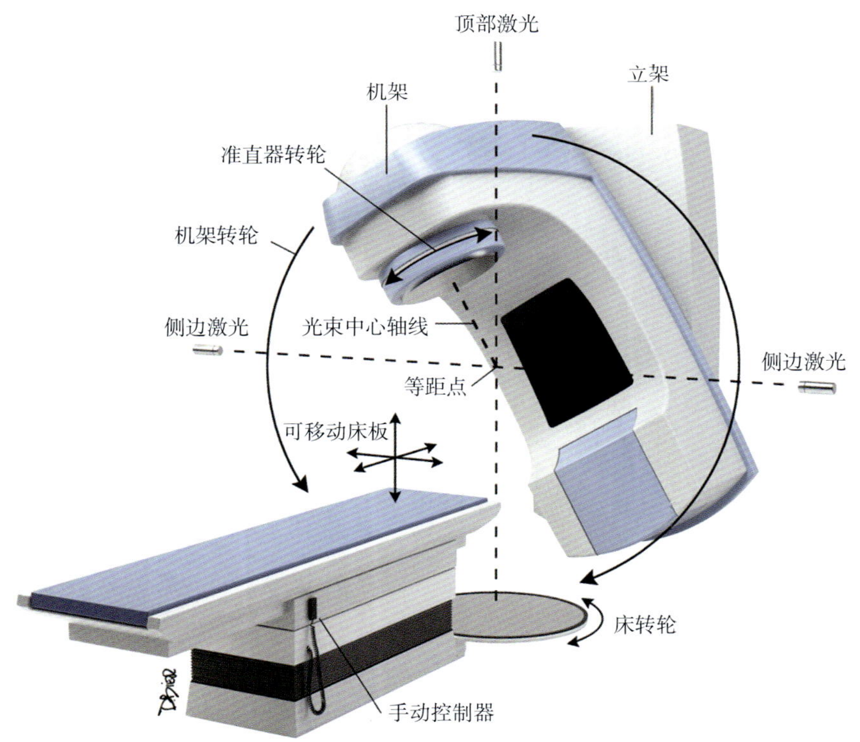

图4.2 光子源位于围绕治疗台旋转的机架的头部

规划。在前向规划中，医师直接指定治疗区域，在模拟“光束眼”的模拟图像（最近为数字重建射线照相术）上绘制它们每个治疗领域“视图”。该领域的设计源于病史、体格检查、诊断影像学研究及对解剖学和疾病典型进展模式的理解。然而，通过前瞻性计划得出的治疗方法必然涉及相当简单且标准化的光束排列，通常有4个或更少的辐射场（图4.3）。直20世纪中期，几乎所有治疗都是前瞻性的，尽管随着在规划CT中发现的组织异质性得到纠正，辐射剂量分布越来越多地以三维方式计算（图4.4）。

最近，现代逆向计划技术使治疗计划更进一步成为可能。这种方法下，放射肿瘤学家不是定义治疗区域，而是确定在计划CT中仔细勾画出的目标体积和结构，然后使用先进的计算机算法设计治疗方案，以实现所需的剂量分布。在最小化对关键结构的副作用的同时，向目标体积输送剂量。由此产生的计划通常比可以想象的任何前瞻性计划都要复杂得多，通常由6～9个调强治疗场组成（例如，调强放疗）或旋转调强治疗。通过动态使用多叶光栅来调节场形状。

这些现代化方法可以用来制订高质量的治疗方案，通常能够实现向目标输送更高的剂量或对正常结构提供更大的保护，这比使用简单技术更为可行。然

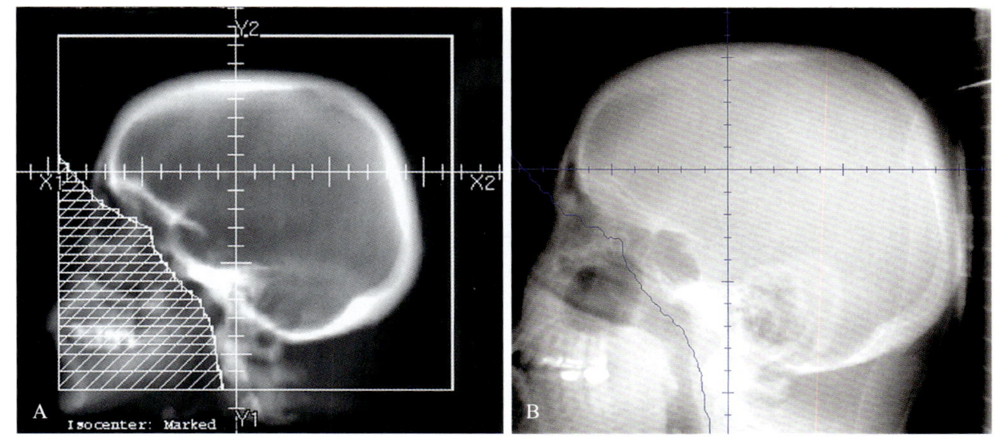

图4.3 放疗野可以在计划CT生成的数字重建X线片（digitally reconstructed radiograph，DRR）上绘制（A）。过去，它们定期与使用MV治疗束拍摄的“窗口胶片”进行比较。现今，大多数直线加速器都配备了KV成像单元，可以产生高质量的图像，用于DRR日常比较（B）

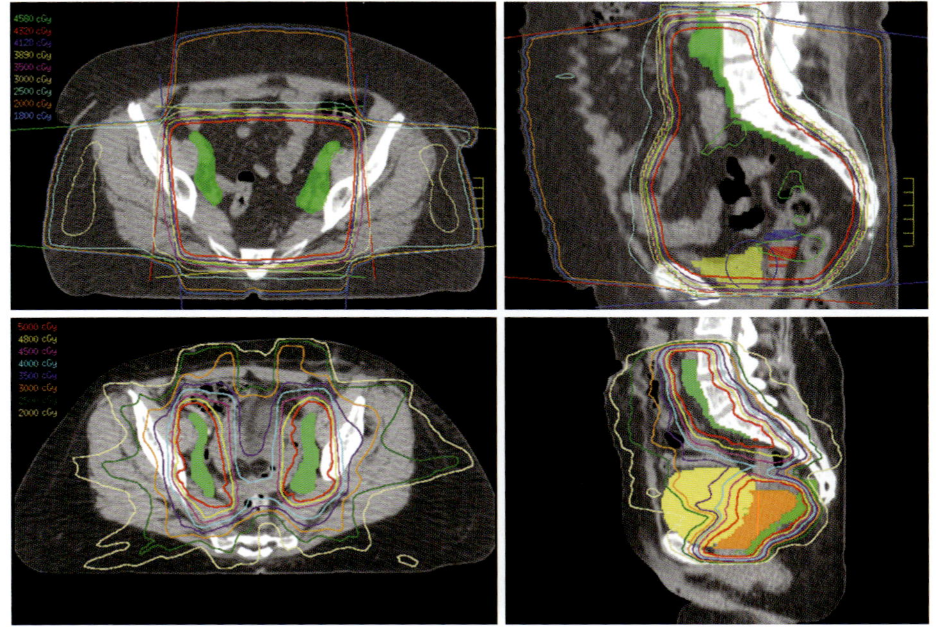

图4.4 上排图：可以使用多野技术将高剂量治疗的未受影响的组织体积最小化。下排图：调强适形放射治疗可以产生更紧密符合靶体积的计划，保护邻近的关键结构

而，错误的概率也更大。放射肿瘤学家必须理解正常解剖结构，并将诊断研究的结果准确地传输到形状良好的靶体积中，这要求相较于前瞻性计划技术来说要高得多。不正确地定义目标容积会导致目标区域剂量不足，增加肿瘤复发风险。出于这些原因，诊断影像科医师与放射肿瘤科医师之间的准确沟通比以往任何时候都更加重要。当使用这种高度匹配的治疗方法时，患者定位和理解内部器官运动也变得更加重要。因为治疗完全依赖于对治疗机器进行准确的计算机控制，因此需要采取细致的质量保证措施来确保按照处方提供治疗。

近距离放疗

近距离放疗是一种将放射源直接放置在治疗区域或其附近的治疗方法。具体来说，通过将放射源植入组织内部的疗法称为间质性治疗。而将放射源放置在体腔内（如子宫、支气管或食管等部位）的治疗方法称为腔内治疗。此外，还有一种使用表面敷贴器对浅表靶区进行治疗的方法，称为模具疗法。

由于组织内的辐射剂量与放射源的距离的平方成反比，近距离治疗的剂量会随着距离的增加而迅速降低。这种剂量的急剧下降为保护周围的健康组织提供了良好的机会。此外，近距离治疗的放射源通常会随着治疗区域的移动而移动，因此由内脏运动和患者自身的移动引起的治疗不确定性，相较于外部束照射来说要小得多。近距离治疗的剂量可以以连续几天的低剂量率、短时间内分次给药的高剂量率，或者是以周期性脉冲方式在几小时至几天内给药。

腔内近距离治疗通常用于宫颈癌的根治性治疗，以及通过支气管镜进行肺部组织的活检。而间质性近距离治疗则最常用于前列腺癌的治疗，并也可适用于头颈部癌症、妇科癌症、肉瘤及其他类型的肿瘤。

表4.2介绍了几种不同的核素在近距离治疗中的应用情况。镭和铯曾是近距离治疗中使用的主流核素，但现在大多数情况下已被更安全、半衰期更短的核素所取代。铱-192具有74d的半衰期，是目前大多数高剂量率和脉冲剂量率近距离治疗源的首选。碘-125和钯-103则经常用于前列腺癌的近距离治疗。

成像在放射治疗中的作用

放疗的效果很大程度上取决于图像的质量、准确性和解读，这些图像是制订大多数治疗方案的基础。大多数放疗计划都是基于直接在治疗位置上获得的CT图像来制订的。为此目的而设计的专用扫描设备被称为“CT模拟机”。一些医疗机构还配备了MRI模拟器，这在某些情况下有助于更精确地定义治疗目标。为了提升传递信息的精确度，用于计划的CT还可以与MRI、PET-CT或其他在患者诊断评估过程中获取的影像学研究进行数字化融合。

一旦治疗计划完成，实际的治疗过程也会通过周期性的成像来引导。在治疗过程中每周会拍摄一次治疗门户的照片以作记录。目前日常的成像引导变得越来越普遍，如使用千伏特成像（图4.3）、超声波或CT成像等技术，这些技术对于优化IMRT、质子治疗及其他精确放射治疗技术至关重要。最近，临床研究人员一直在探索使用MRI来引导直线加速器。通过这些专用的“MRI-直线加速器”系统，可以对每日的治疗计划进行调整，以适应靶区位置或形状的变化。

随着基于图像的治疗越来越规范化，放射肿瘤学医师与诊断影像科医师之间的密切且有效沟通变得至关重要（图4.5）。即使是对X线异常部位或其含义的微小误解，也可能导致治疗计划设计中的重大错误。诊断影像医师通过提供关于异常或潜在可疑发现的具体信息能有效协助放射肿瘤学同事的工作。对于诊断上的不确定性，应当进行开放的讨论，以便临床医师能够全面评估扩大放射治疗靶区以覆盖这些区域的风险与益处。

诊断影像科医师可以通过明确指出每个发现的最佳观察视图和对应的图像序列及层数，来提高其发现的沟通效率。补充提供关于解剖学位置、椎骨水平及与易于识别结构之间距离的信息，这对放射肿瘤学医师将诊断成像的信息准确转换到治疗计划研究中非常有帮助。放射肿瘤学医师也经常依赖影像科医师的建议，以获得对疾病最准确的描述。然而，在一些特别复杂的情况下，

表4.2 常用的放射性核素（元素）及其特性

元素	核素	半衰期（d）	能量（MeV）	β射线能量（MeV）
碘	^{125}I	60.2	0.028（平均）	无
铯	^{137}Cs	30	0.662	0.514，1.17
铱	^{192}Ir	74	0.32～0.61	0.24，0.67
钯	^{103}Pd	17	0.021（平均）	无
镭	^{226}Ra	1620	0.19～0.6	3.26（最大）
钴	^{60}Co	5.26	1.17～1.33	0.313（最大）

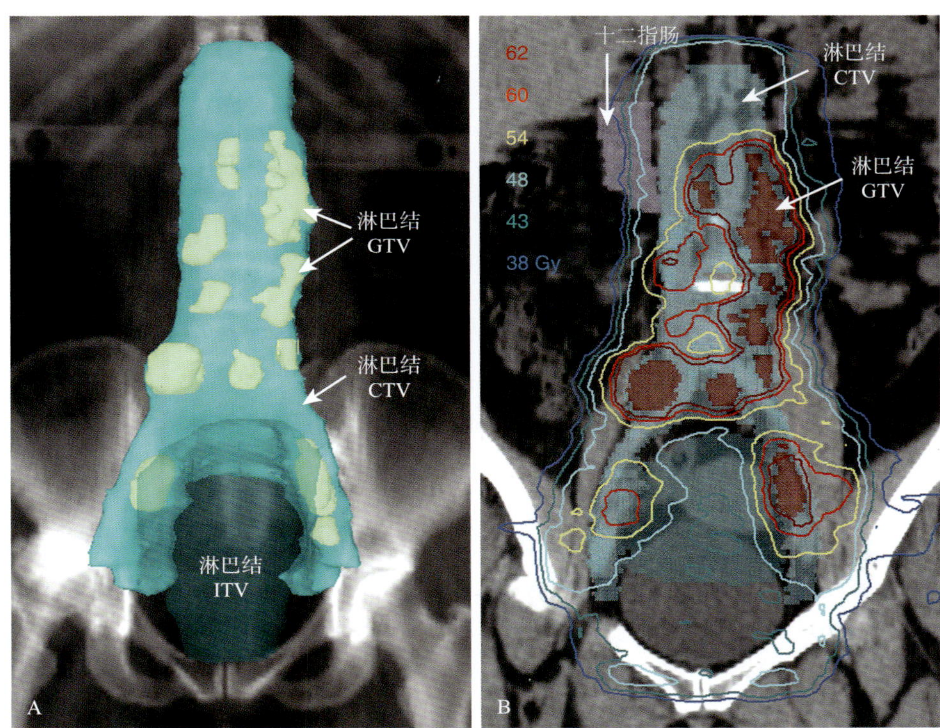

图4.5 如果在不超过正常组织耐受剂量的情况下将足够的剂量递送到疾病部位，即使患者有广泛的淋巴结肿大，也可以成功治疗。然而，这需要临床医师对每个病变淋巴结的部位和范围有准确的了解。该患者被诊断为宫颈鳞状细胞癌转移至多个盆腔和腹主动脉旁淋巴结（A）。使用调强放射治疗（B），临床靶体积（包括原发部位和所有有危险性的显微镜下病变的淋巴结）治疗剂量为45Gy；淋巴结总靶体积治疗剂量为62Gy。这种高度适形的治疗计划允许在不超过耐受剂量的情况下给予关键结构（如十二指肠）耐受剂量的情况下提供肿瘤杀伤剂量。宫颈接受了额外剂量的近距离放疗。在治疗8年后，患者没有疾病迹象，也没有与治疗相关的副作用。CTV. 临床靶区；GTV. 肿瘤区；ITV. 内靶区

频繁的书面沟通也无法替代图像解读者和放射肿瘤学医师之间的直接对话，这种对话可以通过肿瘤委员会会议、面对面的图像审查或电话讨论等方式进行，同时放射肿瘤学医师和诊断影像医师共同审查患者图像。在这些情况下，放射肿瘤学医师有责任寻求必要的帮助，并确保他们对图像和报告的理解准确无误。

放射肿瘤学医师也能为他们的影像科同事提供关键信息，帮助他们做出更准确的治疗后诊断。特别是，如果影像科医师知道某些结构是否曾处于之前的放疗区域内，那么对于治疗后出现的肠道、肺部、骨骼等结构的异常，其鉴别诊断的范围往往可以大大缩小。密切的沟通同样有助于影像科医师、放射肿瘤学医师及其他多学科团队成员共同确定复发肿瘤的位置是在放射治疗区域内部、外部，还是边缘地带。这对于放射肿瘤学医师来说极为重要，因为他们需要判断患者是否适合接受进一步的放射治疗。此外，这些信息还能为放疗科医师提供关于治疗失败原因的重要线索，从而有助于改进未来患者的治疗方案。

第5章

治疗反应评估

Mayur K. Virarkar, M.D.; Homer A. Macapinlac, M.D.; Halyna Pokhylevych, M.D.; Priya R. Bhosale, M.D.

引言

癌症一直以来是主要的健康问题之一，在美国，1/4的患者死亡可归因于癌症。然而，随着时间的推移，我们也看到癌症的5年生存率在持续改善，美国癌症的5年相对生存率从20世纪70年代中期的50%上升到68%。1991—2006年，美国男性癌症死亡率下降了21.0%，女性则下降了12.3%。美国癌症协会估计，2000—2006年期间，男性癌症发病率每年下降1.3%，1998—2006年期间，女性的癌症发病率每年下降0.5%。这一下降主要归因于吸烟率的下降、癌症治疗的进步及癌症的早期筛查。

肿瘤影像学被认为是癌症患者治疗不可或缺的一部分。生存率的持续提高以及新疗法和多模式治疗的引入对影像学在评估肿瘤的存在、范围和对治疗的反应方面做出更高的要求。

对肿瘤生物学、免疫学、致癌和遗传学基本机制的了解也在不断深入，这些发现为减少癌症对健康的影响奠定了丰富的基础。这些领域包括理解遗传或获得性基因突变或缺陷、阐明细胞增殖的分子途径、认识到免疫反应和血管增殖的影响，并利用更有效的临床癌症检测技术，包括MRI、CT及分子成像技术与基因筛查阵列相结合，以识别患者个体中癌细胞中的分子异常。

随着新的个性化治疗和多模式治疗方案的发展，影像面临的挑战也在不断演化。然而，科技水平的限制和经济负担的影响，需要有更多的证据证明影像应当成为日常诊疗和各种临床试验设计中不可或缺的一部分，以利于治疗癌症患者。

影像具有可以提供诸如肿瘤大小和灌注等指标的能力，以及功能影像技术的最新进展，使影像成为临床实践和新疗法评估的标准组成部分。这一核心作用最好的例证是多学科诊疗模式对癌症患者的管理。综合了外科、病理、影像、肿瘤内科、放射肿瘤和医学物理学的癌症多学科诊疗模式证明了疾病的复杂性，需要汇集多个学科的专业知识，而不是医师接诊加专科转诊的传统模式。

传统的影像学诊断亚专业分类仍然继续以解剖学分区，例如，神经放射学［头部和（或）颈部］，胸外科（胸部），躯体（腹部/骨盆）等。然而，癌症影像不仅需要特定解剖领域的专业知识，还需要其他影像学技术的专业知识，如超声、MRI 、CT、X线和核医学包括PET/CT。虽然要掌握如此多种类的成像技术专业知识具有难度，但目前可以得到图像保存与传输系统及便捷获取电子病历中图像资源的支持，而且在必要时能够方便地联系到其他影像学专业的专家进行联合会诊。通过智能手机、网络或传统的网页和电话系统的快速通信也有助于更容易地联系到提出申请的医师。此外，通过语音识别和网络接入使报告能够快速传递给申请医师和患者。这些影像报告应当确保使用正确和简洁的语言，避免引起不必要的焦虑，并明确解答临床希望解决的问题。

对于普通患者和临床试验参与者，报告医师与申请医师之间有必要的密切沟通，以便决定使用最合适的影像学技术以及何时进行随访研究和评估治疗反应。在规划临床试验的影像学评估部分时，必须仔细考虑适当的影像学技术、分析、报告、影像传输和这些临床研究可能需要填写的表格的设计。在理想情况下，这些影像学技术和测量方法在普通患者和临床试验参与者中是相同的，这可能使进行临床影像研究更加容易，甚至可将普通患者纳入到临床试验中，避免重复成像和重复分析的额外成本。通过美国放射学院对成像设备的认证及影像学设备、工作人员和医师资质的注册制度，参与如美国放射学会影像网络内实施临床的合作小组变得更加便捷，这些使影像评估策略可以变得更容易实施。确保高质量的成像不仅有利于患者，也使参与临床研究更加便捷，这是各专业持续改进的基础。

一般成像策略

要点

- 多学科的癌症治疗方法需要多模式、亚专科影像技术。
- 新型治疗方法将需要改进影像学指标来评估疾病的程度和疗效。
- 在医师与影像学报告之间进行多模态影像学专业判读和快速传输是至关重要的。
- 鼓励将影像学整合到临床试验计划和认证中。

为什么要评估肿瘤的治疗反应?

在针对多种癌症类型的各种试验性化疗药物进行临床对照研究时，早期监测治疗反应的必要性变得愈加明显。癌症治疗药物进入到临床需要经过Ⅰ期、Ⅱ期和Ⅲ期临床试验。在Ⅰ期试验主要评估药物的毒性，以确定后续试验的适当剂量。在Ⅱ期试验中，证实药物的抗肿瘤活性。Ⅱ期试验可以通过几种方式进行，其中一种方法是比较新药与以往使用既定药物的对照人群中的肿瘤反应率。在这种研究设计下，反应率低的新药通常不会进行更高级别的临床试验。在这类试验中，肿瘤反应常规上是通过解剖成像技术来确定的。另一种方法是使用更大的样本量进行随机对照Ⅱ期试验，在一个治疗组中给予新的治疗药物，并与标准治疗方案进行比较。一旦在Ⅱ期试验中显示药物活性，就进行Ⅲ期试验，试验规模扩大，通常仍有一个使用标准方案治疗的对照组。因此，影像评估不仅在一般患者治疗中发挥重要作用，而且在设计临床试验中也发挥重要作用，以选择哪些治疗方案应该逐步推进到更大规模的临床试验中，并成为标准治疗。

基于影像的治疗反应评估发展史

Moertel和Hanley进行了早期的研究来评估反应，其中16名经验丰富的肿瘤学家负责评估对治疗的反应，要求用他们的临床方法测量12个模拟肿瘤的大小，这些模拟肿瘤被放置在泡沫下面，使用尺子或卡尺进行物理测量。虽然看起来粗糙，但这是对临床环境的适当模拟，医师将触诊肿瘤，然后在实施治疗前后估计其大小。这项研究建议采用在约2个月时肿瘤垂直直径减小50%作为一个可接受的客观反应率。WHO在1979年的指南中采用了单个病变的二维测量退缩50%的方法。Miller和同事建议将部分缓解（partial response，PR）定义为肿瘤面积的二维测量减少50%，或者如果存在多个肿瘤，则将其定义为直径乘积之和的减少。他的研究还描述了“可测量”疾病的一维测量、骨转移存在的评估及“不可测量”病灶的标准。肿瘤体积的估计是基于传统的放射学技术，通过测量两个最长垂直直径和计算它们的乘积来完成。这些方法虽然被广泛使用，但WHO指南的明显缺陷是没有考虑到通过影像学测量评估肿瘤体积的变化，该策略缺乏临床基础。由于肿瘤很少是规则的圆形或对称形态，因此很难使用尺子或卡尺进行测量。完全缓解（complete response，CR）与肿瘤体积减小50%～90%的PR这两种评价标准缺乏区别也是一个明显的缺陷。

欧洲癌症研究和治疗组织和美国和加拿大的国家癌症研究所（National Cancer Institute，NCI）成立了一个研究小组（RECIST），旨在规范肿瘤治疗临床试验的评价标准。目的是通过更精确地定义肿瘤目标病灶来简化和标准化肿瘤治疗反应的评估方法，形成影像评估方法的指南。对CR、PR（部分缓解）、疾病稳定（stable disease，SD）和疾病进展（progressive disease，PD）的评价标准进行了修订。对于CT、MRI、X线片和体检中≥2cm的病变，以及螺旋CT中≥1cm的病变，均进行一维测量。肿瘤一维测量值的总和用于评价疗效，这样可以减少误差来源。

RECIST标准被多个研究者、合作团队、企业和政府实体用来评价疗效。然而，一些问题和争议的出现，促使RECIST标准的进一步修订，从而推出了1.1版本。

RECIST1.1：现行标准

RECIST 1.1标准的主要变化是评估肿瘤负荷以确定治疗反应所需的靶病灶数量减少到最多5个（每个器官最多2个）。短径约15mm被认为是具有病理意义的淋巴结，可以作为测量和评估的靶病灶。只有符合短径标准的病变才能计入直径总和中进行计算用以评估肿瘤治疗反应。淋巴结退缩至短径小于10mm被认为是正常淋巴结。对于以治疗反应为主要研究终点的临床试验需要进行疗效评估确认，而随机对照研究中不需要疗效评估的确认，因为分析对照组数据可以作为试验相关问题解释的适合方法。疾病进展的概念需要在几个方面进行定义：除了研究中靶病灶的直径总和至少增加20%之外，总和增加的绝对值还必须至少是5mm。以防在靶病灶总和非常小的情况下，出现PD性质的过度评估。其次，还提供了关于不可测量/非靶标疾病的“明确进展”的定义，这是最初版RECIST指南中容易混淆的一个概念。再次，有关于新病变的检测的章节，包含了FDG-PET评估。最后，修订后的RECIST 1.1指南包括一个新的影像附录，更新了对病变最优解剖学评估的建议。

在制定RECIST1.1标准的过程中、RECIST工作组认为目前没有足够的标准化手段或证据来放弃一维解剖测量（比较肿瘤体积测量）来进行肿瘤负荷的评估。唯一的例外是可以使用FDG-PET成像作为辅助手段来评估有无进展。

虽然这些解剖学标准的使用促使产生了更好的疗效评价标准——RECIST标准，现在发展到RECIST1.1标准，由于疗效是基本的评价标准，几乎在每个新的实体瘤治疗的临床试验中都将被使用。在大多数国家，监管机构已接受RECIST作为临床试验反应评估的标准。熟悉使用WHO、RECIST和RECIST 1.1标准来测量评估治疗反应对临床试验的影响至关重要，因为它们并不完全相同，也会产生不同的评价结果。表5.1给出了RECIST 1.1对于可测量和不可测量病变的总体评估标准。

表5.1 RECIST 1.1实体瘤靶病灶治疗反应评价标准

客观缓解	实体瘤临床疗效评价标准（RECIST）1.1，长径可测量靶病灶数量变为总体不超过5个，每个器官最多2个
完全缓解	所有可见病灶完全消失，至少持续4周 目标淋巴结短轴短径缩小至＜10mm
部分缓解	目标病灶长径缩小≥30%，至少持续4周
疾病进展	目标病灶长径总和增加≥20% 总和增加的绝对值至少是5mm 疾病进展缺乏其他的证据时或预先存在的解剖学病变出现新发的恶性FDG代谢，且经同期或随访CT证实
疾病稳定	不符合以上标准

引自：Eisenhauer EA，Therasse P，Bogaerts J，et al. New response evaluation criteria in solid tumours：revised RECIST guideline（version 1.1）. Eur J Cancer. 2009；45：228-247

在疗效评估中需关注的错误来源

图像采集可能存在的问题

随着多种成像模式的应用和不断升级更新，设备能力在同一制造商内部及在具有竞争关系的不同影像设备制造商之间存在差异。CT技术在短时间内就有了显著的发展，成为治疗性临床试验中最常用的评估方法。图像采集方案因需要评估的躯体区域或器官而异。正确窗位和强化时相必须始终如一，这对于确保整个肿瘤或器官成像非常重要（图5.1）。呼吸和心脏运动也可引起肿瘤测量的变化。MRI通常用于某些不适合CT评估的肿瘤类型。MRI技术序列类型覆盖范围广泛，这使得研究之间的比较变得困难。特别是在使用同机或更麻烦的是不同机进行重复检查时，为了防止这些问题，必须严格注意影像参数。在临床试验中招募患者或对进行反应评估的个体患者转诊前，必须确定应用适当的成像采集参数。对于临床试验而言，最重要的是预先咨询和选择合适的影像学专家，以确保基线、随访、治疗反应等研究终点评估的影像学方案保持一致。进行这些测量、填写表格和传输图像所需的时间和精力应当得到适当的激励和回报。

目标的选择错误

很少有界线清晰、均匀、圆形的肿瘤。大多数肿瘤很难进行精确和可重复测量。肿瘤可能很难从包括血管在内的正常结构中区分出来。如何最小化这些问题，静脉对比剂、获取时机、适当的相位选择和窗口是关键。比如，是否可以使用胸部CT来测量肝脏病变，或者相反，使用腹部CT来测量肺基底的病变。一些肿瘤很难测量，因为它们具有异质性和囊性特征（图5.2）。复杂的肿瘤扩散，比如在腹膜癌病中所见的肿瘤扩散，虽然很难纳入测量，但仍可用于评估进展和（或）反应。肿瘤累及卵巢等器官也存在复杂的问题，治疗后可能很难区分肿瘤与正常组织；因此，评估CR可能很难甚至无法评估。骨转移瘤不应该被列为可测量的病变，因为它们存在钙化和增大。某些肿瘤，如胃肠道间质瘤，治疗反应可能会表现为囊性改变，有时这些囊性病变也会变大。胸膜和腹膜病变可能以液体成分为主，可以确定位

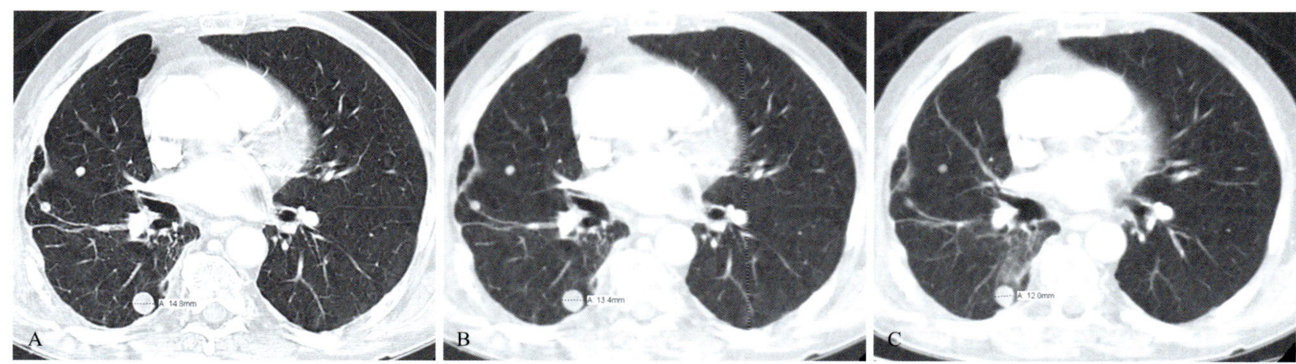

图5.1 A.成像一致性和窗位的重要性。胸部CT显示1.48cm的结节，正确的肺窗2.5mm层厚。B.胸部CT显示软组织窗选择不正确。注意结节测量值现在是1.34cm，比实际测量要小，因此是错误的。C.胸部CT显示错误的软组织窗口和错误的5mm层厚，注意结节测量值为1.20cm，小于A图中显示的正确尺寸

置，但难以测量和评估反应。

肿瘤测量误差

在肿瘤测量中，应牢记最小尺寸要求（通常为10mm）和测量肿瘤最大横截面的要求。肝脏病变的测量应始终使用适当的增强或者非增强技术。由于肿瘤的囊性和坏死成分可能会发展，而实性成分可能有不同的治疗反应，

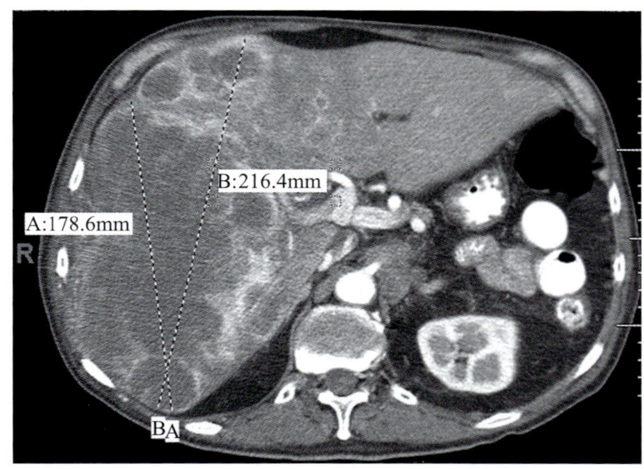

图5.2 如何选择目标病灶。腹部CT显示多发性转移，选择178.6mm的目标是正确的，而216.4mm的测量值是不正确的，因为它将两个相邻的病灶作为一个来测量

因此，可能难以评估这些异质性肿瘤的反应（图5.3）。

非肿瘤条件下的相关误差

患者可能发展为阻塞性后肺炎或并发肺梗死，或肺癌患者可能表现为显著的肺不张性成分，这使得很难区分肿瘤和肺萎缩。

FDG-PET成像已成为标准的功能分子成像技术，它是基于对肿瘤糖酵解活性增高的测定。FDG-PET与CT的结合进一步提高了该模式在恶性肿瘤诊断、分期和疗效评价方面的准确性。

如何确定对正电子发射断层扫描的反应?

定性技术：在临床实践中，FDG-PET通常采用定性方法用于癌症的诊断和分期，即通过比较潜在肿瘤灶中FDG摄取的分布和强度与血池、肌肉、大脑和肝脏等正常结构中的示踪剂摄取。这种“视觉”解读需要丰富的临床经验，包括对各种肿瘤的疾病发展模式的了解，以及对正常组织变异和伪影的了解。在FDG-PET中，FDG阳性区域变成完全阴性或新病灶的出现很容易解读，但如果治疗后有残留或新病灶是活动性感染区域，则会出现判读困难。

定性技术的最佳实施方法是依据国际协作项目制定的修订版的恶性淋巴瘤治疗反应评价标准。Juweid等专

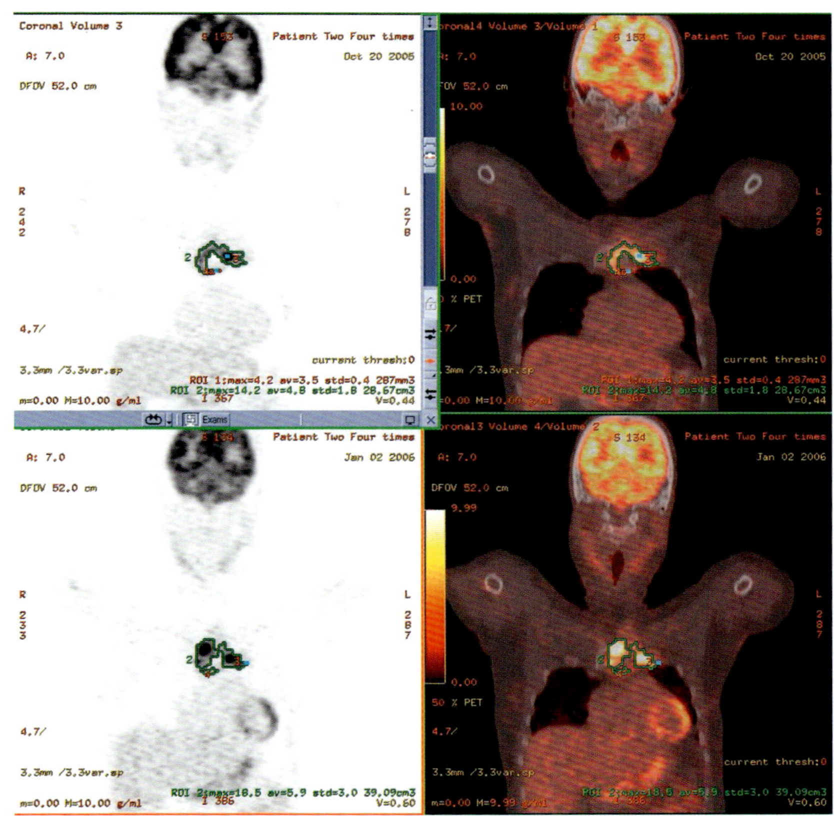

图5.3 体积PET/CT测量。左上角是基线FDG-PET。右上角是PET/CT显示的残余纵隔肿块，FDG摄取平均标准摄取值（standardized uptake value，SUV）为4.8，最大SUV测量值为14.2。左下角是3个月后的FDG-PET显示FDG摄取增加。右下角的FDG-PET/CT显示CT上的肿块体积增加，FDG摄取平均SUV增加到5.9，最大SUV测量值为5.9

家通过比较病灶与血池或附近正常结构的肿瘤示踪剂摄取的强度，将FDG-PET结果分为阳性或阴性的可视化标准。这种二分法的结果用于解读标准治疗结束时的扫描结果，并规定了治疗后的判读最短时间点，以避免炎症变化误判。此标准还为诸如肺、肝和骨髓等特定区域提供了解读指导。但FDG-PET在鉴别低级别肿瘤（如骨髓肿瘤）方面也存在一定的局限性。

然而，困难仍然在于Michaeel等所描述的中间模式或最小残留摄取。有研究在治疗中期使用FDG-PET评估102例侵袭性淋巴瘤患者的治疗反应，其中19例患者的扫描显示最小残留摄取，5年无进展生存率为59.3%，接近于PET阴性组（$n=50$）的88.8%，而PET阳性组（$n=52$）为16.2%。

Hicks和MacManus等采用视觉定性分析标准预测非小细胞肺癌治疗结束时的结局，发现在FDG阳性和FDG阴性人群中能够进行良好的风险分层。Hicks认为定性评估存在争议，并强调组织FDG摄取降低，无论在治疗后何时测量，都更可能与病理反应和生存率的改善相关，而不是有无摄取。

然而，令人惊讶的是，关于PET对诊断或治疗反应的定性判读的可重复性的数据很少，这是PET技术的弱点，阻碍了其在临床试验中的更广泛应用。

定量技术：PET作为一种定量成像技术，通过测量治疗引发的变化，为评估早期治疗反应提供了一种具有吸引力的手段，这在解剖结构变化尚未显现时尤为重要。

许多定量技术已经发展起来，但涉及隔室非线性回归（nonlinear regression，NLR）的模型在理论上是最准确的葡萄糖代谢率定量测量技术。虽然它可能是最佳的选择，但同时也具有较高的技术要求，具体来说，它需要实现动态的60min成像，即针对感兴趣的成像区域进行示踪剂注射。此外，还需要采集多个血液样本以测量评估血浆中的FDG浓度（使用井形伽马计数仪进行测量）。最后，根据图像或动脉血样确定动脉输入功能。阿姆斯特丹小组对20例晚期乳腺癌女性患者进行了一项说明性研究将NLR与10种简化定量方法进行比较。他们认为Patlak法、简化动力学法及去脂体重和血糖的SUV是NLR技术最有前途的替代方法。

SUV是一种广泛用于评估示踪剂组织积累的指标，定义为每毫升组织（mCi/ml）除以注入患者体内的衰减校正活性（mCi/体重以g为单位）的比值。体重是最常用的参数，但体表面积（body surface area，BSA）、经瘦体重校正的标准化摄取值（standardized uptake value corrected for lean body mass，SUL）等也可以使用。BSA和SUL对身体体质的要求比对总体体重的要求更小。SUV的测量需要确保患者在同等条件下进行充分的准备，并且扫描质量足够高。这一点在基线研究和随访研究中尤为重要，以确保测量的一致性和准确性。为了确保SUV测量的准确性和可重复性，必须对PET协议实施绝对且严格的标准化。图像重建参数的不一致及儿童患者成像的特殊性，均可能导致SUV出现显著变化。Ramos等发现，使用不同的重建方法，如迭代重建和分段衰减校正，似乎比从传统的滤波反投影图像中获得的SUV更准确。Yeung等经过验证发现，在儿科患者的随访过程中，采用基于BSA计算的SUV相较于基于体重计算的SUV更为统一。需要关注的是专用PET和PET/CT在SUV测量上存在显著差异。近年来，FDG-PET/CT相关研究进行了同时注射静脉对比剂的实践，这会改变SUV测量值。值得注意的是，研究显示，当判读专家对重建方法不知情时，是否在CT时注射静脉对比剂，影像报告的诊断准确性没有显著差异。随着软件重建技术的最新发展，FDG-PET/CT的抗干扰能力得到了显著提升，使其不易受到口服对比剂或体内假体的影响。运动校正技术，如平均CT，已被应用于校正肺和心脏的运动。SUV变化在肺部底部显得尤为显著，因为该区域的运动幅度最大。这些运动校正技术的运用，不仅大幅提升了SUV测量的精确度，同时也优化了PET与CT在肿瘤成像上的匹配度，这有助于结果的判读。这些技术的适用范围不仅局限于肺部病变，同样适用于食管癌及涉及上腹部器官（如肝脏、肾上腺和脾脏）的病变处理。值得一提的是，这些运动校正技术已广泛应用于放射治疗计划中，特别是在胸部肿瘤靶区的精确勾画方面，其效果尤为显著。

核医学学会和欧洲核医学协会为FDG-PET/CT肿瘤成像制定的指南中，标准化已被很好地贯彻。这是一项协同合作的工作，其目标在于实现成像性能的标准化，包括开发质量保障与质量控制程序，以提高成像和解读的一致性。更重要的是，通过采用SUV，我们能够显著提高治疗反应量化的精确性。

实体肿瘤治疗疗效PET评价标准（PET Response Criteria in Solid Tumors，PERCIST）1.0框架是由Wahl及其团队精心拟定的，旨在为临床试验参与者及广大患者提供一个实用的参考。该框架的核心假设在于，通过PET所评估的癌症反应是一个随时间持续变化的变量。至关重要的一点是，肿瘤对FDG的摄取量在有效治疗下预期将呈现下降趋势。因此，相较于基线状态的变化及获取PET图像的具体时间点均具有重要的参考价值。经过动态、连续的反应评估流程，RECIST将我们的观察结果限定在4个类别之内，分别是CR、PR、SD和PD。

PERCIST对成像的标准化提出了明确要求，这些要求基于Shankar及其同事根据NCI建议为临床试验的FDG-PET扫描所概述的规范。具体而言，必须确保FDG剂量在标准范围内（±20%），摄取时间控制在50～70min，患者需提前禁食4～6h进行准备，并确保空腹血糖水平低于200mg/dl。此外，统一的图像采集和重建参数也是必不可少的。

Wahl及其同事提出，在首个治疗周期结束后至下一周期开始前的时间段，对治疗效果进行监测是合理的，这有助于判断肿瘤是否对治疗表现出原发性耐药性。这一观点得到了多项研究的支持，其中一项针对卵巢癌的研究显示，在接受一个周期的有效治疗后，有60%～70%的患者总SUV出现下降。此外，治疗结束时的PET扫描有助于提供是否存在治疗耐药性的证据。通常，治疗结束后的PET扫描作为再分期检查的一部分，用于确定是否需要采取进一步的治疗措施。

PERCIST指南明确指出，需要对SUV测量值进行SUL校正，并以肝右叶直径3cm的球形感兴趣区域为基准，确立正常背景活动水平。在肿瘤累及肝脏的情况下，降主动脉血池活动将作为替代背景位点的选择。

评估的病灶数量应限制在5个以内，这与RECIST 1.1的规定相似。对于PERCIST 1.0的应用，推荐仅使用首次与第二次研究中SUL值最高的肿瘤之间的差异百分比作为疗效的评估依据。鉴于最佳指标存在不确定性，我们进一步建议确定并求和最多5个最活跃病灶在治疗前后的SUL峰值数据，并将治疗前后的和的比例作为二次分析的依据。若肿瘤出现明显的进展，例如SUL总和增加超过30%，或者出现新的病变，则将否定PR的评估结果。

根据PERCIST 1.0标准，CP代谢反应应通过目测评估进行确定。具体来说，这一定义涵盖了靶病变FDG摄取的完全消失，其摄取程度需低于平均肝活度，并且与周围血池活度无明显差异。

部分缓解代谢反应（partial metabolic response，PMR）定义为靶可测肿瘤FDG SUL峰值应至少降低30%。为确保测量准确性，通常选择与基线测量相同的病变部位进行。然而，若该病变部位先前存在且为治疗后最活跃的病变，亦可选择其他病变部位进行测量。值得注意的是，肿瘤FDG摄取程度的降低并非PMR的硬性要求。在治疗开始后及最后一处新病变出现的时间（以周为单位），应详细记录SUL下降的百分比，以确保疗效评估的精确性。

病情进展代谢反应（progressive metabolic disease，PMD）要求FDG SUL峰值至少提升30%，同时肿瘤SUV峰值相较于基线扫描增加需超过0.8SUL单位。这一现象可能与肿瘤对FDG摄取量的显著增加或新的FDG摄取病变的出现有关，且这些病变属于典型癌症特征，与治疗效果或感染因素无关。除新发现的内脏病变外，PMD的确认应稳定在1个月内的随访期中，除非PMD与RECIST 1.1定义的PD存在显著关联。关于评估病情进展的细微差别，可在本文中进一步详查。表5.2则提供了反应类别的综合概述。

表5.2　PET实体肿瘤治疗疗效评价标准1.0

反应类别	实体肿瘤治疗疗效PET评价标准（PERCIST）1.0
完全缓解反应	所有可见病灶的SUL值均低于肝脏背景的平均SUL值，并且等于或低于周围正常组织的SUL值。如显示疾病进展，需要随访1个月证实
部分缓解反应	靶病灶SUL降低≥30%，且绝对值降低≥0.8，如显示疾病进展，需要随访证实
疾病进展	靶病灶SUL峰值增加≥30%，且绝对值增加≥0.8 5个活动度最高的病灶总糖酵解值增加≥75% 肿瘤FDG摄取范围明显增大 新病灶 如显示完全或部分反应，需要随访证实
疾病稳定	不符合以上标准

FDG.2-［^{18}F］氟-2-脱氧-*D*-葡萄糖；SUL.经瘦体重校正的标准化摄取值

骨转移作为晚期疾病的一种典型表现，其检测手段包括平片、骨扫描、CT、MRI及FDG-PET等多种影像学方法。据RECIST 1.1标准，软组织肿块＞10mm的骨转移被定义为可测量的疾病状态。为了专门评估骨转移的疗效，得克萨斯大学MD安德森癌症中心制定了一套标准（MDA标准）（表5.3），这些标准详细规定了评估反应的4个类别，包括CR、PR、PD和SD，并对骨转移行为的定量和定性评估提供了明确的指导（表5.4）。近期，Costelloe及其同事的综述指出，在某些研究中，MDA标准可以更好地区分化疗后的应答者和无应答者。MDA标准亦能揭示与乳腺癌患者无进展生存期之间的关联性。MDA骨反应标准反映在X线片和CT上骨转移行为方面表现更为精确，可作为解读相关研究的指导原则，无论患者是否参与临床研究（图5.4）。

表5.3　实体肿瘤反应评价标准1.1非靶性病变反应

客观反应	非靶病灶实体肿瘤反应评价标准（RECIST）1.1
完全缓解	所有非靶病灶消失，肿瘤标志物正常，持续≥4周
非疾病进展	一个或多个非靶病灶或肿瘤标志物持续高于正常值
疾病进展	非靶病灶的明确进展或新病灶的出现 已确认解剖结构进展病灶出现新的“阳性PET”代谢[a]

a.如果稳定的PET阳性结果与解剖结构非进展性疾病相对应，则不属于疾病进展

引自：Costelloe CM，Chuang HH，Madewell JE，Ueno NT. Cancer response criteria and bone metastases：RECIST 1.1，MDA and PERCIST. J Cancer.2010；1：80-92

表5.4 MD安德森癌症中心骨转移反应标准

反应类别	骨转移的MD安德森评价标准
完全缓解	在X线或CT影像上，溶骨性病灶完全硬化填充
	在X线或CT影像上，骨密度恢复正常
	在MRI影像上，信号强度恢复正常
	在核素骨显像（SS）上，示踪剂摄取恢复正常
部分缓解	在X线或CT影像上观察到溶骨性病灶周围出现硬化边缘或部分硬化填充
	成骨性爆发：其他病灶消失或达到部分缓解（PR）的迹象时，在无骨病变进一步进展的条件下，通过间隔性的影像学检查（如X线、CT或MRI等）观察到具有硬化边缘的病灶或新出现的硬化病灶
	在X线、CT或MRI上，可测量病灶减少≥50%
	在X线、CT或MRI上，边界不清的病灶主观评估大小减少≥50%
	在SS上，主观判断示踪剂摄取减少了至少50%
疾病进展	在X线、CT或MRI上，可测量病灶大小增加≥25%
	在X线、CT或MRI上，边界不清的病灶主观评估大小增加≥25%
	在SS上，主观判断示踪剂摄取增加≥25%
	新发骨转移病灶
疾病稳定	无变化
	可测量病灶大小增长不足25%或减小不足50%
	边界不清病灶大小主观评估增长不足25%或减小不足50%
	未出现新的骨转移病灶

引自：Costelloe CM，Chuang HH，Madewell JE，Ueno NT. Cancer response criteria and bone metastases：RECIST 1.1，MDA and PERCIST. *J Cancer*. 2010；1：80-92

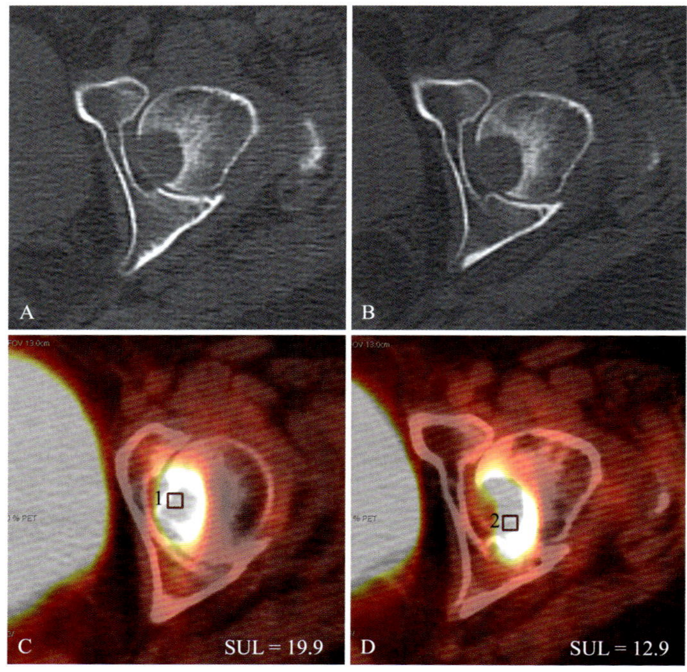

图5.4 在没有解剖结构变化的情况下，根据PERCIST进行代谢反应评估。A.一名肺癌患者的FDG-PET/CT组合影像显示其左侧股骨头存在溶骨性转移瘤；B. 2个月后的PET/CT中的CT部分显示解剖结构并无变化。针对SUL峰值（针对每个肿瘤最活跃部位为中心的1cm^{3}感兴趣区内的平均SUL值）从19.9（C图所示）下降至12.9（D图所示），这代表了35%的减少，按照PERCIST标准满足了部分缓解（>30%）的最低要求。这一结果表明，在不伴随其他解剖学变化的情况下，治疗产生了明显的代谢应答。引自：Costelloe CM，Chuang HH，Madewell JE，Ueno NT. Cancer response criteria and bone metastases：RECIST 1.1，MDA and PERCIST. *J Cancer*. 2010；1：80-92

除了我们讨论的CT和FDG-PET参数之外，多种新兴技术正在开发中，包括一系列功能MRI技术、CT灌注、新型PET/单光子发射CT示踪剂和微泡超声。这些新技术可能在未来有选择地纳入到评估治疗反应的标准中。

免疫治疗反应评估标准

肿瘤免疫治疗领域已获得显著突破。目前，美国正在进行多项癌症免疫治疗试验，并已有部分药物获得美国FDA的批准，正式投入临床应用。这些药物包括抗PD-1抗体pembrolizumab、抗PD-L1和抗PD-L2抗体nivolumab、atezolizumab、durvalumab，以及抗CTLA-4抗体ipilimumab。免疫治疗的应用为我们提供了新的治疗反应认知。传统的反应评估标准，如RECIST，可能无法全面、准确地评估这些新疗法的反应。因此，新的影像学反应标准，如免疫相关反应评价标准（immune-related response evaluation criteria，irRC）和实体瘤免疫相关反应评价标准（immune-related RECIST，irRECIST），正在众多临床试验中得到广泛应用和不断优化，以实现对免疫疗法治疗反应的精准评估。

2004—2005年，一个由业内专家组成的综合团队制定了irRC。irRC的制定参照了世界卫生组织的相关标准，主要用于评估接受免疫治疗患者的治疗效果以及后续的成像建议（图5.5）。随后，基于irRC又实施了irRECIST标准，以进一步评估接受免疫治疗患者的肿瘤负荷。与RECIST标准类似，irRECIST同样采用病变的一维测量方式进行评估。最近，为了便于在肿瘤免疫疗法试验中收集数据和评估治疗效果，制定了iRECIST指南。iRECIST指南的概念与RECIST 1.1和irRECIST非常相似，表5.5总结了免疫相关反应标准的关键概念。

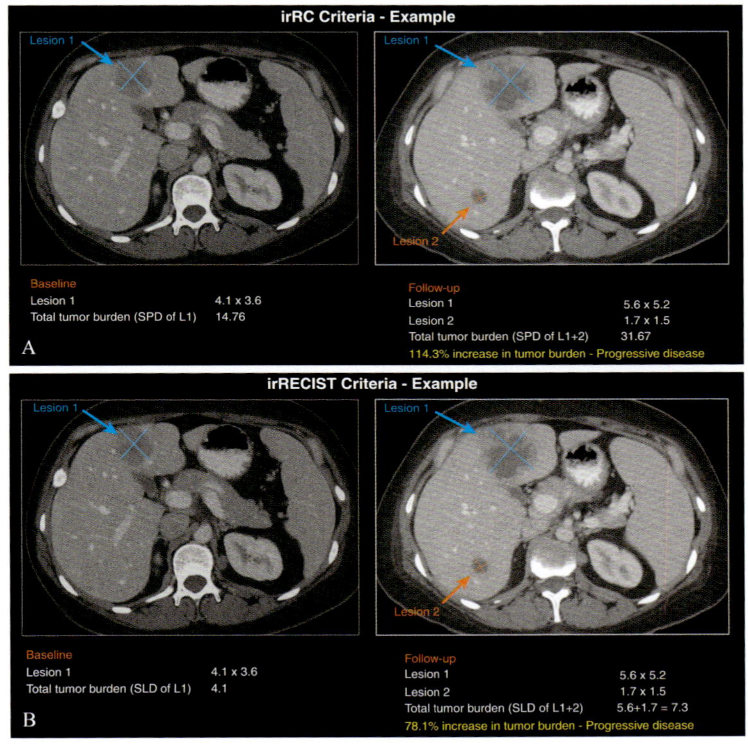

图5.5　依据irRC和irRECIST判定的疾病进展。病例为一名25岁恶性转移性黑色素瘤女性患者，参与了一项淋巴细胞去除联合有或无树突状细胞免疫的过继免疫细胞治疗的Ⅱ期临床试验。图A和图B分别显示了通过irRC和irRECIST标准评估的基线病例和随访研究（14周后）的示例。随访期间，患者出现了几个新的病灶（肝转移）。根据irRC标准（A），共10个新病灶（每个器官5个）可以评估为“新的目标病灶”。因此，新的肝病灶被评估为“新病灶”，总肿瘤负荷是通过旧的和新的目标病灶直径乘积的总和来计算的。根据irRECIST标准（B），总共5个新病灶（每个器官2个）可以评估为“新的目标病灶”。因此，新的肝病灶被评估为“新病灶”，总肿瘤负荷是通过旧的和新的目标病灶长轴直径的总和来计算的

表5.5 免疫相关反应标准的汇总

类别	免疫相关反应评价标准（irRC）	实体瘤免疫相关反应评价标准（irRECIST）	实体瘤免疫反应评价标准（iRECIST）
完全缓解	病灶完全消失。这一结果需通过初始评估后至少4周的连续复查予以确认	非淋巴结病变完全消失，淋巴结短轴＜10mm。不需要连续复查确认	病灶完全消退。持续≥4周
部分缓解	相对于基线，肿瘤负荷降低≥50%。初始评估后至少4周的连续复查予以确认	肿瘤负荷较基线降低≥30%	与基线相比，肿瘤负荷降低≥30%，无新发病变或非靶病灶进展
疾病稳定	不符合其他组的标准	不符合其他组的标准	不符合其他组的标准
疾病进展	相对于最低肿瘤负荷记录，肿瘤负荷增加≥25%。初始评估后至少4周的连续复查予以确认	以研究中最小SOD作为参考（包括基线时直径总和），靶病灶直径总和至少增加20%。除了20%的相对增量外，总和还必须证明绝对增量至少为5mm。首次进展4周后确认	未确认：出现新的病灶，或肿瘤负荷相对于首次进展增加≥20% 确认：在4～8周后的随访扫描中，出现新的病灶，之前病灶的大小进一步增加，或先前未确认进展的病灶
新病变	增加了肿瘤的负荷	非淋巴结病灶的最大径，单个淋巴结的短轴径要添加到肿瘤负荷中	根据RECIST 1.1指南进行评估。只有当出现新的病灶、先前新病灶的尺寸增加，或者在之前未记录到病灶的情况下出现新病灶时，才确定为已确认的疾病进展
不可测量的新病变	肿瘤负荷无增加，不定义进展，除外完全缓解	新的不可测量病灶需进行定期随访 不可测量病灶的明显进展会导致疾病进展 持续存在的不可测量病灶则排除完全缓解的可能性	—

要点

- RECIST 1.1将会被多个研究者、合作团队，以及行业和政府机构采纳，用于评估治疗效果。
- PERCIST 1.0是一项提议，计划采用FDG-PET技术评估治疗应答，并有可能被采纳并整合到临床试验中。
- 熟悉并运用RECIST和PERCIST标准将有助于参与临床试验，类似准则的应用也可能提升个体患者的诊疗水平。
- 针对免疫疗法应答评估，已发展出更新的标准如irRC和iRECIST。

第 2 部分

头颈部肿瘤

第 6 章

头颈部癌

Tara Massini，M.D.；Reordan DeJesus，M.D.

引言

头颈部癌虽然听起来令人畏惧，但它与其他肿瘤类型有相当多共同的风险因素，而且经常在其他病变检查中意外被发现。考虑到许多放射科医师倾向于重点关注锁骨水平或其以下的区域，因此我们的目的就是让头颈部癌不那么神秘。在本章中，我们将简要概述头颈部肿瘤的类型及其扩散方式。本章将聚焦于最常见的肿瘤，即发生在口腔、咽部和喉部的肿瘤。另外，本章将简要讨论鼻腔、鼻窦的病变和涎腺肿瘤，以及皮肤癌的扩散形式，因为皮肤癌是头颈部转移瘤的未知原发病灶之一。最后，我们将介绍一些仅发生在头颈部比较特殊的淋巴瘤。原发的颅内、眶内和颞骨肿瘤未在本章讨论，而甲状腺肿瘤将于另一章中单独讨论。

流行病学及临床表现

每年约有63 000例新确诊的口腔、咽或喉的恶性肿瘤病例，头颈恶性肿瘤每年导致超过14 000例患者死亡。男性患头颈部恶性肿瘤的比例略高。

许多头颈癌是在患者出现可触及的肿大淋巴结时被发现的，通过影像学定位潜在原发肿瘤部位有助于耳鼻喉科医师进行直接检查。发生在涎腺的原发肿块也可能被触及。

头颈恶性肿瘤患者经常出现局部和牵涉性疼痛，下咽和口咽肿瘤患者常见的症状是耳痛。肿瘤还会造成受累结构和邻近结构的功能障碍。鼻咽部肿块可能阻塞咽鼓管，导致单侧中耳和乳突积液，伴有或不伴有耳痛、耳胀或广泛性头痛（图6.1）。吞咽困难和发音困难也是常见的主诉，可能提示恶性肿瘤的存在。

病理学和危险因素

黏膜鳞状细胞癌

鳞状细胞癌（squamous cell carcinoma，SCC）构成了原发性头颈部肿瘤的绝大多数，因为整个头颈部区域的黏膜表面均由鳞状上皮组成。SCC约占所有内脏空腔病变的90%，并遵循特征性的发展规律，包括从增生不良到原位癌再到侵袭性疾病。侵袭性疾病的诊断需要对病变进行充分的取样。

从历史上看，SCC的最大危险因素是吸烟。因此，

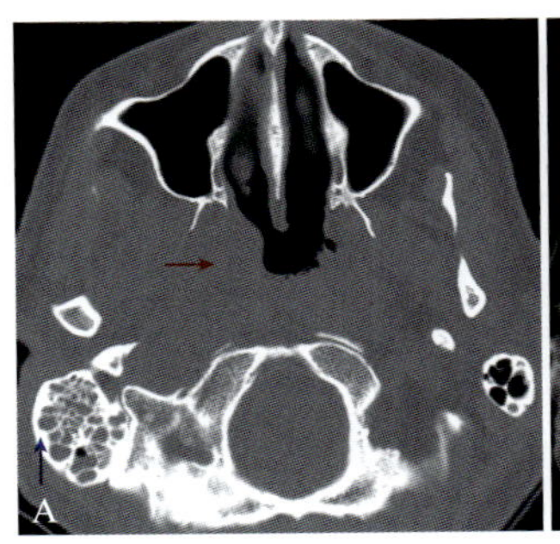

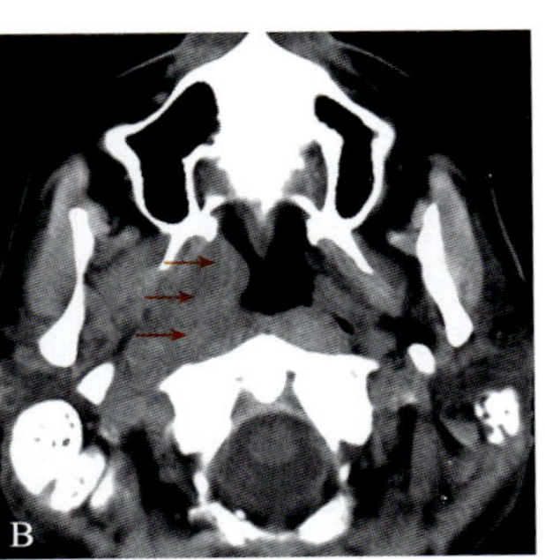

图6.1　鼻咽癌。一名头痛患者头颅CT显示一侧乳突密度增高（A，蓝色箭头），同侧鼻咽软组织增厚（A和B，橙色箭头），可能侵犯咽旁间隙

大量头颈部癌症患者与肺癌筛查人群重叠，他们的头颈部肿瘤可能在检查肺结节的过程中偶然被发现，如图6.2所示。值得庆幸的是，由于烟草使用的逐渐减少，降低了与烟草相关的癌症发病率。

然而，在过去的几十年里，人们逐渐认识到人乳头瘤病毒（human papillomavirus，HPV）多种亚型与SCC相关，特别是口腔和口咽的SCC，而在其他区域中HPV在SCC中的作用也在研究。口咽部SCC的发病率超过了宫颈癌和肛门癌，已成为最常见的HPV相关肿瘤。HPV相关肿瘤是通过免疫组化染色P16阳性高表达进行确定的。本章后续内容将对这一区分的重要性进行更详细的讨论。

皮肤癌

皮肤癌虽然不是头颈部所独有，但在此区域比较常见。90%的非黑色素瘤性皮肤癌与阳光暴露有关，其中

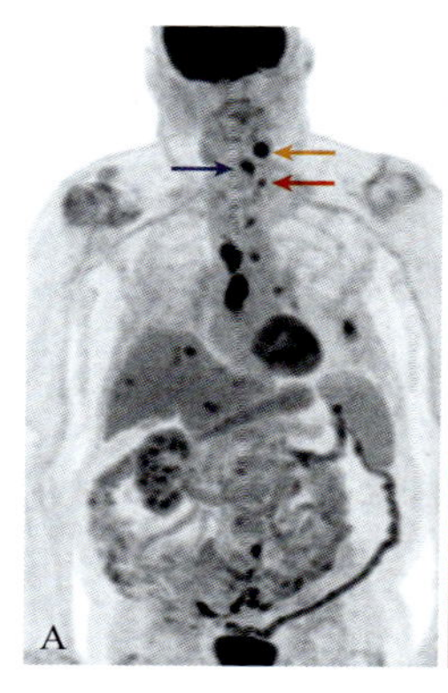
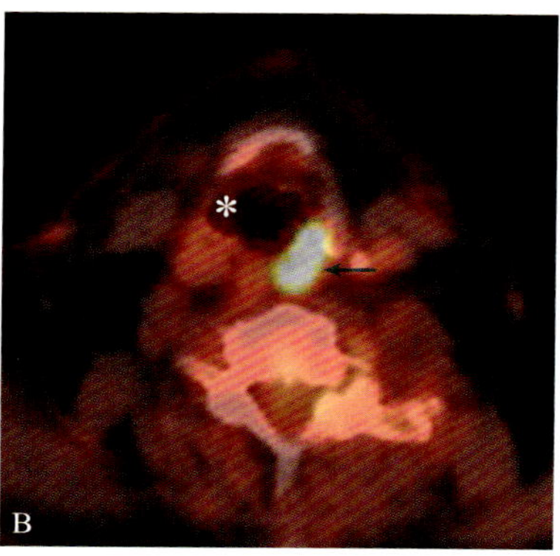

图6.2 下咽鳞状细胞癌。A.进行肺癌分期使用的FDG-PET最大密度投影图像（MIP）显示，除了原发性肺肿块、纵隔淋巴结转移、肝和骨转移外，在左侧颈部有多个活性灶（箭头），B.通过颈部的横轴位融合图像发现其中一个病灶定位于左侧梨状窝的入口（深蓝色箭头），并伴有同侧Ⅲ区和Ⅳ区淋巴结（A，橙色和红色箭头）核素浓聚。正常的右侧梨状窝（星形）有薄层黏膜被覆，并且被气体填充

基底细胞癌和SCC是最常见的类型，据估计有85%发生在头颈部。皮肤癌表现为浅表病变，或者在没有提供或意识到皮肤癌病史的患者中发生，比如在既往接受过切割/激光/冷冻治疗的“某些疾病”的区域或伴区域转移性疾病的地方（图6.3）。有长期日晒史的患者或在免疫抑制状态下的患者［如移植后、自身免疫性疾病治疗或人类免疫缺陷病毒（human immunodeficiency virus，HIV）感染］在多个部位发生皮肤癌的风险很高。

被忽视的基底细胞癌可以表现为全层浸润，通过皮肤、头皮、颅骨和硬脑膜进入大脑，如图6.4所示，但淋巴结转移的可能性较低。不幸的是，黑色素瘤在各个部位都很常见，将在后面的章节中更详细地讨论。

淋巴瘤

淋巴瘤在颈部很常见，因为与身体的其他地方比较，颈部的淋巴结数量比较多。而且整个咽部都有淋巴组织，淋巴瘤在咽部多发生于淋巴组织聚集区，即Waldeyer环（韦氏环，咽淋巴环），该区域从鼻咽腺样体水平延伸到口咽部的腭扁桃体及舌扁桃体。淋巴瘤也可以表现为头颈部任何地方的结外浸润性肿块，就如淋巴瘤可以发生在身体任何部位一样（图6.5）。

涎腺肿瘤

腺癌、腺样囊性癌和黏液表皮样癌是最常见的肿瘤，可来源于大涎腺（腮腺、颌下腺和舌下腺）的腺体组织，也可源自位于内脏腔隙黏膜表面深部的小涎腺。其他恶性病变，如腺泡细胞癌、恶性混合瘤或嗜酸细胞癌等极为罕见。

在腮腺，大多数（80%）偶然发现或可触及的结节都是良性的。它们常是在使用FDG-PET/CT进行分期检查中偶然发现，为病理上与检查目的不相关的代谢活性病变，包括嗜酸细胞瘤（沃辛瘤）（图6.6）和良性混合瘤（多形性腺瘤）。然而，约5%良性混合瘤有低度恶性潜能。此外，在腮腺结节的鉴别诊断中，考虑到皮肤恶性肿瘤导致的转移性淋巴结肿大非常重要。

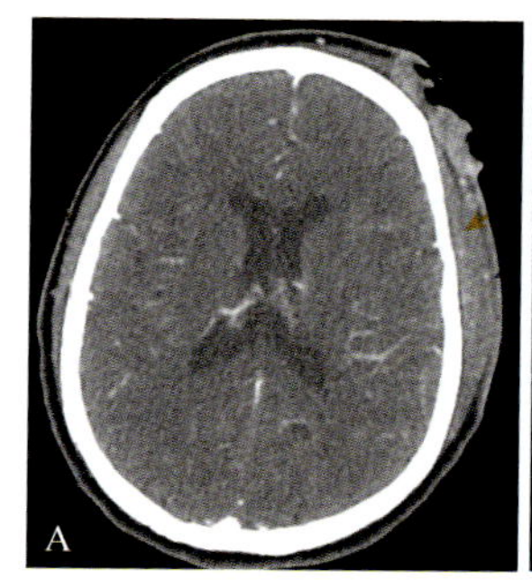
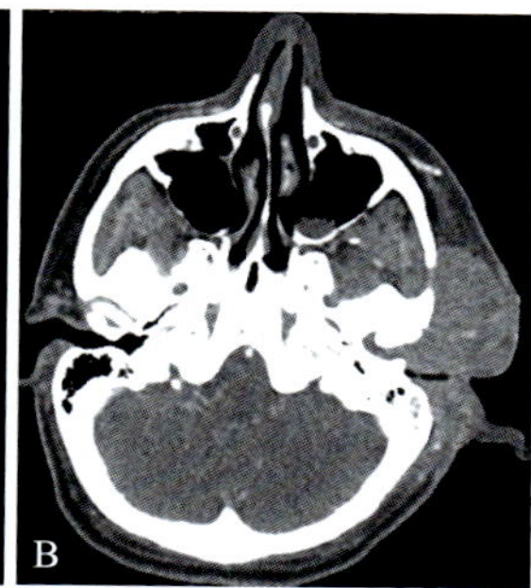
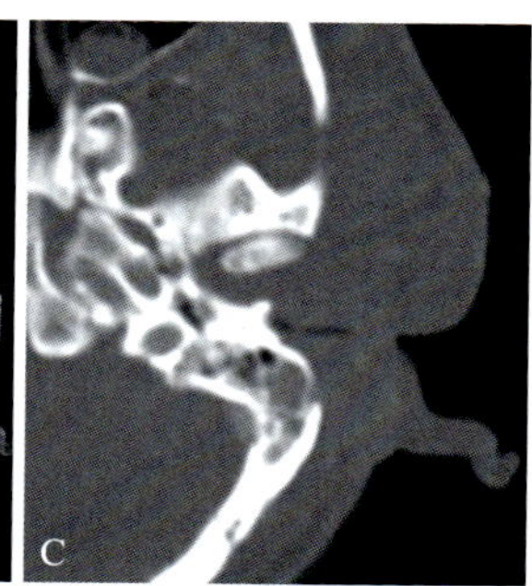

图6.3 皮肤鳞状细胞癌。A.左侧额部头皮有一个伴有大片溃烂的皮肤和皮下肿块，肿块深部边缘毗邻于颅骨。颞肌明显增厚（橙色箭头），主要病变的后方皮下脂肪浸润（蓝色箭头）。B.同侧耳郭周围软组织和腮腺也有明显浸润，表现为一个大的融合结节，并向结节外延伸。C.与B图相同水平的骨窗图像显示乳突早期浸润，以及肿瘤侵袭导致左侧颞下颌关节间隙增宽

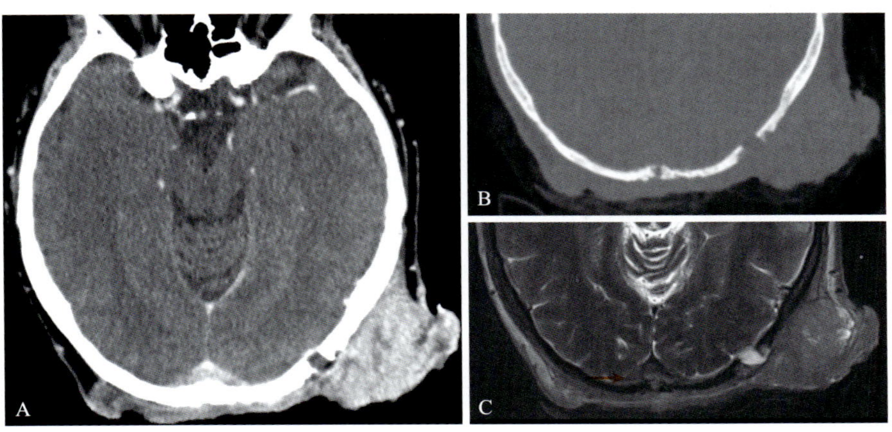

图6.4　直接侵犯颅内的基底细胞癌。轴位增强CT（A）见一个巨大皮肤肿块，伴有骨窗（B）上邻近颅骨骨皮质不规则和板障间隙的虫蚀样表现。随后的MRI（C）证实肿瘤侵入上矢状窦

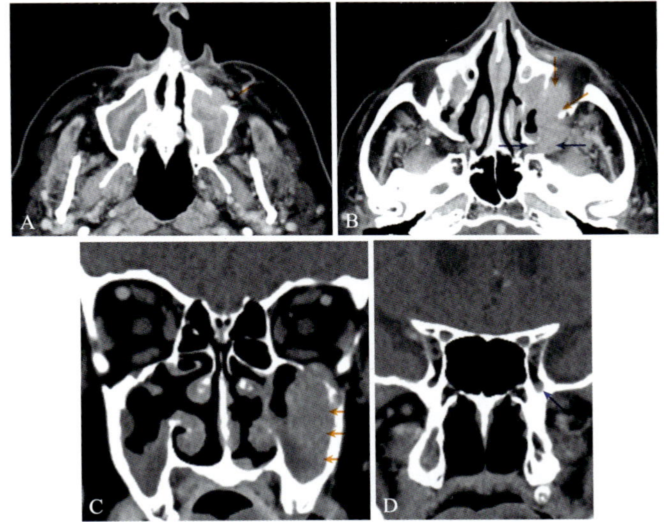

图6.5　左侧上颌窦的结外淋巴瘤。该患者在一次跌倒导致的颌面部创伤后首次发现左侧面部有触诊肿胀，随后几个月症状逐渐加重。上颌部的轴位（A和B）和冠状位（C和D）CT增强图像显示一个强化的浸润性肿块，深入左侧眶下管附近的浅表肌筋膜系统，并浸透左上颌窦前壁（A），然后向后沿着V2（三叉神经上颌支）导管（即眶下管）走行（B和C）至翼腭窝水平（B，蓝箭头），并轻微向后累及圆孔（D，蓝色箭头）。经皮组织穿刺活检显示该肿块为高级别B细胞淋巴瘤。PET/CT未发现其他部位的疾病。患者接受了化疗和局部放疗

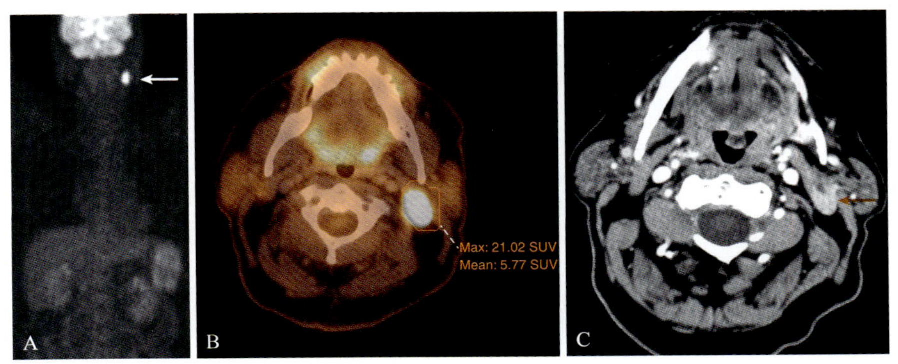

图6.6　沃辛瘤的PET成像分析。A. FDG-PET MIP显示颈部偶发的高代谢灶；B. PET/CT轴向融合图像显示代谢活跃灶是位于胸锁乳突肌深部的结节，类似于Ⅱ区淋巴结，SUV为21；C.与6年前的CT比较，结节大小没有明显变化，与相邻的二腹肌后腹对比强化略微增高。细针抽吸证实为从腮腺深叶外生的良性沃辛瘤

其他

头颈部少见的恶性肿瘤包括嗅神经母细胞瘤和鼻腔鼻窦未分化癌。鼻咽癌及侵袭性淋巴瘤的某些类型与EB病毒（Epstein-Barr virus，EBV）有关。鼻腔SCC与木工劳作和吸入其他物质（如甲醛）有关，这些物质会导致慢性刺激。

原发性和转移性骨或软骨肿瘤也可能发生在颅骨、颈椎，以及颅底，骨转移将在后面的章节中详细介绍。有趣的是，原发性骨肉瘤或软骨肉瘤偶尔也会发生在鼻窦或鼻腔内，而软骨肉瘤还可起源于喉部骨架（图6.7）。其他类型肉瘤主要发生在儿童的颈部和上颌面区域（例如，横纹肌肉瘤）。

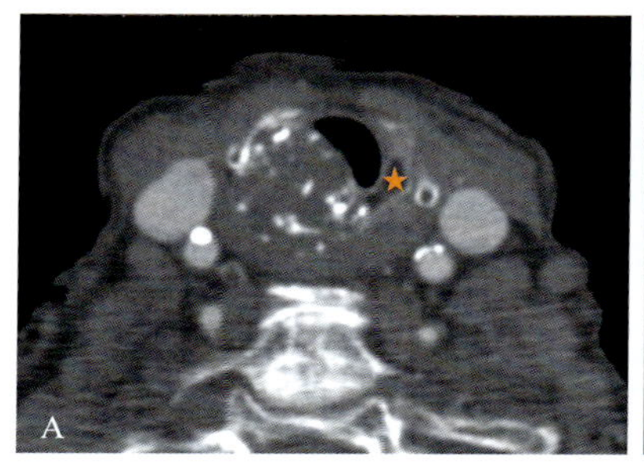

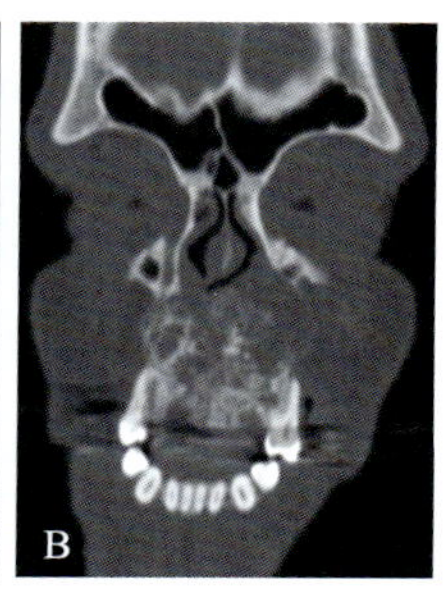

图6.7 软骨肉瘤。A.患者声音嘶哑，软骨性病灶使环状软骨的右侧膨大。左侧相对正常（星号标记）。B.另一名鼻部软骨肉瘤患者，累及整个硬腭和上颌骨牙槽突

解剖学

黏膜表面

头颈部的内脏腔室可以简单地认为是呼吸道及消化道的入口，它们被分为几个亚区，最终在舌骨平面以下分隔成气道（喉→气管）和消化道（下咽→食管）通路。

位于最前上方的亚区是鼻腔。鼻窦从前面、侧面、后面和上面围绕并引流入鼻腔。鼻咽位于鼻腔的后部，起始于后鼻孔水平，延伸至颅底的前下方。软腭和悬雍垂将其与更下方的口咽区分开。

口咽位于扁桃体前柱水平的口腔后方、上位颈椎前方。舌骨平面将其与更下方的下咽和喉分开。口咽部包括扁桃体柱、腭扁桃体、舌根、舌扁桃体沟和会厌谷。

口腔位于鼻腔下方，由硬腭分隔。口腔包括颊黏膜和牙龈黏膜、牙槽嵴和牙齿、磨牙后三角、硬腭、舌（可运动的部分）和口底。图6.8展示了一个口腔肿块的病例，下颌舌骨肌及其附件形成悬带状结构，将口底与颌下间隙分开。

喉入口由会厌的游离缘和杓会厌皱襞形成，将喉与其后方的下咽分开。喉分为声门上区、声门区和声门下区。喉声门上区包括会厌、假声带和喉室。会厌是声门上区的喉部结构，具有可移动的舌骨上部分和固定的舌骨下部分。舌骨上部分通过移动可以覆盖喉入口，在

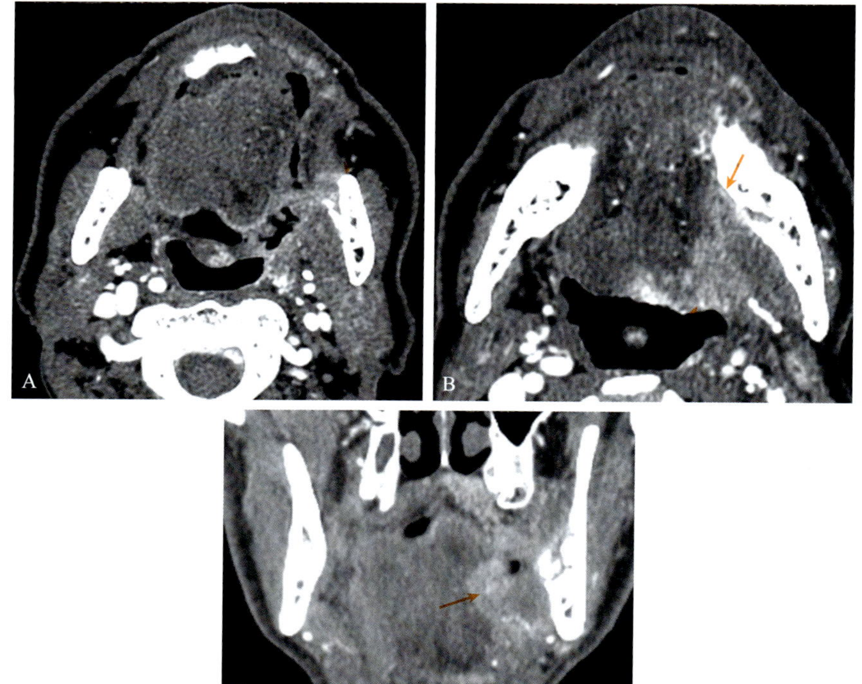

图6.8 口腔鳞状细胞癌。增强CT图像显示左侧磨牙后三角区肿瘤强化（A）并侵犯下颌骨。在轴位（B）和冠状位（C）图像上可见口腔舌后部和左侧受累。骨质受到侵犯被定义为T4期

吞咽期间使食物转向，不进入呼吸道。舌骨下部分形成声门上腔的前部分，终止于叶柄，甲状会厌韧带将其连接到假声带上方的甲状软骨。咽会厌襞和杓会厌襞分别从会厌的外侧缘到咽和杓状软骨的外侧壁。假声带（也称为室襞）是覆盖前庭韧带的黏膜褶皱，前庭韧带被脂肪（声门旁脂肪）包围。喉室是一个小的充满空气的结构，它将假声带与真声带（声门）分开。声门上肿块见图6.9所示。

声门由真声带构成，真声带是覆盖声韧带的黏膜皱襞，由肌肉组织（声带肌、甲杓肌）包绕。喉部的声门下区是喉部在声门下的一小段区域，与颈段气管相连。

下咽部分为成对梨状窝、咽后壁和环后区，直达食管边缘，并与食管颈段相连。

咽旁和咽后间隙

咽旁间隙位于咽的外侧，存在被咽部肿瘤直接侵犯的风险（图6.10）。根据与茎突的位置关系，可将其分为茎突前区和茎突后区。颈动脉鞘位于茎突后咽旁间隙内。

咽后间隙是一个薄薄的脂肪区域，位于咽后，形成一个向下与后纵隔相连的潜在间隙。内含咽后淋巴结，接受来自咽部和甲状腺的淋巴引流。

唾液腺

腮腺是最大的唾液腺，其分布范围从耳前区一直延伸至下颌骨角水平。腮腺主导管大致平行于颧弓，略靠下方深处，位于面静脉后方（图6.11），并穿过颊肌与上颌第二磨牙之间的空隙。

下颌下腺是位于颌下间隙的成对腺体，位于下颌舌骨肌的下方外侧。其导管通过口腔底部向前内侧引流，向前引流至恰好在下颌骨联合后方的舌下肉阜。

舌下腺位于下颌下腺导管的外侧，占据口腔底部的前1/3～1/2处。其导管大多开口于口腔内（舌下襞），但部分可能与下颌下腺导管汇合。

小涎腺组织位于上皮表面深处，主要分布在软硬腭（图6.12）、口腔和咽部。

淋巴系统

咽部含有大量淋巴组织，从鼻咽后部（腺样体）到腭扁桃体和舌扁桃体组织沿舌根覆盖着韦氏环，并且向着会厌谷逐渐变细。

颈部淋巴结也很多，淋巴结的位置对于淋巴结肿大患者评估可疑原发部位和对已知原发肿瘤的高危淋巴结进行准确分期都很重要。标准的颈部淋巴结分区以Ⅰ～Ⅵ区表示，详见下文，如图6.13所示。

Ⅰ区淋巴结位于颈部最前方，在下颌舌骨肌下方、舌骨上方，下颌下腺后缘前方。Ⅰ区淋巴结以二腹肌前腹内侧缘为界，分为ⅠA区（颏下）和ⅠB区（颌下）。

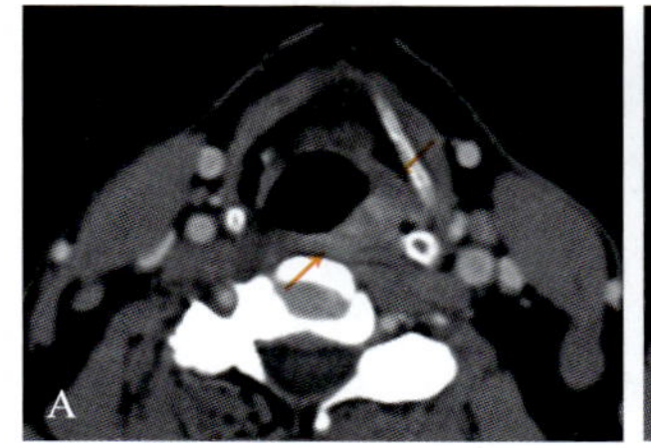

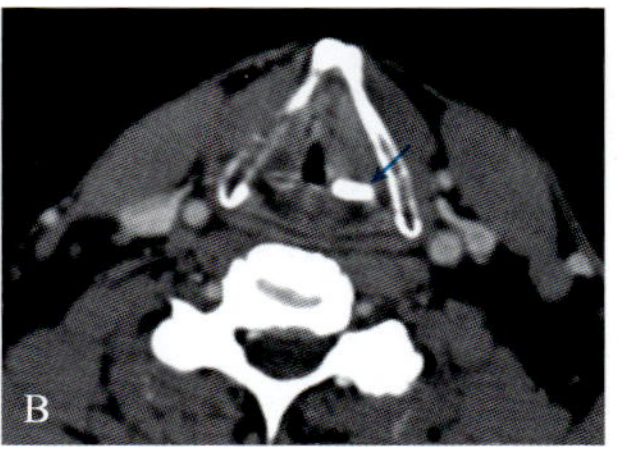

图6.9　喉声门上区鳞状细胞癌。A.左侧杓会厌皱襞明显增厚，延伸至咽后壁。左侧梨状隐窝入口变窄，但未累及梨状窝四周黏膜。B.同侧杓状软骨明显不对称硬化，可能是反应性改变，但并无特异性

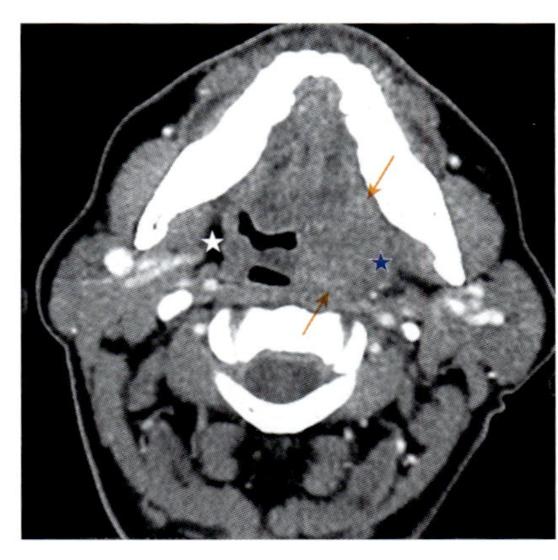

图6.10　咽旁间隙。CT显示左扁桃体局部一个大的浸润性肿物（橙色箭头）侵犯舌根，并早期侵犯口底。存在左咽旁间隙浸润（蓝色星号）。右咽旁间隙正常（白色星号）

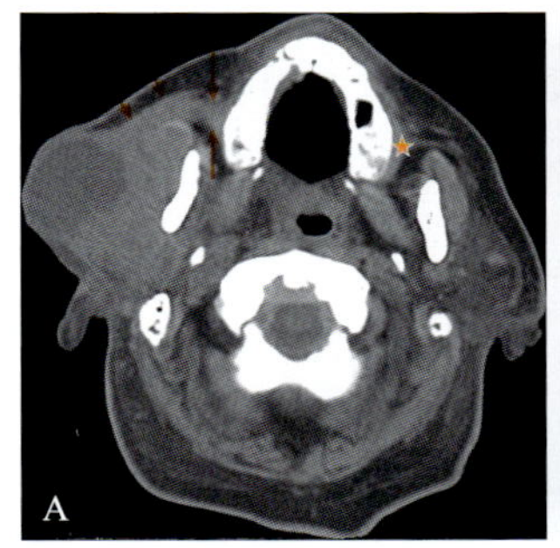

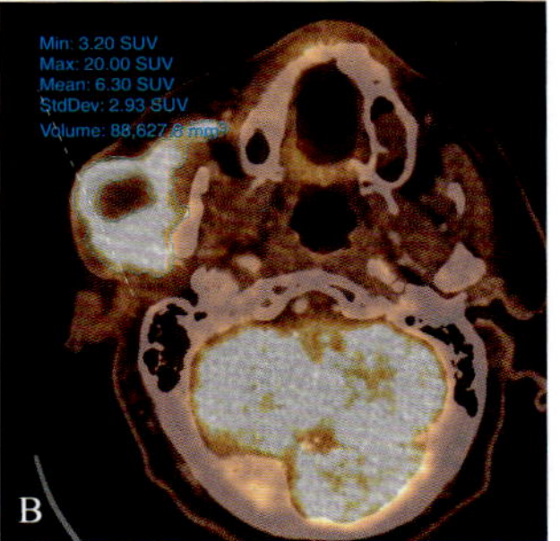

图6.11　肿瘤沿腮腺导管生长。CT（A）和PET（B）显示肿瘤沿明显增粗的、高代谢的右腮腺导管生长，与腮腺内增大的转移性淋巴结相连续，此患者有局限性皮肤癌病史

唇部和口腔的淋巴引流首先至Ⅰ区淋巴结，随后通常依次引流至Ⅱ区至Ⅳ区。

Ⅱ区淋巴结构成颈静脉链上组。它们位于颅底到舌骨体的下缘之间，下颌下腺后缘后方，胸锁乳突肌后缘前方。Ⅱ区通常根据颈内静脉分为ⅡA区和ⅡB区；ⅡA区淋巴结与颈内静脉相邻（图6.14），ⅡB区淋巴结位于静脉后方，与静脉之间有可识别的脂肪层分隔，但

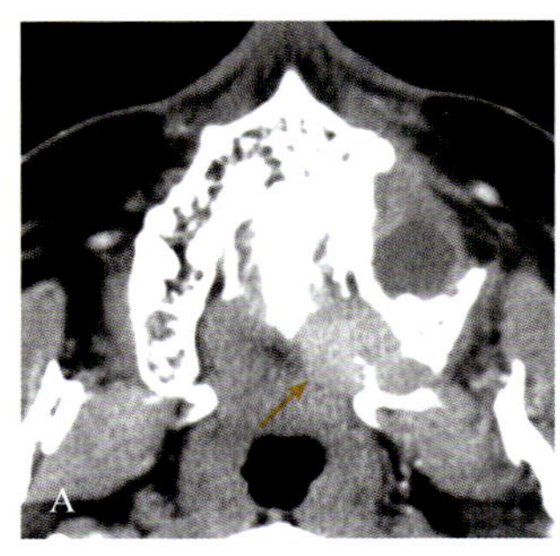

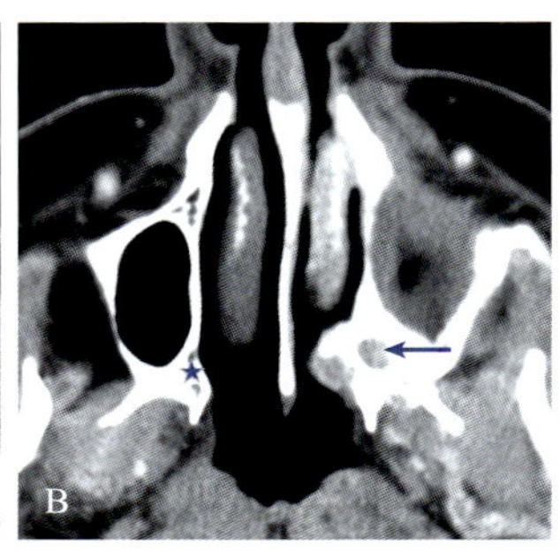

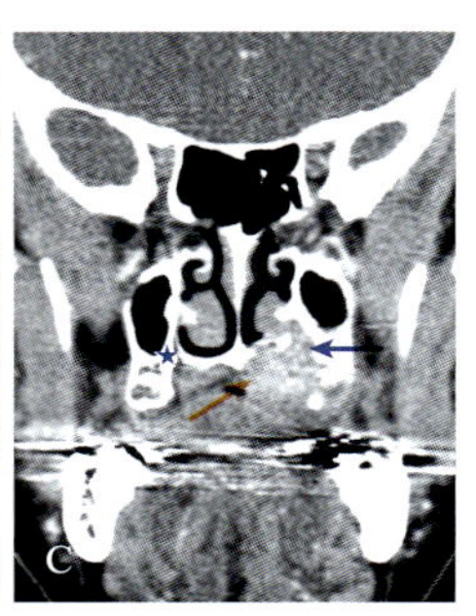

图6.12 硬腭的黏液表皮样癌。硬腭后部可见一个黏膜下强化肿物（橙色箭头），并伴有骨质侵蚀。腭大孔（蓝色箭头）明显增大，且沿腭大神经和腭小神经有明显的增强。对侧正常的腭神经孔位于蓝色星号旁边

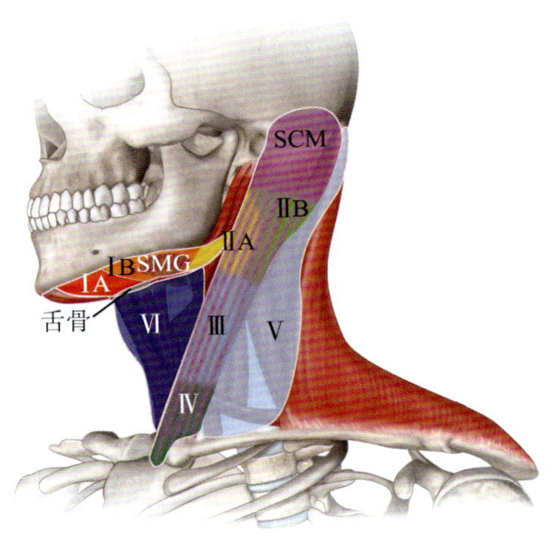

图6.13 颈部淋巴结分区的容积再现CT图像，其中标注了淋巴结位置。值得注意的是，Ⅱ区始于下颌下腺的后方，胸锁乳突肌（用淡紫色表示）位于ⅡB、Ⅲ和Ⅳ区（以及大多数ⅡA区）的表面。在此分类系统中未包括腮腺内、咽后、颈外静脉、枕下和面部淋巴结

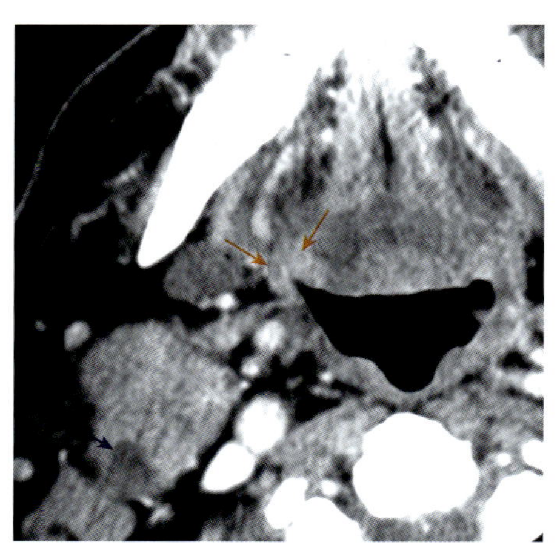

图6.14 人乳头瘤病毒相关的口咽鳞状细胞癌。经口咽部的轴位图像显示右侧舌扁桃体沟外侧有一个不易觉察的小肿瘤，表现为强化不对称和局部饱满（橙色箭头）。同侧ⅡA区的淋巴结肿大，内部伴有充盈缺损，反映转移灶内坏死（蓝色箭头）。该项检查是因触诊淋巴结增大而进行

仍位于胸锁乳突肌深面。

Ⅲ区淋巴结也在胸锁乳突肌深面，沿着颈内静脉分布，在舌骨体的下缘下方、环状软骨的下缘上方。

Ⅳ区淋巴结构成了颈内静脉链位置最低淋巴结，位于环状软骨下缘下方，胸锁乳突肌后缘前方。

Ⅴ区淋巴结，也称为颈后链（后三角），位于胸锁乳突肌后缘后方。这条淋巴链有来自皮肤的丰富淋巴引流。以环状软骨下缘为界，这一区淋巴结可进一步分为ⅤA区和ⅤB区，但通常这种细分并无必要，除非病理学发现只局限于其中一区，提示原发灶位置可能更靠上或更靠下。值得注意的是，一些作者主张将ⅡB区淋巴结（位于胸锁乳突肌深面并与颈内静脉分隔）纳入到Ⅴ区淋巴结，因为它们更接近经典的脊髓副引流通路，皮肤恶性肿瘤转移时ⅡB区淋巴结经常出现异常，而ⅡA区淋巴结通常不受影响。然而，鉴于本书的目的，我们将按照临床实践的做法，区分为ⅡB区和Ⅴ区。

Ⅵ区淋巴结位于颈前间隙，舌骨体下缘下方、颈总动脉和颈内动脉内缘内侧，胸骨柄顶部上方，颈阔肌深面。Ⅵ区喉前/环前淋巴结也称Delphian淋巴结，它接收来自甲状腺和喉部的淋巴引流。

一些学者提出了Ⅶ区淋巴结的概念，是指在胸骨柄上缘和无名静脉上缘及颈总动脉的内侧缘之间的淋巴结。然而，这个淋巴结分区不是耳鼻喉科医师使用的标准命名法，也不符合胸腔内编号系统。我们更倾向于使用描述性术语来定位发生在头颈部疾病中的上纵隔淋巴结（如气管前、气管旁、气管食管沟）。

同样，颈部其余淋巴结并不包含在编号的淋巴结分区内，其他学者提出的编号系统包括多达10个分区，其中一些还包括几个更小的淋巴结亚分区。尽管这一编号系统并不标准，但这些额外淋巴结分区在评估头颈部疾病时仍然很重要。咽后淋巴结接受咽部的淋巴引流，同样也能在甲状腺癌中出现异常，这是因为甲状腺在胚胎发育过程中经过颈部下降。腮腺淋巴结除了接收耳周软组织的引流外，还接受头皮和面部的引流，经常出现异

常。后部头皮的淋巴引流也可能流向耳后和枕下淋巴结。颊部和面部淋巴结仅在极少数情况下可以被识别，当能够看到时，应被视为病理性的，其引流来自局部区域的皮肤或口腔。

影像学

影像学的主要作用是确定疾病的进展程度。包括对存在可见黏膜异常患者的局部侵袭或转移性病变进行评估，以及在淋巴结肿大患者中寻找原发灶，即使这些患者还没有进行临床评估或伴有隐匿性原发病灶。

计算机断层扫描

增强CT检查是头颈部原发恶性肿瘤及淋巴结转移的首选检查方法。CT检查较为简单，而且比MRI或PET的检查成本更低。于横轴位平面上螺旋采集图像，再进行冠状位和矢状位的图像重建。只需一次采集即可快速评估整个颈部情况。一些医疗中心使用双能CT来提高诊断特异性，但这可能会因CT供应商而异，在本机构并不是标准的检查方法。

CT具有一定局限性。有汞合金填充牙齿的患者通常会有与线束硬化有关的明显金属条纹伪影。如伪影密度过高，可能会明显影响口腔甚至口咽部评估。采用金属伪影抑制技术或单独采集一定倾斜角度图像可能有助于对小病变的评估，特别是在颊间隙、口腔舌部或口腔前底部等区域。

在评估喉部时，沿真声带平面扫描或重建图像同样有助于识别细微不对称增厚或溃疡的病变。扫描时患者吞咽运动会降低评估效果，因为此时声门关闭。技术人员应提高警惕，注意识别这些情况，必要时立即重新扫描。

正电子发射断层扫描

在本机构，FDG-PET/CT主要用于判断远处转移的疾病，并作为治疗后监测的基线检查。在未知原发灶的情况下，PET有时可以识别CT难以发现的可疑部位，并在直接喉镜下指导目标活检，还有助于明确区域淋巴结受累的状况。与CT比较，PET的空间分辨率相对较低，对小病变和肿瘤神经扩散的评估有一定局限性。

磁共振成像

MRI是解决头颈部恶性肿瘤问题的主要工具。与CT相比，MRI具有较高的对比度分辨率，对评估原发部位和邻近结构的全部受累程度具有更高的敏感性，例如累及食管、神经周围扩散、骨髓/软骨受累的情况。

MRI也是对具有高度颅内蔓延倾向的病变进行完整评估分期的重要部分，包括鼻咽和嗅神经肿物的脑膜/颅脑侵犯的情况。

超声

我们并不常规使用超声进行头颈部病变诊断或分期。但对于刚被诊断为头颈部疾病或疑似肿瘤复发的患者，则采用超声引导下的经皮穿刺活检进行诊断。

淋巴结的转移模式和“原发性肿瘤未知”的系列检查

头颈部的大部分黏膜都有丰富的淋巴引流。在原发病变确诊时，需要识别高危淋巴结并给予特殊处理。反之，当患者出现可触及的肿大淋巴结时，也常提示需要进行影像学检查。“原发性肿瘤未知”的评估从CT开始，需要准确地确定肿大淋巴结的位置。

如前所述，唇部或口腔的病变倾向于首先引流到Ⅰ区淋巴结，下颌下腺或舌下腺的病变也是如此。随后依次发展到Ⅱ区、Ⅲ区淋巴结肿大，体积较大的侵袭性肿瘤偶尔也出现Ⅳ区淋巴结受累。

开始于或孤立发生在ⅡA区淋巴结肿大，高度提示原发肿瘤位于口咽部的腭扁桃体或舌基底部。即使在影像学检查或诊室检查中没有发现病变，也应进行全内镜检查，全面观察口咽部，并对任何黏膜异常进行靶向活检，对舌根进行盲法活检，并在适当的情况下考虑进行扁桃体切除术。如果所有检查均为阴性，治疗也应包括同侧口咽部的放疗。当晚期病变从ⅡA区淋巴结开始，它也倾向于通过Ⅲ区和Ⅳ区依次扩散，但口咽病变很少扩散到Ⅰ区淋巴结。

要点

- ⅡA区淋巴结肿大应怀疑口咽异常，即使在影像学上未见异常。
- 来自头皮和面部的皮肤癌倾向于引流至腮腺的浅表或尾部淋巴结，其次是颈后淋巴结（ⅡB和Ⅴ区），通常不累及颈前淋巴结。

孤立发生的Ⅲ区淋巴结肿大，虽然偶尔与上咽部疾病有关，但更提示下咽或声门上部的病变。由于声门相对缺乏淋巴引流，局限于真声带的肿瘤不太可能呈现淋巴结肿大，除非侵犯到声门上或声门下喉部或向深部侵犯邻近的声门旁脂肪。

咽后淋巴结是鼻咽部肿瘤转移最常累及的部位，但也可能在任何其他咽部病变中出现，特别是累及咽部后壁的病变。如前所述，咽后淋巴结的病理性肿大也应想到甲状腺癌的可能。

腮腺内淋巴结肿大和（或）后颈部（Ⅴ±ⅡB区）淋巴结增大，而没有更靠前方的深部颈链（ⅡA、Ⅲ或

Ⅳ区）受累，是最典型的皮肤起源的恶性肿瘤的转移表现，特别是SCC和黑色素瘤。这些病例的原发肿瘤部位在影像学上可能明显，也可能不明显，原发病灶可能在未经病理证实为恶性肿瘤的情况下被切除或消融治疗，导致在出现淋巴结肿大时才显示出来。密切询问淋巴结增大患者病史，可以避免对具有相似病史的“原发性肿瘤未知”患者进行其他有创性检查。

肿瘤扩散模式和疾病分期

与身体的其他部位一样，无论什么类型的肿瘤，其主要扩散途径包括局部直接侵犯和通过淋巴道与血行转移。通过美国癌症联合委员会（American Joint Committee on Cancer，AJCC）的TNM分期体系对肿瘤进行分期，决定预后和治疗方法。对于头颈部恶性肿瘤，TNM分期的最新更新版本（第八版）包括重大变化，这主要是因为对HPV和EBV病毒介导的癌症认识不断增加的新的理解。病毒介导的恶性肿瘤和典型的烟草相关SCC之间在预后方面存在差异，这一认识对制订治疗计划也有影响。

要点

- TNM分期在头颈部的每个亚区都不同，在口咽部的分期则取决于肿瘤的HPV/P16状态。
- 肿瘤增大则T分期增加。在大多数部位，T1期是最大直径＜2cm的肿瘤，T3期为4～6cm。
- 骨或软骨侵犯在口腔和喉部被定义为T4期。

原发性肿瘤的直接侵犯（T分期）

绝大多数头颈部恶性肿瘤起源于内脏腔的黏膜，并倾向于局部浸润生长（图6.15）。在少数情况下，病变可能是从黏膜外生长，由于更容易进行完整根治性手术切除，且有良好切缘，故而预示着预后更好。不幸的是，肿瘤内生性生长、侵犯邻近结构更常见。头颈部恶性肿瘤影像检查如此重要的原因之一是：虽然在内镜下浅表病变很容易被观察到和活检，但这可能只是病变的冰山一角，对于分期和确定恰当的治疗关键是确定肿瘤的全部范围。此外，一些病变主要发生在黏膜下，仅引起局部肿胀，通过直接检查不易发现。

在TNM分期系统中，对于每个（头颈部的）亚部位，肿瘤侵犯特定的结构会改变局部肿瘤的T分期。以口腔肿瘤为例，如果侵犯下颌骨、上颌窦或面部皮肤，则该肿瘤自动归类为T4a期（中度晚期），而如果肿瘤侵犯咀嚼肌间隙、翼板或颅底，或者包绕颈内动脉，则分期升级至T4b期。声门癌的分期不具体考量肿瘤体积或直径，而是完全基于附近结构的受累程度。临床检查发现声带固定时，无论影像显示何种情况，肿瘤分期至少提升至T3期。侵犯甲状软骨外板、环状软骨或声门外扩散会将分期提升至T4期。

请注意，即使在这些部位的肿瘤体积相对较小，但是骨骼和软骨的受侵将立即将肿瘤分期提升至T4期，而甲状软骨内板是个例外，该部位受累仍然被定义为T3期。同时，很重要的是认识到这些结构的受侵并不导致广泛的侵袭。在喉部，尤其是软骨密度的增加可能反映肿瘤侵袭或反应性改变，特别是有其他确定的肿瘤表现存在时（图6.16，图6.17），诊断中应当予以报告。舌或声带运动丧失表明神经功能丧失，这也会影响肿瘤分期，但在放射影像上不一定能表现出来。

就口咽部而言，有证据表明HPV相关肿瘤大多情况下预后较好，最新的TNM分期共识将这种差异纳入了T分期和N分期，并取消了HPV相关肿瘤的T4b分期（晚期局部疾病）。

颈部淋巴结转移（N分期）

一般来说，由于增强CT具有更高的空间分辨率，

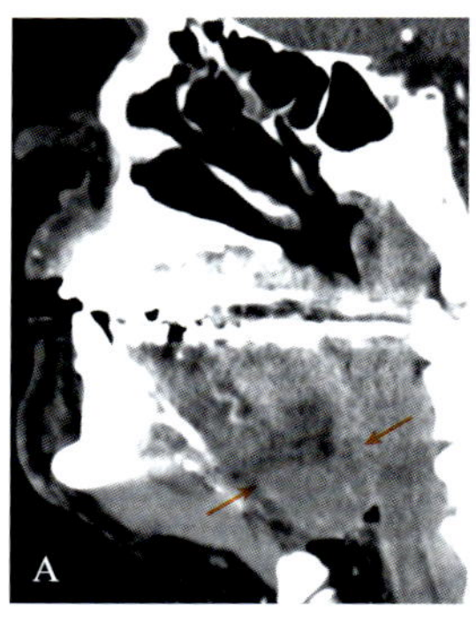

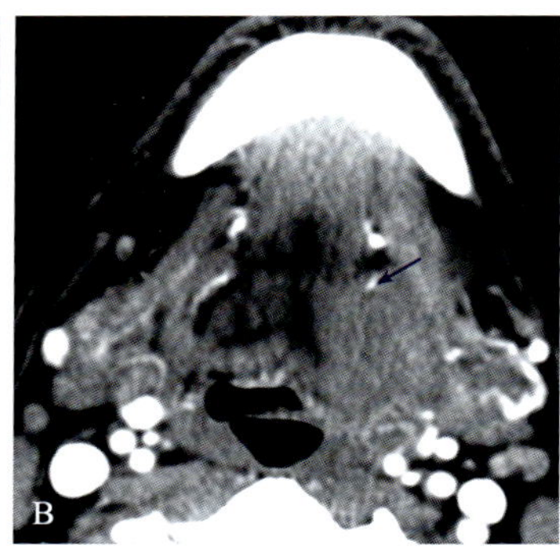

图6.15 口咽部鳞状细胞癌局部侵犯。A.矢状位CT显示左侧舌根部软组织肿物（橙色箭头）；B.舌神经血管束后部周围的口底受侵（蓝色箭头）

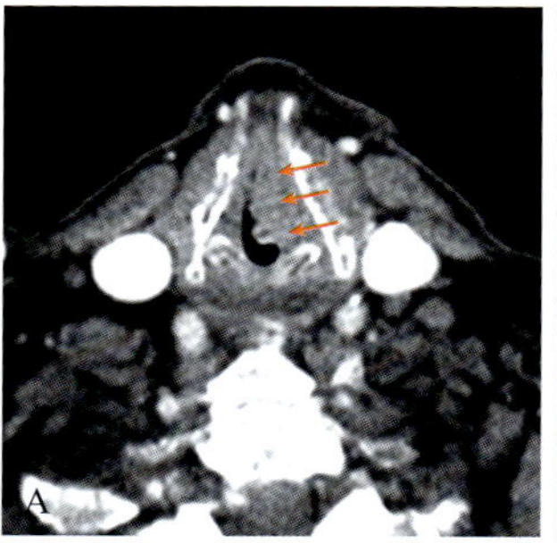

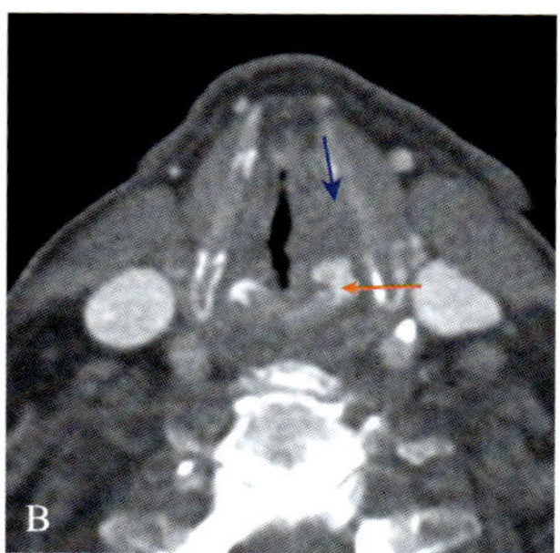

图6.16 喉鳞状细胞癌。A.左侧真声带全程结节状增厚（橙色箭头）；B.左侧杓状软骨硬化（橙色箭头）提示可疑肿瘤浸润，即便伴随着骨质膨胀和不规则边缘，从杓状软骨的表现单独来看也不特异。左侧声门旁脂肪早期浸润（蓝色箭头），提示至少为T3期，但软骨浸润将升到T4期

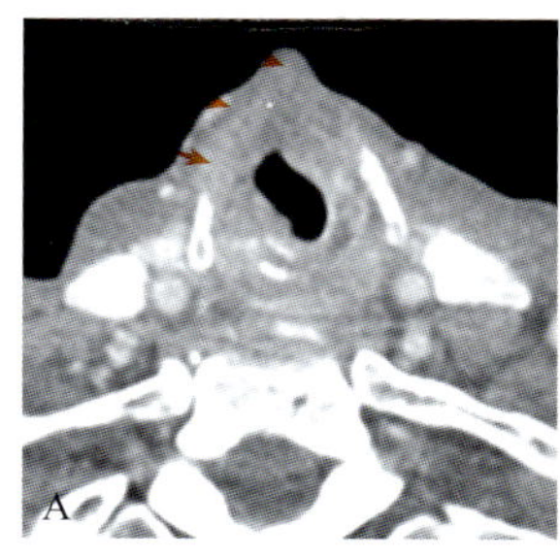
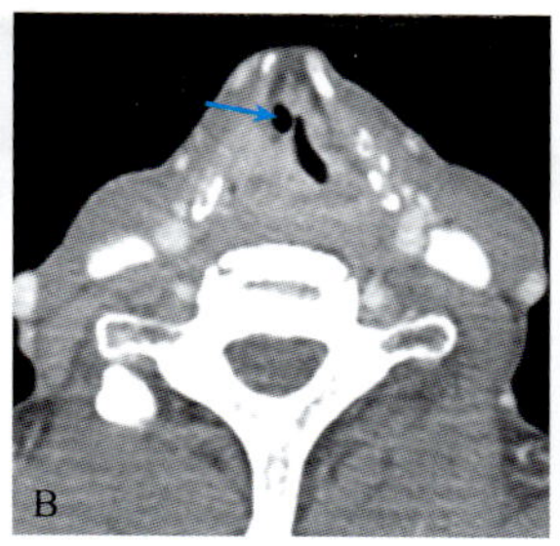
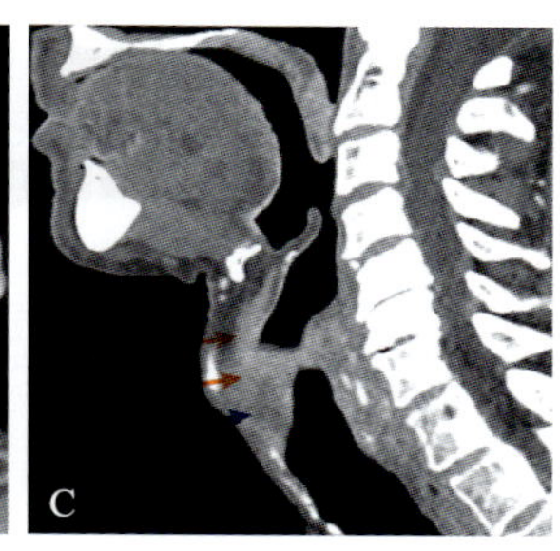

图6.17 喉鳞状细胞癌，贯声门型（T4期），显示为一个大的、局部浸润性的贯声门肿瘤。A.甲状软骨双侧受累伴有带状肌浸润，肿瘤几乎侵犯至皮肤表面；B.右侧可见一个充气的小喉气囊；C.矢状重建显示病变累及舌骨下会厌、真假声带（橙色箭头）和前方声门下区域（蓝色箭头）

因此对淋巴结的评估最好采用增强CT。许多学者提出了区分颈部正常和异常淋巴结的不同阈值大小。在大多数淋巴结组，我们认为CT上最大“短轴”尺寸超过1cm为异常，对于ⅠB和ⅡA区淋巴结则认为超过1.5cm为异常。然而，有时在淋巴结达到病理性肿大的尺寸标准之前，淋巴结的形态和强化也是早期确定肿瘤侵犯的重要证据。即使存在微小的结内坏死或“充盈缺损”也是不正常的（图6.18），更圆的形态也是不正常的，其通常与正常脂肪门或蚕豆状外形的缺失有关。相反，淋巴结肿大而脂肪门存在，可能是反应性淋巴结肿大。

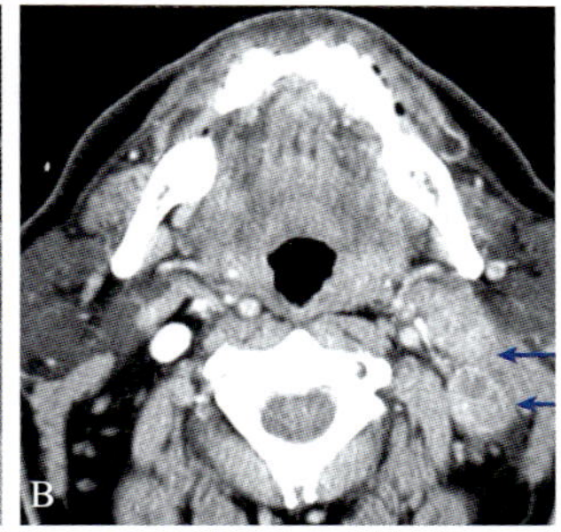

图6.18 人乳头瘤病毒相关的口咽部鳞状细胞癌。A.患者左侧腭扁桃体有小体积T2期（>2cm）肿瘤（橙色箭头），未浸润咽旁间隙（星号）；B.在同侧的ⅡA和ⅡB区（蓝色箭头）有转移性淋巴结肿大，伴有内部坏死

一旦肿瘤累及淋巴结，它也有可能通过直接包膜外侵犯（extracapsular extension，ECE）扩散到周围软组织。正常的淋巴结应有清晰的边缘，周围脂肪保持不变。如果边缘变得不规则或病理性淋巴结周围脂肪被浸润，则应怀疑是ECE，并应进行报告（图6.19）。同时如果怀疑侵犯了颈动脉鞘、血管或肌肉组织等邻近结构，也应进行报告。然而，根据最新的TNM分期，仅凭影像学检查怀疑ECE并不足以使患者的分期上升，除非有明确的邻近结构侵犯，最常见的是胸锁乳突肌或颈内静脉。

从分期角度来看，淋巴结越大，异常淋巴结越多，N分期越高。原发肿瘤同侧的孤立性淋巴结肿大通常比对侧受累的分期更低。对于除了HPV相关的口咽恶性肿瘤或EBV相关鼻咽癌外的所有头颈恶性肿瘤，（临床）N分期根据3cm和6cm的淋巴结大小阈值、是单个淋巴结还是多发淋巴结、是同侧淋巴结还是对侧淋巴结进行细分，并考虑到是否有明显的结外侵犯。例如，N2c表示双侧淋巴结转移性肿大（或单侧淋巴结肿大，位于原发肿瘤对侧）、不超过6cm、无结外侵犯。对于HPV相关口咽肿瘤，N分期更为简单：cN1期包括任何同侧淋巴结≤6cm，cN2期包括对侧或双侧淋巴结≤6cm，cN3期包括大于6cm的淋巴结肿大。

在我们的机构中，除了可能改变TNM的N期外，

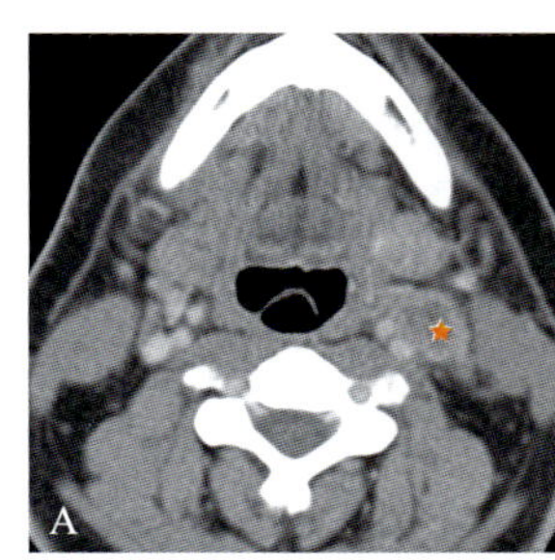
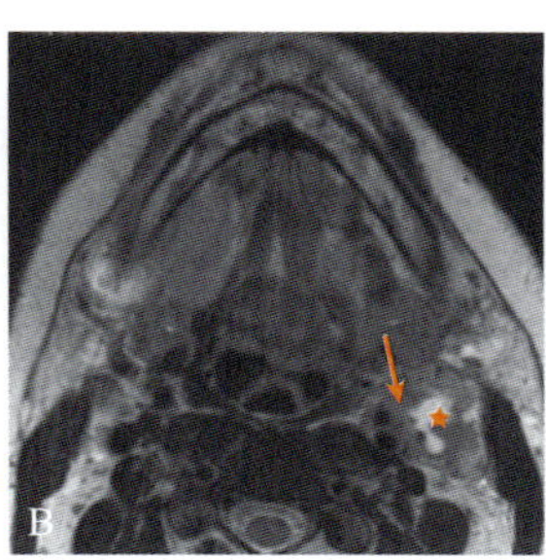
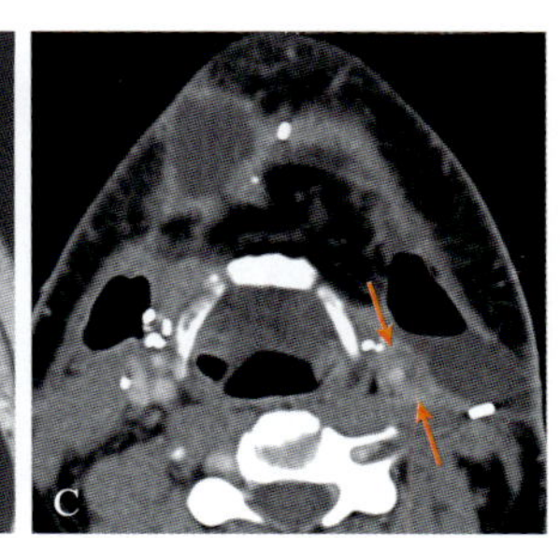

图6.19 包膜外侵犯。T4期舌体鳞状细胞癌的转移性淋巴结肿大。A.CT显示ⅡA区肿大的淋巴结（星号）边界不清，淋巴结和邻近位于其内侧的颈动脉鞘之间缺乏脂肪间隙；B.MRI证实颈动脉鞘受侵（箭头），软组织包裹颈内动脉和颈外动脉近端；C.粘连或包裹血管限制了可切除性。术后立即影像学检查显示颈总动脉远端周围病变残留

异常咽后淋巴结用R1表示。在传统的淋巴结清扫中不包括此区淋巴结，在放疗和随访成像时需要特殊关注。

血源性播散，远处转移（M分期）

颈外转移最常见的部位是肺部，其次是纵隔淋巴结。晚期肿瘤可出现肝脏和骨骼的播散性病变，也有可能播散到其他部位，但似乎可能性较小。在TNM分期系统中，无论肿瘤类型如何，任何淋巴结外转移都将被分期为M1（因此属于Ⅳ期）。

值得注意的是，与身体其他部位的肿瘤相比，头颈部的鳞状细胞癌导致的血源性颅内转移明显少见。然而，颅内受累可能由其他原因引起，例如通过颅底直接蔓延，如来自鼻哌肿瘤或嗅神经母细胞瘤，或神经周围肿瘤扩散到海绵状窦和（或）脑干水平，这也是为什么如前所述，MRI在这些病例的分期中如此重要。这将提升这些特定肿瘤的T分期，而不是将其归为M1期疾病。

神经周围肿瘤扩散

沿着局部神经扩散的神经周围肿瘤扩散是一种独特的扩散模式，在头颈部也很常见。尽管神经被视为一个影响预后的因素，并可能影响治疗决策，但并未被直接纳入TNM分期系统中。

肿瘤沿神经的宏观扩散表现为沿神经走行的增粗和强化（图6.20）。当扩散范围足够大或广泛时，在CT上容易观察到，但MRI的敏感性更高。PET/CT在检测神经周围侵犯方面的结果不一，主要是因为与其他目前使用的横断面图像相比，空间分辨率较低。然而，高级别的肿瘤代谢足够活跃，即使在体积较小时，也能被PET/CT发现。

在头颈部，神经周围扩散最常见于面神经和三叉神经的分支。硬腭或软腭产生的病变可能累及腭大、小神经或维迪亚（Vidian）神经，如前面病例所示（图6.12）。较少见的是，喉部肿瘤可能沿着喉上神经血管束发生神经周围扩散。

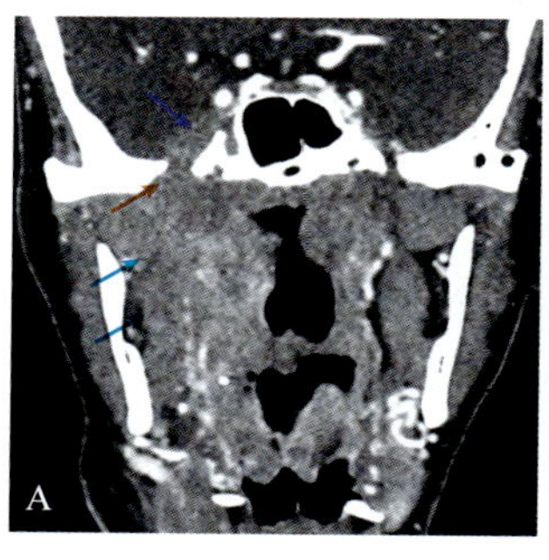

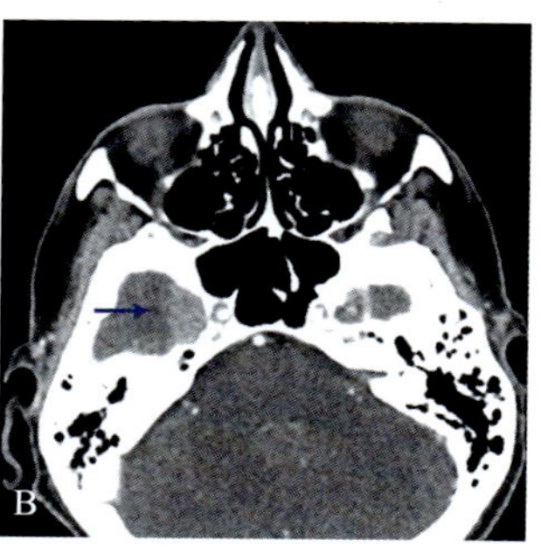

图6.20 A.图6.1鼻咽癌病例随诊的颈部增强CT冠状位图像显示：肿瘤沿V3浸润，卵圆孔增宽（橙色箭头）。同时，还有明显的咽旁间隙侵犯以及翼内肌和翼外肌的浸润（浅蓝色箭头）。在冠状位图像（A）和轴位图像（B）均可见病变的颅内侵犯，如深蓝色箭头指示

尽管腺样囊性癌的发病率远远低于SCC，却有更高比例的神经周围肿瘤侵犯。但相比之下，基底细胞癌中临床或病理上的神经周围浸润较少见。

神经周围浸润的检测依赖于密切检查沿着神经走行的脂肪层，特别是在各神经分支的已知固定入口部位。例如，茎乳孔是面神经主干穿过颞骨并进入腮腺的部位，在没有病变的情况下，茎乳孔内的神经周围应该有可见的脂肪。同样，三叉神经上颌支（V2）在圆孔和眶下孔内的走行周围也应该有脂肪（图6.5），颏孔、下颌孔和卵圆孔在下颌支（V3）分支周围也应该有对称分布的脂肪。在正常人群中，甚至可以看到沿着腭大神经和腭小神经到硬腭走行的脂肪。脂肪浸润或孔道增宽都应被认为是神经受到侵犯的阳性表现。同样，存在神经功能障碍的继发性体征也有诊断帮助，例如当V3受累时咀嚼肌会发生去神经萎缩，或者如果疾病延伸到海绵窦并影响第Ⅲ、Ⅳ或Ⅵ对脑神经时，则会引起眼外肌萎缩。

重要的是，肿瘤细胞可以沿着一条神经逆行蔓延，然后在神经节或分支点处沿着远离原发部位的另一分支顺行蔓延。

同样重要并需要记住的是，在影像学上没有肉眼可见的神经周围肿瘤扩散并不能保证没有显微镜下的侵犯。最后，手术切除时发现存在神经周围浸润可能是决定患者是否接受辅助放疗和（或）化疗的一个因素。

治疗

头颈部癌的治疗方案取决于肿瘤的分期和受累部位。根据耳鼻喉科医师的经验和偏好，手术和放化疗之间的选择也可能存在一些地区差异。

对于某些亚部位的低风险、小病灶病变，单独使用外照射放射治疗即有较高控制率。在喉部尤其如此，喉部功能的保留是常需要考虑的问题。

单纯放射治疗的治愈率随着原发肿瘤的大小和浸润程度（T期）的增加而降低，同步化疗有望提高较高分期疾病的控制率。对于T3期和T4期喉部肿瘤，采用手术的控制率最高，但术后采用辅助放疗而不进行化疗，具体取决于组织学评估的其他高危特征（神经周围或淋巴血管浸润、切缘阳性或靠近切缘等）。此外，对于其他治疗后局部肿瘤复发的患者，可行喉切除术进行补救。

相反，口腔肿瘤的首选治疗方法仍然是手术切除，其治愈率最高。放疗可以作为二线治疗，但出现的黏膜炎可能会显著降低患者生活质量。

对于腭扁桃体的小肿瘤，扁桃体切除术通常与低发病率有关，经常作为原发灶不明的颈部淋巴结肿大患

者的诊治步骤，既作为一种诊断手段，也作为一种潜在的治疗方法。一些外科医师还主张采用经口切除术，以改善该位置深缘的切除，并能够安全地减少辅助化疗剂量。然而，单纯放化疗对口咽部肿瘤的控制率也很高。尤其适用于HPV相关肿瘤，在没有吸烟等危险因素时，这些肿瘤具有更高的总体生存率和更好的预后，这一点在最新的AJCC TNM分期中也有所体现。正因为这种预后的差异，较低辐射剂量的“剂量去强化”已成为我们机构对HPV相关肿瘤的标准治疗，在保持治疗有效性的同时减少了副作用。

一些较新的免疫治疗药物确实对头颈部恶性肿瘤有一定治疗效果，但这是在个案基础上进行评估的，包括测定肿瘤组织特定配体（如PDL-1）。

单独使用化疗通常效果较差，当没有其他选择时，作为姑息性/非治愈性目的时使用。当无法进行更大剂量放疗时，很少针对肿瘤的局部复发进行动脉内化疗。

监测

监测肿瘤反应和肿瘤复发

对于无症状患者的随访是一个有争议的话题，并没有一致的指导方案。然而，针对所有患者，一个共同建议是进行基线PET/CT和诊断性增强CT检查，应在治疗完成后12周进行。如果当时发现有高度可疑的残留病灶，标准方案是手术切除，特别是对治愈目的进行了放疗的患者，无论是否进行了化疗。

12周之前的PET/CT检查受到治疗后坏死但未完全消退的肿瘤可能残留代谢活性的限制。治疗后1个月的标准化诊断性CT也经常是模棱两可的，肿瘤情况有所改善但尚未达到控制的标准，我们就不再常规进行这些检查，除非患者的临床情况发生变化。

初始治疗后超过3个月的评估并不标准，因为随着时间的推移，纤维化程度会越来越大，这可能增加耳鼻喉外科医师的手术难度，也增加患者的风险。

然而，在接受手术的HPV相关口咽肿瘤患者中，12周PET/CT阳性或模棱两可，病理证实的阳性预测值（positive predictive value，PPV）较低。如果最初的12周PET异常但不能肯定，或者患者不适合手术，则可以考虑在治疗完成后4～6个月再次进行颈部PET/CT检查，以确保肿瘤活性持续降低。

如果初步治疗后影像显示疾病得到明显控制，大多数患者可以按照各自机构的临床服务部门制定的方案进行随访，大多数患者每3～6个月进行一次临床检查和影像检查，至少持续2年。仅部分出现新的临床症状或新的黏膜异常的患者，或患有牙关紧闭症等其他限制进行全面临床检查因素的患者，才仅行后续影像检查。另一部分则使用影像学作为临床检查的辅助手段。

考虑到头颈部癌较高的复发率及新原发肿瘤的高风险（图6.21），出现新症状的患者应直接进行临床检查和影像学复查。

影像学上怀疑肿瘤复发通常需要组织学确认，以探讨额外治疗方案和评估预后。这可能是和手术切除一起作为“抢救”步骤，但如果不采用手术进行组织活检，也常常可以在影像学监测下进行经皮活检，或者使用放射科的CT/超声，或者通过耳鼻喉科外科医师在诊室进行超声监测。

不幸的是，无论潜在的病因是什么，都存在“场地效应”，即患有头颈癌的患者不仅有局部肿瘤复发的风险（特别是如果该疾病与烟草有关且患者继续吸烟），而且在接触致癌物的不同部位也有产生新的原发性肿瘤的风险。同样，患有HPV相关肿瘤的患者其他部位也有形成肿瘤的潜在风险，因为患者的全身都暴露在病毒中。

治疗并发症

放疗非常有效，对许多肿瘤都有极好的治愈率。然而，它也会在邻近的正常组织中引起剧烈的炎症反应。这可能导致患者出现继发性的内脏区黏膜炎和溃疡，从

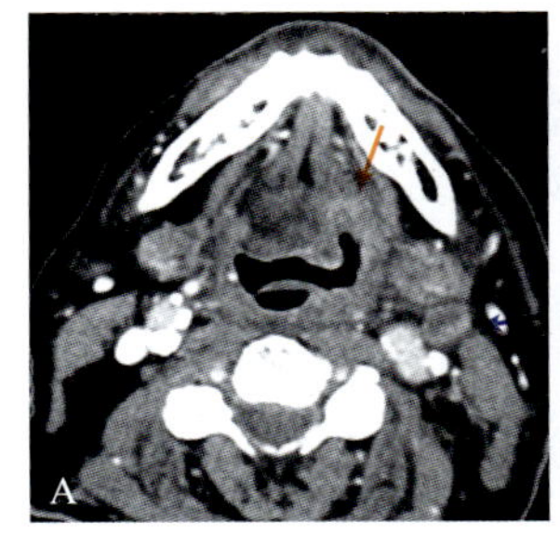

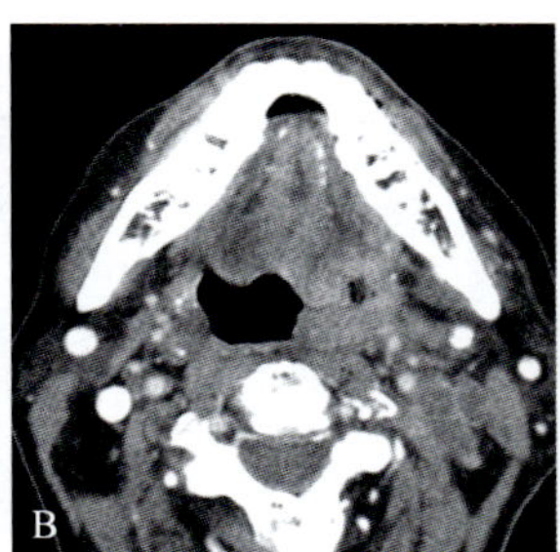

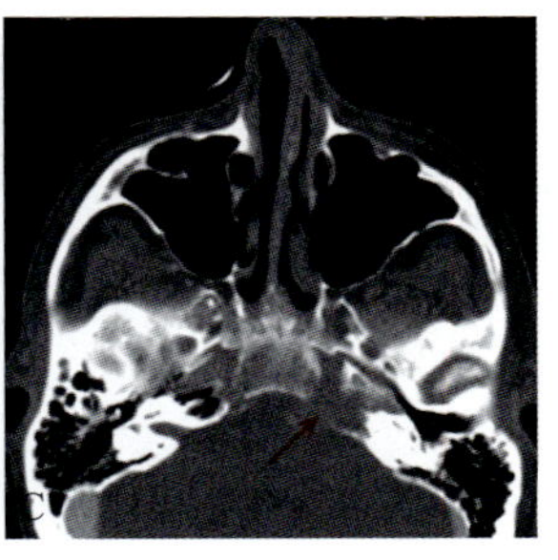

图6.21 监测。A.图6.10所示的患者由于新发第Ⅵ对脑神经麻痹，在治疗后不足12周再次行影像学检查。原发部位肿瘤体积略缩小，舌根溃疡，但溃疡口周围组织呈持续强化（橙色箭头）。左侧ⅡA区可见新发的淋巴结肿大伴内部坏死（蓝色箭头）。B.再次CT显示原发部位的肿瘤进展及左颈部淋巴结肿大。C.患者也伴有岩尖溶骨性转移，于Dorello管出现占位效应，这也是患者出现脑神经症状的原因

而引起不适。口腔癌放疗后可引起牙关紧闭和纤维化，影响下颌张口和原发部位的全面临床评估。

在放疗引发炎症的同时，也会明显减少肿瘤区域和其他辐射区域的血管供应。这可导致伤口愈合不良或瘘管形成。如果患者在手术前接受过放疗，或者存在血管病变或糖尿病等基础疾病，那么这种风险更高。若肿瘤复发，并且在先前初始治疗野中照射过的组织再次接受额外辐射，这种风险也会增加。

放射性骨坏死（osteoradionecrosis，ORN）和放射性软骨坏死是放射治疗的潜在并发症，这种情况在头颈部比身体其他部位更为常见。临床上，ORN可能表现为被覆的黏膜失活且缺失的裸露骨。在影像学上，典型表现是骨质硬化和骨碎裂，骨内可能有气体，被覆软组织缺失（图6.22）。严重时，可导致病理性骨折。在PET/CT上，由于坏死骨的炎症活动，ORN也可能具有代谢活性，因此很难区分ORN、骨髓炎和感染性肿瘤复发。

位于辐射野的任何骨骼都有可能发生ORN，但下颌骨和上颌骨发生ORN的风险最高，特别是在先前存在龋齿的情况下。对于可能接受X线放射治疗的患者，在初始成像时注意牙齿情况是有帮助的，应该拔除严重龋坏的牙齿以降低风险。

放射性软骨坏死是指软骨的断裂（图6.23），可能只影响喉部的一部分，也可能由于喉部完全塌陷而导致急性气道损伤。

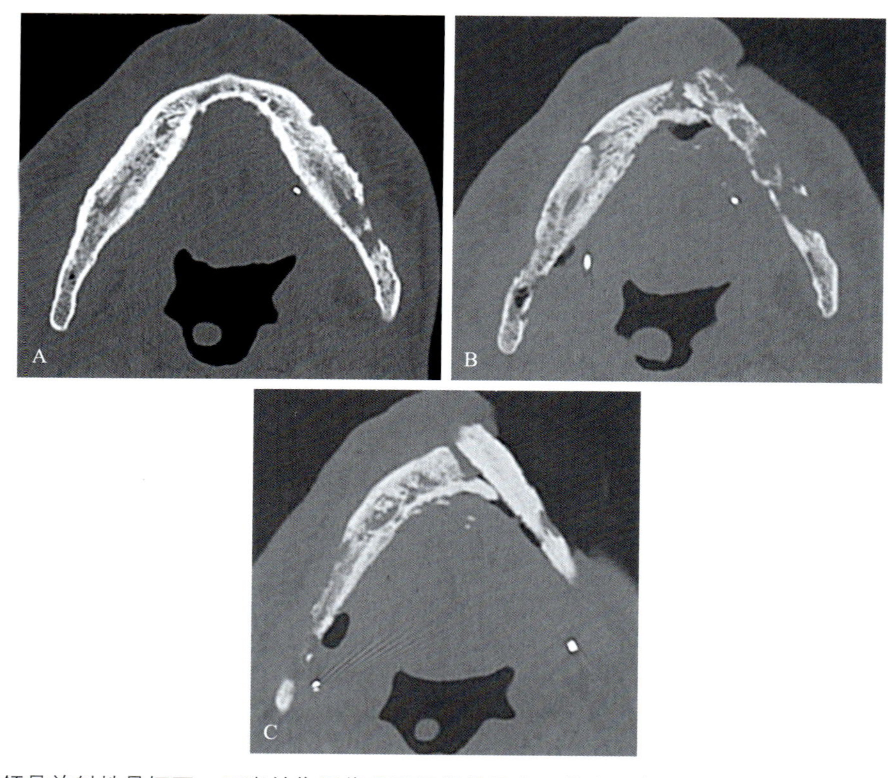

图6.22 严重的下颌骨放射性骨坏死。三张轴位图像显示下颌骨混合硬化和透亮区的进展过程（A.早期），进行性碎裂并最终病理性骨折（B.中度），以及临床检查时出现明显组织坏死（C.晚期）伴大面积骨暴露

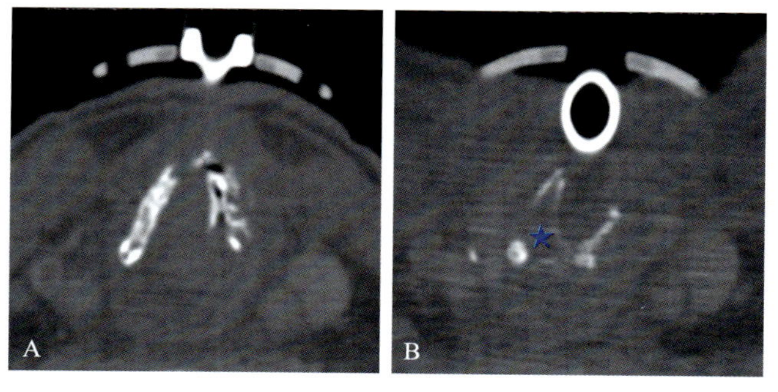

图6.23 严重的喉部软骨放射性坏死。A.变形的甲状软骨有硬化、碎裂和气体，气道完全塌陷；B.左侧环状软骨部分缺失，右侧大致保留（标记为星号）

对于接受手术治疗的患者，既往手术切除的边缘区存在很高的局部复发风险。在接受皮瓣重建患者中，最大的复发风险是在吻合口，但肿瘤也有可能沿着皮瓣的任何地方复发。如果进行了颈部清扫以切除肿瘤侵犯的淋巴结，局部复发的风险更高。同样，如果血管被肿瘤包裹或与其他重要结构粘连，或疾病高度接近颅底，使组织辐照受限，可能导致少量肿瘤残留，导致在随诊影像上出现迅猛增长。

淋巴瘤通常采用全身化疗，随后通过全身成像随诊监测患者。放射治疗有时对于孤立部位的高级别淋巴瘤有效。除非在没有其他治疗可以选择的情况下，否则患者接受治愈性化疗的情况很罕见，但与其他治疗方法一样，需要CT监测评估，尤其注意原发部位和潜在的转移部位。

当其他治疗方法已经用尽时，免疫疗法变得越来越普遍。由于免疫反应，监测获得的影像学表现可能不太可预测。在治疗开始时，肿瘤体积有一定程度的明显“增加”（“假性进展”），但这并不妨碍患者继续接受治疗。我们已经观测到患者在预期的危险淋巴结部位之外，出现弥漫性淋巴结肿大和FDG摄取。对于这些病情复杂的患者，监测研究通常以较短的间隔进行，在改变治疗方案之前，将在多学科会议上详细讨论疾病的变化。

总结

头颈部恶性肿瘤是一种常见疾病，当及早发现并恰当分期时往往可以治愈。一个重要要点是，我们对肿瘤生物学的理解正在不断变化。目前，口咽部的HPV相关肿瘤的分期与传统的烟草相关的肿瘤不同，许多中心也对这些肿瘤采取了不同的治疗方案。CT仍然是分期的主要手段，PET在疾病再分期中发挥重要作用，而MRI在解决特定问题方面有更多的补充作用。头颈部癌具有一些独特特征：内脏腔隙黏膜肿瘤的淋巴结扩散呈现可预测的模式；神经周围肿瘤扩散的高倾向性；以及小肿瘤高T分期的可能性，这是因为肿瘤可能局部浸润到骨、软骨或周围结构。

第 3 部分 胸部肿瘤

第 7 章

肺癌

Jeremy J. Erasmus，*M.D.*；*Quynh-Nhu Nguyen*，*M.D.*；*David J. Stewart*，*M.D.*，*F.R.C.P.C.*；*Stephen G. Swisher*，*M.D.*

引言

肺癌是一种常见的恶性肿瘤，影像学检查是疾病检测、诊断和分期以及评估治疗反应和监测治疗后肿瘤复发的组成部分。本章将回顾CT、MRI和PET成像在非小细胞肺癌（nonsmall cell lung carcinoma，NSCLC）和小细胞肺癌（small cell lung carcinoma，SCLC）患者中的适当使用和管理。

流行病学和危险因素

据估计，2021年美国将诊断出235 760例肺癌新发病例。虽然最近有报告显示年轻女性的发病率较高，但男女的发病率总体上都在下降。然而，肺癌仍然是美国男性和女性癌症相关死亡的主要原因，估计在2021年，肺癌将分别占男性和女性所有癌症死亡的22%。

吸烟是导致肺癌发生的最大风险因素，据估计，85%～90%的男性肺癌和80%的女性肺癌可归因于吸烟。一项包含22项研究的荟萃分析显示，暴露于环境烟草烟雾的工人患肺癌的风险增加。环境和职业暴露于颗粒和化学物质是额外的风险因素，以及暴露于自然产生的放射性气体氡是继吸烟后最重要的肺癌风险因素。肺癌发生的其他风险因素包括暴露于电离辐射、砷、氯甲基醚、铬、异丙基油、芥子气、镍、铍、铅、铜、氯丁二烯和氯乙烯。最后，肺癌的遗传易感性可能是一个重要的风险因素。许多不同的基因突变在肺癌中很常见，并且*KRAS*突变与肺腺癌中的吸烟之间存在很强的关联。此外，表皮生长因子受体（epidermal growth factor receptor，EGFR）基因突变与腺癌也有很强的关联。

病理学

WHO将肺癌分为两大组织学类别：NSCLC和SCLC。根据肿瘤分化程度最高的部分，NSCLC又可细分为不同的组织学类型（鳞状细胞癌、腺癌和大细胞癌）。腺癌是最常见的组织学类型。为了恰当地描述这些肿瘤，2011年，国际肺癌研究协会（International Association for the Study of Lung Cancer，IASLC）、美国胸科学会（American Thoracic Society，ATS）和欧洲呼吸学会（European Respiratory Society，ERS）联合工作组推出了新的腺癌分类法（框7.1）。这种新的分类策略基于诊断肺腺癌的多学科方法，包括临床、分子、放射学和手术问题，但它主要依据仍然是组织学。这种新的分类提供了统一的术语和诊断标准，特别是对于以前称为细支气管肺泡癌的肿瘤（这一术语现已取消）。对于切除标本，新的组织学分类包括浸润前病变［原位腺癌（≤3cm、单发、纯贴壁生长，以前称为支气管肺泡细胞癌）、微小浸润性腺癌（≤3cm，以贴壁生长为主，浸润≤5mm）和浸润性腺癌（按主要形态分类：贴壁、腺泡、乳头状、微乳头、实性）］。

Noguchi等还提出了一种组织学分类方法，根据肿瘤生长模式将小型（≤2cm）周围型腺癌分为A～F 6种类型。A型肿瘤软组织密度成分往往不存在或少于总体积的1/3，而在D～F型肿瘤软组织密度成分的范围会更大（超过2/3）。据报道，浸润性腺癌和晚期肺癌更可能具有混合性和实性密度的特征。

框7.1　国际肺癌研究协会/美国胸科学会/欧洲呼吸学会肺腺癌病理分类

浸润前病变
非典型性腺瘤样增生
原位腺癌［≤3cm，纯贴壁生长，无浸润，之前称细支气管肺泡细胞癌（BAC）］
非黏液性
黏液性
混合黏液性/非黏液性
微浸润腺癌（≤3cm，以贴壁生长为主，肿瘤浸润>5mm）
非黏液性
黏液性
混合黏液性/非黏液性
浸润性腺癌以贴壁生长为主（以前为非黏液性BAC模式，>5mm浸润）
腺泡为主
乳头状为主
微乳头为主
以实性为主，产生黏蛋白
侵袭性腺癌的变异
浸润性黏液腺癌（以前称为黏液性BAC）
胶体
胎儿型（低级别和高级别）
肠型
引自：Van Schil PE，Sihoe AD，Travis WD. Pathologic classification of adenocarcinoma of lung. *J Surg Oncol*. 2013；108（5）：320-326

腺癌

肺腺癌通常表现为肺内周围型孤立性肺结节，由于肺实质侵犯和相关的纤维化反应，结节边缘不规则或有毛刺（图7.1）。结节通常为软组织密度，空洞少见。然而，检查发现表现为纯磨玻璃或部分实性（磨玻璃和实性）密度的腺癌的频率越来越高（图7.2，图7.3）。

鳞状细胞癌

肺SCC典型地表现为中央支气管内肿块，常表现为阻塞后肺炎或肺不张（图7.4）。约1/3的SCC发生在段支气管以外，大小通常在1～10cm。SCC与其他组织学类型的肺癌相比，更容易形成空洞（图7.5）。

大细胞癌

大细胞肺癌通常是直径>7cm的边缘不清的周围型肿块。

小细胞肺癌

SCLC占所有肺癌病例的15%～20%。SCLC是一种NET，有10个有丝分裂/2mm^2，组织学表现为片状小的椭圆形至略呈纺锤形的细胞，细胞质稀少，核深染，

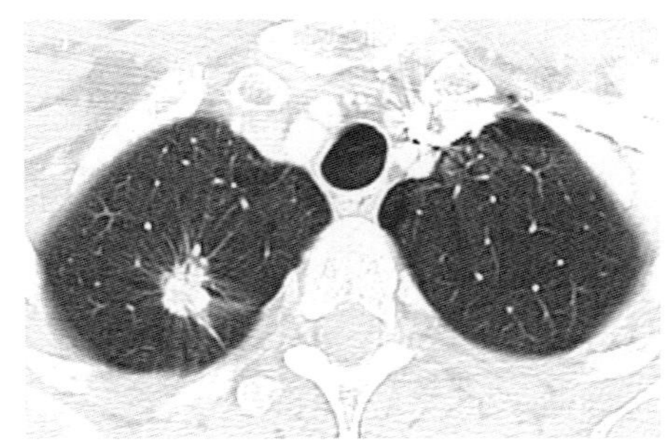

图7.1　患有肺腺癌的59岁女性，表现为右上肺外周的小结节。CT显示右肺上叶有一结节，周围可见毛刺影。边缘有毛刺是肺癌的典型特征

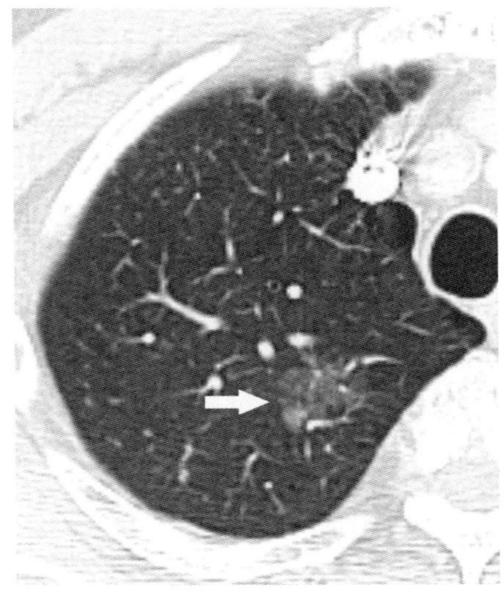

图7.2　78岁肺腺癌男性患者，表现为肺内磨玻璃样密度结节（箭头）。CT显示左肺上叶边缘不清的磨玻璃样密度影。请注意，这些恶性肿瘤典型表现为惰性生长

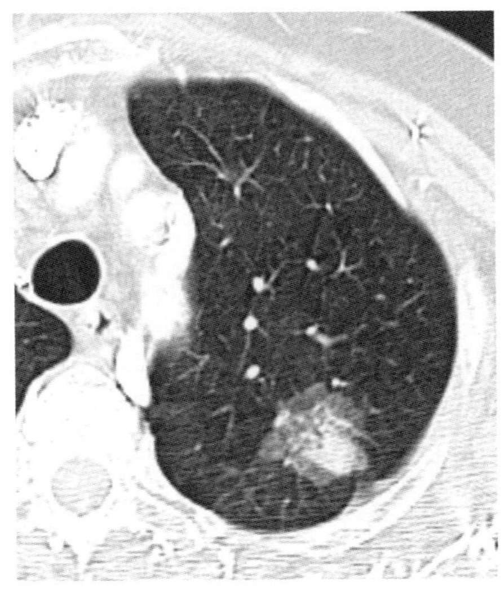

图7.3　76岁肺腺癌女性患者，表现为肺结节伴磨玻璃样和实性密度混合影，CT显示左肺上叶磨玻璃样密度影，边界不清，并有局灶性实性成分。部分实性结节中浸润性腺癌的可能性较高

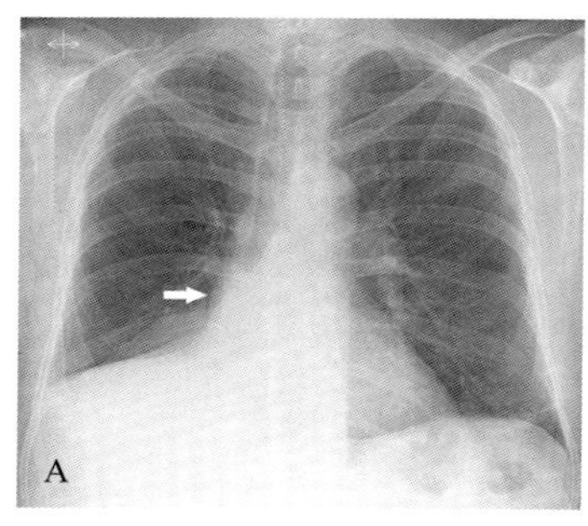

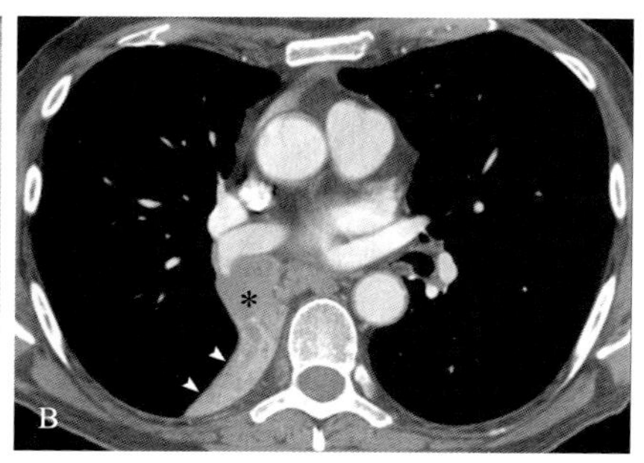

图7.4 62岁肺鳞状细胞癌男性患者，表现为中央支气管内肿块。A.后前位胸部X线显示右肺中叶和下叶完全性肺不张。肺不张的肺内外凸（箭所示）是中央肿块所致；B.CT证实为支气管内肿块（*），阻塞中间段支气管，并导致肿块远端的中叶和下叶完全肺不张（箭头）

核仁小至缺失。原发肿瘤通常较小，位于中心，常伴随广泛的肺门和纵隔淋巴结肿大（图7.6）。SCLC表现为小的、外周孤立的肺结节的情况很少见。

要点 病理学

- 肺癌主要分为两大组织学类别：非小细胞肺癌（NSCLC）和小细胞肺癌（SCLC）。
- NSCLC细分为鳞状细胞癌、腺癌和大细胞癌。
- 腺癌是最常见的组织学亚型，并被分类为原位腺癌、微浸润腺癌、浸润性腺癌和浸润性腺癌的变体。
- Noguchi分类基于肿瘤生长模式，适用于小的外周型肺腺癌。

临床表现

大多数肺癌患者的发病年龄为50～70岁，而且有症状。症状是可变的，取决于原发性肿块的局部影响、区域或远处转移的存在，以及副肿瘤综合征的共存。中央型支气管内膜癌可表现为咳嗽、咯血和呼吸困难。由于局部生长和侵犯邻近的神经、血管和纵隔结构而引起的症状包括上腔静脉综合征（图7.7），胸痛归因于支气管周围神经或胸壁受累，声带麻痹和声音嘶哑、呼吸困难归因于声带麻痹（图7.8）和霍纳综合征（交感神经链和肺上沟肿瘤累及星状神经节引起的上睑下垂、瞳孔缩小、无汗症）。

许多肺癌患者表现出与胸外转移相关的症状，最常见的是骨痛或中枢神经系统异常。临床体征和症状也可由肿瘤分泌的生物活性物质或激素引起，或由抗体或细胞介导的免疫应答引起的免疫介导的神经组织破坏的结果。这些副肿瘤综合征发生在10%～20%肺癌患者中，通常与SCLC相关。抗利尿激素和促肾上腺皮质激素是较为常见的分泌激素，可分别导致低钠血症和血清

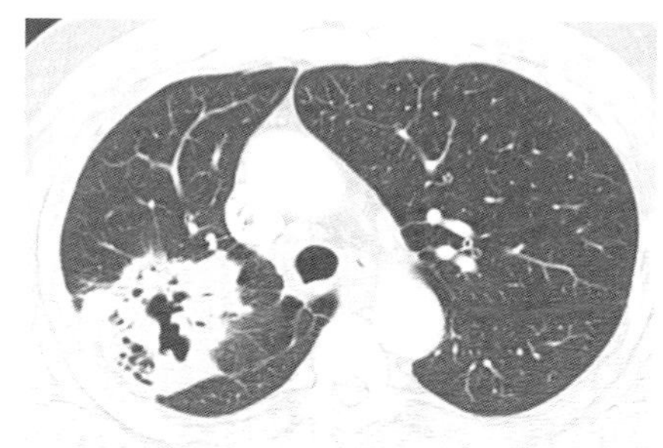

图7.5 52岁肺鳞状细胞癌男性患者，表现为含一个巨大的空洞的肿块。CT显示右肺上叶有一个巨大的不规则空洞的肿块。值得注意的是，空洞在鳞状细胞癌中比其他肺癌组织学亚型更常见

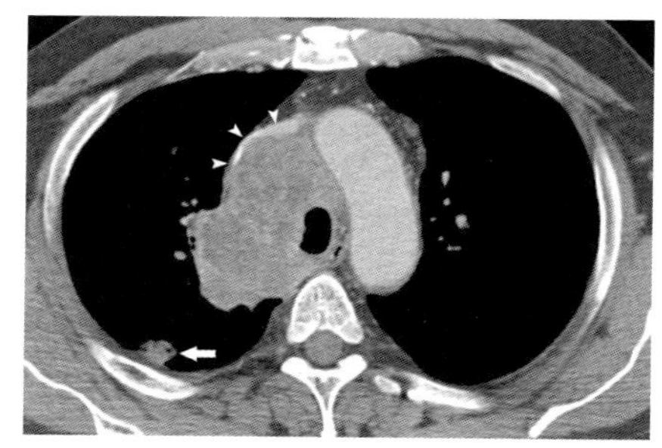

图7.6 52岁小细胞肺癌男性患者，表现为小的肺结节和广泛纵隔淋巴结增大。CT显示一个肺内小结节（箭）和纵隔内淋巴结增大，压迫左头臂静脉和上腔静脉致其狭窄（箭头）

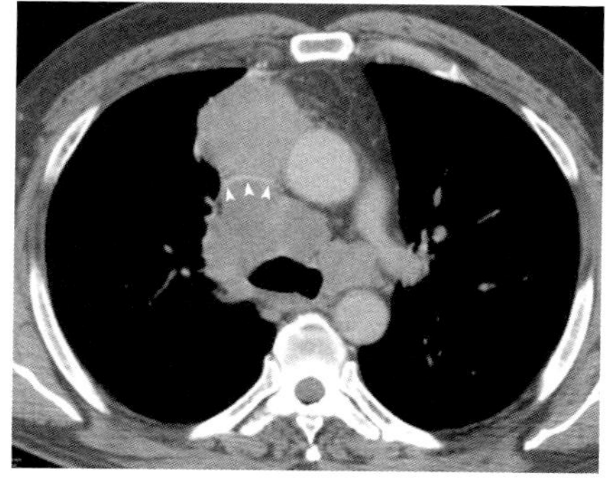

图7.7 57岁非小细胞肺癌男性患者，表现为上腔静脉综合征（呼吸困难、上肢和面部肿胀）。CT显示纵隔内多个区域广泛的淋巴结增大和上腔静脉阻塞（箭头）

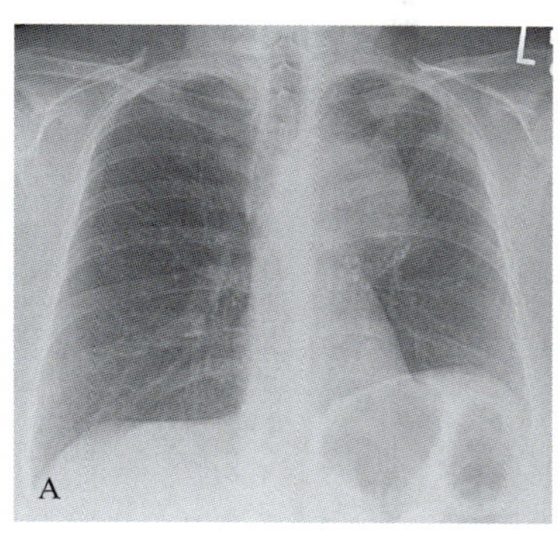

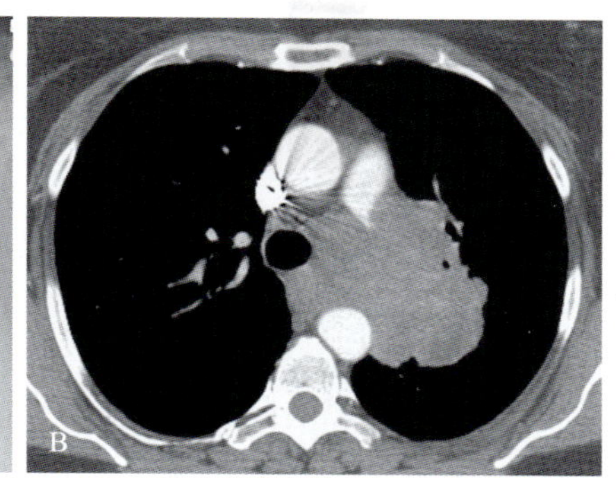

图7.8 61岁非小细胞肺癌女性患者，表现为声音嘶哑和呼吸困难。A.后前位胸部X线显示左肺门周围肿块，左上肺叶周围有阴影，是阻塞性肺不张/实变所致。注意，由于膈神经侵犯致膈肌麻痹，致使左侧横膈抬高；B.CT显示纵隔侵犯，肿块延伸至主肺动脉窗（喉返神经的解剖位置）

低渗和库欣综合征（表现为中心性肥胖、高血压、葡萄糖耐受降低、多血、多毛症）。其他可能升高的激素包括降钙素、生长激素、人绒毛膜促性腺激素（β-human chorionic gonadotropin，β-HCG）、催乳素和血清素。神经系统副肿瘤综合征（Lambert-Eaton肌无力综合征、副肿瘤性小脑变性、副肿瘤性脑脊髓炎、副肿瘤性感觉神经病变）很罕见，通常与SCLC相关。神经系统症状通常比肺癌的诊断早两年出现，使人丧失能力，并且进展迅速，尽管治疗后可以改善。与肺癌相关的各种副肿瘤综合征包括黑棘皮病、皮肌炎、弥散性血管内凝血和肥大性肺骨关节病。

肿瘤扩散模式

肺癌通常侵犯肺动脉和静脉系统，常见的是向肺、胸膜、肾上腺、肝、脑和骨的血源性播散性转移（图7.9）。有证据表明，原发性恶性肿瘤的细胞或肿瘤碎片的播散发生在恶性肿瘤的早期阶段，并且在局部NSCLC中检测到骨髓中的肿瘤栓塞或微转移及血液中的循环癌细胞。然而，这种微小的血源性肿瘤细胞播散的临床相关性尚存在争议。尽管如此，这些脱落细胞可能代表真正的微转移，因为它们是总体生存率的独立预后因素。一旦肿瘤栓子播散，转移性疾病的发病机制变得复杂的和多因素的。尽管肿瘤之间存在相当大的差异，但血源性播散转移的发生率与肺癌的细胞类型之间存在关系。在这方面，SCC倾向于生长缓慢并局限于肺部，胸外转移的血行播散通常发生在晚期。由于腺癌在组织学上是一组非常多样化的恶性肿瘤，因此其血行播散的倾向存在差异。一般而言，低分化浸润性腺癌早期血行转移的可能性较高（Noguchi D、E和F型），局灶性和惰性腺癌（Noguchi A、B和C型）早期血行转移的可能性较低。大细胞癌和小细胞肺癌具有早期血管浸润的倾向性高，肝、骨髓、肾上腺、大脑转移常见。

与血行播散相似，淋巴播散至淋巴结与肿瘤部位和肿瘤细胞类型相关。与周围型肿瘤患者相比，中心型肿瘤患者淋巴结转移的发生率更高，SCC患者淋巴结转移的发生较晚，而浸润性腺癌、大细胞肺癌与小细胞肺癌患者淋巴结转移发生较早且频繁。此外，与SCC相比，在这些恶性肿瘤中，除了纵隔淋巴结转移的发生率更高之外，在腺癌中，纵隔淋巴结转移的发生率也更高，但不累及肺叶或肺门淋巴结。

肺内肿瘤栓子的淋巴播散，在腺癌中更为常见，称为淋巴管炎性癌（图7.10）。淋巴管转移通常发生在血行

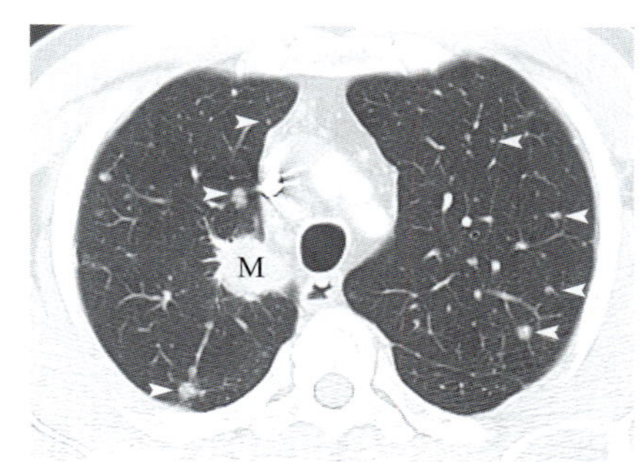

图7.9 55岁男性，患有非小细胞肺癌和血源性播散性肺转移。胸部CT显示右上肺叶原发性恶性肿瘤（M）和双肺多发、散在的小结节（箭头）。注意边缘清晰，大小不等，是典型血源性播散性转移瘤的特点

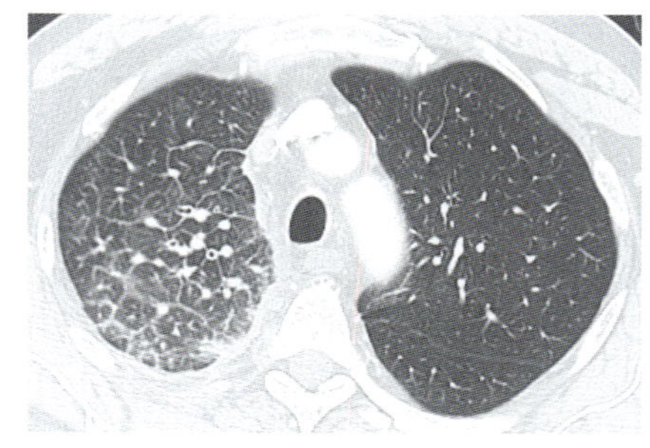

图7.10 一名患有右上非小细胞肺癌（未展示）和癌性淋巴管炎的66岁男性患者。胸部CT显示小叶间隔和支气管血管周围间质增厚，次级肺小叶呈多边形

播散之前。在肺实质中发生血行播散后，肿瘤生长仍然局限于血管周围的小叶，随后沿着静脉周围和支气管动脉小叶和小叶间隔中的肺动脉向肺门或肺外周生长。

最后，为了解释原发性腺癌的多灶性，提出了通过雾化传播的理论。根据这一理论，腺癌的起源可能是单克隆性的（由于通过气溶胶化、肺内淋巴管和肺泡内生长而播散，因此是多灶性的）或多克隆性的（由于肿瘤在多个部位重新生长，从而形成多灶性的肿瘤）（图7.11）。

要点 肿瘤扩散

- 来自原发性恶性肿瘤的癌细胞扩散发生在早期。肿瘤栓塞常见，是总生存率的预后因素。
- 血行播散性转移的发生率与细胞类型有关。
- 鳞状细胞癌的血行播散发生较晚。
- 侵袭性腺癌、大细胞癌和小细胞癌的血行播散率高，而局限性/惰性腺癌的血行播散率低。
- 转移的淋巴播散在鳞状细胞癌中发生较晚，在浸润性腺癌、大细胞癌和小细胞癌患者中发生较早且较常见。

影像学评价

非小细胞肺癌肿瘤-淋巴结-转移分期

NSCLC患者的治疗和预后取决于就诊时疾病的解剖学范围或疾病的临床分期。基于对IASLC数据库的分析，第八版AJCC肿瘤-淋巴结-转移（TNM）分期系统（TNM-8）适用于肺癌患者的分期。

原发性肿瘤（T）

T是指原发性肿瘤的大小（通常沿最大长轴测量）、位置和范围（表7.1，图7.12）。T1肿瘤分为三组：T1a（≤1cm）、T1b（>1cm且≤2cm）和T1c（>2cm且≤3cm）。T2肿瘤分为两组：T2a（>3cm且≤4cm）和T2b（>4cm且≤5cm或以下任何一种：侵及脏胸膜或累及主支气管而不直接侵及隆突或部分或完全肺不张/阻塞性肺炎）。T3肿瘤>5cm且≤7cm或直接侵犯以下任何结构：壁胸膜、胸壁（包括肺上沟瘤）、膈神经、壁心包或同一肺叶内的另有孤立的或多发的肿瘤结节。T4肿瘤>7cm或侵犯以下任何结构：纵隔、膈肌、心脏、大血管、气管、喉返神经、食管、椎体或隆突；或为同一侧肺的不同肺叶内另有孤立的或多发的肿瘤结节。

在肺癌中，T分期描述基于总肿瘤的大小。然而，在表现为亚实性病变的非黏液腺癌中，实性成分（通常对应于肿瘤的浸润性成分）用于确定T分期。如果腺癌在CT上表现为纯磨玻璃密度病变，当其>0.5cm且≤3cm，则为原位癌Tis，>3cm为T1a。部分实性结节的T分期描述由实性成分的最大尺寸确定：≤0.5cm的结节为T1微浸润（T1mi），>0.5cm且≤1cm的结节为T1a，>1cm且≤2cm的结节为T1b，>2cm且≤3cm的结节为T1c。如果部分实性结节的实性成分≤0.5cm，但总尺寸>3cm，则归类为cT1a。

患者诊断为多发性肺癌的分类一直具有挑战性。国际肺癌分期和预后因素研究协会委员会制定了第八版TNM分类的建议，以解决这一问题。根据综合临床、影像学和病理学表现的多学科观点，将2个或2个以上的肺部病变归类为同步原发性癌，在TNM分期系统中分别对每种恶性肿瘤进行分期，并为其分配不同的T分期和总体分期。此外，表现为具有磨玻璃样密度或贴壁生长特征的多发性肺癌通常是多灶性腺癌，并根据具有最高水平T分期的病变和病变数量（#）进行分类，或者简单地以（m）代表多发性。病灶大小由实性成分的最大直径决定。无论这些病灶在影像学上是否被怀疑或经病理证实，也无论病灶是否位于同一肺叶还是不同肺叶的同侧或对

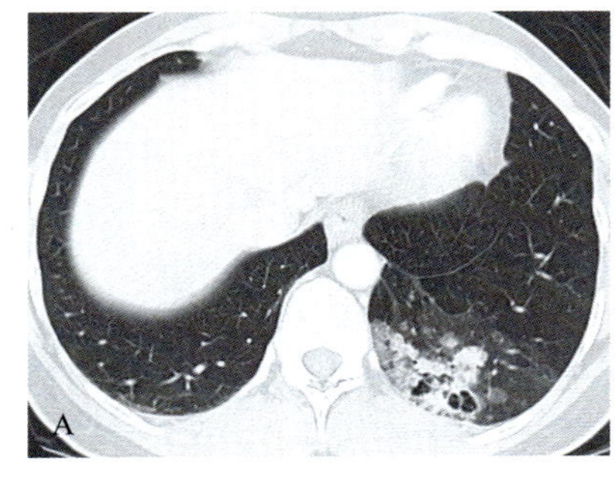

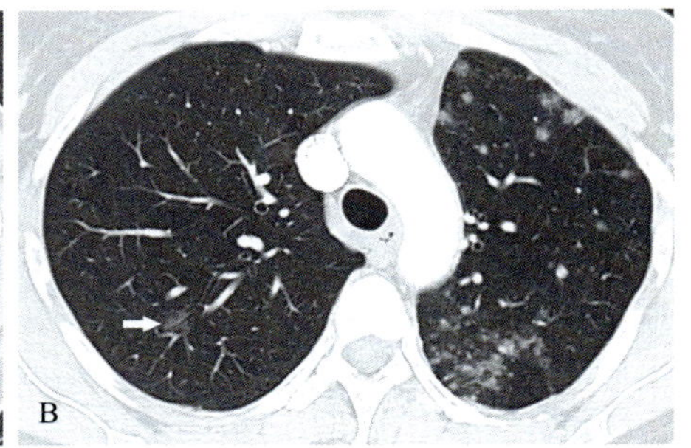

图7.11 39岁女性肺腺癌患者。A. 胸部CT显示边界不清的空洞性肿块，伴有混合性实性和磨玻璃样密度影。注意邻近弥漫性和结节性磨玻璃样密度影，符合多灶性恶性肿瘤。患者接受了肺下叶切除术，证实为多灶性原发性肺腺癌。B. 6年后胸部CT显示左肺上叶出现多发、散在的磨玻璃样密度结节影，右肺上叶出现局灶性磨玻璃样密度结节影（箭头），符合恶性肿瘤。注意，恶性肿瘤的扩散可能通过雾化、肺内淋巴管和肺泡内生长或者由于多个部位的原发性肿瘤生长

表7.1　国际肺癌研究协会肺癌分期项目TNM-8肺癌分类的T、N和M分期描述

T-原发肿瘤		
分类	亚分类	描述
TX		不能评估原发肿瘤；痰液或支气管冲洗物中可见恶性细胞但影像或支气管镜观察不到
T0		无原发肿瘤的证据
Tis		原位癌：Tis（原位腺癌）：腺癌 Tis（SCIS）：鳞状细胞癌
T1		最大径≤3cm，被肺或脏层胸膜包围，叶以上支气管近端无支气管镜下浸润迹象（即主支气管无浸润）。最大径≤1cm、浅表、任何大小的扩散性肿瘤，其侵袭成分局限于支气管壁，可向主支气管近端延伸，也属于T1a，但不常见
	T1mi	微浸润腺癌
	T1a	肿瘤最大径≤1cm
	T1b	1cm＜最大径≤2cm
	T1c	2cm＜最大径≤3cm
T2		3cm＜最大径≤5cm或具有下列任何特征的肿瘤。具有这些特征的T2期肿瘤如果直径为4cm或无法确定大小，则为T2a期，如果直径＞4cm但≤5cm，则为T2b期；不论到隆突的距离如何，累及主支气管但未累及隆突；侵入脏胸膜；与波及肺门区累及部分或全肺的肺不张或阻塞性肺炎有关
	T2a	3cm＜最大径≤4cm
	T2b	4cm＜最大径≤5cm
T3		5cm＜最大径≤7cm，或直接侵犯以下任何部位：壁胸膜（PL3）、胸壁（包括肺上沟瘤）、膈神经、壁心包；或与原发病灶位于同一叶的分开的单发或多发肿瘤结节
T4		最大径＞7cm或任何大小的肿瘤侵犯以下1个或多个部位：膈肌、纵隔、心脏、大血管、气管、喉返神经、食管、椎体或隆突；同侧肺叶内不同于原发灶的肿瘤结节

节选自：Goldstraw P，Crowley J，Chansky K，et al. The IASLC Lung Cancer Staging Project：proposals for the revision of the TNM stage groupings in the forthcoming（seventh）edition of the TNM Classification of malignant tumors. J Thorac Oncol. 2007；2（8）：706-714

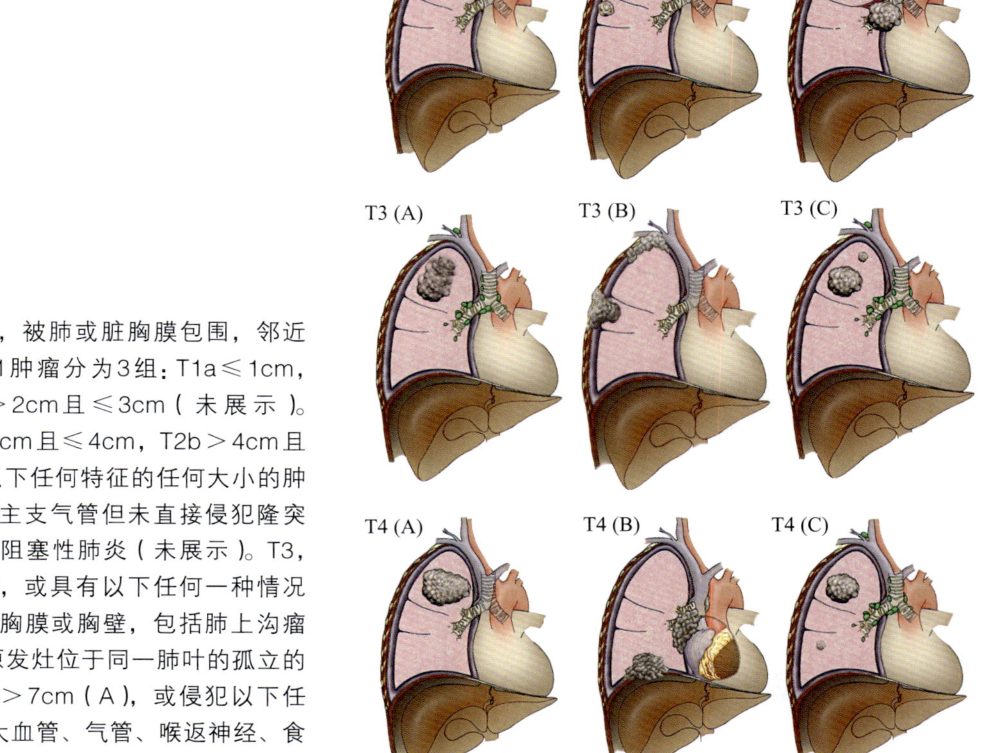

图7.12　T1，最大径＜3cm，被肺或脏胸膜包围，邻近肺叶支气管无侵犯迹象。T1肿瘤分为3组：T1a≤1cm，T1b＞1cm且≤2cm，T1c＞2cm且≤3cm（未展示）。T2肿瘤可分为两组：T2a＞3cm且≤4cm，T2b＞4cm且≤5cm（未展示），或具有以下任何特征的任何大小的肿瘤：侵犯脏胸膜（A），累及主支气管但未直接侵犯隆突（B），或部分或完全肺不张/阻塞性肺炎（未展示）。T3，最大径＞5cm且≤7cm（A），或具有以下任何一种情况的任何大小的肿瘤：侵犯壁胸膜或胸壁，包括肺上沟瘤（B）、膈神经、壁心包或与原发灶位于同一肺叶的孤立的肿瘤结节（C）。T4，最大径＞7cm（A），或侵犯以下任何结构：纵隔膈膜、心脏、大血管、气管、喉返神经、食管、椎体、隆突（B）；或同一肺叶的孤立的肿瘤结节（C）

侧，都应使用T（#/m）多灶性分类。肿瘤病灶的N和M分期适用于所有肿瘤。表现为弥漫性实变的肺癌的T分期：局限于单个肺叶的实变的T分期由病变的大小确定，如果难以测量，则指定T3分期；如果存在多个肺部受累部位，则T分期由位置确定：局限于一个肺叶为T3，累及同一肺中的不同肺叶为T4，涉及两个肺为M1a。当肿瘤存在于两肺时，T分期按照肿瘤累及程度最大的肺内情况进行T分期。例如，如果同一肺的一个或多个肺叶受累，则分别为T3或T4。肿瘤病灶的N和M分期适用于所有肿瘤。

区域淋巴结（N状态）

淋巴结转移的存在和位置是决定NSCLC患者治疗和预后的重要因素。与原发性肺癌相比，短轴直径通常用于淋巴结测量。N0定义为无淋巴结受累；N1指同侧的外周或肺门淋巴结转移；N2包括同侧纵隔（上、主肺动脉窗、下）或隆突下淋巴结转移；N3包括同侧或对侧锁骨上淋巴结或对侧纵隔、肺门/叶间或外周淋巴结转移（表7.2）。

表7.2 用于肺癌分期的区域淋巴结站点

N-区域淋巴结	
NX	局部淋巴结无法评估
N0	无区域淋巴结转移
N1	同侧支气管周围和（或）同侧肺门淋巴结及肺内淋巴结转移，包括直接侵犯
N2	同侧纵隔和（或）隆突下淋巴结转移
N3	对侧纵隔、对侧肺门、同侧或对侧斜角肌、锁骨上淋巴结转移
M-远处转移	
M0	没有远处转移
M1	远处转移
M1a	对侧肺叶独立肿瘤结节；肿瘤伴胸膜或心包结节或恶性胸腔或心包积液 大多数肺癌胸腔（心包）积液是肿瘤侵犯的结果；然而，但在少数患者中，胸腔（心包）积液的多次显微镜检查未见肿瘤细胞，积液不是血性的，不是渗出性的。如果这些因素和临床判断表明积液与肿瘤无关，应将积液从分期描述中剔除
M1b	单器官胸外转移（包括单个非区域淋巴结）
M1c	单或多器官的多发胸外转移

除了“肿瘤大小”之外，还应指出，对于部分实体瘤，CT上实体成分的大小和病理检查中浸润成分的大小，都是用来根据肿瘤大小定义T类别的关键指标

为了能够对N状态进行一致和标准化的描述，使用淋巴结“地图”来描述淋巴结转移的位置。IASLC提出了一套淋巴结图谱，它调和了目前使用的“淋巴结地图”之间的差异，并为所有淋巴结站点提供了精确的解剖定义。IASLC图谱将淋巴结分配到7个特定区域：上区、主肺动脉窗区、隆突下区、下区、肺门/叶间和外周区域（表7.2）。

转移性病变（M状态）

NSCLC患者在初次就诊时，肿瘤可能已经转移至肺、肾上腺、肝、脑、骨和胸外淋巴结。M1细分为M1a（对侧肺中的额外结节，恶性胸膜/心包积液/结节）、M1b（单个远处器官中的单个胸外转移）、M1C（一个或多个远处器官的多发性胸外转移）。

国际肺癌分期系统将T分期与N和M分期组合成具有类似治疗的子集或阶段备选办法和建议。

要点　分期

- 肿瘤的大小是决定T分期的重要因素。
- 实体成分用于确定表现为亚实性病变的非黏液腺癌的T分期。
- 原发灶所在肺叶内的其他结节分类为T3；同侧肺（不同叶）中的其他结节分类为T4。
- 磨玻璃样密度的多发性肺癌根据最高水平T分期的病变和病变数量（#）来分类，或者对于多发性肺癌，在括号中简单地用（m）进行标注。
- N分期用于描述淋巴结转移的位置。
- M1分期被细分为M1a（对侧肺有结节，恶性胸膜/心包积液/结节）、M1b（单个远处器官中有单个转移灶）和M1c（一个或多个远处器官中有多个转移灶）。

小细胞肺癌分期

SCLC通常根据退伍军人管理局肺癌研究组的建议分期为局限性疾病（limited disease，LD）或广泛性疾病（extensive disease，ED）。LD定义为肿瘤局限于一侧胸腔内和区域淋巴结受累。与NSCLC的TNM分类不同，转移至同侧锁骨上、对侧锁骨上和纵隔淋巴结被认为是局部病变。ED包括非邻近转移到对侧肺和有远处转移的肿瘤。

AJCC TNM分期系统也适用于SCLC，但在临床实践中使用频率较低，因为只有一小部分SCLC患者处于适合手术的分期。尽管如此，少部分已发表的关于SCLC切除的研究表明，TNM病理分期与切除患者的生存率相关。对IASLC数据库中8088例SCLC病例的分析表明，临床TNM分期在这种恶性肿瘤中是有用的。TNM-8分期对于小细胞肺癌具有预后价值，因此建议TNM分期应成为所有SCLC病例的标准化评估手段。

要点 分期

- 小细胞肺癌（SCLC）传统上分期为局限性病变（局限于单侧半胸）或广泛性病变（非连续转移）。
- 国际肺癌研究协会肺癌分期项目建议将肿瘤-淋巴结-转移（TNM）分期系统作为SCLC的标准分期方法。

成像

非小细胞肺癌

影像学检查是临床TNM分期的重要组成部分。然而，目前对于NSCLC患者应如何进行影像学检查以准确进行分期评估还没有达成共识。美国临床肿瘤学会（American Society of Clinical Oncology，ASCO）已发布了NSCLC患者诊断评估的循证指南。在局部病变分期中，这些指南建议应进行胸部X线片和胸部增强CT（包括肝脏和肾上腺）检查。此外，当CT上没有远处转移的证据时，应进行FDG-PET全身成像。该建议基于FDG-PET成像可提升淋巴结和远处转移的检测能力并经常改变患者管理的事实。尽管指南中未提及，全身MRI由于其相似的准确性和分期效率更高，已被提倡作为癌症分期标准成像的替代方法。

CT和MRI通常用于更好地评估原发性肿瘤，因为原发性肿瘤的范围可以决定治疗管理（手术切除、放疗或化疗）。原发性肿瘤的评价（大小、位置、与关键结构的接近程度）非常重要，可为外科医师和放射肿瘤学家提供可能影响治疗管理的信息。例如，中央型肿瘤靠近脊髓，在放射治疗时要考虑剂量-体积限制，并且确定肿瘤边缘非常重要，这会影响放射治疗的递送。随着精确放射治疗（radiation therapy，RT）[包括立体定向体部RT（stereotactic body RT，SBRT）和质子治疗]的使用日益增加，这一点尤其重要，这些技术产生的剂量分布与目标体积紧密一致。确定胸膜、胸壁和纵隔的侵犯程度，以及中央气道和肺动脉的受累，对放射肿瘤学家和外科医师评估患者的可切除性均很重要。例如，主肺动脉受累可能需要肺切除术而不是能获得清晰的手术切缘的肺叶切除术。另外，累及肺叶支气管或主支气管的肿瘤可能需要袖状切除术或肺切除术。由于接受医学肿瘤学家治疗的患者通常具有转移性疾病，并且治疗针对局部和全身的病变，只有当存在显著并发症的潜在风险时，肿瘤位置和范围的准确确定才是重要的，并发症包括可能导致大量出血等。

CT在确定原发肿瘤T分期方面是有用的，但在许多患者中，这种评估存在局限性，例如，CT在确定大体胸壁侵犯方面是有用的，但在区分解剖结构的毗邻关系和细微侵犯方面是不准确的。确定胸壁侵犯的存在和程度从手术角度来看是重要的，因为这些可能会导致手术方法改变，包括原发性恶性肿瘤和胸壁的整体切除。尽管MRI提供了比CT更好的软组织对比分辨率，但在识别胸壁侵犯方面的敏感性和特异性并不理想。CT或MRI也可用于确认纵隔的大体侵犯，但这些方法与胸壁评估相似，在确定细微侵犯时不准确。然而，MRI在评估心脏侵犯和肺上沟瘤方面特别有用，在肺上沟瘤中，MRI有助于确定臂丛、锁骨下血管和椎体的受累程度（图7.13）。重要的是，MRI通常可以准确评估手术的绝对禁忌证（T1水平以上臂丛神经根或干的侵犯、超过50%椎体的侵犯以及食管或气管的侵犯）。

由于手术切除和辅助治疗的可能性取决于患者的N分期，因此已尝试提高淋巴结转移检测的准确性。重要的是，同侧支气管周围或肺门（N1）淋巴结通常是可切除的，而纵隔淋巴结转移的存在对可切除性的判断有重大影响。具体来说，同侧非大体积、单站纵隔或隆突下淋巴结转移（N2）可能是可切除的（通常在诱导化疗

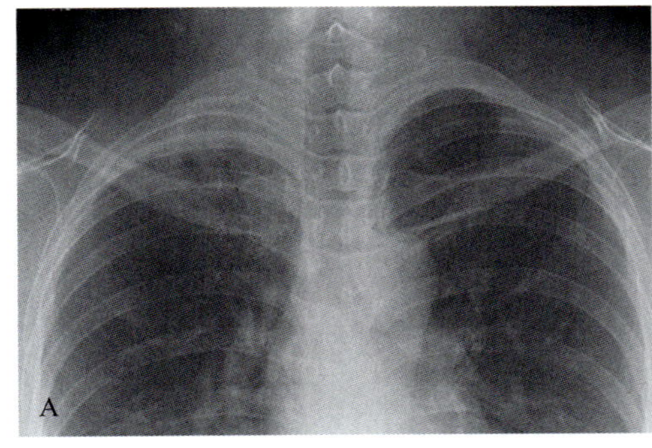

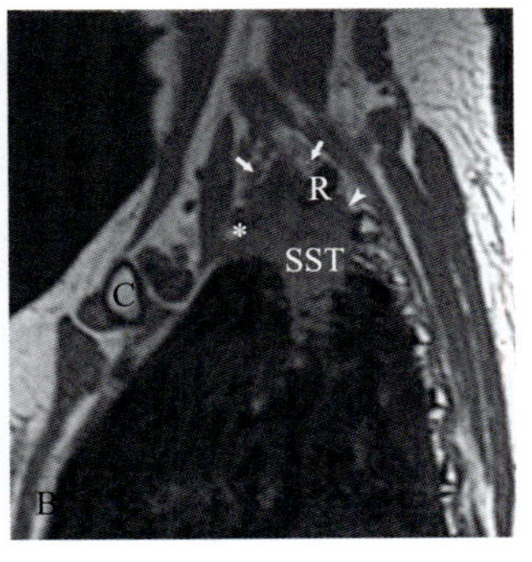

图7.13 一名49岁女性，患有肺上沟非小细胞肺癌，表现为肩部疼痛和Horner综合征（上睑下垂、瞳孔缩小、无汗）。A.后前位胸部X线显示右肺尖有软组织肿块，未发现肋骨或椎体受侵；B.矢状位T1WI MRI显示肺上沟肿瘤（superior sulcus tumor，SST）向后延伸进入T1/T2神经椎孔（箭头），并导致T1神经根闭塞，C7和C8神经根（箭头）未受累。注意，臂丛神经的有限受累并不排除手术切除。C：锁骨；R：第一肋骨；*：锁骨下动脉

或放化疗后），而对侧纵隔和斜角肌或锁骨上淋巴结转移（N3）则是不可切除的。淋巴结转移的检测对放射肿瘤学家也很重要，因为将这些淋巴结纳入放射治疗计划对于实施适当的治疗很重要。在淋巴结转移的影像学评价中，大小是诊断转移的唯一标准，短轴直径大于1cm的淋巴结被视为异常。然而，淋巴结大小并不是评估NSCLC患者淋巴结转移的可靠参数。在一项对3438名患者进行的评估CT纵隔分期准确性的荟萃分析中，发现敏感度仅为57%，特异度为82%，PPV为56%，阴性预测值（negative predictive value，NPV）为83%。此外，Prenzel等报道，在256例NSCLC患者的2891个切除的肺门和纵隔淋巴结中，139例无淋巴结转移的患者中有77%至少有一个直径大于1cm的淋巴结，127例有淋巴结转移的患者中有12%没有直径大于1cm的淋巴结。

FDG-PET提高了淋巴结分期的准确性（图7.14）。一项荟萃分析（17项研究，833例患者）比较了PET和CT在NSCLC患者淋巴结分期中的作用，FDG-PET检测纵隔淋巴结转移的敏感度和特异度分别为66%～100%（总体为83%）和81%～100%（总体为92%），而CT的敏感度和特异度为20%～81%（总体为59%）和44%～100%（总体为78%）。PET/CT成像可以改善淋巴结分期，所有潜在可被切除的NSCLC患者，无论纵隔淋巴结的大小，都应该进行PET/CT检查以直接进行淋巴结取样，以及检测远处的隐匿性转移。重要的是，尽管FDG-PET对于淋巴结分期具有成本效益，并且可以降低纵隔淋巴结转移（N3）患者接受不必要手术的可能性，但由于感染或炎症导致的假阳性结果太多，因此无法完全取代侵入性纵隔采样。

转移灶的检测对于确定患者是否适合手术切除或接受姑息性放疗和化疗非常重要。例如，恶性胸腔积液或胸膜转移瘤的诊断在治疗决策中是很重要的，因为这些转移瘤排除了手术切除的可能性（图7.15）。然而，影像学检查在检测M1分期病变中的作用尚未完全明确。例如，早期（T1，N0）NSCLC患者隐匿性转移发生率非常低，因此不需要对这些患者进行广泛的转移评估。然而，对于更晚期的疾病患者，全身FDG-PET/CT可以提高分期的准确性。FDG-PET/CT在检测肾上腺、骨和胸外淋巴结转移方面具有比CT更高的灵敏度和特异性（图7.16、图7.17）。在这方面，美国外科医师学会肿瘤学试验报告的灵敏度、特异度、PPV和NPV分别为83%、90%、36%和99%，全身PET成像在一项研究中对胸内和胸外病变进行分期，并检测到高达24%的胸外隐匿性转移灶。据报道，随着T和N分期的增加，隐匿性转移的检出率也随之增加（例如，早期为7.5%，晚期为24%）。在两项研究中，根据标准临床分期，被认为可切除的晚期肺癌比例相对较高，PET成像使1/5患

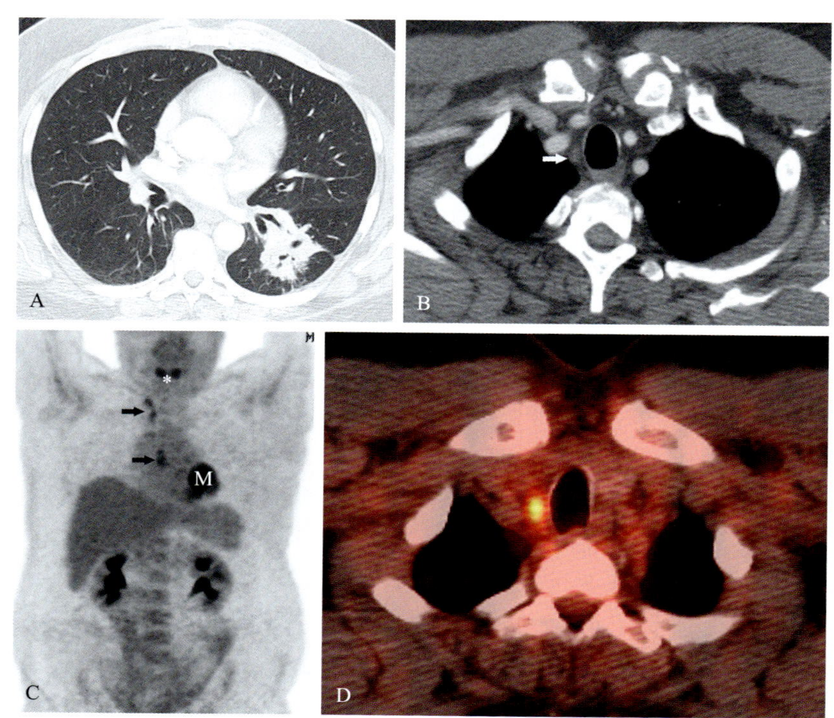

图7.14 一名51岁男性左肺下叶非小细胞肺癌患者，正在评估是否需要手术切除。A和B. CT显示左肺下叶肿块和对侧上纵隔（箭头）的小结节；C.全身冠状位PET显示左肺下叶肿块（M）、隆突下和对侧纵隔淋巴结（箭头）中FDG摄取局灶性增加；*.声带中FDG摄取正常；D. PET显示上纵隔淋巴结FDG摄取增加。活检证实转移（N3），患者接受姑息性治疗

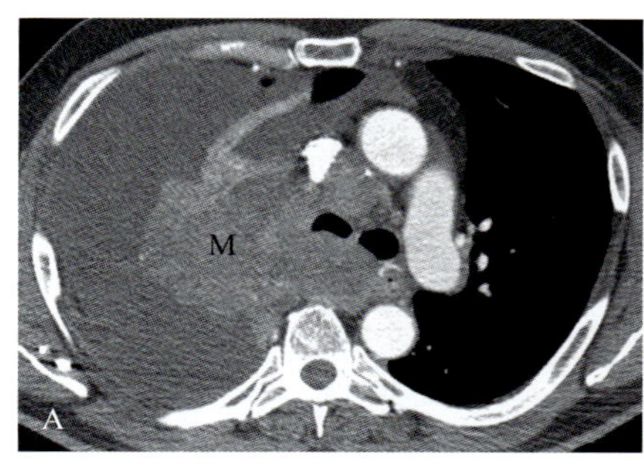

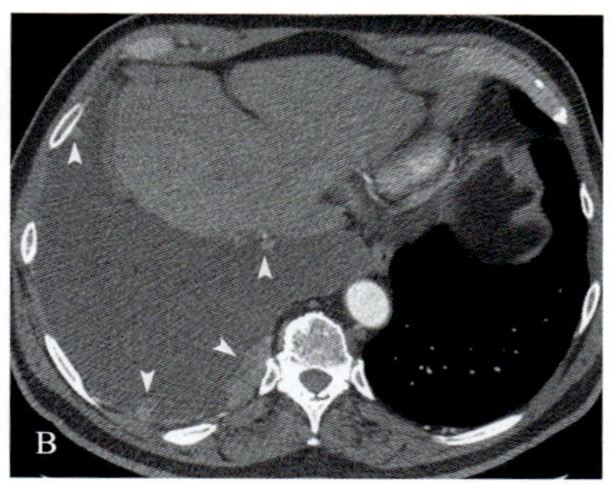

图7.15 一名64岁男性，患有原发性非小细胞肺癌和恶性胸腔积液，表现为呼吸短促。A和B.胸部增强CT显示右肺上叶大肿块（M），侵犯纵隔，右侧胸腔大量积液，胸膜结节符合转移瘤表现（箭头）

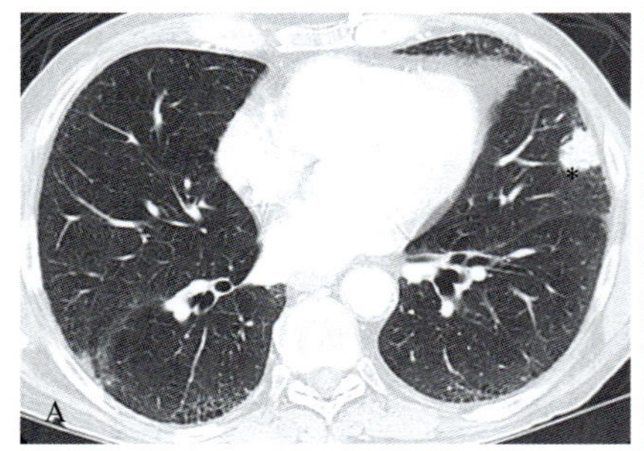

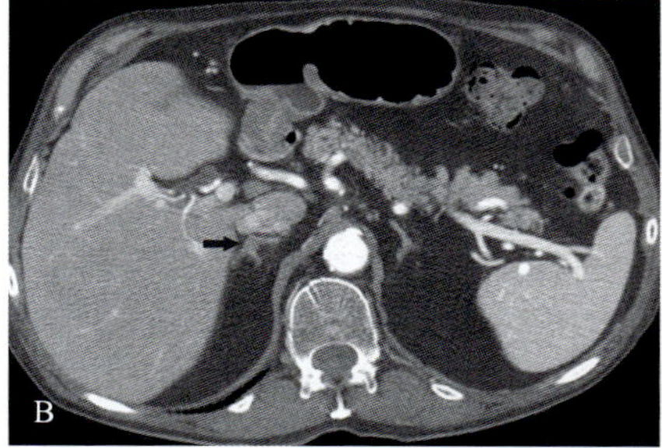

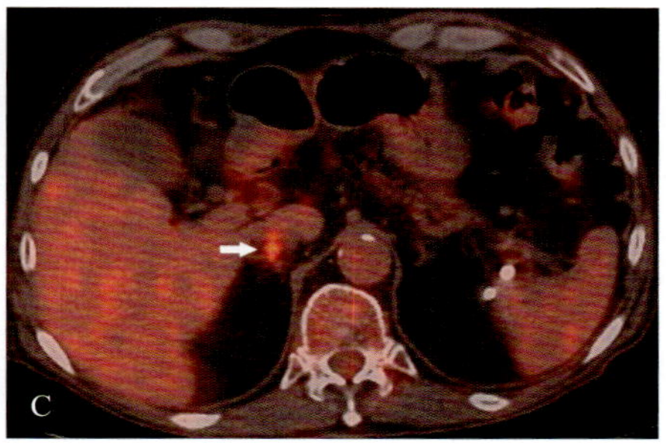

图7.16 一名83岁男性，患有左肺上叶非小细胞肺癌。A和B.胸部增强CT显示左肺上叶结节（*）和右肾上腺的小结节（箭头）。注意肺气肿和纤维化改变。C.PET/CT显示右肾上腺（箭头）FDG摄取增加，怀疑转移。CT复查（未展示）显示右肾上腺结节增大，符合转移进展表现

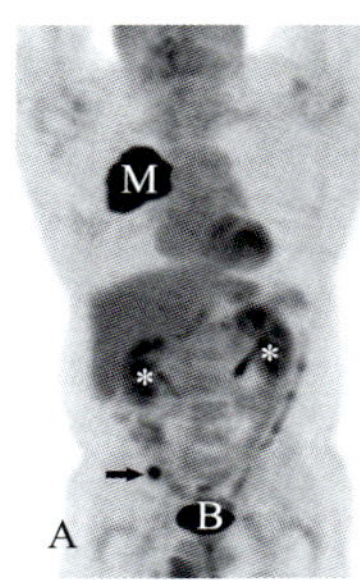

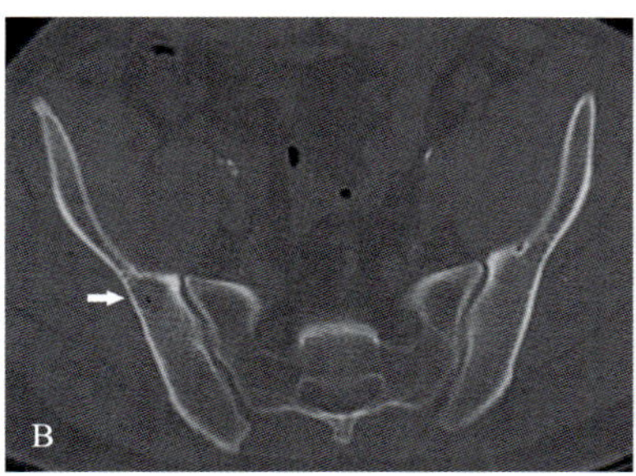

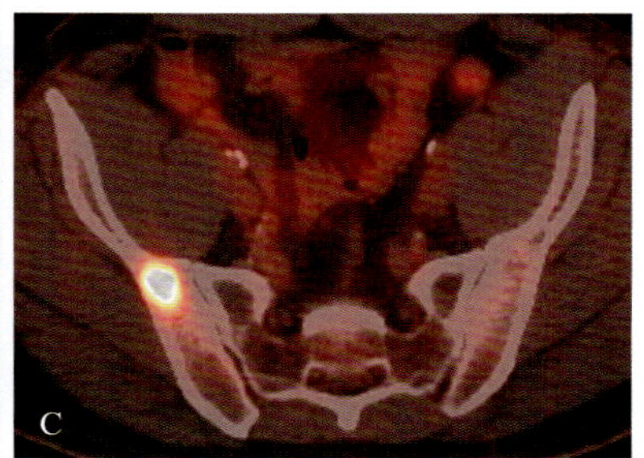

图7.17 一名52岁男性非小细胞肺癌患者，伴单发骨转移。A.冠状全身PET显示原发性恶性肿瘤内FDG摄取增加（M）。怀疑转移的骨盆区域有局灶性异常FDG摄取（箭头）。B.膀胱中FDG的蓄积；*.FDG的肾脏排泄。CT（B）和PET/CT（C）显示右侧髂骨（箭头）溶骨性病变，FDG摄取局灶性增加。活检证实为转移，患者接受姑息性治疗

者免于不必要的手术治疗。重要的是要强调，尽管全身FDG-PET成像提高了分期的准确性，但FDG摄取的假阳性可能导致远处转移的误诊。因此，如果FDG摄取增加的局灶性病变可能改变患者的治疗，则应进行活检。

要点

外科医师须知

- 局部浸润的大小、位置和临床表现（T分期）对于确定适当的手术切除计划是必要的。
- 胸膜、胸壁和纵隔侵犯的程度，以及中央气道和肺动脉的受累程度，不仅对确定潜在的可切除性很重要，而且对手术入路选择也很重要。
- 累及主肺动脉可能需要肺切除术或袖状切除术伴肺动脉成形术，而不仅仅是肺叶切除术。
- 叶支气管或主支气管受累而主肺动脉未受累，可能需要进行袖状切除或全肺切除。
- 同侧支气管周围/肺门（N1）淋巴结通常可以切除。
- 同侧非大体积、单站（N2）淋巴结在诱导化疗或放化疗后可切除。

- 外侧或锁骨上淋巴结（N3）通常排除切除。
- 远处转移通常排除局部治疗，如手术切除或放射治疗，除非是寡转移性（1～3个病灶）。

医学肿瘤学家须知

- 通常针对局部和全身病变进行治疗。
- 准确确定肿瘤的位置和范围通常并不重要。
- 影像学检查在确定治疗有效性方面很重要。

放射肿瘤学家须知

- 在考虑辐射耐受性和剂量体积限制的情况下，需要确定原发性肿瘤的大小和位置及肿瘤与关键结构的接近程度。
- 确定肿瘤边缘是重要的，因为越来越多地使用辐射技术，其中剂量分布与靶体积紧密一致。
- 检测淋巴结转移并将其纳入放射治疗计划是适当治疗所必需的。

小细胞肺癌

大多数SCLC患者在就诊时已有广泛的肿瘤扩散。常见的转移部位包括肝、骨、骨髓、脑和腹膜后淋巴结（图7.18）。尽管在SCLC患者的分期评估中是否进行影像学检查和侵入性手术尚未达成共识，但SCLC患者传统上适当的分期检查包括胸部和腹部的增强CT、锝-99m甲基二膦酸盐骨显像和脑部MRI或CT。在一项研究中提倡应用MRI评估肝脏、肾上腺、大脑和中轴骨。有报道指出全身PET成像可提高SCLC患者分期的准确性（图7.19）。

治疗

非小细胞肺癌

手术切除通常是肿瘤直径＞2cm的局限性NSCLC患者的治疗选择。对于那些可能需要手术切除的患者，应进行临床和生理评估，以确定患者耐受切除的能力。肺功能测定是一个很好的初始测试，以量化患者的肺储备和评估耐受手术切除的能力。术后第一秒用力呼气量＜0.8L或＜预计值的35%与围手术期并发症、呼吸功能不全和死亡的风险增加相关。肺切除术的其他风险因素包括预计术后弥散量或最大通气量＜40%、术前动脉血气高碳酸血症（＞45mmCO$_2$）或低氧血症（＜60mmO$_2$）。手术切除可治愈早期（Ⅰ期或Ⅱ期）NSCLC患者，对于生理状况良好的患者，通常选择单纯手术治疗（图7.20，图7.21）。不幸的是，大多数患者存在局部晚期或转移性病变，单独手术不是治疗选择。局部晚期NSCLC患者的人群是异质性的，由于局部复发和转移复发的风险高，这类患者的总体生存率很低。然而，对于可通过多学科方法（手术、化疗和放疗）切除的患者，例如T4期肿瘤伴N0或N1淋巴结或非大体积单站N2的患者，切除联合化疗或放化疗可能会受益。术后辅助化疗是大多数接受手术切除的晚期NSCLC患者的标准治疗。在这些患者中，辅助化疗可提高长期生

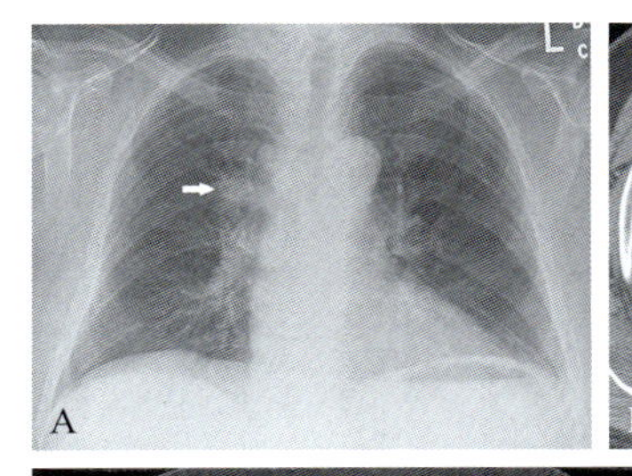

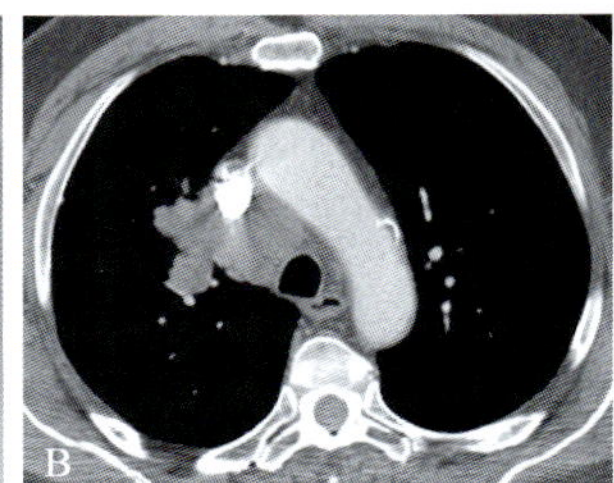

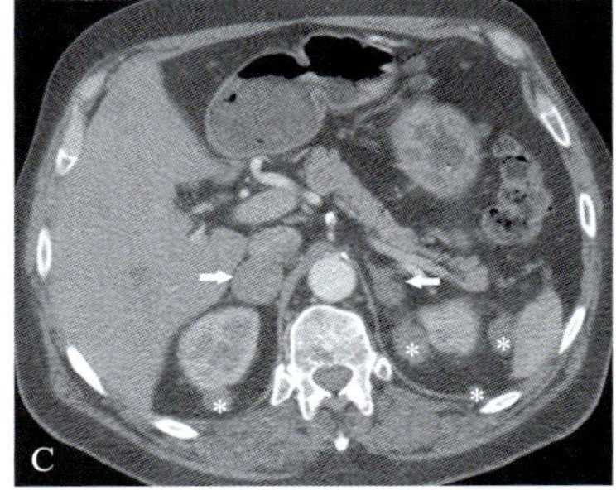

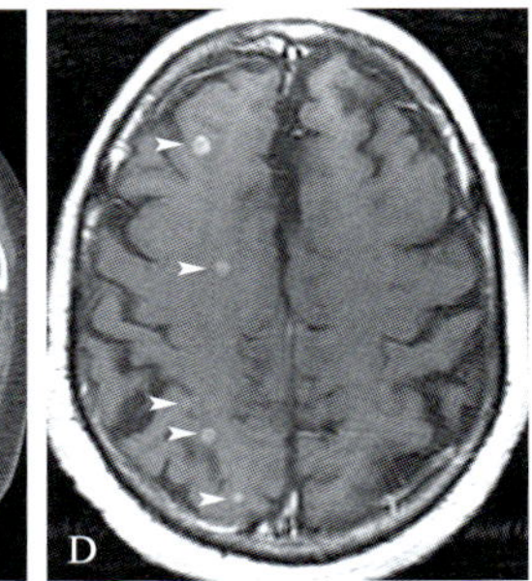

图7.18 一名61岁男性，患有广泛性小细胞肺癌，并出现癫痫发作。A.后前位胸部X线显示右肺肿块边界不清（箭头）；B.CT证实右肺上叶肿块边界不清，并显示融合性纵隔淋巴结转移；C.腹部增强CT显示双侧肾上腺转移（箭头）和肾周软组织转移（＊）；D.脑的T1WI增强轴向MRI显示许多小的转移瘤（箭头）

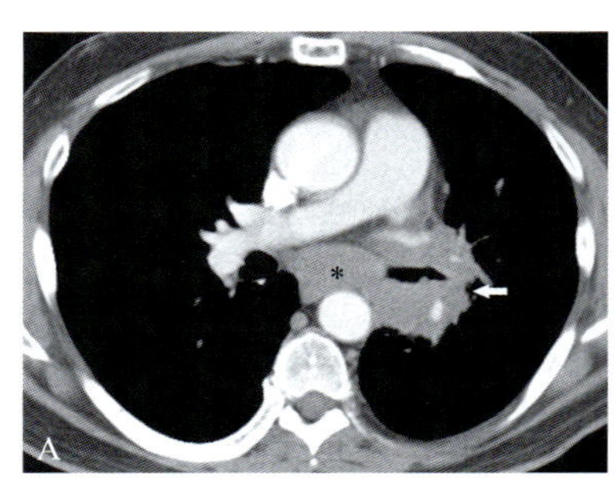

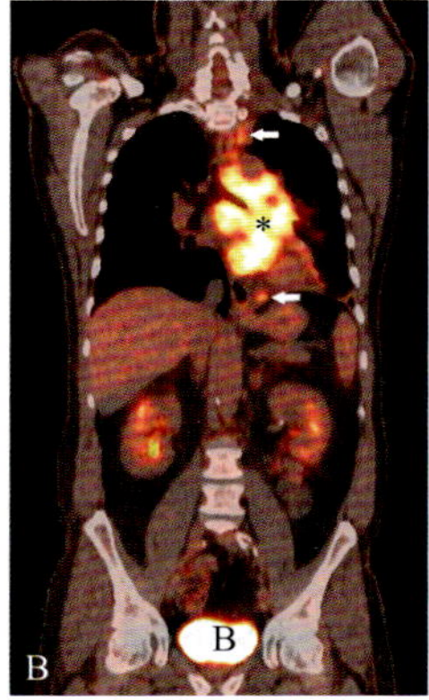

图7.19 一名63岁男性，小细胞肺癌患者，有咯血病史。A.增强CT显示左肺下叶支气管周围有一个大的肿块（箭头），以及隆突下淋巴结增大（＊）。纵隔内还可见广泛的多处淋巴结增大（未展示）。B.全身冠状PET/CT显示，在融合的多个纵隔淋巴结（＊）和上气管旁和食管周围淋巴结（箭头）内，FDG摄取增加。未见FDG摄取增加的胸外转移。由于患者的病变局限于胸部，因此治疗为同步放化疗。B. FDG在膀胱中的蓄积

存率。无论是在术前（新辅助化疗）还是术后，这种辅助化疗的疗效似乎相当。

肿瘤累及对侧纵隔淋巴结（N3）和T4期肿瘤侵犯纵隔、心脏、大血管、气管、食管或椎体，并伴有同侧纵隔淋巴结（N2）转移的患者，最好采用放化疗而不是手术治疗。转移性病变患者通常采用全身治疗，如化疗和（或）免疫治疗，但也可以手术治疗，例如淋巴结阴性的肺原发灶的孤立性脑转移瘤的情况下。

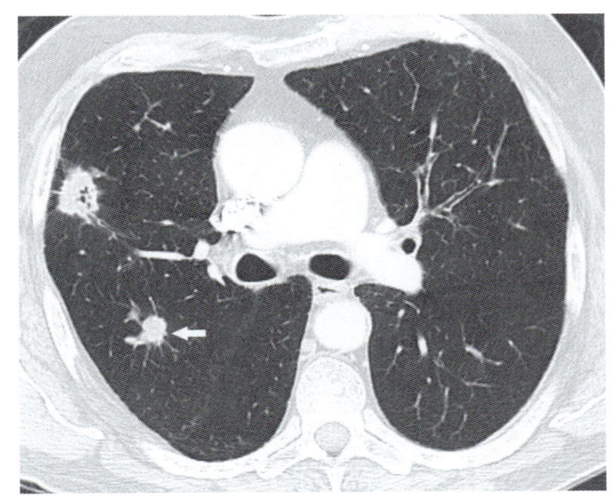

图7.20 79岁非小细胞肺癌男性患者。对比增强CT显示右肺上叶有一个空洞结节和一个较小的卫星结节（箭头）。请注意，当有与主要结节位于同一叶的额外结节，肿瘤-淋巴结-转移（TNM）分期系统分期为T3期（可能可切除）。该患者在分期时被诊断为T3N0，并接受了治疗性外科切除

在大多数转移性NSCLC患者中，化疗和（或）免疫治疗可改善症状和提高生活质量。此外，化疗和（或）免疫治疗可诱导约35%的患者出现客观缓解，并可适度延长中位生存期。在晚期NSCLC的一线治疗中，免疫疗法或化学免疫疗法已成为在关键基因（*EGFR*、*ALK*、*RET*、*ROS* 1、*NTRK*）中不具有驱动突变或免疫疗法禁忌证（即自身免疫病）患者中的新治疗标准。在这方面，晚期NSCLC的治疗策略正在迅速从使用化疗演变为基于组织学和分子标志物的更个性化的治疗。这种快速的演变排除了对目前和正在发展的用于治疗晚期NSCLC的新疗法的全面审查，并且讨论仅限于广泛的治疗原则。靶向治疗针对基因突变的产物，并以受体单克隆抗体（monoclonal antibodies，mAb）或TKI的形式出现。常见的靶点包括突变形式的EGFR和间变性淋巴瘤激酶（anaplastic lymphoma Kinase，ALK）。EGFR突变形式是已知的靶向治疗应答生物标志物，EGFR TKI在携带EGFR激活突变的患者中最有效。与其他患者相

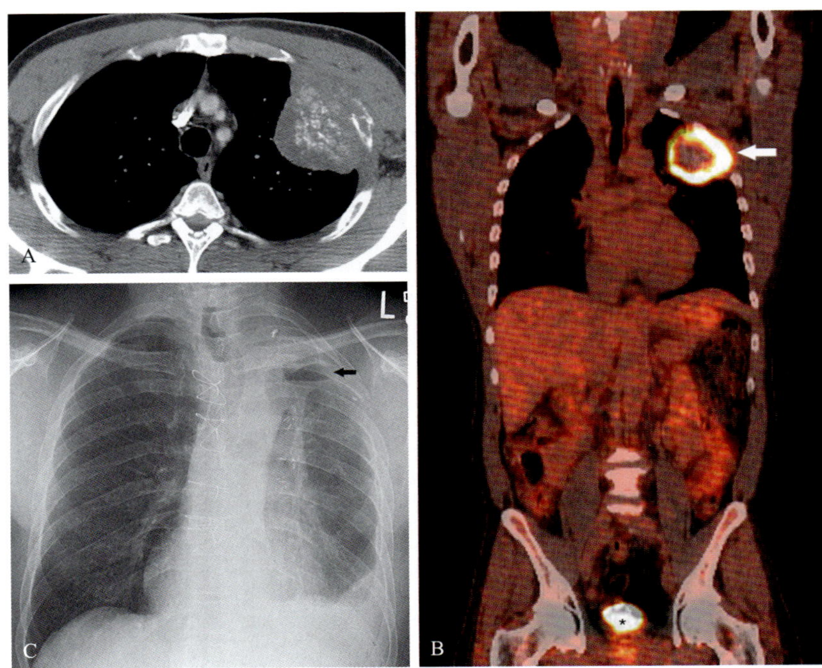

图7.21 一名49岁的男性，患有原发性非小细胞肺癌，表现为胸痛。A. CT显示左肺上叶肿块含有无定形钙化。存在局部胸壁侵犯和邻近肋骨局部破坏（T3）；B. 全身冠状位PET-CT显示原发恶性肿瘤内FDG摄取增加（箭头）。纵隔内的FDG摄取正常，没有局灶性异常的纵隔外FDG摄取。这些病变为T3N0M0病变。纵隔镜检查证实无淋巴结转移，患者接受了手术切除。*. 膀胱内FDG的积累；C. 后前位胸部X线片显示左肺上叶切除和2、3、4肋骨整块胸壁切除后的术后变化。注意胸膜腔内的小积气和积液（箭头）

比，从未吸烟的患者和东亚患者更有可能携带激活突变，携带激活突变的患者可能会出现非常快速、显著的应答，在某些情况下可能会实现长期的疾病控制。此外，如果存在EGFR激活突变，作为转移性NSCLC的一线治疗，EGFR抑制剂单药比联合化疗更有效。不幸的是，尽管第一代EGFR TKI的缓解率较高，但由于对治疗产生耐药性，疾病进展是常见的。奥希替尼是第三代EGFR TKI，与其他EGFR TKI相比，具有更长的PFS和更好的疗效，以及更低的毒性，目前被用作一线和二线治疗。

靶向治疗也针对*ALK*基因的突变，这一突变发生在3%～5%的NSCLC中。克唑替尼是一种针对ALK、MET和ROS1激酶的小分子TKI，在既往未经治疗的晚期ALK阳性NSCLC患者中已被证实优于培美替尼加铂化疗，是目前晚期ALK重排NSCLC的标准一线治疗。第三代ALK TKI alectinib和brigatinib已被证明优于克唑替尼，疗效更好，且毒性相当或降低。这些药物和其他药物（如ceritinib和lorlatinib）也可能对既往克唑替尼治疗后肿瘤进展的患者有效。靶向药物也可能对肿瘤携带其他突变（如*ROS1*、*RET*、*NTRK*融合基因或*MET*或*BRAF*突变）的NSCLC患者有效。

免疫疗法越来越多地用于治疗晚期NSCLC患者，尽管包括免疫相关毒性和免疫疗法的原发性/适应性耐药在内的挑战。针对肿瘤细胞表面过表达蛋白的mAb也已被探索，但尚未显示出足够的活性以纳入肺癌标准治疗。免疫调节mAb可针对靶标，包括程序性死亡蛋白1/程序性死亡受体配体1（PD-1/PD-L1）和细胞毒性T淋巴细胞抗原-4（CTLA-4）。靶向这些分子的mAb被称为免疫检查点抑制剂（immune checkpoint inhibitor，ICI），并通过干扰肿瘤细胞上的配体（例如PD-L1）与T细胞上的相应受体（例如PD-1）之间的相互作用而起作用。配体和受体之间的相互作用关闭T细胞功能，使得T细胞不能杀死肿瘤细胞，而靶向配体或受体的mAb可以防止这种相互作用，从而增加T细胞杀死肿瘤细胞的可能性。总体而言，自20世纪70年代末引入顺铂以来，PD-1/PD-L1抑制剂在广泛的实体瘤治疗中比任何一类药物都具有更广泛的影响，其最佳用途仍有待确定。与肺癌特别相关的是，药物nivolumab和pembrolizumab靶向PD-1，而atezolizumab和durvalumab靶向PD-L1。尽管如果肿瘤细胞具有高PD-L1表达，这些药物通常似乎更有效，但它们也可能在某些PD-L1表达非常低的患者中有效。同样，具有高突变负荷的肿瘤似乎比具有低突变负荷的肿瘤对PD-1/PD-L1抑制剂更敏感，可能是因为高肿瘤突变负荷可能与免疫系统可以靶向的新抗原的较高表达相关。

由于尚不清楚的原因，携带已知激活突变（如*EGFR*或*ALK*突变）的肿瘤似乎对PD-1/PD-L1抑制剂的敏感性低于野生型肿瘤，即使肿瘤细胞PD-L1表达较高。在随机试验中，nivolumab作为肺腺癌和SCC的二线治疗比标准化疗更有效。atezolizumab在既往接受过治疗的晚期NSCLC患者中也比化疗更有效。

在50%或更多肿瘤细胞表达PD-L1的患者中，pembrolizumab作为晚期NSCLC的一线治疗比化疗更有效，而pembrolizumab联合化疗作为肺非鳞状细胞癌或SCC的一线治疗比单独化疗更有效，即使在PD-L1表达较低的患者中也是如此。同样地，CTLA-4抑制剂ipilimumab与nivolumab联合治疗对既往未经治疗的晚期NSCLC患者比化疗更有效。在化疗中添加atezolizumab治疗NSCLC也比单独化疗更有效。durvalumab改善了局部NSCLC患者的结局，这些患者对放化疗有反应。nivolumab和nivolumab联合ipilimumab也证明了在既往接受过治疗的SCLC患者中，单药派姆单抗具有活性。在既往未接受过治疗的晚期SCLC患者中，atezolizumab和durvalumab与化疗联合使用均改善了总生存率。尽管nivolumab、pembrolizumab、atezolizumab和durvalumab在NSCLC和SCLC中均表现出活性，从目前可获得的数据不能确定这些药剂之间是否存在临床上显著性差异。

放疗是NSCLC患者管理的一种重要方式，据估计，约45%的肺癌患者接受放疗作为初始治疗。SBRT单独用于医学上无法手术的早期NSCLC患者的治愈目的。也有学者认为SBRT可能在治疗早期疾病的可手术患者中发挥作用。对两项在可手术治疗的早期NSCLC患者中比较SBRT与手术的随机试验进行的荟萃分析显示，两组的5年局部复发率和总生存率相当，但手术相关的死亡率和发病率高于SBRT（术后30～90d死亡率：胸腔镜肺叶切除术为2%；开胸肺叶切除术为5.4%；SBRT为0.7%）。早期NSCLC和N1患者通常接受手术治疗，然后进行辅助化疗。然而，切除术后，如果患者有阳性纵隔淋巴结（N2）或多个或大的肺门淋巴结（N1）与囊外受累，术后放疗是一种治疗选择，并在辅助顺铂为基础的化疗之前或之后放疗。医学上不能手术的早期NSCLC和N1患者接受调强放疗或质子放疗联合或不联合化疗。对于显微镜下N2或淋巴结＜1.5cm的患者，通常通过诱导化疗进行治疗，然后进行手术和术后放疗。对于多处阳性纵隔淋巴结或＞1.5cm的淋巴结，需要肺切除术的T3～T4病变患者，或手术无法切除的晚期疾病患者，治疗为同步放化疗。重要的是，在接受根治性放疗的不能手术的患者中，通过化疗与放疗同时给予，可减小转移性病变、增加放疗杀死肿瘤细胞的效率，从而可使治愈率提高几个百分点。

> **要点　治疗**
>
> - 对于直径＞2cm的局部非小细胞肺癌（NSCLC）患者，手术切除是首选治疗方法。
> - 切除术可能是无N2/3淋巴结转移的局部晚期（T4）患者的一种选择。
> - 术后辅助化疗是大多数接受手术切除的晚期NSCLC患者的标准治疗。
> - 单独手术不是晚期或转移性肺癌的治疗选择。
> - 化疗和（或）免疫疗法是治疗没有驱动突变或免疫疗法禁忌证的远处转移患者的新标准。
> - 寡转移性肺癌患者（即转移灶不超过3个部位）可能受益于局部巩固治疗［手术和（或）放射治疗］的增加。
> - 基于顺铂（顺铂或卡铂）的方案是没有驱动突变或免疫疗法禁忌证的转移性患者的标准疗法。
> - 总体而言，联合化疗的效果优于单药化疗。
> - 对于存在关键基因（*EGFR*、*ALK*、*ROS1*、*RET*、*NTRK*）驱动突变的患者，首选靶向药物治疗，而不是化疗或免疫疗法。
> - 立体定向体部放疗用于医学上无法手术的早期NSCLC患者的治愈目的。
> - 对于医学上无法手术的早期NSCLC患者，可接受调强放射治疗或质子放射治疗，伴或不伴化疗。
> - 同步放化疗可用于治疗局部晚期（ⅢB/ⅢC期）NSCLC患者。

小细胞肺癌

SCLC往往在诊断时就已扩散，因此通常不能通过手术切除治愈。然而，手术切除SCLC的作用很小。无远处转移的孤立性周围型肺结节可以手术切除。在这些选择的患者中，T1 N0、T2 N0和完全切除的N1病变的5年生存率达到50%（图7.22）。一般来说，LD SCLC患者采用同步放化疗，而ED患者采用全身化疗。化疗在诱导SCLC的肿瘤消退方面非常有效，可以治愈约10%的LD患者（局限于一侧胸廓）；在化疗的基础上加用放疗可使治愈概率增加约5%。在广泛性SCLC中（远处转移），中位生存期仅为约6周，而化疗可以将生存期延长至7～11个月；但长期存活并不常见。大多数SCLC患者对化疗有反应，通常在治疗开始后的几天内就可以看到症状和放射学的改善。SCLC的标准化疗选择是顺铂或卡铂与拓扑异构酶Ⅱ抑制剂依托泊苷的组合。拓扑异构酶Ⅰ抑制剂伊立替康加至铂产生的结果与依托泊苷和铂的组合所观察到的结果相当。通过抑制PD-L1/PD-1信号传导增强肿瘤特异性T细胞免疫已显示出治疗广泛期SCLC的前景。在这方面，atezolizumab于2019年被美国FDA批准与化疗药物卡铂和依托泊苷联合用于广泛期SCLC患者的初始治疗。

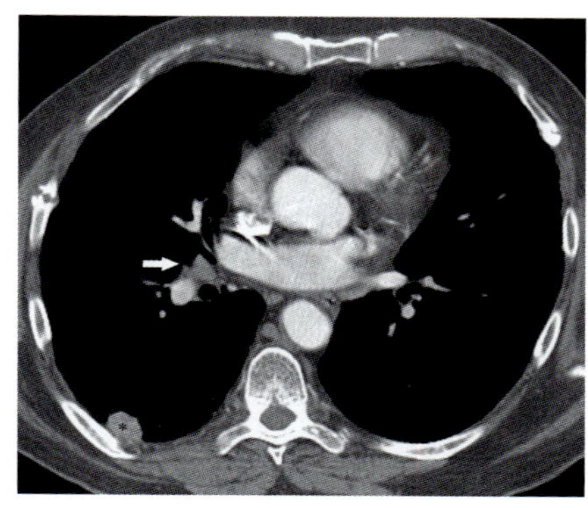

图7.22　72岁男性小细胞肺癌患者。增强CT显示左肺下叶结节（*）和左肺门下1～1.5cm的结节（箭头）。使用TNM分期，患者为早期病变，接受了手术切除。切除的原发肿瘤显示脏层胸膜侵犯，肺门下淋巴结转移阴性。注意双侧外伤后肋骨骨折

> **要点　治疗**
>
> - LD期小细胞肺癌（SCLC）通常采用同步放化疗治疗。
> - ED期SCLC通常采用全身化疗治疗。
> - 标准化疗方案是顺铂或卡铂与依托泊苷的组合。
> - 检查点抑制（使用atezolizumab）联合细胞毒性治疗正在用于ED期SCLC患者的初始治疗。

监测

为了延长在尝试根治性治疗NSCLC后复发的恶性肿瘤患者的生存期，患者可能需要接受再次手术、挽救性化疗或放疗。不幸的是，2/3的肺癌复发患者出现了无法治愈的转移。然而，最近针对有限转移患者的前瞻性数据表明，局部消融治疗可能改善生存获益，并为早期复发的积极治疗提供动力。依赖患者症状来确定NSCLC的持续或早期局部复发可能会延误诊断并影响再治疗。通过CT或MRI来区分持续或复发的肿瘤坏死、治疗后瘢痕或纤维化是不可靠的。在常规影像检查之前，FDG-PET可用于检测手术、化疗或放疗后肿瘤的局部复发（图7.23）。然而，在放疗后，对持续或复发性癌症的存在与否的诊断往往是困难的。在这方面，三维适形放射治疗可能CT上表现为阴影，难以与肿瘤复发区分，并且相关的放射诱导的炎症变化可能导致FDG的假阳性摄取。

目前，尚未建立使用影像学检查的标准化的临床

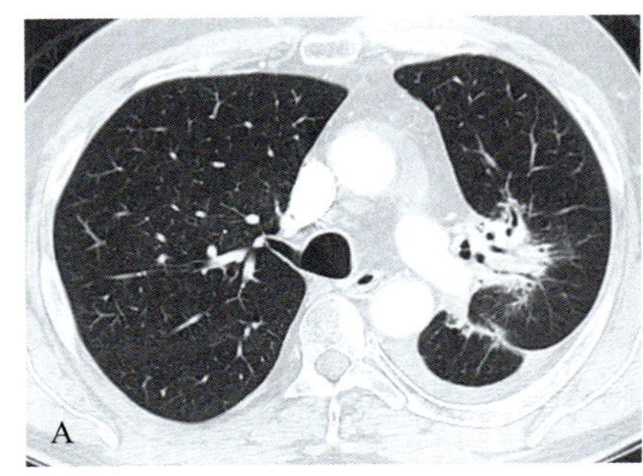

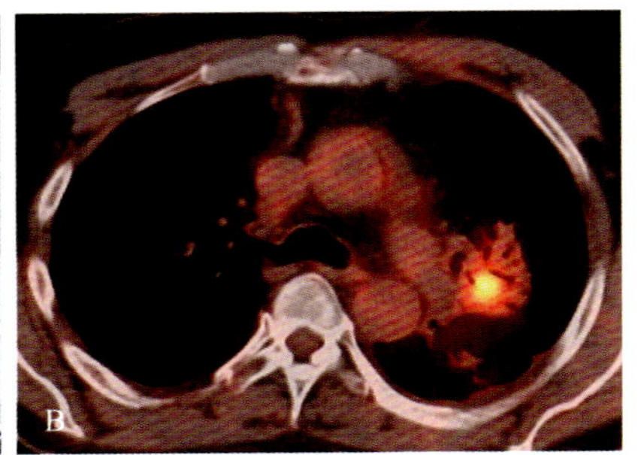

图7.23 一名74岁女性患者，有左肺上叶非小细胞肺癌切除和放化疗治疗1年的病史。A.轴位增强CT显示，由于放射性肺损伤，左肺门周围区域出现肺不张和实变影。注意图像中的空气支气管征，无恶性肿瘤复发的CT表现。B.轴位PET/CT显示FDG摄取局灶性增加。通过经胸针吸活检证实了恶性肿瘤复发

方案来监测NSCLC患者的疾病复发。尽管影像学检查是疾病评价的一个组成部分，但由于已发表文献中缺乏关于治疗后最佳随访的证据，因此用于评价的影像学检查存在相当大的变异性。尽管如此，仍有一些特定的随访策略被提倡，并且发表了一些指南，包括ASCO、美国放射学会（American College of Radiology，ACR）和国家综合癌症网络（National Comprehensive Cancer Network，NCCN）的指南，其中包括治疗后监测计划的建议。这些准则和机构实践在许多方面是相似的，通常建议在根治性治疗后的前两年内增加访视频率，并在第5年后降至最低水平。最近发表的关于确定性根治性治疗后肺癌监测的ASCO指南解决了许多关于监测的常见问题，包括：

1.监控成像的频率应该是多少？

患者应在前两年内每6个月接受一次监测复发的影像学检查，此后每年进行一次新发原发性肺癌检测。

2.什么是最佳的影像学检查模式？

在治疗后前两年内进行复发监测时，应用增强（首选）或平扫诊断性胸部CT（包括肾上腺），此后应用低剂量筛查性胸部CT。FDG-PET成像一般不用于监测。然而，对后续治疗方案的有效性知之甚少。Walsh等在一项针对NSCLC的根治性手术切除后的回顾性研究中得出结论，密集监测不符合成本效益，并建议减少监测方法，包括在根治性手术后的第一年每6个月进行一次胸部X线检查，此后每年进行一次。然而，人们对提倡有限监测的研究结论的有效性表示担忧，包括回顾性分析的局限性，研究组的小规模和异质性，以及患者接受的不同治疗和成像评估。在这方面，Westeel等进行了一项前瞻性研究，以确定强化监测计划的可行性和对患者生存率的影响，并得出结论，强化随访是可行的，可以通过检测手术后无症状复发来提高生存率。

要点 检测复发

- 复发性恶性肿瘤偶尔可以通过再次手术，挽救性化疗或放疗进行治疗。
- CT和MRI在区分持续性或复发性肿瘤与坏死和治疗后纤维化方面可能不可靠。
- FDG-PET可以在常规影像之前检测肿瘤的局部复发。
- 没有标准化的临床方案来监测非小细胞肺癌（NSCLC）患者治疗后的肿瘤复发。
- 合理的影像学监测方法是每6个月进行一次胸部CT检查，持续两年，然后每年进行一次。

结论

肺癌的TNM分期是决定治疗方案和预测患者预后的重要因素。CT、PET和MRI是本评价的组成部分。然而，在淋巴结和胸外疾病的成像评估中，这些技术存在相当大的差异。胸部CT是肺癌患者分期的标准工具，通常用于评估原发性肿瘤的大小、纵隔淋巴结状况、胸内和胸外转移情况。MRI在评价肺上沟瘤中特别有用。尽管全身MRI可用于对患者进行分期，但MRI通常作为CT的辅助手段，用于评估CT结果不明确的患者。PET作为肺癌的常规放射学评估的补充手段，被常规用于提高淋巴结和胸外转移的检测。

第8章

原发性纵隔肿瘤

Fernando R. Gutiérrez，M.D.；Felipe Aluja-Jaramillo，M.D.；Jeremy J. Erasmus，M.D.

引言

纵隔可以发生多种肿瘤，包括良性和恶性肿瘤。大多数纵隔肿瘤是转移瘤，尽管胸外肿瘤如乳腺癌和黑色素瘤也倾向于扩散到纵隔，但纵隔内的转移瘤通常来自肺癌。原发性纵隔肿瘤并不常见，在成人中多为良性，而在儿童中则多为恶性。就原发性肿瘤而言，最常见的包括位于血管前或前纵隔的胸腺瘤、畸胎瘤和淋巴瘤。中纵隔的肿瘤多为先天性囊肿，包括前肠和心包囊肿，而那些发生在后纵隔或椎旁的肿瘤通常是神经源性肿瘤。

本章将讨论纵隔肿瘤，特别关注在肿瘤医学实践中经常遇到的原发性肿瘤。CT、MRI和PET/CT是表征这些肿瘤实体的首选工具，以帮助转诊医师、肿瘤科医师、外科医师对患者进行适当的管理和随访。

流行病学和危险因素

在所有原发性纵隔肿瘤病例中，胸腺肿瘤占17%，淋巴瘤占16%，神经源性肿瘤占14%。生殖细胞肿瘤（畸胎瘤、腺瘤、胚胎癌、内胚窦肿瘤和绒毛膜癌）约占成人纵隔肿瘤的15%，儿童纵隔肿瘤的24%。纵隔内的其余肿瘤类型多样，包括纵隔囊肿（支气管囊肿、食管囊肿、心包囊肿、胸腺囊肿和神经肠囊肿），占所有纵隔肿块的15%～20%。

胸腺瘤是最常见的胸腺上皮肿瘤，其特征是位于血管前或前纵隔。胸腺瘤通常发生在40岁以上的患者中，在儿童中罕见，男性和女性的发病率相同。胸腺NET（类癌、小细胞癌和大细胞癌）较为罕见，其中胸腺类癌最常见。发病年龄为40～60岁，以男性为主。

生殖细胞肿瘤常见于年轻人（平均年龄27岁），其中大多数恶性生殖细胞肿瘤（>90%）发生在男性。畸胎瘤是最常见的生殖细胞肿瘤，占儿童所有生殖细胞肿瘤的70%，成人为60%。男性和女性的发病率相同。恶性生殖细胞肿瘤分为生殖细胞瘤和非生殖细胞瘤。精原细胞瘤是最常见的纯组织学类型，占此类肿瘤的40%，通常发生在30～50岁男性中。纵隔的非生殖细胞来源的生殖细胞肿瘤包括胚胎细胞癌、内胚窦瘤、绒毛膜癌和混合生殖细胞肿瘤。畸胎瘤伴胚胎细胞癌（畸胎癌）是最常见的亚型，而单纯的内胚窦瘤、绒毛膜癌和胚胎癌则不太常见。

神经源性肿瘤占原发性椎旁或后纵隔肿瘤的75%。这些肿瘤分为周围神经肿瘤（神经纤维瘤、神经鞘瘤和神经鞘起源的恶性肿瘤）、交感神经节肿瘤（神经节神经瘤、神经节神经母细胞瘤和神经母细胞瘤）或副交感神经节肿瘤（副神经节瘤和嗜铬细胞瘤）。周围神经肿瘤在成人中更常见，其中神经鞘瘤占75%，而交感神经节肿瘤更常见于儿童。神经鞘瘤和神经纤维瘤在男性和女性中发病率相同，最常见于30～60岁。30%～45%的神经纤维瘤发生在神经纤维瘤病（neurofibromatosis，NF）患者中，多发性神经源性肿瘤或单个丛状神经纤维瘤是该病的特征性表现。神经鞘来源的恶性肿瘤（也称为恶性神经纤维瘤、恶性神经鞘瘤或神经纤维肉瘤）很少见，通常在30～60岁时由孤立性或丛状神经纤维瘤发展而来，其中高达50%的病例发生在1型NF（NF-1）患者中，这些患者的肿瘤发生在较早的年龄（通常为青少年），且发病率高于一般人群。神经母细胞瘤是儿童中最常见的颅外实体肿瘤，占所有儿童肿瘤的10%。神经母细胞瘤通常在中位年龄<2岁时被诊断，而神经节神经母细胞瘤的中位诊断年龄为5.5岁，神经节神经瘤则为10岁。

解剖学和病理学

纵隔位于胸腔的中央部分，介于两个胸膜腔之间，并在纵轴上从横膈膜延伸至胸腔入口。纵隔通常分为3个解剖区域或室：血管前区（前部）、内脏区（中部）和椎旁区（后部）。尽管没有筋膜平面将其彼此分开，但这种划分有助于肿瘤定位，并有助于缩小鉴别诊断的范围。

血管前间隙的前界为胸骨，后界为心包前部，上界为胸廓入口，下界为膈肌。它的内容物包括胸腺、淋巴结和脂肪。中纵隔的前部由心包界定，后部由穿过椎体前缘后1cm的垂直线界定，包含心脏、主动脉、腔静脉、头臂血管、肺血管、气管和主支气管、食管、淋巴结以及膈神经、迷走神经和左喉返神经。后纵隔的前方为中纵隔，下方为横膈膜，后方为椎体横突，上方为胸廓入口，主要包括椎旁软组织和胸椎。

发生在血管前间隙的肿瘤多源自胸腺。了解胸腺在不同年龄的正常大小、外观和位置是很重要的。从解剖学上讲，胸腺由两个叶组成，它们沿着中线紧密相邻，从第4肋软骨向上延伸至甲状腺下缘水平。然而，异位胸腺组织可以发生在正常胸腺下降途径的任何水平，从下颌角延伸到更靠近血管前间隙的上部。胸腺两个叶的大小通常不同；左叶通常比右叶大，并且更向前延伸。胸腺增生是胸腺重量和体积的增加，有两种不同的组织学形式：真性增生和淋巴样增生。真性增生发生在严重疾病或创伤恢复期，或化疗后的儿童和年轻人（图8.1）。淋巴样增生最常见于重症肌无力患者，但也可与其他疾病相关，如甲状腺功能亢进症、格雷夫斯病（Graves disease）、类风湿关节炎和硬皮病。

胸腺上皮肿瘤包括胸腺瘤和胸腺癌。大多数胸腺瘤是包裹性的实体瘤，局限于胸腺。然而，1/3有坏死、出血或囊性成分；约1/3的病例发生包膜浸润和周围结构受累。胸腺瘤具有多种组织学特征，组织学表现与增生之间存在很强的相关性。胸腺癌通常在组织学上表现为大的实性浸润性肿块，伴有囊性和坏死区域，可分为低度恶性和高度恶性，鳞状细胞样或淋巴上皮瘤样变异是最常见的细胞类型。这些肿瘤通常表现为一个大的、分叶状的、侵袭性的血管前纵隔肿块，可有出血和坏死的区域。恶性潜能从相对良性（胸腺类癌）到高度恶性（胸腺小细胞/大细胞癌）。典型的类癌具有低的有丝分裂活性（$<$2个有丝分裂/2mm^2）而没有坏死，而非典型类癌具有较高的有丝分裂率（2～10个有丝分裂/2mm^2）和（或）坏死。小细胞和大细胞神经内分泌癌有较高的有丝分裂活性率（$>$10个有丝分裂/2mm^2）和相关坏死。

生殖细胞肿瘤起源于纵隔内的胚胎细胞残留。纵隔是这些肿瘤最常见的性腺外原发部位，占成人生殖细胞肿瘤的60%。畸胎瘤是最常见的纵隔生殖细胞肿瘤，由三个原始生殖细胞层（外胚层、中胚层和内胚层）中的一个或多个成分组成。纵隔畸胎瘤分为成熟、未成熟或恶性；大多数畸胎瘤由分化良好或成熟的组织组成，通常是良性的。成熟或良性畸胎瘤由外胚层、内胚层或中胚层组成，以外胚层衍生物为主，呈球形、分叶状和囊状，通常为囊状和多房。这些肿瘤可含有皮脂腺物质，也可含有毛发和牙齿。呼吸道和肠上皮也可能存在。非畸胎瘤型肿瘤包括精原细胞瘤和非精原细胞肿瘤。精原细胞瘤，也称为生殖细胞瘤或无性细胞瘤，是第二常见的纵隔生殖细胞肿瘤。这些肿瘤通常表现为具有分叶状轮廓的实性肿块。非精原细胞肿瘤分为胚胎癌、内胚窦瘤、绒毛膜癌和混合型，混合型包括这些组织学类型的任意组合。

在椎旁或后纵隔区域，大多数肿瘤属于神经源性。神经鞘瘤是施万细胞瘤、神经纤维瘤或神经鞘来源的恶性肿瘤（恶性神经纤维瘤、恶性神经鞘瘤和神经源性纤维肉瘤）。从组织学的角度来看，施万细胞瘤是一种有包膜的肿瘤，起源于位于神经鞘中的施万细胞，并沿神经延伸，造成外源性压迫。它们的成分不均一，可具有低细胞性、囊性变性和出血区域及小钙化。神经纤维瘤与神经鞘瘤的不同之处在于它们无包膜，并且是由所有神经成分（包括施万细胞、神经纤维和成纤维细胞）增殖形成。神经纤维瘤通过弥漫性生长使神经增粗，而丛状神经纤维瘤（神经纤维瘤的变体）沿神经干或神经丛浸润。神经节细胞肿瘤起源于自主神经系统而不是神经鞘，范围从良性有包膜的肿瘤（神经节神经瘤）到中度侵袭性肿瘤（神经节神经母细胞瘤）再到恶性无包膜的肿块（神经母细胞瘤）。这些肿瘤来源于胚胎起源的细胞或交感神经节。胸部是继腹部之后神经母细胞瘤的第二常见部位，而节细胞神经瘤和节细胞神经母细胞瘤更常见于椎旁的交感神经链。神经节细胞瘤是由一个或多个成熟神经节细胞组成的良性肿瘤。神经节神经母细胞瘤是神经源性肿瘤中最少见的一种，具有神经节神经

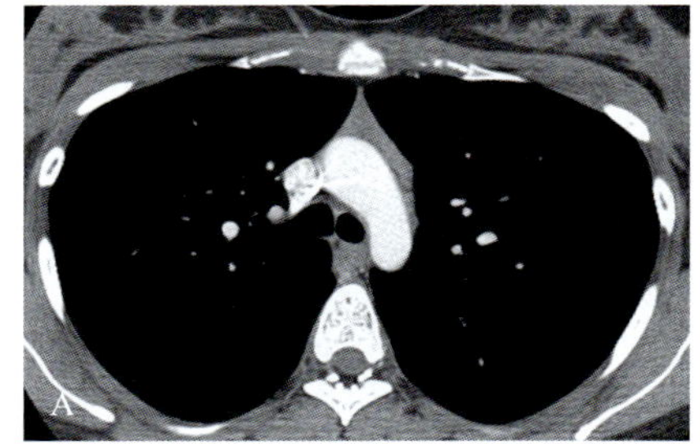

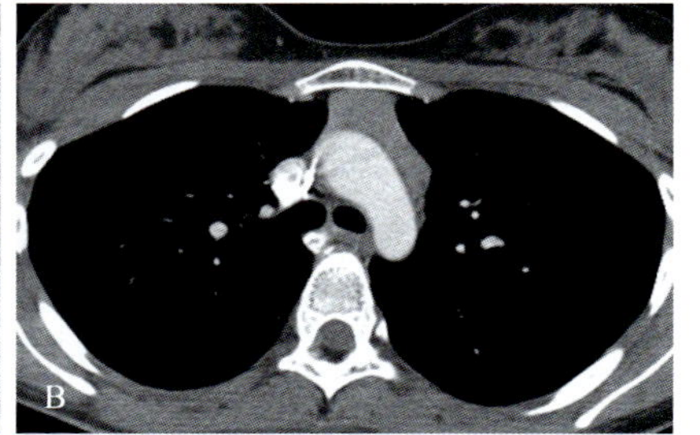

图8.1 15岁女孩右股骨骨肉瘤，胸腺增生。A.轴位CT图像显示化疗期间胸腺体积减小；B.轴位CT图像显示化疗完成后6个月胸腺增大。注意胸腺弥漫性、对称性增大，但保持正常形状

瘤和神经母细胞瘤的组织学特征。神经母细胞瘤是最具侵袭性的类型，由排列成片状或假玫瑰状的小圆细胞组成。

要点 解剖学：纵隔血管前间隙的肿块

- 胸腺起源：胸腺增生、胸腺上皮肿瘤和囊肿。
- 生殖细胞肿瘤：畸胎瘤（成熟、未成熟、恶性）、精原细胞瘤、非精原细胞瘤。
- 淋巴瘤：霍奇金和非霍奇金淋巴瘤。
- 甲状腺肿块：甲状腺肿、甲状腺癌。
- 其他：淋巴结肿大、甲状旁腺腺瘤、间叶组织肿瘤（淋巴管瘤、血管瘤）。

要点 病理学

- 胸腺肿瘤：上皮性（胸腺瘤和癌）；神经内分泌肿瘤（类癌-典型和非典型，小细胞和大细胞神经内分泌癌）。
- 生殖细胞肿瘤：畸胎瘤（成熟、未成熟和恶性）；非畸胎瘤（精原细胞瘤和非精原细胞瘤）；精原细胞瘤（生殖细胞瘤）；非精原细胞生殖细胞瘤（胚胎癌、内胚窦瘤、绒毛膜癌和混合型）。
- 神经源性鞘瘤：施万细胞瘤或神经纤维瘤。
- 神经节细胞肿瘤：神经节神经瘤、神经节神经母细胞瘤和神经母细胞瘤，这些肿瘤起源于自主神经系统而不是神经鞘。

临床表现

大多数患者在诊断时无症状。症状通常与局部效应相关，包括压迫、移位和侵袭，临床表现为呼吸窘迫、吞咽困难、膈肌麻痹或上腔静脉（superior vena cava，SVC）综合征。肿瘤偶尔会分泌激素、抗体或细胞因子，引起全身症状和副肿瘤综合征。

胸腺瘤通常是偶然发现的，但多达1/3的患者可出现胸痛、咳嗽或呼吸困难。重症肌无力与胸腺瘤相关，最常见于女性。30%～50%的胸腺瘤患者患有重症肌无力，而10%～15%的重症肌无力患者患有胸腺瘤。约10%的胸腺瘤患者患有低丙种球蛋白血症，5%的患者患有纯红细胞再生障碍性贫血。胸腺瘤还与各种自身免疫病相关，如系统性红斑狼疮、多发性肌炎或心肌炎。胸腺癌由于对纵隔结构明显的局部浸润，通常在临床表现时已有症状。症状包括上腔静脉综合征，通常归因于上腔静脉的压迫或侵犯；副肿瘤综合征很少见。胸腺NET也可能与激素的异位分泌有关。高达50%的胸腺类癌患者会出现激素异常，高达35%的患者患有库欣综合征，这是肿瘤产生促肾上腺皮质激素的结果。无功能性胸腺类癌可能与多发性内分泌腺瘤综合征1型有关。

生殖细胞肿瘤患者通常无症状。然而，较大肿瘤可导致临床症状的出现，这取决于肿瘤的位置和邻近结构。精原细胞瘤可在10%的病例中表现为SVC综合征。β-HCG和甲胎蛋白（α-fetoprotein，AFP）水平通常正常，但据报道，7%～8%的单纯性精原细胞瘤患者血清β-HCG水平升高，80%的晚期患者血清乳酸脱氢酶（lactate dehydrogenase，LDH）水平升高。重要的是，AFP升高提示肿瘤可能含有非精原细胞瘤成分。大多数（90%）纵隔非精原细胞生殖细胞肿瘤患者在诊断时已有症状，包括体重减轻和发热，71%的受累患者AFP水平升高，54%的患者β-HCG水平升高。纵隔恶性非精原细胞生殖细胞肿瘤与血液恶性肿瘤之间存在相关性，并且约20%的病例与先天性睾丸发育不全综合征（Klinefelter综合征）有关。

神经鞘瘤通常无症状。疼痛的出现往往表明肿瘤可能发生了恶变（恶性神经纤维瘤、施万细胞瘤或神经纤维肉瘤）。纵隔神经母细胞瘤可引起局部肿块效应或脊髓压迫引起的症状。神经母细胞瘤以及较少见的神经节神经母细胞瘤和神经节神经瘤可产生代谢活性的儿茶酚胺，这可能导致高血压、潮红和水样腹泻综合征。这些肿瘤还能分泌儿茶酚胺衍生物，如香草扁桃酸和高香草酸。

要点 中纵隔和后纵隔肿块

- 血管：主动脉（动脉瘤、夹层和先天性异常）、肺动脉（动脉瘤和肺动脉高压）和静脉异常（左上腔静脉和奇静脉/半奇静脉系统异常）。
- 淋巴结增大：感染性（结核病、组织胞浆菌病和球孢子菌病）、结节病、淋巴瘤、转移性疾病（头颈部、黑色素瘤、乳腺和泌尿生殖系统）、Castleman病。
- 囊肿：心包、食管、支气管源性、脑膜膨出、胰腺假性囊肿、神经肠、囊性肿瘤。
- 食管：巨食管、食管静脉曲张、肿瘤。
- 神经源性肿瘤：神经鞘（神经纤维瘤、神经鞘瘤和神经鞘起源的恶性肿瘤）、神经节细胞（神经母细胞瘤、神经节神经瘤和神经节神经母细胞瘤）、副神经节细胞（副神经节瘤）。
- 其他：血肿、脓肿、食管裂孔疝、先天性疝。

分期

胸腺上皮肿瘤的几种分类方案和分期系统已被提出，但因为胸腺瘤是由肿瘤上皮细胞和非肿瘤淋巴细胞混合组成，因此这些肿瘤在同一肿瘤和不同胸腺瘤之间的组织学变化都很显著。

1999年，WHO共识委员会公布了胸腺肿瘤的组织学分类。该分类根据肿瘤上皮细胞的形态学特征和淋巴细胞与上皮细胞的比例将胸腺瘤分为不同类型。2004年和2015年WHO分类进行了更新。该分类概述了胸腺瘤的6种不同组织学亚型（A型、不典型A型、AB型、B1型、B2型和B3型）（表8.1）。C类术语不再使用。除胸腺副神经节瘤外，胸腺神经内分泌癌均包括在胸腺癌中。2015年分类中新增加了“非典型A型胸腺瘤变体”，它可以显示细胞结构和有丝分裂活性增加。免疫组化特征被纳入到胸腺瘤的诊断标准，但其组织学特征不明确。大多数A型和AB型胸腺瘤倾向于没有局部侵袭，是完全可切除的，并且没有复发或肿瘤相关死亡的风险。从B1型、B2型到B3型，局部浸润、切除不全、切除后复发的风险逐渐增加。在这方面，大多数胸腺癌是局部浸润性的，许多不能完全切除，而且会有高的早期复发率和不良预后。WHO组织学亚型分类和Masaoka分期系统为临床医师和外科医师提供了评估预后所需的信息。Masaoka分期系统是一种基于包膜浸润的病理分期系统，并且是目前最广泛用于指导治疗的分期系统。在该分期系统中，分期定义如下：Ⅰ期，肿瘤宏观上有包膜，显微镜下无包膜浸润；Ⅱ期，肿瘤宏观上浸润到纵隔胸膜的周围脂肪组织或显微镜下浸润到包膜；Ⅲ期，肿瘤肉眼可见侵入邻近器官；Ⅳa期，肿瘤胸膜或心包播散；Ⅳb期，肿瘤发生淋巴源性或血源性转移。

表8.1 WHO胸腺上皮肿瘤分类方案

肿瘤类型	描述
A	髓质
不典型A型	粉瘤样肿瘤坏死
AB	混合
B1	淋巴细胞丰富，主要位于皮质
B2	皮质
B3	上皮性（分化良好的胸腺癌）
胸腺癌	

神经母细胞瘤目前根据国际神经母细胞瘤风险组（International Neuroblastoma Risk Group，INRG）（治疗前）和国际神经母细胞瘤分期系统（International Neuroblastoma Staging System，INSS）（手术后）进行分期。INRG分类基于临床和影像学特征，而INSS分类基于手术结果以及淋巴结和转移性受累。这两个分期系统在确定神经母细胞瘤患者的适当治疗和预测预后方面具有重要作用（表8.2）。

> **要点　胸腺肿瘤分期**
>
> - WHO的分类主要基于肿瘤的组织学特征。
> - Masaoka分类基于手术和病理结果。
> - Masaoka分期系统是目前在确定治疗方案方面应用最广泛的系统。
> - 神经母细胞瘤根据INRG和INSS系统进行分期。
> - INRG分期系统主要基于影像学和临床特征；INSS主要基于手术结果和肿瘤扩散情况。

表8.2 国际神经母细胞瘤分期系统与国际神经母细胞瘤风险组分期系统的比较

国际神经母细胞瘤分期系统	国际神经母细胞瘤风险组分期系统
1期：局部肿瘤，完全切除；± 显微镜下残余病变；代表性同侧淋巴结显微镜检查肿瘤阴性	L1期：不涉及影像学定义的危险因素（IDRF）定义的重要结构或局限于一个身体部位的局限性肿瘤
2A期：局部肿瘤，大体切除不完全；代表性同侧淋巴结显微镜下肿瘤阴性	L2期：存在一个或多个IDRF的局部肿瘤。
2B期：局部肿瘤，有或无完整大体切除；同侧淋巴结镜检肿瘤阳性；对侧淋巴结肿大镜检应阴性	与L2期相同
3期：不可切除的单侧肿瘤浸润中线结构；± 区域淋巴结受累；或局部单侧肿瘤伴对侧区域淋巴结受累或中线肿瘤伴双侧浸润（不可切除）或淋巴结受累	与L2期相同
4期：任何原发性肿瘤，扩散到远处淋巴结、骨、骨髓、肝脏、皮肤或其他器官	M期：远处转移性疾病（MS期除外）。远处淋巴结受累是转移性疾病。腹水和胸腔积液，即使存在恶性细胞，也不构成转移性疾病，除非它们远离原发肿瘤
4S期：1岁以下婴儿的局限性原发性肿瘤（局限于1、2A或2B期），扩散限于皮肤、肝脏或骨髓（恶性细胞＜10%）	MS期：年龄＜547d（18个月）的儿童转移性疾病，转移局限于皮肤、肝脏和（或）骨髓（恶性细胞＜10%）；间碘苄胍扫描必须在骨和骨髓中呈阴性。原发性肿瘤可以是L1或L2，在中线交叉或浸润方面没有限制

IDRF.影像学定义的危险因素

引自：Monclair T，Brodeur GM，Ambros PF，et al. The International Neuroblastoma Risk Group（INRG）staging system：an INRG Task Force report. *J Clin Oncol*. 2009；27：298-303

肿瘤扩散模式

胸腺瘤可以局限于纵隔，也可以以连续的方式扩散到纵隔其他区域。肿瘤细胞脱落后扩散到胸膜腔可导致远离原发病变的单发、多发或弥漫性转移（图8.2）。胸腔积液并不常见。据报道，多达1/3的患者发生经心包扩散。心包受累很常见，可表现为结节性或弥漫性增厚，以及心包积液。虽然可能发生肺转移，但全身性转移非常罕见。胸腺癌是一种侵袭性的恶性肿瘤，常表现出明显的局部浸润和早期扩散。在40%的病例中，有邻近器官的侵犯，40%存在淋巴结转移性疾病，10%有胸膜或心包受累。40%发生肺、肝、肾上腺、脑和骨的远处转移。

成熟的畸胎瘤虽然被认为是良性肿瘤，但有报道称有一小部分肿瘤会破裂到邻近结构。精原细胞瘤通常有淋巴或全身性的播散，但却很少有邻近结构的局部侵犯。区域淋巴结转移及颈部（25%）和腹部淋巴结转移（8%）已被证实。在非精原细胞来源的肿瘤病例中，邻近结构如肺和纵隔胸膜的侵袭较为常见。胸膜和心包积液是局部和直接侵袭的常见结果。胸壁侵犯常与较大肿块有关。肺、肝、脑和骨的血行播散性转移很常见，发生率可达50%，而淋巴结转移较少。

神经源性肿瘤的椎管内侵犯很常见。约10%的椎旁神经纤维瘤和神经鞘瘤会延伸到神经孔和椎管内。侵袭性局部肿瘤可能导致对邻近结构的压迫和破坏。神经节细胞瘤是一种无局部或远处扩散迹象的有包膜的良性肿瘤。神经节神经母细胞瘤和神经母细胞瘤更具侵袭性，有局部和椎管内浸润的证据。神经母细胞瘤有跨越中线生长的趋势，并可累及淋巴结。淋巴和血行播散常见，转移累及的部位包括骨（60%）、区域淋巴结（45%）、眼眶（20%）、肝（15%）、脑（14%）和肺（10%）。

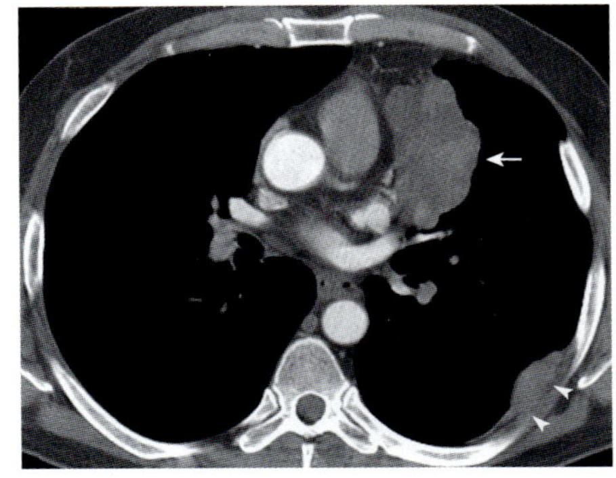

图8.2　胸腺瘤伴胸痛的52岁男性患者。轴位CT显示血管前间隙（前）纵隔肿块（箭）和局灶性胸膜增厚（箭头）。活检显示胸膜转移。应注意，肿瘤在胸膜腔中的播散转移被称为滴落转移（drop metastases）

要点　肿瘤扩散模式

- 胸腺瘤：大多数发展缓慢，局限性发病。1/3的病例会出现对邻近结构的连续侵袭，并可能发生滴状转移。
- 胸腺癌：常见于局部侵袭，并且可能通过血行播散至脑、肺、肝、肾上腺和骨骼。
- 生殖细胞瘤：畸胎瘤通常是良性的，很少发生恶变和局部浸润；精原细胞瘤不发生局部浸润，但有血行播散的报道；非精原细胞瘤性肿瘤通常侵犯邻近结构，并常见远处转移。
- 神经源性肿瘤：神经纤维瘤和神经鞘瘤是良性的，很少恶变；恶性肿瘤可引起局部浸润；神经母细胞瘤可引起远处转移。

影像学

影像学检查在纵隔肿瘤的诊断和鉴别诊断中具有重要作用。特别是纵隔肿瘤的位置及其形态学特征有助于鉴别良恶性肿瘤。尽管常规X线检查可能提示纵隔肿块的存在，但仍需要CT、MRI和（或）PET/CT联合检查进行进一步评估。CT常用于评估是否存在疑似纵隔肿块。MRI通常用于解决CT遇到的问题或用于不能耐受静脉注射含碘对比剂的患者。此外，MRI更适合于后纵隔肿瘤和一些胸腺肿块。PET/CT可用于检测病变，区分良性和恶性肿块，并诊断疾病复发。

胸部平片观察到的幼儿正常胸腺和胸腺增生可能与纵隔肿块相似。CT和MRI有助于鉴别正常胸腺组织和增生胸腺与肿瘤。胸腺增生在CT或MRI上表现为弥漫性、对称性增大，根据胸腺的正常形态与原发性纵隔肿瘤相鉴别（图8.1）。在约25%的患者化疗停止后3～8个月发生的反跳性增生中也可以看到类似的表现。当CT和常规MRI序列不能区分正常胸腺或胸腺增生和胸腺瘤时，MR同相位和反相位梯度回波序列有助于诊断-即在正常和增生组织中发生均匀信号减低，而肿瘤中无信号减低表现。PET/CT成像越来越多地用于肿瘤患者。正常胸腺中FDG摄取可轻度升高，尤其是儿童。此外，据报道，胸腺中FDG摄取增加，主要与化疗后增生有关，28%的患者可发生，且在年轻患者中更为常见。

胸腺肿瘤

胸腺瘤通常位于血管前间隙，但偶尔也可发生于心膈隐窝。胸腺瘤通常表现为一个大的（平均5cm）光滑或分叶状边界清楚的肿块，其特征性地起源于胸腺的一叶。虽然胸腺瘤通常表现为单侧肿块，但也可累及双侧。在CT上，胸腺瘤通常表现为均匀的软组织密度（图8.2）。在高达7%的病例中可见钙化，通常表现为包膜内薄片状、线状高密度改变。静脉注射对比剂后，胸腺瘤通常呈现均匀强化，但1/3的胸腺瘤有坏死、囊变或出血成分。分叶或不规则轮廓、肿瘤内存在囊性或坏死部分以及多灶性钙化更能提示为侵袭性胸腺瘤（图8.3）。在MRI上，胸腺瘤通常在T1WI上呈低至中等信号（类似于骨骼肌），在T2WI上呈高信号。局灶性坏死、出血或囊性改变的肿瘤可呈不均匀异质性信号。MRI可显示肿块内的纤维间隔。胸膜转移瘤在CT和MRI上表现为孤立性胸膜结节、多灶性肿块或邻近胸膜受累，可以是光滑的、结节状的或弥漫性的，类似于恶性胸膜间皮瘤。心包增厚和（或）积液通常与侵袭性胸腺瘤相关。PET/CT在胸腺瘤评估中的确切作用尚不清楚。困难之一是正常胸腺的FDG摄取是可变的，胸腺FDG摄取增加是常见的，尤其是在年轻患者中。根据我们的经验，PET/CT在区分非侵袭性胸腺瘤和侵袭性胸腺瘤或胸腺癌方面是不可靠的。此外，^{11}C-乙酸（^{11}C-acetate）PET/CT已被用于描述胸腺瘤，与FDG-PET/CT结合使用，可以帮助区分不同组织学类型的胸腺瘤，尤其是A型和AB型胸腺瘤。

胸腺癌通常表现为大的、边缘不清的纵隔血管前间隙肿块，约40%的病例中可见钙化。胸腔内淋巴结增大很常见。在CT上，胸腺癌是由出血或坏死引起的异质性肿瘤，边界通常不清。在MRI上，它们通常是异质性的，在T1WI上呈中等信号（略高于骨骼肌），在T2WI上呈高信号。MRI有助于显示局部软组织和血管侵犯，PET/CT在胸腺癌诊断和分期中的作用尚未明确。在PET/CT上，胸腺癌通常表现出FDG摄取增加，一般比胸腺瘤和胸腺增生更高且更均匀。检测意外的淋巴结和远处转移对患者管理很有用。

胸腺NET通常表现为巨大的纵隔血管前间隙的肿块，具有局部浸润和转移的倾向（图8.4）。可出现局

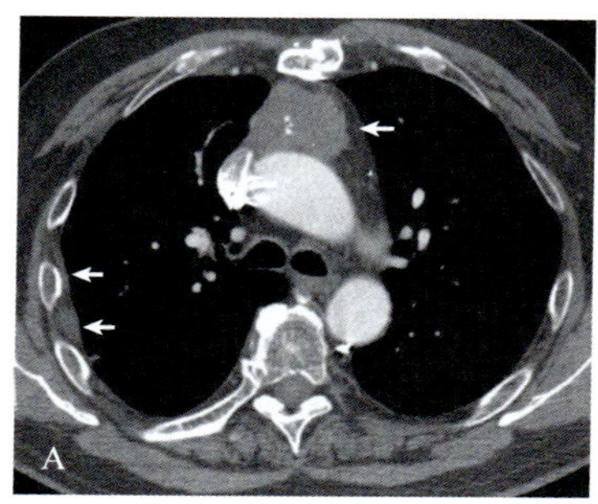

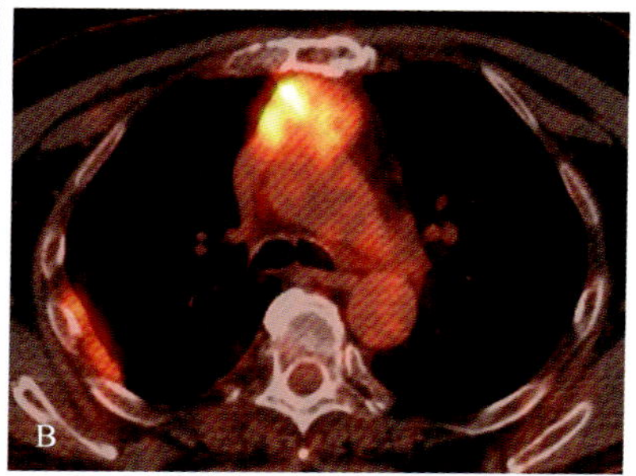

图8.3 66岁男性侵袭性胸腺瘤患者，在冠状动脉旁路移植术时偶然发现纵隔肿块。A.轴位CT图像显示血管前（前）纵隔肿块（大箭头），轮廓不规则，其内可见点状钙化。局灶性胸膜增厚（小箭头）。B.轴位PET/CT图像显示肿块和胸膜内FDG摄取增加，怀疑胸膜转移。活检证实了胸膜转移

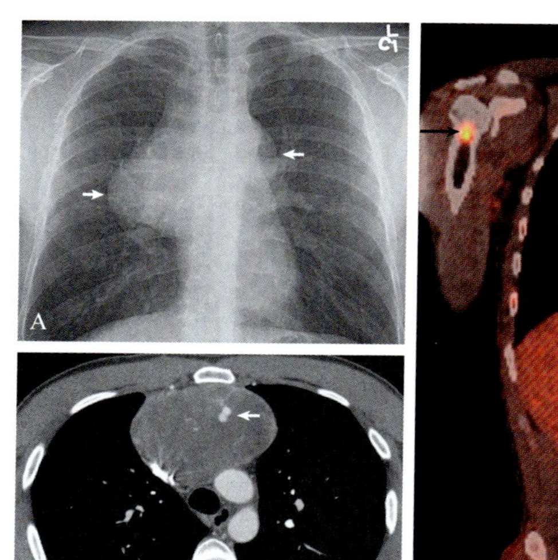

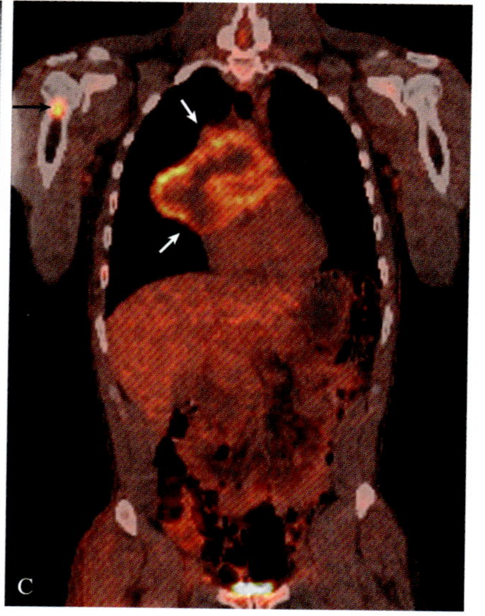

图8.4 31岁男性小细胞神经内分泌胸腺肿瘤患者，由于转移导致髋关节疼痛。A.后前位胸部X线显示血管前（前）纵隔巨大肿块延伸至两侧半胸（箭头）；B.轴位CT图像可见前纵隔血管前间隙内一大的肿块，可见坏死和明显的血管结构（箭头）；C.冠状位PET/CT图像显示肿块周围FDG摄取（白色箭头），由于坏死，中心FDG活性较低。注意，右肱骨转移灶（黑色箭头）的FDG摄取局灶性增加

灶性坏死和钙化。在CT或MRI上，肿块通常是不均匀的。胸腺NET和浸润性胸腺上皮肿瘤的鉴别仅凭影像学检查可能很困难。胸腺NET由于复发和转移的高发生率而预后较差。对于这些类型的肿瘤，可以使用新的PET/CT示踪剂，最值得注意的是^{68}Ga-DOTATOC，^{68}Ga-DOTATATE，FDG PET/CT和^{111}In标记的奥曲肽（octreotide）SPECT的联合成像可以区分低风险和高风险上皮肿瘤和神经内分泌胸腺瘤形成的鉴定。

生殖细胞肿瘤

这些肿瘤在纵隔有一系列的表现。成熟性畸胎瘤在CT或MRI上表现为光滑或分叶状的纵隔肿块，有囊实成分，而恶性畸胎瘤通常边界不清晰，有坏死区，结合液体、软组织、钙化、脂肪和（或）脂肪-液体水平可诊断畸胎瘤（图8.5）。脂肪成分出现在高达75%的成熟畸胎瘤和高达40%的恶性畸胎瘤中。然而，只有17%～39%的成熟畸胎瘤具有所有组织成分，约15%的成熟畸胎瘤仅表现出单房或多房囊性成分。在这方面，这些肿块可能类似于纵隔囊肿。

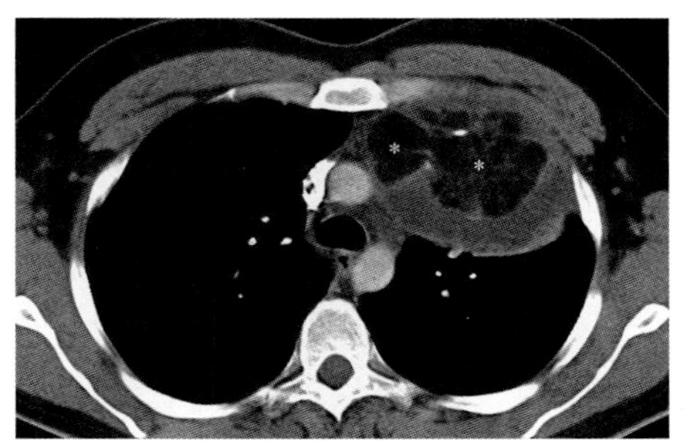

图8.5 29岁畸胎瘤男性患者，表现为胸部不适。轴位CT显示纵隔肿块，包含脂肪组织（标记为*）和局灶性钙化。值得注意的是，高达75%的畸胎瘤中出现脂肪（阿根廷布宜诺斯艾利斯S. Rossi诊断中心Enrique Rossi博士提供）

畸胎瘤可以显示边缘强化和肿块内的组织分隔强化。因为单纯性囊肿可含有蛋白质样液体，CT上呈高密度，MRI可用于鉴别这些病变。含有脂肪的畸胎瘤通常在T1WI上表现为高信号。脂肪饱和MRI技术可用于检测和区分脂肪和出血。重要的是，如果因为CT或MRI表现不典型或因为肿块体积增大而怀疑囊性肿瘤时，则可能需要进行抽吸和细胞学分析以进行诊断。成熟的畸胎瘤可以破裂进入肺、胸膜腔和心包，如果发生这种情况，CT或MRI可以用于检测这些区域内的脂肪。此外，邻近实质实变或肺不张、胸腔积液和心包积液是破裂进入胸膜或心包间隙的辅助体征。由于缺乏FDG亲和力，PET/CT在评价成熟畸胎瘤中没有作用。

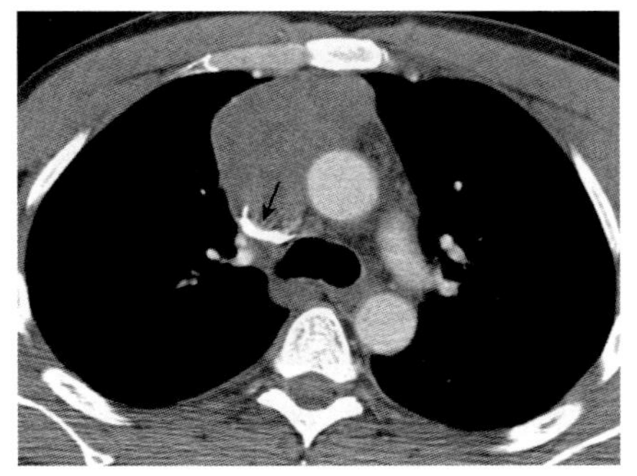

图8.6 37岁精原性细胞生殖细胞瘤男性患者，表现为SVC综合征（面部肿胀、颈部静脉肿大）。轴位CT显示位于前纵隔血管前间隙内的均匀肿块，以及肿块对SVC的压迫（箭头）。请注意，邻近纵隔结构的压迫是常见的

精原细胞瘤在影像学上通常表现为巨块状、边缘清楚的肿块，具有分叶状轮廓，典型病变具有均匀的表现，可出现囊性或坏死区，但钙化罕见。静脉注射对比剂后精原细胞瘤轻微增强。相邻纵隔结构受压伴脂肪平面消失常见，但侵犯现象少见（图8.6）。与之相反，非精原细胞肿瘤通常是大的、无包膜的、异质性软组织肿块，倾向于侵犯和浸润相邻结构，包括肺和胸壁。肿瘤与邻近肺的交界面可因侵犯肺而呈不规则和毛刺状。这些肿瘤可包含大面积出血、坏死和囊肿形成（图8.7）。可能发生相关的胸腔积液和心包积液。常发生局部淋巴结和远处部位（如肺）转移。PET/CT可用于恶性生殖细胞肿瘤的诊断和再分期，其在精原细胞瘤和非精原细胞瘤中的应用相似。

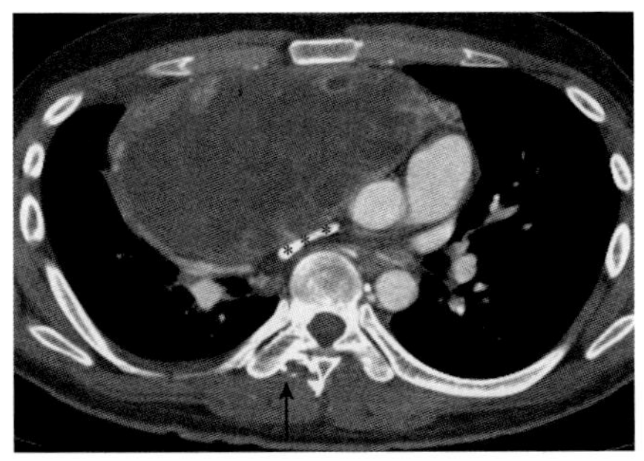

图8.7 21岁男性非精原细胞生殖细胞肿瘤患者，表现为呼吸急促和胸痛。轴位CT显示前纵隔血管前间隙内巨大的不均匀性肿块，压迫上腔静脉，椎旁可见侧支循环（箭头），右侧胸腔少量积液。值得注意的是，非精原细胞瘤性肿瘤往往表现为坏死，且大多数患者在就诊时已有症状

神经源性肿瘤

良性周围神经源性肿瘤（神经鞘瘤和神经纤维瘤）是缓慢生长的肿瘤，通常在平片上无法相互区分。神经鞘瘤和神经纤维瘤通常是边缘清楚的、球形和分叶状的椎旁肿块（图8.8）。CT表现为点状钙化和低密度区，由脂肪、囊性变或出血引起。静脉注射对比剂后的增强模式是可变的，可均匀、不均匀，或者是外周强化。神经孔扩大，伴或不伴椎管内延伸，也可发生肋骨侵蚀和肋

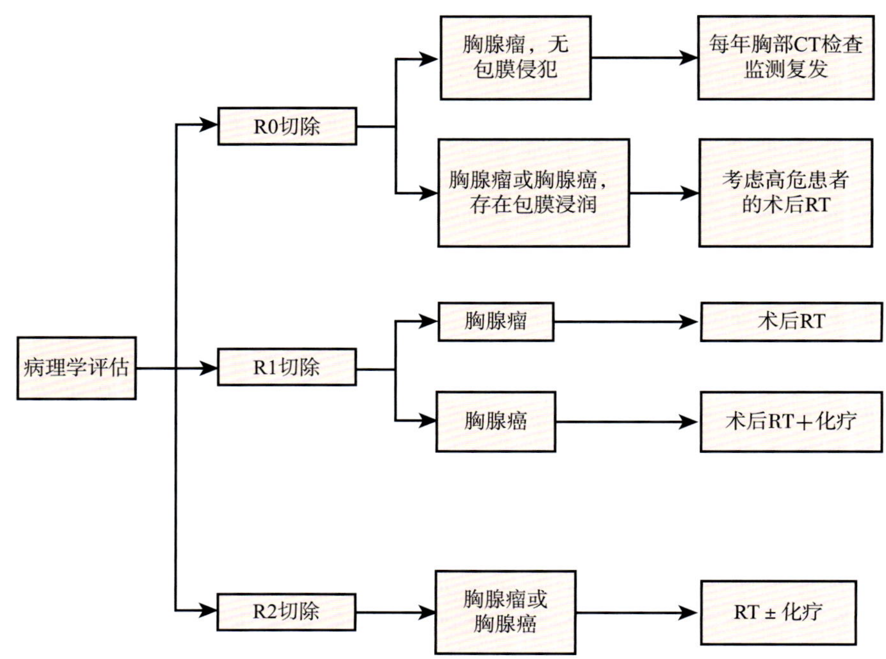

图8.11 胸腺肿瘤的治疗-可切除病变的术后处理。CT.计算机断层扫描；RT.放疗

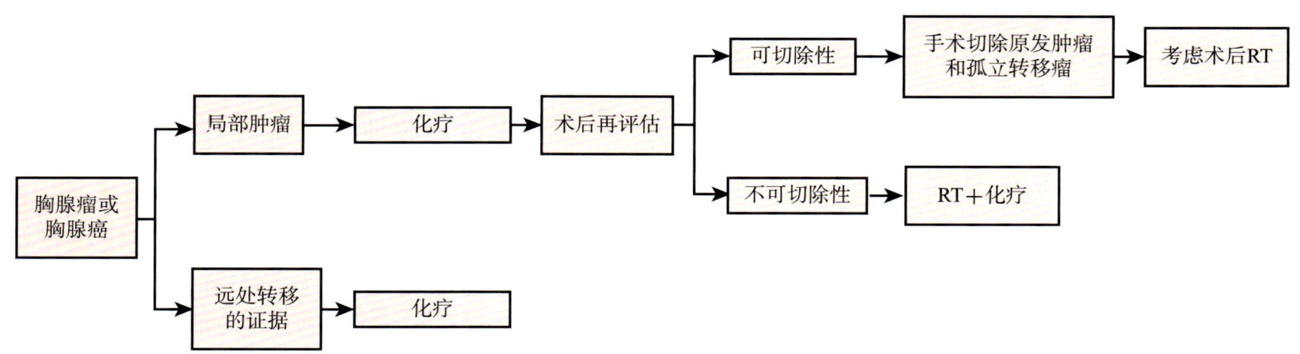

图8.12 晚期胸腺肿瘤的治疗。RT.放疗

胞瘤的首选治疗是顺铂为主的化疗方案，然后切除残留肿瘤。

神经源性肿瘤

神经纤维瘤和神经鞘瘤可以选择观察或手术切除。对于恶变，辅助化疗和放射治疗总体上对生存率的影响有限。在出生前通过筛查或偶然通过超声检查发现的婴儿神经母细胞瘤，由于其有自发消退的可能性，可以采取观察微略，无须进行明确的组织学诊断和手术干预。否则，神经母细胞瘤患者的治疗策略取决于风险分层，其中包括多个因素，如诊断时的年龄、分期、组织病理学和遗传异常。患者被分为低、中、高风险组（表8.3）。低风险组的患者仅通过手术进行管理；仅对有症状的患者或IVS期患者实施化疗。中风险患者的治疗包括手术切除和化疗。高风险组患者接受诱导化疗、放疗、手术、大剂量化疗联合自体干细胞挽救和维A酸分化治疗的强化组合。放疗可用于治疗残留肿瘤和转移瘤。

要点 治疗

- 胸腺肿瘤。肿瘤完全切除是局限性疾病的首选治疗方法；晚期疾病采用多模式治疗。
- 生殖细胞肿瘤。畸胎瘤可通过手术切除治疗。精原细胞瘤和非精原细胞瘤性生殖细胞瘤采用以顺铂为基础的化疗和放疗进行治疗。手术切除对残留肿块有帮助。
- 神经源性肿瘤。神经纤维瘤和神经鞘瘤是通过手术治疗的。神经母细胞瘤的治疗取决于风险分层，低风险组采用手术治疗。中等风险人群先接受手术治疗，然后进行化疗。高危人群接受化疗，然后进行手术、放疗和干细胞移植。

表8.3　国际神经母细胞瘤风险组分类方案

分期	年龄（月）	肿瘤鉴别诊断的组织学分类/分级	MYCN	11q畸变	PLOIDY倍性	治疗前风险组[a]
L1/L2	—	GN成熟，GNB混合	—	—	—	A：极低
L1	—	任何，除了GN成熟或GNB混合	NA	—	—	B：极低
			Amp			K：高
L2	＜18	任何，除了GN成熟或GNB混合	NA	否	—	D：低
	≥18	结节性GNB；分化好		是	—	G：中等
		NB，分化好	NA	否	—	E：低
		结节性、低分化或未分化的GNB；	NA	是	—	H：中等
		NB，低分化或未分化	Amp	—	—	N：高
M	＜18	—	NA		超二倍体[b]	F：低
	＜12	—	NA		二倍体[c]	I：中等
	12～＜18	—	NA		二倍体[c]	J：中等
	＜18	—	Amp		—	O：高
	≥18	—	—		—	P：高
MS	＜18	—	NA	否	—	C：极低
					—	Q：高
			Amp	是	—	R：高

a. 根据国际神经母细胞瘤风险组，5年无事件生存率：极低风险，＞85%；低风险，＞75%～≤85%；中等风险，≥50%～≤75%；高风险，＜50%

b. DNA指数＞1.0，包括近三倍体和近四倍体肿瘤

c. DNA指数≤1.0

—：表示“任何”

NA. 无扩增；Amp. 扩增；GN. 节细胞神经瘤；GNB. 节细胞母细胞瘤；NB. 神经母细胞瘤

引自：Cohn SL，Pearson AD，London WB，et al. The International Neuroblastoma Risk Group（INRG）classification system：an INRG Task Force report. J Clin Oncol.2009；27：289-297

监测

每种特定肿瘤都有不同的治疗后评估方法。详细讨论这些评估方法超出了本章的范畴，读者可以参考NCCN指南了解更多细节。在所有情况下，患者都应由经验丰富的多学科团队进行管理。对于胸腺肿瘤患者，可以每年进行一次胸部CT检查，以监测疾病复发情况。根据转移部位和肿瘤学特性，还可能需要进行腹部和骨盆CT、脑部MRI和PET/CT。生殖细胞肿瘤的监测取决于肿瘤的类型和分期。通常，精原细胞瘤患者在治疗后进行血清标志物（AFP，β-HCG和LDH）和胸部CT评估。在非精原细胞瘤的病例中，还包括通过评价血清标志物（LDH、β-HCG和AFP）以及胸部和腹部/盆腔CT来实现监测。当有临床指征时，进行PET/CT、脑MRI和骨扫描。对于恶性神经鞘肿瘤，胸部CT是常规检查，MRI也可用于神经孔或脊髓侵犯的情况。在神经母细胞瘤的情况下，常规进行CT来检测复发，这可能发生在相当一部分患者中。最可靠的检测疾病进展或复发的测试是^{123}I-MIBG成像。

要点　监测

- 胸腺肿瘤：每年进行胸部CT和无痛纤维支气管镜检查。
- 生殖细胞肿瘤：血清肿瘤标志物和胸部X线/胸部CT。
- 神经母细胞瘤：^{123}I-MIBG扫描是检测复发/进展最可靠的检测方法，可用于临床诊断。

新疗法

对肿瘤相关基因/癌症免疫治疗和分子靶向治疗选择的日益了解在患者未来治疗中具有临床潜力。生长抑素类似物奥曲肽联合泼尼松治疗胸腺瘤的患者中有5.3%完全缓解，25%部分缓解，但对胸腺癌无缓解。环氧合酶-2（cyclooxygenase-2）、EGFR、c-KIT抑制剂和组蛋白脱乙酰酶抑制剂已用于治疗胸腺瘤和胸腺癌。在吉非替尼治疗26例晚期胸腺恶性肿瘤患者的Ⅱ期研究中，1例患者部分缓解，14例患者（54%）病情稳定。在胰

岛素样生长因子-1受体抑制剂cixutumumab的Ⅱ期研究中，37例患者中有5例（14%）达到部分缓解。

对于难治性或复发性生殖细胞肿瘤患者，新的抗肿瘤药物，如贝伐单抗联合奥沙利铂正在进行评估。培非格司亭，一种粒细胞集落刺激因子，正在与化疗联合用于未经治疗的生殖细胞肿瘤患者。

NF-1和多发性神经纤维瘤患者切除后复发率高，并且患有大丛状神经纤维瘤的患者有恶变的风险。临床前和临床试验正在研究创新的治疗选择。针对肥大细胞功能、Ras信号传导通路、Ras信号传导通路下游效应物、PI3K或c-KIT的拟议治疗都有可能有效治疗神经纤维瘤患者。另一种治疗选择是使用哺乳动物西罗莫司靶蛋白（mammalian target of rapamycin，mTOR）抑制剂西罗莫司靶向mTOR通路。其在治疗恶性外周神经鞘肿瘤中显示了令人鼓舞的临床前结果。

一些研究人员正在研究化疗后使用粒细胞-巨噬细胞集落刺激因子和白细胞介素-2联合顺维A酸的单克隆抗体治疗。神经母细胞瘤治疗新方法联盟正在评估是否包括清髓性剂量的^{131}I-MIBG联合化疗在干细胞移植前对诱导化疗不完全应答患者中的应用。对于高危神经母细胞瘤新治疗方案感兴趣的读者，可以参考瓦格纳及其同事发表的一篇文章。

要点　放射学报告

- 描述肿瘤累及的纵隔腔室。
- 明确病变形状、轮廓、组成（例如，液体、脂肪、软组织、钙化）和强化。
- 评估肿瘤对周围纵隔结构的压迫、移位和侵袭情况。
- 评估局部和远处转移性疾病。

总结

纵隔腔之胸腺、生殖细胞及神经源性肿瘤并不常见。然而，了解它们的临床和影像学表现有助于将这些肿瘤与其他肿瘤以及更常见的良性纵隔肿瘤区分开来，一旦确诊，影像学检查在确定疾病的局部范围和发现转移方面非常重要。了解这些肿瘤的传播模式和目前的分期知识对患者的评估和治疗至关重要。

致谢

感谢Marcelo F. K. Benveniste，M.D.和Peter E. Zage，M.D.，Ph.D.，感谢他们自第一版起对本章所做出的宝贵贡献，而本版的修订正是基于他们的工作成果。

第9章

胸膜肿瘤

Jitesh Ahuja, M.D.; Chad D. Strange, M.D.; Joe Y. Chang, M.D.; Reza J. Mehran, M.D.; Mylene T. Truong, M.D.

引言

胸膜肿瘤是一组不同的良性和恶性病理实体，包括原发性和继发性恶性肿瘤。大多数胸膜肿瘤是转移瘤，通常来自肺癌，尽管胸外肿瘤如乳腺癌和卵巢癌有扩散到胸膜的倾向。本章讨论了起源于胸膜的最常见的原发性恶性肿瘤——弥漫性恶性胸膜间皮瘤（malignant pleural mesothelioma，MPM），并对MPM的影像学、分期评估和治疗考虑进行了全面回顾。本文讨论了对确定诊断很重要的影像学结果，并讨论了需要强调或阐明的CT、MRI和PET/CT结果，以便肿瘤学家和外科医师能够提供恰当的治疗方案。

MPM是胸膜间皮细胞引起的一种罕见肿瘤，在美国发病是3000例/年。由于职业接触石棉的模式和长达50年的潜伏期，预计未来10年全世界的患者人数还会增加。目前没有普遍接受的MPM标准疗法，预后很差，诊断后的中位生存期为9～17个月。然而，在过去几年中，MPM患者的治疗取得了重要进展，包括统一的分期系统、新型靶向药物、局部控制放疗技术的改进以及接受根治性手术切除患者的发病率和死亡率的降低。此外，由于单一疗法的失败，联合化疗、放疗和外科手术的方法被更频繁使用。在局限性疾病下，手术切除作为治疗方案的一部分的趋势越来越明显。胸膜外全肺切除术（extrapleural pneumonectomy，EPP），切除脏胸膜和壁胸膜、同侧肺、半膈和部分心包，是10%～15%可切除性疾病患者的手术治疗选择，据报道可延长生存期（2年生存率为74%，5年生存率为39%）。EPP后MPM的最大生存获益见于上皮组织学、原发性肿瘤范围有限且无淋巴结转移的患者。相反，肉瘤样组织学和淋巴结转移患者在EPP后的生存获益较差，主要接受姑息性化疗。

流行病学和危险因素

MPM在男性中的发病率高于女性，比例为4∶1；但女性的发病率正在增加。发病高峰出现在60～80岁，其中40%～80%的患者有职业石棉暴露史。在石棉工人中，MPM的发病率为10%。相比之下，一般人群中MPM的发病率较低，估计为0.01%～0.24%。

石棉是一组复杂的水合硅酸盐的统称，具有不同程度的致癌性。在暴露于石棉后，有长达50年的潜伏期，之后MPM才发展。石棉有两种主要形式：称为闪石（铁石棉和青石棉）的细长纤维和称为温石棉的蛇纹石纤维。温石棉、铁石棉和青石棉这三种主要商业石棉的MPM的特定风险比约为1∶100∶500。温石棉约占西方世界所用石棉的80%。风险最高的职业包括绝缘工作、石棉生产和制造、供暖行业、造船厂工作、建筑行业和汽车制动衬片制造和修理。

由于20%的MPM患者没有接触过石棉，因此推测可能涉及其他因素。猴病毒40（simian virus 40，SV40），是一种DNA病毒，被认为是MPM病因学中的辅助因子。在一定比例的MPM病例中已经检测到了SV40核酸。这种病毒阻断肿瘤抑制基因，是人类和啮齿动物细胞中的一种强效致癌病毒。

MPM中血管生成的分子生物学特征对于开发新的治疗策略具有重要意义。MPM细胞产生许多生长因子，例如表皮生长因子、血小板衍生生长因子（platelet-derived growth factor，PDGF）和转化生长因子-β。MPM表达任何实体瘤的最高已知水平的血管内皮生长因子（vascular endothelial growth factor，VEGF）。VEGF在MPM中的表达与不良生存率相关，现已被认为是MPM的独立预后因素。VEGF表达与肿瘤分期呈正相关（$P < 0.05$）。VEGF抑制剂已显示在动物模型中能够减少MPM生长。使用抗血管生成剂靶向VEGF途径的研究正在进行中。这些药物包括PTK787（一种PDGF/VEGF通路的抑制剂）和贝伐单抗（一种重组人抗VEGF单克隆抗体）。肿瘤抑制因子（如p16、p14和NF2）的遗传改变很常见，抗凋亡分子Bcl-xL的活性在MPM中升高。此外，MPM细胞通常表达端粒酶，使其对抗癌药物产生耐药性。此外，白细胞介素-8是一种具有促血管生成

活性的强效趋化因子，已被证明是MPM细胞系中的自分泌生长因子。

解剖学和病理学

胸膜的解剖结构很复杂。半侧胸廓的肋突后凹处，胸膜的下缘比肺的相应边缘延伸得更低，达到T12椎骨的水平。大体上，受累肺被一层厚的、柔软的、凝胶状的、灰粉色的肿瘤覆盖。显微镜下，MPM分为3种组织学类型，为预后和治疗提供了基础，为流行病学和临床研究提供了重要基础。这些类型包括上皮性（55%～65%）、肉瘤样（10%～15%）和混合型或双相型（20%～35%）。促结缔组织增生变异体被认为是肉瘤性弥漫性MPM的一个亚型。上皮型MPM由立方形或多边形细胞组成，具有丰富的粉红色细胞质和均匀的圆形细胞核，形成管状和乳头状结构。肉瘤样或间叶型MPM由大小不一、细胞结构多样和多形性的梭形细胞组成。混合型MPM包含上皮型和肉瘤样型。根据WHO分类，双相型要求每种成分占肿瘤的10%或以上。MPM的特殊特征包括酸性黏多糖阳性染色，角蛋白强染色，电子显微镜下，存在长的微绒毛和丰富的张力丝，但缺乏微绒毛根和板层体。为了区分上皮MPM与腺癌，免疫组化检查是有用的。上皮MPM细胞对某些角蛋白（AE1/AE3、CK5/6、CK7）、钙视网膜蛋白、WT-1、D2-40、HBMe1、间皮素和血栓调节蛋白呈阳性反应，对许多标志物［包括pCEA、TTF 1、CD 15（Leu-M1）、BerEp 4、B72.3、BG-8和MOC-31.17］呈阴性反应。相反，免疫组织化学对肉瘤样弥漫性MPM的帮助较小。

胸腔积液的细胞学评价（灵敏度26%）和针吸活检（灵敏度20.7%）不足以诊断MPM。如果存在肿瘤细胞，则很难将MPM与转移性腺癌或严重异型性病变区分开来。相比之下，影像引导下的空芯针穿刺活检可获得较大的组织样本，能提高诊断准确性（超声引导下为77%，CT引导下为83%）。当需要较大的诊断样本时，可进行Cope针穿刺活检、电视胸腔镜手术或开放式活检。电视胸腔镜手术的诊断率为98%，正成为首选的诊断方法。然而，该手术有两个缺点：胸膜的脏层和壁层一定不能黏附；并且高达50%的患者发生胸壁种植。相反，仅22%的影像引导的活检会发生胸壁种植。为了防止活检部位、套管针端口、胸腔镜通道和胸导管通道内的肿瘤生长，接受EPP的患者通常会切除这些通道。此外，局部放疗可用于防止胸壁种植。

要点　解剖学和病理学

- 恶性胸膜间皮瘤（MPM）累及壁胸膜和脏胸膜表面，并沿着横膈、纵隔和心包延伸到叶间裂。
- 肿瘤可侵犯肺和腹膜。
- MPM分为3种组织学类型：上皮性（55%～65%）、肉瘤样（10%～15%）和混合型或双相型（20%～35%）。

临床表现

MPM患者通常表现为胸痛、呼吸急促和咳嗽的潜伏发作。胸壁受侵可导致顽固性疼痛。高达95%的病例存在胸腔积液。随着肿瘤的生长，胸膜完全浸润，肺被包裹。纵隔侵犯可导致吞咽困难、膈神经麻痹、心脏压塞和上腔静脉综合征。

肿瘤扩散模式

MPM通过邻近壁胸膜和脏胸膜表面，沿横膈、纵隔和心包扩散，并可能侵入腹膜。MPM可累及叶间裂，直接侵犯肺或经间质和肺泡扩散。MPM通常与胸腔积液有关，并可直接侵犯胸部结构。弥漫性MPM的初步诊断需要证明肿瘤的浸润，最常见的是侵入壁胸膜纤维组织、胸膜外脂肪组织或胸壁软组织。

淋巴结播散是常见的，50%的病例累及纵隔淋巴结。为了了解MPM的淋巴扩散模式，必须检查胸膜的复杂淋巴引流系统。脏层胸膜腔的引流方式与肺相同。然而，壁胸膜淋巴引流系统是不同的。前壁层胸膜淋巴流入内乳淋巴结（图9.1）。后壁胸膜淋巴引流至胸膜外/肋间淋巴结，淋巴结位于肋骨头附近的椎旁脂肪中（图9.2）。前膈和侧膈淋巴流入内乳和前膈淋巴结。后膈淋巴流入主动脉旁和后纵隔淋巴结。在横膈的两个表面，

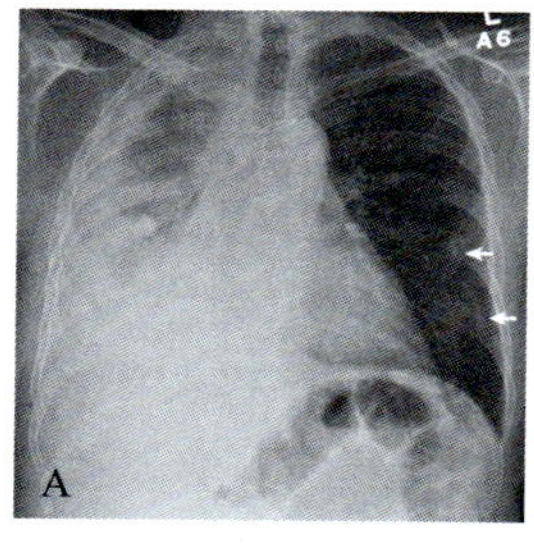

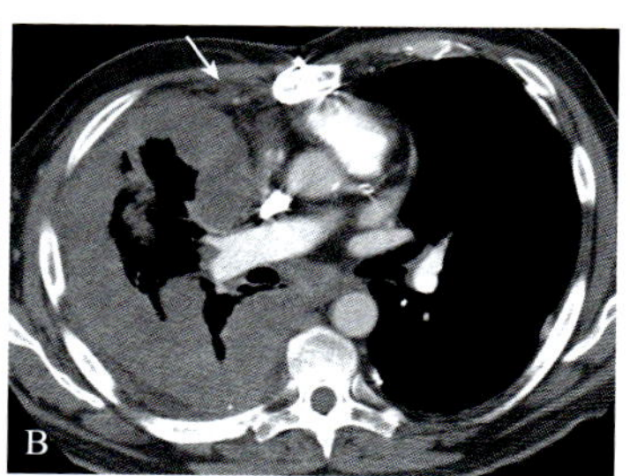

图9.1　64岁上皮样恶性胸膜间皮瘤男性患者。A.后前位胸部X线显示结节性胸膜增厚形成肿瘤包裹右肺。注意之前暴露于石棉的左侧钙化胸膜斑块（箭头）。B.增强胸部CT显示沿纵隔表面呈环状结节状右胸膜增厚与隆突下淋巴结增大难以区分。注意右内乳淋巴结（箭头）的腺病，这表明疾病累及前壁胸膜的淋巴引流路径

包括脚后间隙、膈下间隙、胃肝间隙和腹腔轴区域。

远处的血源性转移很常见，可累及肺、肝、脾、肾上腺、淋巴结、骨和脑（图9.3）。在50%～80%的病例中，尸检发现存在胸外转移性疾病。

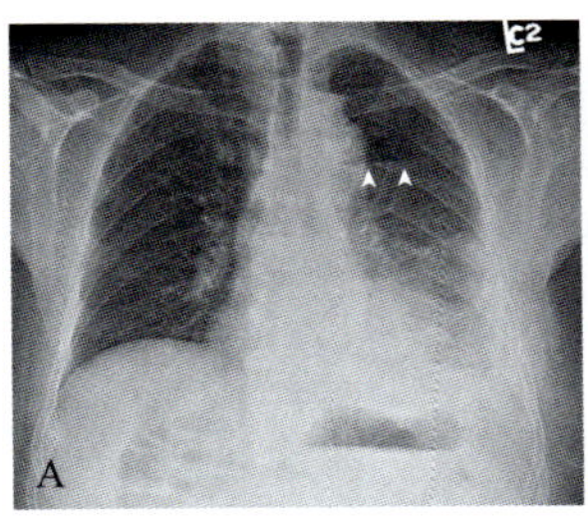
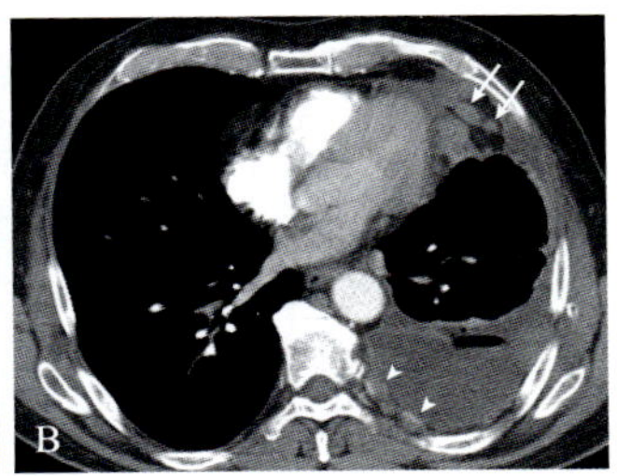

图9.2 70岁男性患者因呼吸短促就诊并接受左侧胸腔穿刺术。A.后前位胸部X线显示左胸膜腔内存在空气-液体水平线（箭头）的左胸膜导管；B.胸部增强CT显示左侧胸膜腔有空气和液体。结节状左侧胸膜增厚符合恶性胸膜间皮瘤的特征。注意，壁胸膜的淋巴引流系统可通过左前膈（箭头）和左肋间（箭头）淋巴结

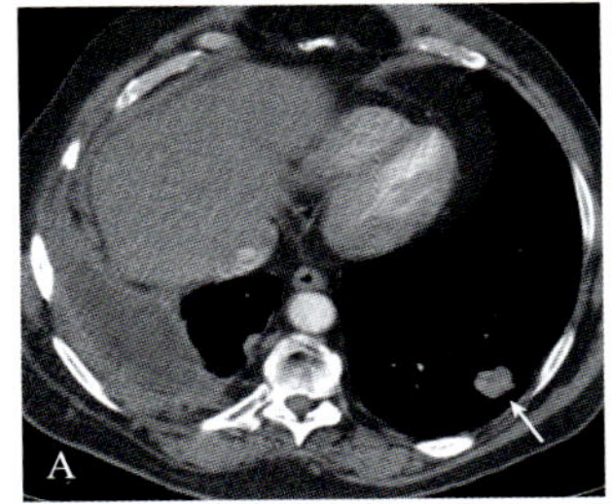
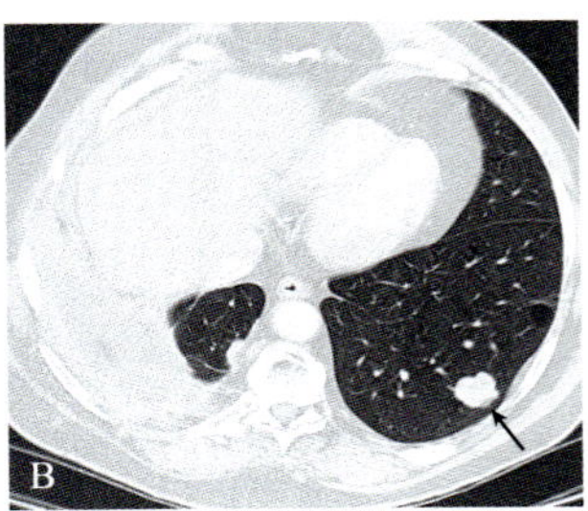

图9.3 61岁男性，右侧上皮样恶性胸膜间皮瘤。纵隔窗（A）和肺窗（B）的增强CT显示结节性右侧胸膜增厚、少量右侧胸腔积液和中肺和右肺下叶圆形肺不张。注意左肺下叶边界清楚的1.5cm结节（箭头），符合转移瘤表现。由于存在转移性疾病，无法进行手术，患者接受顺铂和培美曲塞治疗

要点 肿瘤扩散模式

- 局部扩散累及壁胸膜和脏胸膜，并沿横膈、纵隔和心包延伸至叶间裂。
- 由于胸膜的淋巴引流系统复杂，因此需评估胸膜外/肋间、内乳、乳房和上腹部区域的淋巴结病变。
- 纵隔淋巴结病变见于50%的病例。
- 经腹膜侵袭可导致肿瘤扩散至腹膜、肝脏和脾脏。
- 在尸检时，在50%～80%病例中可观察到肿瘤的血源性播散。

分期评估

已经提出了多个分期系统用于MPM。为了区分手术切除的患者和那些需要姑息治疗的患者，国际间皮瘤兴趣小组提出了MPM分期系统，并得到普遍接受（表9.1，表9.2）。该系统根据传统的TNM分类描述了肿瘤

表9.1 弥漫性恶性胸膜间皮瘤的肿瘤-淋巴结-转移（TNM）国际分期系统

T—原发肿瘤	
T1	肿瘤累及同侧壁胸膜（包括纵隔胸膜和膈胸膜），伴或不伴脏胸膜受累
T2	肿瘤累及各同侧胸膜表面，至少具有以下特征之一： • 累及膈肌 • 融合性脏胸膜肿瘤（包括叶间裂）或肿瘤从脏胸膜延伸至下方肺实质
T3	局部晚期但可能可切除的肿瘤。肿瘤累及所有同侧胸膜表面，至少有以下一种情况： • 累及胸内筋膜 • 延伸至纵隔脂肪 • 孤立的、完全可以切除的肿瘤病灶延伸到胸壁软组织中 • 非透壁性心包受累
T4	局部晚期、技术上无法切除的肿瘤。肿瘤累及所有同侧胸膜表面，至少有以下一种情况： • 胸壁肿瘤的弥漫性扩展或多灶性肿块，伴或不伴相关的肋骨破坏 • 肿瘤直接经皮延伸至腹膜 • 肿瘤直接延伸至对侧胸膜 • 肿瘤直接扩展到一个或多个纵隔器官 • 肿瘤直接延伸至脊柱 • 肿瘤延伸至心包内表面，伴或不伴心包积液，或肿瘤累及心肌
N—淋巴结	
NX	局部淋巴结不可评估
N0	无区域淋巴结转移
N1	同侧支气管肺、肺门或纵隔淋巴结转移（包括内乳、心包、心包脂肪垫或肋间淋巴结）
N2	对侧支气管肺、肺门或纵隔淋巴结或同侧或对侧锁骨上淋巴结转移
M—转移	
MX	远处转移无法评估
M0	无远处转移
M1	存在远处转移

表9.2 按TNM的分期分类

分期	描述
ⅠA	T1N0M0
ⅠB	T2N0M0；T3N0M0
Ⅱ	T1N1M0；T2N1M0
ⅢA	T3N1M0
ⅢB	T1N2M0；T2N2M0；T3N2M0；T4N0M0；T4N1M0；T4N2M0
Ⅳ	任意T，任意N，M1

的范围：原发肿瘤的局部范围（T分期），淋巴结受累的存在和位置（N分期），以及是否存在远处转移性疾病（M分期）（图9.4，图9.5）。该系统将患者分为具有相似预后的类别，以努力选择同质患者组进入临床试验，以便更好地评估新的治疗方案。该分期系统主要用于识别可能适合手术的患者，使用标准确定局部肿瘤的范围和区域淋巴结状态，这两个因素已被证明与总生存率相关。晚期局部原发性肿瘤（T4）、N2～N3病变（纵隔、内乳和锁骨上淋巴结）和M1疾病的存在排除了手术可能。然而，使用诸如CT、MRI和PET的成像方式进行分期具有局限性。这种局限性，加上与EPP相关的发病率和死亡率，导致了对接受切除评估的患者进行扩展手术分期（extended surgical staging，ESS）的需求。在我们的机构，颈部纵隔镜检查、支气管内超声引导下淋巴结活检、腹腔镜检查和腹腔灌洗是MPM患者进行术前评估的常规程序。Rice及其同事报告称，通过ESS排除了118例仅通过临床分期评估的EPP候选患者中的15例（12.7%）。

T分期

基于影像的T分期主要强调准确性，以确定肿瘤可切除性。对于局部晚期肿瘤患者，放射学成像通常旨在区分T3病变（胸壁受累、胸内筋膜受累、纵隔脂肪延伸或非透壁心包受累的孤立病灶）和不可切除T4病变（肿瘤弥漫扩散或胸壁多个病灶；直接扩散至纵隔器官、脊柱、心包内表面或对侧胸膜；以及经横膈侵犯）（图9.6）。然而，T分期的参数是病理，通常难以通过CT和MRI确定。

在局部晚期（T4）病变中，传统CT无法检测到小的浸润，且轴位成像在描绘原发性胸膜肿瘤中横膈的扩散方面存在固有局限性，使其在评估MPM经胸膜扩散方面的准确性较差。通过使用多排螺旋计算机体层摄影（multidetector computed tomography，MDCT）和PET/CT成像允许高分辨率多平面重建，以更好地评估横膈。但PET/CT在检测细微的经横膈扩散方面的准确性也是次优的。由于影像学的局限性，在我们的机构中，术前腹腔镜检查是评价EPP的常规方法。在Rice及其同事的研究中，腹腔镜检查发现25例中有10/109例（9%）存在经腹膜浸润或腹膜转移，而断层成像仅发现3/109例。重要的是，腹腔镜检查甚至能检查出在CT上发现的微小膈周肿瘤患者的跨横膈侵犯。

N分期

N分期定义了淋巴结转移的存在和位置（表9.1）。大型回顾性研究表明，在接受EPP的MPM患者中，高达50%存在胸内淋巴结转移。胸内淋巴结转移的准确检测非常重要，因为纵隔、锁骨上和内乳淋巴结转移患者

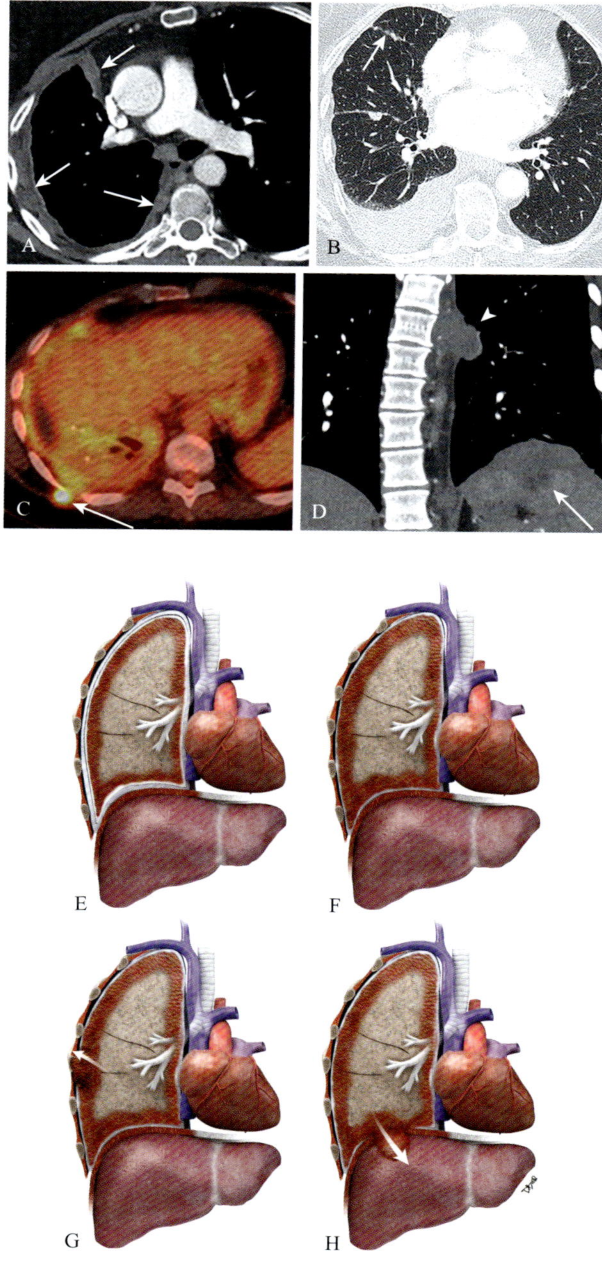

图9.4　恶性胸膜间皮瘤的TNM分期中原发肿瘤（T分期）的断层图像（A～D）和图片说明（E～H）。轴位CT软组织窗（A）和图示（E）显示T1肿瘤累及同侧壁胸膜（包括纵隔胸膜），伴或不伴内脏胸膜受累（箭头）。轴位CT肺窗图像（B）及其图示（F）显示了T2肿瘤累及同侧胸膜表面，伴融合性内脏胸膜肿瘤，包括裂隙（箭头）或肿瘤从内脏胸膜延伸至下方肺实质或累及膈肌。T3局部晚期但可能可切除肿瘤的轴位融合FDG-PET/CT（C）和图示（G）。肿瘤累及所有同侧胸膜表面，有一个孤立的、可完全切除的肿瘤病灶延伸至胸壁软组织（箭头）。冠状位重建CT软组织窗图像（D）和图示（H）展示了T4局部晚期技术上不可切除肿瘤。肿瘤累及所有同侧胸膜表面，肿瘤直接经膈延伸至腹膜（箭头）和胸椎（箭头）

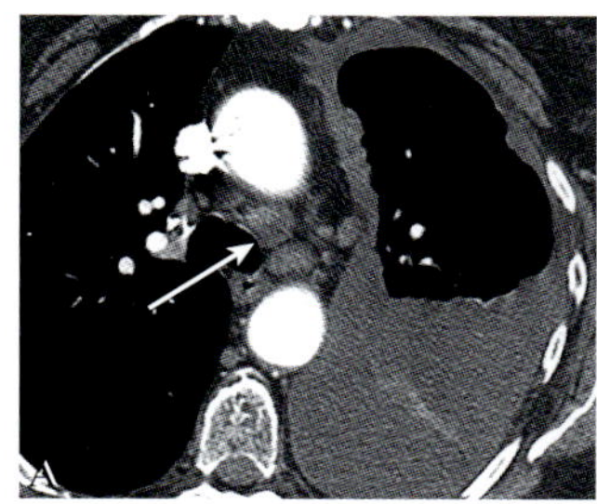
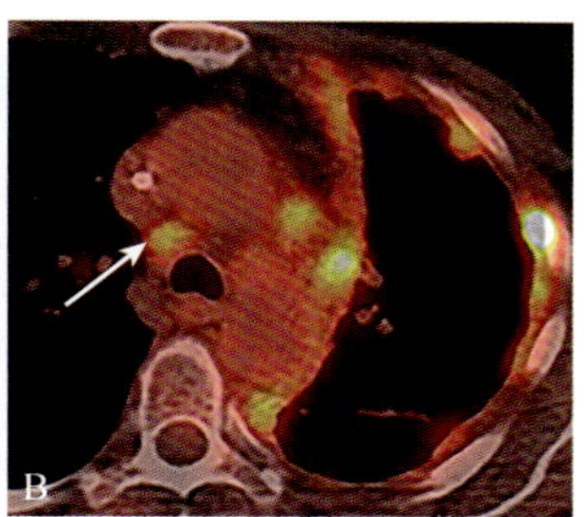
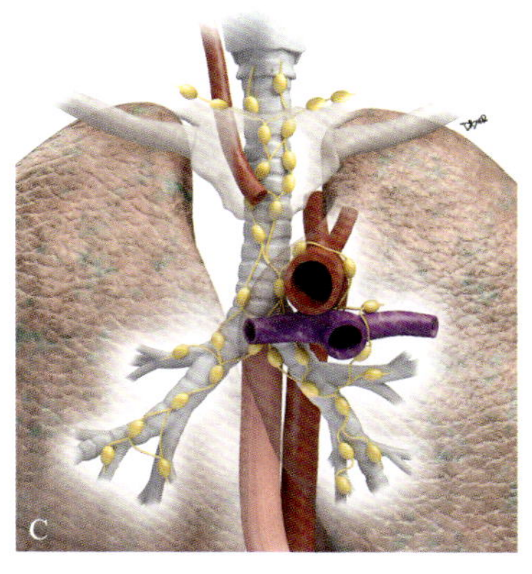

图9.5　恶性胸膜间皮瘤TNM分期中淋巴结转移（N分期）的断层图像（A、B）和图示（C）软组织窗CT图像（A）；N1表示同侧支气管肺、肺门或纵隔（箭头）淋巴结（包括内乳、膈周、心包脂肪垫或肋间淋巴结）中的转移。轴位融合FDG-PET/CT（B）；N2表示对侧支气管肺、肺门或纵隔（箭头）淋巴结或同侧或对侧锁骨上淋巴结转移

的生存率很低，并且N2分期病变的存在会妨碍根治性切除。CT几乎统一用于评价是否存在淋巴结转移。尽管CT在显示肿大淋巴结方面是准确的，但对转移的特异性不佳，因为转移可以存在于小淋巴结中，并且肿大的淋巴结可以与其他胸内恶性肿瘤重叠。MPM的淋巴扩散模式复杂，具有多个引流系统，并且淋巴结转移的检测不是最佳。由于胸膜外淋巴结受累患者的生存率较低，因此建议在EPP前通过侵入性活检进行评估，这对患者选择治疗方案很重要。尽管通过纵隔镜检查或支气管内超声引导淋巴结活检进行完整的淋巴结评估很重要，但它们缺乏MPM适当治疗所需的敏感性和特异性。在我们机构的一项研究中，纵隔镜检查对手术中检测到的胸内（N2）淋巴结转移的敏感度仅为36%。Schouwink及其同事对43例MPM患者进行了纵隔镜检查，并将其分期准确性与CT进行了比较。纵隔镜检查的敏感度、特异度和准确度分别为80%、100%和93%，而CT分别为60%、71%和67%（图9.7，图9.8）。

PET在检测纵隔淋巴结转移方面起着重要作用，特别是对于纵隔镜无法到达的淋巴结部位，可以帮助对考虑进行EPP的患者进行术前评估。然而，Flores及其同事报道了PET成像在MPM患者淋巴结转移检测中的灵敏度仅为11%。在他们的研究中，PET的低灵敏度可能部分是由于PET结果与CT结果的不一致性。在我们机构的一项研究中，也发现PET/CT融合成像在评估淋巴结MPM转移时也不准确。在N期病变患者淋巴结分期中，PET/CT的灵敏度、特异度、PPV、NPV和准确度分别为38%、78%、60%、58%和59%。

在淋巴结转移的检测中，PET/CT不仅受到显微镜下可见疾病患者的低分辨率导致的假阴性结果的限制，而且还受到FDG对炎症/感染病因患者的假阳性结果的限制。这些潜在的陷阱可能导致误诊，并对治疗决策产生影响。因此，我们主张对考虑进行EPP的MPM患者的所有FDG摄取增加的淋巴结进行活检。

M分期

过去认为远处转移是MPM的一种罕见晚期表现。由于患者预后不良和快速死亡，加上过去缺乏有效的医学治疗选择或潜在的治愈性手术切除，因此忽视了准确确定是否存在远处转移的必要性。目前认为这些远处转移比以前报道的更常见，它们可以是孤立的或弥漫性的，累及脑、肺、骨骼、肾上腺、腹膜、腹部淋巴结和腹壁。

很少有使用PET检测MPM患者胸外转移的报道。PET/CT M分期准确性的提高可帮助选择更合适的EPP患者，并减少MPM早期复发患者的数量。

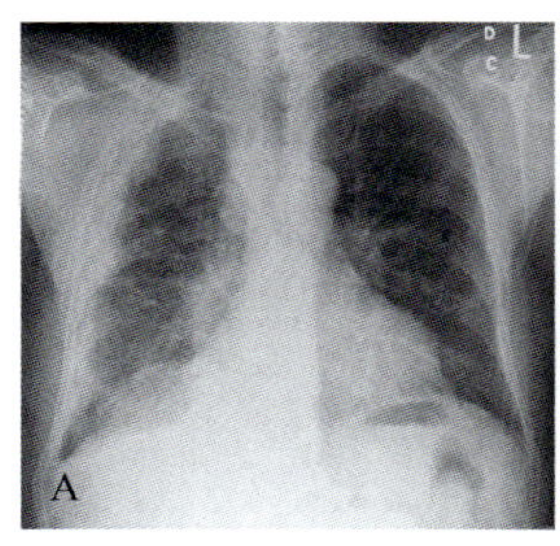
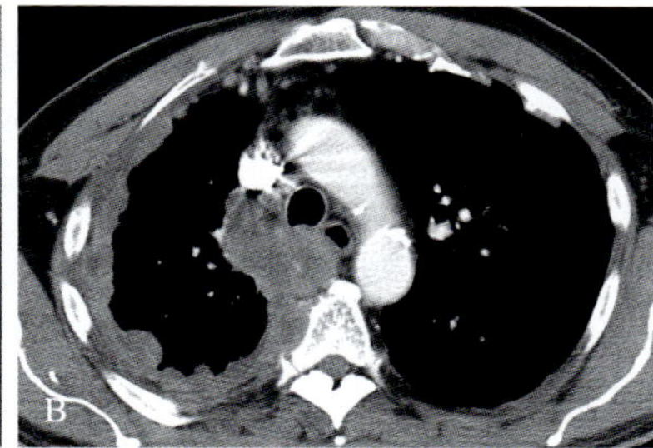
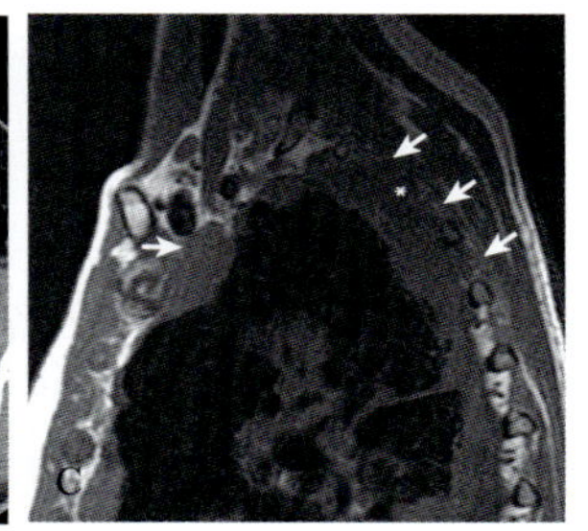

图9.6　男，69岁，右胸壁疼痛，右臂麻木疼痛。A.后前位胸部X线显示右侧胸膜结节性增厚；B.增强CT显示右侧环状结节性胸膜增厚，T3椎体外侧侵蚀；C.矢状位T1WI MRI显示胸壁前后广泛侵犯（箭头），第3肋骨异常信号（*），符合肿瘤浸润。值得注意的是，MRI在评估胸壁侵犯方面优于CT。这对于分期很重要，因为胸壁单个侵犯病灶是可切除的，而多病灶是不可切除的

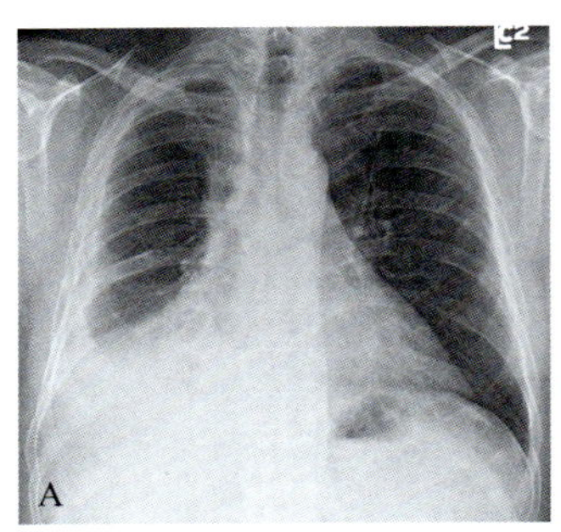
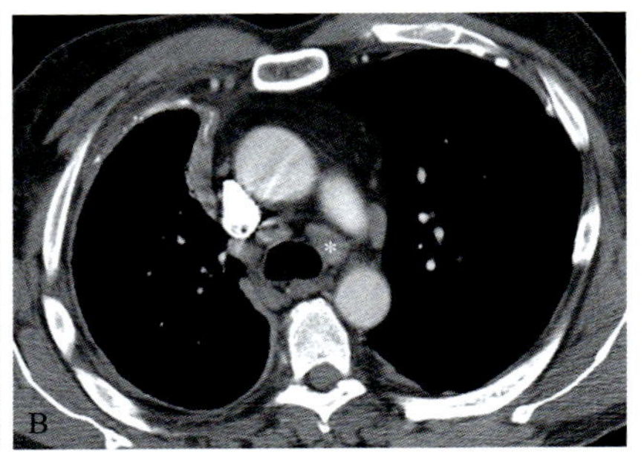

图9.7　62岁上皮样恶性胸膜间皮瘤（MPM）男性患者。A.胸部X线显示右胸膜异常，与胸腔积液一致；B.胸部增强CT显示结节性右侧胸膜增厚，符合MPM。注意左侧气管旁对侧纵隔肿大淋巴结（*）。纵隔镜检查恶性肿瘤阴性，患者接受胸膜外肺切除术

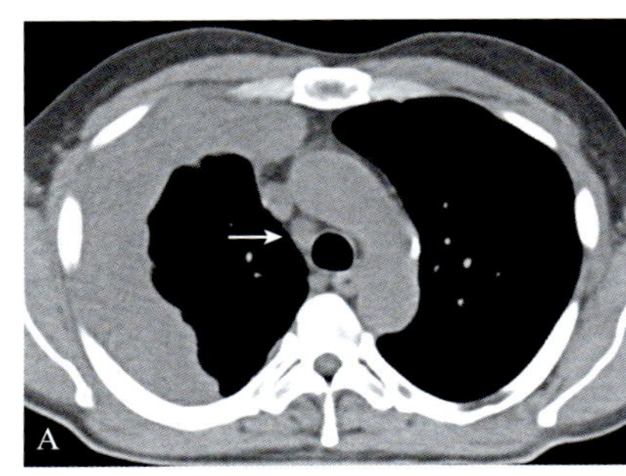
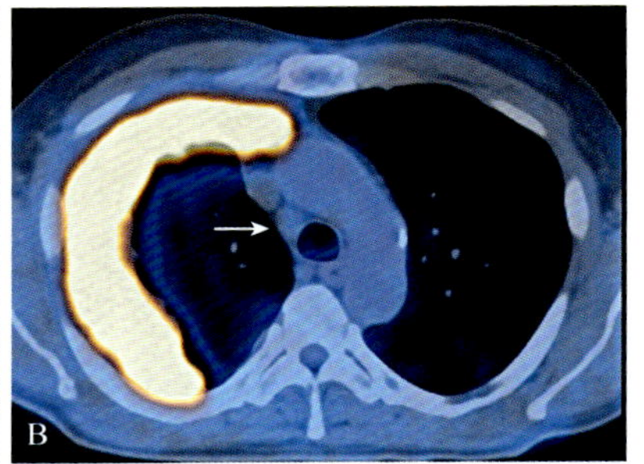

图9.8　64岁男性上皮样恶性胸膜间皮瘤（MPM）患者，评估其能否进行胸膜外全肺切除术（EPP）。A.轴位平扫CT显示右半胸胸膜增厚，右侧气管旁区域有1cm淋巴结（箭头）；B.轴位PET/CT显示右侧MPM的FDG摄取增加。右侧气管旁淋巴结（箭头）无FDG摄取增加。作为接受EPP术前评价的一部分，患者进行了纵隔镜检查、腹腔镜检查和腹膜灌洗，未显示恶性肿瘤证据，患者继续手术

影像学

MPM的典型影像学表现为中到大量单侧胸腔积液，伴或不伴胸膜肿块或弥漫性胸膜增厚。CT是MPM诊断和分期的主要方法。CT最常用于患者的手术切除评估。CT上排除手术的表现包括弥漫性胸壁侵犯、腹膜受累和远处转移。MRI和PET可用于补充CT在MPM患者术前评估中的作用。MRI可以帮助诊断胸壁侵犯或经胸壁侵犯。PET/CT在评估淋巴结受累和远处转移方面是有用的。了解每种成像方式的优势和局限性对于进行适当的分期非常重要。

胸部X线

MPM患者的影像学评价通常显示单侧胸膜异常。30%～80%的MPM患者可见胸腔积液。45%～60%的患者可见光滑的分叶状胸膜肿块。高达60%的MPM患者出现弥漫性单侧胸膜增厚。胸膜增厚可形成厚皮并生长到叶间裂中。随着肿瘤的生长，肺被包裹，患侧肺容量减少，包括同侧纵隔移位，半侧横膈抬高，肋间隙变窄。如果胸膜肿瘤体积较大，则可出现对侧纵隔移位。重要的是要认识到钙化性胸膜斑块仅发生在20%的患者中，因此胸膜斑块的缺失不能排除胸膜异常患者中MPM的可能性。

胸部X线评价局部病变范围和确定转移灶敏感性和特异性都不高。例如，虽然沿着肋骨的骨膜反应、肋骨侵蚀或破坏均为胸壁侵犯的表现，但这些表现并不常见（20%）。在胸部X线片上，肺部的病变可能会被胸膜病变掩盖，CT可以更好地评估肺转移。

计算机断层扫描

CT在发现MPM患者的早期异常方面比X线片更敏感。MPM的CT特征包括单侧胸腔积液（74%）和结节性胸膜增厚（92%），其可以是离散的或弥漫性的，并累及叶间裂。随着肿瘤生长形成胸膜外壳，42%患者的肺周围被包裹导致同侧半胸体积减小。体积损失的体征包括同侧纵隔移位，同侧半膈抬高，肋间隙变窄。然而，由于病变巨大和（或）大量胸腔积液，14%的患者会出现纵隔向对侧移位。

CT在评估MPM的早期病变范围方面具有重要价值。CT可以评估胸壁、横膈和纵隔的受累情况。胸壁局限性侵犯的CT征象包括胸膜外脂肪平面消失、肋间肌受侵、肋骨移位和骨质破坏。

若软组织肿块包绕半侧横膈，应考虑横膈受侵的可能性。相反，横膈下表面与相邻腹部器官之间清晰的脂

肪平面及平滑的横膈轮廓表明病变局限于胸部，未扩散到整个胸腔。轴位扫描在评估横膈下表面时具有固有的局限性。但MDCT的出现和多平面重建的能力已经改善了对膈肌评估的准确性。

纵隔受累包括血管结构和纵隔器官的局部侵犯。直接的纵隔侵犯导致纵隔脂肪平面的消失。当软组织肿块包绕超过50%的结构时，CT提示有血管结构和纵隔器官（如大血管、食管和气管）受侵的证据。心包受侵的特征是结节性心包增厚，伴或不伴心包积液。

纵隔淋巴结受累可由直接侵犯或转移引起。34%～50%的MPM患者存在胸内淋巴结转移。尽管CT是评估胸部淋巴结的最常用方法，但它很难或不可能将肺门或纵隔淋巴结与胸膜肿瘤区分开来。同样，沿纵隔表面不规则的胸膜增厚可使增大的纵隔淋巴结模糊不清。CT在评估纵隔淋巴结转移方面的准确性仍然很低。在考虑进行手术切除时，我们的机构可能会推荐纵隔镜检查。经颈部纵隔镜检查的诊断准确率为93%，而CT仅为67%。

CT在评估肺部病变方面也很有价值，在胸部X线上，MPM患者的肺部常被胸膜肿块或积液所掩盖。血行性肺转移可表现为结节、肿块，以及罕见的弥漫性粟粒性病变。肿瘤的淋巴管炎性扩散表现为局灶性或弥漫性结节状小叶间隔增厚。除了揭示肺部肿瘤的影响外，CT还可以显示先前石棉接触引起的肺纤维化。

磁共振成像

在MPM患者的术前分期评估中，MRI通常用于解答CT在肿瘤局部范围方面的特定问题。通过多平面成像和使用不同的脉冲序列，MRI可以提高肿瘤与正常组织的鉴别。通常，与肌肉相比，MPM在T1WI上的信号略有增高，但难以辨别细微的侵犯。然而，T2WI上的信号适度增高，有助于组织的鉴别。此外，由于MPM通常出现强化，静脉内对比剂的使用可以改善肿瘤和局部侵犯的检测。其他技术，如脂肪抑制，可用于检测邻近结构的肿瘤浸润。

MRI在两个部位的局部浸润区域的分期评估中的表现优于CT：胸内筋膜/单个胸壁病灶（准确率69% vs. 46%）和横膈（准确率82% vs. 55%）。因此，当CT结果不明确时，MRI可用于更精确地评估肿瘤受累情况。然而，在我们的机构，患者并不常规接受MRI来评价横膈受累情况。这是因为MRI的准确性对于诊断细微的经横膈蔓延不是最佳选择。相反，可以考虑对EPP患者进行腹腔镜检查，以评估经横膈蔓延和腹膜病变。进行腹腔镜检查的基本原理是直接观察横膈下表面以发现小的病变。此外，同时进行腹腔灌洗可以发现未被怀疑的腹膜转移。鉴于EPP的发病率和死亡率很高，这一点尤为重要。

正电子发射断层扫描

PET是术前评估MPM患者的另一个潜在的有价值工具。恶性肿瘤的PET成像通常使用放射性药物FDG（一种*d*-葡萄糖类似物）进行。恶性肿瘤细胞的葡萄糖代谢增加导致FDG的摄取和积累增加，从而使PET成像能够用于诊断、分期和评估治疗反应。然而，FDG-PET在MPM分期中的作用尚未完全阐明。在我们的经验中，PET/CT（功能PET数据与解剖CT数据的融合）提高了MPM患者分期的诊断准确性。一项在18例MPM患者中进行的FDG-PET成像与CT对比的小型研究显示，PET在2例考虑手术切除的患者中发现了隐匿性转移。此外，由于FDG-PET提供了病变代谢活性部位的信息，该模式可与解剖成像结合使用，以选择最合适的活检区域。PET/CT可以对病变进行更精确的解剖定位，并可用于检测淋巴结和全身转移。然而，PET/CT对局部病变进行正确分期的能力并不理想。在我们机构进行的一项研究中，接受EPP的患者有63%的T分期准确，29%的患者因术前影像学未检测到局部病变而低估了T分期。PET/CT在检测MPM患者胸外转移方面具有优势。在最近的一项研究中，PET/CT在接受EPP评价的患者中发现了25%的隐匿性转移。重要的是，在这些患者中，超过50%的患者通过常规临床和放射学评价未能发现胸外转移。此外，PET/CT数据的配准允许对FDG摄取增加的区域进行精确的解剖定位，并可用于指导这些部位的活检。

新型显像剂有望在MPM的治疗中发挥重要作用。使用分子生物探针，例如结合间皮素抗原的锝-99m标记的mAb K1抗体，可以用于MPM治疗后疗效评估。这些靶向肿瘤的生物探针基于生物化学和生理学特性，而非结构特性。

鉴别诊断

MPM在放射学上通常表现为单侧中至大量胸腔积液，伴或不伴胸膜肿块，或弥漫性胸膜增厚伴或不伴胸腔积液。单侧胸腔积液的鉴别诊断范围广泛，包括充血性心力衰竭、感染、肺动脉病变、肺栓塞和胶原血管病变。相反，弥漫性结节性胸膜增厚的鉴别诊断相对较少，包括MPM、转移瘤，以及在存在纵隔肿块的情况下，还要考虑胸腺恶性肿瘤伴胸膜转移。有助于区分恶性和良性胸膜病变的CT特征包括胸膜增厚，其周围分布包裹肺（敏感度100%，特异度41%）、胸膜增厚超过1cm（敏感度94%，特异度36%）和结节状胸膜增厚（敏感度94%，特异度51%）。

偶尔，MPM可以表现为局灶性胸膜肿块，类似于胸膜的局部纤维瘤（localized fibrous tumor of the pleura，LFTP），LFTP来自间充质细胞，可为良性或恶性，并且与石棉暴露无关。识别更罕见的LFTP很重要，因为它与MPM的管理方式不同，且比MPM有更好的预后。

LFTP患者的年龄范围广泛，从5岁到87岁，大多数在45～65岁，没有明显的性别倾向。约50%的患者无症状，LFTP在胸部X线摄影时偶然发现。最常见的症状是咳嗽、胸痛和呼吸困难。其他症状包括发冷、发热、体重减轻、虚弱及胸部有跳动感。高达6%的患者出现症状性低血糖。肥大性骨关节病见于17%～35%的病例。

LFTP分为良性和恶性两个亚型。在组织学检查中，病变由卵圆形或梭形细胞组成，细胞核为圆形至卵圆形，染色质均匀分布，核仁不明显，胞质呈双极型，细胞边界不清，有胶原分隔。如果每10个高倍视野中有4个以上的核分裂象，则归类为恶性。大体检查可见肿瘤起源于脏胸膜，约50%有蒂，由于蒂长可达9mm，LFTP是可移动的。影像学上，LFTP具有典型的肺实质外肿块特征（图9.9）。在横轴面影像上，它们有一个边界清晰的分叶状的轮廓，密度均匀或不均匀。大多数患者通过手术切除可治愈，但少数LFTP可能复发、恶变或转移。LFTP患者的预后通常良好。大多数病变表现为良性（88%），但约12%的患者死于广泛胸内肿瘤生长或不可切除的复发。

要点　放射学报告

- 对于可切除性的判断，重要的是区分T3期病变（胸壁受累的孤立病灶、胸内筋膜受累、纵隔脂肪延伸或非透壁心包受累）和不可切除的T4期病变。
- N2期病变（对侧纵隔、对侧内乳和锁骨上淋巴结）和M1期转移的存在排除了手术的可能性。

治疗

MPM的单一治疗方法（即手术、化疗或放疗）未能有效延长生存期。因此，已开发出多模态治疗策略，其将完全大体切除与某种形式的附加治疗相结合，以通过解决微观残留疾病来预防局部复发。这一策略是目前唯一能将生存期延长超过未接受治疗患者中位数7个月治疗选择，也是在具有良好预后因素的选定患者中实现长期生存期的唯一手段。目前，一线全身治疗的标准方案是顺铂（cisplatin）加培美曲塞（pemetrexed）。培美曲塞是一种多靶向抗叶酸剂，在一项纳入448例患者的多中心Ⅲ期研究中，报告了培美曲塞联合顺铂的客观缓解率为41%，总生存期延长了3个月。2016年，在此组合中加入贝伐单抗（bevacizumab）证明了总体生存率的进一步增加。最近，免疫疗法已成为MPM的一种新兴治疗策略。Okada等报道了使用ICI纳武利尤单抗（nivolumab）作为MPM患者的二线或后续治疗的单药治疗结果的MERIT单臂Ⅱ期试验。在这项研究中，肿瘤表达PD-L1水平≥1%的患者（基于Dako 28-8抗体染色）比PD-L1水平＜1%的患者更有可能产生应答（客观缓解率70% vs. 33%）。中位无进展生存期为6.1个月，缓解持续时间为11.1个月，总生存期为17.3个月，MERIT研究的结果强调了ICI在MPM中的潜在作用。就未来的治疗方向而言，研究人员正在评估结合手术、化疗、免疫治疗和放疗的不同多模式治疗方法。

手术选择包括EPP和胸膜剥脱术（pleurectomy and decortication，P/D）。EPP是肺、胸膜、膈膜和心包的根治性整块切除术。在横膈中央腱处，胸膜和心包外侧部分的融合需要切除并随后用假体补片重建。P/D是一种保留肺的手术，将包裹和捕获肺的病变胸膜包膜从胸壁、纵隔、膈膜和心包中游离出来，然后从肺表面仔细剥离。P/D手术通常耐受性良好，并发症发病率低。当在高容量中心进行手术时，死亡率约为1.8%。文献中的

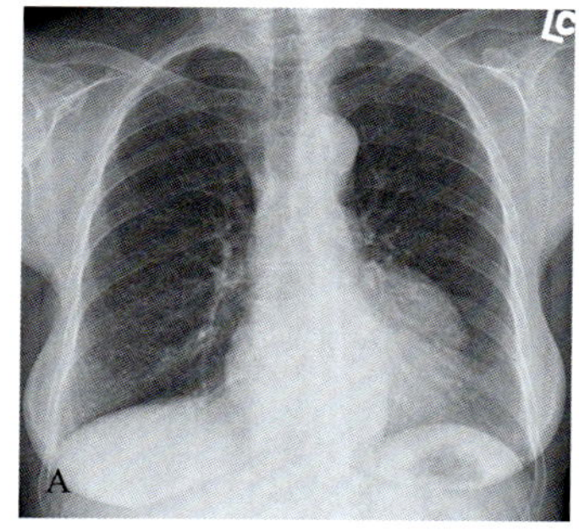

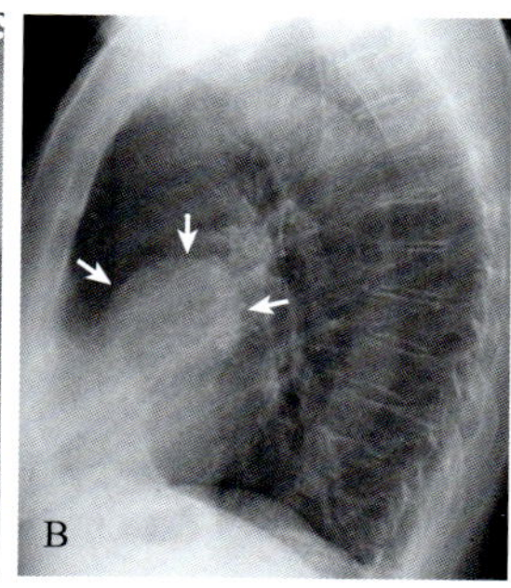

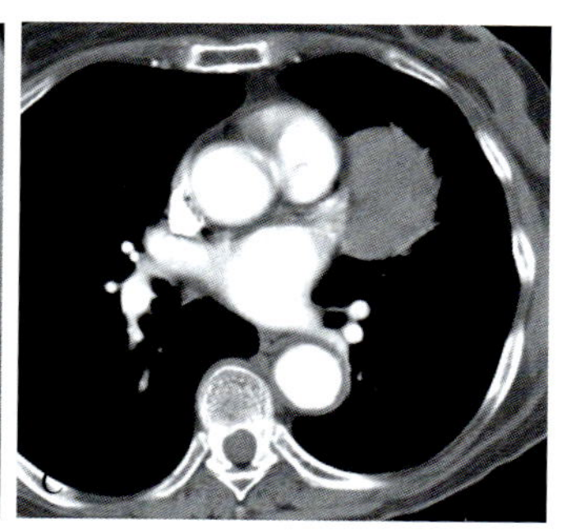

图9.9　67岁的女性接受直肠裂手术。术前的后前位（A）和侧位（B）胸部X线显示，沿着左心缘（B中的箭头）有一个分叶状肿块，大小为6cm×5cm×5cm；C.增强CT显示软组织肿块，边界清楚，与心脏边界形成钝角，符合肺实质外占位性病变。活检显示梭形细胞增殖与胸膜纤维瘤一致

中位生存期报告范围为9～20个月。然而，将肿瘤和脏层胸膜与肺实质分离的技术挑战可能导致次优的细胞减灭。

MPM的发病率相对较低，因此，临床试验，特别是大型、随机、前瞻性试验的患者招募困难，这对建立标准化治疗方案提出了挑战。鉴于这一限制，已知对于上皮组织学、早期疾病、阴性淋巴结和足够肺功能的MPM患者，采用诱导全身治疗、手术、同侧术后放射治疗最有可能延长生存期（68%的2年生存率和46%的5年生存率）。接受EPP或P/D进行MPM明确手术治疗的患者接受全同侧半胸放射治疗以达到治愈目的。所有瘢痕和引流部位都在模拟时划定，因为这些部位也将成为辐射场中的目标。治疗野通常由以下边界限定：上方，胸廓入口；上方，横膈插入处（通常为L2底部）；外侧，皮肤盖片；内侧如果没有纵隔疾病，则至椎体的对侧边缘，如果存在纵隔疾病，则至对侧边缘内侧2.0cm。

考虑到这些一般治疗领域，一种新的手术后治疗整个半胸的技术使用MD安德森癌症中心开发的IMRT，具有良好的结果。在这种技术中，切除胸膜的区域由放射肿瘤学家与外科医师协商，仔细描绘适当的靶体积，包括所有术前胸膜表面、同侧纵隔淋巴结、脚后间隙，然后使用多束和逆向计划以4500cGy的相同剂量分25次治疗危险区域，同时对心脏、肾脏、脊髓和胃等正常结构施加剂量限制（图9.10）。然而，需要谨慎限制对侧肺的剂量，以防止发生严重肺炎，因为回顾性研究表明可能发生致命并发症。通常，对侧肺的平均肺剂量限制在800cGy以下，并限制接受20Gy或更高剂量的肺体积小于7%。以前认为P/D外科手术是姑息性手术，但最近的研究表明，在精心挑选的患者中，与EPP相比，P/D手术的存活率相似，复发率降低，因此该技术越来越多地被用于治疗这种疾病。

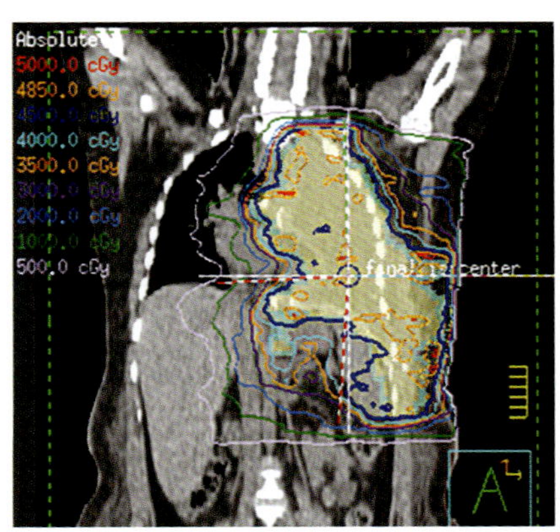

图9.10　48岁女性，患有左侧上皮样恶性胸膜间皮瘤，接受了胸膜外肺切除术和术后调强放疗计划。注意，通过使用多个治疗角度并调制孔径上的射束强度，有可能实现对目标的相当均匀的剂量分布，并在周围关键结构（如心脏和右肺）周围和远离周围关键结构形成高剂量线

过去，P/D术后的放疗领域包括高风险术后区域，这些区域是通过术后成像和与治疗外科医师的讨论确定的。然而，随着IMRT的出现，正在探索在这种情况下进行全胸膜放疗的可能性，因此，不适合EPP的患者仍可考虑进行确定性治疗。

要点　治疗

- 一线全身化疗方案是顺铂加培美曲塞。
- 对于恶性胸膜间皮瘤（MPM）上皮组织学类型、早期疾病、淋巴结阴性且肺功能良好的患者，三联疗法最有可能延长生存期。
- 调强放疗采用多个射束和逆向计划，以4500cGy的剂量分25次治疗风险区域，同时对心脏，肾脏，脊髓和胃等正常结构实施剂量限制。
- 免疫疗法在治疗MPM中显示出潜在的应用前景。

治疗反应和预后

监测

在治疗反应的解剖学成像评估方面，根据WHO指南，肿瘤二维测量已经演变为使用RECIST的最大肿瘤范围的单个CT切片中的肿瘤一维最长直径测量。RECIST反应标准将两次CT检查之间肿瘤直径的变化归类为疾病进展（如果直径增加至少20%），如果直径减小至少30%，则为部分反应，如果变化在这两个阈值之间，则为疾病稳定。然而，由于MPM胸膜皮的独特形态，RECIST方法的局限性导致了替代测量方案的提出。“改良RECIST”已成为MPM的评估标准，在CT上三个不同水平的两个部位测量垂直于胸壁或纵隔的一维肿瘤厚度。用于测量的轴位CT切片层间距至少为1cm，并与胸腔中的解剖标志相关，最好在主支气管分割水平上方。根据RECIST标准，对淋巴结、皮下和其他可测量病灶进行一维测量。将一维测量值相加以产生总肿瘤测量值，其中6个胸膜厚度测量值的总和形成一个单变量直径。

另一种方法是通过连续分割进行肿瘤体积分析。在治疗前、治疗期间和治疗后，通过CT量化肿瘤体积的计算机化技术可帮助评价肿瘤消退/进展，并使用全三维肿瘤体积分析评估治疗反应。

在功能成像方面，通过SUV测量PET上FDG摄取的半定量评价已被用作预后指标和治疗反应评估。低SUV和上皮组织学表明生存率最高，而高SUV和非上皮组织学表明生存率最差。在对65例MPM患者的多变量分析中，高SUV组和低SUV组的中位生存期分别为14个月和24个月。高SUV肿瘤的死亡风险是低SUV肿瘤的3.3倍（$P=0.03$）。混合组织学的死亡风险是上皮组织学的3.2倍（$P=0.03$）。Gerbaudo及其同事报道，原发性恶性肿瘤摄取FDG的强度与组织学分级相关性较差，但与手术分期相关性良好。此外，在这项研究中，FDG病灶摄取随时间的增加比组织学分级更能预测疾病的侵袭性。这两项小型研究的结果表明，PET可以在MPM患者的治疗和临床试验分层中发挥作用。

在治疗反应评估中，通过直接比较治疗前后的PET扫描，对使用FDG摄取的半定量测量进行了评价。在20例MPM患者中评价了PET评估培美曲塞单药或培美曲塞联合卡铂两个周期后治疗效果的预测价值。Ceresoli及其同事报道了早期代谢反应和中位肿瘤进展时间之间显著相关性（$P<0.05$）：代谢反应者为14个月，无反应者为7个月。表现出代谢应答的患者也有总体生存期延长的趋势。有趣的是，通过CT评估的放射学缓解与肿瘤进展时间之间没有相关性。

在监测方面，复发和（或）进展性转移性疾病通常通过CT进行评估。复发模式包括沿切除边缘的软组织病变、心包积液/增厚、腹水、腹膜脂肪绞窄、新的肺结节和纵隔淋巴结病（图9.11）。PET/CT的新作用是对MPM进行再分期，评估对治疗的反应，并作为一种独立的代谢指标。

治疗并发症

胸部X线和CT通常用于监测患者因化疗、放疗和手术引起的并发症。化疗引起的肺毒性将在第40章讨论。在放疗的并发症方面，尽管EPP后的IMRT将对侧肺的剂量限制在非常低的水平，但放射性肺炎仍然是一个问题，因为可能导致致命的并发症。

胸部X线通常用于评估MPM手术后的并发症。通常，肺切除术后留下的空间开始充满液体，通常以每周一个肋间隙的速度进行。而液体突然增加可能表明出现了血胸或乳糜漏，肺切除术间隙中液体量的减少可能意味着存在支气管胸膜瘘或液体通过血管重建渗漏到腹部。MDCT具有多平面重建和三维成像的能力，有助于明确支气管胸膜瘘的诊断。

左全肺切除术后的一种罕见但严重的并发症是胃疝，可导致胃绞窄。这种并发症可以在胸部X线上发现，表现为胃泡位于重建的左半膈上方。另一种罕见的并发症是肺切除术后综合征。这种罕见的综合征是由肺切除术后纵隔的极度旋转和移位引起的，导致症状性中央气道压迫和阻塞。

在根治性胸膜切除术后，PET/CT有助于鉴别肉芽组织和复发性肿瘤，因为这两种情况都可以在切除边缘表现为不规则和结节状组织。使用示踪剂摄取的半定量评估，系列PET/CT可以区分肿瘤（表现为FDG摄取的进行性增加）和肉芽组织（随着时间的推移，FDG亲和力保持稳定或降低）。

要点　检测复发

- CT是评估局部肿瘤复发的常规手段。
- PET/CT可用于检测局部复发及远处转移。

要点　治疗并发症

- 胸部X线和CT通常用于监测患者因治疗而出现的并发症，包括药物毒性和放射性肺炎。
- 在胸膜外肺切除术后，肺切除术后留下的间隙充满液体，通常以每周一个肋间隙的速度增加。
- 液体量的增加可能表明存在血胸或乳糜漏。
- 液体量的减少可能表明支气管胸膜瘘或液体通过血管重建渗漏到腹部。多排螺旋计算机体层摄影（MDCT）可以帮助描绘支气管胸膜瘘的位置和范围。

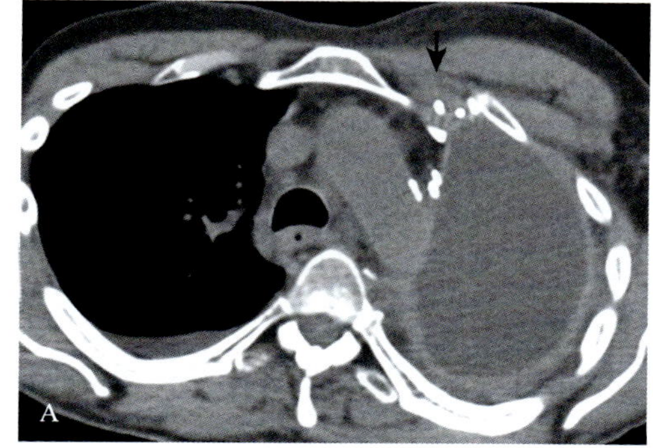

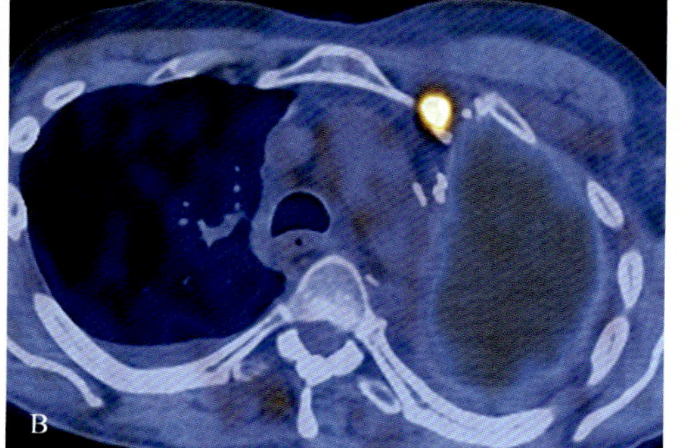

图9.11　一例58岁患有无症状恶性胸膜间皮瘤男性患者，在行全肺切除术后8个月返回接受监测。A.轴位非增强CT显示左侧胸腔的肺叶切除区域和手术夹；B.轴位PET/CT显示左侧胸骨旁区域FDG摄取增加。肿瘤复发通过活检证实

总结

MPM是一种罕见的胸膜间皮细胞肿瘤，其预后较差。采用化疗、放疗和手术的综合治疗方案在患者管理中越来越普遍。准确的分期对于区分可切除患者和需要姑息治疗的患者至关重要。CT是诊断、分期和治疗管理MPM的主要成像。CT通常用于评估胸壁、纵隔和膈肌的侵犯程度，以及淋巴结和远处转移的存在。MRI可作为CT的补充，用于评估考虑手术切除的胸壁侵犯和（或）经膈肌延伸的情况。虽然融合PET/CT在原发性肿瘤分期方面存在局限性，尤其是当组织平面受到侵犯时，但它对于检测淋巴结和全身转移性疾病是有帮助的。此外，PET在预测治疗反应和预后方面也发挥重要作用。

第 4 部分

肝脏、胆道和胰腺肿瘤

第 10 章

肝癌：肝细胞癌和纤维板层癌

Aaron Coleman，M.D.；Elainea N. Smith，M.D.；Samuel J. Galgano，M.D.；Kristin K. Porter，M.D.，Ph.D.

肝细胞癌

引言

肝细胞癌（hepatocellular carcinoma，HCC）是最常见的原发性肝癌，位列世界常见癌症的第五位。肝细胞癌通常发生于有基础肝病的患者中。每5个月使用超声和AFP水平筛查高危患者可提高肝癌早期检出率。如果存在特征性的影像学表现，HCC可以通过CT或MRI诊断，而无须活检。美国放射学会开发了肝脏影像报告和数据系统（liver imaging reporting and data system，LI-RADS），为HCC的诊断提供了统一的标准。

肝移植和肿瘤切除是治疗HCC的外科手段。其他治疗方法包括经皮消融、经动脉化疗栓塞（transarterial chemoembolization，TACE）、经动脉放射性栓塞（transarterial radioembolization，TARE）和SBRT。这些疗法既可以单独使用，也可以联合应用，以缓解病情，或作为肝移植前的过渡准备。HCC对大多数化疗药物耐药；然而，在肿瘤进展期，系统性地使用索拉非尼或lenvatinib仍然是首选治疗方法。LI-RADS除了提供诊断标准外，还可以作为评估肿瘤治疗后反应的指南。

流行病学

HCC是世界上第五大常见癌症，也是最常见的原发性肝癌。由于乙型肝炎病毒（hepatitis B virus，HBV）感染的流行，该病在撒哈拉以南非洲地区和东亚地区比世界其他地区更为常见。在过去的几十年里，HCC在美国的发病率显著增加，并将继续上升到2030年。在HBV流行的国家，HCC通常在60岁以前发病，而在HBV不太流行的国家，则是在60岁以后。男性比女性更常见，男女患病比例高达4∶1。超过80%被诊断为HCC的患者有潜在肝硬化。因此，导致肝硬化发展的病因也是HCC的危险因素。

HBV和丙型肝炎病毒（hepatitis V virus，HCV）是HCC的主要危险因素。HBV感染是世界范围内HCC最常见的原因，约占所有病例的50%。据估计，它会使患HCC的风险增加15～20倍。HBV通过接触受感染的血液、精液和其他体液传播。在流行地区，该病毒通常通过垂直传播和围生期传播获得。性传播和经血传播在HBV感染率较低的地区更为常见。在美国，HCV是HCC的最常见致病原因，感染HCV的患者发生HCC的风险会增高17倍。HCV通常通过接触受感染的血液传播，性传播也是可能的，但不太常见。乙肝疫苗的发展和针对这两种病毒的治疗均有助于减低HCC的发生。

非酒精性脂肪性肝病（nonalcoholic fatty liver disease，NAFLD）目前是美国慢性肝病（chronic liver disease，CLD）的头号病因，这归因于肥胖和代谢综合征发病率的上升。NAFLD是一个潜在的HCC危险因素，因为它最终会导致肝硬化。Ascha等的一项前瞻性研究比较了HCV和NAFLD继发肝硬化患者的HCC发展情况，结果显示HCV患者的发病率为4%，而NAFLD患者的发病率为2.6%。控制代谢综合征发展的危险因素可能最终导致NAFLD引起的HCC发生率降低。

导致CLD和肝硬化的其他几种诱因也会导致HCC的发生。据报道，连续10年饮酒量超过80g/d的个体，其HCC发生率会增加5倍。接触黄曲霉毒素也可导致*P53*肿瘤抑制基因突变，从而增加患HCC的风险。肝硬化的其他原因，如血色素沉着症、自身免疫性肝炎、原发性硬化性胆管炎和α_1-抗胰蛋白酶缺乏症，也可最终导致HCC的发生。

要点 肝细胞癌流行病学

- 肝细胞癌是最常见的原发性肝癌。
- 导致肝硬化的疾病，如丙型肝炎病毒、乙型肝炎病毒、非酒精性脂肪性肝病等，都是重要的危险因素。

解剖学

肝脏有门静脉系统和肝动脉的双重供血。

肝脏分为左右叶，再细分为8个解剖节段（图10.1）。这些节段由其门静脉供应来界定，并以肝静脉分支来划分。尾状叶被定为是节段Ⅰ。供应尾状叶的门静脉通常来自门静脉主干，但也可能来自门静脉左支或右支。肝节段Ⅱ和Ⅲ位于左叶，分别由门静脉左支第一和第二侧支供应。节段Ⅳ也在左叶，由左肝静脉和镰状韧带将其与肝节段Ⅱ和Ⅲ分开，由门静脉左主干的中间支供血。右肝静脉划分肝右叶的肝段：区分第Ⅶ和第Ⅷ段、第Ⅴ段和第Ⅵ段。第Ⅶ段和第Ⅵ段分别由右门静脉右后支的上支和下支供应。节段Ⅷ和Ⅴ分别由右门静脉前支的上支和下支供应。肝中静脉将左、右叶、Ⅷ段与Ⅳ段、Ⅴ段与Ⅳ段分开，Ⅴ段也通过胆囊窝与Ⅳ段分开（见图10.1）。

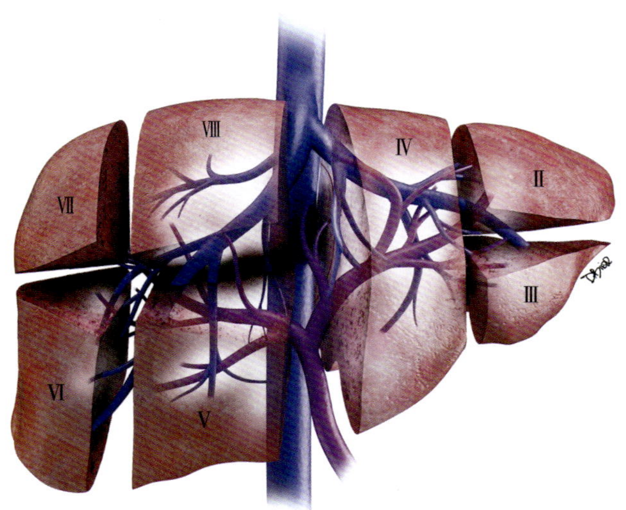

图10.1 肝脏的分段解剖。肝分为右叶和左叶。共有8个肝段：肝左叶3个（Ⅱ、Ⅲ和Ⅳ），肝右叶4个（Ⅴ、Ⅵ、Ⅶ、Ⅷ），尾状叶1个（Ⅰ）（图片中未展示）。肝段由肝静脉划分，并由门静脉供血界定

肝脏有各种各样的血管变异。Michel分型描述了10种肝动脉异常。最常见的是Ⅰ型，描述的是一条肝总动脉，起自腹腔干，分叉成肝右动脉和肝左动脉，供应左、右叶。其他常见的血管变异包括来自肠系膜上动脉的替代或副右肝动脉，以及来自胃左动脉的替代或副肝左动脉。肝脏血管供应对于制订治疗计划至关重要。

要点 肝细胞癌的解剖学

- 根据门静脉供血情况分为8个肝段。
- 肝细胞癌在肝脏的节段分布对治疗计划至关重要。
- 肝脏血管变异对于制订治疗计划至关重要。

病理学

HCC癌变发生，是从再生结节（regenerative nodule，RN）到癌前发育不良结节（dysplastic nodule，DN）、到早期或分化良好的HCC，到晚期或低分化的HCC的逐步发展过程。RN周围有纤维隔膜。这些结节的大小决定了肝硬化是微结节、大结节还是混合结节的特征。DN包含细胞异型性，大小0.8～1.5cm。这些结节的门静脉供血减少，未配对的动脉数量增加。等位基因丢失、染色体改变、基因突变、表观遗传改变和分子细胞通路的改变在RN向DN的转化以及最终向HCC的转化中发挥作用。

HCC可表现为单发肿块、多灶性或弥漫性浸润型。HCC有4种主要组织学分型：小梁型、假腺管型、致密型和硬化型。其中最常见的类型是小梁型，硬化型最少。小梁型是由分离肿瘤细胞板的纤维间质组成。HCC的组织学分级从高度分化到高度间变性肿瘤。Ⅰ级肿瘤可能与肝细胞腺瘤相似，而Ⅳ级肿瘤可能与非肝细胞恶性肿瘤相似。

要点 肝细胞癌的病理学

- 多种表现：单发肿块、多发肿块或弥漫浸润性。
- 逐步发展：从再生结节到发育不良结节到肝细胞癌。
- 4种组织学类型：小梁型、假腺管型、致密型和硬化型。

临床表现

HCC的临床表现是非特异性的，通常与潜在的肝硬化和慢性肝炎有关。症状包括右上腹部疼痛、体重减轻、饱腹感、厌食、腹部肿胀、呕吐、发热、疲劳和黄疸。在肝硬化的情况下，虚弱、不适和体重减轻的逐渐进展应引起临床对HCC的警惕。

肝脏不规则、增大并伴有结节是体格检查中最常见的表现。也可能出现黄疸、腹水和锁骨上淋巴结肿大。当门静脉受累（门静脉高压或肿瘤蔓延）时，可能会出现食管静脉曲张引起的脾大或呕血。如果肿瘤侵犯肝静脉，可引起布加综合征。不到5%的HCC患者可出现副肿瘤综合征表现，包括红细胞增多、高胆固醇血症、迟发性皮肤卟啉症、男性乳房发育、高钙血症和高血糖。

在HCC筛查中，最常用的肿瘤标志物是血清AFP。正常范围为10～20ng/ml。AFP预测HCC的PPV取决于肿瘤的病因学。AFP升高在亚洲国家（70%）比在西方国家（50%）更为常见。在非病毒性病因的HCC中，AFP的PPV为94%，而在病毒相关的HCC中为70%。肝脏有肿块并伴有AFP水平超过200ng/ml，基本可以做出HCC的诊断。然而，在20%的HCC病例中，AFP水平并不升高。同样值得注意的是，慢性肝炎和无HCC的肝硬化患者的AFP也可能升高。

要点　肝细胞癌的临床表现

- 症状缺乏特异性，可被肝硬化和慢性肝炎的症状所掩盖。
- 甲胎蛋白（AFP）是最常见的肿瘤标志物，但约有20%的肝细胞癌（HCC）患者AFP正常。
- 无HCC的慢性肝炎和肝硬化患者的AFP也可能升高。

分期分类

与其他恶性肿瘤相比，HCC的分期更为复杂，这是因为大多数HCC患者同时合并肝硬化。这些患者的预后和治疗方案取决于肿瘤负荷和肝功能受损的程度。通常用于对其他恶性肿瘤进行分期的TNM（肿瘤、淋巴结、转移）分期系统，并不能体现潜在的肝功能受损和患者的体能状态。巴塞罗那临床肝癌（Barcelona clinic liver cancer，BCLC）分期系统、香港肝癌分期系统、Okuda系统和意大利肝癌计划等多个系统已被开发出来，可以根据肿瘤负荷和肝功能障碍程度对患者进行分期。一项比较7种分期系统的研究表明，BCLC分期系统在预测患者预后方面表现最佳。BCLC分期系统是最常用的分期系统之一，已被美国肝病研究协会（American Association for the Study of Liver Disease，AASLD）和欧洲肝脏研究协会采用。

BCLC分期系统根据肿瘤负荷、肝功能和患者表现状态将患者分为极早期（0）、早期（A）、中期（B）、晚期（C）和终末期（D）（表10.1）。它还根据疾病严重程度提供了治疗流程。肿瘤负荷通过肿瘤大小、肿瘤数量、门静脉侵犯和肝外转移情况进行评估。Child-Pugh评分通常用于评估肝功能。然而，最近的更新建议是应该同时使用生化参数和患者的整体代偿状态来评估肝功能，因为Child-Pugh评分通常不是肝功能状态的可靠指标，患者的表现状态通常使用东方肿瘤合作组织量表进行评估。

要点　肝细胞癌的分期

- 肝细胞癌（HCC）患者的预后取决于肿瘤负荷和肝硬化的严重程度。
- 巴塞罗那临床肝癌（BCLC）分期系统根据肿瘤负荷、肝功能和患者临床状态对患者进行分期。

表10.1　巴塞罗那临床肝癌（BCLC）分期

分期	标准
极早期（0）	• 单个肿瘤＜2cm • 肝功能未见异常 • ECOG PS 0
早期（A）	• 最多3个≤3cm的肿瘤 • 肝功能未见异常 • ECOG PS 0
中期（B）	• 多个结节 • 肝功能未见异常 • ECOG PS 0
晚期（C）	• 门静脉受侵 • 肝外扩散 • 肝功能未见异常 • ECOG PS 1～2
终末期（D）	• 终末期肝病 • ECOG PS 3～4

ECOG PS. 美国东部肿瘤协作组体力状态评分

肿瘤扩散模式

HCC可发生肝内和肝外肿瘤扩散。HCC中最常见的扩散类型是肝内转移，其次是门静脉血栓形成。较大（＞5cm）的肿瘤更容易发生肝外扩散。在尸检报道中，超过50%的HCC病例出现了肝外（血行＋淋巴结）播散，肺是最常见的转移部位。血源性播散也可见于肾上腺、骨骼、胰腺、肾和脾。淋巴结转移在HCC中也很常见，通常发生在肝门（图10.2），其次是腹膜后、气管旁、隆突和锁骨上淋巴结。

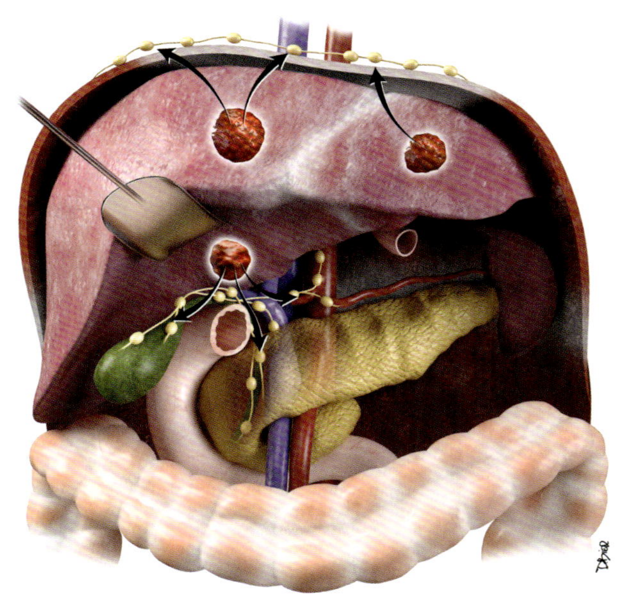

图10.2 肝细胞癌的淋巴结转移模式。肝脏中央的肿瘤引流至肝十二指肠韧带，靠近肝顶的肿瘤引流至膈淋巴结。左肝肿瘤引流至肝胃淋巴结

要点 肝细胞癌的肿瘤扩散模式

- 最常见的肿瘤扩散类型是肝内转移和门静脉癌栓。
- 根据尸检数据，超过50%的患者有肝外扩散。
- 肝细胞癌的死亡通常是由于肝衰竭而不是肝外转移。

影像学

肝脏影像报告和数据系统

LI-RADS的建立旨在为使用MRI、CT和超声进行HCC的诊断提供统一的标准。LI-RADS只适用于18岁以上的HCC高危患者。高危人群包括肝硬化患者、慢性HBV患者、当前或既往有HCC的患者。LI-RADS不适用于儿童、先天性肝纤维化患者或由血管疾病引起的CLD患者。

根据LI-RADS超声指南，超声报告应包括肝脏可视化评分和病变分类。可视化评分为A（无或极少受限）、B（中等受限）或C（严重受限）。可视化评估受肝脏不均匀性、超声射线衰减和肝脏遮蔽导致的阴影影响。在超声上的病灶被分类为US-1（阴性）、US-2（可疑阳性）或US-3（阳性）。US-1是没有发现病灶或有明确良性病变。当观测到的病变直径＜1cm时，被归类为US-2。US-3是有新的静脉血栓形成和病变直径＞1cm且不能确定是良性病变。

LI-RADS的CT/MRI指南将观察结果分为LR-1（肯定是良性的）、LR-2（可能是良性的）、LR-3（良恶性可能均等）、LR-4（可能是HCC）、LR-5（肯定是HCC）、LR-TIV（静脉内肿瘤）或LR-M（非HCC特异性的其他恶性病变）。LR-1和LR-2的观察结果包括囊肿、血管瘤、局灶性脂肪沉积、灌注异常和瘢痕形成等病变。LR-3、LR-4和LR-5观察结果根据HCC的主要影像学特征进行分类，包括大小、阈值生长、非边缘动脉期高强化、流出和包膜增强。表10.2概述了LR-3～LR-5分类的具体内容。LR-M包括恶性肿瘤，如肝内胆管癌、肝胆管癌瘤和转移，当然也不能排除HCC的可能性。一项系统回顾研究显示，36%的LR-M病变最终被诊断为HCC。LR-M的诊断标准见表10.3。

表10.2 CT/MRI肝脏影像报告和数据系统标准（LR-3～LR-5）

LR-3（良恶性可能均等）	● ＜20mm＋非边缘APHE，无其他主要影像学特征 或 ● ＜20mm＋APHE以外的1个主要影像学特征 或 ● ≥20mm＋无主要影像学特征
LR-4（可能是HCC）	● ＜10mm＋非边缘APHE＋至少一个其他主要影像学特征 或 ● 10～20mm＋非边缘APHE＋强化“包膜” 或 ● ≥20mm＋非边缘APHE，无其他主要影像学特征 或 ● ＜20mm＋APHE以外至少2个主要影像学特征 或 ● ≥20mm＋APHE以外至少1个主要影像学特征
LR-5（肯定是HCC）	● 10～19mm＋非边缘APHE＋非外周流出 或 ● 10～19mm＋非边缘APHE＋阈值生长 或 ● ≥20mm＋至少1个主要影像学特征

主要影像学征象：强化“包膜”、非外周“洗脱”、阈值增长

阈值生长：6个月内增大50%

APHE. 动脉期高强化；HCC. 肝细胞癌

表10.3 CT/MRI肝脏影像报告和数据系统标准（LR-M）

LR-M：可能或肯定为恶性，但不是肝细胞癌（HCC）所特有的征象	• 边缘动脉期高强化 • 外周洗脱 • 中央延迟强化 • 肝胆期靶样高信号 • 靶样扩散受限 • 浸润性表现 • 明显的扩散受限 • 坏死 • 非HCC恶性肿瘤的其他表现

除了HCC的主要影像学特征外，LI-RADS还识别出一些辅助特征，有助于病变分类。这些辅助特征见表10.4。辅助特征只能用于帮助升级或降级观测结果（如从LR-3到LR-4），但是，不能仅根据辅助特征将病变升级为LR-5。

表10.4 CT/MRI肝脏影像报告和数据系统倾向于恶性肿瘤的辅助征象

特征	CT	MRI细胞外对比剂	MRI肝胆对比剂
阈下生长[a]	+	+	+
扩散受限[a]	−	+	+
轻或中度T2WI高信号[a]	−	+	+
晕状强化[a]	+	+	+
实性肿块中的脂肪分布[a]	±	+	+
实性肿块中的铁分布[a]	−	+	+
一过性低密度[a]	−	−	+
肝胆期低密度[a]	−	−	+
“结中结”表现[b]	+	+	+
马赛克征象[b]	+	+	+
非强化“包膜”[b]	+	+	+
肿块内有脂肪[b]	±	+	+
肿块内出血[b]	±	+	+

a.恶性肿瘤普遍具有的特征，而非肝细胞癌特有

b.肝细胞癌的特异性征象

要点　肝脏影像报告和数据系统（LI-RADS）

- LI-RADS为肝细胞癌的CT、MRI、超声和增强超声（造影）的诊断提供了一个统一的指南和标准。
- 肝细胞癌（HCC）的主要CT和MRI LI-RADS标准包括肿瘤大小、非边缘动脉期高增强、非外周洗脱、包膜增强的存在和阈值生长。
- LI-RADS还包括HCC的几个辅助特征，可以帮助诊断。

原发肿瘤

超声

超声是HCC筛查中最常用的方式。AASLD建议肝硬化患者每6个月进行一次超声检查，包括或不包括AFP检测。HCC最常见的超声表现为低回声实性肿块（图10.3）。这在较小、分化良好的肿瘤中更常见。较大肿瘤的超声表现多种多样，可能与坏死（低回声）、病灶内脂肪（高回声）、纤维化（高回声）、出血（高回声）或钙化（高回声）有关。如前所述，超声报告应包括可视化评分（A、B或C）及病变分类（US-1、US-2、US-3）。AASLD建议US-2患者在3～6个月复查超声，包括或不包括AFP的检测。US-3患者应进一步接受多期CT或MRI评估。

对比增强超声（contrast-enhanced ultrasound，CEUS）已成为评估HCC的一种替代技术。在这项技术中，通过静脉注射微泡对比剂后连续实时进行5min超声检查，以评估病变动脉期的增强和流出。LI-RADS最近纳入了一种用于CEUS诊断HCC的诊断算法。诊断标准与LI-RADS CT/MRI指南中规定的诊断标准相似。CEUS的独特应用价值在于它能够准确区分动脉门静脉分流（常见于多期相CT和MRI）和真正的动脉期强化的肿块。

要点　肝细胞癌的超声成像

- 超声用于肝细胞癌的筛查。
- 超声肝脏影像报告和数据系统（LI-RADS）评估应包括肝脏可视化评分和病变分类。
- 归类为US-3的病变应通过多期相CT或MRI进一步评估。

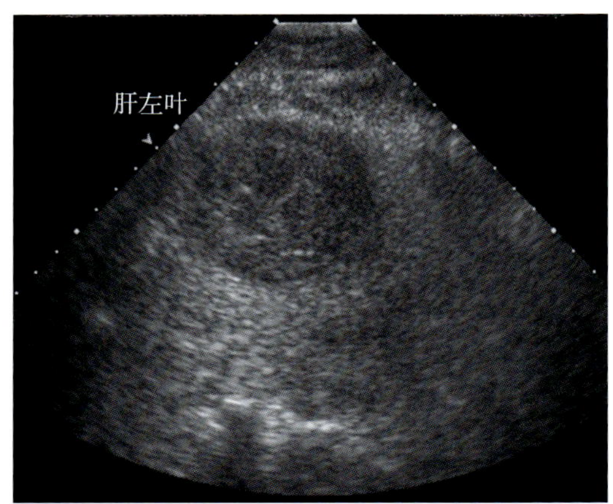

图10.3 经腹部肝脏超声显示肝左叶低回声实性肿块，符合肝细胞癌

计算机断层扫描

HCC的检查应采用8排或更多排探测器的多排CT扫描仪进行检查。应在动脉晚期、门静脉期和延迟期获取图像（图10.4）。动脉晚期的扫描时间非常重要，因为错误的时间会降低检测HCC动脉期高强化的敏感性。当肝动脉和门静脉与肝静脉相比呈高增强时，可获得充分的动脉晚期强化。

如前所述，LI-RADS诊断HCC的主要标准包括病灶的大小、非边缘动脉期高强化、非外周洗脱、增强包膜和阈值增长（定义为≤6个月的时间病灶大小增加≥50%）。请注意，不应在动脉期测量病灶大小，因为动脉期的瘤周动脉增强和时间不精确可能导致测量结果不准确。

在LI-RADS中作为辅助征象列出的HCC的其他影像学表现（表10.4），包括晕状强化、结中结、马赛克征、病变内脂肪、病灶内出血。晕状强化见于进展期HCC的肿瘤周围强化。这种表现在动脉晚期或门静脉早期出现，是由于肿瘤静脉异常引流至邻近的门静脉和肝窦所致。当一个结节中包含一个HCC强化模式的内部结节时，称为结中结，是在DN内出现了HCC的结果。当病变内包含随机分布的结节和分隔，表现出不同的大小、形状和强化模式时，就是马赛克征。病灶内的脂肪和出血在CT平扫上分别表现为低密度区和高密度区。

肝硬化中的肝细胞的再生、铁质结节和发育不良结节的存在可使HCC的诊断复杂化。再生结节可以是小结节状（＜3mm）或大结节状（≥3mm）。在平扫和增强CT上，RN通常与邻近肝实质呈等衰减。由于周围肝纤维化的增强，它们偶尔在门静脉期呈低密度。含有铁质沉积的结节，在平扫CT上表现为高密度。这些结节在动脉期通常呈等密度或低密度，在门静脉期呈低密度。低级别DN在动脉期和门静脉期表现为低密度或等密度。高级别DN偶尔表现为类似HCC的动脉期高强化。这些结节通常可以通过缺乏假包膜和没有门静脉期、延迟期的对比剂洗脱与HCC区分。

要点　肝细胞癌的CT表现

- 肝细胞癌（HCC）诊断需要多期相CT扫描。
- 根据肝脏影像报告和数据系统（LI-RADS）HCC的主要诊断标准包括病灶大小、非边缘动脉期增强、包膜强化、非外周洗脱和阈值增长。
- HCC的其他CT表现特征在LI-RADS中作为辅助征象列出。

磁共振成像

HCC可以使用1.5T或3T MRI扫描仪进行评估。平扫序列包括常规T1WI和脂肪抑制的T1WI，以及T2W（使用或不使用脂肪抑制）。DWI通常也是需要的，但在LI-RADS的技术要求中DWI不是必需的。在使用细胞外对比剂（即钆特醇）或肝脏特异性对比剂（即钆塞酸）时，都需要进行增强前和增强后的脂肪抑制T1WI。

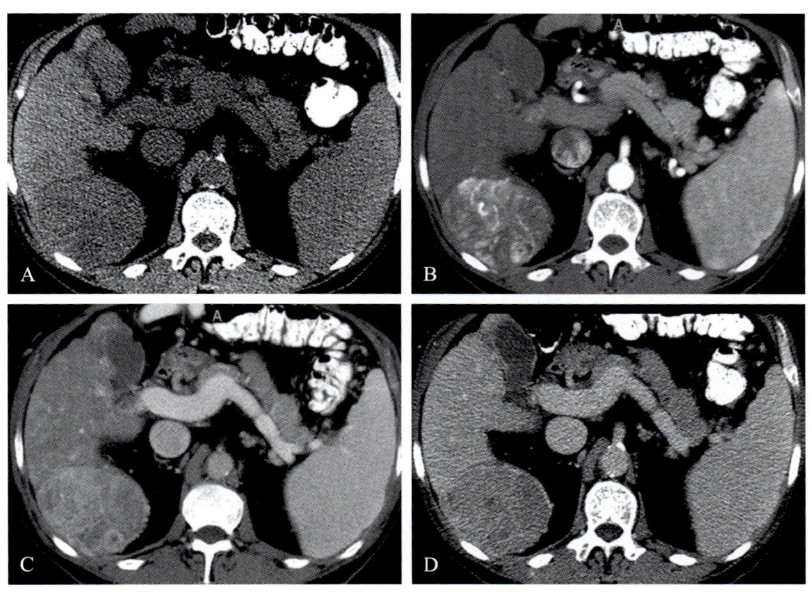

图10.4　A.腹部CT平扫显示肝脏第VI段的低密度肿块；B.动脉晚期CT示肝脏肿块呈现动脉期高强化；C.门静脉期CT显示肝脏VI节段肿块与肝实质密度接近，内部部分区域呈现洗脱征；D.延迟期CT示肝脏肿块呈低密度，伴延迟强化的假包膜，符合肝细胞癌

肝胆对比剂不同于细胞外对比剂，因为它们首次分布到细胞外间隙后，既可以通过肾小球滤过被肾脏排出，也可以被肝细胞吸收。肾脏排泄和肝细胞吸收的对比剂比例取决于对比剂的特性。肝胆特异性对比剂通过有机阴离子转运多肽1（organic anion transporting polypeptide 1，OATP1）被肝细胞吸收，与胆红素的转运体途径一样。在T1WI中，肝胆特异性对比剂通过有机阴离子转运进入胆道系统，导致胆管、胆囊、十二指肠信号增高。胆管的转运时间几乎完全取决于肝功能。在肝功能正常的患者中，对比剂最早可在注射后5min内出现在胆道系统。

使用细胞外对比剂时，需要进行动脉晚期、门静脉期和延迟期（注射后2～5min）的图像采集。如果使用肝胆特异性对比剂，需要在动脉晚期、门静脉期、过渡期（注射后2～5min）、肝胆期（注射后10～20min）分别进行扫描。过渡期与使用细胞外对比剂的延迟期不同，它是指对比剂从主要位于细胞外向主要位于细胞内转变的时期。

MRI诊断HCC的主要LI-RADS标准与CT相同，包括肿瘤大小、非边缘动脉期高增强、非外周洗脱、包膜强化和阈值增长（定义为≤6个月病变大小增加≥50%）（图10.5）。同样，与CT相似，不应在动脉期测量病变大小。此外，也不应在DWI上测量病变大小，因为磁敏感伪影带来的相位误差和几何畸变可能会导致这些测量不准确。

HCC在MRI上的其他特征包括晕状增强、结中结、马赛克征、扩散受限、轻/中度T2高信号、实性肿块中的铁沉积、肝胆期低信号、病灶内脂肪和出血。与CT一样，MRI上的晕状增强被定义为肿瘤周围动脉晚期或门静脉早期的增强，这种增强是由于静脉异常引流到邻近的门静脉和肝窦而发生的。在结中结表现中，与外周结节相比，内部结节表现出提示HCC的信号特征（即扩散受限和T2高信号）和增强模式（即动脉期增强）。与CT相似，具有马赛克征象的病变可见非均匀信号特征和增强模式。这种信号异质性是由不同程度的出血、脂肪和纤维化引起的。扩散受限和轻度/中度T2高信号通常是恶性肿瘤的共同特征，并非HCC所特有。实性肿块内的铁沉积表现为T2低信号结节（与HCC相对应）内的T2等信号灶。这是因为HCC失去了摄取铁的能力。肝胆期低密度定义为在注射肝胆对比剂后10～20min病灶相对于周围肝脏的低密度，这是因为HCC通常会降低OATP1的表达，而OATP1负责对比剂的摄取。然而，值得注意的是，一些分化良好和中等分化的HCC可能由于OATP1的表达而表现出肝胆对比剂摄取，这些肿瘤在肝胆期表现为等信号或高信号。病灶内脂肪在T1相反相位图像上表现为低信号区域。病灶内出血有不同的T1和T2信号特征，这取决于出血的时间。

MRI在评估再生结节、铁质结节和发育不良结节

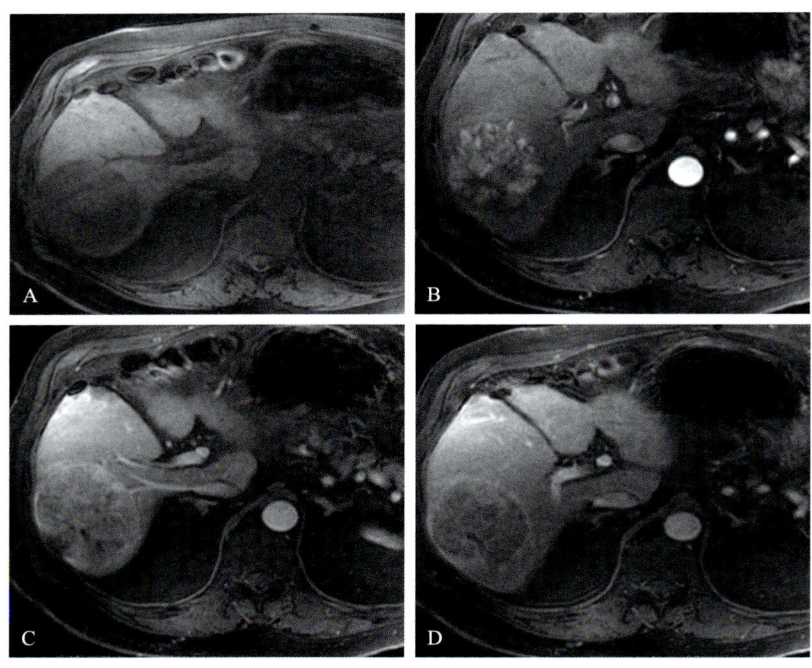

图10.5　A.肝脏横断面脂肪预饱和三维梯度回波（LAVA）图像显示肝右叶的低信号肿块；B.动脉晚期肝脏轴位脂肪饱和三维梯度回波（LAVA）图像显示肝右叶肿块动脉期增强；C.门静脉期肝脏轴向脂肪饱和三维梯度回波（LAVA）显示肝右叶肿块呈不均匀等信号；D.延迟期肝脏轴位脂肪饱和三维梯度回波（LAVA）图像显示肝右叶肿块呈低信号伴有假包膜的强化

方面也很有价值。再生结节在T1、T2和DWI上通常是等信号的。注射对比剂后，这些结节在动脉期、门静脉期和肝胆期也通常是等信号。含铁结节通常在T1WI呈低信号或等信号，在T2WI呈低信号。这些结节通常在动脉期呈等或低信号，在门静脉期和肝胆期呈低信号。DN在T1同相位图像上可以是高或等信号，在T2WI上可以是等或低信号，增强后图像通常在动脉/门静脉期表现为等或低信号，在肝胆期表现为等信号（图10.6）。高级别DN偶有和HCC类似的表现，即动脉期高信号和肝胆期低信号。

要点　肝细胞癌的磁共振成像

- 使用细胞外或肝胆对比剂的多期相MRI可用于评估肝细胞癌（HCC）。
- 肝脏影像报告和数据系统（LI-RADS）的主要诊断标准包括病灶大小，非周缘动脉期强化，包膜强化，非周边廓清，阈值生长。
- HCC在MRI上有许多辅助特征，可以帮助诊断。
- MRI可以帮助区分再生结节、铁质结节和发育不良结节与HCC。

正电子发射断层扫描

FDG-PET在评估HCC患者中的作用有限。FDG-PET对HCC的敏感度为50%～60%。有研究表明，FDG摄取程度与肿瘤组织学类型、肿瘤大小、VEGF表达和倍增时间有关。分化良好的肿瘤摄取较少，而分化较差的肿瘤则表现出较高的活性（图10.7）。在检测肝外疾病时，FDG-PET可能有助于识别转移性病灶。然而，FDG-PET检查阴性并不能排除转移性病变。

^{11}C-乙酸-PET成像已被用于评价肝脏病变。示踪剂的寿命很短，半衰期仅为20min（^{18}F的半衰期为110min）。有研究认为，FDG-PET和^{11}C乙酸-PET联合使用可以提高检测HCC的特异性和敏感性。如果FDG-PET和^{11}C乙酸-PET均呈阳性，很有可能诊断为HCC。FDG-PET阳性与^{11}C乙酸-PET阴性更有可能诊断为低分化HCC或非HCC恶性肿瘤。在FDG-PET阴性和^{11}C乙酸-PET均为阴性的情况下，更有可能是良性病变。

要点　肝细胞癌的正电子发射断层扫描成像

- FDG-PET作用有限，可能有助于检测肝外疾病。
- ^{11}C乙酸-PET与FDG-PET联合使用可提高PET的特异性。

淋巴结

淋巴结的影像学评估是基于大小、形态和位置。>1cm的淋巴结更有可能是恶性的。位于原发肿瘤附近的淋巴结也有可能是恶性的，即使它们的最小直径<1cm。圆形淋巴结比椭圆形淋巴结更有可能是恶性

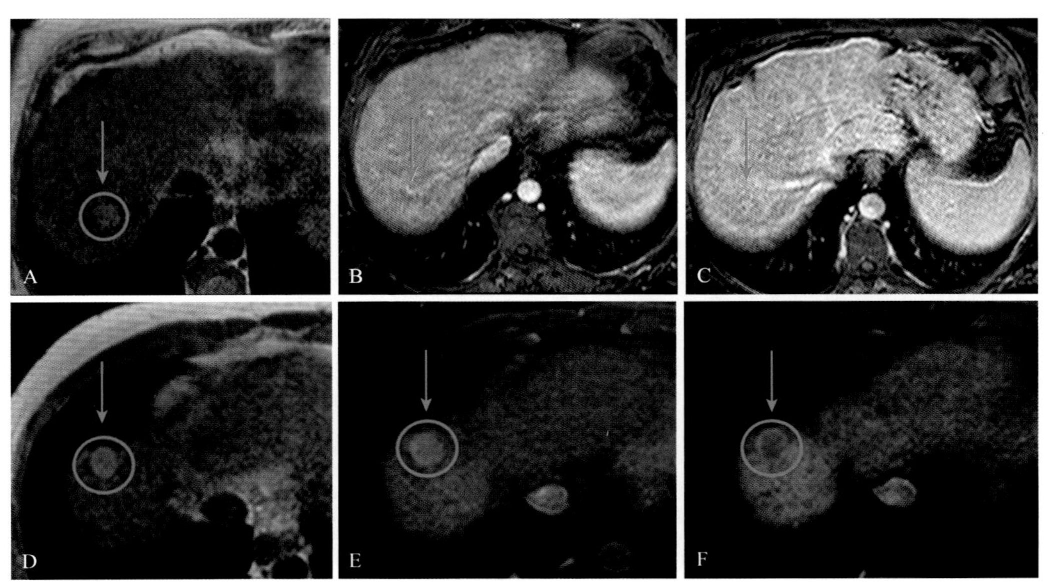

图10.6　A.轴位T1WI非脂肪抑制MRI图像显示右肝后叶高信号结节，绿色箭头和圆圈所示；B.增强后动脉期轴位脂肪抑制T1WI MR图像，右肝后叶结节未出现非边缘动脉期高强化，绿色箭头表示结节位置；C.增强后轴位脂肪抑制T1WI MR图像，门静脉-静脉期肝脏病灶未见对比剂流出或假包膜，符合发育不良结节；D.右肝后叶另一结节在轴位T1WI非脂肪饱和序列图像上显示为高信号（绿色箭头和圆圈所示）；E.轴位T1W此结节显示非边缘动脉期高强化；F.轴位T1WI门静脉期MR图像，此结节显示中心流出和周围假包膜，符合肝细胞癌，最有可能发生在发育不良结节内

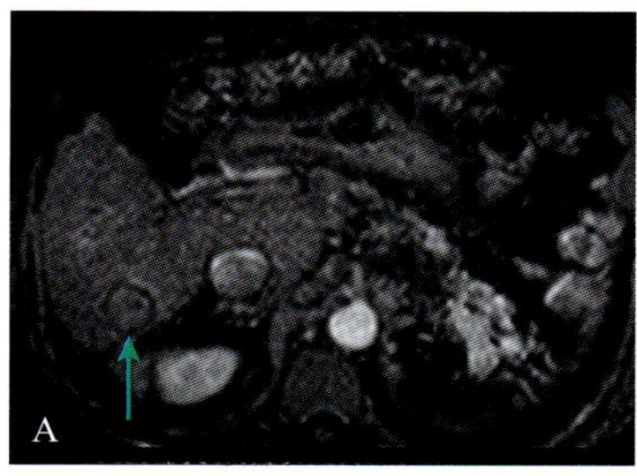
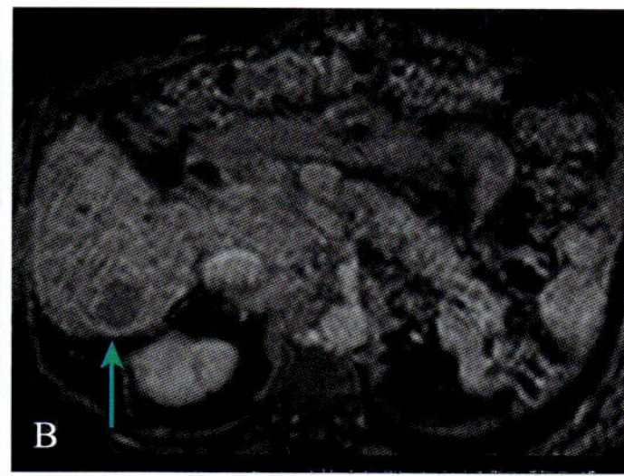
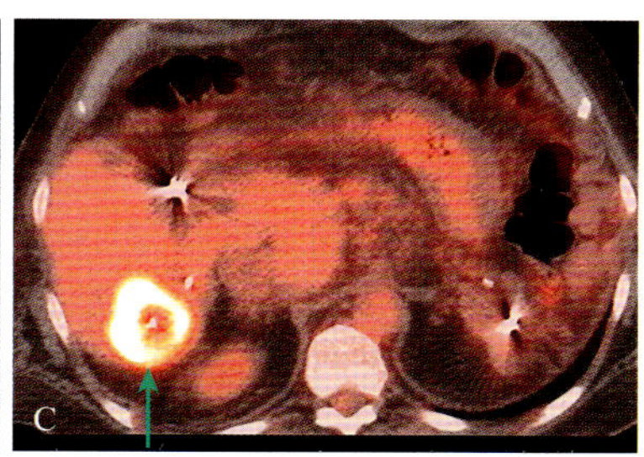

图10.7 A，轴向T1WI增强后动脉期MRI，肝右后叶增强病变（箭头）；B. 轴向T1WI增强后门-静脉期MRI，肝右后叶病变内有廓清，符合肝细胞癌；C. 轴位FDG-PET腹部扫描显示肝右叶病变处高摄取，符合低分化肝细胞癌

的。在肝硬化患者中，增大的淋巴结（>1.5cm）常见于门腔淋巴结和沿肝十二指肠韧带的淋巴结区域。虽然这些淋巴结通常是反应性的，但在这种情况下很难区分恶性和良性淋巴结。能够提示恶性淋巴结的影像学特征包括多期CT图像中类似HCC的强化模式，以及出现坏死、不均质等表现。HCC患者应仔细检查的淋巴结包括膈肌前、中、后间隙，腹腔间隙，肝动脉周围，胃左，腹膜后淋巴结区域。

要点　肝细胞癌淋巴结影像学评估

- 淋巴结直径>1cm、出现坏死或有肝细胞癌（HCC）特征的强化模式提示为恶性。
- 在肝硬化背景下，门静脉周围区域的肿大淋巴结通常是良性的。
- 弥散加权成像（DWI）可能有助于结节病灶的检测。

转移性疾病

如前所述，HCC的肿瘤扩散模式可能是肝外或肝内。肝内扩散包括肿瘤浸润至门静脉或肝静脉。除癌栓外，这些血管也可能形成血栓。这两种栓子的鉴别对于疾病分期分类和手术规划很重要。门静脉直径>23mm高度提示有癌栓。门静脉内的肿瘤也会在增强扫描的动脉晚期表现出高强化（图10.8）。彩色多普勒超声成像或CEUS可能有助于发现肿瘤侵犯门静脉或肝静脉。在CT和MRI检查中，早期门静脉增强可能不是由于肿瘤血栓，而是由于肿瘤内的动脉-门静脉分流，这种情况下，延迟扫描图像不会显示门静脉内有瘤栓。

远处转移的评估：可以通过胸部X线或胸部CT来评估有无肺转移；在腹部和骨盆CT的骨窗条件下可以评估骨骼转移。CT也可以显示发生于腹膜的软组织结节，这些结节提示可能为转移灶。然而，这些结节也可能被广泛的腹水掩盖。DWI可以抑制腹水的高信号，从而提高这些结节的检出率。

要点　肝细胞癌转移灶的成像

- 门静脉癌栓在动脉期呈现强化。
- 推荐使用胸部CT来评估肺转移。
- 弥散加权成像（DWI）可能有助于转移性病灶的检测。

治疗

肝切除

术前CT和（或）MRI成像对于判断患者是否适合手术至关重要。影像上提供关于肿瘤的详细解剖信息有助于外科医师筛选适合手术的患者，并确定是否需要特殊的切除技术。这些重要的信息包括肿瘤与邻近血管和

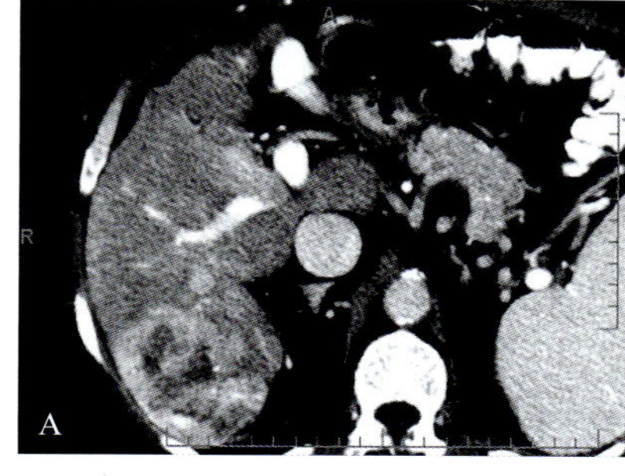
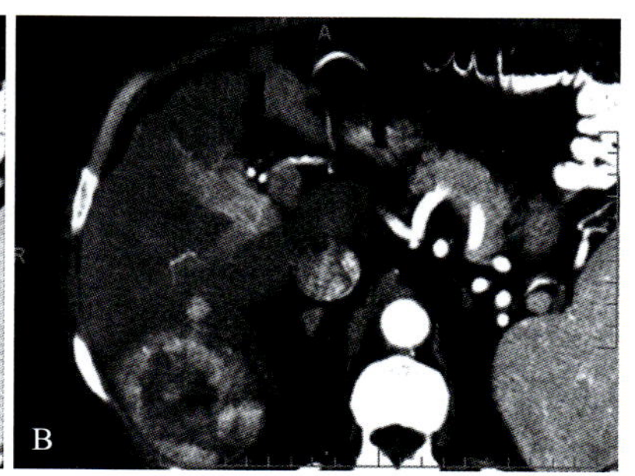

图10.8 A. 腹部增强CT动脉期晚期图像显示右侧门静脉有早期强化，提示有瘤栓形成；B. 腹部增强CT门静脉图像显示右侧门静脉内的瘤栓

胆管的关系、肿瘤的动脉供应、区域淋巴结的状况、肝节段性受累和肝外的病变情况。同时，肿瘤大小并不是手术切除的禁忌证，据报道，肿块直径＞10cm的患者术后5年生存率为35%。除上述解剖信息外，还需要了解患者的基础肝脏疾病情况，例如，肝功能严重受损（Child-Pugh C级）的患者是肝切除术的禁忌证。

对于考虑手术切除的患者，通常要进行肝脏体积测量来评估术后剩余功能性肝储备（functional liver reserve，FLR）。对于非肝硬化的肝脏，建议将FLR控制在20%以减少手术后肝功能储备不足的风险；对于肝硬化患者，建议将FLR提高到40%。在FLR不理想的情况下，术前可进行门静脉栓塞以刺激诱导代偿性肝组织增生。

病变的位置和数量决定了手术方式。开放性手术切除包括扩大切除、解剖性切除和非解剖性切除。扩大切除是指切除至少4个肝段，同时切除或不切除胆道和血管；解剖性切除是指肝节段切除；非解剖性切除是指切除HCC及其周围边缘1cm的正常肝组织。非解剖性切除是一种较差的技术，由于不能切除微转移灶，因此复发风险高。腹腔镜超声检查可能有助于评估血管受累情况和筛查未切除的肝脏组织。

肝脏解剖性（节段）切除术后患者的总生存率和无复发生存率均有所提高。此外，肝部分切除术的手术死亡率＜5%。据报道，肝切除术后的5年总生存率为24%～76%。＜5cm的肿瘤术后5年生存率超过70%。原发肿瘤和血管属支的整体切除可以降低疾病复发的风险。

要点　肝细胞癌的肝切除术

- 病灶的位置和数量决定了手术方式。
- 肿瘤大小不是切除的禁忌证。
- 门静脉栓塞可改善肝脏储备功能。

肝移植

肝移植是治疗HCC的一种颇具潜力的方法，据报道，移植后5年生存率高达80%。根据目前的器官共享联合网络（United Network for Organ Sharing，UNOS）政策，HCC患者必须符合米兰标准，且AFP＜1000ng/ml才有资格进行移植。米兰标准定义为单个肿瘤直径≤5cm，或多发的肿瘤少于3个且最大径≤3cm。根据终末期肝病模型（model for end-stage liver disease，MELD）评分，HCC和非HCC移植候选患者都在等待名单上优先排序。MELD评分用于评估肝脏疾病的严重程度，并使用国际标准化比率、胆红素和肌酐进行计算。HCC患者的死亡率通常是取决于癌症而不是潜在的肝脏疾病。因此，与非HCC移植候选患者相比，这些患者在HCC诊断时的MELD评分普遍较低。为了平衡同种异体肝脏移植的分配，目前的UNOS政策允许在初次诊断6个月后仍符合移植标准的HCC患者在MELD评分上增加28分。

局部治疗，如射频消融（radiofrequency ablation，RFA）和TACE，通常用于控制肿瘤负荷，使患者保持在米兰标准内。这些疗法也用于将最初不符合米兰标准的患者降至可接受的移植标准。2017年，UNOS采用了加州大学旧金山分校的降期方案。符合条件的患者如下：肝脏单个病灶≤8cm，或者有2～3个≤5cm的病灶，肿瘤最大径之和≤8cm，或者4～5个≤3cm病灶，肿瘤最大径之和≤8cm。

肝癌移植后HCC的复发率为11%～18%。已经证明移植后肿瘤复发风险评估评分是HCC移植后复发的可靠预测指标。计算评分时使用的变量为：存活肿瘤最大直径之和及外植体上存活肿瘤数之和、外植体病理上是否存在微血管侵犯、移植时AFP水平。评分为0分或大于5分的患者的5年复发风险分别为3%以下和75%以上。肝移植后肿瘤复发风险评分模型是预测复发的另一可靠系统。它通过移植时中性粒细胞与淋巴细胞的比值、AFP水平、肿瘤大小、肿瘤数量、肿瘤病理分级和是否存在血管浸润来评估复发风险。

要点　肝细胞癌的肝移植

- 根据器官共享联合网络（UNOS）政策，患者必须符合米兰标准，且甲胎蛋白（AFP）＜1000ng/ml才能考虑移植。
- 使用终末期肝病模型评分对同种异体肝移植进行优先排序。
- 局部治疗可作为肝移植的桥梁，可将最初不符合米兰标准的患者降级在标准内。

经动脉化疗栓塞

TACE通过将化疗药物和栓塞物质直接输送到肿瘤，诱导直接细胞毒性凋亡和缺血坏死。它可以用于姑息治疗，也可作为中期疾病（BCLB B期）患者移植的桥梁。传统TACE（c-TACE）和药物洗脱微球TACE（drug-eluting bead TACE，DEB-TACE）是两种最常用的技术。

在c-TACE中，将多柔比星在碘油中乳化和栓塞剂（通常是明胶海绵）的混合物注射到供应肿瘤的动脉中。碘油/多柔比星混合物被肿瘤细胞摄取，通常可保留数月。一项包括545例患者的7项随机对照试验的系统评价显示，与单独接受支持治疗的患者相比，接受c-TACE治疗患者的2年生存率更高。虽然有明显的生存益处，但由于全身毒性，许多患者不能耐受c-TACE。另一个问题是，许多癌灶没有摄取碘油混合物，导致治疗效果下降。

在DEB-TACE中，多柔比星洗脱微球被注射到肿瘤供血动脉中。这种不可生物降聚乙烯醇微球的大小通常为100～300μm。这些微球通过离子交换机制装载多柔比星。与c-TACE相比，DEB-TACE给肿瘤提供了更高浓度的化疗药物，从而导致更低的血清水平和更小的全身毒性。尽管DEB-TACE具有较小的全身毒性，但关于哪种TACE方法更有效的研究仍存在分歧。一项包括7项研究共700例患者的数据分析显示，与c-TACE相比，DEB-TACE治疗后1年和2年生存率更高。相反，另一项包括7项研究共693例患者的数据分析显示，DEB-TACE与c-TACE治疗在肿瘤反应方面无统计学差异。

要点　肝细胞癌经动脉化疗栓塞治疗

- 经动脉化疗栓塞（TACE）通过直接向肿瘤输送化疗药物和栓塞剂来诱导细胞毒性凋亡和缺血坏死。
- 传统TACE和药物洗脱微球TACE（DEB-TACE）是常用的两种技术。
- 关于哪种方法更有效，目前研究结果还存在分歧。
- DEB-TACE通常具有较小的全身毒性。

消融

肝消融术用于极早期和早期HCC（BCLC 0期和A期）患者。消融术可作为一种根治性治疗手段，也可以作为肝移植前的过渡治疗。热消融疗法，如RFA和微波消融，目前比用乙醇进行的化学消融更受青睐。

RFA通过经影像学引导放置的电极针直接向肿瘤输送瞬时交流电。当目标组织的离子试图跟随所施加的电流运动时，会发生电阻产热，一旦温度达到60～100℃，目标组织就会发生凝固性坏死。实际操作中，消融应包括肿瘤周围0.5～1cm，以确保肿瘤浸润得到充分治疗。对于距离邻近血管至少1cm且小于3cm的肿瘤，消融成功率更高。来自邻近血管的血流会通过对流热损失降低消融温度，从而降低疗效。对于3～5cm的单个肿瘤，RFA联合TACE可提高治疗效果。

微波消融通过经图像引导下放置的单极电极搅动水分子产生热量。与RFA类似，肿瘤组织死亡也是由于凝固性坏死。与RFA相比，微波消融速度更快，产生的消融范围更大。此外，微波消融不受邻近血流对流热损失的限制。

要点　射频消融治疗肝细胞癌

- 射频消融（RFA）可作为根治性治疗或移植前的过渡治疗。
- RFA通过直接向肿瘤输送电流诱导凝固性坏死。
- RFA在距离邻近血管1cm以上且小于3cm的肿瘤中达到最佳效果。
- 与RFA相比，微波消融速度更快，消融面积更大。

全身系统性化疗

HCC是对化疗相对不敏感的肿瘤。已经对许多化疗方案进行了测试，结果均为阴性。导致这种化疗不敏感的因素之一是*P53*基因突变，这是HCC中最常见的突变。由于大多数HCC具有*P53*基因突变，因此该通道不能用于化疗性细胞凋亡，从而导致化疗耐药肿瘤。其他因素如DNA拓扑异构酶α和p糖蛋白的过度表达也被认为是导致HCC肿瘤化疗耐药的原因。

索拉非尼和伦伐替尼是美国FDA批准的一线治疗不可切除HCC的药物。索拉非尼是一种口服多激酶抑制剂，通过靶向攻击多种生长因子途径阻断肿瘤增殖，并通过靶向酪氨酸激酶VEGF-2，3和PDGFR-β来发挥抗血管生成作用。HCC的丰富血供反映了血管生成信号通路的显著活性，索拉非尼的抗血管生成作用就是针对这些通路。根据一项随机方案试验报告，索拉非尼治疗肝癌可以提高2.8个月的中位总生存率，并且能延缓肿瘤进展、提高疾病控制率，但根据RECIST评估，只有2.3%的缓解率。伦伐替尼能抑制VEGF 1-3、PDGFR-α、FGF 1-4、KIT和RET。最近的一项研究比较了伦伐替尼和索拉非尼在954例不可切除的HCC患者中的作用，结果表明，伦伐替尼在总生存期方面不劣于索拉非尼。

目前美国FDA批准的不可切除HCC的二线治疗包括瑞戈非尼和纳武利尤单抗。瑞戈非尼是一种口服多激酶抑制剂，可抑制几种重要的肿瘤诱导和血管生成激酶。Bruix等进行的一项研究表明，尽管接受索拉非尼治疗，但瑞戈非尼可将HCC进展患者的中位生存期从7.8个月增加到10.6个月。纳武利尤单抗是一种单克隆抗体，可通过抑制PD-1信号通路提高T细胞的抗肿瘤活性。最近在晚期HCC患者中进行的剂量递增和扩展试验显示，在剂量递增和剂量扩展阶段，客观缓解率分别为15%和20%（使用RECIST-1.1版本评估）。

要点 肝细胞癌的全身化疗

- 肝细胞癌（HCC）是相对耐药的，大多数药物未能提高生存率。
- 索拉非尼和伦伐替尼是目前美国FDA批准用于治疗HCC的一线药物。
- 美国FDA批准的二线药物包括瑞戈非尼和纳武利尤单抗。

放射性栓塞治疗

HCC对放疗敏感，然而，外部照射是有限制的，因为即使低至35Gy的辐射剂量也会对邻近肝实质造成损伤。TARE通过将放射性核素直接输送到肿瘤供应动脉中，显著降低了邻近肝实质损伤的风险。最常用的放射性核素是^{90}Y。^{90}Y是一种纯β射线发射器，装载在树脂或小于40μm的玻璃微球上，由于其较小的尺寸，与TACE相比，这些微球的血管栓塞风险更低。因此，TARE可用于门静脉瘤栓的治疗，而TACE是禁忌的。治疗前，使用^{99m}Tc标记的聚合型大白蛋白颗粒进行模拟，然后使用单光子发射计算机断层扫描和（或）平面γ相机成像计算肝-肺分流和平均肿瘤辐射剂量。

虽然TACE是中期HCC最广泛接受的治疗方法，然而，许多评估^{90}Y的研究都显示出更积极的结果。一项数据汇总分析显示，接受^{90}Y和TACE治疗患者的总生存率相似，然而，一项事后分析表明，需要一项超过1000例患者的随机对照试验才能显示真正的生存差异。^{90}Y在接受治疗的患者中发挥重要作用，也可以作为移植前的过渡治疗。一项45例患者的随机研究表明，^{90}Y组的肿瘤进展时间（＞26个月）比c-TACE组（6.8个月）更长。另一项463例患者的比较疗效分析也显示，^{90}Y组的肿瘤进展时间更长。

要点 放射性栓塞治疗肝细胞癌

- 放射性栓塞是将放射性核素（^{90}Y）直接输送到肿瘤。
- 与经动脉化疗栓塞（TACE）相比，放射性栓塞治疗导致血管栓塞的风险较低，适合治疗门静脉瘤栓患者。
- 需要更多的数据来证明放射性栓塞与TACE相比有更显著的生存优势。

立体定向放射治疗

SBRT是一种采用高剂量进行精准照射的放射治疗技术，以几何精确的方式进行照射，从而降低了放射性肝病的风险。SBRT通过破坏DNA和局部血管导致肿瘤细胞死亡。

SBRT已被证明是安全且有效的治疗方法。一项针对60例患者（中位肿瘤直径为3.1cm）的研究显示，接受SBRT治疗的患者得到良好的局部控制，缩短了进展时间，延长了无进展生存期，提高了总生存期。另一项针对102例局部晚期HCC患者的Ⅰ期和Ⅱ期序贯研究显示，SBRT的局部控制率为87%。SBRT也被证明是一种有效的替代其他局部治疗的方法，可以作为肝移植的桥梁或过渡。一项意向治疗分析将SBRT与TACE和RFA作为移植的桥梁进行了比较，结果显示，与TACE和RFA相比，SBRT具有相似的安全性和有效性。SBRT与其他疗法联合使用时也显示出有效性。最近的一项倾向评分匹配分析比较了49例接受TACE＋SBRT的患者和98例单独接受TACE的患者，TACE＋SBRT组的1年和3年总生存率和无进展生存率更高。

要点 肝细胞癌的立体定向放射治疗

- 以几何精确方式给予高剂量精准照射。
- 是一种有效的替代疗法，作为肝移植前的过渡治疗。
- 与经动脉化疗栓塞（TACE）联合使用可以提高生存率。

治疗后影像评估

肝脏影像报告和数据系统评估

多期CT或MRI检查通常在治疗后3个月进行，以评估肿瘤的反应。2017版LI-RADS引入了一种算法帮助评估治疗应答并指导进一步治疗决策。该算法可用于经皮穿刺消融、TACE、手术切除、放射性栓塞和SBRT，但并非为全身性化疗或免疫治疗后使用而开发。

LI-RADS治疗反应（LI-RADS treatment response，LR-TR）类别分为LR-TR无肿瘤存活、LR-TR肿瘤存活和LR-TR不确定。LR-TR无肿瘤存活是指治疗后病变没有残留强化或有预期的治疗后相关强化。当治疗后的病变有残余不规则/结节性动脉期强化和（或）廓清，或增强模式类似于治疗前时，可被归类为LR-TR肿瘤存活。LR-TR不确定是指治疗后的病变不符合LR-TR存活或LR-TR无存活的标准。LR-TR肿瘤存活病变的大小应该是有强化部分的最大单次测量数值，非强化部分不应包括在测量中。

要点　肝脏影像报告和数据系统治疗后评估

- 不能在化疗或免疫治疗后应用该系统进行评估。
- 肿瘤被分类为存活、无存活或不确定。
- 出现不规则/结节状强化和廓清是治疗后病变有残留肿瘤活性的表现。

射频消融后的影像随访评估

RFA治疗后不久进行的影像学检查可能显示消融区内的小气泡。这些小气泡通常在1个月内消退，因此不应被误认为脓肿。在1～3个月进行影像学复查时，常可观察到消融腔周围有一薄层强化环，这种强化是由于反应性组织充血和（或）小的医源性动脉-门静脉分流。这一征象应与结节性/不规则强化相鉴别，后者多见于残留肿瘤。消融引起的凝固性坏死在CT上显示为中央高密度，在MRI扫描T1WI上显示为高信号，消融腔范围通常比原始肿瘤大，因为消融区要包括肿瘤周围5～10mm的正常肝实质，以防止潜在的肿瘤蔓延。在影像学检查随访过程中，消融腔将逐渐缩小（图10.9），如果增大则需怀疑有残留的存活病灶（图10.10）。

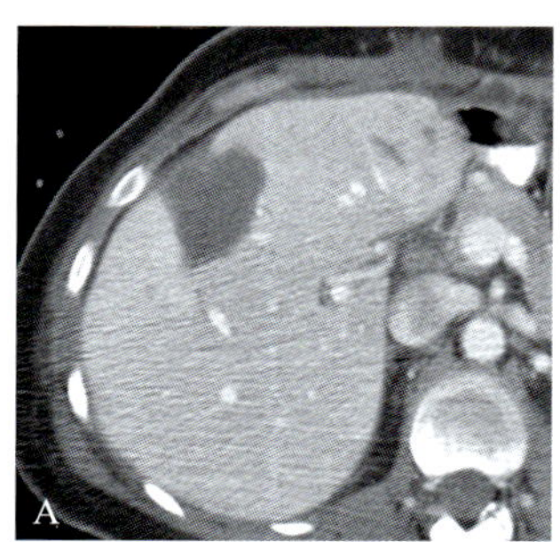
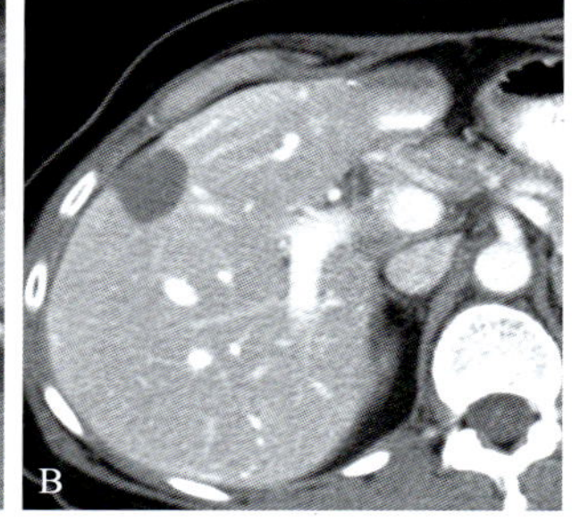

图10.9　A.右叶肝细胞癌（HCC）射频消融（RFA）后1个月后腹部CT检查，可见较均匀的低密度区；B.右叶HCC，RFA后24个月腹部CT检查。均匀的低密度区范围缩小，提示治疗有效

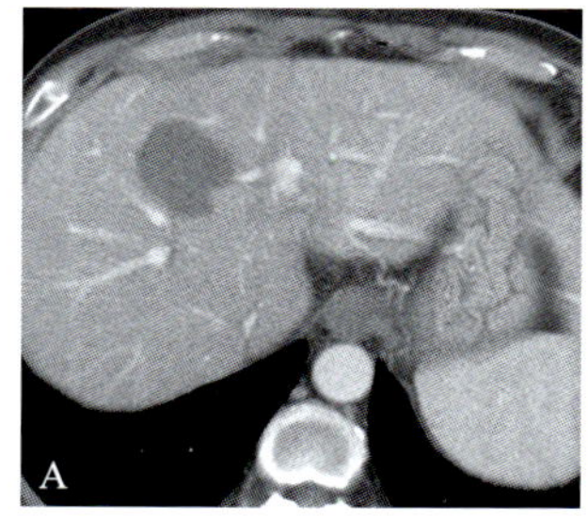
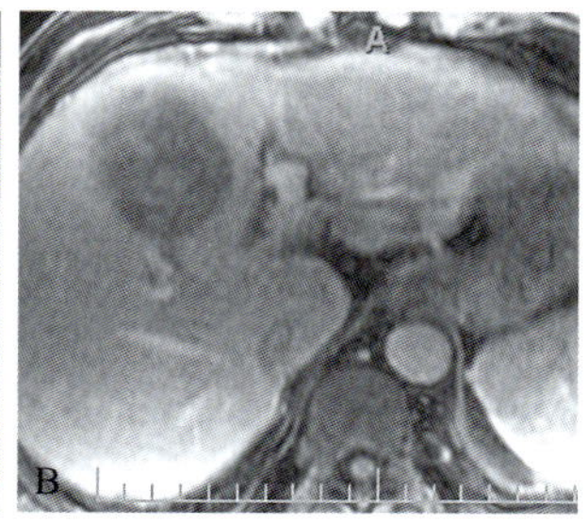

图10.10　A.左叶肝细胞癌（HCC）射频消融（RFA）1个月后腹部CT显示均匀低密度肿块；B.左叶HCC，RFA 11个月后腹部磁共振增强扫描显示治疗腔增大，提示肿瘤复发

要点　射频消融术后的影像学随访

- 消融区周围会出现薄的强化边缘。
- 结节性/不规则强化需警惕肿瘤残留/复发。

经动脉栓塞化疗后影像学随访评估

c-TACE后短期内的平扫CT应显示残留的碘油沉积导致的肿瘤区高密度（图10.11）。碘油的摄取聚积很大程度上与肿瘤坏死相关，而碘油摄取不良提示肿瘤供血动脉未被充分栓塞（图10.12）。与RFA相似，在治疗后1～3个月进行增强MRI或CT复查可看到病灶周围有一薄边缘强化。如果出现结节状动脉强化则提示肿瘤残留。接受c-TACE治疗的肿瘤可能在治疗后6个月内仍有残留的碘油，会影响CT上对动脉期强化的显示。在这种情况下，MRI增强扫描评估会更准确，因为碘油对MRI信号没有影响。残留的肿瘤也可以表现为T2高信号区和扩散受限，然而，这些特征目前并未纳入LR-TR标准。

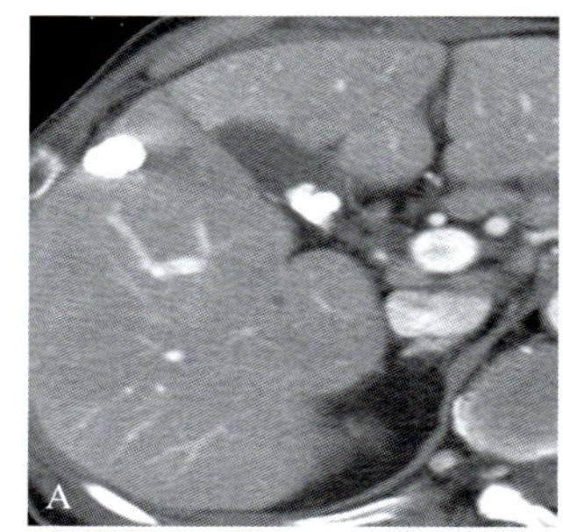
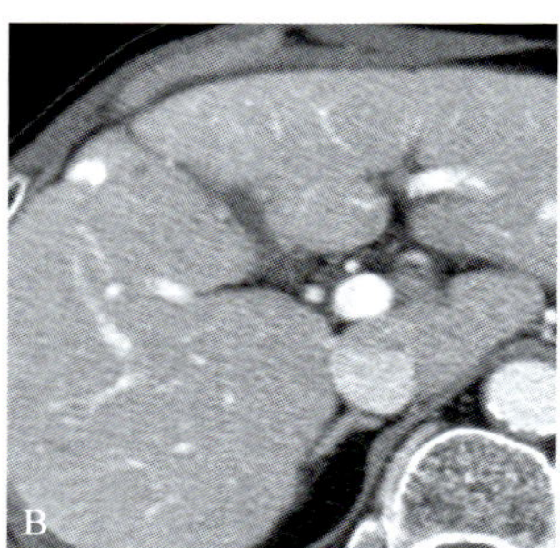

图10.11　A.右叶肝细胞癌（HCC）经动脉化疗栓塞术（TACE）1个月后腹部CT检查，碘油呈均匀摄取聚积；B.右叶HCC TACE术后39个月腹部CT检查。病灶缩小，碘油沉积均匀，无强化区域，提示治疗成功

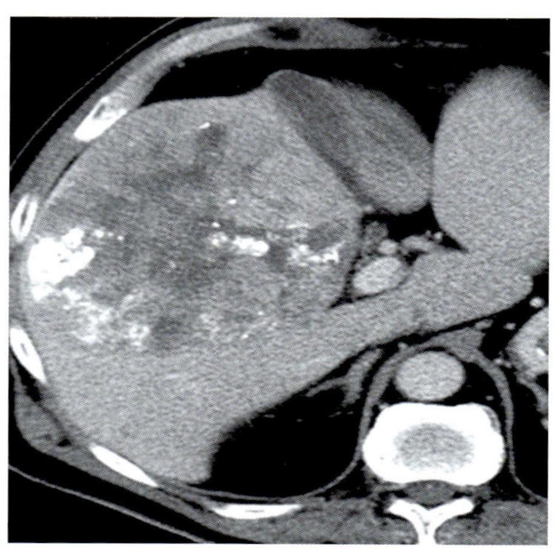

图10.12　右叶肝细胞癌（HCC）经动脉化疗栓塞后1个月后腹部CT检查，显示局部有肿瘤残留，可见强化区域，碘油沉积不完全

要点　经动脉化疗栓塞后的影像学随访

- 肿瘤对碘油摄取不良提示治疗不充分。
- 治疗后6个月仍可见碘油残留。
- 出现结节性动脉强化需警惕可能存在残留肿瘤。

经动脉放射性栓塞后影像随访

与TACE相比，TARE使用的微球栓塞效果小，这导致在影像随访时病变增强模式多样化。TARE治疗后6个月观察到的结节性强化并不一定代表残留肿瘤。Riaz等的研究显示，38%的TARE术后出现结节性强化的病变达到了病理性完全坏死，治疗后数月，随访中会出现肿瘤周围的地图样强化，这也不应被误认为是肿瘤浸润性改变（图10.13）。

要点　经动脉放射性栓塞后影像随访

- 治疗后病灶的增强模式是多样的，应谨慎解读。
- 治疗区域周围的地图样强化不应被误认为肿瘤浸润。

放射学报告

HCC每种不同治疗方法的选择标准高度依赖于放射学信息。因此，放射学报告应当详尽包括相关信息，以使患者得到最佳的治疗方案。报告应根据HCC的可能性程度对病变进行LI-RADS评分。影像学报告应包括肿块大小、数量和肝段定位的详细描述，也应包括肿瘤与血管、胆管和肝被膜的关系，并对肿瘤侵犯的证据进行描述。血管解剖，包括肝动脉变异、门静脉变异和副肝静脉也应该详细评估并做出描述。在肝切除术前评估时，如果担心FLR不理想，还应计算肝段体积。报告中还应注意记录肝硬化、腹水、门静脉高压和脂肪肝的情况，并提供完整的影像学分期，评估区域和远处淋巴结，以及评估肝内或远处转移。对于诊断不确定的患者，应当给出适当的随访建议。治疗后，放射学报告不仅应包括残留病变的征象，还应包括治疗后并发症的表现。

要点　肝细胞癌的放射学报告

- 使用肝脏影像报告和数据系统（LI-RADS）对病灶进行评分。
- 记录病灶的数量、大小和节段分布。
- 进行血管评估，包括血管受累情况，与肿瘤的关系和解剖变异。
- 评估门静脉栓塞前后的肝脏储备功能。
- 评估肝硬化、门静脉高压、脂肪肝和腹水。
- 对区域性和远处淋巴结进行评估。
- 转移灶的评估，包括肝脏和其他器官的转移或腹膜转移。

总结

HCC是世界范围内常见的癌症。HCC的管理需要一个多学科的团队，包括放射科医师、肿瘤科医师、外科医师、介入放射科医师和病理科医师。这一团队共同协助患者选择最合适的手术和非手术治疗方法。对于非手术治疗，应综合考虑全身治疗和靶向治疗，并根据患者的具体情况制订个性化治疗方案。

HCC的诊断和治疗对整个团队来说仍然是一个挑战。影像学技术的进步有助于选择合适的治疗方法。新型非手术疗法也在不断开发和实践中。这些治疗方法的进步不仅可能延长患者的生存期，还可能使肿瘤降级，让患者能够接受原本不可行的手术方案。

纤维板层癌

引言

纤维板层样肝细胞癌（fibrolamellar hepato cellular carcinoma，FL-HCC）是一种恶性肿瘤，一种少见的肝细胞癌亚型，主要发生于年轻患者。采用积极的手术切

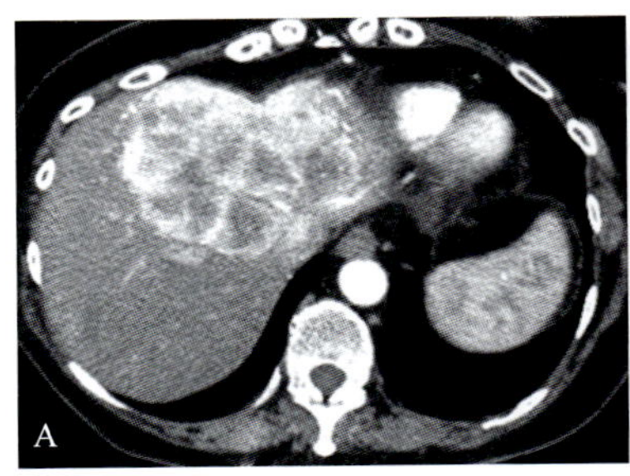

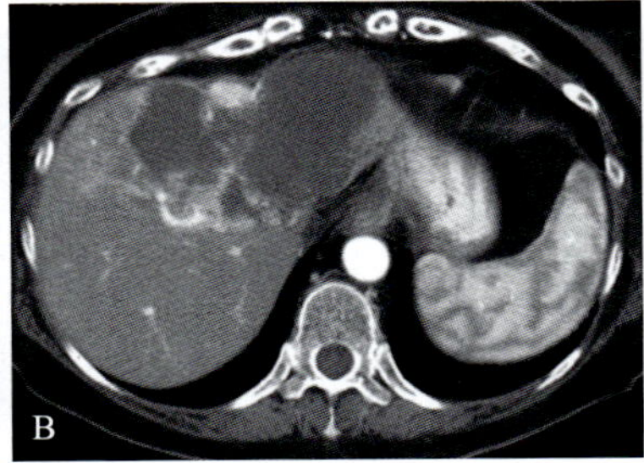

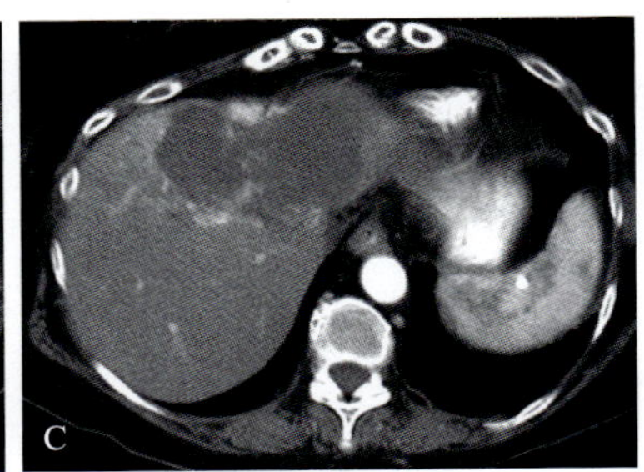

图10.13　A.腹部动脉晚期增强CT显示肝左叶富血供病变，符合HCC；B.使用^{90}Y治疗6个月后，腹部动脉晚期增强CT显示，由于肿瘤坏死，病变处增强减弱，提示治疗有效；C.使用^{90}Y治疗12个月后，腹部动脉晚期增强CT显示，由于肿瘤坏死，病变区增强持续减弱，提示病灶治疗有效，没有进一步发展

除策略，包括原发肿瘤、淋巴结转移灶和远处转移灶的切除，可改善患者的生存率，是最佳治疗方案。

流行病学

FL-HCC是一种罕见的癌症，约占HCC的5%。FL-HCC主要发生在年轻患者中，诊断时的中位年龄为21岁，在性别分布上无显著性差异，大多数患者无基础肝病，人种和民族不会增加患病风险。在美国，FL-HCC 1年生存率为73%～90%，5年生存率为32%～38%。

要点　纤维板层样肝细胞癌的流行病学

- 纤维板层样肝细胞癌（FL-HCC）在所有肝细胞癌中的比例不足10%。
- 诊断的中位年龄为21岁。

病理

FL-HCC的大体标本最常见的是胆汁染色，苍白或黄褐色，大而孤立的肿块。在非肝硬化背景下，质地从软到硬不等，肿块呈分叶状，边界清楚，常可见中央瘢痕和钙化。

FL-HCC的恶性细胞显著大于正常肝细胞，含有丰富的嗜酸性细胞质、泡状细胞核和突出的核仁，细胞呈巢状、片状或条索状排列，周围环绕致密的纤维化带。纤维化最常表现为板层状，也可见呈不规则模式的纤维化，当纤维化区域融合时，会出现厚膈膜和瘢痕。

在免疫组化上，FL-HCC的肝细胞石蜡1（HepPar-1）、CK7和CD68染色呈阳性反应。然而，值得注意的是，CK7和HepPar-1染色并非FLHCC所独有，HCC的硬化亚型和胆管癌也会表现为CK7的阳性染色。此外，经典的HCC通常会显示HepPar-1阳性。对于FL-HCC而言，CD68染色的敏感度为96%，特异度为80%。

要点　纤维板层样肝细胞癌的病理学

- 可能存在中央钙化。
- 中央瘢痕由带状结缔组织组成。
- 纤维板层样肝细胞癌（FL-HCC）HepPar-1、CK7和CD68染色呈阳性。

临床表现

FL-HCC的常见症状是非特异性的，包括腹痛、体重减轻和不适。也可出现一些罕见的症状，如由FL-HCC产生的芳香酶引起的男性乳房发育，其他罕见症状包括肝衰竭和与骨转移相关的疼痛。在就诊时，肿瘤一般较大，常见肝外淋巴结转移。与HCC不同，患者通常无肝硬化或CLD病史。

肝功能异常表现为天冬氨酸转氨酶和丙氨酸转氨酶水平轻度升高。由于胆道系统的占位效应，胆红素也可能升高。AFP水平通常是正常的，只有不到10%的患者表现为AFP＞200ng/ml。大多数FL-HCC患者会有血清脱羧基凝血酶原水平和维生素B_{12}结合能力升高。

要点　纤维板层样肝细胞癌的临床表现

- 确诊时肝脏肿瘤一般较大。
- 非特异性症状：腹痛、体重减轻和不适。
- 甲胎蛋白（AFP）水平通常正常。

分期

FL-HCC分期是根据AJCC的TNM分期系统来进行的。分期依据：肿瘤数量、大小和血管侵犯（T）；局部和远处淋巴结转移（N）；远处转移情况（M）。

T1期适用于所有孤立性肿瘤，不论其大小或是否侵犯血管。T2期定义为单发肿瘤伴血管侵犯或多发肿瘤，肿瘤最大径≤5cm。T3期定义为直径＞5cm的多发肿瘤，或伴门静脉或肝静脉主干血管侵犯。T4期为肿瘤直接侵犯邻近器官（胆囊除外）或发生内脏腹膜穿孔的肿瘤。

区域和远处淋巴结转移分别被分期为N1期和N2期。在中央型癌中，肝十二指肠韧带上的淋巴结被认为是N1期，远处的淋巴结被认为是N2期（例如腹膜后淋巴结）。对于位于肝顶附近的FL-HCC，前、后或横膈淋巴结可视为N1期。如果有任何其他器官或骨转移，则肿瘤分期为M1期。

肿瘤扩散模式

FL-HCC的转移比HCC更常见。在确诊时，高达70%的FL-HCC患者已有转移性淋巴结。淋巴结肿大可见于肝门、腹膜后、盆腔和纵隔。有高达30%的患者在初次就诊时出现远处转移，可以发生在肺、肾上腺、腹膜、骨骼、卵巢和骨骼肌。

要点　纤维板层样肝细胞癌的肿瘤扩散

- 与肝细胞癌（HCC）相比，纤维板层样肝细胞癌（FL-HCC）的转移更为常见。
- 高达30%的患者出现远处转移。

影像学

虽然超声通常不用于评估已知的FL-HCC。但是临床表现为腹部肿块和右上腹疼痛的患者可能会建议进行超声检查。超声上FL-HCC通常表现为一个界线明确的肿块，具有多样的回声表现，中央瘢痕通常为高回声。

多期CT常用于评估FL-HCC。在平扫图像上，FL-HCC通常表现为一个界限清晰的低密度肿块，边缘呈分叶状，高达68%的肿瘤可见中央钙化（图10.14）。由放射状纤维化带组成的中央瘢痕也是常见特征。使用碘对比剂后，肿瘤的非纤维部分在动脉期表现出不均匀的强化（图10.15）。与邻近肝实质相比，肿瘤门静脉期和延迟期的强化程度不一。中央瘢痕通常会在延迟期出现强化。

FL-HCC在MRI上表现为一个大的分叶状肿块，在T1WI图像上呈低信号，在T2WI上呈高信号（图10.16）。中心瘢痕在T1WI图像和T2WI上通常表现为低信号。在肝脏的多期动态增强检查中，肿瘤的非纤维部分有早期和异质性强化，中央瘢痕通常不增强或仅在晚期增强。如果使用肝胆对比剂，FL-HCC在肝胆期相对于肝实质呈现低信号。肝胆期低信号有助于将FL-HCC与其他表现为中心瘢痕的病变（如局灶性结节性增生）区分开来。

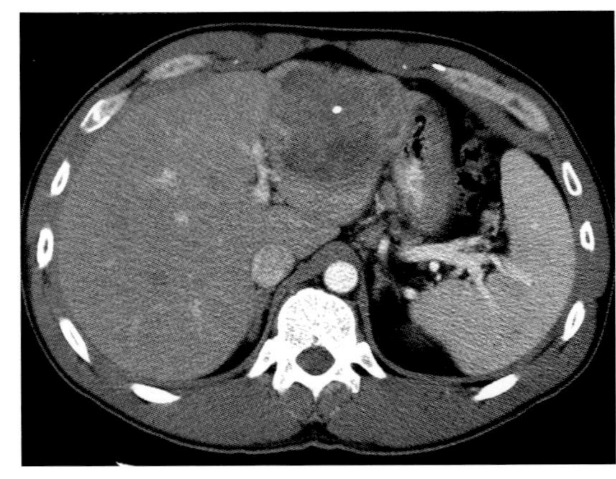

图10.14　门静脉期腹部增强CT显示肝脏Ⅱ和Ⅲ段有一个大的纤维板层样肝细胞癌，中央有钙化

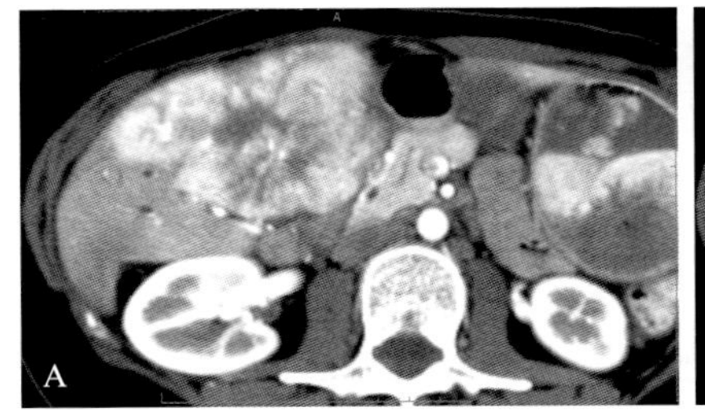

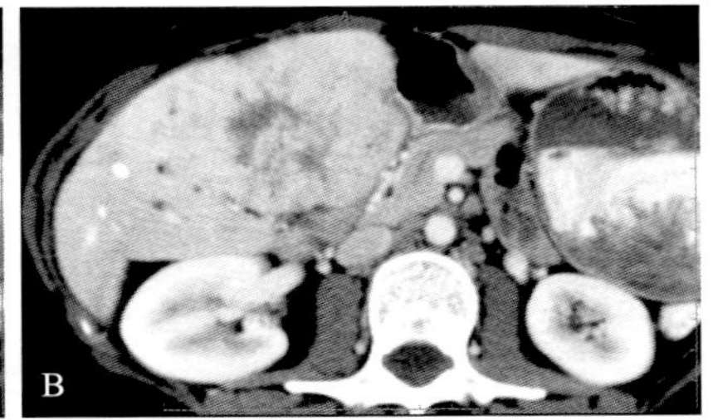

图10.15　A.动脉晚期腹部增强CT显示肝左叶有一个大的高血供肿块，符合纤维板层样肝细胞癌。中央瘢痕的强化程度相对较低；B.门静脉期腹部增强CT显示左肝内肿块呈相对等强度的肿块，中央瘢痕强化程度仍相对降低

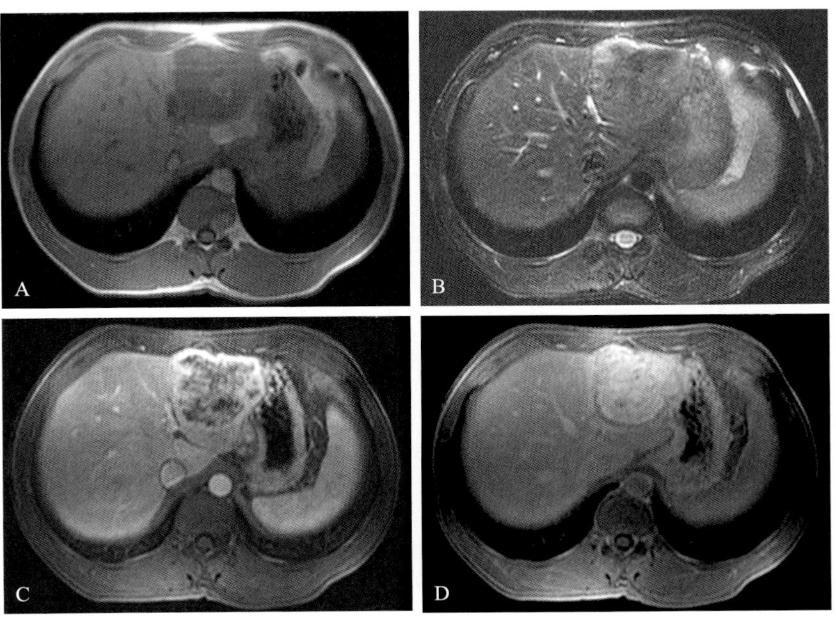

图10.16　A.腹部轴位T1WI显示低信号肿块，符合纤维板层样肝细胞癌；B.腹部轴位T2WI显示肝脏Ⅱ段和Ⅲ段的肿块呈中央低信号，周围高信号；C.动脉晚期腹部增强MRI显示肝脏Ⅱ段和Ⅲ段肿块不均匀强化；D.门静脉期腹部增强MRI显示肿块中央部分延迟强化

要点　纤维板层样肝细胞癌的影像学

- 需要采用多期动态增强扫描方案（CT和MRI）。
- 表现为一个巨大的肿块，常有钙化和中央瘢痕。
- 中央瘢痕常表现为延迟期强化。
- 肝胆对比剂有助于区分纤维板层样肝细胞癌（FL-HCC）和局灶性结节性增生。

治疗

手术

手术切除是FL-HCC的首选治疗方法，可以选择或不选择解剖性肝段切除或肝移植。对于无法手术切除的患者，其中位生存期为12个月，5年生存率为0。与传统的HCC相比，积极切除淋巴结和肺转移灶有助于提高患者的长期生存率。

FL-HCC治疗应相对积极，因为患者群体年轻且没有潜在的肝硬化肝病。肝切除术的5年生存率为45%～80%。有研究表明，最显著的预后影响因素是淋巴结转移。而另一项病例研究显示，肿瘤大小、病变数量、血管、包膜或淋巴结侵犯均不影响预后。在有疾病复发或淋巴结转移的情况下，手术切除依然是可行的，因为手术仍然是最佳的治疗方案。

不可切除的FL-HCC可以考虑肝移植。多个小样本病例研究显示，接受原位肝移植的患者5年生存率为35%～50%。由于FL-HCC患者没有潜在的肝硬化，原位肝移植不能获得与经典HCC患者相同的额外益处，即改善肝功能和切除潜在的肝脏浸润病灶。

经动脉化疗栓塞/化疗

已经有单一和联合药物治疗FLHCC的尝试。一项使用5-氟尿嘧啶和干扰素-α-2b联合治疗的试验显示，疾病缓解率为62.5%，总生存期为23.1个月。在这项试验中，FLHCC的疗效优于HCC（中位生存期15.5个月），随后，该方案在医学肿瘤学家中得到了广泛认可。

尽管FLHCC通常被认为是一种“外科”疾病，但FLHCC可以进行TACE治疗，主要适用于术前缩小肿瘤（降分期）和不可切除的病灶。

放疗

放疗对FLHCC的治疗没有作用，仅适用于姑息性治疗。

要点　纤维板层型肝细胞癌的治疗

- 积极切除原发肿瘤、受累淋巴结和肺转移灶可提高生存率。
- 复发性疾病的再次手术切除仍然是最好的选择。
- 与肝细胞癌相比，联合化疗更能提高纤维板层肝细胞癌（FLHCC）的生存率。
- 放疗适用于姑息性治疗。

监测

肿瘤切除后，应定期进行CT和MRI检查。由于FLHCC多发于年轻人群，MRI是消除辐射风险的首选方法。应密切监测区域淋巴结（膈肌、下腔静脉前方、门静脉周围和腹膜后），以寻找复发证据。由于这些患者较年轻，无基础肝病，因此治疗应更为积极。再次手术切除转移性淋巴结可以提高生存率。

要点　纤维板层型肝细胞癌的监测

- 密切监测复发或转移的所有迹象。
- 再次手术切除可提高生存率。
- 选择MRI随访以降低年轻人群的辐射风险。

影像学报告

FLHCC患者的影像学报告应包括对肿块大小、数量和节段位置的详细描述。应包括肿瘤与血管、胆管和肝包膜的关系，以及肿瘤侵犯的迹象。血管解剖，包括肝动脉变异、门静脉变异和副肝静脉也应该详细评估并做出描述。肝切除术前评估时，如果担心FLR不理想，还应计算肝段体积。报告还需要包括完整的影像学分期，评估区域和远处淋巴结，以及评估肝内或远处转移。治疗后的影像学报告应评估有无病变残留。对所有转移性病变进行详细描述，以便在进行再次切除术时完全切除。

要点　纤维板层型肝细胞癌的影像学报告

- 记录病灶大小、位置以及肿块与血管、胆管和邻近器官的关系。
- 描述区域和远处淋巴结是否有转移迹象。
- 评估肝脏储备功能。
- 提供所有可疑转移灶的详细描述。

总结

FLHCC是一种罕见的HCC亚型，主要发生在没有CLD的年轻人群中。影像学检查可提示诊断，但需通过病理学来证实。FLHCC的预后优于HCC，这可能与其较高的可切除性和积极的治疗策略有关。

肝细胞癌

注：考虑将临床试验作为合格患者的治疗选择

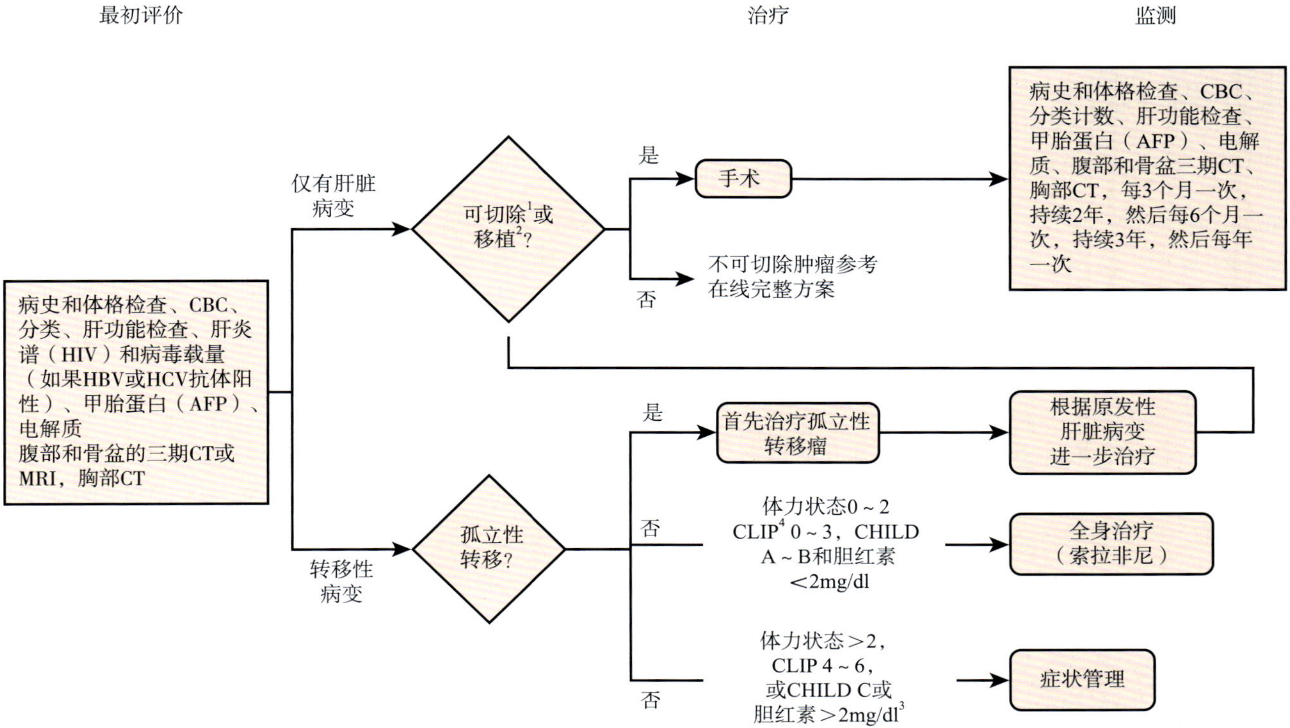

1.最小切除或大切除，基于：

* 最小切除：CHILD A，肝功能检查正常（胆红素＜1.0mg%），无腹水，血小板计数> 100 000/mm^3

* 大切除：同上，轻微加无门静脉高压，门静脉栓塞（PVE），用于将来少量残留

2.米兰标准；肝细胞癌和肝硬化患者肝移植的合格标准：在患有单个肝细胞癌的患者中存在直径为5cm或更小的肿瘤，或者在患有多个肿瘤的患者中存在不超过3个肿瘤结节，每个肿瘤结节直径为3cm或更小，并且根据成像研究没有大血管侵犯

3.在胆红素2～3 mg/dl的特定病例中可考虑治疗

该实践方案是专门为MD安德森癌症中心使用多学科的方法而开发的，并考虑到MD安德森癌症中心特定的情况，包括以下：MD安德森癌症中心特定患者人群；MD安德森癌症中心的服务和结构；MD安德森癌症中心的临床资料。此外，该方案并不旨在取代医师或其他医疗保健提供者的独立医疗或专业判断。该方案不用于治疗孕妇

第11章

胆管癌

Elainea N. Smith, M.D.; Aaron Coleman, M.D.; Samuel J. Galgano, M.D.; Constantine M. Burgan, M.D.; Kristin K. Porter, M.D., Ph.D.

引言

胆管癌（cholangiocatcinoma，CCA）是指起源于胆道上皮的癌症。这些肿瘤可发生在胆道树的任何地方，分为肝外胆管癌（extrahepatic cholangio carcinoma，ECC）和肝内胆管癌（intrahepatic cholangiocarcinoma，ICC），ECC病变分为肝门周围和远端病变。这一分类是基于解剖和外科手术需求。胆囊癌（gallbladder cancer，GB CA）是CCA家族的一部分，但具有不同的临床表现和治疗方法。本章介绍CCA的流行病学、临床表现、解剖学、病理学、分期、扩散模式、治疗、监测建议及CCA患者完整放射学报告的建议。本章分为ICC和ECC以及GB CA几节。

肝内外胆管癌

ICC和ECC的临床表现通常是非特异性的。这些肿瘤通常是在影像学上偶然发现的大肿块。由于ICC与胃肠道来源的转移性癌具有相似的影像学特征，因此有必要寻找或排查原发肿瘤。ECC通常表现为胆道梗阻。一旦确诊，治疗方法与HCC非常相似，手术是最好的治疗选择。不幸的是，由于非特异性症状，这些肿瘤通常在病程的晚期出现，并且经常在诊断时已出现淋巴结或远处转移。

熟悉疾病的影像学特征和传播模式对于正确诊断、分期和早期发现至关重要。在本节中，我们回顾了ICC和ECC的流行病学、临床表现、解剖学、疾病传播、治疗和影像学特征。

流行病学和危险因素

CCA是第二常见的原发性肝脏肿瘤（仅次于HCC），约占全球消化道癌症的3%。在美国，CCA每年导致约5000人死亡。5%～10%的CCA发生在肝内，起源于肝实质内的外周胆管。ICC是第二常见的肝内原发性肝癌（第一是HCC），占原发性肝脏肿瘤的10%，好发于60～70岁，男女比例为3∶2。

有原发性硬化性胆管炎（primary sclerosing cholangitis，PSC）病史的患者发生CCA的终身风险为8%～40%，通常较年轻，发病年龄在30～50岁。肝胆管结石病在中国、日本和韩国地区流行，并且与ICC密切相关。据估计，高达10%的肝内胆管结石患者会发展为CCA。

ICC的危险因素包括胆总管囊肿、PSC、炎性肠病、胆汁性肝硬化、酒精性肝病、甲状腺功能亢进、慢性胰腺炎、家族性息肉病、先天性肝纤维化和寄生虫感染（肝后睾吸虫）。寄生虫感染是全球范围内最常见的病因。

ECC的危险因素与ICC相似，包括先天性纤维化或囊肿（卡罗利病、胆总管囊肿、多囊肝或先天性肝纤维化）的家族史。卡罗利病和胆总管囊肿在20岁后发生恶变的风险可达15%。其他危险因素包括PSC、溃疡性结肠炎、某些药物（口服避孕药、甲基多巴和异烟肼）、化学物质暴露（放射性对比剂、放射性核素、石棉、砷和二噁英）和原发性胆汁性肝硬化。胆汁性肝硬化、胆石症、酒精性肝病、糖尿病和慢性胰腺炎也会提高患病风险。既往胆管引流手术合并反复发作的胆管炎也可能导致CCA。与ECC相关的感染性病原体包括肝吸虫（华支睾吸虫）。

与各种危险因素地理分布差异有关，不同地区CCA的发病率差异很大。有研究报告泰国、中国和亚洲其他地区的发病率最高。最近的报告研究显示在美国和英国发病率逐渐上升。在过去10～20年中，ICC的发病率上升，已成为美国原发性肝脏肿瘤相关性死亡主要原因。这种趋势可能是继发于PSC诊断率和患病率的增加；当然，这还需要进一步的研究证实。

大多数（60%～70%）ECC是肝门周围肿瘤，也称为Klatskin肿瘤，最常累及肝管分叉处。ECC的真实发病率很难统计，因为以往这些肿瘤会被归为发病率逐渐下降的GB CA。无论如何，数据显示ECC在美国和世界范围内的发病率和死亡率都在下降。

要点　胆管癌的流行病学及危险因素

- 胆管癌（CCA）是第二常见的原发性肝脏肿瘤，约占全球胃肠道恶性肿瘤的3%。
- 肝内胆管癌（ICC）占原发性肝癌的5%～10%。
- ICC和肝外胆管癌（ECC）的危险因素相似，包括胆总管囊肿、原发性硬化性胆管炎（PSC）、炎性肠病、胆汁性肝硬化、酒精性肝病、甲状腺功能亢进、慢性胰腺炎、家族性息肉病、先天性肝纤维化和寄生虫感染。

解剖学

肝内胆管有3条主要的分支，即右、左肝管和尾状叶胆管，它们一起形成肝总管。然后，这个胆管树的汇合被分成3段：上1/3从肝内胆管汇合处到胆囊管水平；中间1/3从胆囊管水平至十二指肠；远端1/3延伸至壶腹水平。

肝管和上、中段胆总管主要通过胆囊动脉供应。胆管的中部和远端部分从右肝动脉和胰十二指肠后上动脉接受血液供应；胆管下段的静脉引流通过门静脉，上段的静脉引流通过肝脏。

肝动脉、胆管和门静脉的被称为门管三联，这些解剖结构沿着门静脉供血一起走向肝脏的各个节段（图11.1）。不幸的是，即使在疾病早期，这些结构之间的密切关系也可能导致不良预后，因为一个小的胆管肿瘤可以累及门静脉或肝动脉，有可能使肿瘤无法手术。

胆管树的区域淋巴结是沿肝十二指肠韧带分布的淋巴结（图11.2）。淋巴引流包括这些淋巴结，以及胰周、门腔静脉、腹腔干和肝动脉周围淋巴结。引流入腹膜后的淋巴结（包括主动脉腔静脉间淋巴结和主动脉旁淋巴结）可能预示着较差的预后，因为这些淋巴结不被视为区域淋巴结。

要点　胆管癌的解剖学

- 肝内主要有3条胆管，右、左和尾状叶胆管，它们一起形成肝总管。
- 胆管树分为3段，以胆囊管、十二指肠和壶腹为标志。

病理学

大多数CCA为分化良好的腺癌，其他组织学类型少于5%。在同一肿瘤中，有多种细胞活性，具有多形性、异型性、核分裂象活跃、明显的核仁和浓染核仁。检测到黏液蛋白和不产生胆汁有利于将ICC与HCC相鉴别。细胞角蛋白免疫组织化学染色（与结肠癌相鉴别）、组织多肽抗原和上皮膜抗原的免疫组织化学染色有助于诊断。此外，CCA可以发生血管侵犯，但与HCC相比是罕见的。

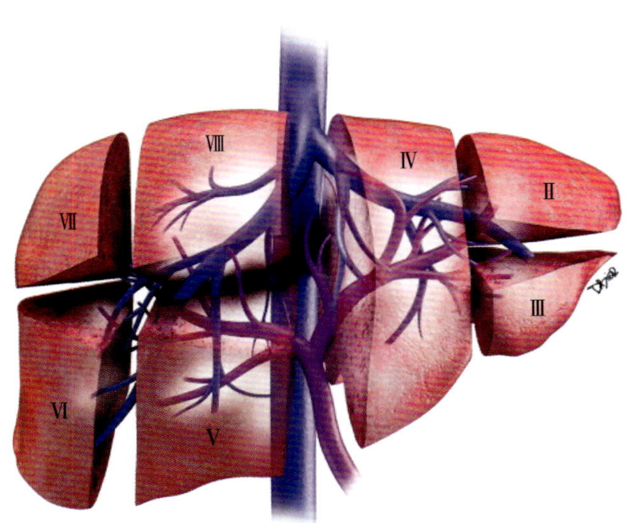

图11.1　肝脏节段解剖。肝分为右叶和左叶。共有8个肝段：肝左叶3个（Ⅱ、Ⅲ和Ⅳ），肝右叶4个（Ⅴ、Ⅵ、Ⅶ、Ⅷ），尾状叶1个（Ⅰ）（未展示）。肝段由肝静脉划分，并由门静脉供血界定

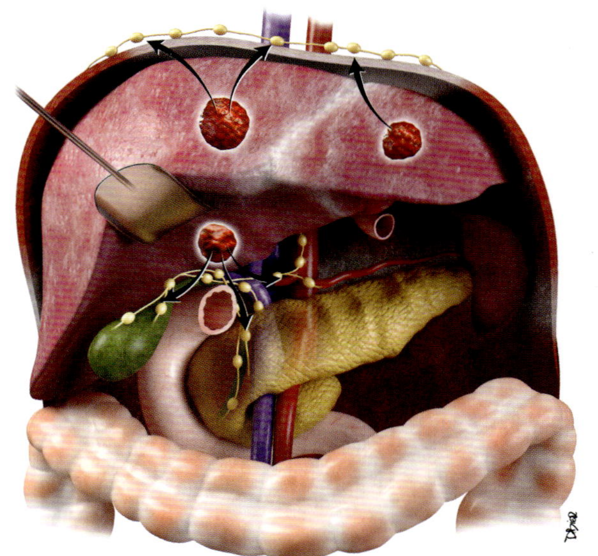

图11.2　ICC的淋巴结扩散模式。肝中央的肿瘤引流至肝十二指肠韧带淋巴结。靠近肝顶的肿瘤引流至膈淋巴结站

ECC肿瘤大体有3种表现：硬化型、肿块型和乳头型。硬化型（也称为浸润型）占肝门CCA的70%，并导致胆管壁环周增厚，肿瘤也会沿胆管纵向生长和引起导管周围结构的纤维化。肿块型表现为突入管腔的实性肿块。乳头型（腔内型）具有腔内生长模式。最常见的类型是硬化型，乳头型是最少见的类型。硬化型最常见于肝门部，而乳头型更常见于远端胆管。乳头型由于其组织学呈低级别，通常预后较好。

ECC多为分化良好、分泌黏蛋白的腺癌。组织病理表现为核质比增加、核仁突出、肿瘤腺体周围的细胞间质向心性分层，以及外观正常的细胞与细胞核大、核仁明显的细胞组合体。

要点　胆管癌的病理学

- 黏液蛋白检测更倾向于肝内胆管癌（ICC）而不是肝细胞癌（HCC）。
- 可发生血管侵犯，但比HCC罕见。
- 硬化型是最常见的肝门部胆管癌类型。乳头型是最常见的远端胆管癌，预后最好。

临床表现

CCA的临床表现在很大程度上取决于原发肿瘤的位置。ECC表现出与胆道梗阻相关的症状，如黄疸、瘙痒、黏土色大便和深色尿液。后期症状包括体重减轻和腹痛。ECC患者通常表现为无痛性黄疸，这通常会被认为是疑似胰腺癌的诊断。黄疸的程度与胆道系统的机械性梗阻有关。在左、右肝管或肝总管受累的情况下，梗阻性黄疸的临床体征可在疾病早期即出现。在单侧肝内发生胆管肿瘤的情况下，肿瘤通常需要生长至阻塞对侧肝内胆管、胆囊管或同侧门静脉才会出现症状，因此往往有不同的临床表现。胆囊管扩张可导致胆囊增大，伴有库瓦西耶征阳性（胆囊明显增大，无压痛，伴有轻度无痛性黄疸）。最后，肿瘤累及门静脉会导致肝叶或肝段萎缩。

ECC的其他临床症状包括腹痛、体重减轻、瘙痒、腹泻、厌食和发热。在慢性梗阻的情况下，肿瘤的表现可能因胆管的炎症或感染过程而复杂化。通常需要经皮引流的胆道支架置入或重建胆道与肠道的连续性，以解除梗阻并清除细菌污染的胆汁。

不幸的是，ICC通常无症状，通常是在检查生化异常时偶然发现。体检可检出肝大。对于意外发现肝脏肿块的患者，应进行影像学检查或内镜评估，以寻找可能的原发性胃肠道肿瘤。在这些患者中，ICC的诊断是排除性诊断。与HCC不同，这些患者没有腹水、肝硬化或门静脉高压症。

用于评估肝功能的常规实验室检查，如胆红素水平、碱性磷酸酶和转氨酶，在CCA的病程早期时可能是正常的，但会随着疾病的进展而升高。在一侧胆管梗阻的情况下，由正常或通畅肝叶的代偿性胆道引流，胆红素水平可能会正常。实验室检测可显示ECC和ICC中CA19-9升高（中位数140U/ml，超过60%的患者显示CA19-9水平＞100U/ml）。癌胚抗原水平中位数通常升高，接近2.1ng/ml，在ECC和ICC之间无显著性差异。CA19-9不具有特异性，因为一部分人群不能合成这种蛋白质；或者，其水平升高也可能继发于炎症而非肿瘤。但是，在PSC患者中，当CA19-9值＞100U/ml时，诊断ECC的敏感度和特异度分别为89%和86%。

要点

- 肝内胆管癌（ICC）通常是在生化检查异常时偶然发现的。
- 黄疸是肝外胆管癌（ECC）的常见症状。
- 癌胚抗原和CA19-9水平普遍升高。

分期分类

最近，AJCC发布了第八版分期手册。在这个版本中，有针对所有CCA亚型的肿瘤、淋巴结和转移（TNM）分期标准：包括肝门周围和远端ECC，以及ICC。所有亚型的肿瘤（T）分期和预后分组均不同（表11.1B、表11.2B、表11.3B和表11.4B）。

肝门区肝外胆管癌

在肝门周围ECC中，T1肿瘤被归类为局限于胆管的单个肿瘤，可以累及胆管肌层（表11.1A，图11.3）。T2用于描述浸润深度超出胆管壁的病变，T2a表示侵犯周围脂肪组织，T2b表示侵犯邻近肝实质；T3用于描述肿块侵犯一侧肝动脉分支或门静脉分支。T4期表示病变侵犯门静脉主干或肝总动脉。

N0分期用于无淋巴结转移证据的情况。N1是指肝门、胆囊管、胆总管、门静脉或胰十二指肠后淋巴结链内的1～3个淋巴结转移（图11.4）。N2则是指上述区域有4个以上病理淋巴结的情况。

M0分期表示无转移灶证据，而M1分期指出现任何转移灶。

表11.1 A　美国癌症联合委员会第八版关于肝门周围胆管癌的肿瘤TNM分期标准

T分期	标准		
TX	原发肿瘤无法评估		
T0	无原发肿瘤证据		
Tis	原位癌/重度不典型增生		
T1	肿瘤局限于胆管，累及肌层或纤维组织		
T2	肿瘤累及胆管壁外，侵及以下任一结构		
T2a	→邻近的脂肪组织		
T2b	→邻近的肝实质		
T3	肿瘤累及单侧门静脉或肝动脉分支		
T4	肿瘤累及双侧门静脉、肝总动脉，或累及单侧胆管二级分支以及对侧门静脉或肝动脉		
N分期	**标准**		
NX	无法评估的区域淋巴结		
N0	没有区域淋巴结转移		
N1	阳性淋巴结1～3个		
N2	阳性淋巴结≥4个		
M分期	**标准**		
M0	无远处转移		
M1	有远处转移		
B.分期：肝门周围胆管癌			
T	N	M	分期
Tis	N0	M0	0
T1	N0	M0	Ⅰ
T2a～b	N0	M0	Ⅱ
T3	N0	M0	ⅢA
T4	N0	M0	ⅢB
任意T	N1	M0	ⅢC
任意T	N2	M0	ⅣA
任意T	任意N	M1	ⅣB

引自：Amin MB，Edge S，Greene F，et al，eds. AJCC Cancer Staging Manual. 8th ed. Springer International Publishing：American Joint Commission on Cancer；2017

远端肝外胆管癌

远端ECC分期与肝门周围ECC分期略有不同。T1期病变，肿瘤侵犯胆管壁深度小于5mm（表11.2A、图11.5）。T2期肿瘤侵犯胆管壁的深度为5～12mm。T3期为肿瘤侵犯深度超过12mm的肿瘤。T4期肿瘤侵犯腹腔干、肠系膜上动脉和（或）肝总动脉。

N和M分期与肝门周围ECC分期相同，如上所述。

肝内胆管癌

ICC T分期与ECC分期的分类略有不同。T1期指小于5cm的单发肿瘤：T1a无血管侵犯，T1b有血管侵犯的肿瘤（表11.3A）。多发性肿块，无论有无血管侵犯均归类为T2期。肿瘤浸润腹膜归类为T3。T4期表示肿瘤直接侵犯局部肝外结构。

ECC的N和M分期是“全或无”的。即：N0表示无淋巴结转移，N1用于有任何可疑转移的淋巴结。M0用于无转移的情况，M1用于有转移的情况。

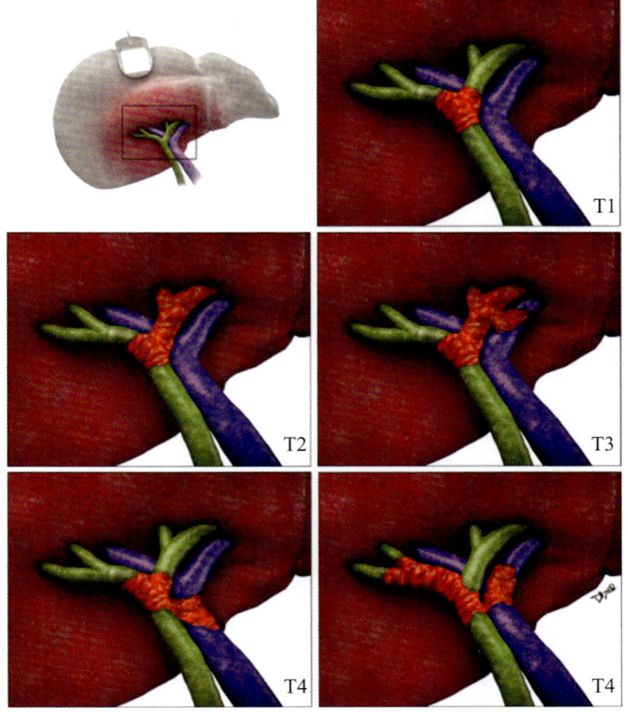

图11.3　在肝门周围ECC中，T1肿瘤被归类为局限于胆管的单个肿瘤，累及至胆管肌层。T2用于描述超出胆管壁的病变，T2a表示侵犯周围脂肪组织，T2b表示侵犯邻近肝实质。T3用于描述肿块侵犯单侧肝动脉分支或门静脉分支。T4期表示病变侵犯门静脉主干或肝总动脉

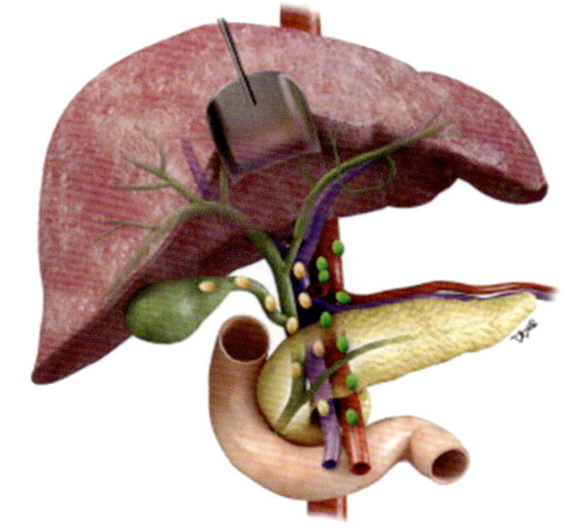

图11.4　ECC的淋巴结扩散模式。N0分期用于无淋巴结转移的情况。N1指的是肝门、胆囊管、胆总管、门静脉（黄色）或胰十二指肠后淋巴结链（绿色）内的1～3个淋巴结转移。N2则用于表示有4个以上病理淋巴结的情况

表11.2 A.美国癌症联合委员会第八版关于远端胆管癌的肿瘤TNM分期标准

T分期	标准
TX	原发肿瘤无法评估
Tis	原位癌/重度不典型增生
T1	肿瘤侵犯胆管壁深度＜5mm
T2	肿瘤侵犯胆管壁的深度为5～12mm
T3	肿瘤侵犯胆管壁的深度＞12mm
T4	肿瘤侵犯腹腔干、肠系膜上动脉和（或）肝总动脉
N分期	**标准**
NX	无法评估的区域淋巴结
N0	没有区域淋巴结转移
N1	阳性淋巴结1～3个
N2	阳性淋巴结≥4个
M分期	**标准**
M0	无远处转移
M1	有远处转移

B.分期：远端胆管癌

T	N	M	分期
Tis	N0	M0	0
T1	N0	M0	Ⅰ
T1	N1	M0	ⅡA
T1	N2	M0	ⅢA
T2	N0	M0	ⅡA
T2	N1	M0	ⅡB
T2	N2	M0	ⅢA
T3	N0	M0	ⅡB
T3	N1	M0	ⅡB
T3	N2	M0	ⅢA
T4	N0	M0	ⅢB
T4	N1	M0	ⅢB
T4	N2	M0	ⅢB
任意T	任意N	M1	Ⅳ

引自：Amin MB，Edge S，Greene F，et al，eds. AJCC Cancer Staging Manual. 8th ed. Springer International Publishing：American Joint Commission on Cancer；2017

要点 胆管癌的分期

- 2017年发布了美国癌症联合委员会第八版癌症分期手册。
- 与前一版相比，本次更新包含了更好的分期分层5年生存率结果。
- 肝门部和远端肝外胆管癌（ECC）以及肝内胆管癌（ICC）的T、N和M分期标准有所不同。

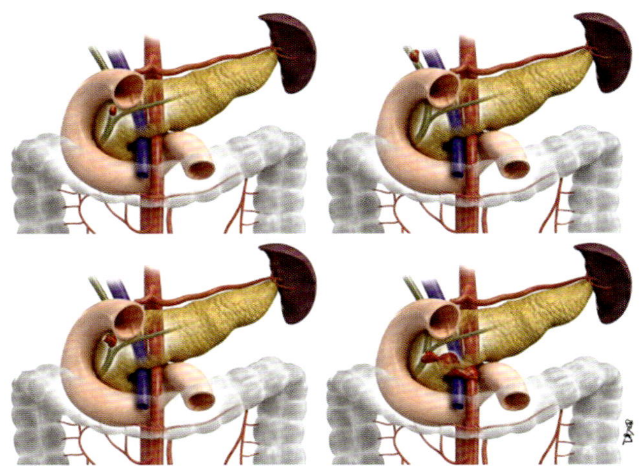

图11.5 远端ECC T分期与肝门周围ECC分期略有不同。在T1期肿瘤侵犯胆管壁的深度＜5mm。T2期肿瘤侵犯深度为5～12mm。T3肿瘤侵犯深度超过12mm的肿瘤。T4期肿瘤侵犯腹腔干、肠系膜上动脉和（或）肝总动脉

表11.3 A.美国癌症联合委员会第八版关于肝内胆管癌的肿瘤TNM分期标准

T分期	标准
TX	原发肿瘤无法评估
T0	无原发肿瘤证据
Tis	原位癌（管腔内）
T1	单发病灶，无血管侵犯
T1a	→≤5mm
T1b	→＞5mm
T2	单发肿瘤伴有肝内血管侵犯或多发肿瘤，伴或不伴有血管侵犯
T3	肿瘤浸润腹膜
T4	肿瘤直接侵犯周围结构
N分期	**标准**
NX	无法评估的区域淋巴结
N0	没有区域淋巴结转移
N1	有淋巴结转移
M分期	**标准**
M0	无远处转移
M1	有远处转移

B.分期：肝内胆管癌

T	N	M	分期
Tis	N0	M0	0
T1a	N0	M0	ⅠA
T1b	N0	M0	ⅠB
T2	N0	M0	Ⅱ
T3	N0	M0	ⅢA
T4	N1	M0	ⅢB
任意T	N1	M0	ⅢB
任意T	任意N	M1	Ⅳ

引自：Amin MB，Edge S，Greene F，et al，eds. AJCC Cancer Staging Manual. 8th ed. Springer International Publishing：American Joint Commission on Cancer；2017

表11.4 A.美国癌症联合委员会第八版关于胆囊癌的肿瘤TNM分期标准

T分期	标准
TX	原发肿瘤无法评估
T0	无原发肿瘤证据
Tis	原位癌
T1	肿瘤累及-
T1a	→黏膜固有层
T1b	→肌层
T2	肿瘤累及肌层周围结缔组织-
T2a	→在腹膜侧，未累及浆膜（脏腹膜）
T2b	→肿瘤累及肝脏侧周围结缔组织，但未侵及肝脏
T3	肿瘤累及浆膜和（或）直接侵犯肝脏和（或）1个周围其他器官（如胃、十二指肠、结肠、胰腺、大网膜或肝外胆管）
T4	肿瘤累及门静脉主干或肝动脉，或累及2个其他邻近器官或结构
N分期	**标准**
NX	无法评估的区域淋巴结
N0	没有区域淋巴结转移
N1	阳性淋巴结1～3个
N2	阳性淋巴结≥4个
M分期	**标准**
M0	无远处转移
M1	有远处转移

B.分期：胆囊癌

T	N	M	分期
Tis	N0	M0	0
T1	N0	M0	Ⅰ
T2a	N0	M0	ⅡA
T2b	N0	M0	ⅡB
T3	N0	M0	ⅢA
T1～3	N1		ⅢB
T4	N0-1	M0	ⅣA
任意T	N2	M0	ⅣB
任意T	任意N	M1	ⅣB

引自：Amin MB，Edge S，Greene F，et al，eds. AJCC Cancer Staging Manual. 8th ed. Springer International Publishing：American Joint Commission on Cancer；2017

肿瘤扩散模式

ICC可出现肝内或肝外播散。肿瘤扩散模式与HCC非常相似。最常见的肿瘤扩散方式是经门静脉的肝内扩散。淋巴结、骨骼、肺和腹膜是常见的转移部位。沿肝门的淋巴结以及主动脉旁、胰腺后和肝总淋巴结是肿瘤沿淋巴道扩散的常见部位。对于肝左叶的肿瘤，可能累及胃左、贲门旁和胃小弯旁的淋巴结（图11.2）。远处淋巴结受累可包括纵隔和主动脉旁淋巴结。对于更多的外周胆管癌肿瘤，可能累及膈肌淋巴结。ICC侵犯肝包膜和侵犯邻近部位比HCC更常见。

ECC的肿瘤扩散模式是通过局部扩展。胆管与肝动脉和门静脉的密切关系使得即使是较早期的肿瘤也只能考虑非手术治疗。这对于肝门型（Klatskin）病灶来说尤其麻烦，需要详细检查血管解剖，以评估患者的手术可行性方案。例如，如果肝左动脉起自胃左动脉异常分支，则比那些从肝总动脉分支的患者更有可能实施手术。

靠近肝门部的高位ECC肿瘤，肝十二指肠韧带、肝门部和胆管周围淋巴结最常受累。对于远端ECC壶腹附近的肿瘤，区域淋巴结受累情况与胰头部肿瘤相同。包括肝动脉、胆总管和腹腔淋巴结站。胰十二指肠前、后淋巴结和肠系膜上淋巴结也可能受累。对于所有类型的ECC，腹膜后淋巴结的评估都是必要的，因为它们的受累可能使患者无法接受手术。

靠近壶腹的远端ECC局部浸润可导致肿瘤累及邻近器官（胰腺、十二指肠、胃、结肠）和动脉（腹腔干和肠系膜上动脉）。肝门部ECC肿瘤可经门静脉侵入肝脏。肝门区ECC转移到其他器官并不常见，但是，仍然需要评估肺部有无血行播散。与ICC类似，肝门区ECC也会出现腹膜/网膜转移。

要点 胆管癌的肿瘤扩散

- 与肝细胞癌（HCC）相比，肝内胆管癌（ICC）更容易侵袭肝包膜并累及周围邻近结构。
- 肝外胆管癌（ECC）的肿瘤扩散模式主要是局部扩散。
- 需要详细的血管解剖检查来评估手术方案。

影像学

原发肿瘤

超声

与其他腹部恶性肿瘤相似，超声通常是评估可疑CCA的首选影像学方法。超声是一种快速且相对便宜的检查方法，但其准确性依赖于操作者的经验和设备的性能。超声也可以为经皮穿刺活检提供引导，并可利用彩色多普勒技术评估血管侵犯的情况。超声在评估淋巴结侵犯和转移灶方面的应用非常有限。

ICC表现为肝脏内具有不同回声强度的肿块（图11.6）。ECC患者进行超声检查的目的通常是确认胆道梗阻，评估梗阻的程度，并确定原因。有71%～100%的病例超声可检测到胆道梗阻的位置，57%～96%的病例可确定梗阻的原因。不幸的是，超声在诊断恶性胆道梗阻时假阳性比例很高，高于CT或MRI。

肿瘤的位置是根据胆管口径的突然变化推断的（图11.7）。肝门周围ECC可表现为肝内胆管扩张，肝总管分叉处突然变窄或中断。远端ECC表现为肝内和肝外胆管扩张，除胆管扩张外，肝叶萎缩和血管被推挤等征象也提示梗阻的原因可能为恶性。多普勒检查探查门静脉口径变化或血流速度的变化可能提示血管受累。

超声内镜检查术（endoscopic ultrasound，EUS）是一种对ECC的诊断和分期非常有帮助的方式。据报道，EUS引导下细针穿刺的诊断准确率为89%，但此方法有肿瘤种植播撒到腹膜的风险，但与刷子细胞学相比，胆道污染的风险有所降低。

计算机断层扫描

CT在ICC患者的临床评价中起着重要作用。肝脏肿块患者的CT检查方案是进行多期扫描，与HCC评估时相同。多期检查包括平扫、增强扫描的动脉晚期、门静脉期和增强延迟期。

在平扫图像上，ICC表现为一个大的低密度肿块（图11.8）。注射对比剂后的动脉晚期，病灶如果有增强，多是周边的低幅度强化（图11.8）。在门静脉期，呈向心性渐进强化，在延迟期持续这种强化（图11.8）。

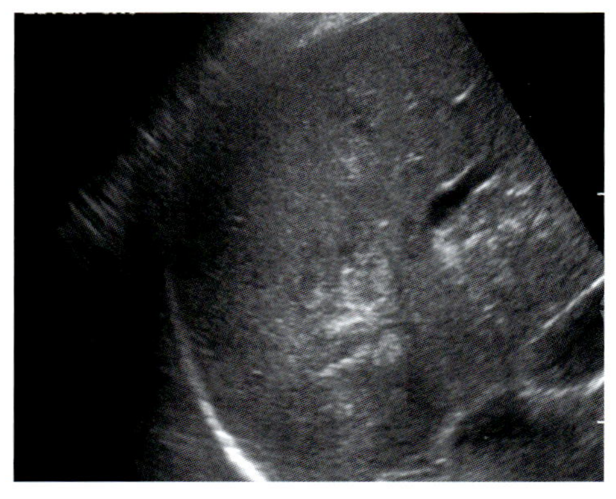

图11.6 经腹部肝脏超声显示右肝内一个回声不均的实性肿块，符合ICC

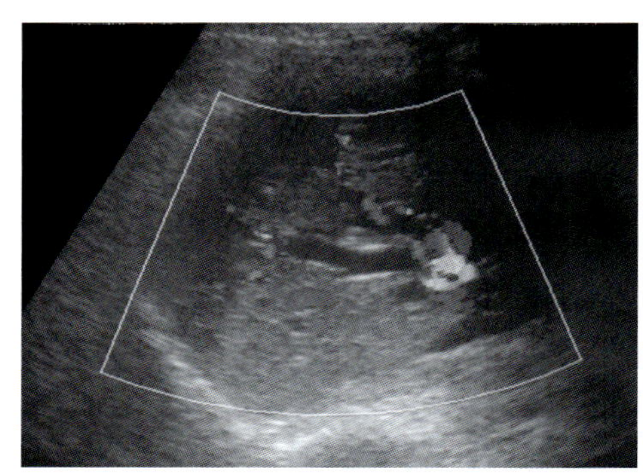

图11.7 经腹部肝脏超声显示靠近肝门的ECC所引起的胆管扩张，肿瘤未能很好地显示

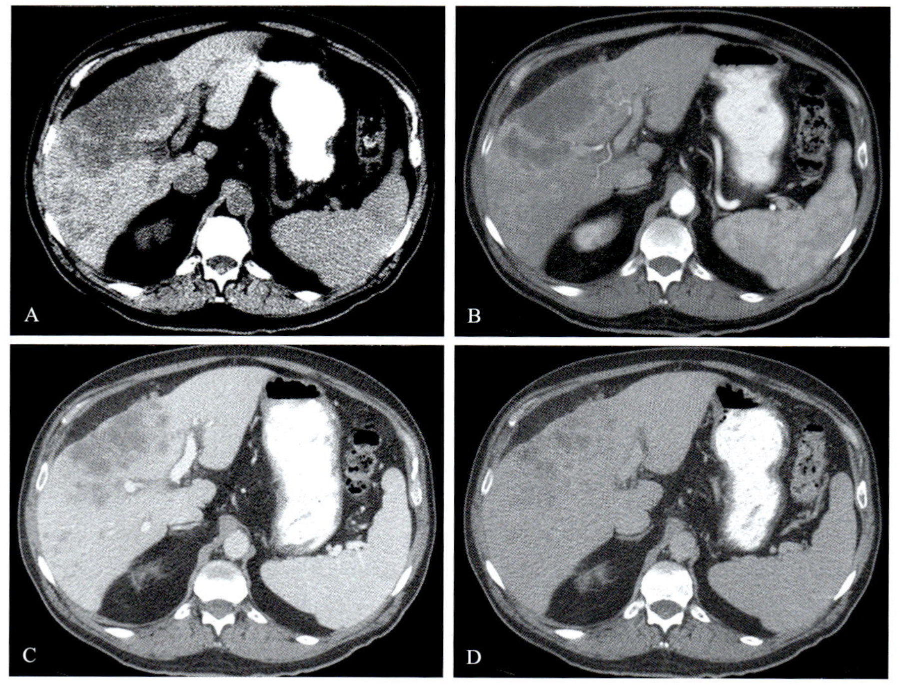

图11.8 A.腹部平扫CT显示肝脏IV段低密度肿块，符合ICC；B.腹部增强动脉晚期CT显示肝脏IV段肿块，轻度边缘增强，符合ICC；C.腹部增强门静脉期CT显示肝脏IV节段肿块持续逐渐增强，符合ICC；D.腹部增强延迟期CT显示肝脏IV段肿块几乎完全强化，符合ICC

ICC的CT表现方式与低血供的肝转移瘤非常相似，特别是来自胃肠道的转移。有助于将ICC与转移瘤相鉴别的特征包括大的单发肿物和没有原发性胃肠道肿瘤。ICC的其他CT表现包括钙化和包膜皱缩。

多期CT评估为手术计划提供关键信息，包括肝动脉、门静脉和肝静脉的解剖，尤其是一些重要的解剖变异；还可以在术前计算FLR（FLR＝未来肝体积/总预期肝体积）。在FLR＜20%（非肝硬化肝脏）和＜40%（肝硬化肝脏）的情况下，可以通过门静脉栓塞来刺激肝组织代偿性增生，从而减少术后并发症。

为了评估疑似ECC患者的胆道树，采用胰腺扫描方案（包括胰腺实质期和延迟相）。用于确定肿瘤侵犯范围和位置的特征是胆管壁的强化、胆管口径的突然变化、管腔内肿块和胆管内软组织密度（而不是胆汁/液体密度）（图11.9，图11.10）。胆管壁强化提示恶性的可能，但是需要排除炎症。最有鉴别意义的特征是胆管壁不规则环周增厚、其近端的胆道扩张和局部的管腔狭窄（图11.9，图11.10）。肝门部胆管和血管周围的脂肪消失，代之以软组织密度影，提示肿瘤的血管周围侵犯（图11.11）。肿瘤侵犯也可超出区域血管延伸至邻近器官（肝脏、胆囊和肠道）。

MDCT的薄层图像可用于进行胆道树的多平面重建（图11.12）。这些三维图像有助于确定肿瘤大小、范围及与局部血管结构的关系，这对手术规划有很大帮助。

正电子发射断层摄影术

PET已成为一种重要的肿瘤成像方式。最广泛使用的放射性药物是FDG，图11.13）。

与CT相比，PET/CT的优势是检测远处转移，特别是淋巴结分期方面的准确性更高。

对于ICC患者，治疗取决于原发肿瘤的手术可切除性，而远处转移（如肝门以外的淋巴结转移）通常是手术禁忌证。在这些患者中，PET/CT对于准确的淋巴结分期和检测意外转移是很有用的，比传统成像具有更高的灵敏度。

FDG-PET在评估壶腹附近的ECC肿瘤中的作用有限。据报道，FDG-PET对浸润型ECC的检出率为74%，对结节型的检出率为96%。FDG-PET对淋巴结转移的特异度和敏感度分别为97%和33%，而MD CT的特异度

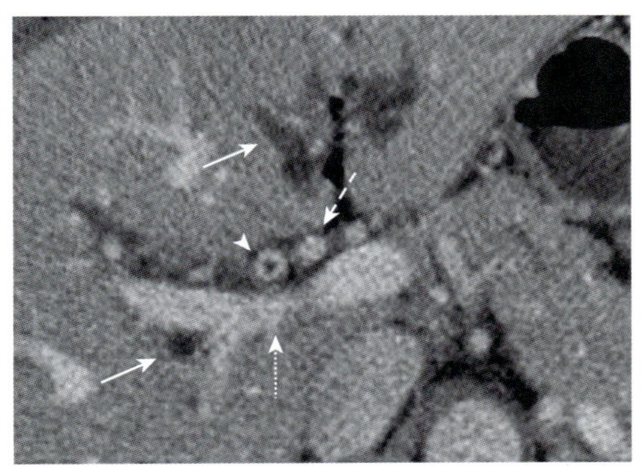

图11.9 ECC患者，门静脉期腹部增强CT显示肝总管（箭头）增厚和增强，可见胆管扩张（实线箭头）。肝动脉（虚线箭头）和门静脉（点线箭头）未见异常，肿瘤和血管之间脂肪密度正常

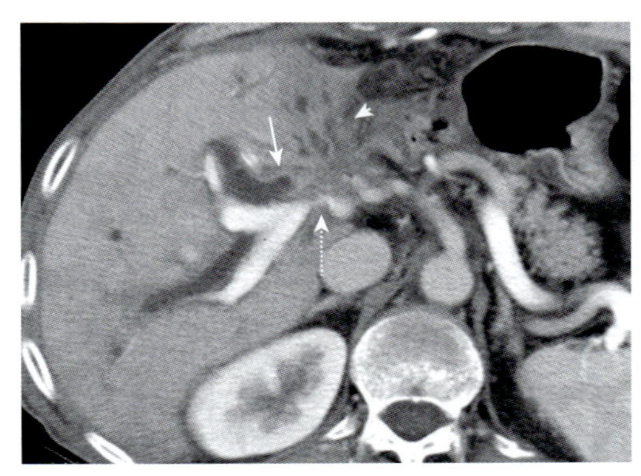

图11.11 门静脉期腹部增强CT显示胆管突然中断（实线箭头），门静脉和肝动脉血管受累（虚线箭头），左叶萎缩（箭头），门静脉左支未见显影

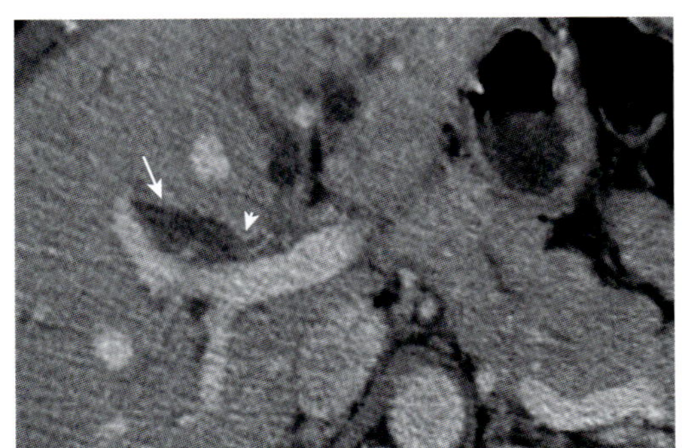

图11.10 ECC患者，延迟期腹部增强CT显示右肝管强化，胆管口径突然变窄（箭头）、胆管扩张（实线箭头）

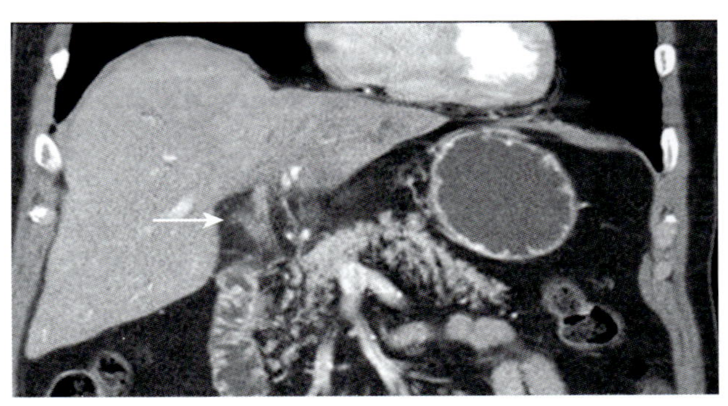

图11.12 腹部CT冠状位多平面重建显示肝总管分叉处（箭头）管壁增厚和增强，提示为Ⅳ型ECC（Klatzkin瘤）

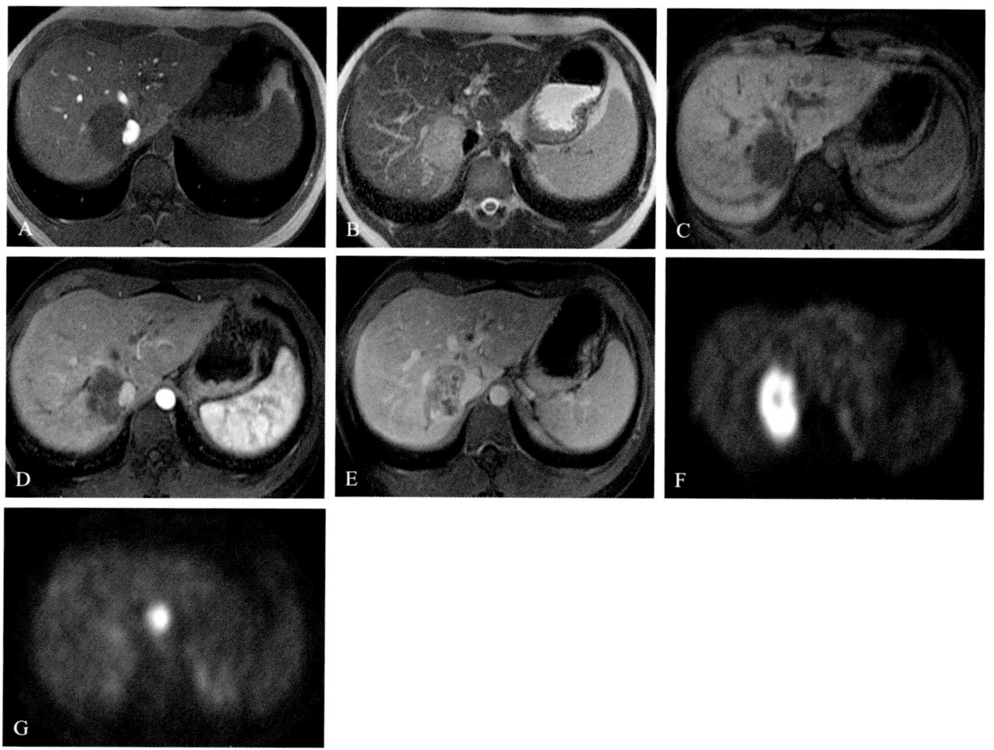

图11.13 A，肝脏轴位T1WI显示肝右叶低信号肿块，符合ICC；B.肝脏轴位T2WI显示肝右叶高信号肿块，符合ICC；C.肝脏轴位预饱和脂肪抑制三维梯度回波（LAVA）图像显示肝右叶低信号肿块，符合ICC；D.肝脏轴位增强动脉晚期脂肪饱和三维梯度回波（LAVA）图像显示肝右叶轻度边缘增强的肿块，符合ICC；E.肝脏轴位延迟脂肪饱和三维梯度回声（LAVA）系列显示肝右叶肿块几乎完全增强，与ICC一致；F.腹部轴位FDG-PET图像显示，与MRI相对应，ICC患者的肝右叶代谢活跃；G.腹部轴位FDG-PET图像显示下腔静脉前淋巴结的代谢活跃，符合ICC的转移。LAVA.肝脏容积加速采集成像

和敏感度分别为79%和57%。FDG-PET/CT对ECC肿瘤可切除性的评估比传统成像的准确性更高。

磁共振成像

MRI检查通常比CT检查需要更长的时间，而且可能不如CT那么容易获得。然而，MRI提供了优越的软组织对比，并可以使用多个序列优化评估胆道树、肝血管和肝实质。在平扫序列上，ICC在T1WI上相对肝脏表现为低信号，在T2WI上表现为高信号，在DWI上表现为扩散受限（图11.14）。在T2WI上，信号可以随纤维化（暗）、黏液分泌物（亮）或坏死（亮）的变化而变化。低信号的中央纤维化可能是肝脏转移灶中不常见的特征性表现。DWI通常具有至少两个不同的b值（例如0和700s/mm^2）。较高的b值可以抑制来自血管、胆管和其他液体的信号，使得肝脏和病变之间的对比度增加。原发肿瘤和血管浸润在DWI上具有相似的影像特征，这有助于评估血管浸润。

增强后MRI扫描包括动脉晚期、门静脉期、延迟期和潜在的肝胆期。对比剂的使用，与对HCC的评估相比，注射对比剂的时机不那么关键，因为这些肿瘤的诊断不依赖于动脉期明显强化的识别。ICC呈向心性填充的周边强化（图11.14）。结直肠癌的肝转移也会显示相似的周边强化模式，但没有向心性填充。ICC的延迟强化可能仅在延迟期出现，甚至是在对比剂注射3min后的更晚期延迟扫描出现。在使用肝细胞特异性对比剂的情况下，ICC在肝胆期不会显示对比剂的摄取，并且相对于肝脏表现为低信号。

提示肝内肿块为恶性肿瘤的影像学特征包括包膜回缩（可见于纤维板层HCC、淋巴瘤、结肠癌转移和上皮样血管内皮瘤）、血管浸润（HCC时可见）和短暂性肝动脉期强化（肝门处CCA时可见）。

MRI和磁共振胰胆管成像（magnetic resonance cholangiopancreatography，MRCP）可联合用于评估疑似ECC患者。该方案包括常规腹部多相MRI检查。MRCP图像是重液体加权的，在横轴面或冠状面采集。然后，这些薄层图像可用于生成最大密度投影（maximum intensity projection，MIP）图像和厚层MIP图像。这些是以胆总管为中心的放射状图像，可以帮助勾画三维肝胆管解剖和相互关系。厚层图像对应于内镜逆行胰胆管造

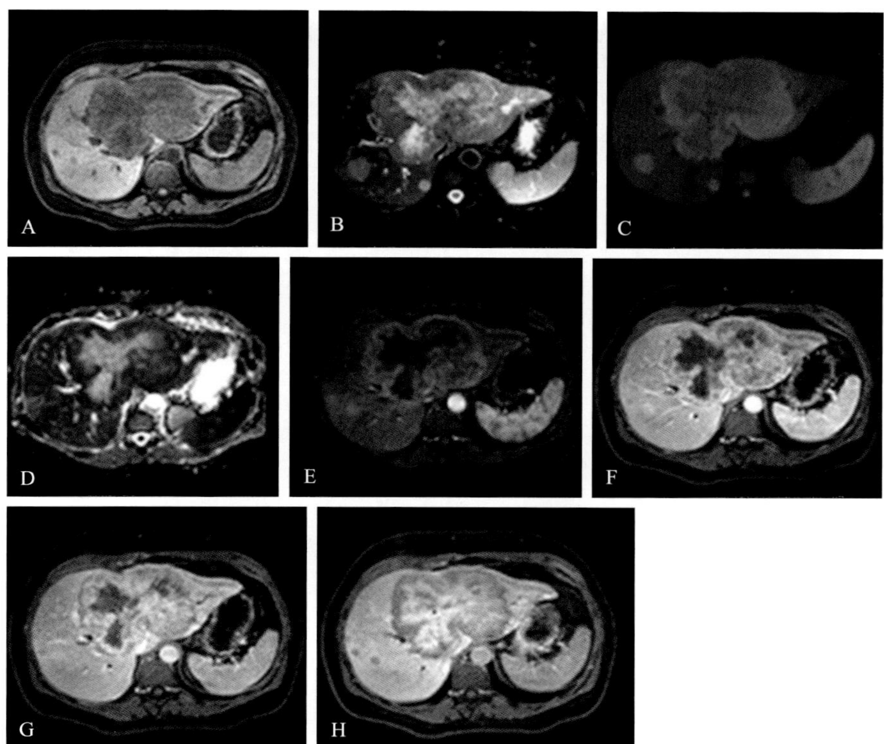

图11.14　A.肝脏轴位T1WI显示肝左叶病变，相对于肝脏呈低信号，符合ICC。肝右叶也可见较小的卫星灶；B.肝脏轴位T2WI，肝左叶病变显示为高信号；C.在轴位DWI上，病灶的周边扩散受限，提示肿瘤周边和中心纤维间质中细胞密度较高。增强轴位T1WI显示，肝左叶病变在动脉早期（E）表现为外周强化，在动脉晚期（F）、门静脉期（G）和平衡期（H）轴位T1WI显示向心性填充

影术（endoscopic retrograde cholangio-pancreatography，ERCP）中获得的图像。单次快速自旋回波或半傅立叶采集单次激发自旋回波（西门子）序列通常用于MRCP图像。这些序列速度快，对运动伪影的灵敏度低。

胆管癌原发性肿瘤在MRCP上的影像学特征为胆管近端扩张，胆管突然中断（肩征）（图11.15）。增强MRI显示ECC的特征包括胆管壁增厚和强化、管腔内肿块、肝叶萎缩和血管推挤（图11.16）。与CT相似，非肿瘤性炎症也会具有一些相同的影像学特征（图11.17）。肿瘤通常在T2WI上呈高信号，在T1WI上呈低信号，并有不均匀的强化模式（图11.16）。在相当多的患者中，图像是在放置胆道支架后获得的，这导致胆管扩张的表现不明显，同时无法显示胆管口径变化的过渡点。此外，新放置的支架可导致胆管壁强化和胆管周围脂肪浸润（图11.17），引起图像判读的假阳性，为了诊断肿瘤血管侵犯，首选支架前的成像。

MRI联合MRCP对ECC可切除性判断的准确度为80%～93.3%。MRI联合MRCP在评估肿瘤范围和可切除性的一系列评估价值方面与CT相当，但是，MRI和MRCP对约20%的肝门周围胆管癌患者诊断有低估。

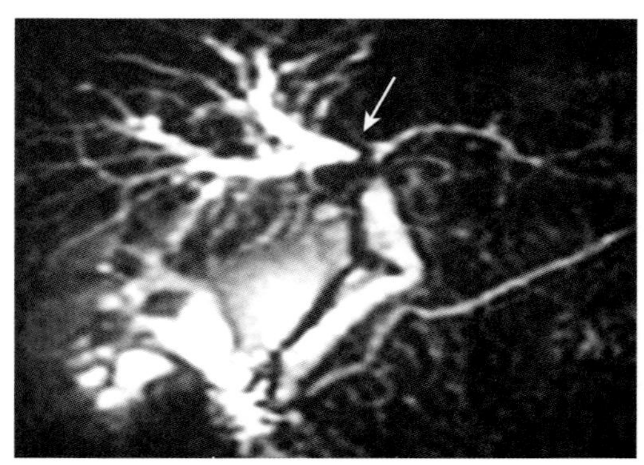

图11.15　腹部冠状位（层厚40mm）T2加权MRI（磁共振胰胆管成像）显示肝内胆管扩张。可见胆管突然截断（箭头），表明病变为恶性（肝外胆管癌）

经皮经肝胆管造影和内镜逆行胰胆管造影

经皮经肝胆管造影（percutaneous transhepatic cholangiography，PTC）和ERCP被认为是胆管成像的金标准。用碘对比剂显影后可以看到胆管树。恶性肿瘤表现为胆管突然中断或不规则狭窄伴近端肝内胆管扩张（图11.18）。ERCP还有其他额外的应用价值，包括放置胆管减压支架和获取组织样本用于诊断。这项需要胆管插

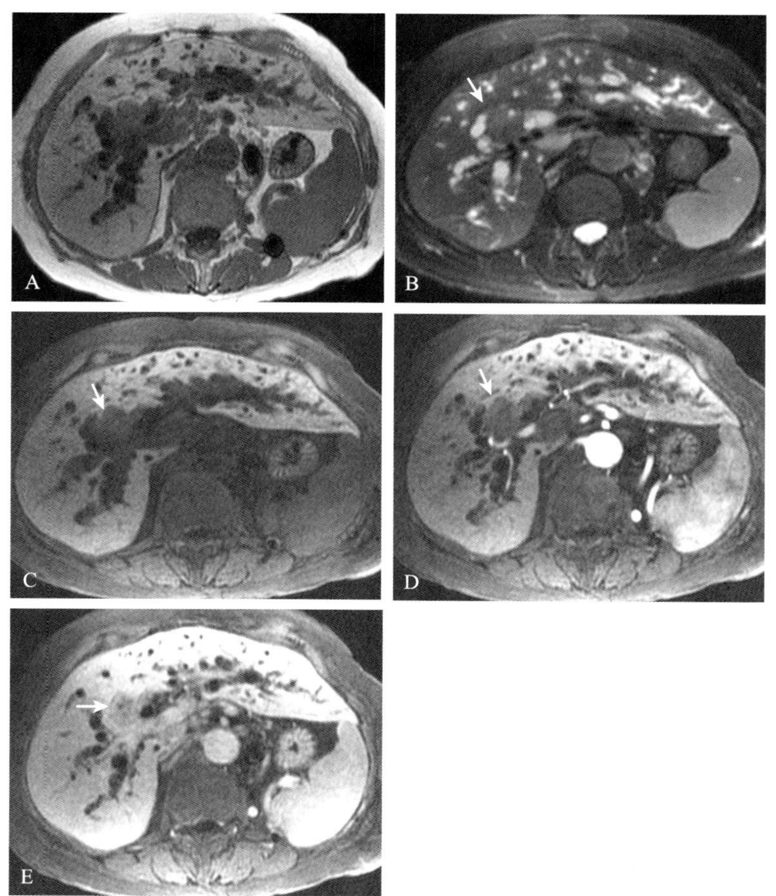

图11.16　A. 肝脏轴位T1加权成像显示肝右叶低信号肿块，与近端ECC一致；B. 肝脏轴位T2WI显示肝右叶高信号肿块（箭头），符合ECC；C. 肝脏轴位平扫饱和脂肪三维梯度回波（LAVA）图像显示肝右叶有一个低信号肿块（箭头），符合ECC；D. 肝脏轴位动脉晚期脂肪饱和三维梯度回波（LAVA）图像显示肝右叶非早期强化肿块（箭头），符合ECC；E. 肝脏轴位延迟脂肪饱和三维梯度回声（LAVA）系列显示肝右叶肿块几乎完全增强（箭头），与ECC一致。LAVA. 肝脏容积加速采集成像

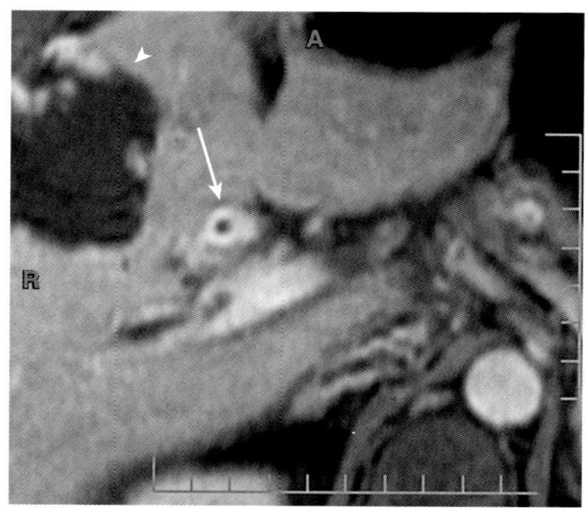

图11.17　肝脏轴位延迟脂肪饱和三维梯度回波（LAVA）系列显示肝脏胆管增厚和增强（箭头）与支架置入后一致。图中还显示一个偶然发现的血管瘤（箭头）。LAVA. 肝脏容积加速采集成像

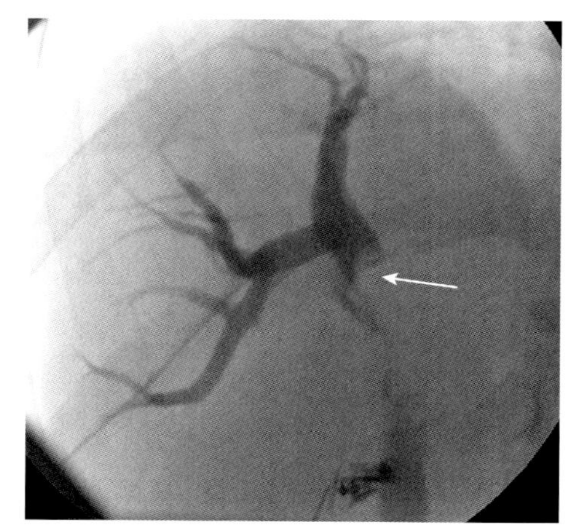

图11.18　内镜胰胆管造影显示胆管突然中断（箭头），符合ECC患者的恶性胆道梗阻

管的检查技术的主要并发症包括脓毒症、胆漏、出血，甚至死亡。PTC和ERCP对腔外肿瘤扩散的评价价值有限。

要点　胆管癌原发肿瘤的影像学

- 肝内胆管癌（ICC）的原发肿瘤在超声上可能有不同的回声。
- 肝外胆管癌（ECC）的原发肿瘤位置可通过胆管口径的改变来推断。
- ICC在CT、MRI和PET的周边强化模式可能与肝内转移（如结肠癌转移）表现相似，然而，向心性填充和T2WI低信号的中心纤维化有助于诊断ICC。
- 胆管壁增厚和强化是非特异性的，可以在ECC和炎症（支架置入）或感染时出现。
- 磁共振胰胆管成像（MRCP）显示胆管突然终止（肩征）高度提示ECC。

淋巴结

淋巴结的影像学评估是基于大小、形态和位置。位于原发肿瘤附近的淋巴结很可能是恶性的，即使它们的最小直径＜1cm。圆形淋巴结比形态正常的椭圆形淋巴结更有可能是恶性的。

淋巴结转移是预测生存率的不良指标。在各种病例研究报道中，手术时发现阳性淋巴结概率为31%～59%。据报道，淋巴结转移对生存率有负面影响。在一项研究中，有3个或更多淋巴结转移患者的3年生存率为0，而有1～2个淋巴结转移或无淋巴结转移患者的3年生存率分别为50%和60%。

可能提示为肿瘤浸润淋巴结的影像学特征包括短径＞1cm，中心低密度（坏死），或延迟强化。CT对淋巴结累及的NPV高，PPV低。FDG-PET/CT的准确率高于单独的CT诊断（75.9% vs. 60.9%）。DWI在淋巴结的检出方面也非常有价值（图11.19）。在放置胆道支架的情况下，可观察到反应性门静脉周围淋巴结，可能与转移性淋巴结表现相似。

要点　胆管癌的淋巴结成像

- 可疑的转移淋巴结表现为中央坏死、直径＞1cm，并且位于肿瘤附近。
- FDG-PET/CT和弥散加权成像在淋巴结疾病的检测中很有价值。

转移性病变

术前影像学应检查有无ICC的卫星结节，因为卫星结节的存在使死亡风险增加4～11倍。因此，卫星结节可被视为手术的相对禁忌证。远处转移可以通过胸部CT来寻找肺转移灶，可以是单发或多发。腹部和骨盆CT检查可显示骨骼转移，多数为溶骨性转移。肾上腺转移瘤表现为巨大、不规则的肿块。腹膜软组织结节或大网膜增厚是ICC引起腹膜肿瘤扩散的征象。DWI可以通过抑制肠道或腹膜的液体信号来显示腹膜转移病灶。

胆道肿瘤的转移可累及肝脏、腹膜和远处淋巴结。CT上肝转移瘤表现为低密度病灶，在增强扫描门静脉期最明显。MRI图像，肝转移灶在T2WI呈高信号，在T1WI呈低信号，并表现为延迟强化。FDG-PET肝转移可能显示高代谢区。肝脏内1cm以下的病灶，CT、MRI或PET都很难区分良恶性。在这种情况下，建议每3个月进行一次影像学检查随访。腹膜转移灶通常表现为软组织结节，若不能发现，是导致CCA患者分期过低的常见原因（图11.20）。这些结节在DWI上表现出扩散受限。

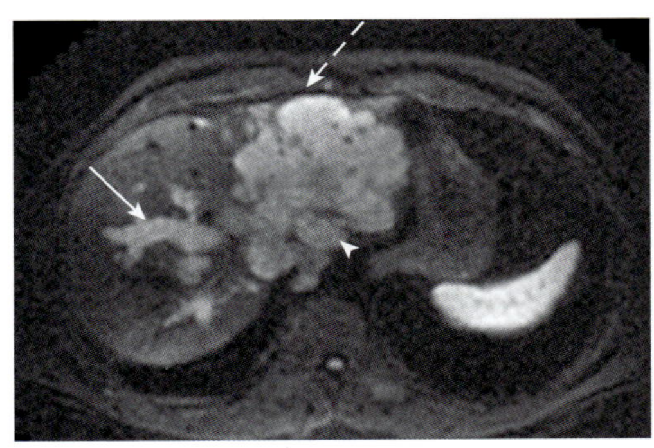

图11.19　轴位DWI（$B=500s/mm^2$）显示ICC患者的左肝内高信号肿块（虚线箭头）和门静脉肿瘤浸润（实线箭头），也可见肿大的淋巴结（箭头）

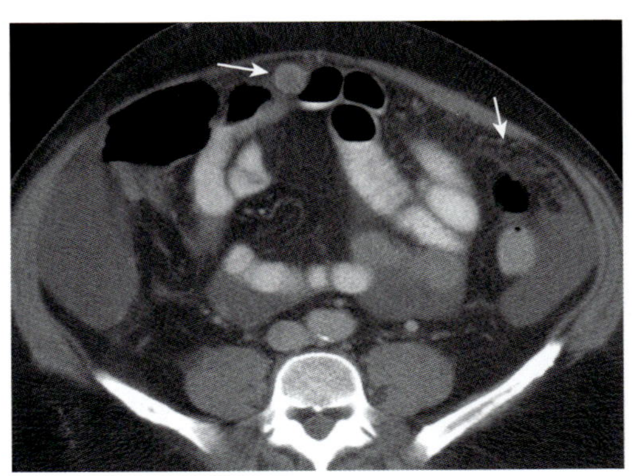

图11.20　ECC患者的腹部增强扫描延迟期CT图像显示大网膜种植（箭头），同时显示腹水

要点　肝内胆管癌转移灶的成像

- 检测肝内胆管癌（ICC）的卫星结节对预后具有重要意义。
- 转移性疾病可在肺、骨骼、肾上腺和腹膜中发现。
- FDG-PET/CT有助于检测远处转移。

影像学报告

ICC患者的手术决策高度依赖于影像学判读。影像学报告应详细描述ICC肿块的大小、数量和所处的肝段位置，还应包括肿瘤与血管、胆管和肝被膜的关系，并对肿瘤侵犯的证据进行评估。报告中应检查并记录血管解剖情况，包括肝动脉变异、门静脉变异和副肝静脉。还应包括腹水、门静脉高压、脂肪肝等情况，对区域和远处淋巴结的评估也尤其重要。

对于ECC的放射学报告，应包括与ICC相似的细节，尤其特别注意胆道解剖的任何变异。报告还应包括血管周围结构的情况和有无受推挤情况的记录。

在ICC和ECC的肝切除术前评估中，如果怀疑FLR不理想，应计算肝节段体积。完整的影像学分期，包括区域和远处淋巴结的评估，以及肝内或远处转移的评估也应包括在内。治疗后，放射学报告不仅应包括残留病变的评估，还应包括治疗后并发症的表现。

要点　胆管癌的影像学报告

- 肿瘤大小、数量和血管受累情况。
- 肝动脉、门静脉、肝静脉解剖的变异。
- 胆道梗阻的位置和肿瘤沿胆道树内的进展情况。
- 淋巴结状态或转移性病灶的存在。
- 治疗后残留病变和并发症的评估。

治疗

手术

手术是治疗ICC患者的最佳方式。然而，不建议常规进行术中淋巴结清扫，因为它对生存期的影响有限。对于淋巴结病变的评估，选择最佳的成像技术和对术前影像进行细致解释对于制订手术决策至关重要。如果术前影像学检查怀疑淋巴结转移，可以进行EUS引导下细针穿刺或粗针穿刺活检，以对门静脉周围淋巴结进行病理学评估。

原发肿瘤通常表现为单个大肿块，如果侵犯邻近结构，需要扩大肝切除术，这可能包括血管和胆道的切除。术后患者的5年总生存率为23%～40%。为根治性目的进行探查的患者的切除率为50%～87%。复发的预测因素包括切缘阳性、卫星病灶、淋巴结转移和血管侵犯。据报道，手术切缘阳性患者的生存率与未接受手术的患者相似。

手术切除是ECC患者唯一的根治性方案，高质量的术前成像对于术前评估可能的手术决策至关重要。手术切除的禁忌证包括疾病晚期、功能性残肝不足及患者因素。可能导致患者不能手术的晚期发现包括转移性疾病（N2期淋巴结转移、腹膜侵犯或远处转移）、双侧胆管均有肿瘤侵犯、对侧门静脉或肝动脉受累、对侧肝叶萎缩、门静脉和双侧门静脉侵犯及肿瘤侵犯双侧肝动脉分支。应对患者因素（如显著的内科合并症）进行评估，美国东部肿瘤协作组评分为0分、1分和2分的患者都可能适合手术。

在胆道梗阻的情况下，建议术前进行胆道引流（经皮或腔内），这可能逆转由胆道淤积引起的肝功能障碍。对于支架置入术，建议术前使用抗生素以降低术后感染风险。

肝门或近端ECC的手术入路与壶腹附近的远端胆管肿瘤的手术入路不同。对于肝门部肿瘤，切除范围可能包括胆囊切除、肝外胆管切除、区域淋巴结清扫、肝叶切除、尾状叶切除、肝管空肠Roux-en-Y吻合术及血管重建或切除。肝切除的范围取决于肿瘤的Bismuth-Corlette分类（图11.21）。

对于靠近壶腹的远端胆管肿瘤，手术方案类似于壶

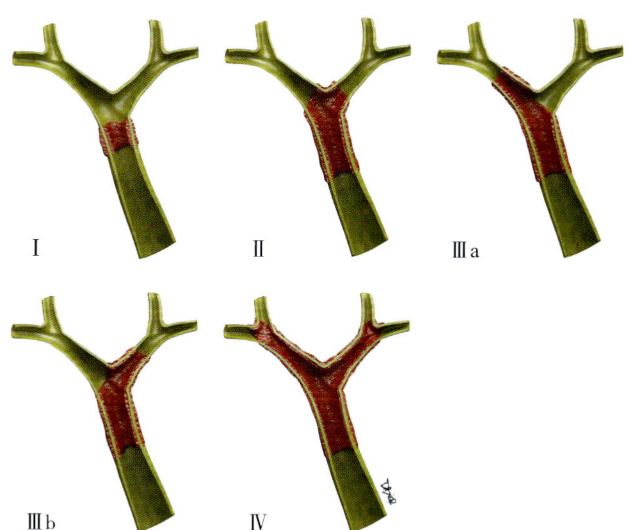

图11.21　肝门区肿瘤的Bismuth-Corlette分类。Ⅰ型：肿瘤位于左、右肝管汇合处以下。Ⅱ型：位于肝管汇合处。Ⅲa型：肿瘤位于肝管汇合部并延伸至肝右管。Ⅲb型：肿瘤位于肝管汇合部并延伸至肝左管。Ⅳ型：肿瘤位于肝管汇合部并延伸至左、右肝管

腹癌或胰头癌的处理。手术方式包括胰十二指肠切除术和区域淋巴结取样。手术后的中位生存期为2年，5年生存率为20%～40%。

在不能手术切除肿瘤的情况下，可能需要姑息性手术干预来缓解包括黄疸、胆管炎和肝衰竭在内的胆道梗阻症状。远端胆管肿瘤较容易进行胆管旁路术，但不推荐近端胆管肿瘤实施旁路手术，因为手术难度较大，手术相关并发症发生率较高。

内镜引导下放置支架可缓解胆道梗阻。选择塑料支架还是金属支架要基于预期生存期，因为塑料支架必须每3个月更换一次。因此，对于预期生存期超过6个月的患者，首选金属支架。如果内镜下置入支架不成功，可能需要经皮置入支架。

使用肝移植治疗ICC已有报道，但这一治疗策略仍然是一个有争议的话题。多项研究表明，肝移植治疗ICC后3～5年总生存率为20%～40%。最近，一项回顾性研究表明，对于伴有肝硬化且肝内有孤立小于2cm病灶的患者，进行肝移植可获得73%的5年生存率。然而，目前仍需要前瞻性、随机临床试验来证实肝移植在ICC中的益处。肝移植目前在ECC的治疗中并不发挥作用。

要点　胆管癌的外科治疗

- 复发的危险因素是切缘阳性、卫星病灶、淋巴结转移和血管侵犯。
- 围肝门区及远端胆管肝外胆管癌（ECC）切除的手术方案不同；围肝门部肿瘤可能涉及肝段切除，而远端肿瘤的手术可能包括胰十二指肠切除。

经动脉化疗栓塞

TACE是选择性地将含有高浓度化疗药物的栓塞微球注射到肿瘤供血动脉的一种治疗手段。最近的几项研究调查了TACE在不可切除的ICC患者中的应用，然而，由于每年诊断为ICC的患者数量相对较少，研究结果仍不清楚。此外，由于ICC的血供相对较少，因此与HCC相比，这些病变在血管造影中也不太容易显示。

TACE的主要禁忌证是门静脉血栓形成、晚期肝病（Child-Pugh C）、活动性胃肠道出血、脑病、难治性腹水、门静脉系统分流、肝离心性血流、肾衰竭、凝血障碍和肝外疾病。

TACE使用的化疗药物包括吉西他滨、丝裂霉素C和多柔比星。TACE技术的最新进展包括使用新的栓子，这种栓子通过电化学（如通过离子交换）结合化学药物分子，并在较长时间内以持续的方式释放。这增加了肿瘤的坏死范围，同时降低了全身性毒性。

各种报道描述了TACE在ICC患者中的应用情况。不可切除的ICC患者在接受TACE治疗后的中位生存期为11～14个月，总体进展时间为5.9～14.2个月。需要进一步的研究来确定TACE在哪些情况下优于RFA（详见后文），或者是否TACE和全身化疗的联合应用更为可取。

射频消融术

RFA的原理是对肿瘤进行局部热处理，导致肿瘤死亡。RFA过程中达到的高温（100℃）会导致肿瘤和周围肝脏凝固性坏死。多项病例研究已经证明，RFA对ICC有一定疗效，尤其是对于不适合切除的原发肿瘤＜3cm的患者，但RFA更多是应用于不适合再次手术切除的复发患者。

ICC的影像学描述应提示肿瘤是否靠近大血管、膈肌或其他可能影响RFA手术成功的结构。肿瘤对RFA的反应最好是通过坏死程度来评估，而不是通过RECIST中的大小变化来评估。

化疗

对于由于晚期浸润性或转移性疾病而不能进行手术切除的ICC患者，全身化疗是标准治疗。晚期胆道癌试验表明，与使用吉西他滨单一药物相比，吉西他滨和顺铂联合治疗显著改善了无进展生存期和总生存期。因此，这是目前一线治疗的金标准。对于一线治疗无效的患者，目前还没有标准的二线治疗方案。几项试验正在尝试多组药物联合来寻找可能的二线治疗方案。

不幸的是，60%～70%被诊断为ECC的患者不适合进行根治性切除。如果仅接受药物治疗，不可切除的ECC患者的总生存期为2～4个月。目前的NCCN指南推荐吉西他滨和顺铂联合多药化疗作为未切除ECC的一线化疗。5-氟尿嘧啶联合放化疗也是一种选择。然而，目前还没有比较这些治疗方法的前瞻性随机对照试验研究，可能是因为ECC的罕见性，因此，仍需要进一步的研究。

多项正在进行中的试验也在评估分子靶向疗法在胆道癌治疗中的作用。这些药物包括TKI联合抗EGFR药物，如厄洛替尼。西妥昔单抗是另外一种抗EGFR药物。贝伐珠单抗等抗血管生成药物也在进一步研究中。

放射治疗

放射治疗已被应用于ECC的治疗。放射治疗的方法多种多样，包括外束照射（通过常规方法或采用适形治疗计划技术）、使用铱-192近距离放射治疗或立体定向放射治疗。一些患者还接受同步化疗，而另一些患者只接受放射治疗。在所有情况下，靠近肠黏膜的位置往往限制了可安全给予的辐射剂量。

虽然辅助放疗在远端ECC治疗中的作用还不能最终确定，但局部适形放化疗对这些患者似乎是合适的考虑。然而，在几项随机对照试验中，放化疗的成功率还存在争议和矛盾。

对于肝门部CCA，即使术后切缘很干净，仍有2/3患者在2年内复发，其中60%为局部区域复发。这种局部复发模式为局部辅助治疗，如放疗提供了理论依据（同时使用或不使用放射线增敏化疗）。目前，胆管癌的最佳辐射剂量和标准化治疗方案尚未确定。

外线束放疗可作为缓解疼痛、维持胆道通畅、提高生存率的姑息性治疗。由于样本量小以及除放疗外姑息性化疗的频繁使用，许多研究的统计数据存在差异。Ghafoori等证明姑息性放疗的中位生存期为14个月，2年生存率为22%。

要点　胆管癌的非手术治疗

- 评价化疗、放疗和联合治疗肝外胆管癌（ECC）的研究数量有限。
- 与化疗药物联合使用可能提高生存率和反应率。
- 放疗作为新辅助治疗可以提高生存率，也可以帮助疼痛缓解和维持胆道通畅。

随访

手术切除及化疗后切缘复发的影像学特征与切除术前肿瘤相同。例如，在MRI上，肿块有延迟期强化，在T2WI上显示高信号。切除后边缘因水肿和（或）肉芽组织引起的术后改变可在MRI的T2WI显示为高信号区，但这种信号的增高通常不是结节状的，并将在6个月的影像学随访评估中消退。

手术后推荐的影像随访方案是第一年3次影像学检查（CT或MRI），第二年2～3次，之后每年2次。使用RECIST或WHO标准来评估治疗后的反应。

TACE治疗后，治疗有效是指在多次随访的CT和MRI上病变体积减小，增强扫描没有强化。在碘油的影像下，CT图像的对病灶有无增强的评价是有限的，如果病灶缩小则提示对治疗有效，或者，可以考虑MRI检查来评估。

RFA后，消融组织会因出血和坏死（液化性和凝固性）而发生信号变化。出血会导致T1WI表现为高信号，凝固性坏死会导致T2WI呈低信号，液化性坏死会导致ICC和ECC在T2WI呈高信号。液化坏死在DWI上表现为非扩散受限（B＝500）和表观扩散系数（apparent diffusion coefficient，ADC）的增高。

注意，应用WHO和RECIST标准来评估RFA处理后的ICC不是最佳选择。RFA治疗后的腔体大小会比原来的肿瘤大。在第一次复查扫描中，评估应集中在RFA腔的边缘，如果发现结节状强化、壁不规则或光滑的肿瘤边缘变得扭曲，则提示治疗失败。在MRI中使用增强前的图像作为减影的蒙片，减影所得图像非常有助于检测囊腔内肿瘤残留或肿瘤复发的强化。

在后续的复查中，若RFA治疗成功，将显示空腔逐渐缩小；空腔增大（在CT或MRI图像上）表明有间断性出血或病变复发。

TACE和RFA后推荐的影像学随访方案是在RFA/TACE后1个月进行影像学检查（CT或MRI）以确认肿瘤得到完全控制，然后第一年3次，第二年2～3次，此后每年2次。使用RECIST和WHO标准来评估化疗或放疗后对肿瘤治疗的反应。

ECC手术切除后手术缘复发的影像学特征与术前肿瘤相似。发现胆道梗阻、术区周围的软组织逐渐增厚、胆管突然中断或沿胆管出现肿物时，应考虑复发的可能性，应进行组织取材或影像学随访。对于接受放疗和化疗的患者，复发的迹象包括手术区软组织增厚。此外，发现肿块或胆道梗阻可能提示疾病复发。影像学检查应评估转移性疾病，特别注意提示种植转移的腹膜结节。

ECC手术后推荐的影像学方案是第一年3次影像学检查（CT或MRI），第二年2～3次，之后每年2次。

要点　胆管癌的随访

- 术后第一年3次，第二年2～3次，之后每年2次。
- 评估放射治疗和化疗的治疗反应的标准：RECIST/世界卫生组织（WHO）标准。
- 考虑到预期的腔体增大，RECIST/WHO标准在射频消融后肝内胆管癌评估中不是最佳选择。

总结

ICC和ECC的治疗需要一个医疗团队，包括放射科医师、肿瘤科医师、急诊医师、介入放射科医师和病理学家。这个团队帮助患者选择手术和非手术治疗方案。

ICC患者预后极差。我们回顾了这种恶性肿瘤的临床、病理、影像学和治疗的特点。这种疾病的治疗与HCC非常相似。虽然它是一种胆管癌，但临床表现通常不包括胆道梗阻。影像学特征类似于消化道肿瘤的肝转移，通常要先排除原发性消化道肿瘤。ICC的诊断和治疗对整个团队来说仍然是一个挑战。一旦确诊，治疗方法与HCC非常相似。非手术治疗方法包括系统性治疗和局部治疗。

影像技术的进步，包括MDCT薄层成像和MRI结合MRCP的应用，使得单项检查就能够全面评估胆道梗阻的所有问题。胆道树的MRCP和MDCT多平面重建图像与传统的ERCP相似，可以评估梗阻的位置及其原因。多平面显示的动脉和血管解剖的血管造影图像有助于识别血管受累和解剖变异。FDG-PET/CT和MRI的DWI成像提高了TNM分期的敏感性和准确性，有助于选择适当的治疗方法。改进的图像采集和处理技术有助于选择合适的患者进行手术，对于ECC和ICC而言，手术是根治的唯一选择。正确的图像解读和患者选择减少了不必要的手术干预，提高了这些患者的治疗成功率和生存率。

胆囊癌

引言

GB CA是消化道中第五常见的恶性肿瘤。病因尚不确定，但胆囊黏膜的反复性慢性炎症（继发于急性炎症）刺激是一个可能的原因。胆囊癌的症状是非特异性的，可能与其他更常见的非恶性腹部疾病相似。在早期阶段，手术切除可以根治，比如那些为了诊断急性胆囊炎而行胆囊切除术时偶然发现肿瘤的病例。不幸的是，患者通常患有不可切除的病变，总体结局较差，总体5年生存率低于5%。熟悉疾病的影像学特征和肿瘤扩散模式对于正确诊断、分期和早期发现至关重要。在本节中，我们回顾了GB CA的流行病学，临床表现，解剖学，疾病扩散，治疗和影像学特征。

流行病学

GB CA是胆管癌家族的一部分，但其生物学行为与ICC或ECC不同。自20世纪60年代以来，胆囊癌的发病率和死亡率都有所下降。一种可能的解释是胆囊切除术的增加，风险人群随之减少。GB CA在所有胆囊切除术中占0.2%～3%。在确诊的患者中，只有30%的患者术前怀疑患有GB CA。

GB结石，特别是胆固醇结石，是GB CA最常见的危险因素。GB CA患者中有74%～92%存在胆结石。大于3cm的胆结石与较小的结石相比，癌症风险增加了10倍以上，尤其是胆固醇结石的风险更高。其他已报道的相关危险因素包括先天性胆管囊肿、环境因素（烟草）、感染因素（后睾吸虫、伤寒沙门菌）、原发性硬化性胆管炎和遗传因素。陶瓷GB，以前被认为与GB CA有关，后来证明二者之间没有明确的关联。

GB息肉存在于高达5%的成年人中，由于其潜在的恶性生长，对息肉的治疗很重要。影像学检查中令人担心的恶性因素包括：大于10mm的息肉、息肉迅速增大、单发或无蒂息肉、合并胆囊结石及患者年龄≥50岁。对于直径大于5mm的息肉，应对高危个体进行胆囊切除术，对低危患者进行超声随访。无论风险如何，任何大于1cm的息肉都应进行胆囊切除术。

GB CA有地理上的分布差异，在智利和玻利维亚发现的胆囊癌数量最多。其他GB CA发病率较高的地区有印度、日本、以色列和波兰。女性多于男性，平均男女比例为3∶1。GB CA倾向于出现在年龄较大的人群中，65岁以上的患者发病率最高。

要点　胆囊癌流行病学

- 胆囊结石，尤其是胆固醇结石，是胆囊癌（GB CA）最常见的危险因素。
- 男性与女性的发病率比例为3∶1。
- 患者就诊时的中位年龄为73岁。

解剖学

胆囊是胆道系统的一部分，胆道系统由肝内胆管、肝外胆管和胆囊组成。胆囊由底部、体部和颈部（漏斗部或胆囊管）三个部分构成。肿瘤大部分位于底部（60%），30%位于体部，10%位于颈部。

在处理GB CA时，重要的解剖学考虑因素是肿瘤与门静脉、胆管和肝动脉的关系。例如，当肿瘤延伸至胆总管时，它可能在临床上和影像学上与原发性胆管肿瘤难以区分。这些肿瘤也可能侵犯门静脉和肝动脉。位于胆囊底和体部的肿瘤，由于与肝脏的解剖位置接近，极易侵犯肝脏第Ⅳ节段和Ⅴ节段。胆囊附着于肝脏第Ⅳ节段。在尸检系列研究中报道了65%的GB CA蔓延至肝脏。肿瘤侵犯腹腔和通过手术伤口种植（如腹腔镜端口）的倾向也影响治疗计划。

要点　胆囊的解剖结构

- 胆囊由底部、体部和颈部三个部分构成。
- 大多数胆囊癌发生于胆囊底部。
- 胆囊邻近的肝脏第Ⅳ节段容易受到胆囊癌的累及。

临床表现

胆结石在GB CA中是常见的，超过70%的患者有胆结石。尽管两者之间存在高度相关性，但鉴于胆囊癌的低发病率，预防性胆囊切除术的建议仅针对高危人群。

除了因疑似胆囊炎而行胆囊切除术时偶然发现的肿瘤外，胆囊癌的早期诊断非常罕见。GB CA的早期临床表现与胆结石的体征和症状有重叠。胆囊癌的症状和体征表现多样，并取决于疾病的阶段。特征性表现为持续的右上腹疼痛、厌食、体重减轻和可触及的肿块。较晚期的疾病可能表现为体重减轻、肝大和黄疸。当病变延伸至邻近肠管时，可出现小肠梗阻或大肠梗阻，在晚期病例中可出现胆肠瘘。晚期GB CA在体格检查中的其他发现可能包括脐周淋巴结肿大（Sister Mary Joseph淋巴结）和左侧锁骨上淋巴结（Virchow淋巴结）肿大。

GB CA的最佳血清标志物是CA19-9和CA125，然而，这些标志物是非特异性的，在其他恶性肿瘤和良性病变中也可能升高。升高的血清标志物必须结合临床病史、体格检查和诊断性影像学结果进行综合评估，不应孤立地解读这些数值。

要点 胆囊癌的临床表现

- 胆结石是胆囊癌（GB CA）最常见的临床表现。
- 症状与急性胆囊炎相似，但存在重叠。
- 显著临床特征包括体重减轻和腹部可触及的肿块。
- CA19-9和CA125是最好的血清标志物，但不具有特异性。

病理学

胆囊中可发生癌、肉瘤、淋巴瘤、类癌和其他恶性肿瘤。最常见的恶性肿瘤是原发性胆囊癌，腺癌是最常见的病理类型，发病率超过85%。其他不常见的胆囊癌组织学类型有乳头状腺癌、黏液癌和鳞状细胞癌。

最被广泛接受的胆囊癌的发展模式是从胆囊黏膜的非典型增生到癌的逐步进展，而不是腺瘤到腺癌模式。从不典型增生到浸润性癌的进展速度估计为5～15年。

胆囊癌的大体病理表现可以是腔内息肉样病变，或者是更常用的弥漫性浸润性肿块，这些病变通常被描述为三种类型之一：浸润型（最常见）、结节型和乳头型（预后最好）。

腺癌有几种变型：乳头状型、肠型、黏液型、印戒细胞型和透明细胞型。预后最好的是乳头状型，因为它在侵犯胆囊壁之前填充胆囊腔。最常见的肿瘤分级为中分化和低分化。

要点 胆囊癌的病理学

- 腺癌是胆囊癌（GB CA）最常见的病理类型。
- GB CA的发展模式是从黏膜增生逐步发展为癌。
- 胆囊癌有浸润型（最常见）、结节型和乳头型（预后最好）三种类型。

分期

AJCC第八版对胆囊癌的分期系统是基于TNM分期：肿瘤浸润深度（T）、淋巴结转移（N）和转移病灶（M）（表11.4A）。

T分期是基于肿瘤在胆囊内浸润的深度。根据固有层、肌层、结缔组织、浆膜、肝脏、血管的侵犯程度和受累器官的数量，其分类范围从原位癌（Tis）到T4。T1和T2肿瘤局限于胆囊，均有a和b亚分类。T3和T4肿瘤已累及GB外。

淋巴结分期是基于无淋巴结受累（N0）、单个淋巴结受累（N1）或多个淋巴结受累（N2）。M分期基于是否有转移性疾病（分别为M0或M1）。

Ⅰ期肿瘤位于浆膜下。Ⅱ期肿瘤侵犯至肌层。Ⅲ期已侵犯肝脏，可见肝十二指肠转移。Ⅰ期至Ⅲ期可行手术切除或二次手术切除。对于Ⅳ期病变，可检测到远处转移。胆囊癌的组织学分级G1～G4（从高分化到低分化肿瘤），这对判断预后有意义，但不是肿瘤分期标准的一部分。

要点 胆囊癌分期

- T分型是基于肿瘤对胆囊壁的侵犯程度。
- Ⅰ～Ⅲ期肿瘤可能适合手术切除。

肿瘤扩散模式

直接向邻近器官扩散是胆囊癌扩散的最常见方式。淋巴转移和血行播散不太常见。胆囊癌最常侵犯的邻近器官依次是肝脏、结肠、十二指肠和胰腺。最常见的远处转移部位是肺。通过血行播散的转移性疾病也可以在骨骼、肾脏、肾上腺和中枢神经系统中发现。在预手术干预的情况下，切缘种植是GB CA的一个重要问题。

胆囊癌的淋巴结引流始于胆囊和胆管周围淋巴结，从这些淋巴结开始，延伸至门静脉周围、肝动脉和胰腺后淋巴结站。腹主动脉间淋巴结、腹腔淋巴结和肠系膜上淋巴结也是疾病沿淋巴道传播的重要途径。

要点 胆囊癌的肿瘤扩散

- 直接扩散是最常见的肿瘤扩散方式。
- 肝脏、结肠、十二指肠和胰腺最常受累。
- 最常见的远处转移部位是肺。
- 手术通道种植是一个重大问题。

影像学

与许多其他腹部肿瘤一样，胆囊癌的非特异性临床表现（包括右上腹疼痛）会导致首选腹部超声检查。

胆囊癌的超声成像特征包括胆囊壁增厚、胆结石、腔内肿块、强回声灶、不连续的黏膜回声、不均匀回声、黏膜下层的低回声（图11.22）。强回声灶的检出可能与胆囊结石、管壁钙化或肿瘤内钙化有关。胆囊壁增厚和胆结石常与急性胆囊炎有关。壁增厚超过1cm提示胆囊癌，尤其是局灶性癌灶。不均匀回声可能与肿瘤坏死有关。

据报道，超声在胆囊疾病诊断中的敏感度为34%～85%。彩色多普勒可帮助鉴别良性和恶性病变（图11.22）。动脉分支表现为不规则延伸和迂曲型血管，应警惕恶性病变。虽然超声在发现胆囊病变方面有一定的价值，但在检测肿瘤扩散程度方面效果欠佳，CT和MRI是对于分期更有价值的成像方式。

多期CT肝脏扫描，包括平扫、动脉晚期、门静脉期和延迟期，用以进行手术分期。对于晚期疾病，单个期相图像足以发现占据部分胆囊腔的肿块，但对于手术计划提供的信息（如血管受累）就不够充分。薄层图像有助于评估病变范围，并为多平面重建提供最佳的源图像。非对比CT检查可能有助于发现肿块内的钙化。

正常胆囊在增强CT上显示薄（＜3mm）而均匀的黏膜强化。胆囊壁可能因扩张不足而显示较厚。与超声类似，在CT上发现壁增厚（＞1cm）并且黏膜不规则，则应怀疑为恶性肿瘤。此外，有增强动脉的厚内壁层或弥漫性不均质增强的厚内壁层都高度提示胆囊癌。然而，腺肌瘤病也会表现为类似的增强和密度。另外，在慢性胆囊炎中，胆囊壁内层通常是等密度的。

根据大体形态，胆囊癌可分为乳头状、结节状、扁平状、充满型和肿块状。结节状、乳头状和充满型肿瘤具有相同的成像特征，即软组织密度肿块填充在低密度胆汁的胆囊腔中。扁平型肿瘤在CT检查中可见不规则的胆囊壁增厚。大的肿块取代胆囊和邻近的肝实质是肿块型肿瘤的影像学特征。MDCT对胆囊癌分期诊断的敏感度、特异度和准确度分别为72.7%、100%和85%。

增强CT检查可见肿块相对于肝脏呈等或低密度。由于肿瘤坏死，注射对比剂后肿块的密度可能是不均匀的。CT检查可以发现转移性腺病淋巴结的存在、对肝脏和其他器官的浸润或远处转移，这将有助于肿瘤的分期（图11.23）。超过30%的患者在CT上可见胆道扩张，这可能是由于肿瘤沿胆囊管扩散或肿瘤浸润及肿大的淋巴结引起的外源性肿块效应。

将大于1cm淋巴结作为恶性淋巴结的CT诊断标准，对N1和N2期的诊断特异度为99%。提示恶性淋巴结的另一个影像学要素是检出坏死淋巴结。低密度的淋巴结更为可疑。

胆囊癌扩散到腹膜也较为常见。腹膜转移的影像学特征为低密度腹膜脂肪内弥散分布的结节和脂肪束（图11.20）。腹膜转移的检出对放射科医师来说是一个挑战，可能非常困难。据报道，CT检测腹膜转移的敏感度为63%～93%。

MRI是评估胆囊癌很有应用价值一种检查方式，扫描方案包括T1WI、T2WI、DWI和增强后的图像。MRCP通过在横断面和冠状面上进行重T2WI扫描和薄层（≤3mm）扫描来获取图像。为了整体观察胆道解

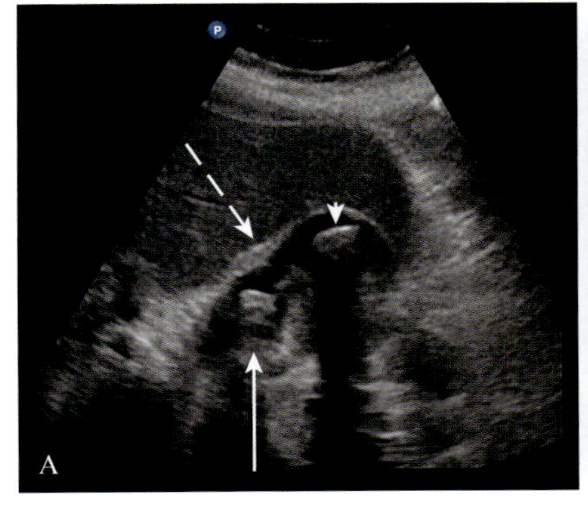

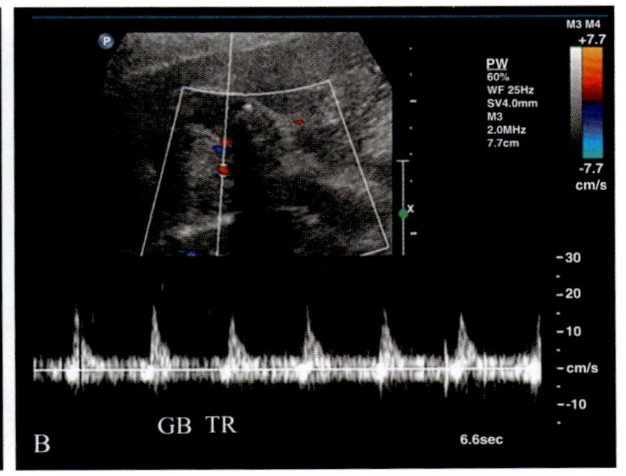

图11.22 A.胆囊癌患者，腹部肝脏超声显示胆囊内实性肿块（胆囊；虚线箭头）和不均匀回声（胆囊癌，长箭）。同时有胆囊结石（短箭）存在；B.彩色多普勒及光谱检查，可见胆囊内回声不均匀肿块，内可见血流，符合胆囊癌的表现

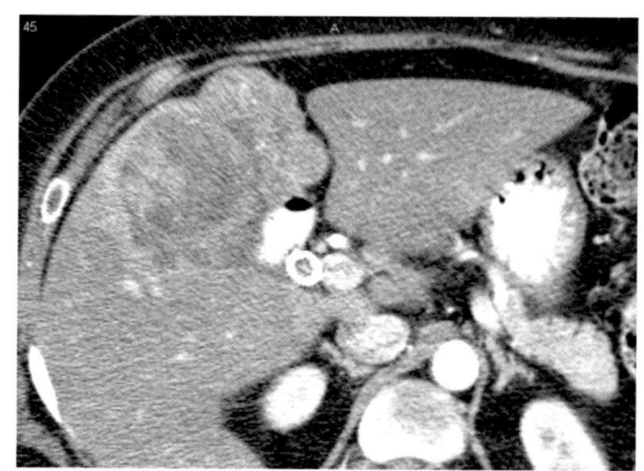

图11.23 腹部增强CT延迟期扫描显示胆囊窝区有肿块，并有局部浸润，符合胆囊癌

剖，可以在以胆总管为中心的放射状平面上获得厚层图像（40mm），共可获得3个方向的厚层图像，彼此之间成45°角。

在T1WI上，肿瘤呈低至等信号，胆囊腔内容物根据脂肪与胆汁组成比例可以是低或高信号（图11.24）。脂肪含量越高，T1WI信号越高。在T2WI上，肿瘤在充满液体（高信号）的背景下信号强度不均匀（图11.24）。增强后图像显示肿瘤增强。与CT和超声类似，GB壁厚＞1cm且边缘不规则提示恶性肿瘤的可能性。在多相增强评估中，肿瘤会早期增强，这有助于评估局部肿瘤的扩散（图11.24）。在因急性胆囊炎行手术切除的情况下，仔细检查伤口和腹腔镜操作孔是必要的，任何软组织肿块都可能是种植性转移。

MRI对检测淋巴结、门静脉和肝十二指肠淋巴结的浸润具有价值。MRI与MRCP联合应用评价胆囊癌血管侵犯的评估，敏感度和特异度分别为100%和87%。对于肝脏侵犯的敏感度和特异度分别为67%和89%。对于淋巴结受累的评估，敏感度和特异度分别为56%和89%。如果肿瘤扩展到胆囊管和胆总管，最好用MRCP评估肝内胆道扩张。此外，胆管扩张可能由转移性淋巴结肿大而非肿瘤扩展引起，MRCP有助于区分这些病因。

FDG-PET对胆囊癌的应用正在不断发展，并已有报道对于识别胆囊原发灶、淋巴结转移和转移性病变，敏感度＞75%。具体来说，FDG-PET检测转移灶的灵敏度为94.7%（MDCT为63.2%）。FDG-PET检测区域淋巴结转移的阳性预测值为94.1%。

要点 胆囊癌的影像学

- 采用多期相肝脏扫描方案有助于进行术前规划。
- 胆囊壁局灶性增厚超过1cm，应怀疑胆囊癌。
- FDG-PET技术提高了检测转移灶和淋巴结的灵敏度。

放射学报告

对有胆囊相关症状的患者的影像学解读应包括与更常见的急性胆囊炎相关的表现和并发症的评估。这包括评估胆囊壁、胆囊周围液体和（或）积液、胆结石的存在，以及任何浸润性表现与邻近器官的关系。这些特征与胆囊癌的表现相似。胆囊癌的独特特征包括肿块、器官侵犯、肝转移和淋巴结转移；报告中应包括这些发现的记录。

对于术前患者，报告应提供肿瘤与邻近器官、血管结构和胆管关系的详细描述。应检查并记录血管解剖情况，包括肝动脉变异、门静脉变异和副肝静脉的存在。报告中应包括肝硬化、腹水、门静脉高压和肝脂肪变性的相关信息。还应包括完整的影像学分期，包括区域和远处淋巴结的评估，以及肝内或远处转移灶的评估。

对于因疑似胆囊炎而接受胆囊切除术的术后患者，除上述描述外，影像学报告还应说明腹腔镜或开腹胆囊切除术后的腹腔镜端口或切口部位的情况。

对于影像学上不确定的病变，报告中还应给出适当的随访时间间隔的建议。在治疗后，放射学报告不仅应

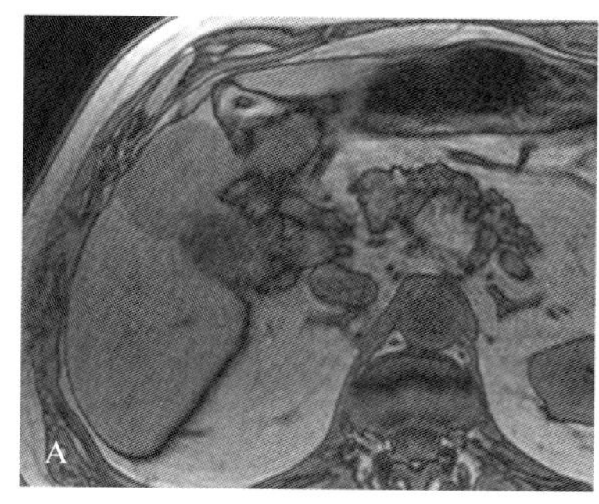

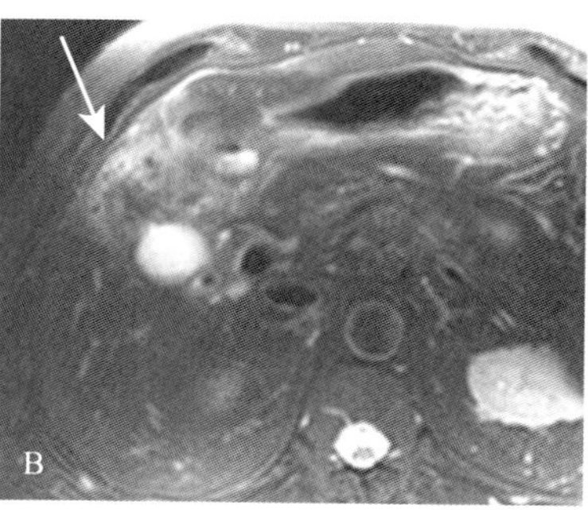

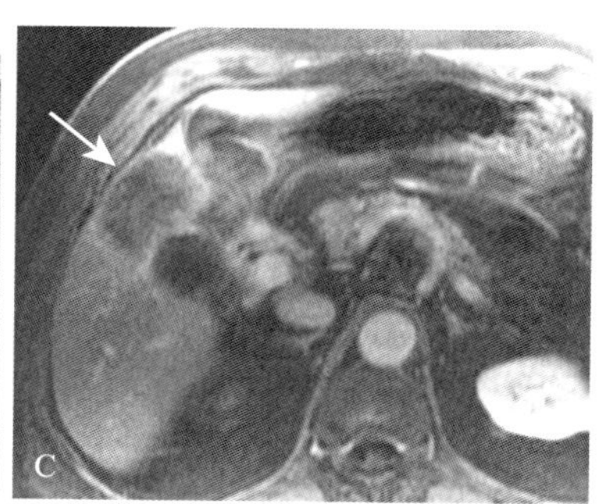

图11.24 A.胆囊癌患者肝脏横断面T1WI显示胆囊窝有一个低信号肿块；B.胆囊癌患者的肝脏横断面T2WI显示胆囊窝有一个低信号肿块（箭头）；C.胆囊癌患者的肝脏横断面增强延迟期成像显示胆囊窝有一个轻度增强的肿块（箭头）

记录残留病变的证据，还应包括治疗后并发症的证据。

要点 胆囊癌的放射学报告

- 肿瘤与周围血管、胆管和邻近器官的关系。
- N1和N2期淋巴结的状态描述。
- 评估腹膜和切口部位是否存在转移性病灶。

治疗

手术

在美国每年进行的7万例常规胆囊切除术中，有2%的患者偶然发现了胆囊癌。该手术有在腹膜表面和腹腔镜端口种植癌细胞的小风险。如果患者在术前或术中怀疑患有胆囊癌，则应行开腹手术或经皮穿刺活检，而不是腹腔镜下的切除术。

胆囊癌的手术目标是完全切除肿瘤，确保切缘阴性。尽管预防性胆囊切除术在胆囊癌的治疗中一直存在争议，但由于胆结石的发生率远高于胆囊癌，因此不建议常规进行预防性胆囊切除。但是对于高危人群，如胰胆管结石患者，可进行预防性胆囊切除术，这些患者有胰胆管解剖学上的异常。CA19-9升高也可能有助于识别高危患者。对于高危人群的手术方式，应考虑开腹胆囊切除术，而不是腹腔镜干预，因为有种植风险。

胆囊癌的切除取决于肿瘤分期和既往胆囊切除术史。如果术前怀疑胆囊炎的患者检测到胆囊癌，最好将胆囊切除术推迟到能完全切除的时候。对于后来接受完全切除术的患者，不完全胆囊切除术并不能改善其结局。对于早期肿瘤（T1a期），如果切缘阴性，单纯胆囊切除术就足够了。对于T1b期肿瘤，应考虑采取更积极的手术方式。但是，扩大切除的死亡率为2%～5%，术后发病率超过13%。

T2期病变需要整块切除肝脏和区域淋巴结。肝脏切除的程度取决于肿瘤对血管侵犯程度。仔细解读术前影像学检查图像来确定血管解剖情况将有助于外科医师规划手术方式。对于累及门静脉右支的肿瘤，需要行右半肝切除术。在T2期肿瘤中，淋巴结受累的可能性较高，建议进行淋巴结切除术。但是有腹腔和腹膜后淋巴结转移的患者可能无法从手术切除中获益。

与T2期病变相似，T3期病变需要积极进行肝脏和区域淋巴结切除。此外，所有受累器官（如胃、十二指肠、胰腺或结肠）都要整块切除。对于T4期疾病，如果血管重建、胆道旁路术和肿瘤完整整块切除是可行的，则考虑手术。但该手术的益处目前尚无定论。

如果在腹腔镜标本中偶然发现T1、T2或T3期的病变，则建议再次探查并切除腹腔镜穿刺孔部位。

大多数伴有症状性黄疸和胃十二指肠梗阻的胆囊癌患者被诊断为晚期。通过胆道旁路术、胆肠吻合术、经皮经肝胆道导管置入等姑息性手术可以缓解黄疸症状。胃十二指肠梗阻可通过胃空肠吻合术、术中放疗、减压性胃造口术或空肠造口营养管治疗。

要点 胆囊癌的手术治疗

- 完整切除原发肿瘤，并整块切除受侵犯的邻近器官。
- 术中探查胰十二指肠、主动脉腔静脉间隙和肠系膜上淋巴结。
- 进行胆道旁路手术或置入导管用于解除胆道梗阻。

化疗/放疗

局部晚期、不可切除和有转移灶的胆囊癌与预后不良相关，对于这些患者，全身化疗被认为是一线治疗方式。在观察性和Ⅱ期试验中研究了多种化疗方案。最大的Ⅲ期试验ABC-02确立了吉西他滨和顺铂作为胆囊癌的标准治疗方案。其他正在进行的研究正在评估吉西他滨与其他药物联合使用的情况。

胆囊癌患者的复发率和局部疾病发生率很高。因此，辅助治疗开始进行尝试探索。已经有关外照射辅助放疗、近距离放疗和术中放疗等辅助治疗的报道。肿瘤完全缓解是非常罕见的，中位生存期为11个月或更短。缓解持续时间通常是3～6个月。

大多数对偶然发现的胆囊癌的再探索研究都是小规模的且非随机的，并且没有足够的能力来解决放化疗的生存益处。与胆管癌相反，因为胆囊癌的主要失败模式是远处转移，因此在进行放化疗巩固之前，可以合理确定没有未识别的转移灶（在全身化疗过程中）。

根据基于人群的登记数据，如监测，流行病学和最终结果显示，在美国，局部晚期或肝侵袭性胆囊癌接受辅助放射治疗，有助于提高生存率。对于晚期不可切除的肿瘤，外照射放疗可作为缓解疼痛和维持胆道通畅的姑息治疗。对于晚期不可切除的肿瘤，外束可作为缓解疼痛和维持胆道通畅的姑息治疗。

最近的数据表明，EGFR和血管内皮生长因子受体（vascular endothelial growth factor receptor，VEGFR）是胆囊癌的重要靶点，可能成为未来治疗的潜在目标。在本文发表时，这些领域仍需要进一步的研究。

要点：胆囊癌的化疗/放疗

- ABC-02研究显示，吉西他滨与顺铂联合化疗可提高生存率。
- 放疗可用于辅助治疗或姑息性治疗。

随访

CT和MRI是GB CA患者最常用的影像学随访方式，手术切除后手术缘复发的影像学特征包括术野中发现软组织结节或肿块。术后由于手术操作导致的肝脏改变在CT或MRI上表现为早期增强区，并在6个月内消退，该区域在延迟成像上与肝脏呈等信号，在T2WI上表现为高信号，术后改变很少呈结节状。

在肝内转移的情况下，使用RECIST或WHO标准来评估对治疗的反应。在评估EGFR和VEGFR靶向治疗时，FDG-PET扫描可能显示对治疗的反应，而这些反应可能无法使用RECIST标准进行评估。与其他用于肝转移的抗血管生成疗法一样，对治疗的反应在CT和MRI可能显示为坏死的增加，而不是肿瘤大小的变化。

胆囊癌切除后的影像学检查通常建议每年3次，持续2年，此后每6～12个月进行一次。

要点　胆囊癌的监测

- 应用RECIST或WHO标准来评估对治疗的反应。
- FDG-PET可能对评估表皮生长因子受体（EGFR）和血管内皮生长因子受体（VEGFR）靶向治疗的反应有应用价值。
- 胆囊癌（GB CA）手术后，通常建议使用CT或MRI进行随访，每年3次，持续2年，此后每6～12个月随访一次。

总结

胆囊癌是一种高度致命的疾病，手术切除是治愈的唯一机会。我们回顾了这种恶性肿瘤的临床、病理、影像学和治疗特点。这种疾病的治疗需要多学科团队的合作，包括放射科医师、肿瘤科医师、外科医师和病理学家的意见。

胆囊癌的早期诊断是很困难的，因为临床表现与急性胆囊炎的常见症状相似。MRI和CT在术前和术后患者分期中的作用对于治疗的成功至关重要。手术可提供最好的治疗结果，通过影像学对原发肿瘤，区域和远处淋巴结，腹膜和邻近器官的转移进行详细描述是必不可少的。仔细注意手术区域、切口部位和腹膜中的软组织结节的检测对于肿瘤残留和复发疾病的确认至关重要。采用RECIST和WHO标准对治疗的反应进行评估。最近研究显示，靶向治疗有助于提高生存率，在这些病例中，可以使用FDG-PET等功能成像来评估对治疗的反应。

胆囊癌仍然是临床和放射学领域的一个挑战，部分原因是肥胖发病率的增加。众所周知，肥胖会导致胆结石的形成，而胆结石是急性胆囊炎和胆囊癌最常见的危险因素。希望随着DWI MRI等成像技术的改进，功能和分子成像的使用，以及空间和时间分辨率的提高、早期诊断、准确分期和可靠的治疗反应监测将得到改善。

第12章

胰腺导管腺癌

Anushri Parakh，M.D.；Yoshifumi Noda M.D.；Avinash R. Kambadakone M.D.；Dushant V. Sahani，M.D.

引言

胰腺导管腺癌（pancreatic ductal adenocarcinoma，PDAC）占所有胰腺肿瘤的90%，预后差，5年生存率不足10%。它是肿瘤学面临的最严峻挑战之一，因为在疾病进入晚期之前患者通常无症状。原发肿瘤很小，但转移瘤却出现症状也并非罕见。此外，该病的许多症状无特异性，并与其他多种疾病的症状重叠，如胆囊炎、胰腺炎和肠道疾病等。

PDAC的有效治疗需要多学科的合作，包括外科、肿瘤内科、放射治疗科和放射诊断科。可切除PDAC的标准治疗是手术。新辅助化疗联合或不联合放疗正越来越多地被用于临界可切除肿瘤的治疗，以提高切缘阴性率。FOLFIRINOX和吉西他滨联合纳米白蛋白结合型紫杉醇等化疗药物已被批准用于远处转移或局部晚期肿瘤患者。

影像学检查在这些患者的治疗中至关重要，因为它在肿瘤分期、确定可切除性和预测患者结局方面具有重要作用。

流行病学和危险因素

PDAC是导致男性和女性癌症相关死亡的第四大原因。截至2019年，美国估计发生了45 750例与PDAC相关的死亡。PDAC通常发生在老年人，在大多数国家，男性略高于女性。吸烟是一个重要的危险因素，与多达20%～30%的胰腺癌有关。虽然过量饮酒是慢性胰腺炎的常见危险因素，但没有证据表明它会导致PDAC风险增加。然而，慢性胰腺炎与PDAC的发展密切相关。PDAC通常在被诊断为慢性胰腺炎2年内才被诊断出来。因此，在诊断为慢性胰腺炎后的最初几年内密切随访是必要的。

PDAC对胰腺实质的破坏作用可诱发继发性糖尿病。约8%的PDAC患者合并3c型糖尿病。另一方面，一项荟萃分析显示，罹患糖尿病5年的患者，PDAC的相对风险增加了2倍。虽然糖尿病的发病机制复杂，但已发现其风险增加是继发于胰岛素缺乏、潜在的免疫性疾病、肠促胰岛素效应降低、外周胰岛素抵抗和肝脏胰岛素抵抗。

其他危险因素包括遗传风险、胰腺炎、胰腺囊肿、缺乏运动和肥胖。

多种综合征也与PDAC风险增加相关，包括遗传性胰腺炎、Peutz-Jeghers综合征、Lynch综合征、家族性腺瘤性息肉病、家族性非典型多发性痣黑色素瘤和共济失调毛细血管扩张症。

分子生物标志物

癌基因的激活和抑癌基因的失活在PDAC的表现中起着重要的作用。超过50%的病例中存在*DPC4*、*P53*、*P16*等基因的突变。种系*BRCA2*突变携带者患PDAC的风险比一般人群高10倍。此外，已有报道，一些分子生物标志物可作为总生存期的预测因子，包括SMAD4、Ki-67指数、Vimentin、E-cadherin和TWIST。其中，Vimentin、E-cadherin和Twist与上皮-间质转化有关，这是原发性肿瘤进展到转移的关键步骤。E-cadherin阴性PDAC患者的预后比阳性患者差（危险比为2.21）。与E-cadherin阳性的PDAC相比，E-cadherin阴性的PDAC肿瘤边缘不规则更常见。

解剖学和病理学

胰腺长12～15cm，位于腹膜后深部，缺乏包膜。这使得邻近的脂肪可以在腺体之间的裂隙内延伸。

胰腺可分为五部分：头部、钩突、颈部、体部和尾部（图12.1）。胰头被定义为肠系膜上静脉（superior mesenteric vein，SMV）左缘右侧的部分。胰头右侧以十二指肠降部为界，下方以十二指肠水平部为界。胰头左侧是一个狭窄的突起，称为钩突，位于SMV后方。颈部是个狭窄段连接胰头和胰体。主体位于SMV左缘和主动脉左缘之间。胰体部位于胃后方。尾部从胰体左缘向外侧延伸进入脾门。

血管结构也提供了重要的解剖学边界，以定位疾病

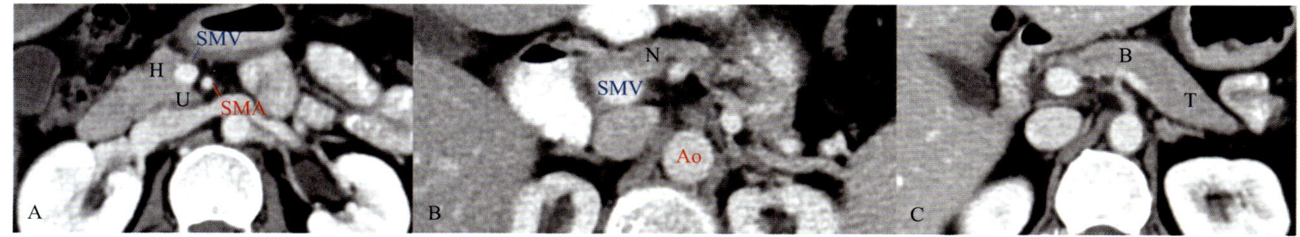

图12.1 多排螺旋CT横轴位增强图像的胰腺解剖．A.胰腺下缘层面。H.胰头；SMA.肠系膜上动脉；SMV.肠系膜上静脉；U.钩突。B.上方层面。N.胰颈。C.近头侧层面。B.胰体；T.胰尾；Ao.主动脉

的范围。胃十二指肠动脉（gastroduodenal artery，GDA）起源于肝总动脉（common hepatic artery，CHA），形成胰头的右侧和前部边界。胰十二指肠下动脉沿胰头后缘走行，如前所述，SMV是一个重要标志。了解血供很重要，因为它也为肿瘤的扩散提供了途径。

胰腺的动脉供应来自上方的GDA和下方的胰十二指肠下动脉。这些动脉供应前、后胰十二指肠动脉弓以供应胰头和钩突。胰背动脉的分支，通常起源于腹腔干，也供应胰头，并与胰十二指肠拱桥和GDA和CHA的小血管分支吻合。胰体部由胰背动脉和胰大动脉的分支供血，后者起自脾动脉。多支脾动脉分支向胰尾供血。

静脉引流通过分支流入SMV和脾静脉。随后在胰颈后方的脾-门汇合处形成门静脉。脾静脉沿胰体后方走行，这种接近导致其经常发生继发于胰腺癌或胰腺炎的闭塞。

胰腺同时存在交感和副交感神经支配。交感神经支配胰腺血流，起源于后迷走神经和腹腔神经丛的副交感神经支配促进胰腺分泌。副交感神经束和交感神经束都含有传递疼痛的神经纤维。这些神经纤维提供了肿瘤扩散的途径，它们的受侵，会产生令人衰竭的疼痛。PDAC对胰腺外的神经侵犯可沿以下4条通路发生：胰头神经丛1和2，沿GDA神经丛和CHA神经丛的前通路，以及肠系膜根通路。

组织学上，胰腺由外分泌细胞和内分泌细胞两种类型组成。外分泌细胞由分泌多种消化酶和碳酸氢盐的腺泡细胞和导管细胞组成，这些消化酶和碳酸氢盐最终在Vater壶腹处排入十二指肠，以促进消化。内分泌细胞类型包括α细胞（产生胰高血糖素）、β细胞（产生胰岛素）、δ细胞（产生生长抑素）和PP细胞（产生胰多肽）。

PDAC是一种侵袭性上皮肿瘤，至少在局部表现为导管或腺分化。通常，它可诱导由多种细胞类型（包括肌成纤维细胞、淋巴细胞和浆细胞等炎症细胞和致密胶原）组成的强烈促结缔组织增生性反应。分化良好的肿瘤细胞形成边界清楚的腺体，具有轻度多形性。中分化型表现为边界不清的腺体，而低分化型表现为边界不清的腺体。边界不清型呈单个细胞或片状生长，并具有广泛的核多形性。生长模式往往是随机的，大多数病例都会表现出血管侵犯、淋巴管及神经周围侵犯。大体检查，这些肿瘤形成质硬但边界不清的肿块，呈白色至黄色。它们通常大小不一，从不易发现的小肿块到中央区域可能坏死、囊变或有黏液特征的大肿块不等。

要点 解剖学和病理学

解剖学

- 胰腺分为头、颈、体、尾和钩突5个部分。
- 胰腺区域的重要血管包括腹腔干、肠系膜上动脉、肝总动脉、脾动脉、门静脉、肠系膜上静脉、第一空肠静脉和胃结肠静脉干。

病理学

- 导管腺癌是胰腺最常见的实体恶性肿瘤。
- 肿瘤诱导胰腺周围间质发生特征性的促结缔组织增生性改变。

临床表现

由于胰腺位于腹膜后深部，只有肿瘤累及局部血管、浸润周围神经或引起胆道梗阻时才表现出典型临床症状。相应地，患者表现为黄疸、体重减轻和（或）腹痛。症状取决于肿瘤的位置和转移的范围。胰头或颈部，有时也包括胰体部的肿瘤，常堵塞胆总管引起黄疸。胰尾部肿瘤常引起左侧腹痛，而胰体部肿瘤常表现为中上腹部疼痛。其他症状包括疲劳、新发糖尿病和与胰腺功能不全相关的脂肪泻。当患者表现为胰腺炎却没有明确的危险因素时，医师应高度怀疑PDAC。

不幸的是，这些非特异性症状往往导致诊断延迟，从症状发作到确诊的中位时间为6个月。不常见的症状包括继发于胃出口的梗阻引起的恶心和呕吐，和继发于腹水增多引起的腹胀加重。不明原因的进行性体重减轻是常见症状，可能与黄疸、恶心或分解代谢综合征有关。它既见于可切除肿瘤患者，也见于晚期肿瘤患者。PDAC患者容易出现高凝状态，最初的表现可能是深静

脉血栓形成、肺栓塞，或者不太常见的无菌性/血管性心内膜炎。

胆道梗阻通常导致血清胆红素水平和转氨酶升高。肝功能检查可出现显著异常，也可出现广泛肝转移。血清淀粉酶可能正常，但当＞300U/L时，通常表明疾病已进入晚期。通常，血清葡萄糖水平轻度至中度升高。

多种肿瘤标志物已被考虑用于筛选PDAC，如癌胚抗原、糖类抗原（carbohydrate antigen，CA）50和细胞黏附分子17-1，但迄今为止最有用的是CA19-9。虽然CA19-9对PDAC并不是特异性的，但它可以作为一些患者的预后指标。除PDAC外，CA19-9在胃、结肠、胆道等多种胃肠道肿瘤中均可升高，但在胆道梗阻时尤其常见。

分类

准确的肿瘤分期至关重要，对患者进行正确的分层并施以最合适的治疗方案。衡量是否进行潜在的根治性切除很重要，因为只有少数患者会获益，他们在剩余的几个月生存期内会有良好的生活质量，这是值得的。而大部分患者术后会一直处于病态，因为局部晚期或转移瘤患者不能从手术中潜在获益。将所有分期的患者汇总，5年总生存率仅为8%。重要的是，切缘阴性（R0切除）的患者总生存率显著优于切缘阳性（R1或R2切除）的患者。

应用最广泛的分期系统来自AJCC和国际抗癌联盟（international union against cancer，IUAC）（表12.1）。该系统评估原发肿瘤（T）、有无淋巴结转移（N）和有无转移瘤（M），从而得出TNM分级，进而用于确定分期。在第八版中，外分泌型和内分泌型胰腺癌的分期是分开的。

原发肿瘤（T）

如表12.1和图12.2所示，T分期基于肿瘤大小、是否局限在胰腺内、是否侵及邻近主要动脉（腹腔干、SMA和CHA）。≤2cm的肿瘤定义为T1。最大径为2.1～4cm的肿瘤定义为T2。最大径＞4cm的肿瘤定义为T3。侵及以下结构如腹腔干、SMA和（或）CHA，定义为T4。

淋巴结转移（N）

TNM分期中的N是指区域淋巴结转移（图12.3）。这一标准很难在术前评估，详见“影像学”部分。它通常提示病理分期，因此需要充分的淋巴结清扫。病理学评估应包括不少于10个位于腹腔干、CHA、胃（幽门）和脾区的区域性淋巴结。虽然N分期更为特异，但pN1和pN2期的中位总生存期无显著差异（18.1个月vs.16.9个月）。

表12.1 美国癌症联合委员会（AJCC）胰腺导管腺癌分期

分期	特征		
原发肿瘤（T）			
TX	原发肿瘤无法评估		
Tis	原位癌（包括高级别胰腺上皮内瘤变，导管内乳头状黏液瘤伴高级不典型增生，黏液囊性肿瘤伴高级别不典型增生）		
T1	肿瘤最大径≤2cm		
T1a	肿瘤最大径≤0.5cm		
T1b	0.5cm＜肿瘤最大径＜1cm		
T1c	肿瘤最大径1～2cm		
T2	2cm＜肿瘤最大径≤4cm		
T3	肿瘤最大径＞4.0cm		
T4	肿瘤侵犯腹腔干、肠系膜上动脉和（或）肝总动脉		
局部淋巴结（N）			
NX	局部淋巴结无法评估		
N0	局部淋巴结无转移		
N1	1～3个局部淋巴结转移		
N2	4个或更多局部淋巴结转移		
远处转移（M）			
MX	远处转移无法评估		
M0	没有远处转移		
M1	有远处转移		
分期分组			
ⅠA期	T1	N0	M0
ⅠB期	T2	N0	M0
ⅡA期	T3	N0	M0
ⅡB期	T1，T2，T3	N1	M0
Ⅲ期	T1，T2，T3	N2	
T4	任何N	M0	
Ⅳ期	任何T	任何N	M1

远处转移（M）

转移性胰腺癌患者的预后较差，中位生存期很少超过6个月。不幸的是，约40%的PDAC患者在诊断时已发生远处转移。转移瘤常见部位是肝脏、腹膜和肺。

分期分组

根据AJCC第八版，在24.5个月的中位随访期间，每个分期的中位总生存期为ⅠA期73.5个月，ⅠB期41.9个月，ⅡA期24.2个月，ⅡB期18.3个月，Ⅲ期16.8个月。在AJCC第八版中，无论肿瘤大小，pN2患者被分入Ⅲ期。虽然pT4和pN2同属于Ⅲ期，但pN2的中位总生存期明显长于pT4（16.9个月vs.11.2个月）。

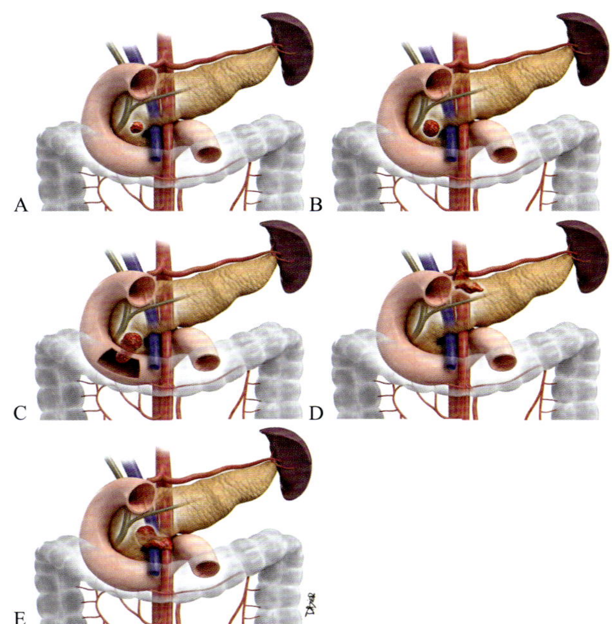

图12.2 T分期。A. T1肿瘤局限于胰腺但≤2cm；B. T2肿瘤直径2.1～4cm，但仍局限于胰腺内；C. T3超出胰腺，但未累及腹腔干或肠系膜上动脉；D和E. T4肿瘤侵及腹腔干、肠系膜上动脉或肝总动脉

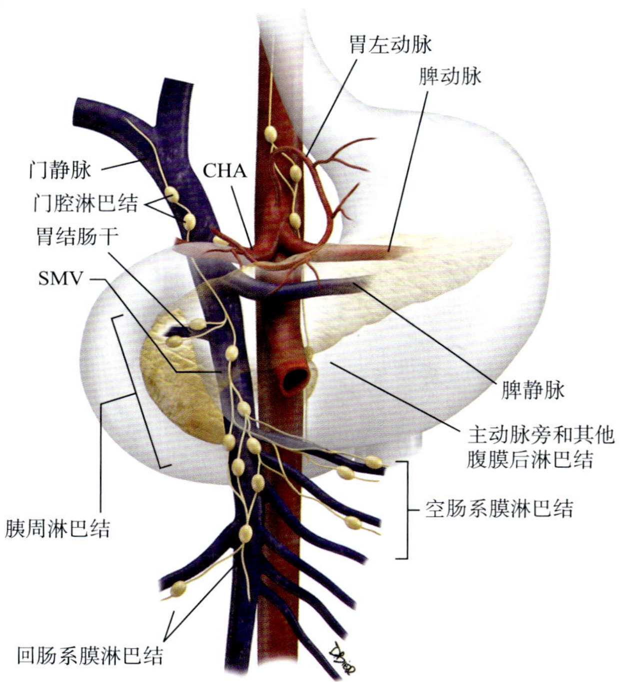

图12.3 淋巴结站点。胰腺癌淋巴结受累站点包括胃左动脉、肝总动脉、门静脉（门腔间隙）、腹膜后、腹腔干、胰周、胃结肠干沿线以及空肠和回结肠肠系膜沿线。CHA. 肝总动脉；SMV. 肠系膜上静脉

要点 分期

- 胰腺癌的分期采用TNM系统。
- 根据美国癌症联合委员会（AJCC）第八版，T和N的分类和分期分组标准有所改变。

肿瘤扩散模式

胰腺肿瘤扩散最重要的因素是肿瘤在胰腺内的位置（图12.4）。这是因为胰腺内的血管和神经结构为肿瘤从原发部位向外扩散提供了途径。

位于胰头前部的肿瘤沿局部血管（胰十二指肠前弓）向上延伸，直到抵达最近的供应血管GDA。然后，肿瘤倾向于沿着GDA进一步向上延伸，直至其起源于肝固有动脉的源头。因此，在横断面影像上应密切关注该区域。而起源于胰头后部的肿瘤一般向胰十二指肠后静脉方向生长。然后肿瘤利用这些静脉向上方延伸，累及门静脉的下表面，这些静脉回流于门静脉。

位于胰腺头颈部上部的肿瘤倾向于向CHA方向生长，通常在疾病早期累及该血管。靠近胃结肠干近端的肿瘤常在早期沿该结构浸润至其血管分支，并最终进入横结肠系膜底部，延伸至胃结肠韧带，最终发生广泛的腹膜转移。脾-门静脉汇合处通常有受累或闭塞的风险。

位于胰腺更内后方的钩突和胰头下缘的肿瘤通常沿下胰十二指肠动脉弓延伸至胰十二指肠下动脉。然后，肿瘤通过与第一空肠动脉的共同干，利用这条血管向其源头SMA浸润。因此，钩突肿瘤通常先累及SMA，然后再累及腹腔干或其分支。肿瘤也可经第一空肠动脉扩散至空肠系膜。SMV经常受累，并有闭塞的危险。SMV的第一空肠静脉分支和回肠分支也有受累的风险。肿瘤也可延伸至回结肠血管系统。

起源于胰体的肿瘤向腹腔干浸润，可能累及脾动脉、CHA、胃左动脉、腹腔干或这些结构的任何组合。因此，肿瘤可能沿着CHA向肝门和（或）沿胃左动脉进入肝胃韧带。脾-门静脉汇合处和脾静脉有受累和闭塞的风险。

胰尾肿瘤通常沿着脾动静脉延伸，常合并脾静脉闭塞。位于较内侧的肿瘤可延伸至腹腔干，而位于较外侧的肿瘤可侵犯脾门。由于没有胆道梗阻，这些肿瘤通常在引起症状之前就长得很大，并通常伴有转移。胰尾肿瘤直接侵犯胃、结肠（尤其是脾曲）和左肾上腺的风险很高。

通常，淋巴结受累的模式通常是邻近区域的淋巴结（图12.3）。头部和体部肿瘤应关注胃左淋巴结、肝总淋巴结和门-腔间隙淋巴结，随后是腹腔干淋巴结。头部和

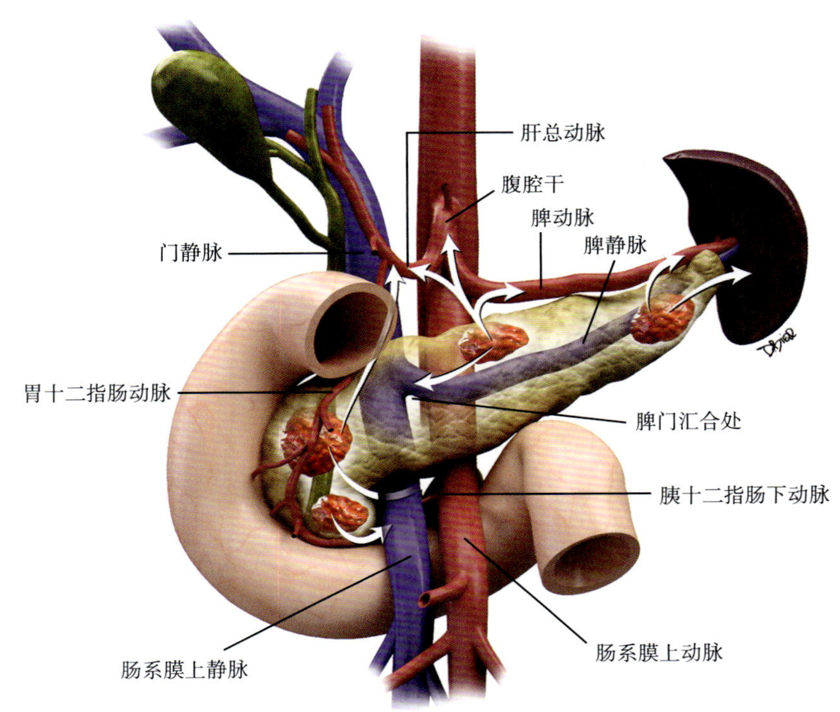

图12.4　肿瘤扩散模式。胰头肿瘤常累及胆总管，沿胃十二指肠动脉向CHA扩散和（或）沿胰十二指肠下动脉向SMA和SMV扩散。钩突部位的肿瘤同样扩散到SMA和SMV。胰体肿瘤易向CHA、脾动脉、腹腔干和脾门汇合处扩散。胰尾肿瘤向脾门扩散，并常伴有脾静脉闭塞

钩突肿瘤需要关注胰周淋巴结和空肠系膜淋巴结。体部肿瘤要关注胃左淋巴结和肝总淋巴结。而尾部肿瘤则与胰周/脾淋巴结相关，如果肿瘤向内侧延伸，则可能扩散至腹腔干淋巴结。胰头下部和钩突肿瘤也会扩散至近端回结肠血管淋巴结。在晚期，腹膜后淋巴结也可受累。

转移瘤通常最先出现在肝脏和（或）腹膜。肺转移通常发生较晚，外观多样，如小结节、不规则病变、小空洞性病变，很少有淋巴管扩散。骨转移较少见，在最近的一项研究中仅为2.2%，通常直到疾病晚期才变得明显。在罕见情况下，也可见肌肉或皮下转移。

要点　肿瘤扩散模式

- 胰腺内肿瘤的位置决定了它的扩散路径。
- 血管和神经结构为肿瘤扩散提供了关键途径。

影像学

多种设备联合应用对胰腺癌的准确诊断和分期至关重要。图12.5展示了可疑PDAC时的简化诊断流程。

原发肿瘤

经腹部超声通常是腹痛和黄疸患者的初步检查手段之一。超声的优势在于它可以对胆囊进行全面评估，显示X线无法检出的胆囊结石、胆囊壁增厚和胆囊周围积液，确定胆道梗阻的水平，并定位腹部压痛（超声murphy征）。然而，由于胰腺位于腹膜后，超声在显示胰腺方面的作用有限。

通常，当在超声上确定胆总管阻塞时，随后进行ERCP。在ERCP上，恶性狭窄通常表现为胆管不规则的突然截断，而良性狭窄则为光滑的、锥形的外观。但是，这些征象通常是难以辨别的。因此，需要对狭窄区域进行刷检以提供组织学诊断。ERCP也可以引导胆道支架置入进行治疗。不幸的是，ERCP诱导的胰腺炎会降低后续断层图像的诊断价值。因此，对于疑似胰腺癌或胆管癌的患者，应首先进行断层成像。

MDCT已成为诊断疑似PDAC的主要手段。必须高度重视扫描技术。通常情况下，需快速静脉注射碘对比剂（>300mgI/ml），注射速率3～5ml/s，注射时间为30s，以提高肿瘤的清晰度。这样的扫描就能同时获得实质的增强峰值（胰腺期）和肝脏的增强（门静脉期）。胰腺期在注射开始后40～50s，在肿瘤和正常胰腺实质之间提供了最大的对比度（图12.6）。注射后65～70s获得的门静脉期图像可用于评估静脉受累和肝转移情况。薄层（1～3mm）成像对于评估肿瘤与血管的关系很重要。在我们的机构，轴位图像被重建为2.5mm层

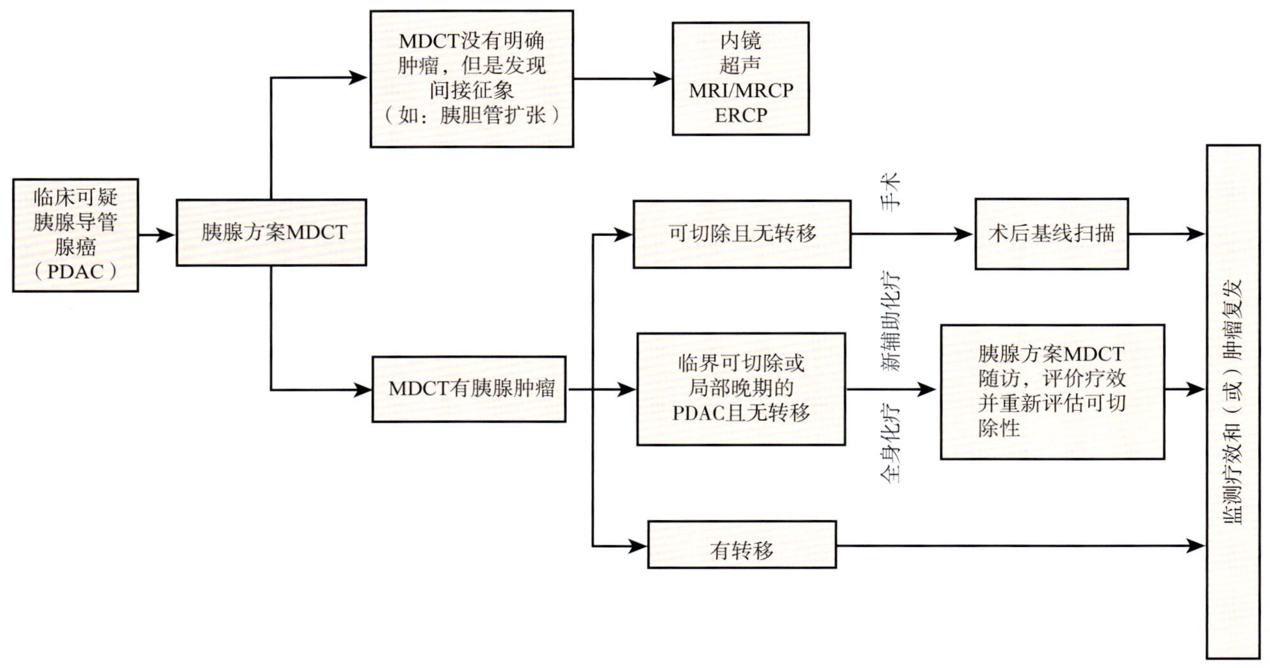

图12.5 可疑胰腺癌患者的处置流程。MDCT. 多排螺旋CT；ERCP. 经内镜逆行胆胰管成像；MRI. 磁共振成像；MRCP. 磁共振胰胆管成像

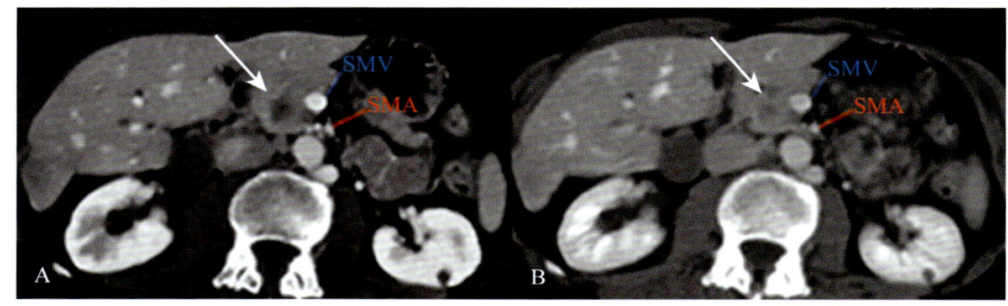

图12.6 胰腺实质期在MDCT上的重要性。两期对比增强MDCT检查。A. 胰腺实质期检查示胰头部肿瘤（箭头），与正常实质相比呈低密度；B. 肿瘤在门静脉期（箭头）不太明显，因为它的密度/外观更接近周围的正常实质。SMA：肠系膜上动脉；SMV. 肠系膜上静脉

厚。还重建了多平面冠状面和矢状面图像，这有助于识别疾病是胰腺内还是胰腺外，以及是否有血管受累。如必要，可以重建更薄的层面来解决问题。

在MDCT上，PDAC通常表现为一个界限不清的低密度（相对于正常胰腺实质）实性肿块（图12.6）。应引起怀疑的次要征象包括胰管扩张至原发梗阻性肿瘤上游，胰管和（或）胆总管中断（双管征；病理性）、胰腺萎缩、局灶性胰腺肿大和肿瘤胰腺外侵犯。总体而言，MDCT在检测各种大小肿瘤时的灵敏度为86%～97%，但对于小于2cm的肿瘤或等密度肿瘤，灵敏度降至77%。较新的技术，如CT双能量成像（dual-energy computed tomography，DECT；图12.7）和低管电压技术通过增强肿瘤和实质之间的对比，提高了对此类肿瘤的检出率。

MDCT在确定肿瘤的可切除性方面起着关键作用。通过评估血管结构的环周程度或变形来确定血管受累情况（图12.8，图12.9）。临界可切除的肿瘤（图12.10）定义为SMA受累＜180°，CHA短节段接合（＜180°）或包绕（＞180°）（CHA未受累段距其起始处＞1cm），或短节段静脉闭塞，有适合的静脉移植物置于上下两端。将血管受累＞180°作为不可切除肿瘤的标准（图12.11），对不可切除肿瘤的灵敏度为84%，特异度为98%。随着静脉移植物的发展，识别不可切除的血管受累的焦点已经转移到SMA、腹腔干和CHA。然而，确定静脉闭塞的程度仍然是谨慎的做法（图12.12），如果静脉闭塞延伸至回结肠血管，则无法放置旁路血管，因此肿瘤不可切除。

MRI具有比MDCT更强的软组织对比度，对于碘对

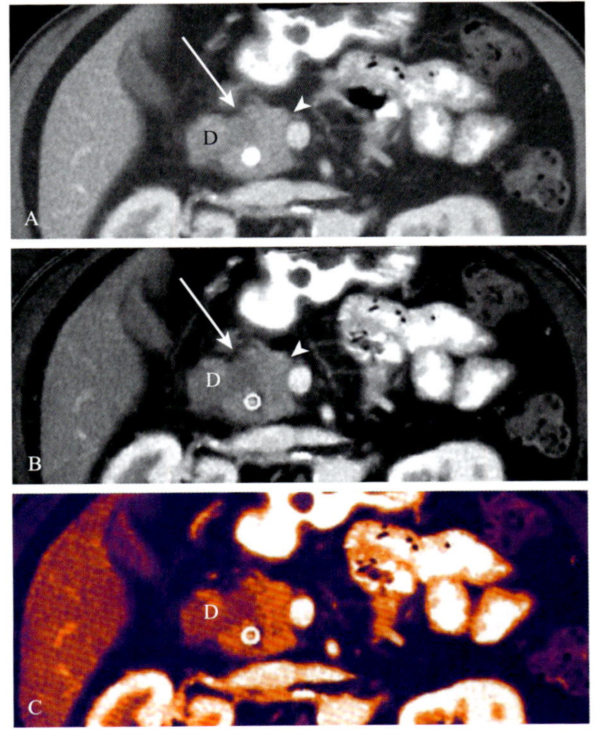

图12.7　DECT的优势。传统单能量多排CT（A）示胰头肿块（箭头），其边界和范围在DECT的灰度（B）和彩色叠加（C）物质密度碘图像上更清楚。与邻近的正常胰腺实质（箭头）相比，肿块是乏血供的。D.十二指肠

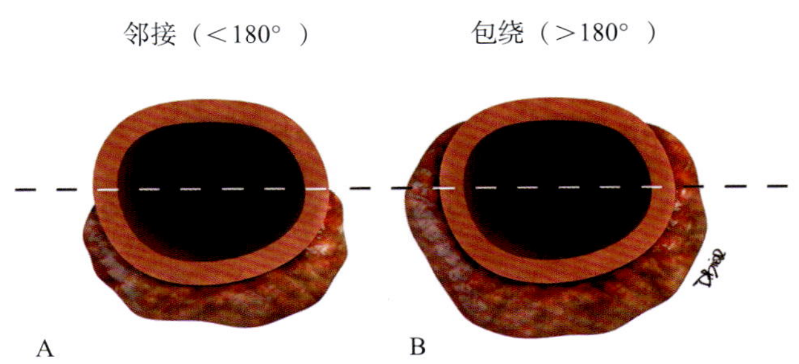

图12.8　血管受累的定义标准。A.<180°；B.>180°受累是通过观察横断面血管管腔周长的受累程度来判断的

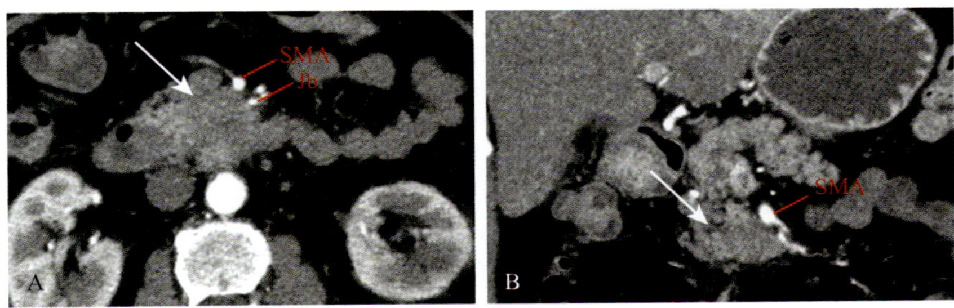

图12.9　可切除肿瘤。轴位（A）和冠状位（B）对比增强CT显示肿瘤（箭头）接合（<180°）SMA。Jb.第一空肠支

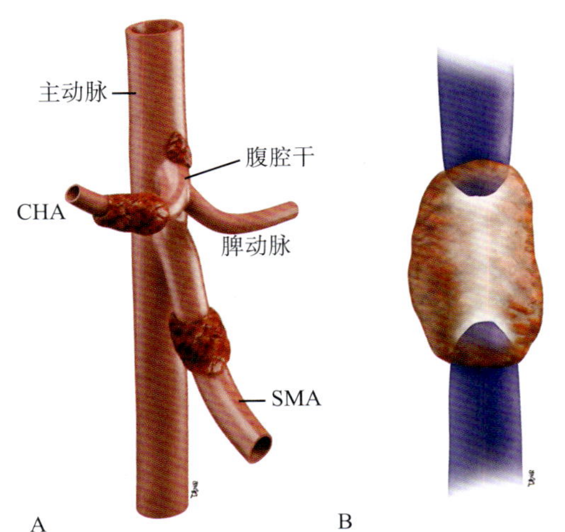

图12.10　临界可切除肿瘤。A.临界可切除肿瘤的标准包括局部短节段包绕CHA，且CHA受累点与腹腔干之间的距离>1cm，与腹腔干或SMA接合不超过180°；B.肠系膜上静脉短节段闭塞

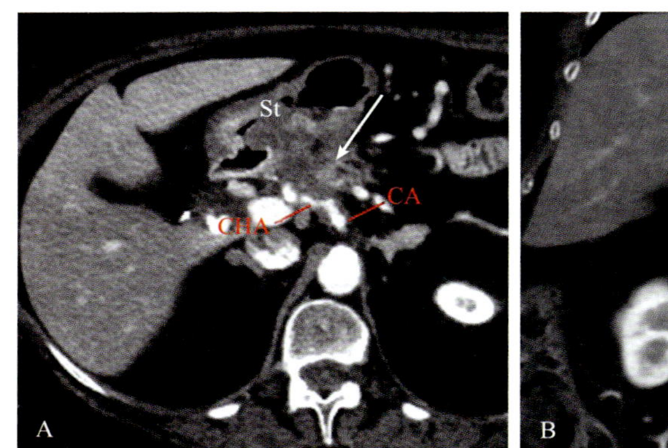

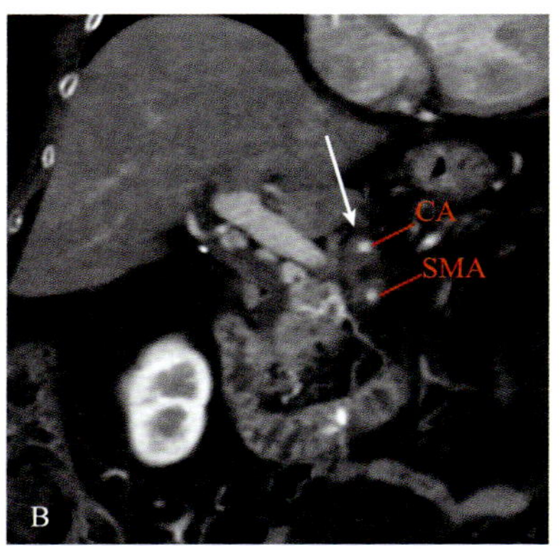

图12.11 不可切除肿瘤。轴位（A）和冠状位（B）对比增强CT显示肿瘤（箭头）包绕腹腔干360°，直至其分叉和CHA。向前侵犯胃（St）。CHA.肝总动脉；SMA.肠系膜上动脉

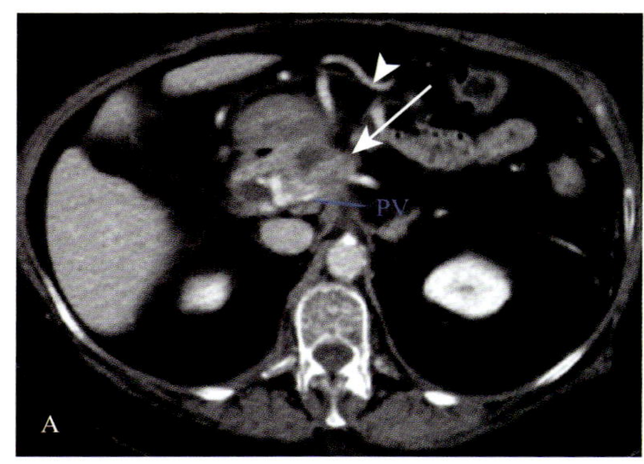

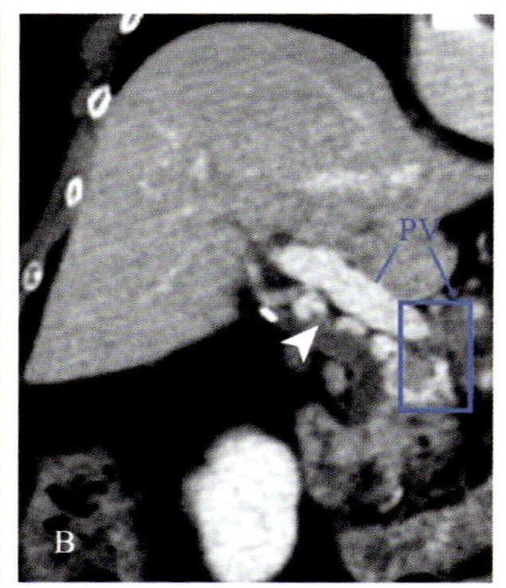

图12.12 静脉受累。轴位（A）和冠状位（B）增强CT显示原发胰腺肿块包绕（箭头），导致门静脉（PV）狭窄和短节段闭塞。侧支循环（箭头）可见于腹部和肝门

比剂过敏或肾功能受损的患者是一种合适的替代检查。典型的MRI扫描方案序列包括脂肪抑制T2WI，T1WI和脂肪抑制T1WI（增强前后，动态扫描）。动态图像通常在对比剂注射开始后20s、60s和120s采集，实现胰腺实质期、门静脉期和延迟期成像。梯度回波、三维采集和并行成像相结合有助于实现每个期相单次屏气全腹部快速、薄层、重叠动态成像。各种技术，包括呼吸触发/补偿或屏气，如快速恢复快速自旋回波（GE Medical Systems，Milwaukee，WI），能实现更详细和（或）更快的T2WI采集。

原发肿瘤的典型表现是胰腺实质期的低信号肿块，但与MDCT一样，在动态成像的后期可呈等信号。MRCP序列（图12.13），长回波时间抑制软组织信号，使导管结构突出，并显示导管截断，灵敏度为84%，特异度为97%。CT和磁共振血管成像（magnetic resonance angiography，MRA）对可切除性和局部分期的判断具有相同的准确性（87%～90%）。

PET通常使用FDG作为放射性示踪剂。PET通常与CT结合使用，发现原发肿瘤的敏感度和特异度分别为46%～71%和63%～100%。PET/CT通常用于化疗、手术后患者的治疗监测，或用于发现转移瘤（图12.14）。

EUS在PDAC的发现和组织病理证实中具有重要作用。通过彩色多普勒结合径向和曲线阵列，利用EUS的细针穿刺（fine needle aspiration，FNA）可以在没有对比剂的情况下对肿瘤进行实时成像和活检。EUS-FNA的灵敏度（99%）明显高于MDCT（89%～93%）。然而，在放置胆道支架的情况下，NPV可能低至21%。EUS也可提供肿瘤的局部延伸程度。然而，一项针对62例患者的前瞻性研究显示，MD CT在评估血管侵犯方面优于MRI或EUS，准确率为83%，而EUS为75%，MRI为74%。肿瘤和周围血管之间的回声平面消失，这种用于评估血管受累的征象作用有限，只有29%的病例有此征象，即肿瘤与血管有粘连，但没有实际的侵犯。

淋巴结转移

所有检查方法在评估淋巴结疾病时都有局限性。通常，在CT和MRI上使用短轴大小来鉴别良性和转移性淋巴结，但这并非是特异性的指标。在Valls及其同事的一项研究中，当使用大于1.5cm的标准来定义淋巴结病变时，18例手术确诊的淋巴结受累患者中只有3例（16.7%）在CT上被发现。采用非基于大小的淋巴结病

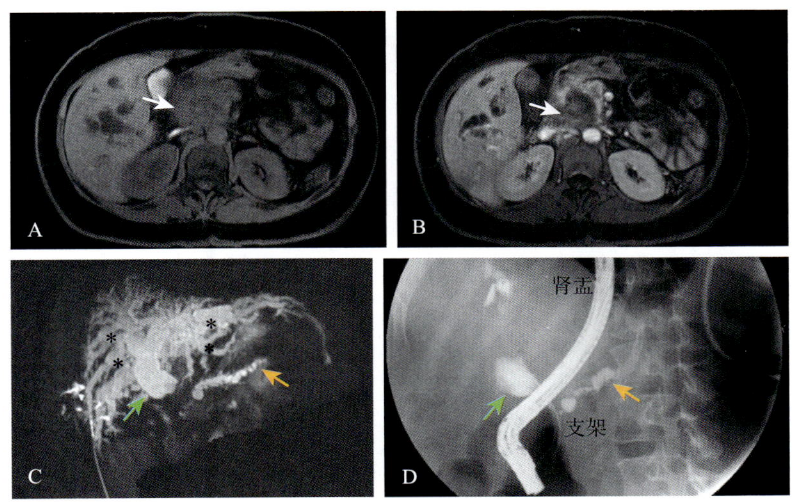

图12.13　胰腺导管腺癌MRI。A.增强前T1WI示胰头部等信号肿块（白箭），不均匀强化；B.对比增强图像示囊实性混合成分；C.MRCP示胆总管扩张（绿箭），在胰头（肿瘤）区突然中断，胰管扩张（黄箭；“双管征”）、肝内胆管扩张（*）；D.内镜逆行胆胰管造影证实MRCP显示的胆总管和胰管扩张，并放置支架减压胆道系统

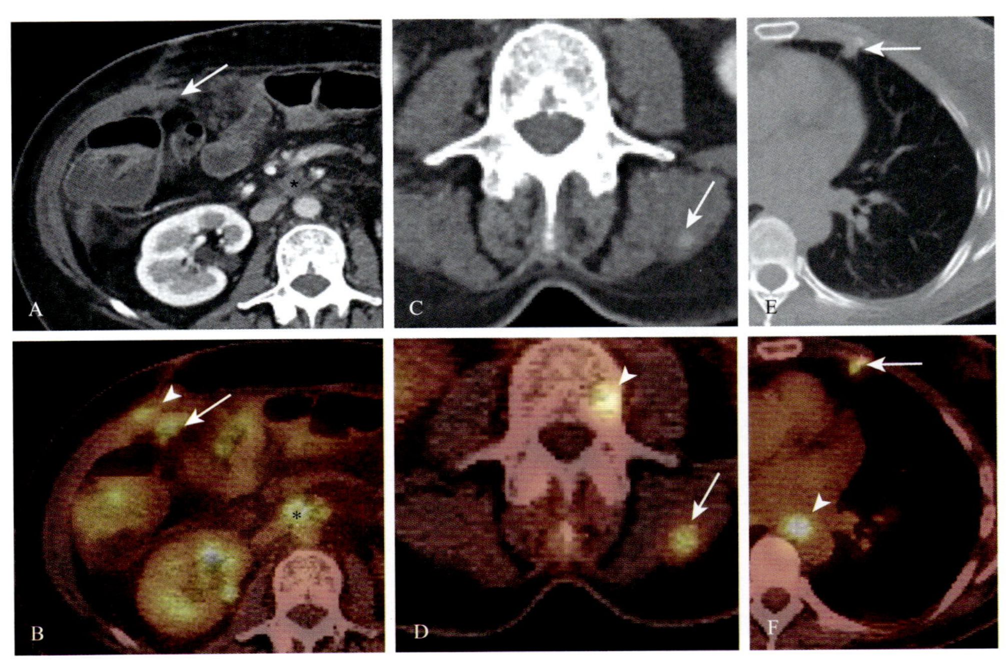

图12.14　PET在转移性胰腺癌中的作用。FDG高代谢转移瘤可见于多个部位，其中一些转移瘤单用CT无法识别。A和B.主动脉前淋巴结肿大（*），腹膜（箭头）和肌肉（箭头）转移瘤；C和D.肌肉（箭头）和骨骼（箭头）转移瘤；E和F.肺实质结节（箭头）和纵隔淋巴结肿大（箭头），转移瘤

变标准（如低密度、边界不清或圆形）提高了特异性，但降低了敏感性。在EUS检查中，中心无回声提示有转移性疾病。EUS联合FNA改善了转移性淋巴结的评估，但由于视野有限，不能用于评估主动脉旁或肠系膜淋巴结。PET/CT在淋巴结疾病中的作用仍在探索中，据报道敏感度为46%～71%，特异度为63%～100%。总体而言，目前所有方法都无法检测微转移，也难以区分炎性淋巴结和恶性肿瘤。

转移瘤

肝转移的评估最常通过CT和（或）MRI进行。据报道，CT的灵敏度为75%～87%。与动态增强CT相比，钆塞酸二钠增强MRI对PDAC患者肝转移瘤的诊断表现优异（92%～94% vs. 74%～76%）。即使没有对比剂，PET/CT也比传统CT具有更高的灵敏度（88%～91% vs. 30%～57%）。PET/CT在检出小病灶或远处转移性病灶方面最有效。然而，由于肝脏实质对FDG摄取较

高，因此对肝脏病变的评估可能有限。

目前，所有方法在检测小的腹膜种植方面都有局限性。一些机构利用腹腔镜技术来提高腹膜种植的检出率。然而，一项荟萃分析表明，在薄层CT检查后，腹腔镜检查可能仅对4%～15%患者的治疗产生影响。

要点　影像学

- 放射科医师应确定转移灶和潜在转移性病灶的部位。
- 对动脉和血管受累的描述必须准确，以便做出适当的局部（T）分期。

临床医师对影像学的观点

影像学在PDAC中起着至关重要的作用。无创横断面影像学检查可以识别原发肿瘤，并检测其局部和远处扩散范围。

EUS在检测小的可疑胰腺原发肿瘤方面最为敏感，尤其是那些在CT图像上呈等密度的肿瘤，并可通过EUS-FNA进行证实。基线CT检查对于定位、分期和跟踪不确定的小肝脏病变很重要。如果肝脏病变不明确，可以进一步使用MRI进行检查。当患者对碘对比剂过敏或肾功能不全/肾衰竭时，也需要进行MRI检查。重要的是要记住，由于肾源性系统性纤维化的风险，肾衰竭患者通常被禁止使用钆。然而，不同于MDCT，即使没有钆对比剂，MRI固有的优越软组织分辨力仍能提供有用的信息。在我们机构，PET/CT对胰腺癌初始分期的作用是有限的。

要点　临床医师对影像学和治疗的观点

- 外科医师需要了解肿瘤与血管的关系和静脉受累的长度，以便制订静脉移植物置入计划。
- 肿瘤科医师需要知道肿瘤的大小、肝转移的范围和腹膜病变的部位。
- 放射肿瘤科医师需要知道疾病的范围，包括头尾侧和横向，肿瘤扩散的程度，以及所有局部病变的位置。

治疗

总体考虑

当PDAC被确诊时，只有20%患者的肿瘤是可切除的。其中75%～80%的患者属于局部晚期或已有远处转移。腹部放射学会和美国胰腺协会发布了结构化模板，用于报告PDAC，这为与转诊医师的有效沟通提供了简洁、准确和有效的工具。

手术

PDAC的可切除性基于NCCN指南，主要取决于是否存在血管侵犯。根据该指南，肿瘤被分为以下3种类型：可切除、临界可切除和不可切除（表12.2）。

对于胰头、钩突和近端颈部的肿瘤，最常实施的手

表12.2　国家综合癌症网络指南（胰腺腺癌）

切除状态	动脉	静脉
可切除	肿瘤与动脉无接触［腹腔干（CA），肠系膜上动脉（SMA），或肝总动脉（CHA）］	肿瘤与肠系膜上静脉（SMV）或门静脉（PV）无接触或≤180°的接触而无静脉轮廓不规则
临界可切除	胰头/钩突： ● 肿瘤与CHA密切接触但未累及CA或肝动脉分叉处，允许安全和完整的切除和重建 ● 肿瘤与SMA密切接触≤180° 胰腺体/尾： ● 肿瘤与CA密切接触≤180° ● 肿瘤与CA密切接触＞180°但未累及主动脉，且未累及胃十二指肠动脉	● 肿瘤与SMV或PV密切接触＞180°，接触≤180°但静脉轮廓不规则或有静脉癌栓，受累血管的近端和远端有合适的血管允许安全和完整的切除和重建 ● 与下腔静脉密切接触
不可切除	远处转移 胰头/钩突： ● 肿瘤与SMA密切接触＞180° ● 肿瘤与CA密切接触＞180° ● 肿瘤与SMA第一空肠支密切接触 胰腺体/尾： ● 肿瘤与SMA或CA密切接触＞180° ● 肿瘤与CA密切接触并累及主动脉	胰头/钩突： ● SMV/PV因肿瘤累及或闭塞而无法重建 ● 与引流入SMV的最近的空肠支密切接触 胰体/尾： ● SMV/PV因肿瘤累及或闭塞而无法重建

引自：National Comprehensive Cancer Network website. NCCN clinical practice guidelines in oncology：pancreatic adenocarcinoma，version 2.2015

术是胰十二指肠切除术，保留或不保留远端胃和幽门。传统上，这种手术被称为惠普尔（Whipple）手术，包括通过胰空肠吻合术、肝空肠吻合术或胆-肠-空肠吻合术和胃空肠吻合术切除胃窦并建立肠道连续性。胰腺中段切除术用于治疗颈部和体部的小肿瘤。尾部、体部和远端颈部的肿瘤采用胰体尾切除术和脾切除术。对于位于体部且累及腹腔干的肿瘤，行胰体尾切除术和腹腔干切除术（称为Appleby手术），行或不行动脉重建。术前影像学检查有助于确定血管受累情况、变异型血管解剖（如被取代的肝动脉）和侧支循环。

影像学随访在术后前两年内每3～4个月进行一次，之后每6个月进行一次。术后影像学检查结果取决于手术后的时间。了解术后解剖结构的改变对于识别并发症和肿瘤复发是重要的。例如，右上腹部塌陷的空肠袢（图12.15）可能与肿瘤复发相混淆。常见的正常术后影像学表现包括胆管积气（67%～80%）、血管周围袖套（60%）和淋巴结肿大、单纯性积液和术区渗出（20%～50%）。DECT能减少金属夹或支架的伪影，这改善了对手术区的评估，提高了鉴别强化和非强化组织的信心。

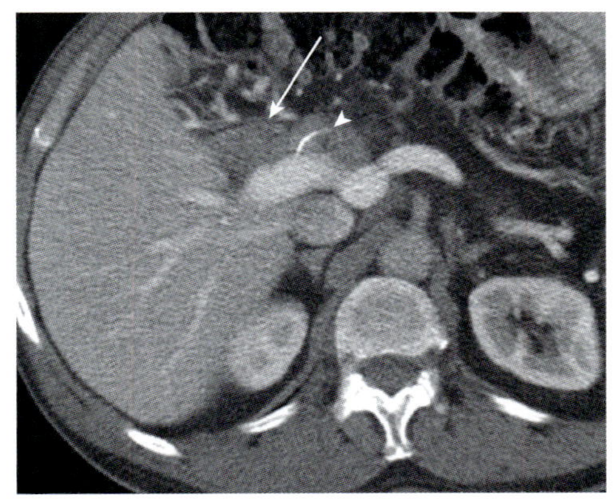

图12.15 术后正常解剖的重要性。肝门附近手术区（惠普尔手术后）明显的软组织密度变化（长箭），实际上是肠袢塌陷，很像肿瘤残留或复发。请注意残留胰腺内的胰管支架（短箭）

早期并发症包括可通过核医学或透视检查证实的胃排空延迟（发生率20%～50%）、出血、胰腺炎（发生率2%～3%）、蜂窝织炎、积液、脂肪坏死（图12.16）和脓肿（发生率4%～10%）。如果出现积液，应警惕吻合口或空肠残端发生胰瘘（10%～30%）或吻合口瘘（图12.17）。因此，必须密切关注胃空肠吻合术、胰空肠吻合术和胆肠吻合术部位。透视检查或MDCT与水溶性对比剂常用于确认空肠残端、胃空肠吻合术和胰空肠吻合术的渗漏，而肝二乙酸或ERCP则用于疑似胆管瘤的诊断。血管并发症包括肝梗死（1%），可在MDCT上识别为乏血管区，以及门静脉或肠系膜上静脉血栓形成。由于外科重建技术的进步，静脉血栓的发生率正在增加，并且在CT上表现为肠腔内充盈缺损或肠道缺血等继发征象或腹水。最常见的迟发性并发症是可影响胰肠吻合和肝肠吻合部位的吻合口狭窄，5年发生率分别为4.6%和8.2%。诊断是通过MDCT、MRI或MRCP评估导管解剖，确定扩张的导管和进行性胰腺实质萎缩。7年胆肠吻合口狭窄的发生率为8%。可引起黄疸和瘙痒，通常通过胆道支架置入和（或）球囊扩张术进行治疗。

辅助和新辅助化疗和放疗

辅助和新辅助治疗是可切除肿瘤化疗和放疗的两种治疗方式。在辅助治疗中，可切除的PDAC患者接受前期手术，然后进行化疗和放疗，以降低局部和转移性复发的风险。对于R1切除，该方法也有优势。对于局部晚期PDAC，首先进行联合化疗和放疗（新辅助方法）可以减轻约30%患者的病情，并有助于实现R0切除。对于晚期PDAC，单独进行全身化疗，以改善长期预后并减轻远处疾病的负担。治疗后进行影像学检查，以评估缓解情况，并重新评估手术的可切除性。

影像引导的局部治疗

对于无法接受手术治疗的肿瘤，越来越多地采用影像引导的局部治疗，如不可逆电穿孔或纳米刀。该方法采用高能脉冲电对肿瘤进行非热消融，可与全身化疗联合使用。

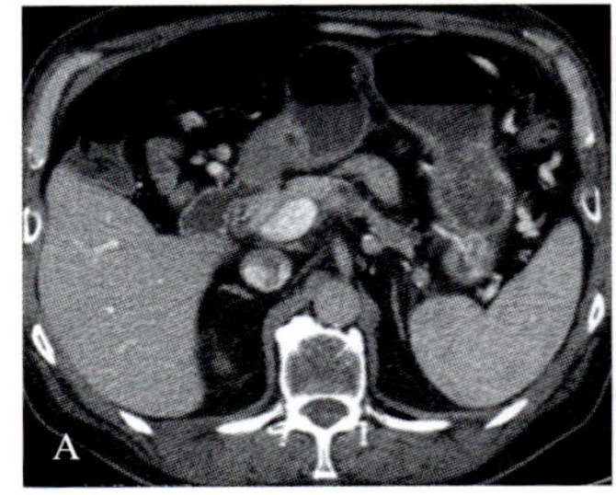

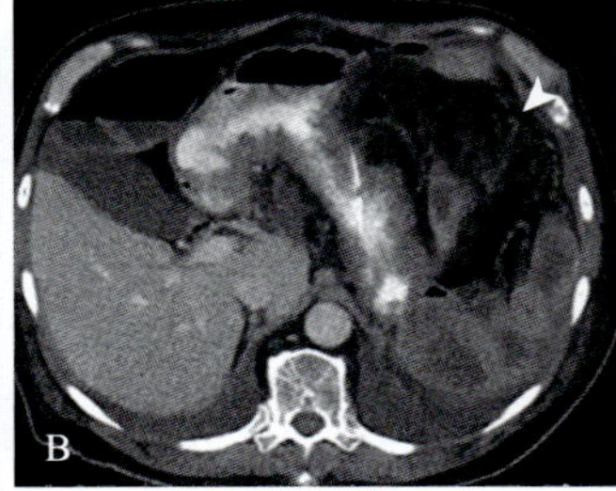

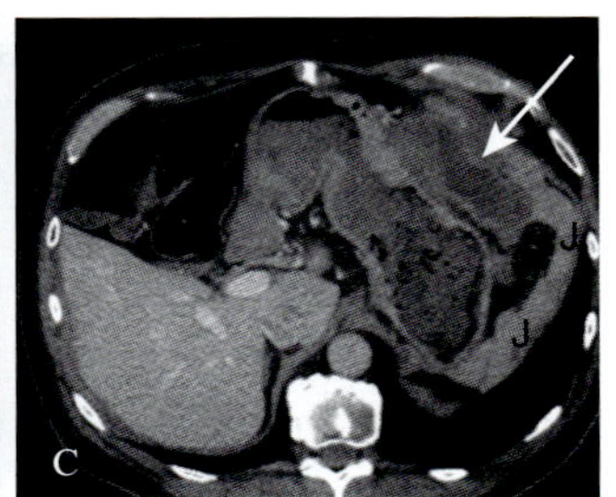

图12.16 脂肪坏死。术前增强MD CT（A.2015年1月）未见腹膜软组织肿物。术后第一次扫描（B.2015年2月）示广泛腹膜模糊（箭头）迁延一年多（C.2016年5月）演变为脂肪坏死，表现为位于胃前方的不均匀密度肿块，使空肠袢（J）移位

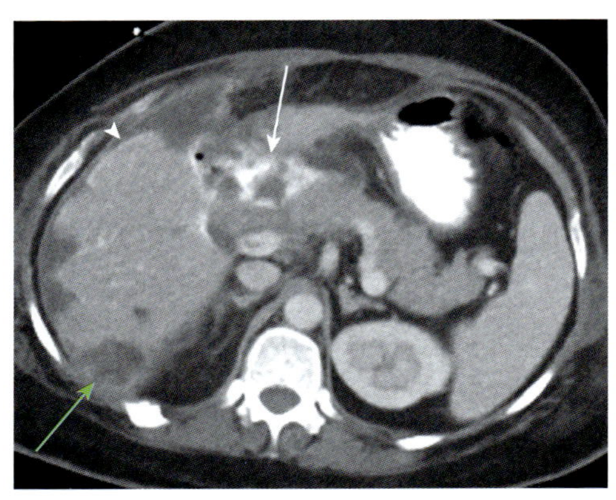

图12.17 吻合口漏。Whipple术后使用水溶性对比剂进行轴位增强CT。口服对比剂聚集（白箭头）可见于胰空肠吻合部位，并沿着肝脏表面（短箭头）分布。另见沿肝脏表面的多发积液（绿箭头）

监测

监测肿瘤疗效

影像学检查在确定疗效或治疗失败方面起着至关重要的作用。早期诊断是有益的，因为它允许患者及时更换更有效的治疗方案。测量基线CA19-9水平，可在临床症状或放射学体征出现前10个月预测复发。然而，必须小心识别Lewis-a-/b阴性患者，因为CA19-9在这一人群中是无效的肿瘤标志物。

影像学检查在监测疗效方面发挥着至关重要的作用，包括评估原发胰腺肿瘤的变化和胰腺外转移的情况。不论局部分期和治疗计划如何，在开始治疗前均应进行基线扫描。然后在治疗周期的规定间隔内对患者进行监测，以评估原发肿瘤的大小和可测量的转移部位的变化。当患者在进行新型治疗药物的临床试验时，间隔时间应更为严格。

基于肿瘤大小的评估常规用于确定疗效。然而，形态学标准有其局限性，因为PDAC通常具有不规则的、边界不清的边缘，并显示不均匀的收缩模式。这导致了放射科医师之间和放射科医师内部在解读影像时的差异。此外，新辅助治疗可能导致瘤内纤维化和炎性改变（图12.18），这使得在影像上区分纤维炎性组织和肿瘤组织变得困难，并且CT常低估对新辅助治疗的反应。Katz等的研究发现，在无影像学证据表明治疗有效的患者中，80%达到了R0切除，而只有13%的患者符合影像学疗效评价标准。作为评估和预测肿瘤疗效的影像学技术，MRI的功能成像技术如DWI已被评估，并取得了有前景的初步结果。PET/CT的代谢缓解与更长的生存期有关，化疗的定量反应可以通过SUV的间隔降低来证明。这些变化往往发生在形态学变化之前。最近的一项研究表明，与形态学缓解相比，实现代谢缓解的患者数量更多。肝脏和腹膜的仔细评估是必需的，因为它们通常是转移的首发部位，并且单独使用PET进行评估具有挑战性。因此，建议与之前获得的所有影像学资料进行密切比较。

复发的检测

CT是评估复发最常用的设备，并且通常使用与基线扫描相似的扫描方案。由于术后改变，术后8周前的影像学检查可能存在解读问题。与术前CT结果进行比较可能有助于区分腹膜疾病和炎症改变，识别新的小肝转移灶（图12.19），以及区分肺转移灶和良性炎性结节。

手术后，可能会出现非特异性的软组织增厚区域，称为血管周围弯曲，这在CHA、SMA和SMV附近尤为常见。这些区域可能模拟或掩盖局部区域复发。Ishigami等发现，在他们研究的所有44例胰十二指肠切除术后患者中均存在这种增厚，并推测其继发于淋巴结清扫。增加复发可能性的因素包括淋巴结和（或）切缘阳性。建议仔细评估SMA，因为它通常是局部区域复发的主要部位。复发的组织也可与继发性发现相鉴别，如

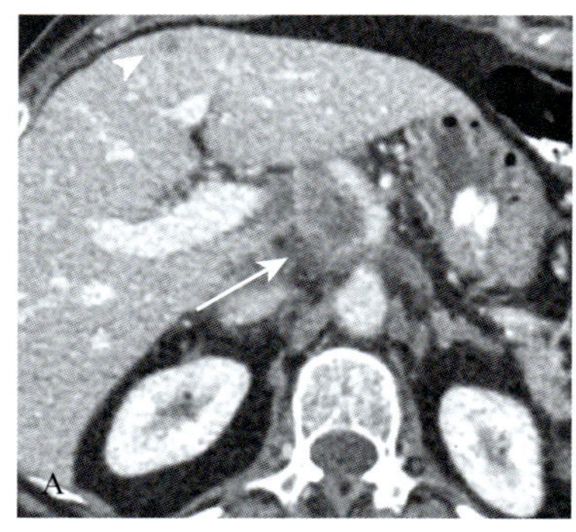

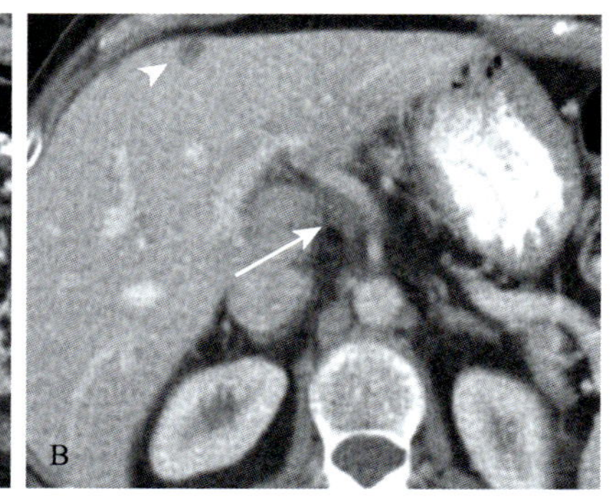

图12.18 新辅助治疗的效果：基线对比增强MDCT。A.包绕腹腔动脉的不均匀肿块（箭头）。新辅助治疗后监测扫描；B.软组织浸润的大小、密度和范围显著减小（箭头）。传统的MDCT扫描可能无法区分残余肿瘤和纤维化。该患者接受了手术，切除组织的病理显示无肿瘤细胞。注意稳定的良性肝囊肿（箭头）

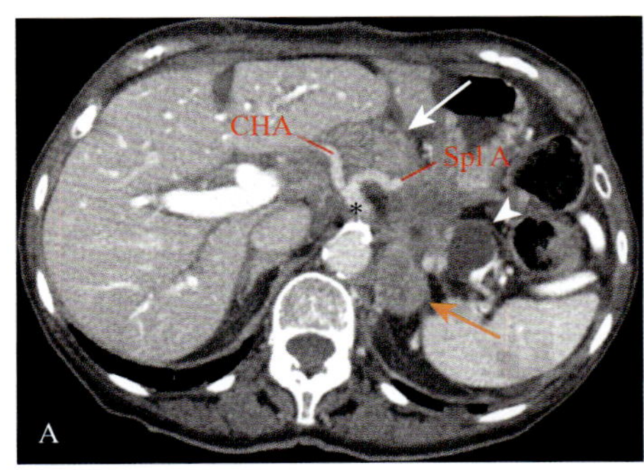

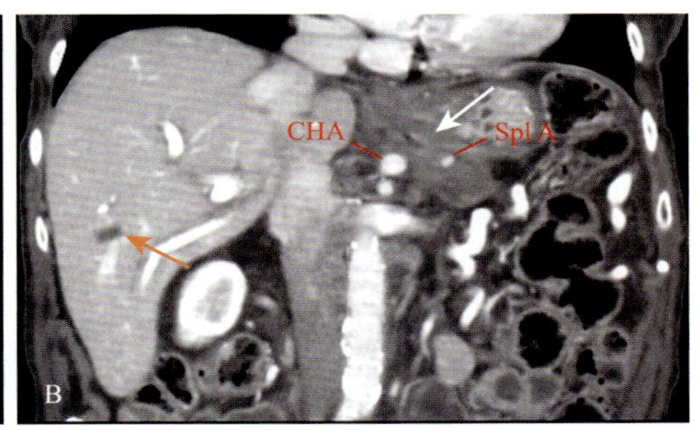

图12.19 肿瘤复发。A.Whipple术后轴位增强MDCT显示浸润性非均匀肿块（白箭头），伴肿瘤囊肿（短箭头）包围腹腔干（*）的分叉处，肝总动脉（CHA）和脾动脉（Spl A）。左肾上腺转移（橙箭头）；B.冠状位图像显示肝转移（橙箭头）

因胰外扩张引起的胃出口梗阻，或因复发/转移性肿瘤所致支架闭塞引起的胆管系统扩张。

PET/CT在检测局部复发方面比CT或MRI具有更高的敏感性。在没有术后基线研究或术后改变中度扩散的情况下，它也可能发挥作用。然而，PET/CT在检测肝转移方面的效用有限。放射科医师在解释PET结果时必须注意陷阱，因为胆道支架和胰腺炎可以导致FDG摄取。在一项对51例患者的研究中，DECT在评估胰十二指肠切除术后手术床软组织特征方面显示出了有希望的结果。

要点　复发检测

- 远处复发（即肝、肺转移）比局部复发更为常见。
- 在手术切缘阳性（R1）或淋巴结阳性的情况下，局部复发的可能性更高。

胰腺导管腺癌的筛查

由于PDAC在普通人群中的发病率较低，因此不需要进行以人群为基础的筛查。专家小组建议筛查罹患PDAC风险大于5%的“高风险个体”，包括：①有两个一级亲属患有PDAC的个体；②携带*BRCA1*、*BRCA2*、*ATM*、*PALB2*、*CDKN2A*、*STK11*、*MLH1*和*MSH2*等生殖系突变的个体；③遗传性胰腺炎患者。建议从50～55岁开始进行年度监测，或比家族中最年轻的患者确诊PDAC的时间提前10年开始。建议使用MRI、MRCP和（或）EUS成像，因为这些方法没有电离辐射，灵敏度高。MDCT是针对不能接受MRI或EUS检查的患者的一种替代方案。评估PDAC筛查项目的结果、成本效益和风险仍需要更多的支持性证据。

未来方向

正电子发射断层显像术/磁共振

一体化的PET/MR成像技术正在越来越多地用于评估PDAC。与PET/CT相比，它具有更高的时间和空间分辨率，并且可以提供定量分析参数如SUV和表观扩散系数值。PET/MR已被证明在肿瘤分期方面具有与PET/CT相似的诊断性能，但在检测转移性淋巴结方面的敏感性仍然较低。一项针对13例患者的初步研究表明，PET/MR衍生指标与更长的PFS和OS相关，而在缓解和无缓解者之间没有观察到形态学差异。

基于影像的生物标志物

越来越多的人将来自放射学图像的异质性标志物作为预测组织学和治疗反应的无创生物标志物进行评估。异质性包括直方图、纹理和影像组学分析，并与代谢活性、肿瘤内血管生成和缺氧相关。对于PDAC，从PET、CT、DECT和MRI图像中获得的放射学特征显示出有希望的结果，可以识别*SMAD4*或*KRAS*突变状态，并预测治疗初期、放疗后或化疗后患者的生存情况。然而，这些仍需要在大型前瞻性队列中进行验证。

深度学习

计算能力的进步激发了人们将深度学习模型应用于临床实践的兴趣。然而，仍存在挑战，包括获取注释良好的、经过验证的大组数据，以及处理腹部内大量可移动的结构，尤其是位置和轮廓多变的胰腺。尽管如此，初步研究表明，平均分割精度可达87.8%。研究人员还开发了一种端到端模型，该模型在CT图像上检测PDAC的灵敏度为94.1%，特异度为98.5%。

结论

PDAC仍然是一种难以治疗、具有挑战性的疾病。外科技术的进步和术前治疗增加了适合手术的患者数量，但患者的生存预后仍然很差。影像学检查为准确肿瘤分期、评估治疗反应和检测肿瘤复发提供了关键信息。对胰腺癌生物学知识的不断深入正在促进开发潜在干预胰腺癌的新方法。

胰腺癌

注：考虑将临床试验作为合格患者的治疗选择

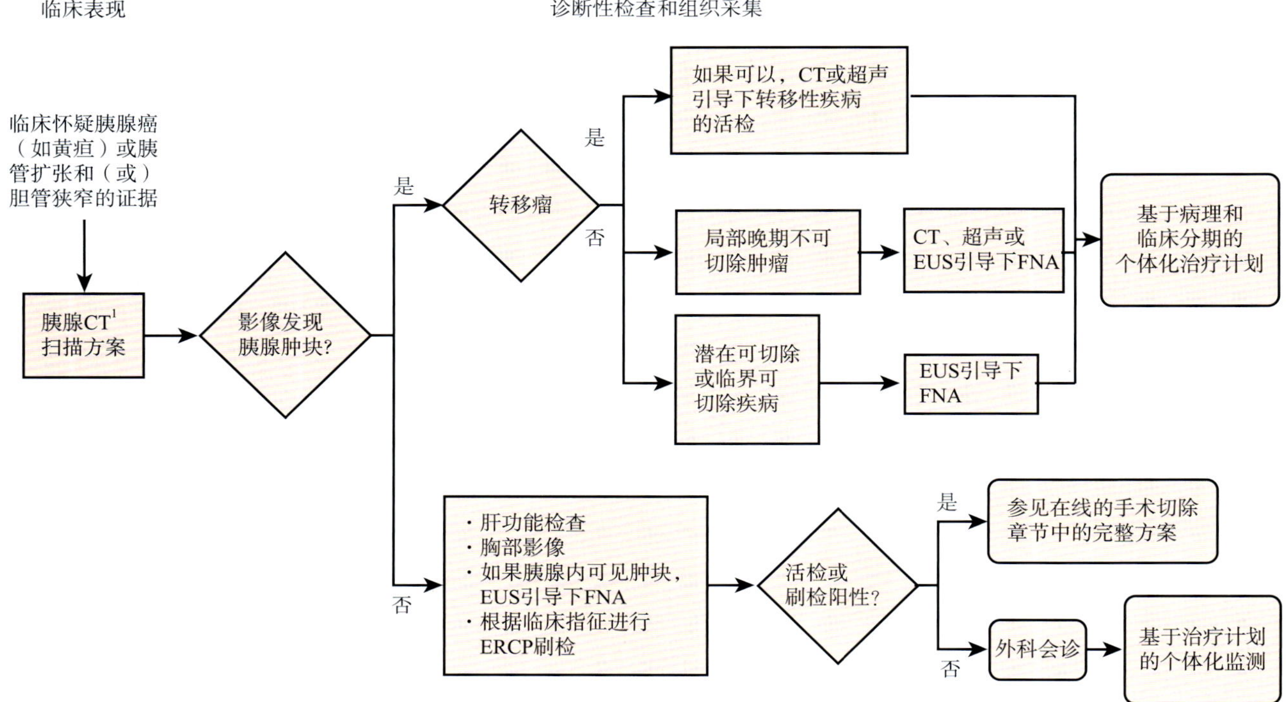

1.胰腺CT方案：三期相横轴面成像，薄层；如果CT结果不确定，考虑PET扫描
ERCP.经内镜逆行性胰胆管成像
EUS.超声内镜检查术
该实践算法是专门为MD安德森癌症中心开发的，采用多学科方法并考虑了MD安德森癌症中心特有的情况，包括以下内容：MD安德森癌症中心的特定患者群体、MD安德森癌症中心的服务和结构；以及MD安德森癌症中心的临床信息。此外，该算法并不旨在取代医师或其他医疗保健提供者的独立医疗或专业判断。该算法不应用于治疗孕妇

第13章

胰腺囊性病变

Sanaz Javadi, M.D.; Jason B. Fleming, M.D.; Milind Javle, M.D.; Jeffrey H. Lee, M.D.; Priya R. Bhosale, M.D.

引言

胰腺囊性病变包括恶性和良性，可引起或不引起临床症状。有症状的囊肿发生恶性的风险会很高，而无症状的囊肿可能是良性、恶性或癌前病变。胰腺囊性肿瘤占所有胰腺囊肿的10%～15%，占原发性胰腺恶性肿瘤的比例不到1%。

目前，CT和MRI是用于评估胰腺囊性病变的主要影像学方法。CT使用广泛，扫描时间短，应用最多。MRI能够识别囊性病变与主胰管的连通性，目前通过薄层成像，CT也具有同样的能力。FDG-PET/CT基于代谢活性也已应用于区分恶性和良性囊性病变。

基于影像学表现，断层成像可以确定囊性病变的特征。目前，用于发现和诊断囊性病变的设备包括对比增强CT（contrast-enhanced CT，CECT），超声，MRI和PET/CT。

CECT和MRI不依赖于操作者，可以很容易地显示整个胰腺。EUS依赖于操作者和患者，而EUS-FNA通过提供实时评估并对囊内容物进一步分析，对完成这项困难的任务起到了补充作用。与多普勒相结合，通过FNA进行组织采样，可以避开主要血管。PET/CT是一种不断发展的检测恶性胰腺囊性病变的设备。它可以检出囊性病变中的浸润性癌，但它不能识别原位癌。这种设备可以检测出浸润性癌的远处转移。经腹部超声可发现胰腺囊性病变，然而，这种方法仅限于体型较大的患者，而且上方的肠道气体可能掩盖病变。CECT显示病灶内的钙化更好，能发现或不能发现分隔，这取决于病变的大小和分隔的厚度。MRI能更好地识别囊性病变的分隔和血性内容物，对黏液的检出也一样较好。EUS可用于评估囊肿，EUS-FNA可获得囊肿液的细胞学分析。胰腺囊液分析应包括黏蛋白染色，以及囊液中淀粉酶、脂肪酶和各种肿瘤标志物如癌胚抗原（carcinoembryonic antigen，CEA）的测定。

胰腺囊性病变可分为两类：原发性囊性病变和继发性囊性病变。前者包括假性囊肿、浆液性囊腺瘤、各种含黏液的囊肿［黏液性非肿瘤性囊肿（mucinous nonneoplastic cyst，MNC）、黏液性囊性肿瘤（mucinous cystic neoplasm，MCN）、黏液性囊腺癌和导管内乳头状黏液性肿瘤］、胰腺假乳头状肿瘤和淋巴上皮囊肿。继发性囊性病变包括各种发生囊性改变的实性肿瘤（囊性特征的导管腺癌和囊性NET）。在本章，我们将讨论胰腺的原发性囊性病变。

假性囊肿占所有胰腺囊性病变的大部分，而其余是囊性肿瘤和真囊肿。胰腺包虫病囊肿罕见，在包虫病流行的国家，应将其作为胰腺囊性病变的鉴别诊断。胰腺原发性囊性肿瘤可分为三大类：浆液性肿瘤（包括浆液性囊腺瘤和囊腺癌）、黏液性肿瘤（包括MCN、黏液性囊腺癌、导管内乳头状腺瘤和导管内乳头状腺癌）和实性假乳头状瘤（solid pseudopapillary tumor，SPT）。大多数胰腺囊性肿瘤无症状，生长缓慢。当患者有症状时，通常由占位效应引起，症状不明确且定位差。导管内乳头状黏液瘤（intraductal papillary adenocarcinoma，IPMN）可能出现类似慢性胰腺炎的疼痛。在断层成像中，IPMN可以分为单纯型（内部不含结节）或复杂型（内部有分隔或壁结节）。它们也可以根据囊腔的数量分为单房型或多房型。

胰腺假性囊肿

流行病学和危险因素

胰腺内发现的大多数囊性病变为假性囊肿，占所有囊性病变的70%。这些囊肿的内表面缺乏上皮，有纤维囊。胰腺假性囊肿发生于胰腺炎发作后，由胰酶（如淀粉酶和脂肪酶）渗漏引起，这些渗出物会因侵蚀邻近血管而引起脂肪坏死和出血。

临床表现

胰腺炎患者可能因感染或梗阻性黄疸而出现恶心、呕吐、腹痛或脓毒症。由于胰酶渗漏，可与邻近结构形成瘘管，如胆总管、食管和胸膜。胰腺假性囊肿内部很少有出血，但这一发现与死亡率增加相关。假性囊肿可侵蚀邻近血管并引起假性动脉瘤，假性动脉瘤可能破裂导致出血。最常见的受累动脉是脾动脉、胃十二指肠动脉和胰十二指肠上动脉。假性囊肿常见于男性，通常见于酗酒者，并可伴有腹部创伤。

影像学

在断层扫描成像中（图13.1，图13.2），假性囊肿通常表现为无内部分隔或壁结节的单房病变。它们通常与主胰管相通。这些囊肿早期在影像学上显示有不规则的壁，但边界倾向于变得清晰。在增强CT上，假性囊肿看起来像积液，可能有一个不易察觉的壁，或纤维化的厚壁，因此在延迟期图像上可显示强化或无强化。假性囊肿在T1WI MRI上可能有高信号，这是由于出血所致。在MRCP中，它们可能显示与主胰管相通。超声可表现为薄壁、单房、无回声团块，呈传播性增高。复杂的囊肿可能有液体-碎屑平面的低水平内部回声，或者可能有内部分隔。如果囊壁内有钙化，则可能使囊肿模糊不清。囊肿内无强化结节；如果出现结节，必须考虑黏液性囊性肿瘤的可能性。在CT或MRI上可以看到的一个线索是胰腺周围污染，这被认为是胰腺炎的标志，当与囊性病变相关时，提示可能是假性囊肿。

治疗

如果患者无症状，通常采用保守治疗。如果囊肿>4～5cm或患者有症状，可通过经腹腔、经腹膜后、经胃或经十二指肠途径进行引流。有时可进行囊-胃吻合术或囊-空肠吻合术。

监测

根据肿瘤的可疑程度，可以对患者进行一段时间的随访，因为假性囊肿会消退，囊性肿瘤可能会持续存在，而无变化或生长。虽然假性囊肿没有已知的恶性潜能，但许多胰腺囊性肿瘤可能与假性囊肿相似。囊肿的鉴别诊断是黏液性囊性肿瘤，如果存在与胰管的交通，可以考虑为IPMN。要确定假性囊肿的诊断，年龄、性别和胰腺炎病史可能有帮助。

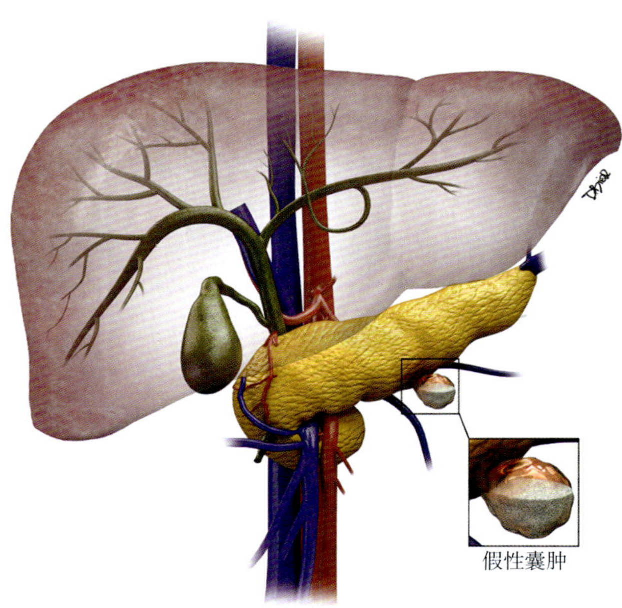

图13.1 胰尾部的囊性肿块含有代表假性囊肿的碎屑

要点 假性囊肿

- 假性囊肿是胰腺炎的后遗症，其特征是没有上皮覆盖。
- 与酒精滥用有关。
- 通过内镜超声引导下的细针抽吸囊液，可以检测到淀粉酶水平升高，癌胚抗原（CEA）水平低。

单纯性囊肿

流行病学和危险因素

胰腺的真正囊性病变较为常见，其内衬有上皮，可以在希佩尔-林道病（von Hippel-Lindau，vHL）、囊性纤维化或多囊肾患者中看到。这些囊肿的影像学表现与肝和肾内的单纯性囊肿相似。

临床表现

大多数单纯性囊肿是偶然发现的。

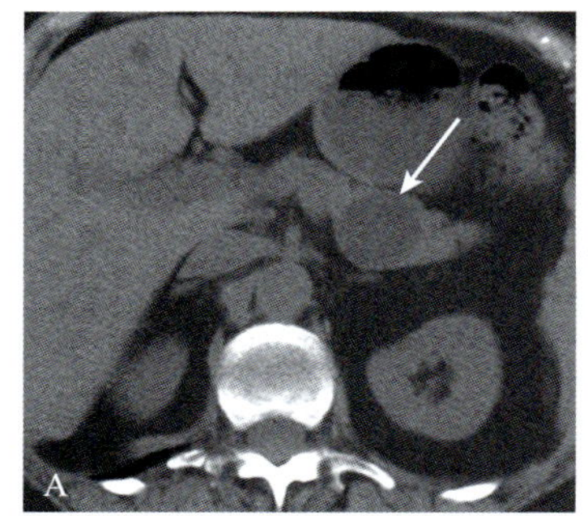

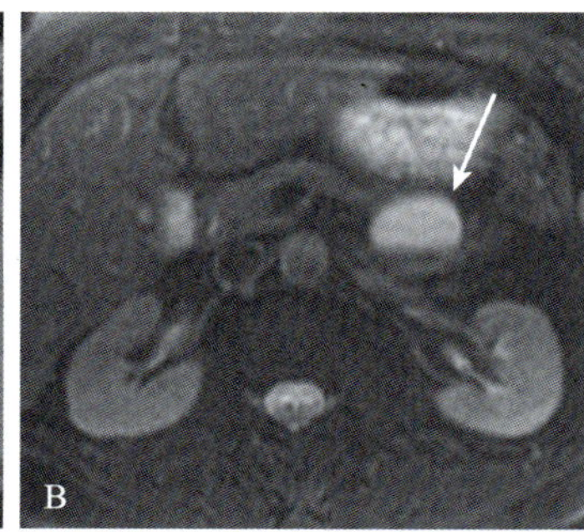

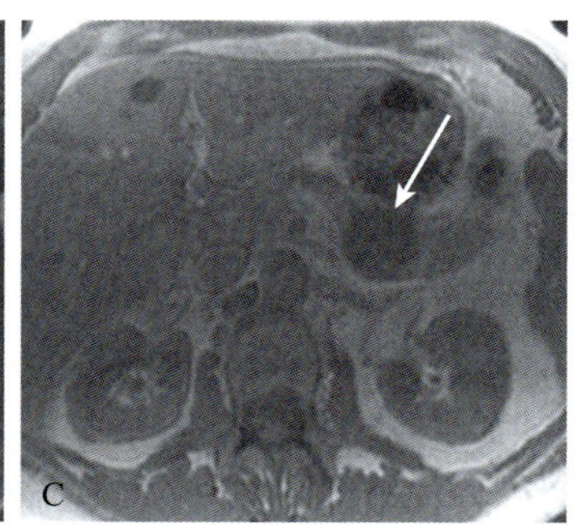

图13.2 一名腹痛的63岁女性。A.轴位CT平扫示胰尾部囊性病变（箭头）内部无分隔；B.轴位T2WI MRI示胰尾部高信号囊性病变（箭头），含有碎屑。C.轴位T1WI MRI示胰尾部低信号囊性病变（箭头），提示假性囊肿

影像学

在CT上，单纯性囊肿的Hounsfield单位（HU）值与液体一致。在MRI上，T2WI呈高信号，T1WI呈低信号，不强化。没有壁结节。在超声上，它们是无回声的，但有后回声增强。这些囊肿的鉴别包括MCN，两者之间没有可用于鉴别的放射学特征。当这些囊肿>3cm时，可以进行EUS，并进行活检以排除黏液性肿瘤。这些囊肿通常不需要切除。

治疗

这些囊肿不需要治疗，除非有症状。

监测

无须随访。

要点 单纯性囊肿

- 单纯性囊肿与希佩尔-林道病（VHL）、囊性纤维化和多囊肾有关。
- 它们在CT上显示出薄而难以察觉的壁，在超声上表现为囊肿。
- 在内镜超声引导下的细针穿刺活检中，癌胚抗原（CEA）和淀粉酶水平均较低。

黏液性非肿瘤性囊肿

流行病学和危险因素

MNC是胰腺常见的囊性肿瘤。据推测，它们是由胰腺的发育缺陷引起的，从而导致导管系统的局灶性囊性转化。

病理学

MNC由分泌黏液的高柱状上皮构成。它们的最大直径为3～12cm，可以是单房的，也可以是多房的，可以充满浑浊或血性液体。这些肿瘤没有卵巢间质，而卵巢间质是MCN的特征。这些囊肿与主胰管不相通，无细胞增生，无IPMN中所见的乳头状突起，被认为是良性的。

临床表现

临床症状可包括上腹部不适和疼痛。梗阻性黄疸可能是由于囊性病变发生在胰头时压迫胆总管所致。

影像学

在影像学上，MNC（图13.3）通常表现为小且单房的病变，分隔薄。在MRI上，它们的信号强度与单纯的液体一致，在增强CT上，它们的HU值<20。在影像学上，MNC与MCN不易区分，特别是当黏液囊肿较大或壁较厚时。一个重要的区别是MCN通常见于女性，而MNC没有性别倾向。如果囊肿直径>2cm，则可以进行EUS-FNA，并通过免疫组化染色将囊肿内容物与其他MCN区分开来（表13.1）。

治疗

MNC通常不需要治疗，除非由于内出血或引起胆道阻塞而出现症状时，这种情况很罕见。

监测

如果MNC发生在胰头部，可引起导管阻塞，根据其大小，应在不同的时间间隔进行随访。

要点 黏液性非肿瘤性囊肿

- 这些囊肿分泌黏蛋白，但没有卵巢间质。
- 它们与主胰管不相通，但在特定位置时可能引起胆道梗阻。

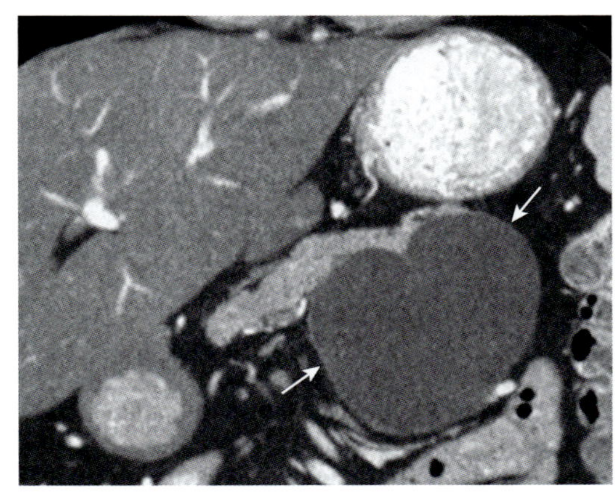

图13.3 60岁女性，在CT结肠成像上偶然发现囊性病变。腹部CT冠状位重建示胰尾部囊肿（箭头），内部没有分隔和壁结节，为黏液性非肿瘤性囊肿

表13.1 胰腺囊性病变的临床和人群特征

	SCA	MCN	IPMN	SPT	PSEUDO
主要年龄	低龄女性	中年	低龄男性	青年	无差别
性别	女>男	女性	男>女	女性	男>女
酗酒	否	否	否	否	是
胰腺炎	否	否	并不罕见	否	是
位置	平均	胰体/胰尾	胰头和胰尾	平均	平均
潜在恶性	罕见	中/高	低/高	低	无

SCA.浆液性囊腺瘤；MCN.黏液性囊性肿瘤；IPMN.导管内乳头状黏液瘤；SPT.实性假乳头状瘤；PSEUDO.假性囊肿

黏液性囊腺肿瘤

流行病学和危险因素

MCN约占胰腺囊性肿瘤的10%。

解剖学和病理学

MCN（图13.4）通常位于胰腺体和尾部；通常为单发，大小为6～35cm。内衬有分泌黏蛋白的内层细胞和类似卵巢基质的外层细胞。它们有几个小房和一个厚壁。这些肿瘤不与主胰管相通，除非它们侵蚀主胰管，引起瘘管。小房少于6个，且小房通常大于2cm。囊肿内可能含有水样液体或出血、坏死或黏液物质。这些肿瘤通常有壁内结节，组织学上可从高度不典型增生到浸润性癌。胰腺MCN类似于卵巢MCN，几乎只见于育龄女性（＞95%；平均年龄45岁），通常发生在胰腺体尾部。据报道，MCN伴卵巢间质的恶性率低至10%～17%。在10%～25%的病例中，在肿瘤和（或）包膜的周边可观察到曲线状钙化。

临床表现

MCN患者可能表现为模糊的腹部不适，并有体重减轻和厌食等症状。

影像学

在横断面影像上，这些肿瘤可表现为单个大囊肿或多房大囊肿，外壁厚，分隔厚，壁内结节强化。有时还可见外壁钙化，囊肿外壁可能在延迟期增强，这一发现与组织病理学上观察到的纤维化包膜相关。在MRI上，囊肿内的液体在T1WI上表现为低信号，在T2WI上表现为高信号；T1WI信号增加是由于黏蛋白的存在，但不幸的是，凭借这点确诊MCN并不可靠。增强结节的存在应高度怀疑恶性。

在超声检查中，MCN（图13.5）可表现为界线清晰、无回声、厚壁的囊性肿块，可伴有回声的厚间隔、内部结节或壁钙化。这些病变的鉴别诊断包括假性囊肿，可通过影像学检查的连续随访进行鉴别，其中假性囊肿可能缩小，而黏液性肿瘤通常保持不变。

治疗

由于影像学无法鉴别囊腺肿瘤和囊腺癌，且这些病变具有潜在恶性，因此需要手术切除。

监测

手术切除后无需随访。

黏液性囊腺癌

流行病学和危险因素

当黏液囊肿出现浸润性癌时，被称为黏液性囊腺癌。浸润性癌的发生率很低，只有12%。

解剖学和病理学

这些肿块通常见于胰腺体部和尾部。浸润性黏液癌患者较非浸润性MCN患者年龄大，这一发现提示了从囊腺瘤进展为囊腺癌的过程。在MCN中最早发现的遗传变化是位于12p染色体上的*KRAS2*癌基因突变，此突变见于90%的MCN合并原位癌患者中。MCN向恶性发展，类似于胰腺上皮内瘤变。

临床表现

这些患者可能表现为隐痛和腹部不适。黏液性囊腺癌在极少数情况下可引起胰腺炎。

分期评价

根据AJCC的胰腺癌分类进行分期。

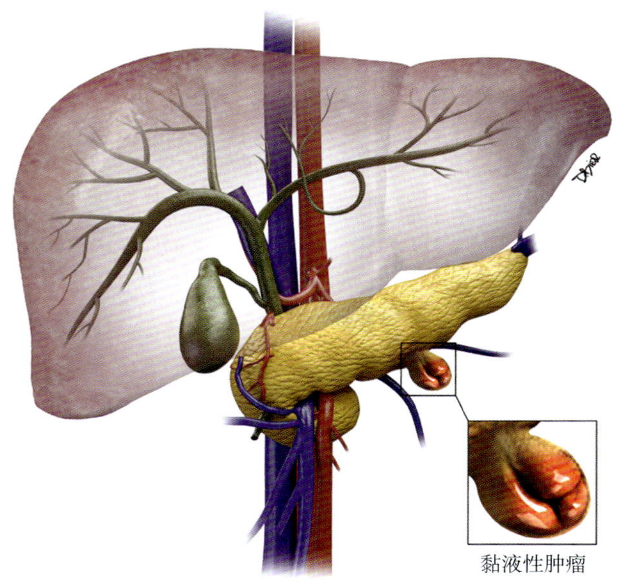

图13.4 胰腺尾部有分隔的囊性病变，提示黏液性肿瘤

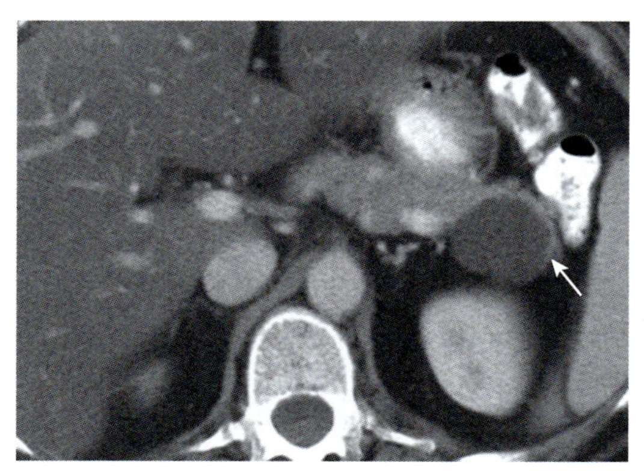

图13.5 一名有右侧乳腺癌病史的45岁女性因腹痛就诊。轴位增强CT显示胰尾部有一个单房囊性病变（箭头）。影像学表现无特异性，需与假性囊肿和黏液性囊性肿瘤相鉴别。然而，由于缺乏胰腺炎病史，强烈提示这是一种黏液性囊性肿瘤

影像学

虽然强化结节和分隔的存在与恶性病变相关，但没有这些发现并不排除恶性的可能性。在影像学上，黏液性囊腺癌（图13.6）表现为巨大、复杂的囊性胰腺肿块，可通过囊内强化软组织的存在与MCN相鉴别。这些肿瘤通常很大（＞6cm），＜4cm的肿瘤通常不是恶性的，除非存在壁内结节。因此，在增强CT或MRI上发现囊性肿瘤内的任何强化软组织都被认为是切除的指征。然而，所有黏液性病变都被认为是癌前病变，通常建议切除，因为在大多数情况下，目前影像学上很难区分良性和恶性MCN。当邻近的血管（如脾静脉）被阻塞时，提示有恶性倾向。其分期与胰腺癌相似。

治疗

对于所有疑似MCN的适合手术的候诊患者，建议手术切除。对于非侵袭性MCN患者，手术切除通常是可以治愈的，但侵袭性MCN的特点是经常复发，因此生存率较低，术前或术后放化疗可能对此类患者有用。吉西他滨似乎对有腹膜转移的胰腺囊腺癌有效。这一治疗策略通常用于可切除的胰腺癌患者，目的是实现切缘阴性切除，并减少肿瘤生物学特性良好（或肿瘤在术前化疗期间未进展）的患者接受积极手术治疗。目前，晚期囊腺癌的治疗方法与胰腺腺癌相似。

监测

在MD安德森癌症中心，对于接受切除术的患者，我们通常在术后的前几年每年对这些患者进行评估。相反，如果手术标本分析显示为浸润性腺癌，则应通过定期体格检查和横断面影像学检查，密切监测患者是否有局部复发和远处转移。我们对这些患者的监测计划与胰腺癌切除患者的计划相似，包括2年内每4个月进行一次访视，之后每2年一次，直至第5年，之后每年一次。在每次随访中，如果患者的抗原阳性，则在手术切除前接受分期增强CT和肿瘤标志物评估。

要点：黏液性囊性肿瘤

- 黏液性囊腺瘤和囊腺癌含有卵巢间质。
- 它们是单房的，可能有乳头状突起。
- 它们通常与主胰管不相通。
- 仅见于育龄期女性。
- 在内镜超声引导下的细针穿刺活检中，癌胚抗原（CEA）水平可高达200～500ng/ml，淀粉酶水平较低。

导管内乳头状黏液瘤

前言

IPMN主要有3种类型，根据其所在位置分为主导管型、分支导管型（branch-duct type IPMN，BD-IPMN）和混合型。这些肿瘤产生黏蛋白，黏蛋白聚集在导管内，导致导管囊性扩张。最常见的是，IPMN累及主胰管，但也可能累及侧支。根据肿瘤的大小和类型，它们可以是癌前病变或恶性病变。可表现为发育不良疾病谱：从微小的黏液增生到浸润性癌。主导管型和混合型IPMN的恶性率相似，分别为38%～68%和38%～65%，而BD-IPMN的恶性率较低，为12%～47%。BD-IPMN的鉴别诊断可能包括假性囊肿。

流行病学和危险因素

IPMN起源于胰管的柱状上皮细胞。这些细胞发育不良，形成乳头状突起，延伸至胰管并分泌黏蛋白。肿瘤多见于男性，男女比例为2∶1。患者通常在70～90岁发病。最初，IPMN被认为仅占所有囊性病变的5%，但报道的病例逐渐增多，可能是由于对该疾病的认识提高和横断面成像设备的使用。WHO根据上皮发育不良的程度将IPMN分为腺瘤、交界性肿瘤或癌（原位或侵袭性）。

解剖学和病理学

IPMN根据是否累及主胰管（图13.7）或孤立的侧

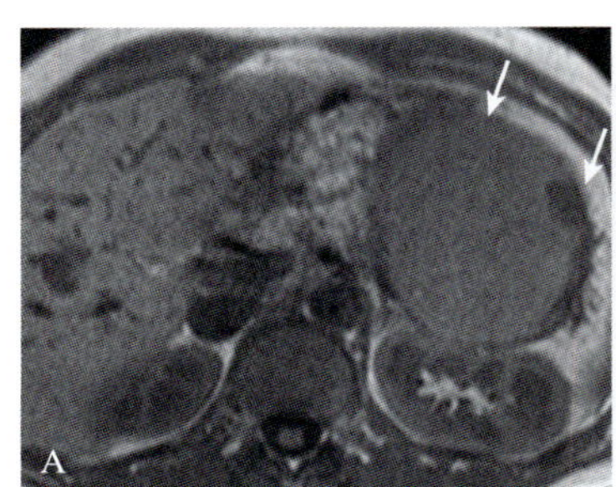

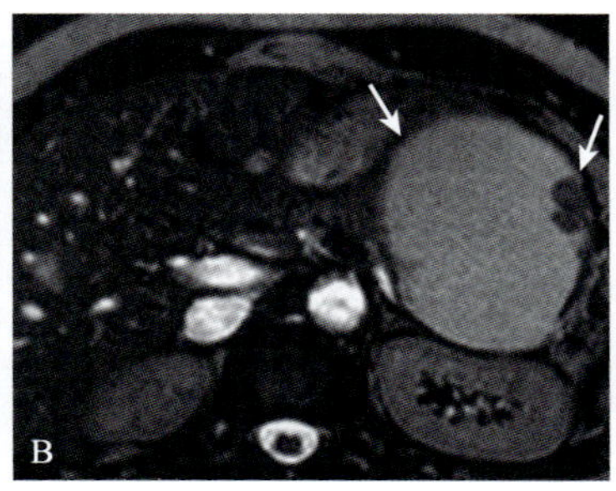

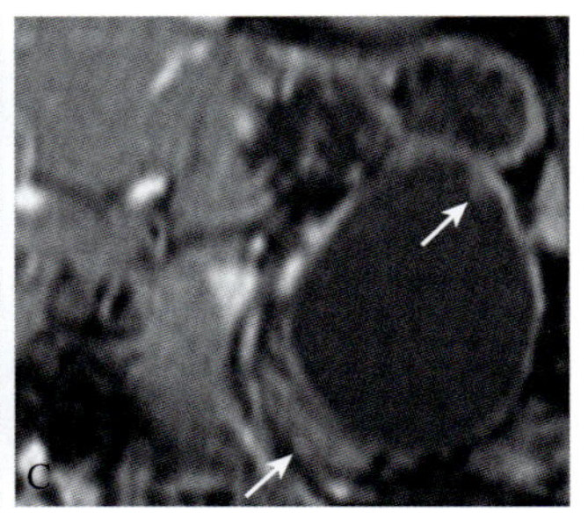

图13.6 一名腹痛的48岁女性。A.轴位T1WI MRI显示胰腺尾部高信号肿块（左侧箭头）和低信号壁结节（右侧箭头）；B.轴位T2WI MRI显示胰腺尾部囊性肿块（左侧箭头）伴壁内结节（右侧箭头）；C.冠状位增强T1WI MRI显示胰腺尾部肿块（底部箭头）伴强化肿瘤结节（顶部箭头），提示黏液性囊性肿瘤。结合患者的年龄、性别和囊肿的位置，诊断为黏液性囊性肿瘤

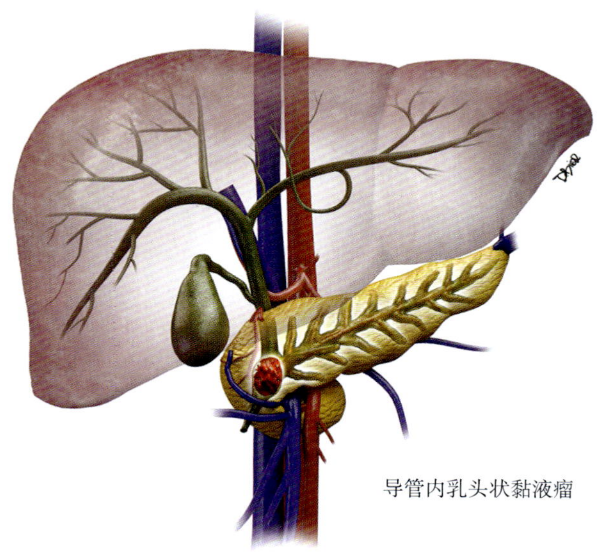

图13.7 胰头部肿块（红色）因产生黏蛋白而导致胰管扩张

支进行分型。它们的特征可能表现为弥漫性导管扩张或节段性囊性表现。肿瘤的位置是影响预后的一个重要因素。20%～30%为多灶性，5%～10%累及整个胰腺。

临床表现

患者可无症状，也可表现为胰腺炎，有时伴有黄疸。

主导管型导管内乳头状黏液瘤

解剖学和病理学

不同于MCN，IPMN缺乏相关的卵巢型间质。主导管型IPMN在组织学上有两种类型：肠型或胃型和胰胆型。肠道亚型在向侵袭性恶性肿瘤发展的过程中产生大量的细胞外黏蛋白，并与IPMN手术切除后的良好生存率相关，这是IPMN的典型特征。胰胆管亚型演变为导管腺癌，相应的生存期较差，这是胰腺来源的浸润性导管腺癌的特征。恶性肿瘤的预测因子包括主胰管类型伴Vater壶腹的黏蛋白渗漏、主胰管扩张、大肿瘤、黄疸和糖尿病。胰胆型IPMN与其他类型相比具有更高的恶性潜能。黏蛋白从Vater壶腹排出是主导管型IPMN的病理特征，这在胰胆管造影中可见，由肿瘤细胞产生过多的黏蛋白引起。肿瘤具有乳头状或息肉样外观，起源于转化为胰腺导管上皮的黏液细胞。当主导管增大至1cm时，肿瘤结节可能表现出细胞异型性，范围从轻度异型增生到明显的浸润性癌。此外，这些细胞类型可能在同一病灶内共存。IPMN的疾病谱从具有不同程度上皮发育不良的非侵袭性肿瘤到原位癌灶和侵袭性腺癌。从良性进展到恶性的精确速率尚不清楚，但估计范围为5～7年。恶性肿瘤在主导管型IPMN中更常见，60%～92%的病例表现为浸润性癌。浸润性癌在主导管型IPMN中的患病率较高（23%～57%）。

临床表现

这些肿瘤多发生于平均年龄为65岁的男性。大多数主导管型IPMN患者有症状，表现为上腹痛，常因进食而加重。疼痛可能是由于黏蛋白阻塞胰管引起，并可导致胰腺炎，进而导致胰管狭窄。患者经常主诉疼痛，通常是上腹痛并放射至背部。因此，许多患者可能被误诊为慢性胰腺炎，而不是IPMN；其他症状和体征包括体重减轻、发热和黄疸。

肿瘤的扩散方式

浸润性癌患者可能发生肝或肺转移或局部复发。

分期

IPMN的分期与胰腺导管腺癌相同。

影像学

用于IPMN的成像方法包括CT、MRI、MRCP、EUS和PET/CT。任一种或几种成像方式的组合都能显示病变的特征。MRI可以比CT更好地显示导管的交通。IPMN在CT上的表现取决于它们的类型和位置。主导管型IPMN表现为主胰管扩张（图13.8，图13.9）。如果肿瘤位于胰头部，有时可出现整个胰管扩张，如果肿瘤位于胰体部，则可能出现胰管节段性扩张。然而，随着疾

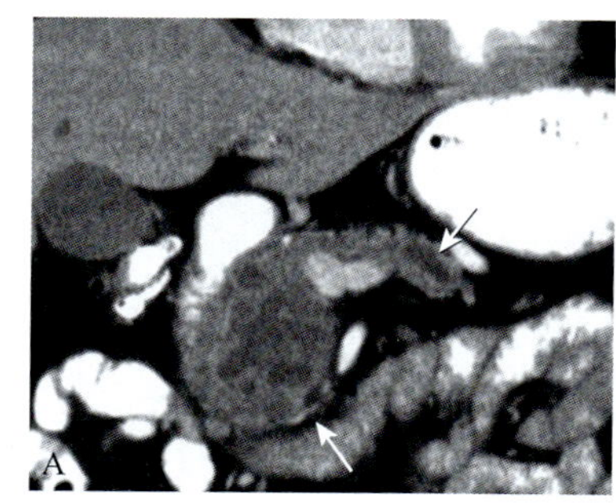

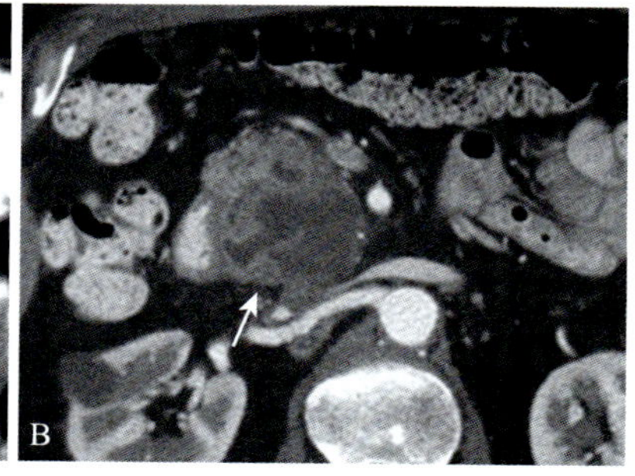

图13.8 65岁男性，胰腺囊性肿块。A.冠状位增强CT显示胰头部囊性肿块，起源于主胰管（白箭头），由于黏蛋白聚集导致主胰管扩张（阴影箭头）。B.轴位CT显示胰腺头部密度不均匀肿块（箭头），因导管内乳头状黏液瘤（IPMN）排出黏液导致

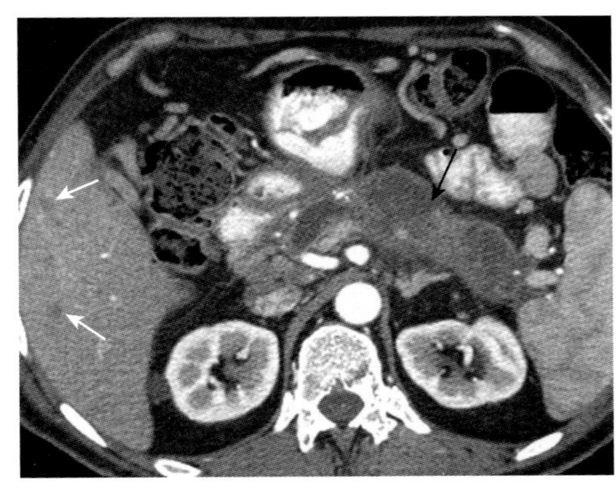

图13.9　67岁男性，腹痛。腹部轴位增强CT显示胰尾部低密度肿块（黑色箭头），代表导管内乳头状黏液瘤伴肝脏转移（白色箭头）

病的进展，最终整个胰管都会扩张。

由于这些肿瘤导致胰腺炎，在CT和MRI上可以看到胰腺实质的改变，如平扫图像上T1信号的丢失和对比剂的延迟摄取，这些都提示慢性纤维化。在CT、超声和MRI上，主导管可见明显扩张和曲张。在某些病例中，增强扫描可识别壁结节。腺体可萎缩，并出现异形钙化，类似慢性胰腺炎的表现。然而，与慢性胰腺炎相比，主导管型IPMN见于高龄患者，并且由于黏蛋白的产生，在影像学上可能有膨出的乳头。主导管型IPMN的恶性或浸润性癌的影像学特征包括：主导管扩张直径＞1.5cm，结节或赘生物强化，胰管弥漫性或多灶性累及，局灶性乏血供软组织肿块，或胆管梗阻。所有主导管型病变均被认为是癌前病变，应考虑手术切除。

分支导管型导管内乳头状黏液瘤

解剖学和病理学

与主导管型或混合型IPMN相比，BD-IPMN的临床病程更为缓慢。这些肿瘤大多位于胰头部（通常为钩突部）。组织学上，BD-IPMN显示一种独特的结构，称为胃小凹型上皮，很少进展为明显的恶性肿瘤。BD-IPMN患者的癌症患病率为6%～46%。这些IPMN通常发生在胰腺钩突，影像学表现为小的囊性肿块，影像描述为“葡萄串”。在超声上，它们是边界清楚的低回声囊性病变，内部有分隔。该肿瘤分泌大量黏蛋白，可向主胰管内突入，并在侧支与主胰管交通部位下游引起主胰管扩张。通常恶性肿瘤的侧支交通比良性肿瘤的大。BD-IPMN可能是多灶性的，因为所有胰腺导管上皮都有发展为恶性肿瘤的危险。

临床表现

BD-IPMN多见于年轻患者，其潜在发展为恶性肿瘤的可能性低。

肿瘤的扩散方式

扩散方式与主导管型IPMN相似。

影像学

在断层图像上，BD-IPMN以导管侧支囊性扩张为特征。有时，在ERCP、MRCP或增强CT图像上，除侧支导管扩张外，还能看到乳头突起或壁内结节。上述影像学检查也可显示扩张的侧支与主胰管相通，从而帮助明确诊断。BD-IPMN在T2WI MRI上表现为多个侧分支扩张，这些病变最常见于胰腺头部。这些肿瘤可能类似于浆液性囊腺瘤（serous cystadenoma，SCA）。然而，BD-IPMN（图13.10）显示与主胰管相通，这有助于区分这两种病变。提示恶性的影像学特征包括增强的软组织结节状密度和直径＞3cm。在缺乏这些特征的情况下，一些研究小组提倡对无症状的局限性BD-IPMN患者进行保守处理，即定期影像学随访。

混合型导管内乳头状黏液瘤

当主胰管和侧支都扩张时，称为混合型IPMN。此时，肿瘤既存在于主胰管，也存在于侧支。IPMN是否存在恶性，可通过活检确诊，通常采用EUS-FNA。EUS可以通过观察沿胰管的乳头状生长进一步明确IPMN的特征。FNA可用于获取乳头状生长的组织和抽吸导管内容物，以评估黏蛋白的存在并进行其他研究。

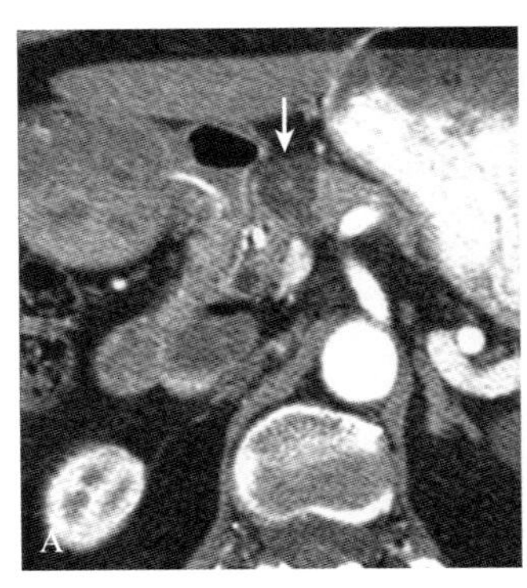

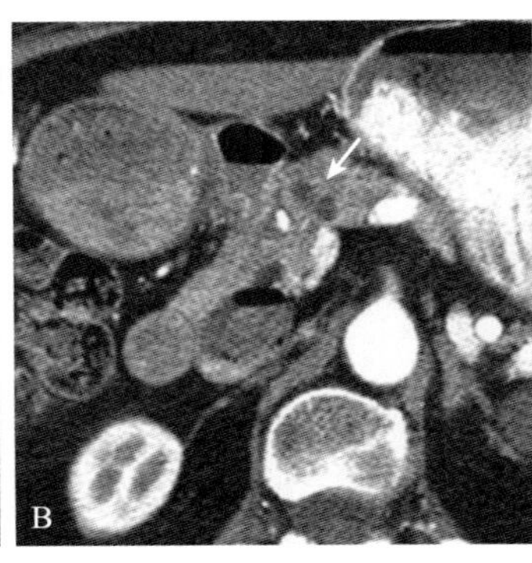

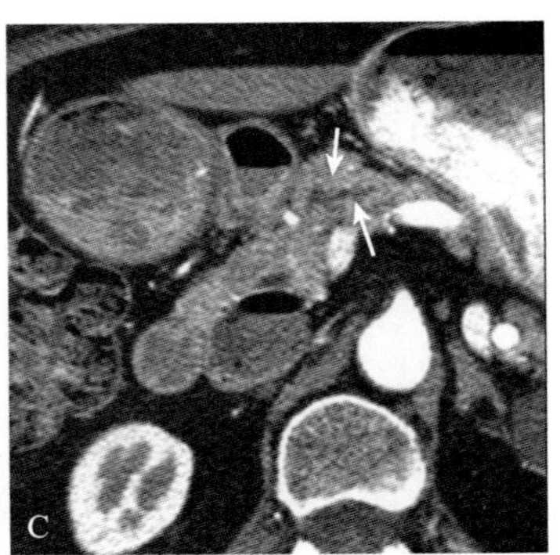

图13.10　71岁女性患者，上腹部疼痛。A.轴位增强CT显示胰颈部囊性病变（箭头）；B.下方图像显示囊性病变（箭头）呈管状；C.下方图像显示扩张的胰管（箭头）与主胰管相通，提示分支管型导管内乳头状黏液瘤

将抽吸液送检进行细胞学检查（图13.11）、囊液肿瘤标志物和淀粉酶检查。据观察，黏液性囊肿的囊液黏度较高。囊液中的肿瘤标志物，如CEA、CA19-9、CA724、CA125和CA153虽已被提议使用，但这些标志物有局限性。

在Brugge及其同事的一项研究中，CEA被发现是恶性胰腺囊肿最特异性的标志物。用CEA值192ng/ml为标准，诊断黏液性囊肿的敏感度为75%，特异度为84%，准确度为79%。相比之下，EUS形态学的准确性为51%，细胞学的准确度为59%。对于细胞学检查，需要分析标本是否有黏液上皮、细胞学异型性的程度及是否有恶性细胞。有细胞学家参与可以减少最终诊断所需的FNA次数，从而减少手术时间和并发症。

治疗

虽然断层图像上可以合理准确地用于诊断IPMN，但即使没有影像学技术，血清肿瘤标志物或肿瘤活检仍能可靠地区分侵袭性和非侵袭性病变。由于与主导管病变相关的侵袭性病变的发生率高，国际上对于MCN和IPMN患者管理的共识指南建议，对于所有功能状态良好且有良好生存预期的主导管型IPMN患者，应考虑切除。对于有症状或较大（＞3cm）的分支导管型患者，也建议手术切除。相反，对于直径＜3cm且没有恶性影像学征象的无症状分支型IPMN患者，观察一段时间是合理的。即使非手术治疗，这些病变仍能有良好的生存率。在这一人群中，应通过断层影像学检查进行密切随访，以检测肿瘤大小的增加、影像学特征的改变或症状的出现，其中任何一项均提示需要重新评估是否需要手术切除。重要的是，老年患者的小BD-IPMN不需要立即手术。

几项前瞻性研究表明，浸润型腺癌患者接受辅助放化疗，可以提高生存率。MD安德森癌症中心通常为可切除的胰腺癌患者提供术前治疗，达到以下目的：①实现切缘阴性切除；②对于生物学特性良好的癌症患者（或在术前化疗期间未进展的癌症患者），限制采用侵略性的手术治疗。这样的策略也可应用于有侵袭性成分的胰腺囊性肿瘤，因为这些肿瘤在被发现前可能已经长到很大，通过这种术前治疗方法可以提高切缘阴性的可能性。吉西他滨单药治疗或与厄洛替尼联合治疗均被认为是晚期胰腺癌的标准治疗。然而，由此产生的临床获益有限。

辅助放化疗可提高有侵袭性IPMN患者的中位生存期。侵袭性IPMN患者的辅助放化疗与淋巴结阳性患者和边缘阳性患者的总生存率提高显著相关。解剖性部分胰切除术是IPMN患者的标准手术治疗方法。术中应通过冷冻切片分析评估手术切缘。

监测

非侵袭性IPMN患者在残留的胰腺断面边缘发生复发的风险非常低。我们推荐术后初期对这些患者残留的胰腺重复影像学检查，随后进行年度随访。相比之下，我们认为，在表现良好的患者中，应该尝试清除侵袭性IPMN的边缘。IPMN患者的术后生存主要与浸润性腺癌的存在有关。在极少数情况下，这可能需要全胰腺切除。侵袭性疾病切除术后的高复发率要求密切随访。我们按照胰腺癌患者的随访方式，对这些患者进行随访，每次随访均使用横断面影像学检查来检查局部或远处复发。

> **要点：导管内乳头状黏液瘤**
>
> - 与主胰管相通的囊性病变被定义为分支型导管内乳头状黏液瘤（IPMN）。
> - 主胰管直径＞15mm提示为主导管型IPMN。
> - 主导管型或分支型IPMN出现结节则可能是恶性的标志。
> - IPMN可转化为侵袭性癌，与导管腺癌难以区分。
> - 内镜超声引导下的细针穿刺可能显示高水平的癌胚抗原（CEA）和黏蛋白。

浆液性囊腺瘤

引言

SCA是最常见的囊性肿瘤，占胰腺外分泌肿瘤的

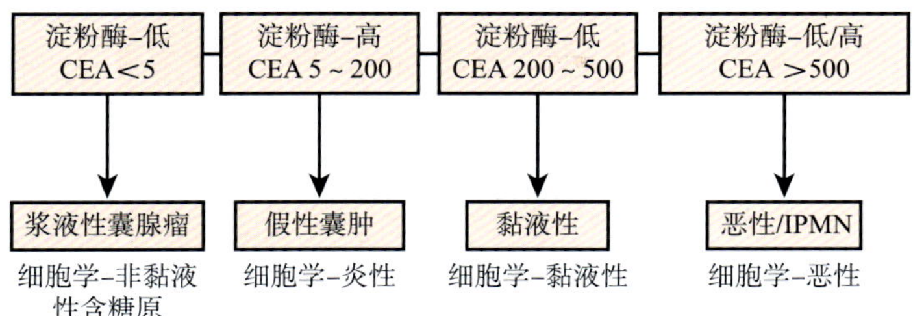

图13.11 内镜超声引导下细针穿刺后不同囊性病变的囊液分析。IPMN. 导管内乳头状黏液瘤

1%，占囊性肿瘤的30%。它们可起源于胰腺的任何部位，但多见于胰腺体尾部。

流行病学和危险因素

SCA在女性中比男性中更常见；女性在60岁左右发病，男性在70岁左右发病。这些囊性病变表现为非特异性症状，如上腹部疼痛和体重减轻。它们分为微囊性浆液性SCA（多房）和少囊性病变（单房）。单囊/大囊性SCA，也称为少囊性浆液性囊腺瘤，可能只有一个囊，这使得它们与MCN甚至假性囊肿难以区分。

这些肿瘤不产生黏蛋白，呈分叶状，边界清晰，组织学上有清晰或富含嗜酸性粒细胞的细胞质。SCA的直径通常小于5cm，中位大小为25～30mm。这些肿瘤见于vHL综合征，由视网膜和中枢神经系统的血管网状细胞瘤和嗜铬细胞瘤组成。vHL基因突变也见于散发性SCA病例。这些肿瘤是良性的，恶性风险较低，约为3%（图13.12）。

微囊性浆液性囊腺瘤

解剖学和病理学

微囊性SCA（富糖原腺瘤）通常由6个以上的小房组成，大小为0.1～2cm，但通常小于1cm，类似海绵，可能有钙化的星状瘢痕，但仅在10%～30%的病例中可见。

临床表现

大多数肿瘤是偶然发现的，但大肿瘤可因占位效应引起症状。例如，胰头肿块可阻塞胆总管，从而引起黄疸。

在横断面成像上，这些肿瘤表现为单纯的囊性肿块，具有“蜂窝状”外观。在平扫检查中，它们的CT值＜20HU（图13.13）。由于中央纤维血管瘢痕，它们在扫描中会显示出强化。在小房不可见的病例中，病灶的强化可能具有误导性，导致这种囊性肿瘤被误诊为实性肿块（如NET）。

在这些情况下，MRI（图13.14）是确定这些肿瘤特征的最合适的方法，由于液体的存在，它们具有特征性的T2高信号，并且在增强扫描延迟期薄的纤维间隔会强化。在超声上，这些肿瘤可表现为强回声肿块，也可表现为部分实性肿块伴囊性和无回声区。彩色多普勒显示边缘区和中央区有血流。与分支型BD-IPMN不同，这些肿瘤与主胰管不相通。如果中央瘢痕存在较大的营养不良钙化，则在任何MRI序列上均可看到相应的信号缺失，超声上可看到后部声影。EUS上SCA的回声特征包括日光状钙化伴大量微囊，这是SCA的典型病理特征。

治疗

本节最后讨论SCA的治疗。

少囊性浆液性囊腺瘤

解剖学和病理学

这些肿瘤较大，分房较少，在影像学上可能类

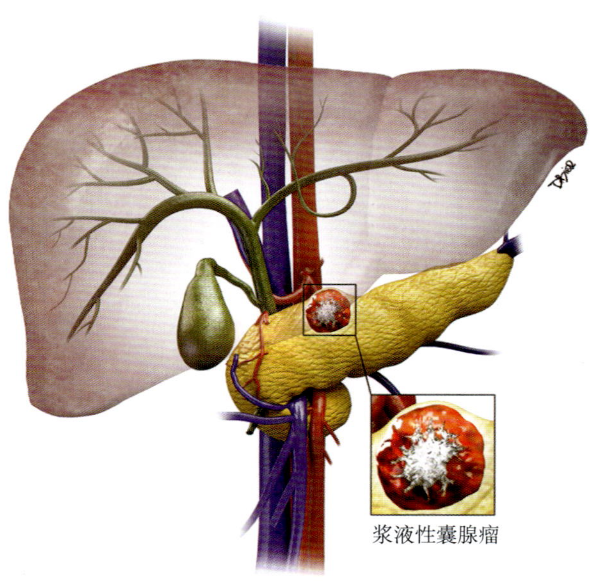

图13.12 胰腺体部囊性肿块（红色）中央有星状瘢痕（白色），提示浆液性囊腺瘤

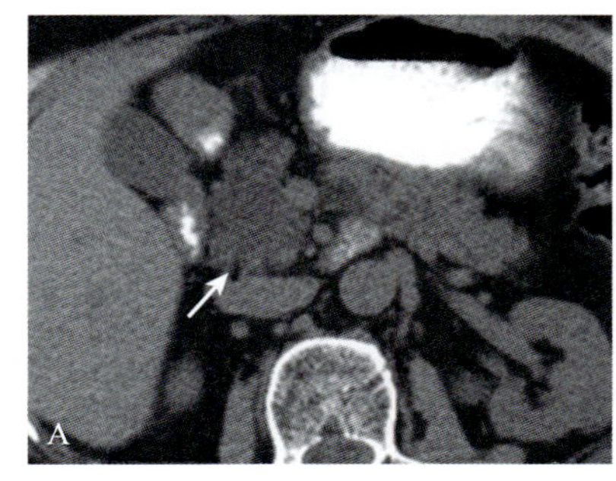

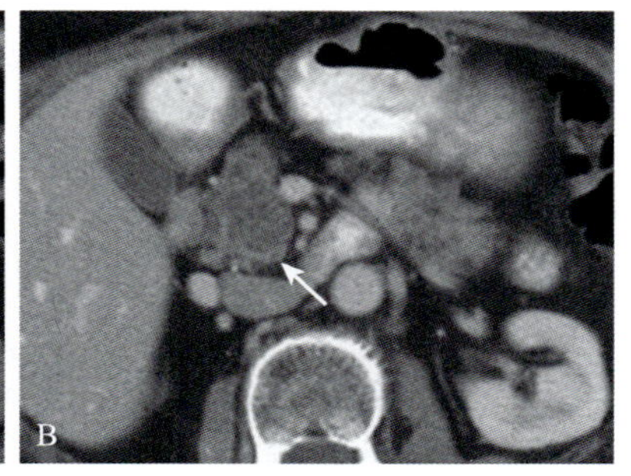

图13.13 69岁女性，有B细胞非霍奇金淋巴瘤病史，偶然发现胰头部肿块。A.腹部平扫CT显示胰头部肿块（箭头），液体密度；B.腹部轴位增强CT显示胰头部多房性肿块（箭头），分隔强化，特征性的“蜂窝状”外观，提示微囊性浆液性囊腺瘤

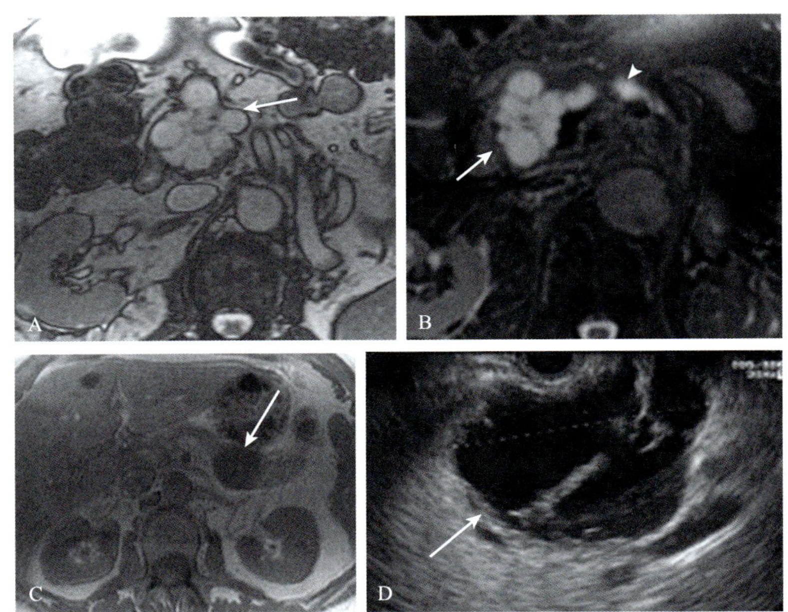

图13.14 74岁男性，近期诊断为左肾肿块和胰腺肿块。A.采用稳态采集的轴位快速成像显示胰头部高信号多囊性肿块（箭头），提示SCA；B.轴位脂肪抑制T2WI MRI显示胰头高信号多囊性肿块（箭头）和胰导管扩张（箭头），提示SCA；C.轴位脂肪抑制T1WI梯度MRI显示胰头部低信号多囊肿块（箭头），提示SCA；D.超声内镜显示胰头部低回声多囊性肿块（箭），提示SCA

似MCN。单个囊肿可能大于2cm，极少数情况下仅见单房。

影像学

该肿瘤的影像学特征与MCN重叠（图13.15）。当在胰头部发现无乳头突出或无壁内结节的单房病变时，应考虑少囊性SCA。在超声上，这些肿瘤可能表现为实性强回声肿块，这是因为多个囊肿产生了界面，如果它们由单囊组成，则可能表现为完全无回声和囊性的特征。

治疗

对于假定的SCA，应根据症状、肿瘤大小和诊断的确定性来决定是否进行手术干预。我们一般建议对有症状且体能状态良好的患者进行切除，而不论肿瘤大小。

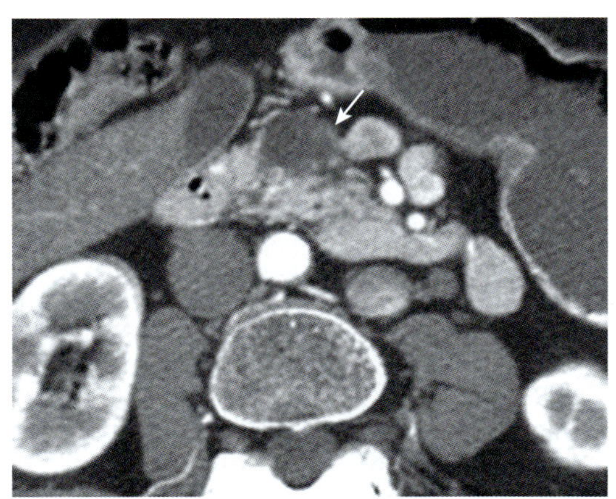

图13.15 82岁女性，偶然发现胰头部囊性病变。腹部轴位CT显示胰头单房肿块（箭头），提示少囊性SCA。这种影像学表现无特异性，但如果考虑到患者的年龄和性别，则诊断可能是SCA

监测

对于偶然发现的肿瘤直径＜4cm且缓慢生长的患者，最初可通过每半年/一年的断层影像学检查来评估肿瘤是否生长。对于偶然发现的直径＞4cm的肿瘤（尽管这个数字有些随意），或者那些在观察期间表现出快速生长或影像学表现发生显著变化的肿瘤，尤其是年轻患者，考虑手术切除是合理的。如果不能明确诊断，也建议切除。我们认为，手术的应用可能太过积极和频繁，特别是对于年龄较大、肿瘤＜5cm且无症状的患者。对于选择手术的患者，通过胰十二指肠切除术或胰体尾切除术进行完全解剖性切除通常是治愈性的。据报道，这类患者的5年生存率很高，超过81%。因此，术后监测可能没有必要。我们在术后初期对这些患者进行随访，只是为了筛查胰腺切除术后是否存在胃肠道或代谢并发症。

要点 浆液性囊腺瘤

- 这些肿瘤在老年女性中更为常见。
- 少囊性浆液性囊腺瘤（SCA）为单房性。
- 微囊性SCA为多房性，有纤维血管分隔和中央星状钙化。

实性假乳头状瘤

引言

这些肿瘤以前被称为“胰腺实性和囊性乳头状上皮肿瘤”“乳头状囊性肿瘤”或“Hamoudi”或“Frantz”肿瘤，1996年被WHO命名为胰腺实性假乳头状瘤（solid pseudopapillary tumor，SPT）。

流行病学和危险因素

这些肿瘤比IPMN、SCA和MCN少见。这些肿瘤的组织起源尚不清楚。然而，超微结构和免疫组化研究提示，它们同时具有上皮和神经内分泌分化的特征。

解剖学和病理学

病理学上，这些肿瘤的囊性区域可见坏死碎屑、血液和泡沫状巨噬细胞。这些肿瘤就诊时通常较大（>10cm），可发生于胰腺的任何位置，并可有钙化。SPT通常见于20～30岁年轻女性，年龄范围为7～79岁。肿瘤组织可同时具有上皮和神经内分泌成分，并且仅发生于胰腺。SPT是低度恶性潜能的肿瘤。这些肿瘤主要为实性，变性时形成囊腔，大小和形态各异。

临床表现

临床表现包括腹痛、饱腹感或早饱感、腹部包块、恶心和呕吐。

分期

SPT根据AJCC分期系统进行分期，与胰腺导管癌的分期相似。

肿瘤扩散模式

肿瘤转移见于高达15%的病例，通常同时发生，并且局限于肝脏或腹膜。淋巴转移不是SPT的特征。

影像学

在CT上（图13.16），SPT表现为实性肿块，在增强扫描中，动脉期明显强化，门静脉期和延迟期呈平台型。可有中央瘢痕，可有偏心性钙化，并可有出血。在T2WI上，肿瘤边界清楚，呈稍高信号。以囊性为主的肿瘤具有类似液体的T2高信号。这些肿瘤呈进行性强化，这助于与NET的鉴别，神经内分泌肿瘤通常有动脉期强化。在平扫T1WI上，肿瘤内部出血呈高信号。在超声上，它们可能显示液体-碎屑平面和后方的声学增强。良性SPT分叶光滑包膜完整；有时，它们可以完全囊性，并边缘钙化。恶性特征包括包膜不连续或边缘偏心性分叶，局灶性结节状钙化，以及无定形/散在钙化；可能存在上游主胰管扩张。SPT切除术后均有腹膜、皮肤和肝转移的报道。然而，淋巴结转移似乎罕见。

治疗

对于这些患者，手术治疗旨在防止局部肿瘤生长和远处转移，并缓解症状。尽管高达20%的患者可发现肿瘤局部区域侵犯和转移，但手术切除仍可使患者获得良好的生存率，即使患者已是病变晚期。由于这些肿瘤体积较大，通常需要行胰十二指肠切除术或远端胰腺切除术以实现完整的肿块切除。在某些病例，可能要行剜除术和胰腺中央切除术。由于淋巴结转移罕见，因此正规的淋巴结切除术相对来说不重要，总体而言，积极的手术切除与5年生存率超过95%相关。

监测

对于这种低度恶性肿瘤的患者，术后随访不必过于积极。在我们的实践中，每年为患者进行一次横断面影像学检查。

要点　胰腺实性假乳头状瘤

- 实性肿瘤通常伴有中央坏死区域。
- 常见于年轻女性。
- 具有潜在恶性特征。

影像学监测指南

美国国家癌症研究所2013年发表的一项研究报告

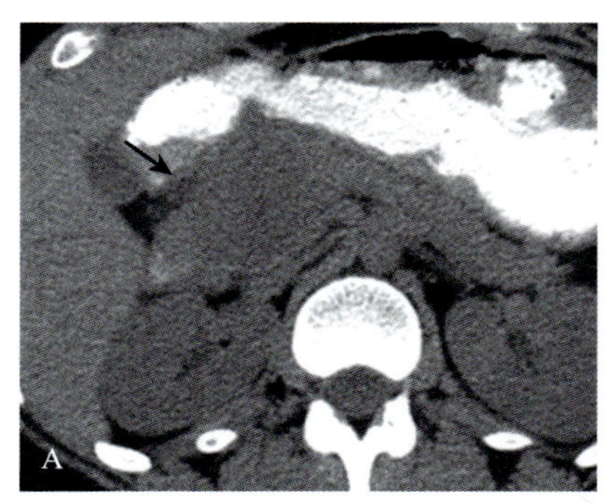

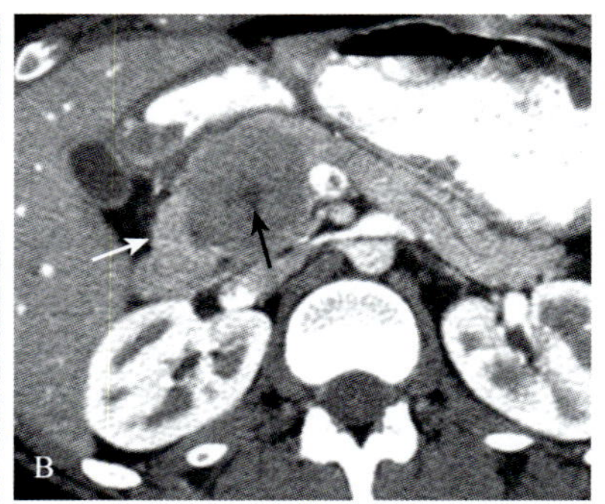

图13.16　17岁女孩，腹痛。A.腹部轴位CT显示胰头部软组织肿块（箭头）伴中央坏死；B.轴位增强CT显示胰头部肿块（白箭头）伴中央坏死（黑箭头），紧邻肠系膜上静脉，提示为实性乳头状肿瘤。结合患者的年龄和性别，考虑实性乳头状肿瘤的诊断

称，在美国40～84岁人群中，胰腺囊肿的总体患病率为2.5%。在另一项研究中，EUS检查期间偶然发现的胰腺囊肿的患病率高达21.5%。在有胰腺癌家族史或遗传易感性的患者中，胰腺囊性肿瘤的患病率增加。然而，这些人群囊性病变的恶性风险是否增加尚未被证实。在一项对300例IPMN患者和一级亲属患有胰腺癌的患者进行的研究中，IPMN发展为胰腺癌的速度与没有胰腺癌家族史的患者相似。在该研究中，3cm及以上IPMNs的恶性转化率明显高于3cm以下的IPMN。最近，美国放射学会发表了一份白皮书，为胰腺囊性病变的随访和管理提供了指南和建议（图13.17～图13.20）。对于大多数患者，新的建议是随访9～10年，直至80岁。对于初次诊断时年龄超过80岁的患者，建议采取不同的随访策略（图13.21）。新指南还建议报告一些要素，包括囊肿形态、位置和大小、是否与主胰管相通、是否存在令人担忧的特征、间歇生长和多样性。所有偶发囊肿均应推定为黏液性，除非有其他病因的特征。与之前的影像学检查进行比较对于记录囊肿的稳定性和未出现令人担忧的特征很重要。指南还建议在胰腺囊性病变的随访和管理中采用多学科方法，并参与基于团队的决策。

要点　随访

- 囊肿应随访9～10年，直到患者80岁。
- 对于确诊时年龄超过80岁的患者，随访建议有所不同。
- 新的随访建议是基于囊肿的形态、位置和大小、是否与主胰管相通、是否存在令人担忧的特征、生长情况和多样性。
- 除非有其他证据，否则应将囊肿视为黏液性。

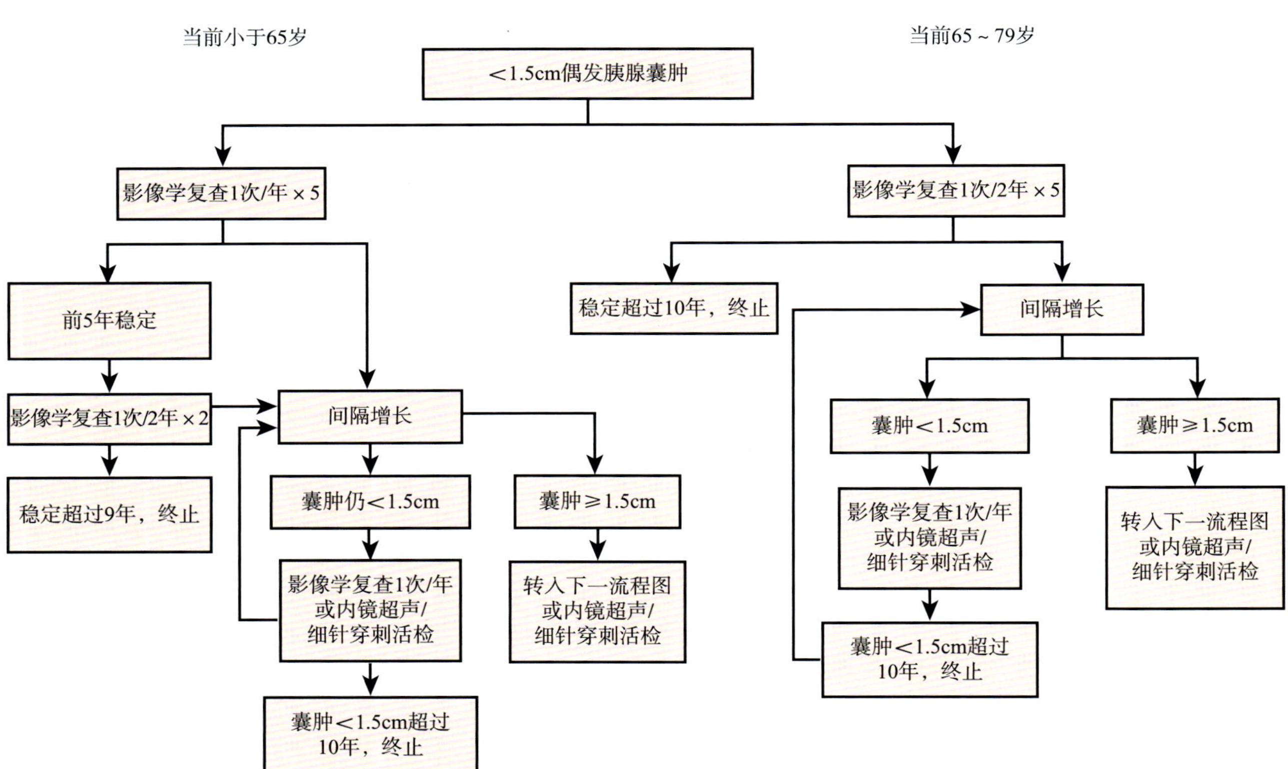

图13.17　1.5cm以下偶发胰腺囊肿的处理。引自：Megibow AJ，et al. Management of incidental pancreatic cysts：a white paper of the ACR incidental findings committee. J Am Coll Radiol. 2017；14（7）：911-923

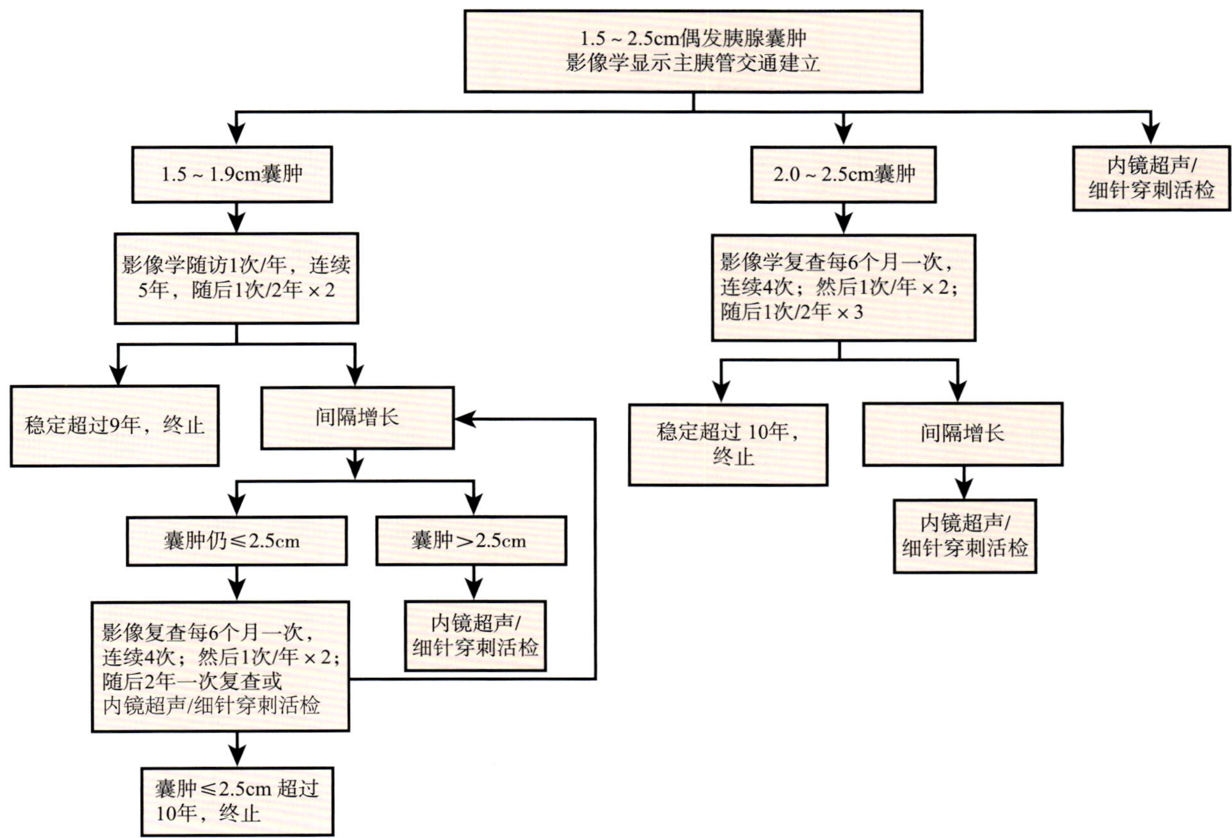

图13.18 与主胰管相通的1.5 ～ 2.5cm偶发胰腺囊肿的处理。引自：Megibow AJ，et al. Management of incidental pancreatic cysts：a white paper of the ACR incidental findings committee. J Am Coll Radiol. 2017；14（7）：911-923

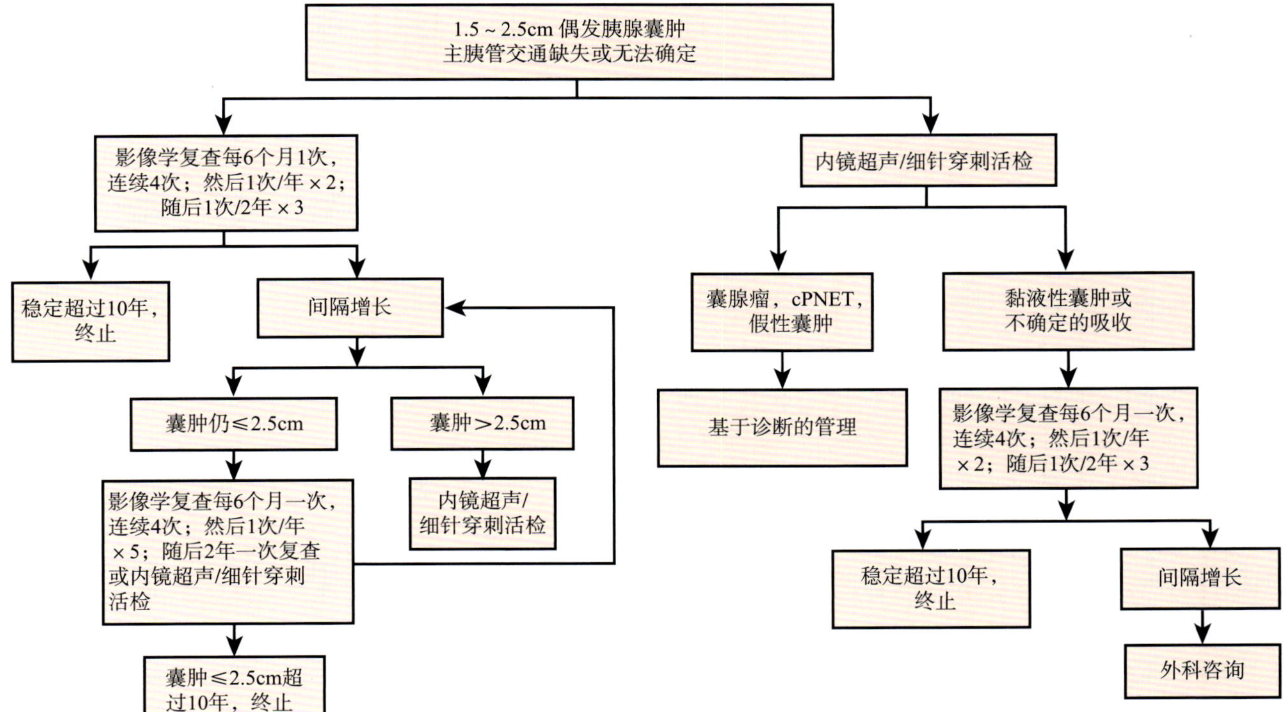

图13.19 主胰管不通畅或无法确定时1.5 ～ 2.5cm偶发胰腺囊肿的处理。引自：Megibow AJ，et al. Management of incidental pancreatic cysts：a white paper of the ACR incidental findings committee. J Am Coll Radiol. 2017；14（7）：911-923

>2.5cm 偶发胰腺囊肿
囊腺瘤
影像学评估低危
影像学评估高危
内镜超声/细针穿刺活检
影像学复查每6个月一次×4
最初2年稳定
影像学复查1次/年×2，随后1次/2年×3
间隔增长
内镜超声/细针穿刺活检+外科咨询
稳定超过 10年，终止

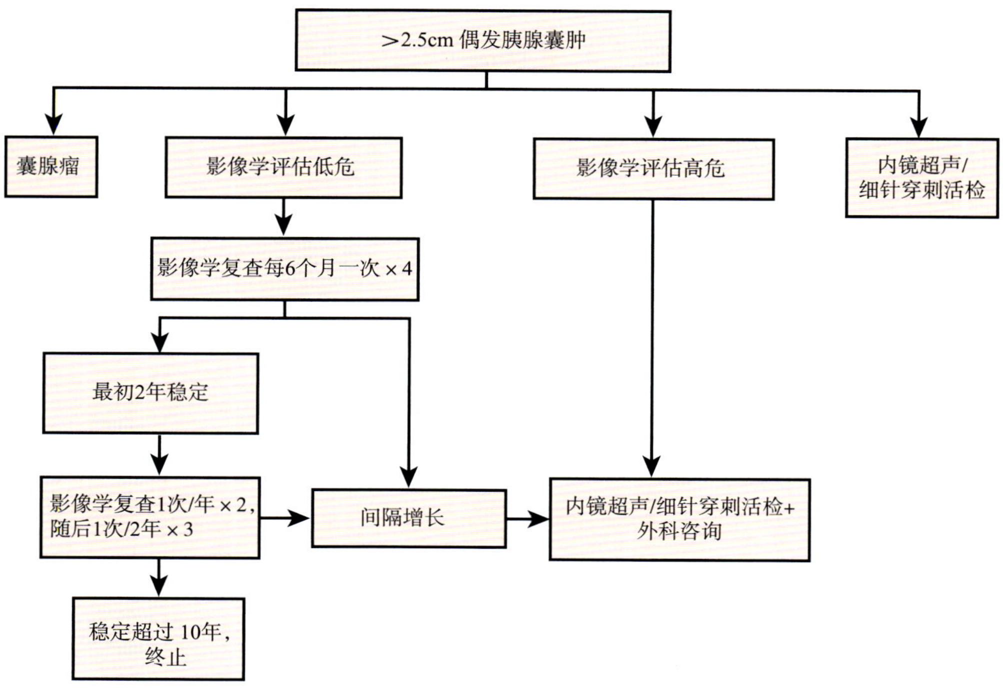

图13.20 主胰管不通畅或无法建立时＞2.5cm偶发胰腺囊肿的处理。引自：Megibow AJ，et al. Management of incidental pancreatic cysts：a white paper of the ACR incidental findings committee. J Am Coll Radiol. 2017；14（7）：911-923.

偶发胰腺囊肿；当前患者年龄≥80岁
囊肿≤2.5cm
囊肿>2.5cm
影像学复查1次/2年×2
囊腺瘤
影像学评估低危
影像学评估高危
复查稳定，则终止
间隔增长
影像学复查1次/年×2
囊肿仍≤2.5cm
囊肿>2.5cm
复查稳定，则终止
区间增长
影像学复查一年一次
内镜超声/细针穿刺活检
内镜超声/细针穿刺活检+外科咨询
如果稳定或不再考虑外科手术则终止

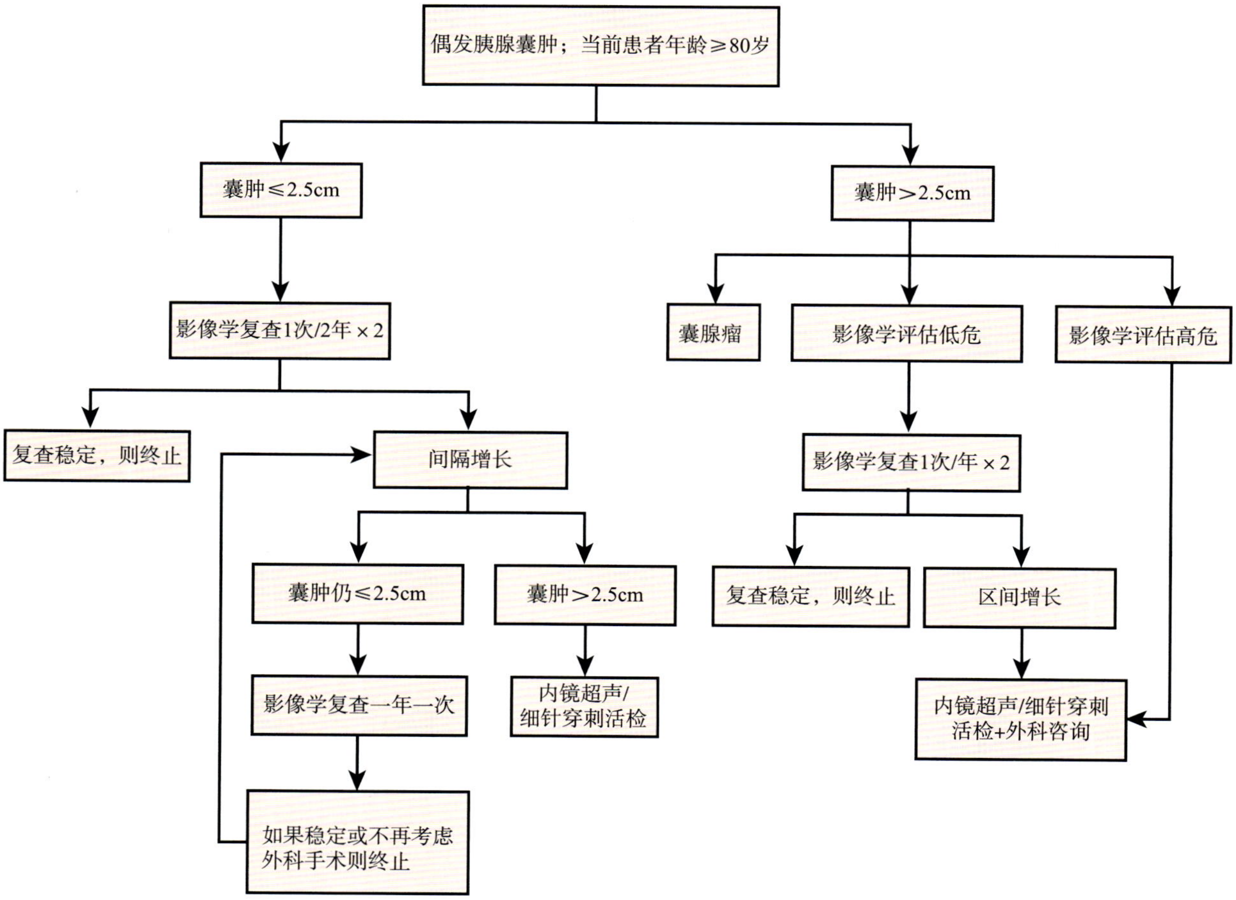

图13.21 就诊时年龄≥80岁患者偶发胰腺囊肿的处理。引自：Megibow AJ，et al. Management of incidental pancreatic cysts：a white paper of the ACR incidental findings committee. J Am Coll Radiol. 2017；14（7）：911-923

总结

当在影像学上偶然发现胰腺囊性病变时，将其与临床病史相结合是很重要的，因为急性胰腺炎的既往史可能提示假性囊肿。如果囊性病变与主胰管相通时，可以做出BD-IPMN的诊断。如果主胰管扩张超过10mm，则极有可能提示主导管型IPMN，此时，可行EUS进行确认。

当育龄期女性发现胰腺体部或尾部囊性肿块（表13.1）时，提示MCN，此时，切除是必要的，因为这些病变有潜在恶性。绝经后女性出现蜂窝状囊性病变可能为SCA，如果病变＜4cm且无症状，则可安全随访。年轻女性胰腺内含有囊性和实性成分的实性肿块可能为SPT。

如果一个不确定的囊肿引起了症状，或者如果无症状的囊肿＞3cm或有壁结节，则需要切除。如果患者有症状且囊肿＜3cm且无壁结节，应行EUS检查，并通过FNA取液进一步分析。

根据影像学特征，放射科医师可以建议使用某种设备进行适当时间的随访，如MRI，它将提供关于囊性病变的最多信息，且对患者无辐射风险。

总之，放射科医师在解读横断面图像时，应考虑患者的症状、年龄和性别，这有助于指导胰腺囊性病变的适当诊断和治疗。

第14章

胰腺神经内分泌肿瘤

Leonardo P. Marcal, M.D.; Hubert H. Chuang, M.D., Ph.D.; Hop S. Tran Cao, M.D.; Daniel M. Halperin, M.D.

引言

胰腺神经内分泌肿瘤（pancreatic neuroendocrine tumor，PNET）是胃肠胰NET的一个异质性亚群。“神经内分泌”一词源于与神经细胞在表达蛋白质（如突触素、神经元特异性烯醇化酶和嗜铬粒蛋白A）方面的相似性。PNET被认为是由一个共同的前体神经内分泌细胞产生的，该细胞与构成“神经内分泌系统”的全身类似细胞具有相同的特征。这一共同前体细胞的胚胎起源尚存在争议。Masson及其同事提出，神经内分泌细胞是来源于胃肠道上皮的内分泌细胞，提示其起源于内胚层。然而，在1968年，Pearse发现全身所有的神经内分泌细胞都具有不同的特征，包括胺前体提取和脱羧系统（amine precursor uptake and decarboxylation，APUD）能力，并假设神经嵴是这些细胞的共同起源，称为APUD细胞。这些细胞具有多能性，包括分化成各种类型的NET。最近，这些多能细胞的内胚层起源受到了青睐。

WHO根据细胞形态将PNET分为两组：高分化PNET和低分化神经内分泌癌（neuroendocrine carcinoma，NEC）。一般来说，高分化的PNET倾向于呈现惰性病程，而分化较差的NEC表现为侵袭性行为，预后较差。然而，一些高分化的PNET其有丝分裂计数和Ki-67表达均在高级别肿瘤（G3）的范围内，尽管比低级别PNET（G1）更具侵袭性，但其预后仍优于低分化癌。目前的WHO分类体现了生物学行为的这一重要区别。

PNET能诱导继发于其功能激素分泌的临床综合征。因此，根据肿瘤是否与这些临床综合征相关，可以将其分为功能性和非功能性肿瘤。本章讨论如胰岛素瘤、胃泌素瘤、血管活性肠肽瘤（vasoactive intestinal polypeptidomas，VIPomas）、胰高血糖素瘤等功能性PNET和非功能性PNET。

流行病学和风险因素

根据美国国家癌症研究所进行的针对监测、流行病学和最终结果项目的大型、全面、基于人群的研究分析数据，自1973年以来，美国NET的发病率和患病率一直在稳步上升。在肿瘤部位、分级和分期的统计中均有增加。据报道，PNET的年发病率每年仅为每10万人中有2.5～5人。尽管发病率增加，但它们仍然只占所有胰腺肿瘤的2%，可以发生在任何年龄，但在40岁以后更常见。

有4种综合征与PNET的高发病率相关：多发性内分泌肿瘤Ⅰ型（MEN-Ⅰ或Wermer综合征）；vHL综合征；神经纤维瘤病-1（NF-1或von Reckling-hausen综合征）和结节性硬化症（tuberous sclerosis，TS）。这些疾病的患者发生PNET的相对概率为MEN-Ⅰ＞vHL＞NF-1＞TS。

MEN-Ⅰ是一种以内分泌腺肿瘤/增生为特征的综合征。这是一种常染色体显性遗传病。基因突变可在78%～93%的MEN-Ⅰ患者中发现。MEN-Ⅰ型患者通常有MEN-Ⅰ的家族史。该综合征的主要特征是甲状旁腺、胃肠道和胰腺的内分泌部及脑垂体的肿瘤（图14.1）。MEN-Ⅰ型患者中不同PNET的发生率分别为非功能性肿瘤80%～100%、胃泌素瘤20%～61%、胰岛素瘤7%～31%和其他功能性PNET＜5%。随着对激素过量分泌产生的症状控制的不断加强，PNET已成为决定MEN-Ⅰ患者生存的一个重要因素。MEN-Ⅰ综合征患者过早死亡的发生率较高，部分是由于PNET的发生。因此，在这一亚组患者中识别和治疗PNET可能对生存率有重大影响。

vHL是一种常染色体显性遗传综合征。vHL患者可发生中枢神经系统血管网状细胞瘤（患病率44%～72%），包括视网膜血管网状细胞瘤、小脑血管母细胞瘤，肾囊肿，肾细胞癌（renal cell carcinoma，RCC，25%～60%）、内淋巴囊瘤（10%）和嗜铬细胞瘤（10%～20%）。35%～70%的患者会发生胰腺肿瘤或囊肿（图14.2）。17%～56%的患者出现胰腺囊肿或浆液性囊腺瘤，8%～17%的患者出现PNET。大多数PNET是无功能的。

NF-1比MEN-Ⅰ和vHL综合征更常见。NF-1患者可发生十二指肠生长抑素瘤（0～10%）和壶腹部类癌。

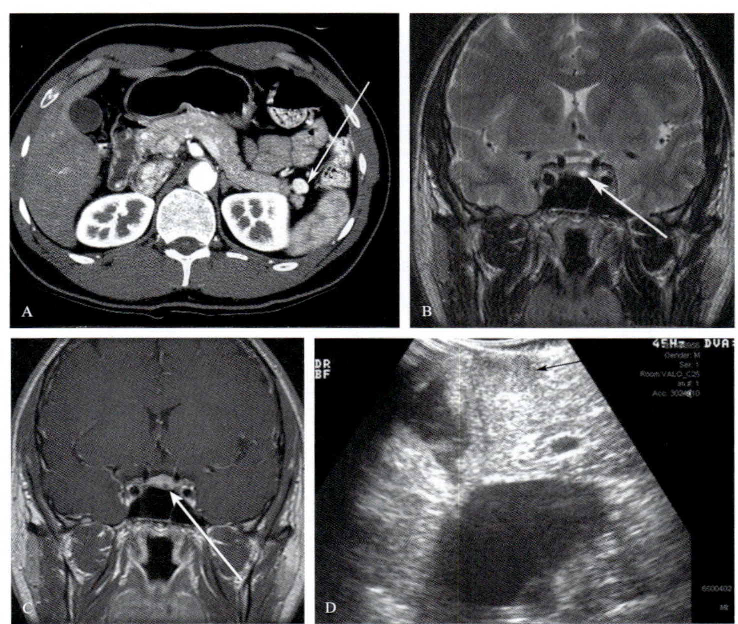

图14.1 28岁患者，出现头晕和意识错乱。A.动脉期轴位CT。箭头示胰尾部一个小的富血供肿瘤，被分期为T1期肿瘤。B.垂体的T2加权冠状位MRI。箭头指向垂体左侧的T2高信号灶；C.垂体增强冠状位T1加权MRI图像。箭头指向垂体左侧无强化的病灶，符合垂体腺瘤；D.胰腺术中超声检查。箭头指向一个稍低回声的结节，符合胰岛素瘤。该患者的基因检测证实为MEN-I

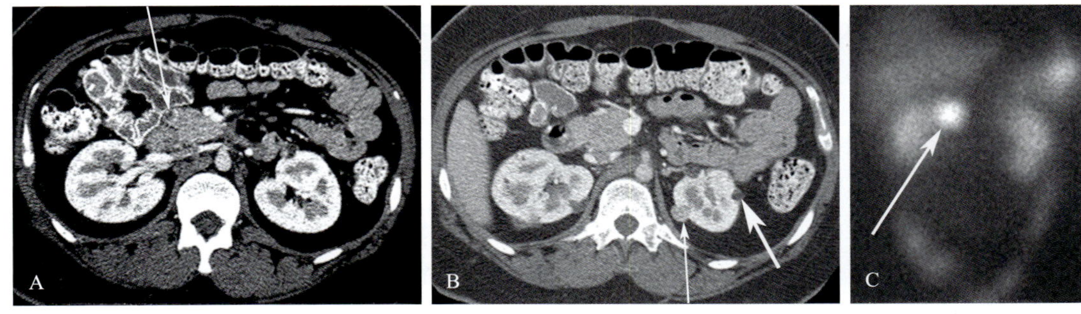

图14.2 确诊为TS的45岁女性。A.动脉期轴位CT。箭头指向胰头部一个轻微的环形强化病灶。B.肾脏两个病灶。细箭头指左肾上部一个富血供结节，内有少量脂肪成分，粗箭头指左肾上部一个脂肪成分为主的病变。两个均可能为血管平滑肌脂肪瘤。C.奥曲肽冠状位扫描。箭头指向与胰头部胰腺神经内分泌肿瘤相对应的活性增加

NF-1的患者发生胰腺生长抑素瘤（功能性PNET）的概率明显低于十二指肠生长抑素瘤。胰岛素瘤和无功能PNET虽不太常见，但也可能出现在NF-1患者中。

TS也是常染色体显性遗传。据报道，TS患者可同时发生功能性和非功能性PNET（＜1%），特别是伴有*TSC-2*基因突变的患者。

解剖学

胰腺是一个长12.5～15cm，重60～100g的细长器官。它由外分泌部和内分泌部组成。由于脂肪组织内陷，在表面可见多个脂肪分叶。位于腹部右侧的胰腺部分被认为是头部，位于十二指肠曲内。SMV前方为狭窄的胰颈部，将胰头与细长的胰体连接起来，胰体在左上象限逐渐变细，形成胰尾。胰腺位于腹膜后，但尾部的一部分除外，它可能沿胃脾韧带进入腹腔内。

主胰管位于胆总管的左侧，并进入十二指肠降段的内侧。另一条较小的副胰管位于胰颈部，在十二指肠乳头上方约2.5cm处开口进入十二指肠，并接收来自胰头下部的小管。

胰腺的供血动脉来自胰十二指肠动脉和脾动脉。腹腔干发出肝总动脉、脾动脉和胃左动脉。肝总动脉分支出GDA后，成为肝固有动脉。GDA分为胰十二指肠上动脉（前、后）和胃网膜右动脉。胰十二指肠前上动脉和胰十二指肠后上动脉供应胰腺颅侧，并在十二指肠和胰腺之间下行，供应这两个器官。这些动脉与胰十二指肠前下、后下动脉和脾动脉的胰腺分支吻合。胰十二指肠前下、后下动脉是胰十二指肠下动脉（起源于肠系膜上动脉）的分支。脾动脉产生众多小分支，供应胰腺

体尾部。其中一个分支，胰腺大动脉，沿着胰体部走行。背胰动脉通常是脾动脉的另一个分支，但起源可能不同。它通常位于门静脉汇合处后方，在脾静脉后方通过，这条动脉分为两个终末支。

胰腺的静脉回流与动脉供血平行。有4条主要的胰十二指肠静脉，此外还有多条较小的胰静脉引流并直接进入脾静脉。胰十二指肠下静脉引流胰腺的下半部，并进入第一空肠静脉，最后流入SMV。胰十二指肠后上静脉直接引流至门静脉尾段。胰十二指肠前上静脉水平走行，汇入SMV的胃结肠分支或汇入SMV的胃网膜右静脉。SMV和脾静脉在胰腺颈部后方连接形成门静脉。有1/3的患者肠系膜下静脉也于该处汇入门静脉，1/3的患者汇入靠近该汇合处的脾静脉，1/3的患者汇入SMV。

要点　解剖

- 胰腺的动脉供应来自胰十二指肠动脉和脾动脉。
- 静脉回流来自胰十二指肠静脉和脾静脉。
- 胰腺神经内分泌肿瘤一般起源于胰腺、胰周区域和胃泌素瘤三角区。

肿瘤类型和临床表现

PNET可根据是否存在特定的临床综合征分为功能性和非功能性。鉴于PNET可以携带或分泌活性或惰性形式的激素颗粒，诊断功能性肿瘤需要生物化学活性的临床证据，而不是病理或生化证据。主要的功能性PNET包括胰岛素瘤、胃泌素瘤、胰高血糖素瘤、生长抑素瘤和血管活性肠肽瘤。大多数（约70%）PNET是无功能性的。无功能性PNET虽然能够分泌许多物质，包括胰腺多肽、嗜铬颗粒蛋白、胃饥饿素和神经元特异性烯醇化酶，但不会产生临床上的激素综合征。因此，它们在生长过程中或在病程的后期，往往没有临床症状，或者可能在影像学检查中偶然被发现。

要点　肿瘤类型

功能性胰腺神经内分泌肿瘤

- 胰岛素瘤
- 胃泌素瘤
- 血管活性肠肽瘤
- 胰高血糖素瘤
- 生长抑素瘤

无功能性胰腺神经内分泌肿瘤

病理学

PNET通常是胰腺内边界清楚的孤立肿块，它们的大小不等，从小于1cm到大于15cm。颜色可为白色至黄色或粉棕色。为了明确诊断标本的神经内分泌特征，应进行突触素和嗜铬粒蛋白A的免疫染色。突触素是一种膜蛋白，存在于所有神经内分泌细胞中（在细胞质内）的透明小泡表面。嗜铬粒蛋白A是一种位于大分泌颗粒内的蛋白，这种蛋白的表达可以根据肿瘤的分化程度而变化。

第一个基于预后意义标准的PNET分类出现于1995年，包括组织学分化程度、大小、功能状态（是否存在激素临床综合征）、是否存在转移性扩散等标准。2000年、2004年和2010年WHO的分类基本上遵循了这一模式，强调增殖活性是评估肿瘤生长的最佳标准。2010年WHO的分类采用了欧洲神经内分泌肿瘤学会（European society of neuroendocrine tumors，ENETS）的分级系统，利用明确的Ki-67标记界值将预后分层为3个不同的等级。Ki-67分级被证明是随后几年生存率的一个强有力的预测指标，并已在几项大型研究中得到证实。

2017年WHO分类改进了以前的版本，并将PNET分为两组：分化良好的PNET和分化较差的NEC。分化良好的肿瘤进一步细分为低级别（G1）PNET［＜2个有丝分裂/10个高倍视野（HPF）或Ki-67＜2%］，中级（2～20个有丝分裂/10个HPF或Ki-67 2%～20%）和高级（＞20个有丝分裂/10个HPF或Ki-67＞20%）。2017年WHO分类的主要变化是增加了G3高级别PNET类别，并且认识到即使一些高分化肿瘤具有属于组织学高分级的有丝分裂率和Ki-67表达，但其预后与组织学上属于低分化的NEC不同。

要点　病理

胰腺神经内分泌肿瘤分为两组：

- 高分化肿瘤［神经内分泌肿瘤（NET）］
- 低分化内分泌癌

高分化NET进一步细分为3组：

- 低级别（G1）NET
- 中级别（G2）NET
- 高级别（G3）NET

高分化肿瘤的特点是肿瘤细胞形态单一，细胞质丰富，有丝分裂指数低。它们往往具有发育良好的间质和形态良好的血管，并可表现为小梁状、腺状或腺泡状结构。低分化癌的特征是具有大面积坏死的实性肿瘤，以及具有高有丝分裂指数和细胞异型性的小且圆形的肿瘤细胞。

分期

随着科学知识的进步和对肿瘤生物学行为和预后因素的更好理解，PNET的分期系统也在不断发展。PNET管理中最常用的分期系统是ENETS和AJCC分期系统。基于对ENETS和AJCC分期系统的分析，使用SEER注册表（$n=2529$例）通过大型多中心研究（$n=1143$例）验证，提出了一种改进的ENETS系统，并发现该系统比以前的AJCC或ENETS版本更适合PNET。修改后的ENETS系统保持了原有的ENETS关于肿瘤、淋巴结和转移（TNM）定义，并采用了AJCC分期定义。

最近修订的第八版AJCC分期系统划定了疾病的解剖范围，并提供了有关预后和治疗策略的信息。它纳入了ENETS所主张的分类标准，并适用于分化良好的PNET（ENETS /WHO分级1、2和3级），不包括分化不良的NEC。初始分期评估的最重要目标之一是准确区分可切除和不可切除的PNET，因为这一区分决定了治愈的可能性。值得注意的是，可切除性标准是基于胰腺腺癌的数据，并推断到PNET。图14.3总结了TNM分期系统的重要内容。

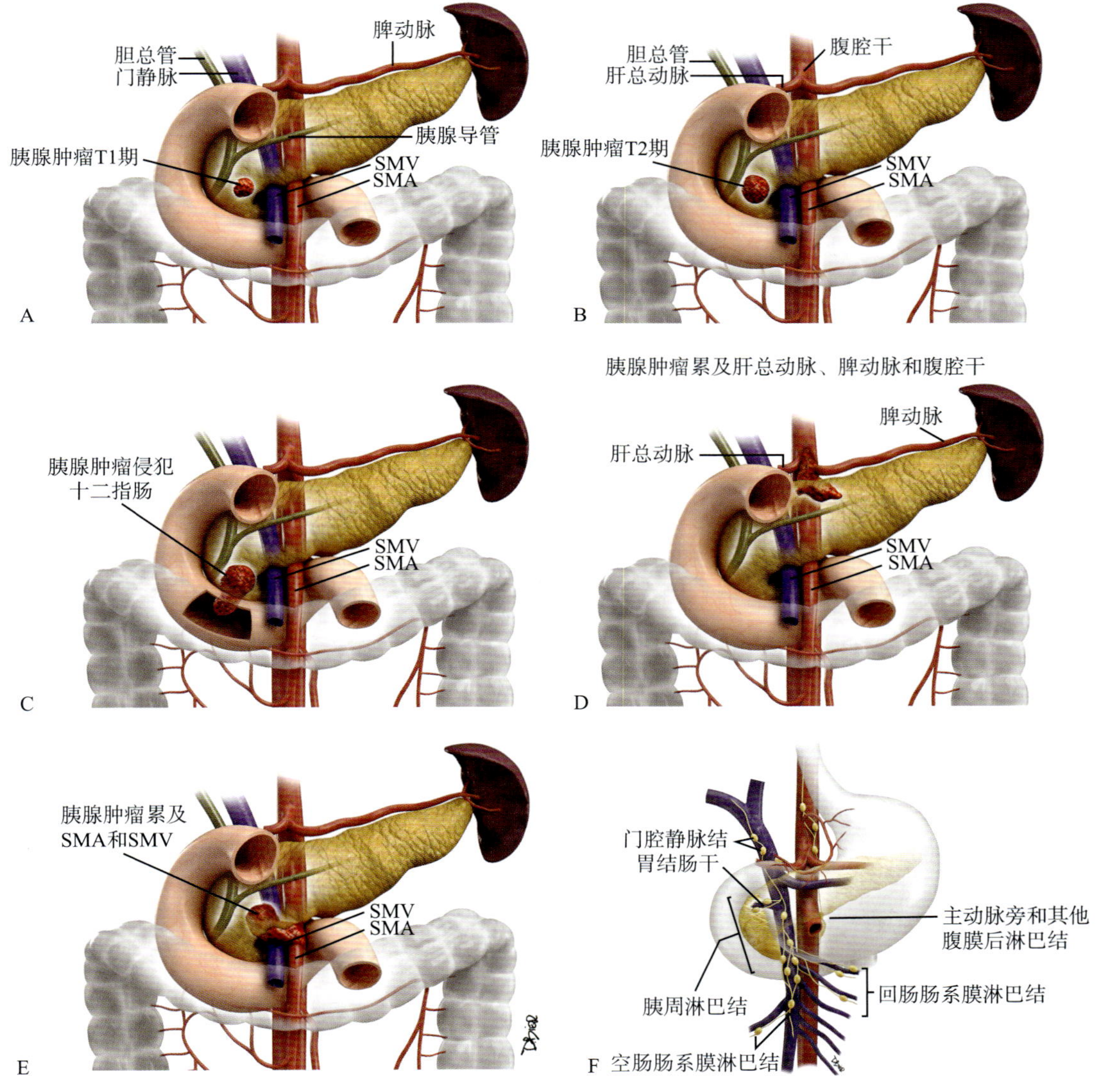

图14.3 TNM分期。A. T1为局限于胰腺且小于2cm的原发肿瘤。SMA.肠系膜上动脉；SMV.肠系膜上静脉。B. T2为局限于胰腺的原发肿瘤，大小为2～4cm；C. T3为大于4cm的原发肿瘤，侵犯十二指肠；D. T4是任何大小的原发肿瘤，累及（＞180°接触）腹腔干；E. T4是累及（＞180°接触）SMA的任何大小的肿瘤；F. N分期显示可能受累的不同淋巴结组

要点　分期

- 最为广泛接受的分期系统是修改后的欧洲神经内分泌肿瘤学会（ENETS）系统和美国癌症联合委员会系统（AJCC第八版）。
- T分期基于肿瘤大小（2cm，2～4cm，＞4cm）、邻近器官受累（十二指肠、胆管）以及血管受累（门静脉/肠系膜上静脉、腹腔干、肠系膜上动脉）。
- N分期以区域淋巴结受累为基础（0、1～3、＞4个区域淋巴结）。
- M分期是基于是否有转移。
- 区分可切除和不可切除的疾病是初始分期评估的主要目标。

影像学

PNET的大小、形态和影像学表现有很大的差异，从小的均匀的富血管结节到大的不均匀的实性肿块，伴有中央坏死和钙化，以及含有不同程度的实性和囊性成分的囊性病变。影像学在PNET的多学科治疗中发挥着重要作用，提供了从最初诊断、分期、疾病范围和传播模式的描述到治疗选择、对治疗反应的检测和随访监测的关键信息。影像学检查包括利用超声、EUS、MDCT和MRI进行的解剖横断面成像和功能成像。

解剖学成像

超声

经腹超声是一种无创、相对便宜、可广泛应用的方法，可用于临床上出现肿瘤占位效应相关症状的非功能性PNET患者的评估。为了获得最佳的PNET检测效果，通常要求患者在超声检查前喝水，以便通过胃提供一个良好的窗口来评估胰腺。患者的体位可以是仰卧位、左侧卧位或站立位。与胰腺其他部位相比，PNET通常是边界清楚的低回声肿块。PNET在多普勒成像可显示富含血管，并可显示晕状高回声。然而，经腹部超声对原发灶和淋巴结转移灶的灵敏度和检出能力有限。

超声内镜检查术

EUS使用高频超声（7.5～10MHz）探头置于胃或十二指肠内以显示胰腺。将探头置于十二指肠，可对胰头和十二指肠进行评估；探头在十二指肠时，可对胰腺体尾部进行评估。

根据共识声明，有10项研究显示平均检出率为90%（范围为77%～100%）。EUS单独检测胰岛素瘤的平均检出率为92%（范围为88%～94%）。由于病灶的大小问题，胰岛素瘤在横断面成像上很难诊断，并且由于尺寸小或缺乏与放射性标记的奥曲肽高亲和力结合的生长抑素（somatostatin，SST）受体亚型，在SST受体扫描上可能无法很好地显示。EUS已被证明在MEN-I型和vHL患者中发挥作用，其中PNET可能小于1cm，并且难以通过其他成像方式检测到。EUS可与FNA联合使用，以获取组织样本并获得确诊。EUS和EUS引导下的FNA是诊断PNET的高度敏感和准确的方法。EUS诊断敏感度为96.7%，EUS-FNA诊断敏感度为89.2%，直径＜20mm的肿瘤与WHO病理标本分类的一致性为87.5%，直径＞20mm的肿瘤为57.1%。然而，EUS并没有广泛使用，并且其效果依赖于操作人员的经验。仅用EUS检查可能不能很好地评估整个肝脏和部分胰腺尾部。在评估PNET时，EUS的作用与其他横断面成像方式是互补的。

术中超声的检测率与EUS相似，是腹腔镜或开放胰腺手术的重要技术。在胰腺切除术、病变摘除和残余胰腺监测过程中，它非常有利于对小的和多发的PNET的实时定位。

多排螺旋CT和磁共振成像

在PNET成像时需要多期相扫描，因为不同肿瘤的对比增强模式和强化程度可能有很大不同，对于任何给定的肿瘤都是不可预测的。多相增强技术可以至少在一个增强时相提高对肿瘤的最大显示概率，并可检出所有病变部位。

多排螺旋CT

MDCT不依赖于操作人员，易于执行，可用于初始诊断、分期-再分期评估和监测。最近的一项研究证实了MDCT对PNET分期的准确性，T分期为85%～88%，淋巴结转移为83%～89%。

胰腺MDCT方案包括腹部平扫，之后快速静脉注射对比剂（以4～5ml/s的速度注射150ml的欧乃派克350，并追加注射50ml生理盐水），以获得动脉期、门静脉期和延迟期图像，通常分别在注射后40s、60s和2min进行。以2.5mm层厚/0.984螺距获得图像，以2.5mm（标准诊断复查）和0.625mm（矢状面和冠状面多平面重建）进行重建。对于检测和分期，冠状面和矢状面重建是轴位图像的重要辅助手段。该技术提供了分期所需的对胰周血管、肝脏和腹膜腔的全面评估。在MDCT检查富血管小病灶时，特别是怀疑有胃泌素瘤时，我们会用水扩张十二指肠，以增加在十二指肠壁发现肿瘤的可能性。

小的PNET（通常是功能性肿瘤）在增强的早期阶段往往是均匀的富血管病变，在MEN-Ⅰ型综合征患者中，这些病变通常是多个，应仔细评估胰腺以发现所有存在的肿瘤。在增强的门静脉期，相对于胰腺其他部位，肿瘤呈现富血供表现。较大的PNET往往不均匀强化，有些可能显示中心区域坏死或钙化（图14.4）。一项研究表明，肿瘤强化与微血管密度相关。

应仔细评估这些肿瘤与周围血管的关系，以获得TNM分期。发生腹腔或SMA被包裹（＞180°接触）可使患者无法手术（图14.5）。静脉受累伴狭窄或伴癌栓的处理也需要在术前进行，尤其是与静脉切除和重建技术相关的方面（图14.6）。可切除性标准借鉴于胰腺癌，并推广应用于PNET。

静脉瘤栓是无功能PNET常见的重要特征，瘤栓的出现可影响手术计划。在一项纳入88例患者的研究中，Balachandran等发现血管内侵犯的发生率为33%，并且有62%的病例未能准确报告这一发现。在18%的患者中，大的癌栓显著改变了手术计划。

PNET的不典型表现并不少见，这增加了诊断的复杂性。高达49%的原发性肿瘤可能是乏血供的。PNET也可能是浸润性和异质性的，这给PDAC的诊断带来了困扰，少数原发性肿瘤也可能是囊性的（5%～17%）。

肝转移瘤有多种表现。在高血供性的PNET中，肝转移通常也是高血供，在动脉期更容易看到（图14.7A）。与乏血供的原发肿瘤一样，肝转移瘤通常也是乏血供的，并且在增强的门静脉期更容易显示。这些转移灶可能有中央坏死区域。一些囊性原发肿瘤会出现囊性肝转移并伴有液-液平面（图14.7B）。

淋巴结的转移可能表现为不均匀强化（图14.8）。它们通常位于胰腺周围、门静脉周围和腹膜后区域。

磁共振成像

对于有碘对比剂过敏史或肾功能不全的患者，MRI优于CT。即使对于肾功能不全更明显的患者（由于肾源性系统性纤维化的风险），使用钆对比剂有禁忌，基于T2WI序列的MRI也会有所帮助。

在我们的机构，MRI检查使用1.5T和3T磁共振扫描仪，使用心脏八通道线圈或体部八通道线圈。所有患者都被要求完成一般MRI问卷，以排除MRI检查的禁忌证。还要检测近期的血清尿素氮、肌酐和肾小球滤过率（glomerular filtration rate，GFR）值。在没有急性肾衰竭的情况下，GFR＞30ml/min时，使用钆对比剂。急性肾衰竭是我们机构使用钆的禁忌证。对于GFR＜30ml/min的患者，需要单独的知情同意，以便告知患者肾源性系统性纤维化的可能性，以及使用钆对比剂的益处，让患者有机会与放射科医师讨论这一点。

磁共振常规序列包括冠状位脂肪饱和快速成像，采用稳态采集（5mm层厚无间隔扫描）；轴位呼吸触发T2W脂肪饱和快速自旋回波序列（fast spin echo，FSE）（6mm层厚无间隔扫描），轴位T1加权扰相梯度回波序列（spoiled gradient，SPGR）对比剂注射前、后（5mm层厚无间隔）扫描，动态多期相采用轴位脂肪饱和SPGR序列，在对比剂注射前和注射后20s、60s、120s分别采集（4mm层厚，2～2.5mm重叠），延迟扫描使用

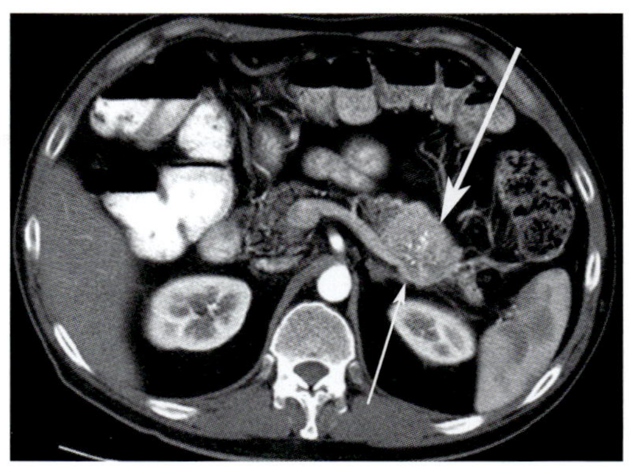

图14.4 T3期肿瘤。轴位CT动脉期图像。粗大的箭头指向胰尾部一个大于4cm的富血供肿块，有中央钙化。肿物使脾静脉变窄（细箭头），但不累及邻近器官、腹腔干或SMA，被分期为T3期肿瘤

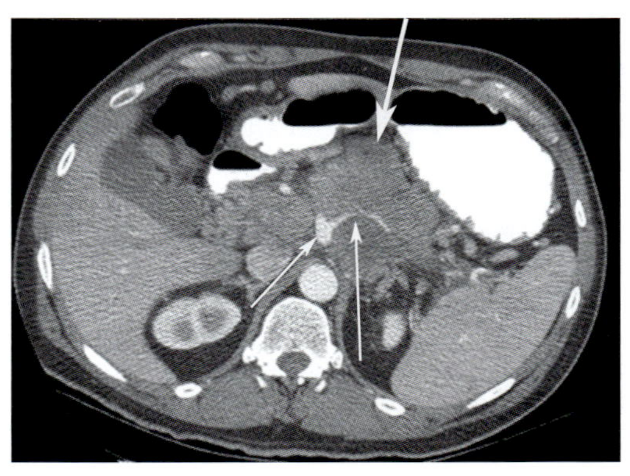

图14.5 T4期非功能性PNET。门静脉期轴位CT图像。粗箭头指向不均匀增强的非功能性PNET。2个细箭头指的是脾动脉和腹腔干被包裹。肿瘤分期为T4期

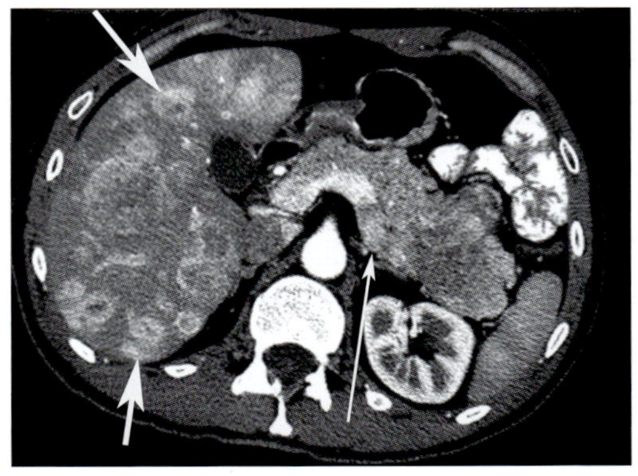

图14.6 非功能性PNET，动脉期轴位CT图像。细箭头指向从胰腺尾部PNET而来的脾静脉瘤栓。2个粗箭头指向富血供的肝转移瘤

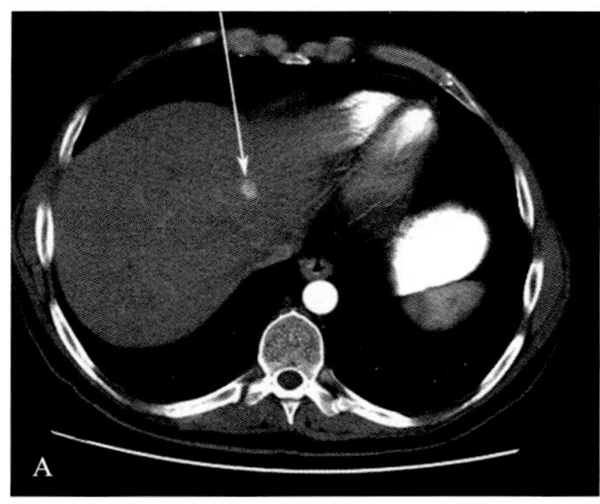
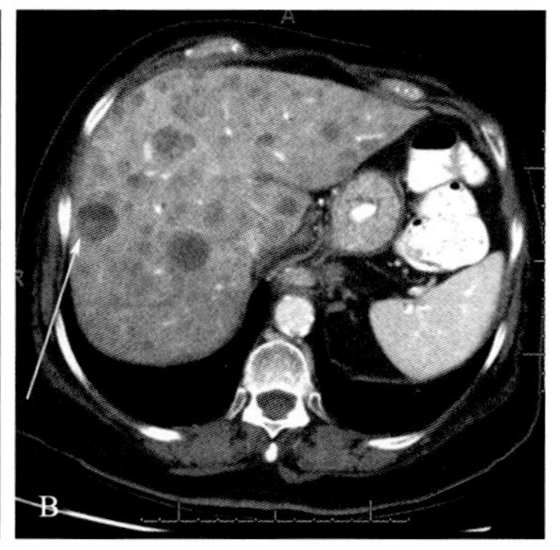

图14.7 不同患者肝转移灶的不同表现。A.动脉期的轴位CT。箭头指向典型的富血供肝转移灶。B.另一个患者门静脉期的轴位CT。箭头指向少见的伴有液平的囊性肝转移

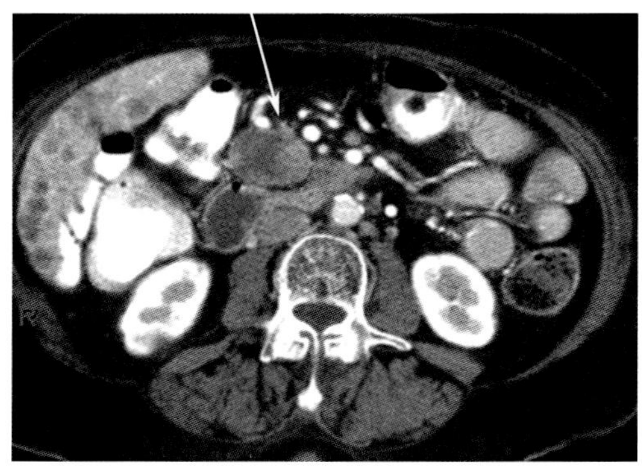

图14.8 增强门静脉期轴位CT图像。箭头指向小肠系膜转移性腺癌

脂肪饱和轴位SPGR序列，在对比剂后5min采集（4mm层厚，重叠2～2.5mm）。还要增加针对胰腺区域进行的轴位T2 FSE序列，以评估血管结构和血管周围受累情况（3mm层厚无间隔扫描）。多期相三维（3D）SPGR脂肪饱和肝脏采集与体积加速动态评估（3D SPGR FATSAT LAVA），平扫、增强后动脉期、门静脉期多相轴位扫描及延迟期SPGR FT 3D LAVA（注射后5min），可以用细胞外对比剂（钆布醇，浓度1mmoL/ml，用量0.1mmol/kg体重，以2ml/s的速度给药，随后进行生理盐水冲洗）或肝胆对比剂（钆塞酸二钠）以0.025mmol/kg体重的剂量以2ml/s的速度给予，随后进行生理盐水冲洗，并在注射后20min增加一次轴位3D GRE FT 3D LAVA肝胆期扫描。

有两项研究报道了MRI在检测PNET的平均敏感度为93%，特异度为88%。对于肝转移的检测，MRI也可能比CT更敏感。

MRI图像上PNET表现为T1低信号和T2高信号。小的PNET可能表现出均匀的富血供增强。较大的PNET可以表现出类似于CT增强特征的非均匀增强（图14.9）。MRI T2WI序列可以很好地评价胆总管和胰管的扩张。肝转移瘤呈低T1信号、高T2信号。转移淋巴结与CT相似，都表现为明显的强化。

如前文关于MDCT所述，MRI检查也应仔细评估血管受累情况。

功能成像

SST是一种由14个氨基酸组成的肽激素，与NET上最常见表达的受体结合，也包括来自胰腺的受体。SST的类似合成物已被用于PNET的治疗，也可用于成像扫描。SST受体闪烁成像（SST receptor scintigraphy，SRS）通常使用^{111}In-喷曲肽。

使用SRS，可在4～6h和24h获得全身平面图像。由于未结合显像剂的生理性清除，延迟显像可获得更高的病灶显像率。然而，肠道排泄在延迟图像上更明显，并可能使图像解读复杂化。SPECT或SPECT/CT可用于生成一个区域的3D图像，以便更好地识别和展现摄取活跃的位点（图14.10），这些图像通常在24h内获得。

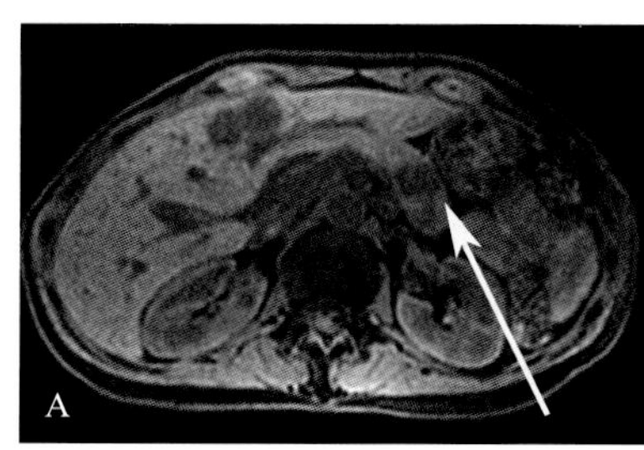
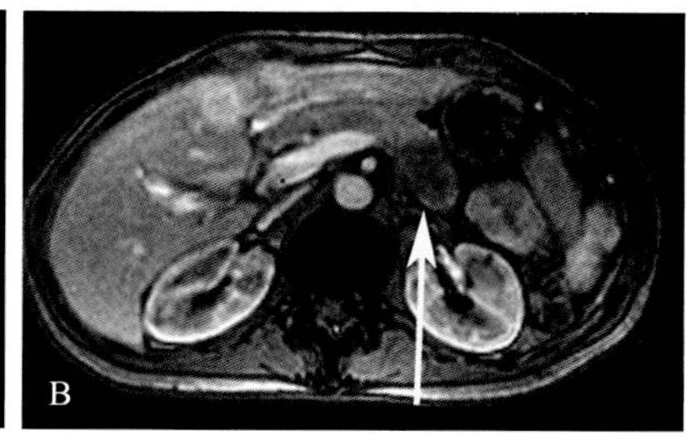

图14.9 胰腺神经内分泌肿瘤（PNET）的MRI。A.平扫T1加权梯度回波序列，显示胰腺尾部低信号的PNET（箭头）；B.增强后T1W梯度回波序列，显示胰腺尾部PNET（箭头）不均匀增强

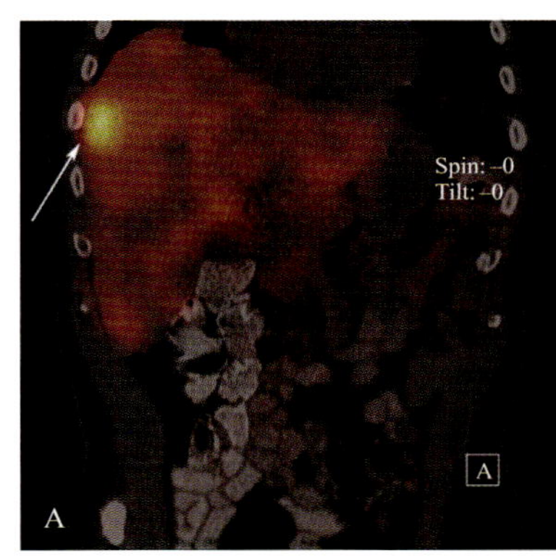

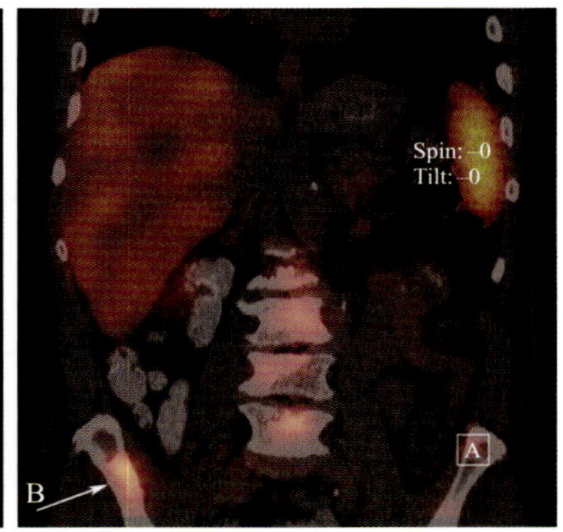

图14.10　远处转移瘤的奥曲肽扫描。A.SRS SPECT/CT冠状位图像，显示肝转移（箭头）的活跃性增高；B.冠状SRS SPECT/CT图像显示右髂骨转移灶活跃性增高（箭头）

值得一提的是，并非所有的PNET都有SST受体。据报道，胰岛素瘤的敏感度约为60%～70%。此外，SST受体并不是PNET所特有的，其他肿瘤（如非小细胞肺癌、乳腺癌、淋巴瘤和脑膜瘤）和非特异性炎症细胞也可能表达这些受体，这可能导致SRS产生假阳性结果。

最近，与正电子发射放射性核素相关的SST类似物已经开发出来，可以用于SST受体（PET）/CT成像（SR-PET/CT）。^{68}Ga-DOTATATE就是其中之一。与SRS相比，SR-PET/CT可以识别更多的病变，并且具有一些优势，比如它可以更快地完成（约2h而不是2d），减少患者的辐射暴露，并能提供全身而不是单一区域的断层图像。与SRS相似，其他肿瘤和炎症过程也可能出现假阳性。另外，也有报道胰腺头部和钩突的活性增加是常见的假阳性结果。

FDG-PET/CT通常用于许多恶性肿瘤，但在PNET中的应用更为有限，可能是因为这些肿瘤往往生长缓慢。高增殖的PNET（通过Ki-67染色测定）在SST成像上的灵敏度较低，而在FDG-PET/CT上的检出率较高。相比之下，低增殖的肿瘤往往更容易被SST成像检测到，并且在FDG-PET/CT上经常出现假阴性。

血管造影术

血管造影检查是有创的，需要使用对比剂，并有电离辐射，可用于通过解剖横断面成像和功能成像未检测到肿瘤的功能性肿瘤患者。该方法包括经动脉刺激肝静脉采样以及经皮经肝穿刺门静脉采样。

在动脉刺激过程中，通过将导管置入脾动脉、胃十二指肠动脉或肠系膜上动脉给予葡萄糖酸钙。通过肝静脉进行静脉采样，以检测肿瘤产生的超过正常2倍以上的激素水平。据报道，在检测功能性肿瘤（如胰岛素瘤）方面，葡萄糖酸钙的灵敏度超过90%。

经皮经肝门静脉采样包括将导管置入肝内门静脉，随后将导管置入门静脉主干、SMV和脾静脉，进行静脉采血和评估激素水平。

> **要点　影像学**
>
> - 胰腺神经内分泌肿瘤（PNET）的成像采用解剖成像和生长抑素类似物的功能成像相结合的模式。
> - 解剖成像包括CT、MRI、内镜超声和术中超声。无论原发肿瘤的类型如何，CT和MRI都需要多期扫描。
> - 功能成像使用生长抑素受体闪烁成像（SRS）和PET/CT。生长抑素受体PET/CT成像更快，辐射更低，并且比SRS更敏感。
> - 影像学对于准确界定疾病范围、确定肿瘤的可切除性提供了必要的信息，对于进行充分的患者分期和分层也至关重要。

治疗

对于所有的PNET，如果可行，主要的治疗方法是手术，因为局部疾病的完全切除决定了治愈的可能性。目前已有多种可能选择的外科手术方式，包括单纯胰腺剜除术、胰体尾切除术（合并脾切除术和不合并脾切除术）、中央胰腺切除术、胰十二指肠切除术和全胰腺切除术。每种不同肿瘤的可采用的手术选择要根据肿瘤的具体情况讨论，选择系统性的治疗方案以控制激素分泌症状和肿瘤体积相关症状，最大限度地延长PFS和OS，并尽量将毒性降至最低。

化疗

近年来，我们对PNET生物学的理解取得了重大的进展，从而为PNET提供了更广泛的选择和更新的药物治疗。

生长抑素类似物

约80%的高分化NET表达SST受体，于是有了关于合成生长抑素类似物（synthetic somatostatin analog，SSA）奥曲肽和兰瑞肽的治疗作用的研究。SSA对治疗

而，靠近主胰管的肿瘤，做正规的胰腺切除术（胰头部肿瘤行胰十二指肠切除术，胰尾部肿瘤行胰体尾切除术）更安全。如果在肿瘤剜除术中发生胰管漏，也要进行正式切除；或者，将空肠Roux端与胰腺缺损处吻合。胰体尾切除术几乎都可以保留脾脏，因为这种疾病几乎都是良性的，也几乎不需要切除淋巴结。腹腔镜手术非常适合进行胰岛素瘤切除，并且正在逐渐成为常规手术方式。

胃泌素瘤

临床表现

胃泌素瘤是一种功能性PNET，其特征是高胃泌素水平产生导致Zollinger-Ellison综合征（ZES）。ZES的典型三联征包括严重的消化性溃疡疾病、胃酸分泌过多和胰腺非β胰岛细胞肿瘤。胃泌素瘤可发生在十二指肠（更常见）或胰腺内（尤其是头/钩突）。最常见的症状包括腹痛和消化性溃疡，见于90%～95%的患者（表14.1）。

通常，这些患者的第一个检查是空腹血清胃泌素水平。然而，也存在其他导致高胃泌素血症的原因，包括常规使用PPI治疗。PPI的使用会导致低胃酸或胃酸缺乏，从而导致高胃泌素血症。在接受PPI治疗的患者中，应停药至少1周后再进行胃泌素瘤的检查。

正常血清胃泌素水平上限为100pg/ml。血清胃泌素水平≥1000pg/ml，胃pH≤2，则诊断为胃泌素瘤，血清胃泌素水平在100～1000pg/ml，胃pH为2或更低的患者，可以进行分泌素刺激试验。通过皮下注射0.4μg/kg的胰泌素来进行阳性胰泌素试验。注射后血清胃泌素水平升高大于120pg/ml的诊断敏感度为94%，特异度为100%。

原发肿瘤和肿瘤扩散模式

这些肿瘤常发生在胃泌素瘤三角区、胆囊管与胆总管汇合处、十二指肠第2和第3部分交界处及胰腺颈体交界处。总体而言，胃泌素瘤在十二指肠的发生率是胰腺的3～10倍。与胰岛素瘤不同，大多数胃泌素瘤倾向于恶性。75%～80%的病例在确诊时出现淋巴结转移（淋巴转移）和肝转移（血行转移），12%的病例出现骨转移。诊断时存在肝转移是生存期的最重要决定因素，在胰腺胃泌素瘤患者中，肝转移比在十二指肠胃泌素瘤患者中更常见。淋巴结转移似乎对生存期无显著影响。

20%～60%的胃泌素瘤病例与MEN-Ⅰ型有关。这些肿瘤通常体积较小，难以通过影像学检查发现。它们也往往在生命早期出现，并且可以是多发性的。MEN-Ⅰ型相关胃泌素瘤患者的OS与散发性胃泌素瘤患者相似，主要取决于肝转移的存在。

手术

有证据支持采用常规手术治疗散发的胃泌素瘤；手术并发症发生率低，术后治愈率可达60%，1/3的患者可达到长期治愈（10年）。手术的目标是完全切除病变，并最大限度地保留胰腺。胰尾部肿瘤可行胰体尾切除术。胰头部的肿瘤常可行肿瘤剜除术。发生于十二指肠的肿瘤可行全层切除术。由于胃泌素瘤患者中十二指肠肿瘤发生率较高，可能是多发且病灶非常小，因此即使对于未确诊为十二指肠原发性肿瘤的患者，也应常规仔细检查十二指肠，包括十二指肠切开术或内镜透照术。还应常规进行胰周淋巴结清扫，因为在确诊时发现淋巴结转移的比例很高。越来越多的证据支持在某些情况下采用更广泛的手术方式（胰十二指肠切除术），剜除术不适合于以下几种情况：巨大的十二指肠或胰头肿瘤；有多个十二指肠肿瘤或多个肿大的淋巴结，常规手术治

表14.1 临床发现

肿瘤	激素	症状	MEN-I型（%）	原发部位	恶性比例（%）	手术
胃泌素瘤	胃泌素	消化性溃疡；腹痛；食管炎；腹泻	20	75%胃泌素瘤三角区 25%十二指肠	＞15	局部淋巴结清扫术；包括十二指肠切开术并仔细探查更多病灶
胰岛素瘤	胰岛素	低血糖；体重增加	＜10	胰腺任何部位	＜10	去核或切除，通常无区域淋巴结清扫
胰高血糖素瘤	胰高血糖素	糖尿病；坏死性游走性红斑	罕见	胰腺；90%位于胰体部和胰尾	＞70	远端胰腺切除术；脾切除术；局部淋巴结清扫
血管活性肠肽瘤	血管活性肠肽	水样泻；低钾血症；低氧血症	罕见	75%胰腺，20%神经源性，5%十二指肠	＞50	切除并局部淋巴结清扫（通常为远端胰腺切除术和脾切除术）
生长抑素瘤	生长激素抑制素	脂肪漏；糖尿病	罕见	66%胰腺 33%十二指肠	＞70	切除并局部淋巴结清扫（通常为胰十二指肠切除术）
无功能性PNET	胰腺多肽 其他，无	无	＞15	60%胰头	＞60	切除并局部淋巴结清扫；不完全减瘤无作用

疗后治愈失败的病例。微创治疗方案（如十二指肠肿瘤的内镜切除术或腹腔镜胰腺手术）也可在特定病例中发挥作用。

血管活性肠肽瘤

临床表现

VIPomas的发生是由于PNET产生过量的血管活性肠肽（VIP）所致。Verner-Morrison综合征的典型三联征是水样泻、低钙血症和胃酸缺乏。这些患者会出现脱水、高血糖和潮红。患者有可能发生至少700ml/d的大容量腹泻，70% ～ 80%患者会超过3L/d。大多数成人的VIPomas都会发生于胰腺，但儿童可能发生于胰腺外，起源于节细胞神经瘤、节细胞神经母细胞瘤和累及腹膜后和纵隔的神经纤维瘤。在诊断时通常需要补充液体和电解质。

分泌性腹泻时VIP水平升高（＞500pg/ml）是诊断VIPomas的重要指标。

原发肿瘤和肿瘤扩散模式

超过80%的VIPomas病例起源于胰腺，其余病例为神经源性。胰腺肿瘤表现为较大的肿块，并倾向于恶性。大多数病例转移至肝脏（血行播散）和淋巴结（淋巴播散）。

手术

约50%的胰腺VIPomas是恶性的，最常见的是转移到区域淋巴结和肝脏。神经源性VIPomas多为良性。75%的胰腺VIPomas位于胰腺体和尾部，远端胰腺切除术联合脾切除术和区域淋巴结清扫是理想的治疗策略。

胰高血糖素瘤

临床表现

胰高血糖素瘤会导致胰高血糖素的高分泌。胰高血糖素瘤可引起葡萄糖耐受不良、体重减轻、腹泻、游走性坏死性红斑、舌炎、深静脉血栓和口腔炎（表14.1）。游走性坏死红斑是一种以红斑性斑疹为特征的皮肤病，红斑性斑疹变为丘疹，愈合后出现坏死和色素瘢痕。血清胰高血糖素水平500 ～ 1000pg/ml可以诊断胰高血糖素瘤。

原发肿瘤和肿瘤扩散模式

胰高血糖素瘤通常是散发的，起源于胰腺。胰高血糖素瘤可以很大，并且通常是恶性的。大多数病例在诊断时往往发生了肝转移（血行播散）。约5%的病例可能与MEN-Ⅰ综合征有关。伴有MEN-Ⅰ综合征的胰高血糖素瘤的患者往往比散发性病例发生更早。

手术

超过80%的胰高血糖素瘤最终表现为恶性行为，50%以上的患者在诊断时有区域或远处转移。胰高血糖素瘤好发于胰腺，90%位于胰腺体尾部。它们通常非常大，最好的治疗方法是胰体尾切除术和脾切除术，并进行区域淋巴结清扫。

无功能性胰腺神经内分泌肿瘤

临床表现

这些是与任何综合征无关的PNET。它们通常是由于胰腺肿瘤的占位效应引起邻近器官的相关症状而被发现，或偶然发现。它们通常表现为较大的原发肿瘤和晚期疾病，最常见的症状包括非特异性腹痛（40% ～ 60%）、体重减轻（25% ～ 50%）或黄疸（30% ～ 40%）。无功能性PNET的诊断依靠肿瘤活检。

原发肿瘤和肿瘤扩散模式

这些往往是巨大的孤立性胰腺肿块，伴有因肿瘤占位效应引起的相关症状。大多数肿瘤是恶性的。在诊断时即可出现淋巴结转移（淋巴转移）和肝转移（血行转移）。

80% ～ 100%的病例可能与MEN-Ⅰ综合征有关。在这些患者中，肿瘤往往是多发性的（图14.12）。

手术

非功能性PNET通常是由于局部生长或转移性疾病（如疼痛、黄疸）的占位效应而被诊断。因此，大多数无功能的PNET是在原发肿瘤很大或已经转移时才被发现。在确诊时，只有25%的患者适合接受可能的治愈性切除术。这些肿瘤中超过60%的病例为恶性，最常见的转移部位是淋巴结和肝脏。

约60%的无功能PNET位于胰腺头部。手术切除（胰十二指肠切除术或胰体尾切除术）和淋巴结清扫适用于可切除的局限性肿瘤。然而，这些患者中只有约50%获得长期治愈。原发肿瘤不完全切除（减瘤术）并无生存获益，患者的发病率和死亡率都相当高。

对于局限性但不可切除的肿瘤，其手术治疗存在争议。由于大多数无功能的PNET位于胰头，局部生长最终会导致胆管和十二指肠梗阻。虽然内镜支架可用于缓解这些情况，但我们更倾向于外科胆道和胃旁路手术。此类患者的中位生存期通常为5年，而旁路术比内镜支架置入术可产生更持久的缓解。

在有转移的情况下，如何处理完整的原发肿瘤也存在争议。少数患者（＜5%）适合完整切除原发肿瘤和所有转移性疾病，并可能提高生存率。没有证据表明手术切除原发肿瘤但不完全切除所有转移灶可提高生存率。在这一亚群患者中，手术的唯一适应证是症状缓解。对于胰腺体尾部的肿瘤，即使肿瘤变得非常大，症状也不明显。然而，对于胰头肿瘤，尤其是在胆道梗阻和十二指肠梗阻或十二指肠糜烂导致消化道出血的情况下，胰十二指肠切除手术优于单纯姑息性旁路术，对这些症状控制效果更好。

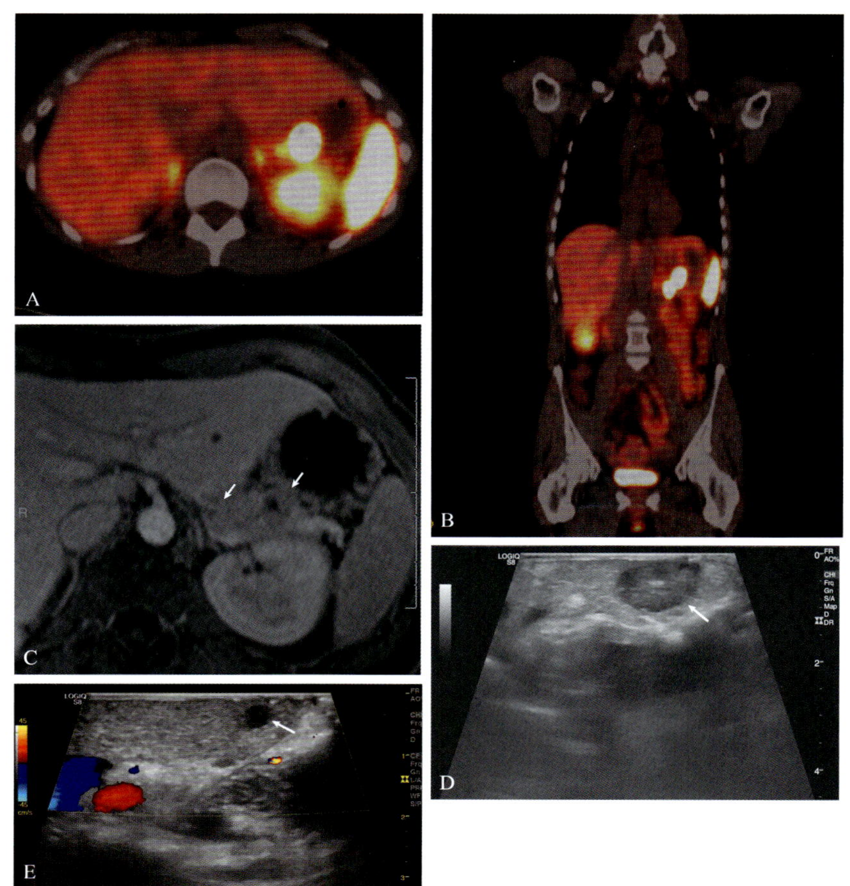

图14.12 一名35岁女性，患有MEN-I型综合征和无功能性PNET。轴位（A）和冠状位（B）^{68}Ga-DOTATATE PET/CT显示胰腺尾部两个^{68}Ga-DOTATATE高活性肿块，符合PNET。轴位MRI（C）显示胰腺尾部的轻度非均匀强化肿块，与PET/CT表现一致。此外，术中超声证实了胰尾部肿块，其中一个在图D中显示，以及一个以前任何成像方式都没有发现的4mm的结节（E）。病理显示为分化良好的肿瘤，2级，形成两个肿块（1.7cm和1.4cm）和4个微腺瘤，大小为1～4mm

根据最近一项基于人群的大型研究，分析了2007—2015年709例患者的SEER数据，Ⅰ期PNET患者的切除率仍然很高。该研究显示，手术切除的Ⅰ期PNET的生存率更高（手术组为92%，非手术组为56%；$P<0.001$），但癌症特异性生存率没有提高（手术组为98%，非手术组为94%；$P=0.207$）。这些数据在分析患者全因死亡率的研究中增加了有利于手术的选择偏倚的可能性，并强调在观察数据中仔细选择终点和在生存分析中严格评估潜在偏倚的必要性。数据还支持对分化良好的Ⅰ期PNET进行密切随访的监测策略。

只有在R0切除似乎可行的情况下，才应尝试手术切除高度侵袭性、低分化的PNEC，目前肿瘤细胞减灭术在这些高度侵袭性恶性肿瘤中没有作用。

综合征性PNET，特别是与MEN-Ⅰ综合征相关的PNET的手术治疗决策与散发性PNET略有不同。尽管目前的指南建议对大于2cm的散发性PNET进行手术切除，但对MEN-Ⅰ综合征相关的PNET，考虑手术干预时机时应考虑到多灶性和异时性肿瘤的可能性。此外，即使在有转移的情况下，MEN-Ⅰ综合征相关的PNET的临床过程往往更惰性，疾病进展更慢，由于这些原因，无功能的惰性肿瘤，可以进行随访观察，直到发现它们增大或出现耐药。

总之，PNET是一组异质性的肿瘤，具有不同的生物学行为及不同于胰腺癌的病程。手术切除是唯一可能治愈PNET的方法，尽可能采用保留胰腺实质的手术，包括肿瘤剜除术和腹腔镜手术。淋巴结清扫可能改善无病生存期，减瘤手术或姑息性肝转移灶减灭术可能延长生存期，是局部晚期病灶和肝转移患者的一种选择。

放射治疗

只要可行，手术切除是PNET的首选和唯一可能治愈的治疗方法。考虑到PNET相对惰性的特点和比胰腺癌更好的预后，人们主张将手术切除作为一种合理的选择，即使对于发生转移的患者也是如此。然而，正如对美国国家癌症数据库（National Cancer Database）所做的一项分析所证明的那样，大多数患者并没有接受手术切除。

以下几种情况下，外照射可能是一种有吸引力的治疗方式：综合征性的PNET原发灶或转移灶的姑息治疗；对不可切除的原发肿瘤（伴或不伴转移）的定向治疗；以及全身性化疗后的巩固治疗。疼痛、胃出口/十二指肠梗阻、原发部位出血或类似的疼痛、压迫症状和转移瘤出血，都可通过减少大剂量治疗的次数（联合或不联合化疗）来控制或改善。

转移瘤的影像学

转移的发生率与肿瘤的组织学分级直接相关，远处转移见于21%的G1级肿瘤、30%的G2级和50%的G3级肿瘤。淋巴结、肝脏、腹膜腔和骨骼是转移瘤常见的侵犯部位。应仔细检查原发肿瘤的淋巴引流来明确是否有淋巴结转移。PNET淋巴结受累的重要预测因素是原发肿瘤大于4cm，淋巴结的短径超过5mm。

肝脏是最常见的转移部位。肝转移在CT和MRI上表现为不同的形态和增强模式，可能是实性、囊性、富血供、乏血供、等密度或等信号，也可以是以上任何组合。一些转移灶仅在动脉期可见，而另一些转移灶由于内部增强微弱，在非增强CT或T2W MRI上反而可以更好地显示（图14.13）。与原发肿瘤相似，肝脏转移瘤的成像需要多期扫描技术，以增加获得最大显著性的可能性。根据一项对44例患者进行的研究，乏血供模式的肝转移与早期进展相关。即使有显著的肿瘤负荷，肝转移瘤也可能没有症状。但是，需要仔细考虑肝转移的影响，因为如果不治疗，约有80%的患者将在5年内死于该病。

如果在小的腹膜转移灶出现临床症状（最常见的是肠梗阻）之前通过影像学发现它们，就必须对腹腔进行系统性检查。

SST成像可以识别传统解剖成像难以识别的远处转移灶。这一困难可能是由于肿瘤体积小（如腹膜腔内或小淋巴结的转移）或是转移部位远（如腹腔和盆腔外或骨髓内的转移）。SR-PET/CT正在成为这些肿瘤的首选功能成像，并可以改变许多病例的治疗策略。

肿瘤的反应

无论是在日常临床实践中的个体化管理，还是在随

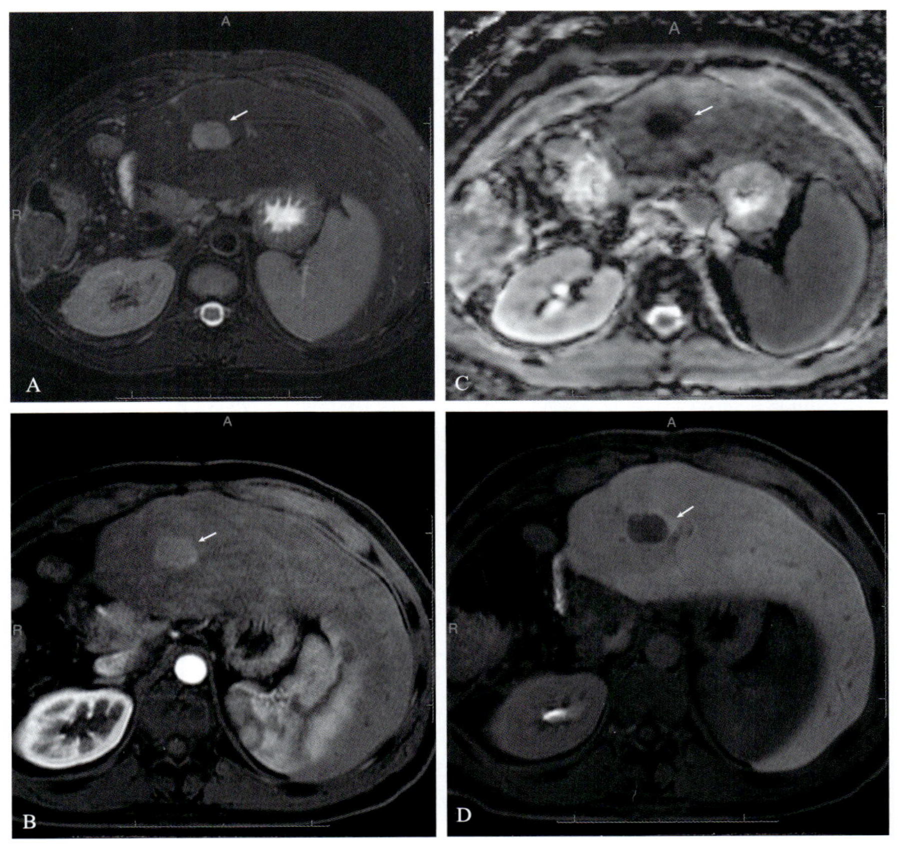

图14.13 43岁男性，转移性高分化PNET，G2。右半肝扩大切除术后，残肝（Ⅱ、Ⅲ段）肥大增生。轴位T2WI显示残肝转移灶呈高信号（A）。转移灶在动脉期均匀强化（B中箭头），在DWI中有扩散受限的表现（C中箭头）。延迟20min的肝胆期显示病变非常明显（D中箭头）。这一序列不受静脉推注质量的影响，使其非常适合用于肿瘤测量，减少了由扫描技术差异引起的观察者间的差异

机和非随机临床试验的背景下，以客观和可重复的方式评估对治疗的反应在肿瘤影像学中至关重要。肿瘤疗效是建立在对客观和主观参数的仔细分析的基础上的。

基于肿瘤大小的客观标准

修订版的RECIST 1.1是多种肿瘤（包括PNET）疗效评估的主要标准，包括原发性和转移性肿瘤，主要集中在肝脏。RECIST 1.1是基于对基线和多个终点肿瘤测量变化百分比的仔细评估，以及对新的疾病部位的识别。对于实体器官、淋巴结、腹膜和骨内可测量和不可测量的病变，以及应选择哪些病变作为靶病变和非靶病变，均有特定的标准。为了确定缓解或进展，评估基线时的总体肿瘤负荷非常必要，并将其作为后续终点评估的对照。如果存在一个以上可测量的病变，最多可选择5个靶病变（每个器官2个），放射科医师应选择那些在后续检查中可重复测量的病变。根据病变大小的变化百分比将患者分为4组。完全缓解定义为所有靶病变消失。部分缓解定义为与基线测量值相比，所有目标病变的最长直径总和（sum of the longest diameter，SLD）减少30%。疾病进展定义为目标病变的SLD从最低点增加至少20%（除了增加20%外，必须记录绝对值增加至少5mm）或出现新病变。疾病稳定定义为病变大小的变化既未达到部分缓解的标准，也未达到疾病进展的标准。在增强CT或MRI上，应在轴位图像获得测量值。用肝细胞特异性对比剂进行的20min延迟MRI检查提供了一种简单、可靠的方法来重复测量肝转移。

大小标准是客观和可重复性的，并且已被证明在晚期PNET的细胞毒性化疗的评估中有价值。然而，RECIST 1.1并不适合用于评估靶向治疗的疗效，也不适合用于生长缓慢的肿瘤。应用RECIST 1.1评估长效SST类似物和PRRT的反应率往往较低，它们的治疗反应是通过改善的PFS或进展时间来推断的。

与大小无关的形态学变化

随着靶向治疗的发展，出现了与肿瘤大小无关、但基于肿瘤形态（侧重于质地和衰减）的新缓解标准，并且发现这些标准在几种肿瘤中有应用价值。

这些研究强调了不仅要评估肿瘤大小，还要评估病灶边缘、内部衰减、有无内部强化等形态学和质地变化。评估PNET肝转移瘤经过普通栓塞、化学栓塞或放射栓塞后的疗效与文献中报道的肝细胞癌的疗效相似。缓解不仅基于肿瘤体积的缩小，而且（或许更重要的是）基于肿瘤内部实性成分的减少（根据内部血管/增强成分相对于基线的丧失来判断）。通过放射栓塞，大小的缩小可能会延迟6个月出现，但通过仔细检查病灶内部强化的持续、减少和（或）消失，可以更快地评估肿瘤的活性或对治疗的反应。

RFA术后的评估需要仔细评估消融区的大小及其边缘，系统地比较术前和术后的检查。

功能成像的反应

SST成像可以显示常规解剖成像研究难以识别的疾病部位。与适当的基线检查相比，SRS可提供疾病的定性评估，并可确定新的病灶部位。与SRS相比，SR-PET/CT可以识别更多的疾病部位，因此这两种类型的检查之间的比较应该非常谨慎。虽然在SR-PET/CT上可以获得半定量测量的SUV，但尚不清楚多大的SUV变化能表明相关的临床变化，并且叠加SST治疗也可能影响SUV测量。当临床怀疑有复发性或进行性疾病，而解剖成像检查不明确或被认为稳定时，SR-PET/CT检查最有用。

要点 影像学表现

- 肿瘤的反应是基于对客观和主观标准的仔细评估，如大小（大小的变化和新病灶的检测），形态（与大小无关的形态变化/内部衰减和增强）和功能成像（PET/CT的标准摄取值）。
- 实体瘤临床疗效评价标准1.1（RECIST 1.1）是胰腺神经内分泌肿瘤（PNET）客观疗效评价的主要标准，并决定了临床试验的背景。

总结

PNET是一组相对罕见的胰腺肿瘤，其发病率和患病率都在上升，因此在任何肿瘤学或放射学实践中都有一定的概率会遇到。这种肿瘤的影像学表现、形态学特征和生物学行为有很大的差异，范围从极其惰性的病变到预后极差的高度恶性肿瘤。非功能性PNET占所有PNET的大多数。MDCT和多期MRI是发现原发灶和潜在转移灶（淋巴结和肝脏）的必要手段。将病理分类、诊断和分期的影像学技术及治疗方案和干预措施的不断进展纳入多学科治疗方法中，对于患者的治疗非常重要。本章对其病理学、临床表现、TNM分期、影像学表现和治疗方案进行了综述。

第 5 部分 胃肠道肿瘤

第 15 章

食管癌

Sonia L. Betancourt-Cuellar, M.D.; Marcelo F. Kuperman Benveniste, M.D.; Diana P. Palacio, M.D.; Wayne L. Hofstetter, M.D.; Edith M. Marom, M.D.

引言

食管癌是一种严重的恶性肿瘤，具有很高的发病率和死亡率。所有联合分期的总体5年生存率仍然很低，约为17%。尽管它是一种相对罕见的恶性肿瘤，占所有恶性肿瘤的不到1%，但自20世纪80年代以来，其发病率一直在稳步上升。2019年，美国报道了约17 650例新发病例，估计有16 080例死亡。在确诊时，20%的患者处于适合治愈性切除的局部分期，近30%的患者处于局部晚期，超过30%的患者已有转移性疾病。然而，在过去的几年里，对疾病生物学的更深入了解导致分期和治疗选择方面的显著进步。

最佳管理取决于有效的多学科合作，包括多模态分期和综合治疗，涉及化疗、放疗和手术。对于放射科医师来说，合适的成像需要充分了解食管癌的行为和分期，以及熟悉可用的治疗方案。

对于外科医师和临床医师来说，认识到每种成像方式的局限性和缺陷对于在初始评价和随访期间适当使用从成像中获得的信息非常重要。

流行病学和危险因素

食管癌是一种世界性疾病，其发病率因地理位置而异。在美国，食管癌占所有癌症的不到1%，但死亡率很高，占所有癌症死亡的3%。

食管癌的两种最常见的组织学类型是鳞状细胞癌（squamous cell carcinoma，SCC）和腺癌（adenocarcinoma，AC）。SCC占全世界所有食管癌病例的80%以上，并且是欠发达国家的主要类型（例如中亚和东南亚）。自20世纪80年代初以来，全球男性SCC的发病率有所下降，而女性的发病率则略有下降或保持稳定。

在过去的40年中，AC在欧洲、北美洲和澳大利亚的发病率不断增加。在许多西方国家，AC的发病率已超过SCC。AC以男性为主，全球男女比例为（6～8）:1；此外，在美国，白种人群中AC的发病率明显高于其他种族。

食管SCC发生的危险因素包括饮酒、吸烟和较低的社会经济地位。多项研究报告称，SCC的风险增加与新鲜蔬菜和水果的低消费量以及腌制蔬菜的高摄入量有关，但缺乏前瞻性研究证实这一因素。

食管AC的风险因素包括与慢性胃食管反流相关的Barrett食管（上皮化生）和体重指数增加；酒精似乎不是AC的显著风险因素。

食管AC发病率的上升及其显著的男性优势（7∶1）尚没有明确的解释。流行病学数据不支持AC与胃食管反流发生率增加、肥胖发生率增加或幽门螺杆菌感染发生率降低有直接相关性。近年来，男性吸烟率下降，这可能部分解释了食管SCC发生率下降，但不能解释AC发生率增加的原因。

因为食管癌在美国的发病率很低，故目前还没有足够的证据有必要在美国实施大规模筛查计划。在中国的高危人群地区，筛查和随后的早期诊断和治疗已被证明可以节省大量成本，因为与浸润性食管癌的综合治疗相比，筛查的成本要低得多。

要点 流行病学和危险因素

- 在美国，食管癌占所有癌症的比例不到1%，但死亡率很高，占癌症死亡的3%。
- 危险因素包括胃食管反流、肥胖、较低的社会经济地位、酒精、吸烟。
- 食管腺癌以男性为主，且发病率不断上升。

解剖学和病理学

SCC和AC都是上皮细胞起源，但在解剖倾向、危险因素、病理行为和预后方面有很大差异。为了分期和临床目的，可以认为它们是单独的疾病。SCC是一种尼古丁和酒精滥用的疾病，是影响整个食管的风险因素，并部分解释了为什么SCC在高达65%的病例中出现在隆突水平以上的中上胸部食管。相反，AC与胃食管反流病和Barrett食管密切相关，并且通常位于隆突水平以下。食管SCC的预后也比AC差。

由于食管癌的行为和手术选择根据其位置而变化，因此将食管分为四个不同的解剖区域用于食管癌分类。但是为了分期，肿瘤的位置是通过从切牙开始对每个区域进行内镜测量来确定的。颈段食管从颈咽肌延伸到胸骨上切迹，典型的内镜测量将其放置在距门齿15～20cm处；上胸段食管从胸骨上切迹延伸到奇静脉的下缘，在距门齿20～25cm处；中胸段食管从奇静脉下缘延伸至下肺静脉，距切牙25～30cm；下胸段食管从下肺静脉延伸到胃，包括腹内食管和胃食管交界处，距切牙30～40cm（图15.1）。

根据AJCC第八版，涉及胃食管交界处的癌症，其中心位于贲门近端2cm内，将被分期为食管癌，而那些中心距离胃食管交界处超过2cm的癌症，即使涉及胃食管交界处，也将被分期为胃癌。

组织学上，食管壁包括黏膜、黏膜下层、固有肌层和外膜。肿瘤的局部浸润取决于各组织层的浸润程度。由于食管周围无浆膜，有利于肿瘤向胸膜、心包、膈或腹膜的局部浸润。

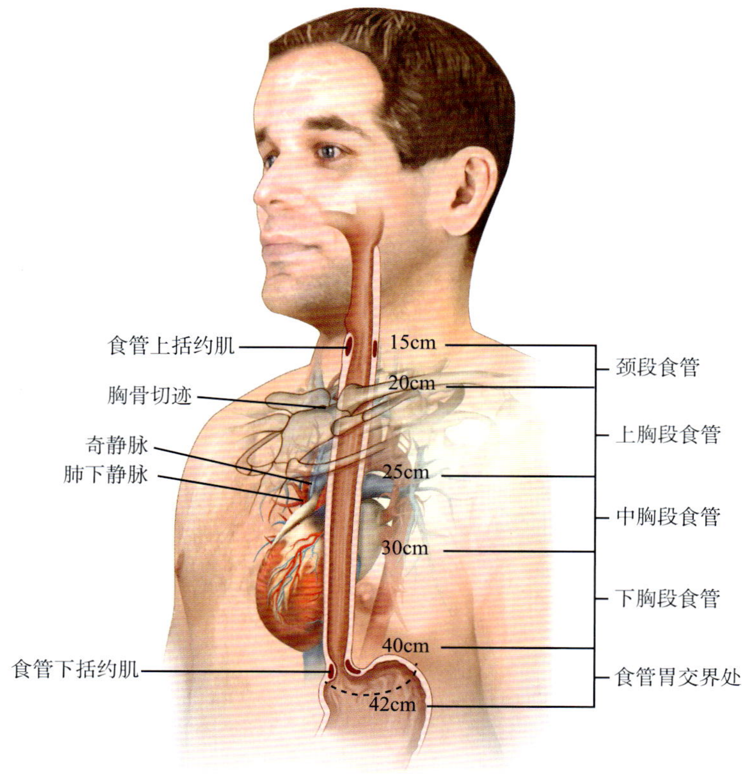

图15.1 食管分段示意图。颈段食管起始于距切牙15cm处的环咽肌水平，终止于胸骨切迹水平。上胸段食管起始于距切牙20cm处，从胸骨切迹水平延伸至奇静脉弓水平。中胸段食管起始于距切牙25cm处，从奇静脉弓水平延伸至下肺静脉水平。下胸段食管距切牙30cm，从下肺静脉水平延伸至食管下括约肌。累及食管胃交界处且中心进入贲门2cm或更小的癌症被分期为食管癌，而那些进入贲门2cm以上的癌被分期为胃癌

食管拥有丰富的淋巴网络，具有径向和纵向的通道，促进淋巴和远处转移的早期传播。大部分的淋巴结转移集中在黏膜下层，但它们也存在于黏膜的固有层中，并连接到食管周围淋巴结站和胸导管。黏膜下层的纵行淋巴丛有利于向头侧和尾侧的正交引流，导致淋巴结转移可能位于远离原发肿瘤的位置，而不涉及邻近淋巴结（“跳跃”转移）。

区域淋巴结定义为从食管上括约肌到腹腔轴的任何食管周围淋巴结。这些包括下颈部食管周围淋巴结；食管周围区域的胸内淋巴结、双侧气管旁淋巴结和隆突下淋巴结；邻近膈肌脚的横膈淋巴结；左胃和心包淋巴结；以及肝总动脉、脾动脉和腹腔干淋巴结。这些区域以外的淋巴结受累被认为是远处转移性疾病。

要点　解剖学和病理学

- 食管鳞状细胞癌更常见于隆突水平以上，并且与腺癌相比预后显著更差。
- 食管没有浆膜，这使得肿瘤更容易侵袭邻近器官。
- 食管内广泛的黏膜下淋巴丛促进食管癌的正交和径向淋巴管扩散。

临床表现

大多数食管癌，特别是AC，发生在食管远端或胃食管交界处。考虑到食管的扩张性，早期患者通常不会表现出可识别的症状。早期患者是在Barrett食管的监测中偶然发现的，或者是在贫血的情况下发现的。大多数食管癌患者表现为局部晚期，最常见的症状是吞咽困难和吞咽痛，这通常归因于潜在的慢性胃食管反流。当肿瘤局部进展时，随后会出现体重减轻、吞咽困难和吞咽痛。颈段食管近端的肿瘤也可能出现吞咽困难或局部肿瘤扩展的迹象，例如发声困难或交感神经功能障碍。

分期评估

食管癌最常用的国际分期系统是AJCC发布的肿瘤-淋巴结-转移（TNM）分期，目前为第八版。根据该系统，肿瘤分类基于局部肿瘤浸润程度（T）、淋巴结受累（N）、远处转移（M）、分级（G）和位置（L）进行分配（表15.1，图15.2）。分期是根据与类似疾病相关的类别组合制定的，旨在作为疾病管理和预后的指南。

第八版AJCC分期分类对临床分期（cTNM）和病理分期（pTNM）分别进行了分类，前者基于影像学研究，组织学信息最少（表15.2，表15.3），后者基于切除和检查手术标本（表15.4，表15.5）后的病理分期。对于接受新辅助治疗并对切除标本进行病理检查的患者，有一个新的分期，即新辅助治疗后病理分期（ypTNM）。两种组织病理学细胞类型的ypTNM分期组是相同的（表15.6），与cTNM和pTNM或AC不同。在本版中，pTNM Ⅰ期已被细分为pT1a和pT1b，未分化组织学分级（G4）已被删除，pT2N0MO SCC的分类位置已被删除。

表15.1　食管癌的肿瘤-淋巴结-转移（TNM）分期

原发肿瘤（T）	
TX	无法评估原发性肿瘤
T0	无原发性肿瘤证据
Tis	高度异型性增生
T1a	肿瘤侵犯黏膜固有层或黏膜肌层
T1b	肿瘤侵犯黏膜下层
T2	肿瘤侵犯固有肌层
T3	肿瘤侵犯外膜
T4a	肿瘤侵犯胸膜、心包、横膈或腹膜，但可切除
T4b	肿瘤侵犯其他邻近结构，如主动脉、椎体或气管
区域淋巴结（N）	
NX	区域淋巴结无法评估
N0	无区域淋巴结转移
N1	1个或2个区域淋巴结转移
N2	3～6个区域淋巴结转移
N3	7个或更多区域淋巴结转移
远处转移（M）	
M0	无远处转移
M1	远处转移
组织学分级（G）	
GX	等级无法评估—分期为G1
G1	高度分化
G2	中度分化
G3	低度分化

表15.2　临床分期分组：鳞状细胞癌

分期	T	N	M
0	Tis	N0	M0
Ⅰ	T1	N0～N1	M0
Ⅱ	T2	N0～N1	M0
	T3	N0	M0
Ⅲ	T3	N1	M0
	T1-3	N2	M0
Ⅳ	T4	N0～N2	M0
ⅢA	T1～T2	N2	M0
	T1～T4	N3	M0
ⅣA	T4	N0～N2	M0
ⅣB	任意T	任意N	M1

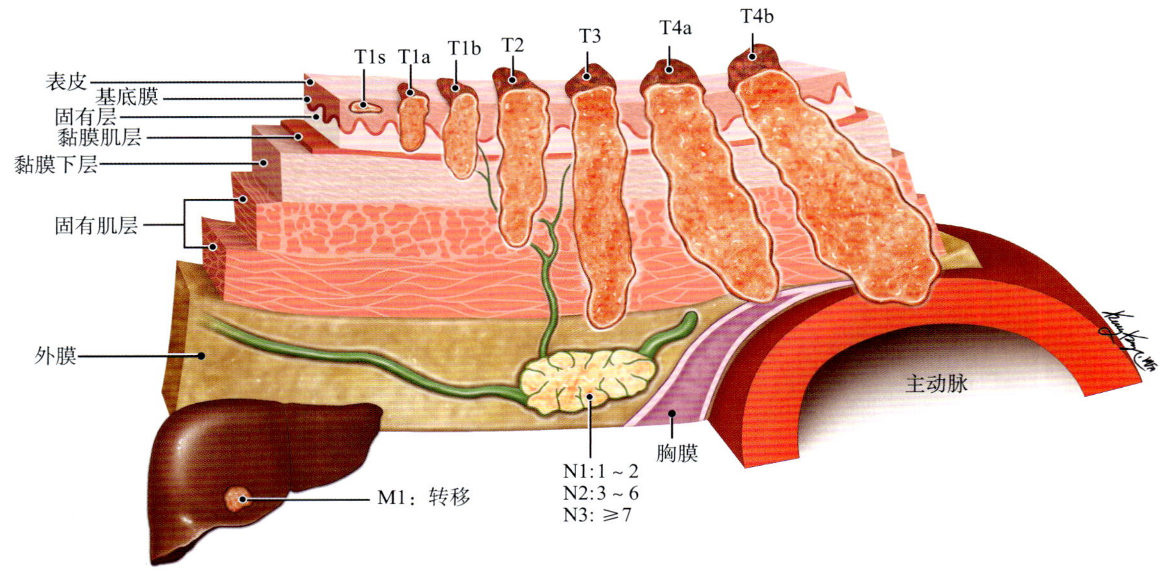

图15.2 第八版肿瘤-淋巴结-转移（TNM）分期系统的示意图。依据浸润深度分类为：Tis，高度异型性增生；T1为局限于黏膜层的疾病，可细分为T1a（侵入黏膜固有层或黏膜肌层的癌症）和T1b（癌侵入黏膜下层）；T2，癌侵入固有肌层；T3，肿瘤侵入外膜；T4被细分为T4a（癌细胞侵入邻近结构，如胸膜、心包、奇静脉、横膈或腹膜）和T4b（侵入主要邻近结构的癌症，如主动脉、椎体或气管）。根据受累淋巴结的数量对区域淋巴结转移进行分类：N0（无区域淋巴结转移）、N1（区域淋巴结转移累及1～2个淋巴结）、N2（区域淋巴结转移累及3～6个淋巴结）和N3（区域淋巴结转移累及7个或更多淋巴结）。M分为M0（无远处转移）和M1（远处转移）

表15.3 临床分期分组：腺癌

分期	T	N	M
0	Tis	N0	M0
Ⅰ	T1	N1	M0
Ⅱa	T1	N1	M0
Ⅱb	T2	N0	M0
Ⅲ	T2-3	N1	M0
	T3～T4a	N0～N1	M0
ⅣA	T1～T4a	N2	M0
	T4b	N2	M0
	T1～T4	N3	M0
ⅣB	任意T	任意N	M1

T分类范围从Tis（高度异型增生）到T4（肿瘤侵入邻近结构）（图15.2）。局限于上皮的恶性细胞被归类为Tis，T1被细分为T1a和T1b，这取决于肿瘤是否局限于黏膜（T1a）或是否有黏膜下层（T1b）的侵袭。T2是侵入但通过固有肌层的癌症，T3是侵入外膜的癌症。T4表示局部侵犯周围结构，又可分为T4a（胸膜、心包或横膈的潜在可切除性侵犯）和T4b（邻近结构的典型不可切除性侵犯，如主动脉、椎体或气管）（图15.2）。根据NCCN临床实践指南，没有淋巴结转移的T1a或T1b肿瘤适合手术单一疗法（内镜切除术或食管切除术），但更晚期的肿瘤需要化疗、放疗和手术的综合治疗，而T4b肿瘤通常无法切除。

N分期包括从食管上括约肌到腹腔干发现的受累区域淋巴结的数量。这些淋巴结包括下颈部和锁骨上淋巴结；食管周围区域、纵隔和肺门区域的胸内淋巴结；邻近膈肌脚的横膈内淋巴结；胃左和心旁淋巴结；以及肝总、脾动脉和腹腔干淋巴结。受累淋巴结的数目对生存率有重要影响，这反映在N分期中，分为N1（1～2个淋巴结受累）、N2（3～6个淋巴结受累）和N3（6个以上淋巴结受累）（图15.2）。这些亚分期也意味着必须进行充分的淋巴结清扫，以确保适当的病理分期和优化生存期。建议切除的淋巴结数量尚未普遍确定，但根据全球数据，应切除的淋巴结数量取决于pT类别（T1≥10；T2≥20；T3和T4＞30）。

远处转移的部位与食管不直接连续，包括内脏转移和非区域淋巴结转移（M1）。

要点 分期

- 鳞状细胞癌和腺癌有不同的分期系统。
- T1分期细分为T1a（肿瘤局限于黏膜）和T1b（肿瘤延伸到黏膜下层）。
- T4分期细分为T4a（胸膜、心包或膈膜的有限侵入）和T4b（侵入其他相邻结构）。
- N分期细分为N1（1～2个淋巴结转移），N2（3～6个淋巴结转移）和N3（超过6个淋巴结转移）。
- M1分期包括远端内脏转移和非区域淋巴结转移。

肿瘤扩散模式

与大多数胃肠道恶性肿瘤一样，肿瘤扩散可以通过直接局部扩散、通过沿着淋巴通道扩散或通过血流扩散到远处部位而发生。食管黏膜下层含有丰富的淋巴丛，恶性肿瘤的淋巴道播散发生较早，淋巴和血行播散的可能性随着局部肿瘤浸润的进展而增加。

局部扩散

大多数食管癌起源于上皮细胞（即SCC和AC），通常以放射状方式进展，从黏膜受累到黏膜肌层破裂并延伸到黏膜下层，再到固有肌层浸润并累及邻近器官。食管没有浆膜层意味着没有解剖屏障来防止肿瘤侵袭邻近器官。

淋巴道播散

淋巴结转移通过黏膜下淋巴丛发生，放射状和纵向扩散到相邻的食管周围淋巴结。肿瘤通过胸导管扩散导致更远的淋巴结转移和全身性转移。纵向淋巴道扩散以大致可预测的方式发生：位于颈部和上胸段食管的肿瘤优先向头部方向引流至颈部淋巴结；位于远端食管和胃食管交界处的肿瘤向尾部引流至腹腔内淋巴结；胸中段食管中的肿瘤可以向任一方向排出。然而，淋巴道扩散并不局限于这些趋势，食管远端肿瘤仍可能发生颈部沿喉返神经的淋巴结转移。此外，由于丰富的黏膜下淋巴丛，可能发生绕过区域淋巴结的“跳跃式”转移到远处淋巴结站。在10%～20%接受肿瘤切除术患者中发现了这种“跳跃式”转移，这是在手术中进行根治性淋巴结清扫的重要论据。尽管食管癌的淋巴道扩散发生较早，但淋巴结转移的概率随着局部肿瘤浸润的增加而增加。例如，高达35%的T1b患者和高达80%的T3患者发生淋巴结转移。

转移瘤扩散至区域站以外的淋巴结，至颈中部和上部及腹腔轴以下的腹膜后，被认为是远处转移性疾病。因此，这些站点通常采用全身治疗方案进行治疗，并且是前期手术的禁忌证。

血行播散

远端器官的血行性转移很常见，估计在就诊时高达18%～30%的患者中存在。肿瘤血行播散的风险随着更晚期局部肿瘤浸润和淋巴结受累而增加，但也可能发生在原发性肿瘤较小且无明显淋巴结转移的病变早期。最常见的远处转移部位包括肝脏、骨骼、肺和肾上腺，但也可能发生在更不常见的部位（脑、骨骼肌、皮下脂肪和甲状腺），报告的患病率为7.7%。

表15.4 病理分期分组：鳞状细胞癌

分期	T	N	M	G	部位
0	Tis	N0	M0	1，X	任意
ⅠA	T1a	N0	M0	G1，X	任意
ⅠB	T1b	N0	M0	G1，X	任意
	T1	N0	M0	G2-3	任意
	T2	N0	M0	G1	任意
ⅡA	T2	N0	M0	G2～G3，X	任意
	T3	N0	M0	G1	上/中
ⅡB	T3	N0	M0	G2～G3	上/中
	T3	N0	M0	X	任意
	T3	N1	M0	任意	X
	T1	N1	M0	任意	任意
ⅢA	T1	N2	M0	任意	任意
	T2	N1	M0	任意	任意
ⅢB	T4a	N0～N1	M0	任意	任意
	T3	N1	M0	任意	任意
	T2～T3	N2	M1	任意	任意
ⅣA	T4a	N2	M0	任意	任意
	T4b	N0～N2	M0	任意	任意
	T1～T4	N3	M0	任意	任意
ⅣB	T1～T4	N0～N3	M1	任意	任意

表15.5 病理分期分组：腺癌

分期	T	N	M	G
0	Tis	N0	M0	N/A
ⅠA	T1a	N0	M0	G，X
ⅠB	T1a	N0	M0	G2
	T1b	N0	M0	G1～G2，X
ⅠC	T1	N0	M0	G3
	T2	N0	M0	G1～G2
ⅡA	T2	N0	M0	G3，X
ⅡB	T1	N1	M0	任意
	T3	N1	M0	任意
ⅢA	T1	N2	M0	任意
	T2	N0～N1	M0	任意
ⅢB	T4a	N1～N2	M0	任意
	T3	N1	M0	任意
	T2～T3	N2	M0	任意
ⅣA	T4a	N2	M0	任意
	T4b	N0～N2	M0	任意
	T1～T4	N3	M0	任意
	T1～T4	N0～N3	M1	任意

表15.6 新辅助治疗后分组

分期	T	N	M
Ⅰ	T0 ～ T2	N0	M0
Ⅱ	T3	N0	M0
ⅢA	T0 ～ T2	N1	M0
ⅢB	T4a	N0	M0
Ⅲ	T3	N1 ～ N2	M0
	T0 ～ T3	N2	M0
ⅣA	T4a	N0 ～ N2，X	M0
	T4b	N0 ～ N2	M0
	T1 ～ T4	N3	M0
ⅣB	T1 ～ T4	N0 ～ N3	M1

要点 肿瘤扩散

- 肿瘤的淋巴和血行转移发生较早，并且其概率随着局部肿瘤进展而增加。
- 在接受肿瘤切除术的患者中，10% ～ 20%发现了"跳跃式"淋巴结转移。
- 初诊时，高达30%的患者存在血行转移。

影像学

目前，食管癌患者的分期包括使用食管胃十二指肠镜检查（esophagogastroduodenoscopy，EGD）/超声内镜检查术（EGD/EUS）、CT和PET/CT组合进行的多模态评价。

EGD对于食管癌的初步诊断至关重要，而EUS在确定原发肿瘤的浸润深度和区域淋巴结转移的存在方面是非常有用的工具。标准放射学基线分期方法包括增强CT，对于潜在可切除肿瘤的患者，还会结合PET/CT进行评估。

FDG-PET/CT成像被认为是基线分期和治疗反应评估不可或缺的成像方式。它提供了功能和解剖信息，对指导临床决策非常有用。传统的增强CT提供了更好质量的软组织图像，特别是肺部图像。因此，CT和PET/CT是评价食管癌的补充方式。

原发肿瘤

计算机断层扫描和超声内镜检查术

在轴位CT上，原发性肿瘤可表现为局灶性或弥漫性食管壁增厚（图15.3）。食管壁厚度＞5mm通常被视为异常。然而，在实践中，很难准确测量食管壁厚度，因为它通常是非扩张状态，并且通常无法与相邻结构（如胸导管和小的食管周围淋巴结）准确区分。EUS是评估TNM分期系统中T分期的首选方法，据报道敏感度和特异度分别为82%和91%。EUS提供了食管壁的详细图像，是评估肿瘤浸润深度的最准确方法。通过EUS区分T1或T2癌症与T3或T4癌症的性能指数为89% ～ 91%，然而，很难有把握地区分cT1a和cT1b肿瘤。在这种情况下，内镜黏膜切除术和内镜黏膜下剥离术可有效区分cT1a和cT1b。

与EUS相比，CT显示原发性肿块的敏感度相对较差（约67%），并且不能分辨食管壁不同组织层的浸润。

食管与邻近器官的接触和正常食管周围脂肪平面的丢失可在CT上提示对邻近结构的侵犯（T4期病变）。包绕大于90°提示主动脉受侵，膈肌脚后脂肪平面消失提示血管受侵（图15.3）。然而，在实践中，脂肪平面往往是不存在的，没有浸润性疾病，食管周围脂肪平面不显示也可能发生继发于纤维化或炎症的原发性肿瘤。在没有明显侵入周围结构的证据的情况下，T4状态通常难以通过任何方式确定，并且通常在尝试切除时进行这种诊断。

正电子发射断层成像/计算机断层扫描

大多数，但不是全部，食管恶性肿瘤对FDG呈亲和性。虽然有一些证据表明原发性肿瘤的代谢活性［通过最大标准摄取值（maximum standard uptake value，SUVmax）或代谢肿瘤体积测量（metabolic tumor volume，MTV）］具有预后价值，但关于这种相关性的可靠性存在相互矛盾的报告。

虽然PET/CT确实提供了关于原发性恶性肿瘤的功能信息，并且可能能够定位在CT图像上不明显的肿瘤，但其在确定T分期状态方面的实用性受到其较差的空间分辨率的限制。通过食管壁层或进入邻近结构的入侵，PET/CT无法比常规CT更准确地进行诊断。

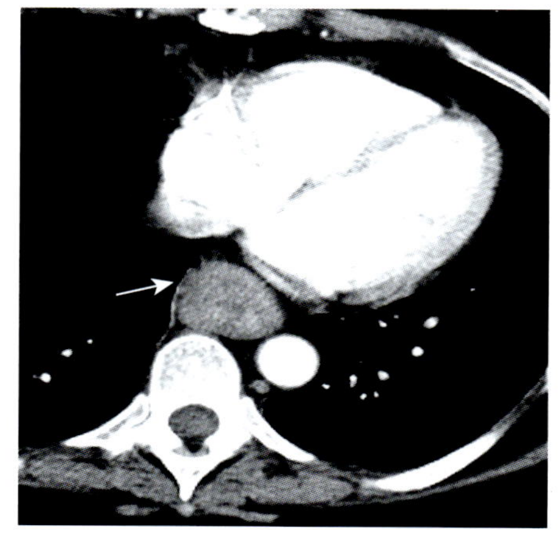

图15.3 一名62岁男性食管远端腺癌患者。左心室水平的轴位CT显示弥漫性食管壁增厚（箭头）。食管周围的脂肪层可见，没有证据表明肿瘤侵犯了邻近结构，这表明原发性肿瘤在技术上是可以切除的。但是，在CT上无法确定肿瘤浸润食管壁的确切深度。超声内镜检查术是可用于评价原发性肿瘤浸润深度（T分期）的最准确成像方式

在食管癌患者中，食管中的FDG摄取通常继发于原发性肿瘤本身的活动，但也可能继发于可能混淆肿瘤表观纵向范围的多种其他因素。继发于胃酸反流的食管炎或黏膜溃疡是FDG摄取假阳性的常见原因，表现为食管远端的线性或局灶性高活性区域。食管FDG摄取假阳性的另一个常见原因是黏膜内镜活检后的炎症。由于这些原因，对原发性食管肿瘤表观代谢活性的评估应与近期临床病史和内镜检查结果相关联。

淋巴结转移

计算机断层扫描

CT对淋巴结转移的诊断准确性相对较差，完全依赖于既不敏感也不特异的大小标准。一般来说，短径＞1cm的淋巴结被认为是恶性肿瘤的可疑的淋巴结转移。然而，较小的淋巴结也可能存在转移，较大的淋巴结可能只是反应性的（图15.4）。淋巴结状态最好通过EGD/EUS和FNA确定。CT诊断准确性的报道在不同的研究中有很大的差异，这取决于所使用的金标准。在一项75例患者的研究中，组织确认被用作金标准，CT的敏感度和特异度分别为84%和67%。重要的是区域淋巴结转移的存在不是手术禁忌证，因为淋巴结通常会与原发性肿瘤一起切除。CT的主要目的是识别不紧邻食管且在手术时可能无法切除的可疑淋巴结，这对于计划经食管裂孔食管切除术而不是经胸或三野食管切除术的患者尤其重要，并且通常需要进行更有限的纵隔淋巴结清扫。

正电子发射断层成像/计算机断层扫描

与CT相比，PET/CT在检测食管癌患者淋巴结转移方面具有相似的灵敏度（46%～82%）和更高的特异度（49%～98%）。通过PET/CT评估淋巴结转移的存在受到其无法检测微转移和难以分辨位于原发肿瘤附近的FDG亲和淋巴结的限制，这是由于在原发肿块中的代谢活性产生的“晕染”效应所致。

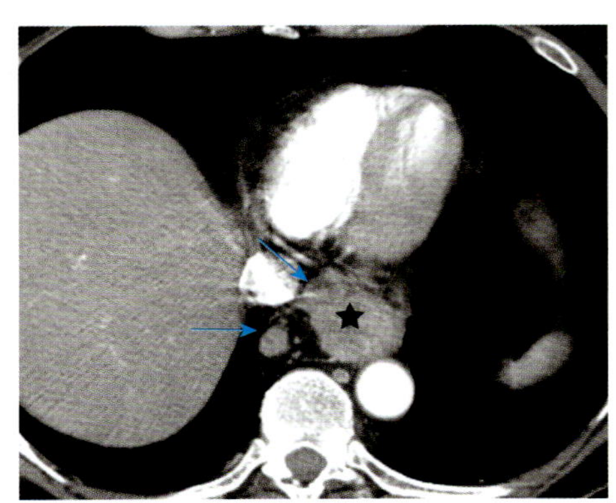

图15.4　一名55岁食管远端腺癌男性患者。左心室水平的轴位CT显示食管向心性增厚，符合原发性恶性肿瘤（★）。邻近肿大的淋巴结疑为淋巴结转移（箭头），经EUS-FNA证实为阳性。由于CT对转移性淋巴结的检测主要取决于大小标准（短轴＞1cm），因此CT对检测淋巴结转移缺乏敏感性，因为正常大小的淋巴结可能包含显微镜下的转移灶。此外，食管癌中良性肿大和炎性淋巴结的存在降低了CT检测淋巴结转移的特异性

PET/CT在识别淋巴结转移方面确实比CT具有更高的特异性，这对于指导EUS引导的特定淋巴结FNA和提醒外科医师非典型部位可能的淋巴结转移是有用的。EUS和PET/CT的组合是前瞻性评估食管癌N状态的最佳方法。如前所述，PET/CT的主要目的是识别位于局部淋巴结野以外的腹腔或其他淋巴结，这些淋巴结的存在将对手术决策产生重大影响（图15.5）。PET诊断区域淋巴结转移的准确性也与分期有关。在早期疾病患者中，假阳性和假阴性限制了FDG-PET的实用性，并可能导致不适当的治疗。在这些情况下，重要的是从组织学上确认诊断。

转移

计算机断层扫描

食管癌的转移最常发生在肝脏、肺和骨骼。这些转移中的大多数很容易通过CT检测到，灵敏度为66%～81%，特别是当肝脏的多相成像作为基线CT扫描方案的一部分时。CT也是检测肺转移瘤的理想成像模式，在这方面比PET/CT具有更高的灵敏度，在PET/CT中，肺部图像不是在完全吸气时采集的，并且肺转移瘤可能因为太小而无法通过PET扫描进行分辨。

重要的是，7%～17%的食管癌转移是隐匿性的，或者仅通过CT难以进行前瞻性诊断（图15.6）。CT和PET/CT的组合是检测食管癌转移的最佳方法。

正电子发射断层成像/计算机断层扫描

PET/CT是检测远处转移灵敏度和特异度最高的成像方式（分别为83.3%和98.4%），相较于CT和EUS，PET/CT改善了基线分期的准确性，可以避免不必要的手术。CT在检测远处转移方面优于其他成像方式，使其成为评估新诊断食管癌患者不可或缺的工具（图15.6，图15.7）。通过PET/CT检测转移将对随后的临床决策产生深远影响，应始终考虑对异常病变进行活检，以确认恶性肿瘤的存在。

要点　治疗医师需要从放射学报告中了解什么

- 原发性食管肿瘤的位置和纵向侵犯范围。
- 可能累及的淋巴结区域。
- 是否累及邻近器官。
- 是否存在远处转移。

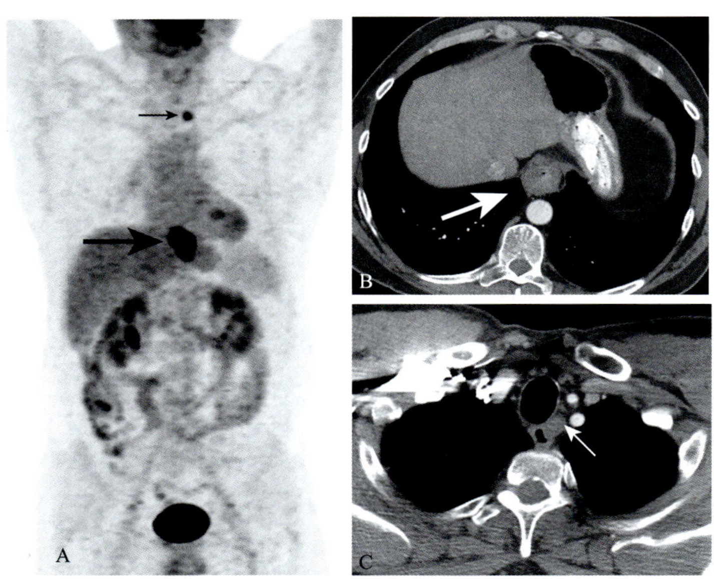

图 15.5 一名 62 岁食管远端腺癌男性患者。A. 冠状面最大强度投影 PET 显示食管远端原发性肿瘤内的代谢活动（长箭头）和纵隔局灶性 FDG 摄取（短箭头）；B 和 C. 轴位增强 CT 证实了食管远端原发恶性肿瘤的位置（箭头）和疑似淋巴结转移的增大淋巴结的存在（箭头）。通过 EUS-FNA 证实了 cN1

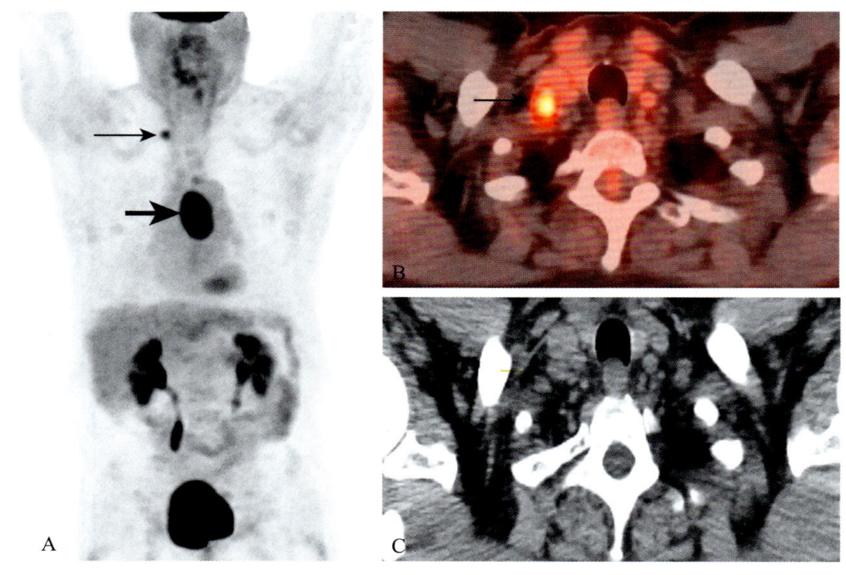

图 15.6 一名 72 岁新诊断为中胸段食管鳞状细胞癌男性患者。A. 冠状面最大强度投影 PET 显示纵隔（短箭头）和右锁骨上区（长箭头）FDG 摄取增加，与食管恶性肿瘤和淋巴结转移一致；B. 轴位融合 PET/CT 显示锁骨上区域（箭头）中的 FDG 代谢活性增高的淋巴结，该淋巴结不邻近食管，是非区域性转移性淋巴结（M1 疾病）。轴位 CT 证实存在一个超出区域性淋巴结定义的增大淋巴结（箭头）

治疗

食管切除术仍然是早期浅表癌（cT1N0）的主要治疗方法，尽管自内镜黏膜治疗发展以来，其在浅表癌（T1a）中的作用一直存在争议。一般认为较小的 cT2N0 肿瘤应进行手术切除，这些患者将在术后重新评估，发现分期不足的患者将考虑进行辅助治疗。

对于局部晚期癌症患者（大 cT2N0、cT3 ～ 4aN0、任何 cN +），建议采用新辅助化疗或联合放化疗的多模式治疗，然后进行手术。全身治疗是转移性疾病患者最有效的治疗方式。

新辅助放化疗

联合铂类药物化疗和 5- 氟尿嘧啶或紫杉烷类药物的同步新辅助放化疗（chemoradiation therapy，CRT）是美国大多数机构最常用的方案。越来越多的证据支持 CRT 在改善食管癌局部晚期疾病患者的可切除性和生存

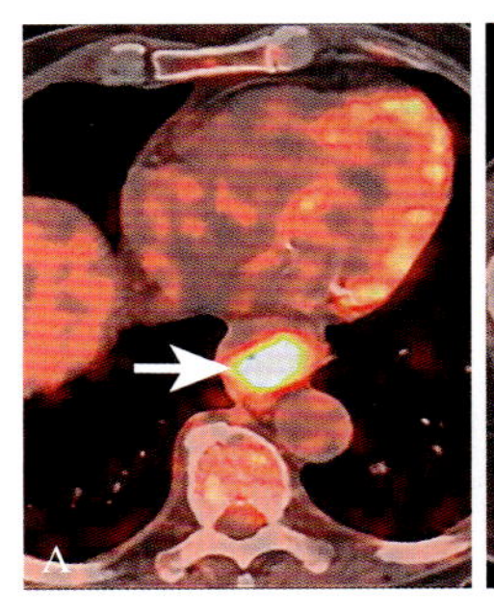

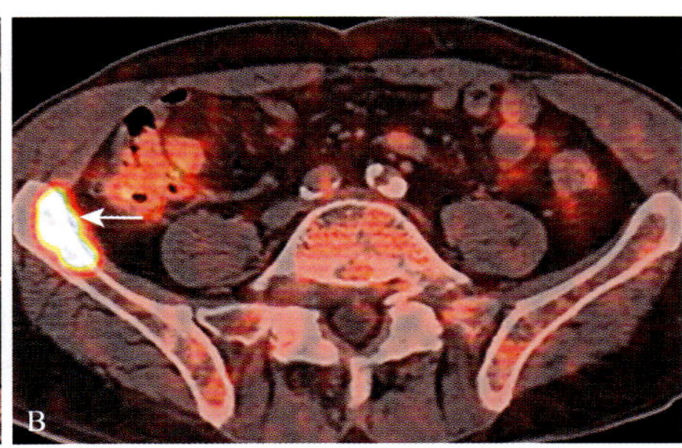

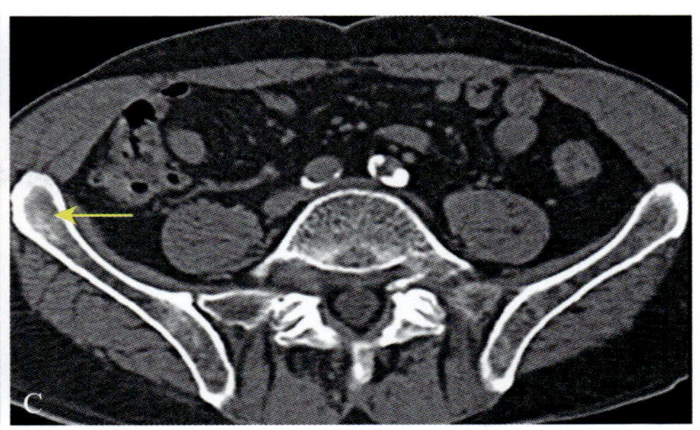

图15.7　患远端食管腺癌的70岁的男子。A和B.轴位融合PET/CT显示原发性肿瘤中FDG摄取强烈（箭头），右侧髂骨中代谢活性增加（箭头）；C.髂骨水平轴位CT扫描显示细微的硬化区（箭头），疑为转移（M1期病变），经皮活检证实。PET/CT是检测远处转移的灵敏度和特异性最高的成像方式

率方面的作用。食管癌化疗后手术研究，包括366例食管癌患者（25% SCC，75% AC），表明CRT后手术与单纯手术相比，OS显著改善（中位数：49个月 vs. 24个月）。两组的术后并发症相似，死亡率均为4%。

有几项试验比较了食管鳞癌中的根治性CRT（dCRT）和新辅助CRT（nCRT），显示手术组和非手术组的OS相似，尽管手术似乎能更好地控制肿瘤，但没有更好的长期生存结局。然而，这仍然是一个有争议的话题。

放疗

放疗作为术前或确定性治疗的一部分，与全身治疗同时进行。放疗在食管癌管理中的目标是通过提供足够的放射剂量以杀死肿瘤，同时最大限度地减少相邻正常组织的辐射暴露，从而改善局部疾病控制。为了实现这一目标，放射肿瘤学家必须能够识别大体肿瘤累及的区域以及存在显微镜下疾病扩展风险的区域。目前，CT和（或）PET/CT用于定位原发性肿瘤的大体肿瘤体积（gross tumor volume，GTV）及累及的淋巴结。然而，还应审查EGD的信息并将其纳入GTV勾画中，特别是在肿瘤勾画可能不完全清晰的情况下，继发于与相邻结构重叠或肿瘤低FDG亲和力等因素。基于CT的计划的优势是能够更好地可视化靶点并勾画相邻关键正常组织结构的轮廓。可以使用目标和结构的三维重建来开发更适形的治疗计划。根据三维信息，有可能估计要输送到目标或规避结构的任何给定百分比体积的辐射剂量。

由于食管黏膜下淋巴引流的复杂网络允许发生显微镜下传播，因此确定显微镜下疾病范围或临床靶体积（clinical target volume，CTV）更为复杂。CTV的上边界包括大体肿瘤上方3～4cm或任何大体受累的食管旁淋巴结上方1cm的范围，以更高者为准。下缘定义为大体病变下方3～4cm，或如果肿瘤位于远端，则应包括临床上未受累的胃黏膜至少2cm，以减少对正常胃的辐射剂量。放射方向上，建议在食管周围淋巴结区域包括1～1.5cm边缘，但与未受累的心脏和肝脏组织交界处的边缘较小，为0.5cm。

食管癌治疗的当前护理标准是3D适形放射治疗，其允许递送覆盖靶体积的最佳剂量，同时最小化对正常软组织的辐射剂量。在新辅助治疗中，辐射剂量范围为41.4～50.4Gy，而确定性辐射的剂量更有争议，范围为50.4～60Gy或以上。

调制辐射束的剂量强度以最小化对相邻关键正常组织的剂量同时提供完全肿瘤靶覆盖的另一种方法被恰当地称为调强适形放射治疗，即IMRT。IMRT已被证明可以显著减少肺和心脏的剂量，并且与3级或更高的非血液学毒性风险降低相关。尽管IMRT尚未被确立为食管癌的标准治疗，但由于食管与头颈部放射敏感的正常结构非常接近，因此IMRT已被用于颈部食管癌治疗。在颈部食管癌中，IMRT显示出对靶体积的覆盖率提高，对正常结构的剂量降低。

质子治疗是一种新兴的食管癌治疗技术。与3D适形放射治疗和IMRT相比，质子束由带电粒子组成，这些粒子将大部分能量传递到特定的组织深度，从而限制了对周围器官的剂量。与IMRT和3D适形放射治疗相比，周围器官的体积和（或）剂量减少，而不会牺牲靶体积的覆盖范围。该技术预计将为中段和远端食管肿瘤患者提供具有临床意义的益处，因为这些肿瘤被肺、心脏和脊柱包围。

手术治疗

食管切除术可采用经食管裂孔入路、经胸和经腹联合入路、三野入路（合并颈部、胸部和腹部切口）或微创技术进行。选择使用何种技术通常取决于个体因素，如外科医师偏好、患者表现状态、癌症分期或肿瘤位置。尽管有许多选择，食管癌手术的一个关键原则是实现完全切除。

位于食管远端或胃食管交界处的食管下段肿瘤可采

用食管次全切除术、食管胃切除术或部分食管切除术伴肠间置术。胃受累的程度以及原发性肿瘤的分期将指导外科医师确定部分或完全切除胃的必要性以及食管切除的程度。

通过右胸和剖腹手术进行食管次全切除术（Ivor Lewis食管切除术）允许切除胃和腹部淋巴结，然后进行胸内食管切除和重建，并结合完整的双视野淋巴结清扫。由于重建发生在胸部，因此累及远端食管和近端胃的局部晚期肿瘤适合这种方法，因为可以获得双视野淋巴结切除术和阴性切缘，与将胃伸展到颈部重建相比，减少了胃坏死的担忧。

对于淋巴结受累风险最小的早期远端肿瘤（Ⅰ期，T1a期病变），可采用节段性食管切除术和小肠间置术（Merendino手术）或保留迷走神经的食管切除术和胃或肠间置术进行治疗。或者，经裂孔食管切除术可以从食管裂孔到胸腔入口游离胸内食管，而不需要开胸。经裂孔技术的优点是避免了开胸手术，同时实现了食管的完全切除。更保守的经裂孔入路保留了胸壁功能，降低了围手术期发病率。这种技术的潜在缺点包括食管周围和纵隔淋巴结切除的限制，钝性食管剥离过程中对周围结构造成胸内损伤的风险，以及较高的局部复发率。相比之下，更多的根治性切除术包括开胸术，可提供良好的局部控制，但可能与发病率增加有关。

位于近端（例如，食管中段和上段）肿瘤通常需要颈部吻合的全食管切除术，因为次全切除难以获得阴性边缘（例如，Ivor Lewis食管切除术）。三野（McKeown）方法使用右开胸术或胸腔镜联合剖腹术和左颈切开术进行食管切除术，并通常进行两野、腹部和胸部淋巴结切除术。患有颈段食管癌的患者有几种治疗选择。这些肿瘤中的绝大多数是SCC，对放化疗敏感。因此，在局部根治性药物治疗后失败时，器官保护的努力已经将颈部病变切除术降级为挽救手术。

尽管人们普遍认为手术切除是局部食管癌和局部区域淋巴结转移的主要治疗方式，但对淋巴结切除的价值和范围仍存在争议。有些人认为，某些淋巴结受累的患者可以通过积极的手术方法成功治愈，主要是广泛的瘤周软组织切除和扩大的淋巴结切除术，采用经胸入路整块淋巴结切除术，这种方法的缺点是增加了围手术期的发病率与更广泛的切除。不幸的是，目前尚不清楚更广泛的解剖切除是否真的能提高生存率。

治疗反应评价

手术系列研究一致表明，与未显示病理反应的患者相比，对新辅助治疗有良好病理反应的患者在完全食管切除术后的生存率有所提高，反应者的5年生存率为34.9%～53%，无反应者为0～10.7%。因此，有学者建议食管切除术可能不适合所有患者，可以考虑选择性手术方法。术前难以确定哪些患者将从手术中受益，以及可用的替代治疗方案有限，仍然是将这种选择过程纳入标准治疗方案的障碍。

传统做法是在新辅助治疗后通过重复EGD/EUS和PET或CT来评估治疗反应，对于没有新转移的患者，直接进行手术。然而，由于管腔狭窄，EGD/EUS在某些情况下在技术上不可行，并且容易过度分期残留疾病。EUS引导的FNA的灵敏度也受到CRT后发生的广泛坏死和纤维化的限制。同样，CT无法准确评估食管壁，也无法区分因存活肿瘤导致的食管壁增厚和因治疗导致的食管壁增厚-相关炎症和纤维化。

由于PET/CT提供的是功能信息，而不是纯粹的形态信息，因此人们对其用于评价新辅助治疗的治疗反应和检测残留的存活恶性肿瘤非常感兴趣。多项研究表明，治疗反应（通过SUV_{max}降低百分比或单次治疗后SUV_{max}测量）与切除标本的组织学反应相关，可用于选择最有可能从食管切除术中获益的病理学反应者。相反，肿瘤中高于一定阈值的持续FDG摄取已被证明与持续存活的肉眼可见恶性肿瘤和较差的临床表现相关。然而，这并不是一个一致的发现，不同机构对“代谢”反应的定义差异很大，大多数情况下是从受试者工作曲线的分析中得出的。此外，感知的应答者和无应答者之间的重叠使得难以将治疗后PET结果纳入临床决策。

使用PET/CT评估治疗反应时可能遇到的解释困难包括继发于活检或放化疗诱导的食管炎或溃疡的FDG摄取，这些可能与恶性肿瘤混淆。因此，大多数研究者建议，如果PET/CT是用于局部肿瘤反应评估，不应早于放化疗后3周进行。此外，PET/CT不能检测残留的显微镜下病变，因此，对新辅助治疗有明显的完全代谢反应的患者，仍要进行食管切除术或根治性放化疗。

新辅助治疗后进行的全身PET/CT也可用于检测基线评估时不存在的新间隔转移，其发生率为8%。即使对治疗有明显的完全局部代谢反应，也可能发生此类转移，并且它们可能偶尔在CT中隐藏或位于再分期扫描的常规范围之外。虽然间隔转移的发生率相对罕见，但对于基线时有局部晚期肿瘤的患者和可能不适合手术的患者，应考虑在新辅助治疗后和手术前重复PET/CT（图15.8）。

在新辅助治疗过程早期的治疗反应评估背景下（例如，在1～2个周期的诱导化疗后，而不是在新辅助治疗完成时），有令人信服的早期证据表明，PET/CT可以预测原发性肿瘤的反应。在基线时FDG摄取增加的肿

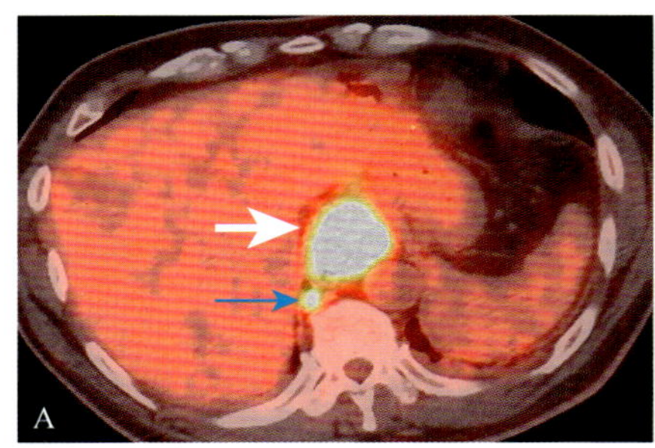
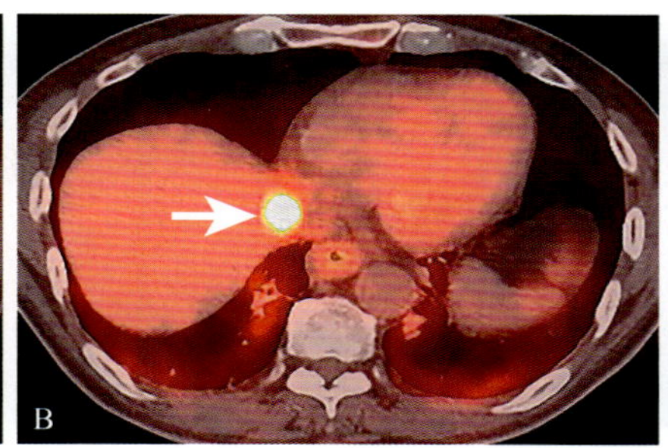
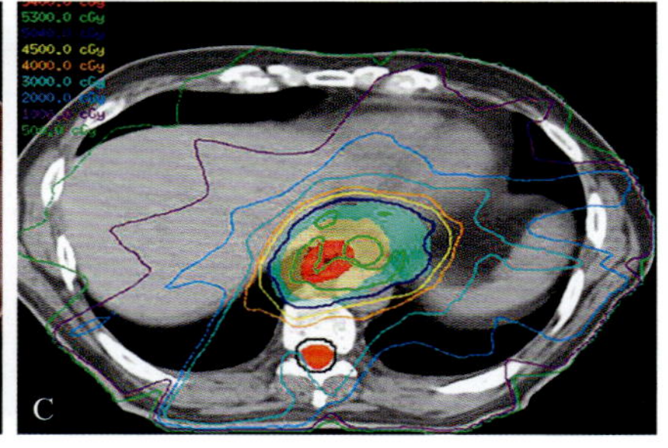

图15.8　一名68岁的男子患远端食管腺癌。A.轴位融合PET/CT显示食管远端原发性恶性肿瘤（白色箭头）和相邻的FDG摄取增加的淋巴结（箭头），与淋巴结转移一致；B.患者完成放化疗后12周，同一节段的轴位融合PET/CT显示放射治疗计划（C）之外的FDG摄取增加的肝脏病变（箭头），符合转移。新辅助治疗后进行的PET/CT可用于检测基线评估时不存在的新转移，发生率高达8%

瘤患者中，在一个或两个化疗周期后接受重复PET/CT，代谢活性（通过SUV_{max}测量）未能降低30%～35%预示着食管切除术后的病理反应较差和3年生存率较差。

其他成像方式可能更适合预测治疗反应。弥散加权磁共振成像（DW-MRI）是一种新兴的技术，已在预测CRT后的治疗反应。这种技术反映了水分子在组织中的微观扩散运动。高度细胞化的组织或细胞肿胀的组织具有较低的扩散系数。ADC图可以从DW-MRI图像中导出，以量化扩散限制。ADC值与组织细胞构成成反比，由于CRT可导致细胞膜完整性丧失，因此肿瘤缓解可通过肿瘤ADC增加检测到。

Von Rossum等评价了初始肿瘤ADC和治疗期间和治疗后ADC变化（ΔADC）的预测价值，以确定病理完全缓解（pathCR）和良好缓解。良好缓解被定义为pathCR或接近pathCR。研究发现，低于29%的低ΔADC预测残留癌（即没有达到pathCR），灵敏度为100%，特异度为75%。另一项研究旨在确定T2WI和DW-MRI上nCRT后原发性肿瘤视觉反应评估的诊断性能。该研究报告了T2WI＋DW-MRI检测残留肿瘤的灵敏度和特异度分别为90%～97%和42%～50%，表明假阳性率较高，这可能是由于正常胃壁在DW-MRI上显示信号增加和（或）存在放疗诱导的炎症所致（图15.9）。

DW-MRI困难的一个重要挑战是在评估残留淋巴结疾病方面可能面临额外的诊断。在DW-MRI上，正常和病理淋巴结信号可能重叠，限制了对残留淋巴结疾病的评估。此外，无法评估视野外的淋巴结。磁敏感性伪影、低空间分辨率和部分体积平均效应的存在也导致对正常大小淋巴结的评估变得不可靠。需要技术改进和更大规模的研究来验证MRI作为识别nCRT后残留疾病的有用工具。

要点　治疗和治疗反应评估

- 在适合手术的患者中，新辅助放化疗（nCRT，随后进行食管切除术或根治性放化疗）代表了任何侵入黏膜下层或与淋巴结转移相关的肿瘤的标准治疗。
- 食管切除术的生存益处仅见于对新辅助治疗有病理反应的患者。
- 新辅助治疗后的全身PET/CT扫描也可用于检测基线评估时不存在的新间隔转移。
- 弥散加权磁共振成像（DW-MRI）是一种新兴技术，可用于评估nCRT后的治疗反应。

监测

通过食管切除术或综合治疗进行根治性治疗后，约50%的病例会出现肿瘤复发，并且最常见的形式是远处转移而不是局部复发。超过50%的复发发生在治疗后的前2年内。局部肿瘤复发在临床上可能表现为吞咽困难或不明原因的体重减轻。

在CT上，如果手术吻合口附近有新的软组织增厚或新的区域性淋巴结病，则应怀疑局部肿瘤复发。重要的是要记住，吻合口是一个在成像时可能因手术、近期内镜活检或新辅助治疗而发炎的区域，因为放射性炎症可能需要数月才能完全消退。因此，PET/CT显示吻合口处代谢活动的局灶性增加通常继发于炎症而非肿瘤（图15.10）。

对于复发性区域淋巴结病变，PET/CT可用于检测和指导活检以确认复发，因为这通常发生在EUS无法显示且常规CT经常忽略的区域，例如锁骨上区域。远处转移可能发生在腹膜、非区域淋巴结或远处脏器（肺、脑、骨骼或肌肉）。据报道，PET/CT在识别远处

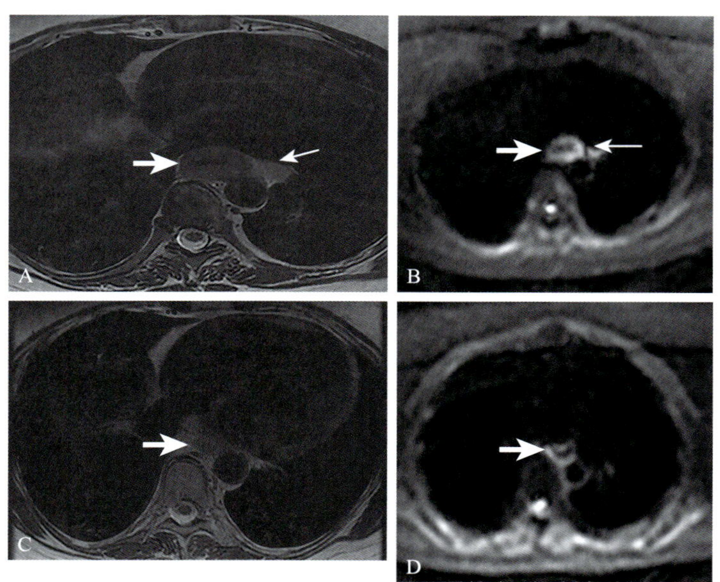

图15.9 一名患有食管远端腺癌的68岁女性。A.T2WI轴位图像显示食管远端弥漫性增厚，与原发肿瘤一致（粗箭头）。邻近肿大的淋巴结（箭头），怀疑淋巴结转移；B.轴位弥散加权（DW）图像在同一水平显示，除了壁增厚（粗箭头）外，食管壁内有清晰的高信号。邻近的淋巴结肿大（箭头）也显示高信号；C.T2W轴位图像，患者完成新辅助治疗后12周，显示食管壁厚度减少（箭头）。以前发现的淋巴结转移不再可见。轴位DW图像显示食管壁内残留的高信号（箭头），怀疑有残留肿瘤，经内镜检查和活检证实

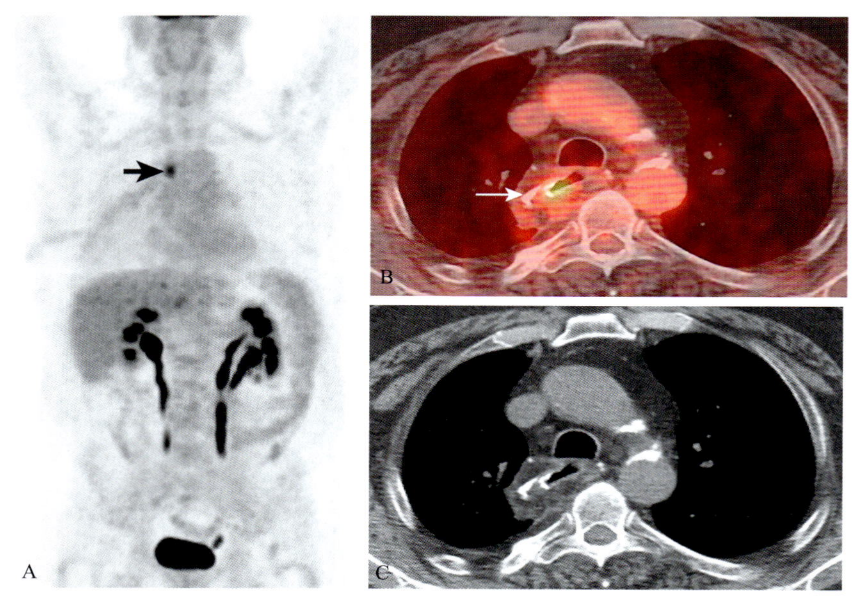

图15.10 一名61岁男性，经裂孔食管切除术和胃提拉后的状态。A.冠状面最大强度投影PET显示纵隔（箭头）FDG摄取；B.主动脉弓水平的轴位融合PET/CT显示近端吻合处的局灶性代谢活动增加（箭头）；C.同平面轴位CT扫描显示吻合口外观正常。内镜检查和活检显示炎症变化，复发性疾病呈阴性。吻合部位可能是继发于与手术或近期内镜活检相关的炎症以及可能需要数月才能完全解决的放疗诱导的炎症的FDG摄取增加的区域

转移复发方面的敏感度和特异度分别为97%～100%和94%～96%。

治疗后监测策略仍存在争议，重复影像学检查（CT或PET/CT）的临床阈值可能受当地资源、患者特异性因素和剩余治疗方案的影响。

NCCN建议对接受内镜切除/消融或食管切除术治疗的Tis或T1a患者进行随访，第一年每3个月进行一次上消化道内镜检查（gastrointestinal endoscopy，GIE），然后每6个月进行一次，持续2年，然后每年进行一次。对于接受化疗的T1b期和任何N期患者，建议在前2年

每6～9个月进行一次胸部和腹部增强CT，然后每年进行一次，最多5年，此外，每3～6个月进行一次GIE，持续2年，每年一次，持续3年。对接受食管切除术治疗的T1 b期和任何N期患者的随访建议包括从6～12个月开始进行胸部和腹部增强CT，最长3年，然后根据临床指征进行，并根据需要进行上GIE。对于接受dCRT或nCRT＋食管切除术治疗的患者，建议在第一年每4～6个月进行一次胸部和腹部增强CT随访，在接下来的2年中减少频率。对于未经手术接受确定性CRT治疗的患者，建议在前2年每3～6个月进行一次上限GIE，第三年每6个月进行一次上GIE，但不建议将内镜作为接受nCRT和食管切除术治疗的患者的监测工具，因为局部复发率非常低。

新的治疗方法

局部晚期和转移性食管癌患者的治疗选择有限，其疗效受到一线和二线治疗后耐药性发展的限制。免疫治疗是一种新型治疗选择，可以通过靶向免疫系统来改善对传统全身治疗有耐药性的肿瘤。在食管癌患者中，免疫系统被逃避免疫监视的内在的、增加的突变负荷激活。在食管癌患者中，已经报道了高达40%的SCC患者的肿瘤细胞上的程序性死亡受体配体1即PD-L1表达，尽管AC患者的肿瘤细胞上的表达较低。据报道，PD-L1表达存在于AC肿瘤浸润边缘的浸润性髓样细胞上，也可能具有临床相关性。

两种PD-L1抑制剂pembrolizumab和nivolumab在食管癌中显示出潜在的疗效。在包括PD-L1阳性SCC或AC患者的多队列中，pembrolizumab表现出可管理的毒性和持久的抗肿瘤作用。超过50%的患者报告了靶病变缩小，报告的中位OS为7.0个月（95% CI：4.3～17.7个月）。nivolumab还在一项多中心研究中进行了评估，该研究包括65例对常规化疗不耐受或难治的SCC患者。45%的患者靶病变和肿瘤负荷降低，中位OS为10.8个月（95% CI：7.4～13.3个月）。

另一种改善患者预后的方法包括在Ⅱ期或Ⅲ期疾病辅助或新辅助治疗中加入免疫治疗。已知CRT诱导免疫原性细胞死亡，这表明肿瘤可能对CRT中添加的免疫治疗产生有利反应。有不同的正在进行的研究评估放疗或放化疗与抗PD-L1的协同作用。例如，一项正在进行的试验（NCT02998268）比较了在局部晚期AC手术前同时与序贯使用帕博利珠单抗作为诱导CRT的一部分，随后在手术后辅助使用帕博利珠单抗（pembrolizumab）。目前还有其他研究正在评估nivolumab和durvalumab在新辅助治疗中的疗效。新一代临床试验可能有助于开发免疫疗法作为更有效的食管癌的治疗。

其他策略，如使用肿瘤特异性新抗原疫苗和过继性T细胞治疗是积极研究的主题。在过继性T细胞治疗中，将先前已被操纵以提供针对特定肿瘤细胞抗原的增强应答的T细胞给予患者，目的是改善针对肿瘤细胞的特异性免疫应答。

结论

食管癌治疗具有挑战性，需要多学科方法来改善结果。食管切除术仍然是早期的主要治疗方法。目前，对于局部晚期疾病患者，建议采用nCRT联合手术进行多模式治疗。

基于铂类药物和5-氟尿嘧啶或紫杉烷的双联化疗是食管癌的标准治疗方案。但由于食管癌患者的组织学、分子学和病因学异质性，对全身治疗存在固有的耐药性，据报道一线和二线治疗后的反应有限。免疫治疗是目前正在开发的一个有前途的领域。正在进行的临床试验评估联合策略，如免疫治疗和放射或免疫化疗可能有助于建立一个食管癌治疗新模式。

从影像学的角度来看，重要的是放射科医师要熟悉目前的分期系统和解剖结构和恶性肿瘤的扩散模式。放射科医师应了解成像对临床决策的影响。PET/CT目前是一种成熟的成像工具，在食管癌患者的初始分期、治疗反应评价和随访中很有价值。DW-MRI是一种新兴的成像方式，其在评价治疗反应方面的潜力是当前积极研究的主题。

部和肠系膜根部的淋巴结。在胃窦癌中，沿脾动脉的淋巴结被分类为3区。主动脉旁淋巴结构成4区。这些在描述手术中淋巴结清扫的范围是有用的。D1区包括1区；D2区包括1和2区；D3区包括1、2和3区；D4区包括所有4个区。

尽管分区淋巴结清扫在方法学上是合理的，但国际胃癌委员会建议，为了准确分期和预测预后，在确定N分期之前，手术标本中必须包括最少的淋巴结。N分期是生存率的独立变量：N0期的10年生存率为70%；N1期为41%；N2或N3期低于20%。

要点　分期

- TNM系统是最常用的分期系统，并提供重要的预后信息。
- 根据与原发性肿瘤的距离，将淋巴结站分为不同的分区。这些分区用于指导手术过程。
- 手术时应收集至少16个淋巴结并进行病理学评估，以完成胃癌的病理分期。

影像评估

用于评估胃癌程度的成像方式包括常规荧光镜钡剂检查、带EUS的食管十二指肠镜（esophagoduodenoscopy，EGD）、MDCT、MRI和PET。

肿瘤检测和分期

EGD已取代上消化道双对比钡剂研究成为检测和诊断胃癌的首选方法，因为它具有特异性和获得组织活检的优势，以及进行EUS的能力，这为肿瘤的T分期提供了一种可靠的方法。然而，一些报告表明，内镜和上消化道钡剂研究在检测原发性胃癌方面同样敏感。胃癌在胃肠道钡剂研究中有各种表现，包括斑块状病变、无蒂或带蒂息肉样病变、溃疡性病变和胃不张，如伴有黏膜细节的弥漫性丧失硬结型癌或可塑性结肠炎型癌（图16.4）。

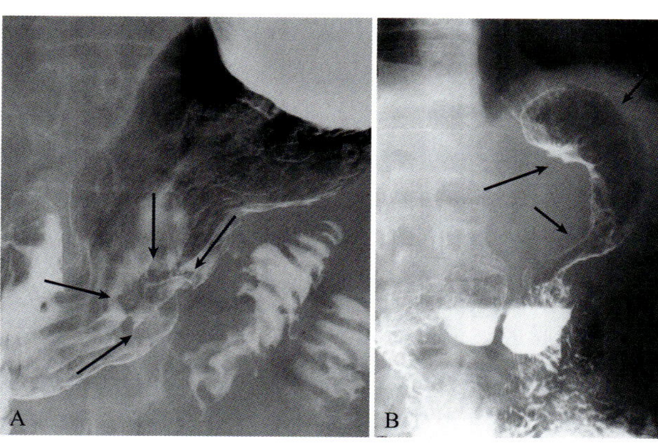

图16.4　A.一名54岁患者的双对比钡剂检查显示胃大弯处腺癌引起的黏膜肿块（箭头）；B.双对比钡剂检查可见可塑性胃炎。胃体不能扩张（箭头）。由于弥漫性浸润过程，也可见黏膜不规则

EUS在显示胃壁不同层次方面优于所有其他方式，因此在胃肿瘤的术前局部（T）分期方面最准确，准确率为78%～94%。尽管如此，与实际病理标本不一致的情况并不少见（特别是T2肿瘤）。EUS显示胃壁各层呈五层结构，高回声和低回声带交替出现：浆膜层、固有肌层、黏膜下层、深层黏膜和浅表黏膜。肿瘤通常呈低回声或高回声，并破坏了这一规律。EUS在评估胃周淋巴结方面也很有价值（图16.5）。术前治疗后EUS检查几乎没有任何益处。

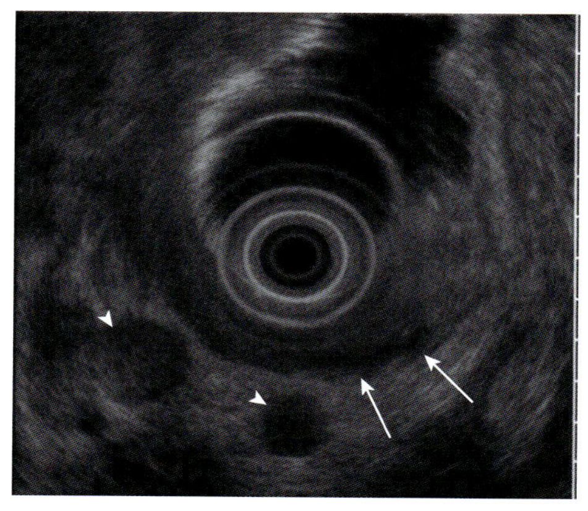

图16.5　超声内镜显示由胃癌引起的正常高低回声交替带消失，图示肿瘤浸润浆膜（长箭头）。胃周淋巴结增大（短箭头）

CT对胃肿瘤的T分期一般不如EUS准确。然而，随着MD CT的最新发展，胃扩张的优化，阴性口服对比剂和动态增强CT多平面重建，CT在T分期中的准确性似乎有所提高。正常胃壁在影像学检查中显示2～3层结构：内层，明显强化的黏膜层；低密度的黏膜下层；外层肌肉-浆膜层中度强化（图16.6）。通过研究这些层的完整性来评估T分期。在CT上，T1和T2病变仅限于胃壁。然而，T3病变可能显示轻微的浆膜轮廓模糊，伴有胃周脂肪条索状密度增高。T4病变通过韧带附着和T4病变中的腹膜反射扩散来识别（图16.7，图16.8）。早期多期相动态增强CT研究是确定肿瘤浸润深度以及确定胃血管解剖结构的最佳方法。Takao及其同事在一项使用多期相动态增强CT对108例胃癌患者进行的研究中报告，对于晚期胃癌的检出率和T分期准确率分别为98%和82%。然而，早期胃癌T分期的检出率和准确率明显较低，分别为23%和15%。在冠状面和矢状面使用多平面重组似乎可以改善检测和T分期。然而，为了提

高三维（3D）成像的质量，需要至少1.25mm层厚的更薄切片。还可以使用容积再现（volume rendering）产生内镜类型图像（虚拟胃镜检查）的先进后处理技术。

MRI的主要优势是多平面成像能力和更好的组织对比度。然而，由于呼吸和心脏运动的影响，MRI在胃癌分期中的应用是有限的，尽管一些较小的研究报告称MRI在T分期方面与CT相当。脂肪抑制3D T1WI增强成像可以显示动脉期的黏膜病变。黏膜皱褶消失、胃黏膜和胃壁弥漫性增厚和强化代表弥漫性硬癌或皮革胃（图16.9）。总体而言，MRI在T分期评估中的准确性与CT相似。然而，其有限的可用性和较高的成本限制了其常规使用，当CT禁忌时，MRI可以作为替代手段。

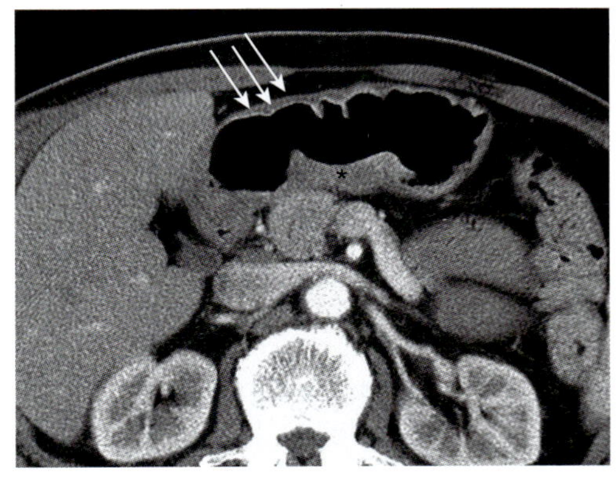

图16.6 轴位CT增强扫描。正常胃有3层：强化的黏膜层、低密度的肌层和外层强化的浆膜层（白色箭头）。小弯肿瘤（黑色星号）显示解剖细节缺失，表明累及黏膜下层和肌层

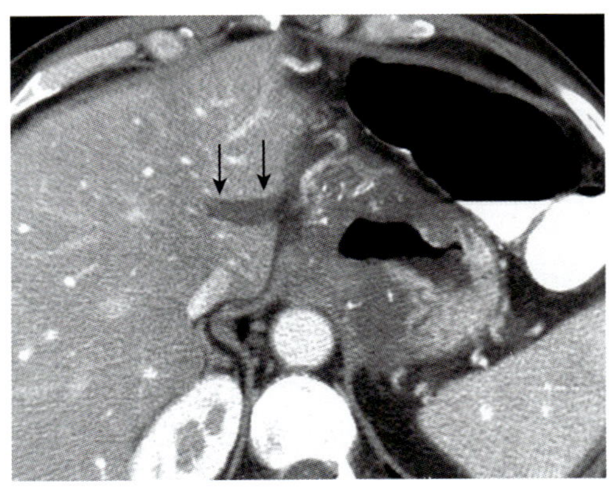

图16.7 贲门和胃小弯的弥漫性增厚显示胃肝韧带的软组织浸润并延伸至肝裂（箭头）

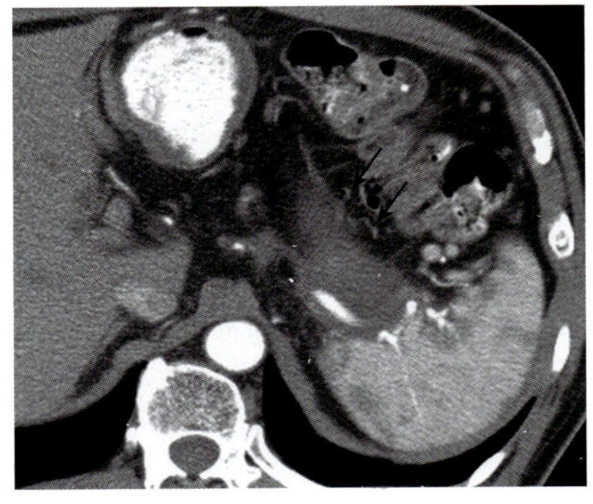

图16.8 胃大弯癌（未显示），肿瘤沿着胃脾韧带（箭头）延伸

FDG-PET在胃癌检测中的表现不一致，并且在胃癌的T分期中没有用处，因为胃黏膜中FDG的正常背景摄取以及FDG摄取的变化取决于肿瘤的组织学类型。印戒癌（弥漫型）和低分化腺癌几乎没有FDG摄取（图16.10）。用水扩张胃似乎适度提高了PET/CT诊断的特异性。然而，由于其性能较差，PET/CT在胃癌诊断和T分期中的作用尚不确定。

淋巴结分期

由于目前可用的成像方式在检测微观转移方面存在显著的局限性，即使在成像技术取得进展的情况下，淋巴结分期仍具有挑战性。由于缺乏任何可靠的指标来检测转移性淋巴结的断层影像，淋巴结大小是主要的判断标准，假设短轴直径的上限为8～10mm（图16.11；也见图16.9）。该参数存在显著缺陷。在一项针对胃癌患者的前瞻性研究中，Monig及其同事报告，80%的小于5mm的淋巴结为良性，但55%的转移性淋巴结直径也小于5mm，这清楚地表明，任何尺寸标准作为成像模式参数的弱点。基于包括10项研究的系统性综述，CT敏感度为62.5%～91.9%（中位数80.0%），特异度为50.0%～87.9%（中位数77.8%）。

除了CT在淋巴结分期方面面临的挑战外，MRI也会因肿胀和呼吸引起的运动伪影而受到影响。使用DWI序列增加了检测淋巴结的灵敏度，这比CT具有显著优势。一些小型研究发现，MRI在检测淋巴结肿大方面与CT相当。使用亲淋巴的超小超顺磁性氧化

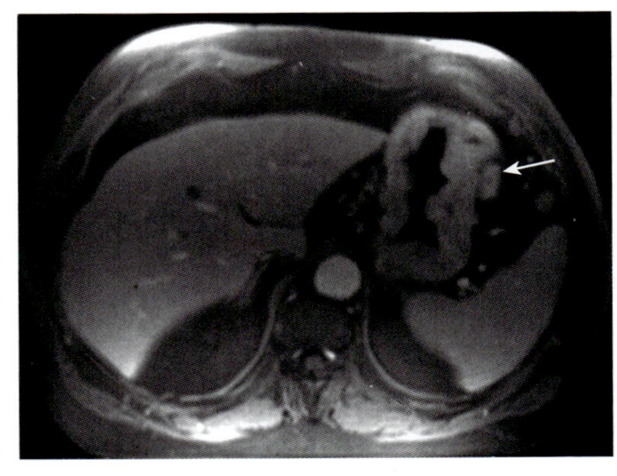

图16.9 脂肪抑制的三维T1WI增强MRI显示胃黏膜皱褶消失，胃黏膜和壁弥漫性增厚并强化，代表弥漫性硬癌或皮革胃。胃网膜淋巴结增大（箭头）

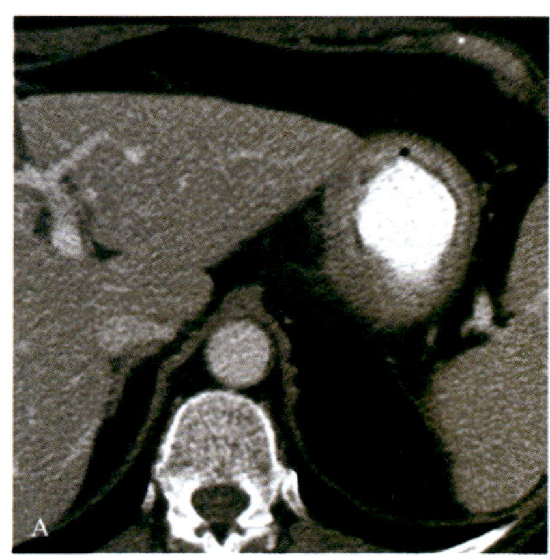
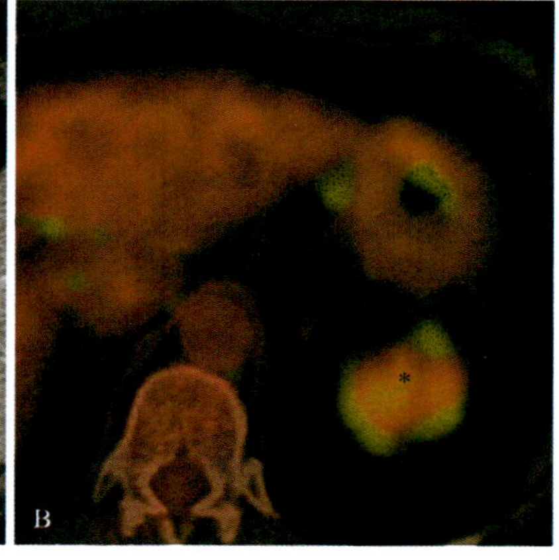

图16.10 A.轴位CT增强扫描，口服对比剂显示浸润性癌所致胃壁弥漫性增厚，符合胃印戒细胞的变化（皮革胃）；B. A融合PET/CT扫描显示FDG摄取不良。注意在PET/CT上可见左肾脏的FDG代谢活性增加（*）

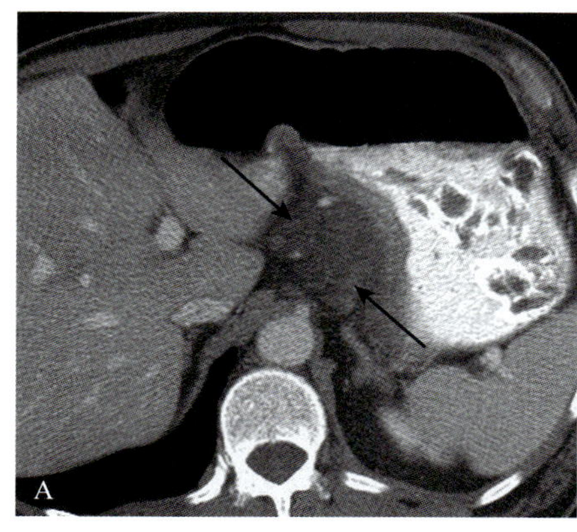
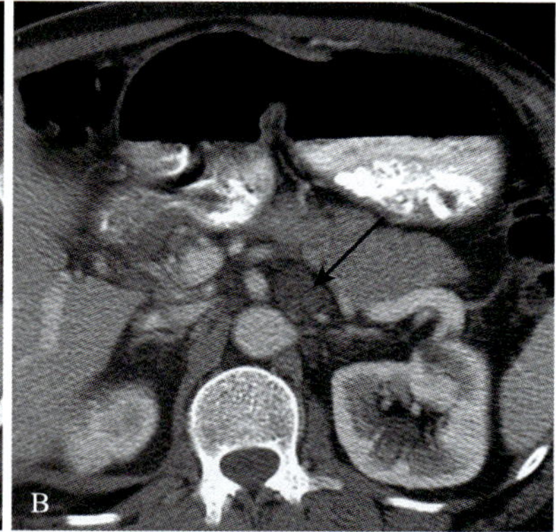

图16.11 A，左胃淋巴结肿大（箭头）。胃近端浸润性胃腺癌引起胃小弯增厚；B.近端胃腺癌患者腹腔淋巴结肿大（箭头）

铁（ultrasmall superparamagnetic iron oxide，USPIO）颗粒（ferumoxtran-10）检测转移性淋巴结显示出一定的希望，有利于远端淋巴结如腹膜后和主动脉旁区域淋巴结分期。由于运动伪影，胃周区域的淋巴结无法清楚评估。Tatsumi及其同事证明，在MRI中使用亲淋巴USPIO颗粒检测转移性淋巴结的灵敏度为100%，特异度为92.6%。目前，USPIO尚未在美国上市，这限制了其临床应用。

形态学和回声纹理用于通过EUS识别转移性淋巴结。由于靠近探头，因此是检测紧邻胃的淋巴结（如胃周淋巴结）的极佳方式。然而，对于手术计划，重要的淋巴结站（Ⅲ和Ⅳ区淋巴结站）未通过该模态充分分期，因为其超出了换能器的聚焦区。

PET/CT上的FDG亲和性淋巴结可能是恶性的，因此PET/CT比CT或MRI具有更高的特异性。然而，PET/CT的固有分辨率差，因此灵敏度低。此外，前面提到的弥漫型癌症缺乏FDG亲和力是一个严重的限制（图16.10）。因此，这种方式改善淋巴结分期的可能性很小，除非有技术创新，例如广泛使用高分辨率的PET/CT扫描仪。

转移性胃癌

远处淋巴结受累，如右锁骨上淋巴结（Virchow结）的远处转移，对这类患者进行根治性手术是不可行的（图16.12）。根据AJCC的分期系统，肝十二指肠、胰腺后、肠系膜或主动脉旁区域的癌症被归类为远处转移。

由于门静脉回流，胃癌经常转移到肝脏。此类转移通常是少血供的，有或没有边缘强化。因此，在门静脉期进行常规扫描是足够的。

胸部CT扫描被认为是对胃癌患者进行分期和寻找肺转移的必要手段。尽管尸检研究表明胃癌肺转移的发生率高达25%，但这种情况在临床上并不常见。

进展期胃癌更常转移至腹膜，通常转移至网膜（图16.13）、卵巢（Krukenberg瘤，通常为双侧）（图16.14），或直肠囊袋（blumer shelf tumor）。一项研究显示，胃癌腹水与游离肿瘤细胞的存在相关（敏感度40%，特异度97%），也与腹膜转移相关（敏感度51%，特异度97%）。

虽然腹腔镜在腹膜疾病分期方面早于CT，但在小体积腹膜疾病方面仍优于所有其他成像方式。其检测腹膜疾病的敏感度为96%。各种因素可能影响CT检测腹

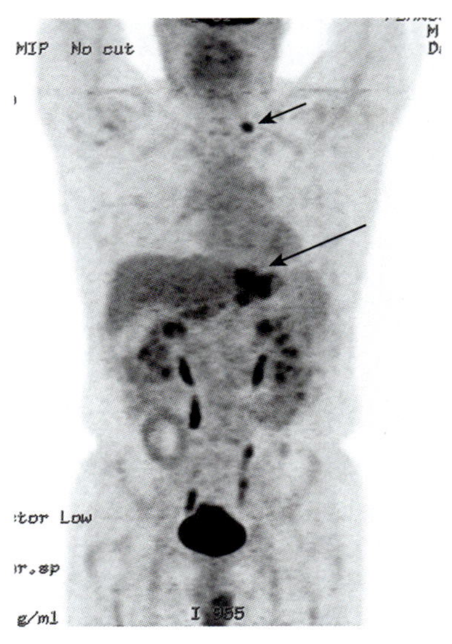

图16.12 胃癌患者的最大强度投影FDG-PET/CT扫描研究。在原发肿瘤（长箭头）和转移性左锁骨上淋巴结（短箭头）中有强烈的摄取

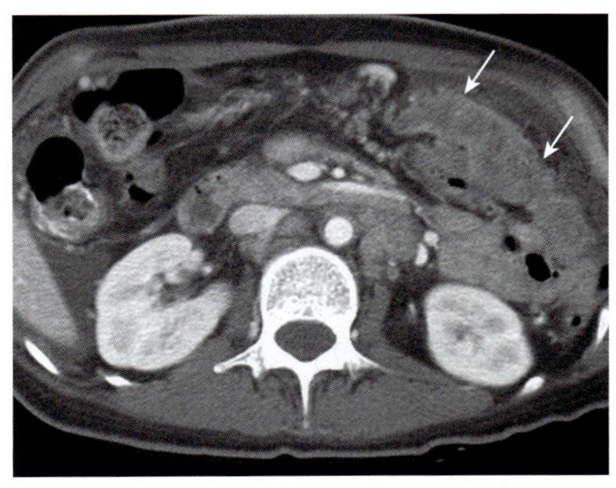

图16.13 胃癌患者广泛的腹膜转移（网膜饼）形成大网膜内的软组织肿块（箭头）

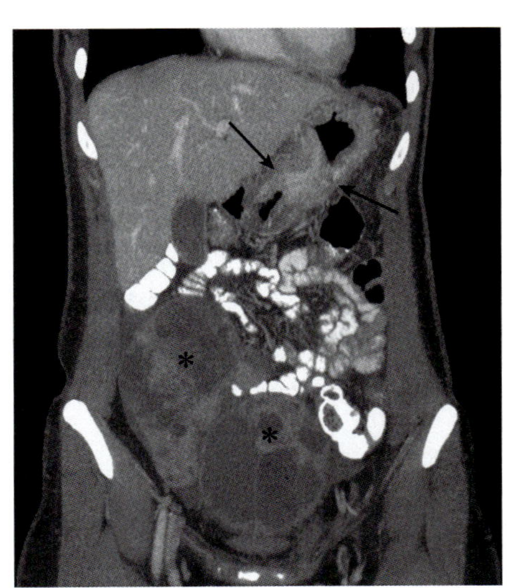

图16.14 冠状面重建的CT增强扫描。浸润性胃腺癌的胃弥漫性增厚（箭头）。可见继发性种植于双侧卵巢囊性肿块

膜转移的能力，包括沉积物的大小、位置和形态以及腹腔内脂肪的存在或缺乏。在CT上，腹膜转移可以被视为结节性肿块、腹膜斑块或浸润性软组织肿块病变。弥漫性增厚和强化的腹膜线可能是弥漫性腹膜癌病的表现。

一些学者认为MRI在检测胃外转移方面优于CT。由于更高的软组织分辨率和对对比剂更高的敏感性以及肝胆对比剂的最新进展等因素，MRI在检测肝转移方面优于CT（图16.15）。多平面成像能力使MRI在检测腹膜转移中很有用，但腹腔镜分期在检测腹膜受累方面已被证明优于CT和MRI。

PET/CT的价值受到某些亚型对FDG亲和力差的限制，特别是印戒细胞癌。然而，在某些情况下，它可能是有用的，可检测常规成像可能无法看到的远处转移。事实上，有少数学者报告，PET/CT的使用通过检测意外转移改变了治疗。然而，目前没有数据支持PET/CT在常规检查中广泛使用。

在某些情况下，PET可用于检测腹膜转移。研究表明，PET在检测腹膜转移方面比CT具有更高的敏感性。PET中描述的腹膜转移有两种不同的模式。第一种是弥漫性摄取增加，其中腹部器官（如肝脏和脾脏）的轮廓模糊，这表明存在弥漫性腹膜癌病。第二种是结节性摄取增加，其区域与淋巴结或其他实体器官的正常解剖位置不对应（图16.16）。PET/CT联合应用可显著提高转移灶的检出率，因为它能够区分异常摄取和肠道活动。然而，应记住，某些组织学类型的胃肿瘤，如印戒细胞癌和低分化腺癌（扩散到腹膜的最常见类型的胃癌），几乎没有FDG摄取，因此，PET可能无法检测到此类转移。

要点 影像放射学

原发性肿瘤（T）

- 病变类型：息肉状、溃疡状或弥漫性。
- 位置：贲门、胃底、体部、胃窦、幽门、大弯、小弯。
- 局部范围：评估是否存在腔外延伸到相邻韧带或直接侵入相邻器官的情况。

淋巴结（N）

- 预期淋巴结盆中可见的淋巴结数量，这些淋巴结盆是胃主要的引流淋巴结。
- 评估淋巴结的存在、大小、位置。

转移（M）

- 肝转移。
- 腹膜转移（腹水对腹膜受累具有高阳性预测值）。
- 特别注意胰头后部、主动脉旁区域和锁骨上区域的淋巴结。这些是远处转移。

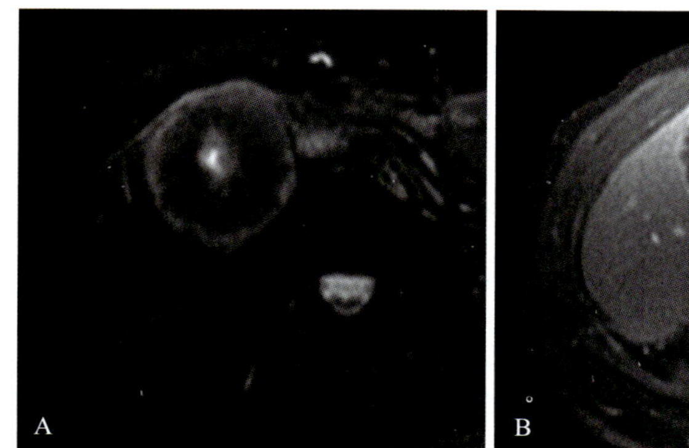

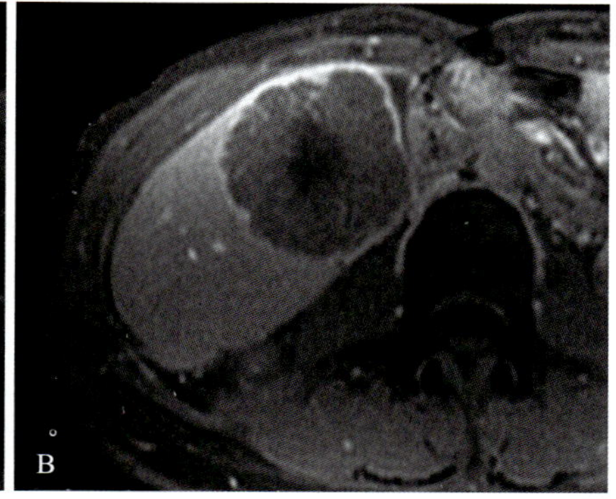

图16.15 肝右叶巨大转移性肿块，中央坏死，边缘强化。A.轴位脂肪抑制T2WI MRI；B.轴位脂肪抑制T1WI增强MRI

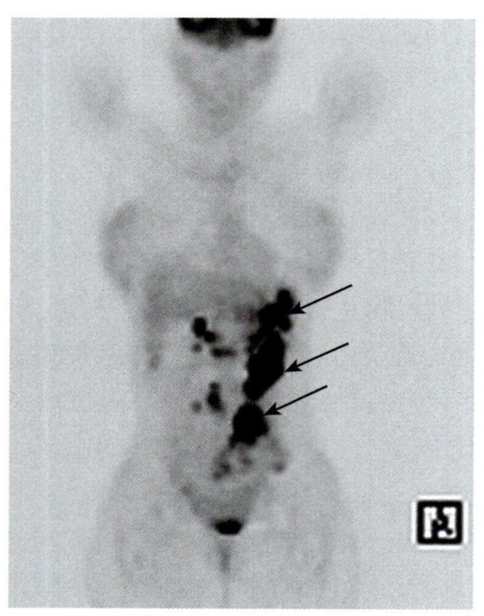

图16.16 一名胃癌患者的冠状位PET，伴有多发结节性FDG摄取增高的腹膜多发肿块（箭头）

治疗

胃癌根治率最高的方式是完全手术切除（R0）。不幸的是，由于大多数患者在确诊时已是进展期胃癌，并且由于临床分期不准确，单纯手术的5年生存率约为25%。在复发风险高的个体中，局部控制同时放化疗和围手术期化疗是西方国家目前的治疗标准。

日本研究人员报告了治愈性手术的可喜结果，0期和Ⅰ期胃癌的5年生存率超过90%，Ⅱ期超过70%，Ⅲ期超过40%。这些结果明显好于西方患者的生存数据。造成这种差异的因素有以下几个。首先，肠型胃癌在日本更常见，而在西方国家，弥漫型胃癌的患者数量明显更高。近端肿瘤预示预后较差，在西方患者中更常见，远端胃癌在亚洲国家更常见。此外，在日本实行的是一种更彻底的手术，包括扩大的淋巴结切除术，这可以使许多在西方国家可能会被错误分期的患者得到更准确的分期（分期迁移）。

手术

处理胃癌的外科医师必须做出一系列选择，以期为特定患者设计最合适的手术。需要考虑胃癌的位置（近端与远端）、类型（肠型与弥漫型）、分期、重建方案、患者因素如整体健康和手术风险。

分期后，所有新诊断的胃癌将需要被分组为局部或转移性病变。对于局部病变，手术是唯一的治愈机会。然而，有几个注意事项是重要的，特别是在局部病变的患者中，出于所有实际目的，将其分为3组：早期疾病、局部可切除和局部但不可切除。

对于早期胃癌，可以使用内镜黏膜切除术（endoscopic mucosal resection，EMR）或有限切除术。EMR是一种开发和推广用于选择早期胃癌患者的技术。这些癌症通常是小于2cm的T1a肿瘤，扁平或隆起，没有溃疡或累及黏膜下层。在美国，由于早期胃癌并不常见，EMR的专业知识有限。

对于只有一个袖状周围胃组织的小T1b肿瘤，可以考虑采用前哨淋巴结定位和活检切除淋巴结，尽管这种方法仍在研究中。微创（腹腔镜和机器人）胃切除术越来越多地用于高容量中心的选定患者，术后发病率有所改善。最近，韩国腹腔镜胃肠道手术研究（KLASS-2）随机对照试验比较了腹腔镜和开放式远端胃切除术治疗晚期（cT2～4a）胃癌的效果，结果显示腹腔镜组与开放组相比并发症发生率降低、恢复更快、疼痛更少。长期（3年）随访是KLASS-2试验的主要结局，预计将在不久的将来报告。大多数研究微创胃切除术疗效的研究是在亚洲国家进行的，因此，应谨慎考虑西方人群应用时的普遍性。

积极的胃手术在东方已经实行了数十年，在西方，许多外科医师也积累了大量胃癌患者的治疗经验。这包括扩大淋巴结清扫，沿着适当的管腔切除。淋巴结清扫的范围是一个相当有争议的话题。D1区淋巴结清扫术和D2区淋巴结清扫术通常被遵循。对几项试验的荟萃分析发现，接受D1和D2区胃切除术的患者的平均5年生存率无显著性差异（平均加权5年生存率分别为41%和42.6%）。然而，对于T3和T4病变，D2区淋巴结清扫术的患者结局略好（尽管无统计学显著性）。在西方患者中进行的两项D2区与D1区淋巴结清扫的大型前瞻性随机试验中，D2区淋巴结清扫明显导致死亡率显著增加，但亚组分析显示术后死亡率与脾切除术之间存在非常强的独立相关性。这些研究报告存在一些实质性问题，限制了其结论的适用性。在美国和其他地方的高容量中心，D2区淋巴结清扫是常规操作，其死亡率低于随机试验中报告的D1区淋巴结清扫。在作者所在的研究所，常规进行保留脾脏的D2区淋巴结切除术，手术死亡率为2%或更低（尤其是接受新辅助治疗的患者）。

即使在亚洲国家，包括主动脉旁淋巴结在内的D3和D4区淋巴结清扫等更彻底的清扫术也不太常见，特别是在日本临床肿瘤学组95-01随机试验结果发表后，该试验显示没有获益且发病率增加。

手术有时也用于缓解保守治疗无效的顽固性症状。进展期胃癌的症状包括疼痛、呕吐、消化道出血和厌食。虽然姑息性手术不能缓解厌食症，但胃梗阻引起的顽固性恶心和呕吐可以通过插入十二指肠支架或进行胃旁路手术来缓解。然而，这些手术充满了潜在的问题，只有在必要时才应考虑。然而，在过去的几十年里，随着非手术技术的发展和改进，以及对Ⅳ期疾病患者预后有限的认识，姑息性手术治疗胃癌的使用有所减少。

要点 手术规则

- 胃癌的主要根治性治疗是完全根治性切除。
- 早期胃癌：在适当选择的病例中，可以使用有限的方法，例如内镜黏膜切除术（EMR）和有限的癌症局部切除术。
- 胃切除术和淋巴结清扫术是常见的；淋巴结清扫范围是一个正在讨论的主题。
- D1区包括胃周淋巴结；D2区为胃周沿着肝、脾、胃左动脉和腹腔干；D3区为其他形式＋主动脉旁淋巴结。
- 手术有时也用于缓解保守治疗无效的顽固性症状。

化疗和放疗

传统上，对于具有潜在可切除疾病的患者，普遍接受的标准治疗是单独手术。在那些不可能进行根治性手术患者中，治疗通常限于化疗，伴或不伴明确的放化疗。放化疗的使用是根据早期不可切除的局限性食管癌研究结果推断的，最值得注意的是放射治疗肿瘤组85-01试验，其中同步放化疗可改善无复发生存率和OS率。Intergroup 123试验中，局部但不可切除的食管癌患者接受标准剂量的（50.4Gy）或更高剂量（64.8Gy）放射治疗，同时进行每周顺铂和每隔一周一次5-氟尿嘧啶（5-FU）的化疗方案，产生了一些令人惊讶的结果，这表明标准剂量放疗与化疗相结合可以获得相似的生存结果，而不会增加明显的毒性。目前，许多医师认为同步放化疗可以作为标准治疗。

虽然手术仍然是最有机会获得持久生存的方式，但生存数据，特别是在西方国家，并不令人满意。因此，许多临床试验已经评估了辅助多模式治疗对局部可切除疾病患者的额外生存优势。许多较早的研究都没有充分设计来回答这个问题，结果也不一致。在2000年代进行的最新临床试验的结果已经确定，在手术中添加辅助治疗可以改善生存结局。另一个尚未完全解决的混杂因素涉及辅助治疗的时间（术前、术后或围手术期）。许多临床研究的结果表明，术后化疗的获益存在差异。几项荟萃分析表明术后化疗的益处。然而，亚组分析表明，获益仅限于亚洲国家的患者。尽管S1术后化疗是日本和亚洲可切除胃癌患者的标准治疗，但西方国家可切除胃癌的管理主要由两项阳性的随机Ⅲ期研究的指导。

在美国，Intergroup 116进行了一项Ⅲ期随机辅助治疗试验。86名R0切除术后的胃癌患者被随机接受观察或术后治疗。术后治疗包括一个周期的化疗与5-FU和甲酰四氢叶酸，随后是4～5周的同步放化疗，最后再化疗两个周期。Macdonald及其同事在2001年的《新英格兰医学杂志》上报道了他们的研究结果，表明术后化疗加放化疗将3年生存率从41%提高到50%。虽然作为第一个完成并显示出统计学显著结果的辅助试验而受到称赞，但Intergroup 116也在几个方面受到批评。第一，只有约10%的患者进行了D2区淋巴结清扫，50%的患者进行了D1区淋巴结清扫。大多数人认为，如果患者的切除效果最佳，手术后的额外治疗可能是不必要的。第二，研究发现，许多患者的放疗野在他们的治疗计划被集中审查时不得不被修改，这促使一些批评者认为社区实践不是实践多模式治疗的最佳场所。第三，只有那些手术后表现良好的患者才被纳入并随机分配作为研究的一部分，这引入了选择偏倚，并限制了结果对其他患者亚组的适用性。同样重要的是要注意，只有64%的患者完成了完整的术后疗程，突出了患者对多模式、高强度术后治疗的依从性困难。总的来说，尽管有批评，Intergroup 116研究的结果表明，术后化疗-放化疗的额外治疗可改善术后生存结局。

Cunningham及其同事进行的医学研究理事会辅助胃灌注化疗（MAGIC）试验显示，在围手术期使用表

第17章

小肠恶性肿瘤

Yulia Bronstein，M.D.；Michael J. Overman，M.D.；Hubert H. Chuang，M.D.，Ph.D.；Bharat Raval，M.B.；Paul M. Silverman，M.D.

概述

在美国，小肠恶性肿瘤仅占所有胃肠道肿瘤的3%和所有癌症的0.6%。常见的原发性小肠恶性肿瘤包括类癌（40%）、腺癌（31%）、淋巴瘤（17%）和肉瘤（9%）。特定类型的小肠肿瘤风险取决于其在小肠中的确切位置，腺癌是最常见的十二指肠肿瘤，类癌是最常见的回肠肿瘤，肉瘤和淋巴瘤更均匀地分布在整个小肠中。小肠肿瘤的临床表现是非特异性的，具有腹痛、体重减轻、恶心、呕吐、胃肠道出血，小肠梗阻是最常见的症状。小肠的内镜检查受到小肠长度（5～6m）的阻碍。新型内镜技术，如视频胶囊式内镜和器械辅助肠镜，可对整个小肠进行评估。

小肠肿瘤的生物学异质性反映在生存率上，腺癌的生存率最低，类癌的生存率最高（图17.1）。最常见的小肠恶性肿瘤在本章中作为独立实体进行讨论。

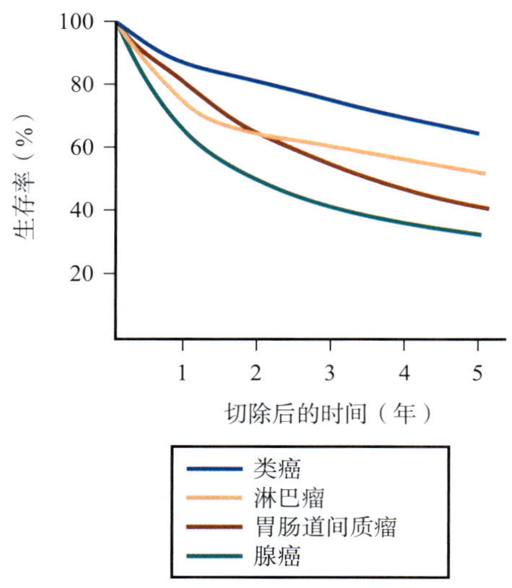

图17.1 接受切除术患者的组织学亚型的5年生存率（数据来自国家癌症数据库，1985—2000）

引自：Bilimoria KY，Bentrem DJ，Wayne JD，et al. Small bowel cancer in the United States：changes in epidemiology，treatment，and survival over the last 20 years. Ann Surg. 2009；249：63-71

I 类癌

引言

类癌是最常见的小肠恶性肿瘤，占所有原发性小肠肿瘤的39%～44%，更常见于美国黑种人男性，自2000年以来发病率不断上升。

流行病学

这些肿瘤绝大多数是散发性的。一小部分与遗传综合征MEN I型相关。

解剖学和病理学

类癌肿瘤是一种分化良好的低度恶性神经内分泌肿瘤（neuroendocrine tumor，NET），起源于Kulchitsky细胞，这种细胞是位于胃肠道Lieberkuhn隐窝中的肠嗜铬细胞。显微镜下，类癌由均匀的小细胞组成，含有神经分泌颗粒，能够产生具有生物活性的物质，如血清素、生长抑素、胰高血糖素、组胺或胃泌素。大体上，类癌表现为小的黏膜下结节，通常大小为亚厘米，本身不引起管腔阻塞，在邻近肠系膜内具有明显的促结缔组织增生反应，导致肠系膜缩短和增厚以及附近血管的收缩和扭结。约30%的小肠类癌患者在诊断时有多发病灶。虽然此类癌罕见得多，但以较高的有丝分裂活性和肿瘤坏死率为特征的中、高级别NET也可能出现在小肠中。这些肿瘤具有更具侵袭性的生物学特性，小肠的高级别NET在表现上与肺小细胞癌相像。

要点　类癌的解剖学与病理学

- 类癌是一种分化良好的神经内分泌肿瘤（NET）。
- 显微镜下，类癌由含有神经分泌颗粒的均匀小细胞组成，能分泌生物活性产物，如血清素、生长抑素、胰高血糖素、组胺或胃泌素。
- 在大体解剖上，类癌通常是小的黏膜下结节，30%的病例呈现多灶性，在邻近的肠系膜内有明显的促纤维增生反应。

临床表现

由于类癌生长缓慢，大多数小肠类癌是无症状的和偶然发现的。1/3的类癌表现为腹痛或肠梗阻，只有10%与类癌综合征有关，这是由于血清素分泌过多所致。类癌综合征主要见于肝转移，其中5-羟色胺的释放进入体循环而不经历肝代谢。类癌综合征包括分泌性腹泻、皮肤潮红发作、喘息和支气管痉挛引起的呼吸困难。长期存在的类癌综合征可能导致心脏瓣膜纤维化改变，主要影响右心，通常导致三尖瓣反流和肺动脉狭窄。采集24h尿中5-羟色胺代谢产物5-羟吲哚乙酸（5-HIAA）对于类癌综合征的诊断具有良好的敏感性和特异性。

肿瘤扩散模式

肿瘤通过肠系膜淋巴结播散引起广泛的促结缔组织增生反应，导致肠系膜回缩，肠系膜静脉扭结和阻塞，以及周围小肠袢回缩和机械性阻塞（图17.2）。这种肠系膜淋巴结转移产生典型的肠系膜肿块，可通过CT检测到，相反，小的原发性肿瘤，通常因为太小而无法通过影像学检查发现。

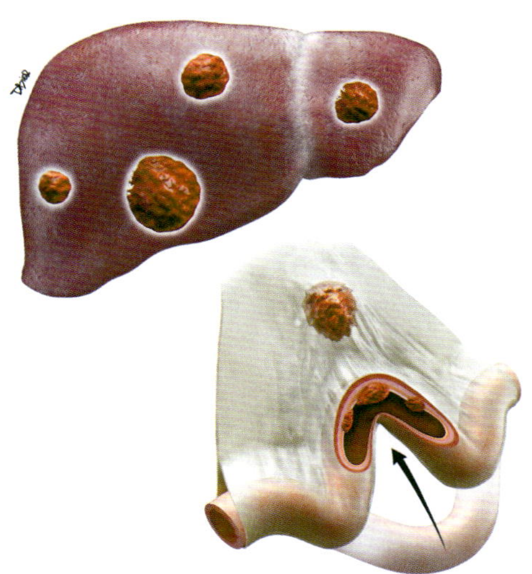

图17.2　小肠类癌转移至肠系膜和肝脏的途径。促结缔组织增生反应导致肠系膜增厚、缩短和小肠袢栓系（箭头）

血行播散到肝脏在类癌中很常见。肝转移可导致类癌综合征。类癌很少转移到骨骼，如果有，通常为成骨细胞转移。

腹膜转移通常是在疾病发展的晚期出现。类癌的腹膜转移瘤通常为不伴有腹水的离散性结节，然而腺癌的腹膜转移则可引起大量腹水。

要点　类癌扩散模式

- 淋巴转移至肠系膜淋巴结与促结缔组织增生反应相关，这可能导致肠系膜回缩，可致肠梗阻。
- 血行性转移至肝脏可能与类癌综合征的发生有关。
- 腹膜转移瘤通常体积很小，很少引起腹水。
- 类癌的骨转移是成骨性转移。

分期评估

已经提出了针对类癌的修订版TNM（肿瘤、淋巴结、转移）分期系统，与小肠腺癌的TNM分期略有不同（表17.1）。

表17.1　小肠类癌的拟定分期系统

分期	肿瘤-淋巴结-转移（TNM）分期系统的特点
T	原发性肿瘤
T1	肿瘤＜2cm，侵及固有肌层
T2	肿瘤＞2cm侵及固有肌层或肿瘤＜2cm侵及超过固有肌层
T3	肿瘤＞2cm，侵及超过固有肌层
N	区域淋巴结
N0	无区域淋巴结转移
N1	区域淋巴结转移
M	远处转移
M0	无远处转移
M1	远处转移
分期	分组
Ⅰ	T1、N0～N1、M0
Ⅱ	T2，任意N，M0
Ⅲ	T3，任意N，M0
Ⅳ	任意T，任意N，M1

要点　类癌分期

- 类癌的TNM分期类似于腺癌的TNM分期，但在T分期上有所区别。类癌的T分期不仅包括侵入肠壁的深度，还将肿瘤大小作为独立标准。以2cm作为阈值，＞2cm的肿瘤为T3期，预后较差。

影像学

肠系膜淋巴结转移瘤和肝转移瘤通常更大，更容易通过成像检测，并且比小的原发性肿瘤引起更多的临床症状。小肠内的原发性肿瘤的成像检测最具挑战性。

CT可以识别黏膜下类癌，它是一个小的壁内肿块，早期由于富血供而有明显强化。在动脉期，在肠腔内的阴性对比剂背景下，可以最佳地识别肿瘤的明显强化（图17.3，图17.4）。典型的类癌肠系膜淋巴结转移的CT表现为由于促结缔组织增生反应引起的肠系膜软组织密度的毛刺样肿块，这几乎是一种典型的病理特征（图17.5，图17.6）。有时，由于肠系膜静脉充盈，相邻较长节段的小肠壁因水肿而增厚（图17.6）。在70%的病例中可以看到肠系膜范围内的钙化（图17.5）。考虑到肠系膜的组成，鉴别诊断包括硬化性肠系膜炎和治疗性淋巴瘤。少数肠系膜淋巴结转移瘤表现为边界清晰的卵圆形或圆形非特异性肿块。

肝转移瘤是富血供的，在CT动脉晚期表现为明显增强病灶（图17.3，图17.4），在CT延迟静脉期表现为低增强病灶。病灶在门脉期可变为等密度，此时最不明显。肝双期增强CT检查是发现类癌肝转移的重要手段。CT平扫对肝转移瘤的检出非常有帮助，除非有脂肪肝改变。小的类癌转移可能被误认为是良性的富血供病变，如血管瘤或局灶性结节增生，特别是在缺乏基线扫

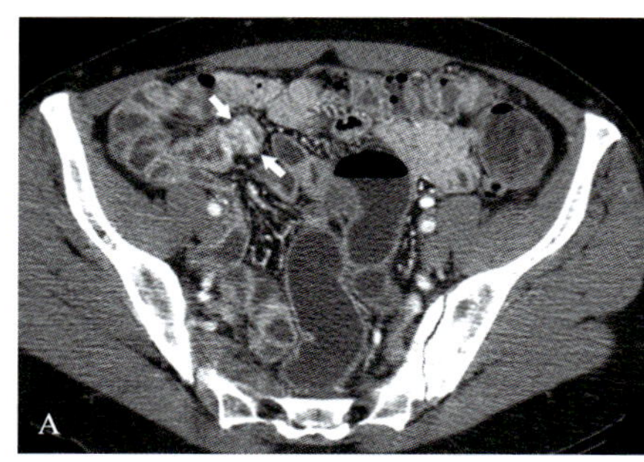

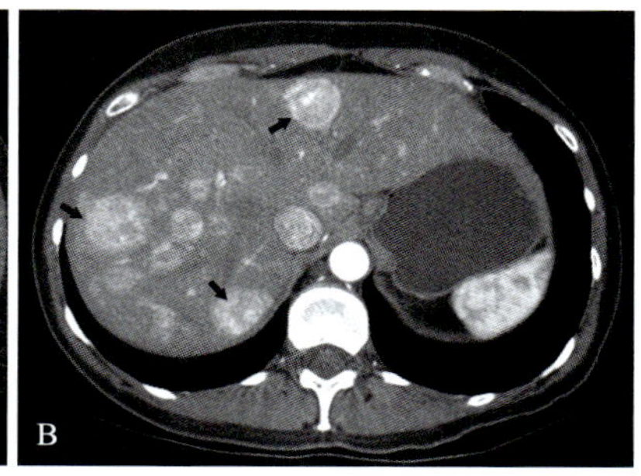

图17.3 一名54岁女性，在肾绞痛检查中偶然发现肝转移。A.盆腔CT扫描显示回肠有一个隐约可见的、非常小的明显强化节段（箭头）。手术中发现5个类癌，直径0.5～1.1cm。B.肝脏多期增强CT的动脉期显示分化良好的神经内分泌癌（类癌）的多发性明显强化的肝转移（箭头）

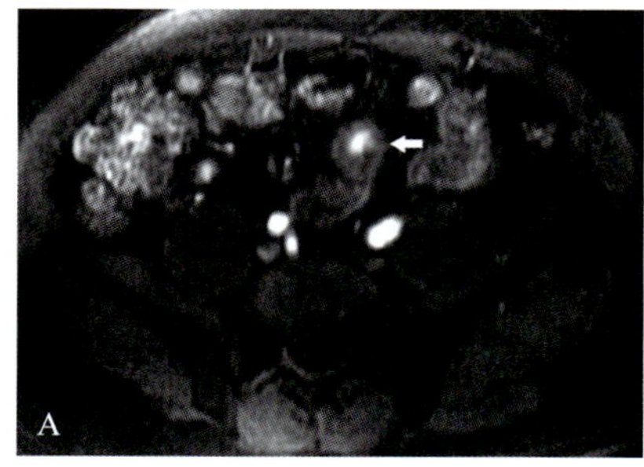

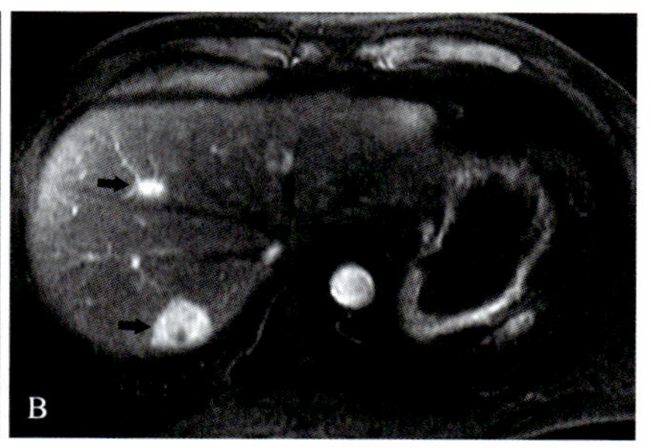

图17.4 一名66岁男性，在接受治疗的前列腺癌的常规分期CT中偶然发现多发性类癌肝转移。A.脂肪抑制MRI肝脏采集加钆剂增强的容积采集（LAVA）显示回肠有一个小的强化病灶，代表原发性类癌（箭头）；B.增强的脂肪抑制LAVA MRI显示两个强化的肝转移瘤（箭头）

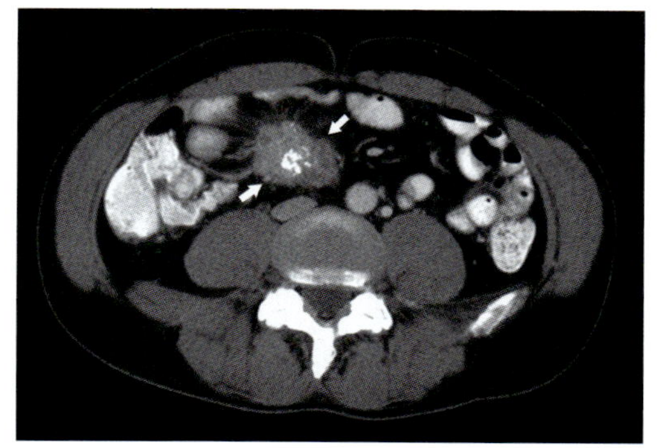

图17.5 脐平面CT显示一个针状软组织肿块（箭头）伴钙化和肠系膜回缩，提示类癌的肠系膜淋巴结转移

描的情况下。肝转移瘤很少有囊变表现（图17.7）。

钆MRI可以在T1对比的快速动态序列上显示肠道中原发性过度增强的类癌（图17.4）。由于对钆增强的敏感性增加，MRI可以检测到比CT更多的肝转移。当没有肝外转移时，MRI是首选的检查方式。与CT不同，MRI对肝转移的评估不受脂肪肝的限制。尽管钆剂增强对于类癌患者肝脏病变的初步特征描述是必要的，但后续MRI检查即使在没有钆剂的情况下也能保持诊断质量，因此它们可用于肾功能严重受损或缺乏静脉注射途径的患者。

类癌肿瘤倾向于表达生长抑素受体（somatostatin receptor，SSTR），可使用放射性核素标记的生长抑素类似物进行成像。使用^{111}In-DPTA-D-Phe-1-奥曲肽（octreoscan）的生长抑素闪烁扫描可以获得全身平面图像和SPECT或SPECT/CT图像。最近，使用^{68}Ga-DOTATATE（netspot）的SSTR PET/CT已经投入使用。除了识别比生长抑素闪烁扫描更多的病变外，这些扫描对患者来说更友好，因为它们可以更快地完成（在几小时内，而不是2～3d），因此使患者暴露在更少的辐射下。SSTR PET/CT不仅用于识别隐匿性原发性小肠类癌，也可用于检测肠系膜淋巴结转移和远处转移（图17.8）。尽管由于空间分辨率降低，SSTR PET/CT在检测肝转移方面的性能不如CT和MRI，但它可以帮助检测不确定的富血供病变。此外，它可能为预测生长抑素类似物（奥曲肽）治疗的疗效提供有价值的信息。

要点　类癌的影像学表现

- 如果可能，对原发性小肠类癌进行定位（在CT或MRI上很少，这些肿瘤显示为明显强化的肠壁结节）。
- 由于促纤维增生反应，肠系膜淋巴结转移在CT上可见肠系膜呈棘状软组织密度肿块，钙化率为70%。
- 评估肝脏是否存在富血供转移，最好在CT或MRI的动脉晚期观察。小的肝转移瘤很难通过CT或MRI与血管瘤相鉴别。

类癌的成像方法

1. CT：这是最常用于类癌肠系膜和肝转移的影像学检查方式。

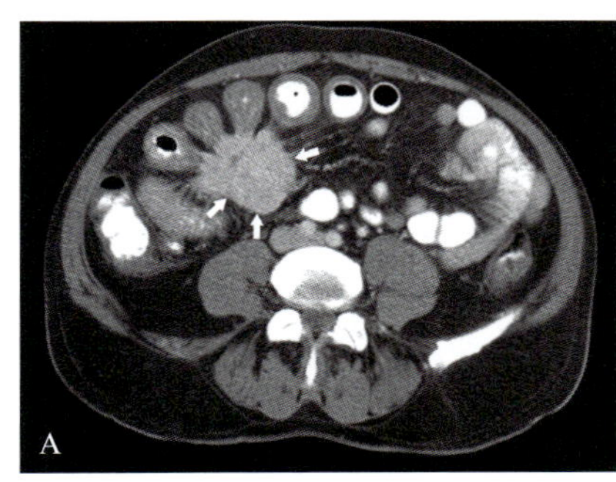

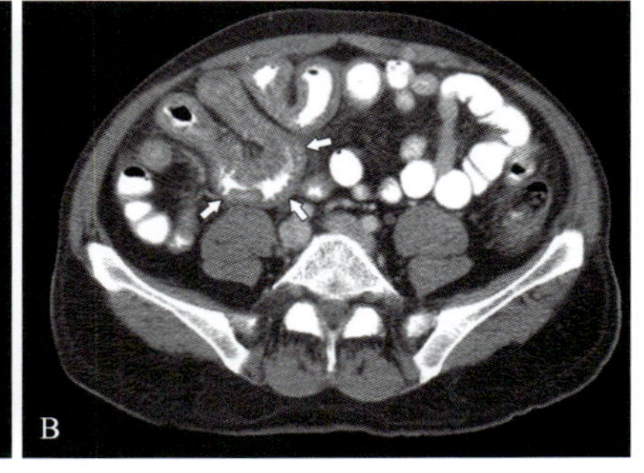

图17.6　一名44岁男性，患有类癌综合征。A. CT显示肠系膜肿块（箭头），由于促结缔组织增生反应，小肠袢栓系，代表肠系膜淋巴结转移；B. CT显示肠系膜转移瘤周围长段增厚的小肠，是类癌的特征（箭头）。在其他层面上，观察到肝转移，由此诊断为类癌综合征

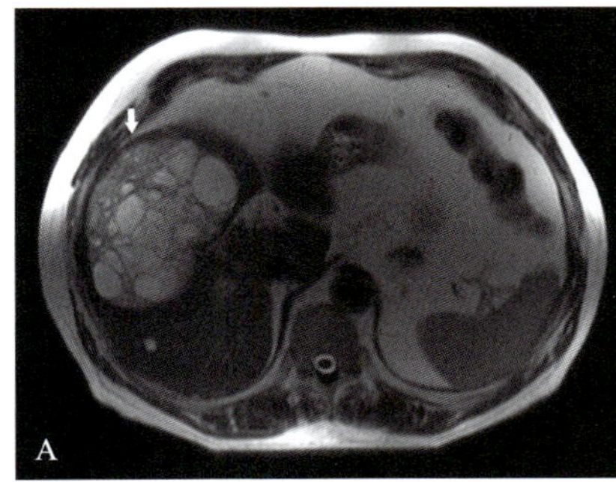

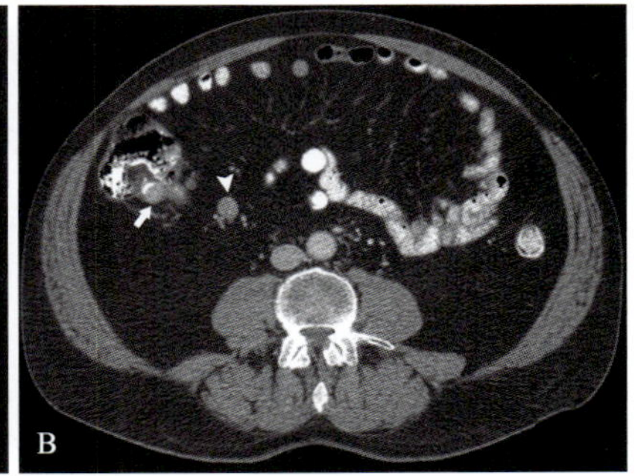

图17.7　一名67岁男性，急性发作右上腹疼痛。A. 单次激发快速自旋回波T2WI MRI显示主要为低度恶性、多囊性神经内分泌癌肝转移（长箭头）；B. CT显示回肠末端的一个小肿瘤（短箭头）和一个小的肠系膜淋巴结转移（长箭头）

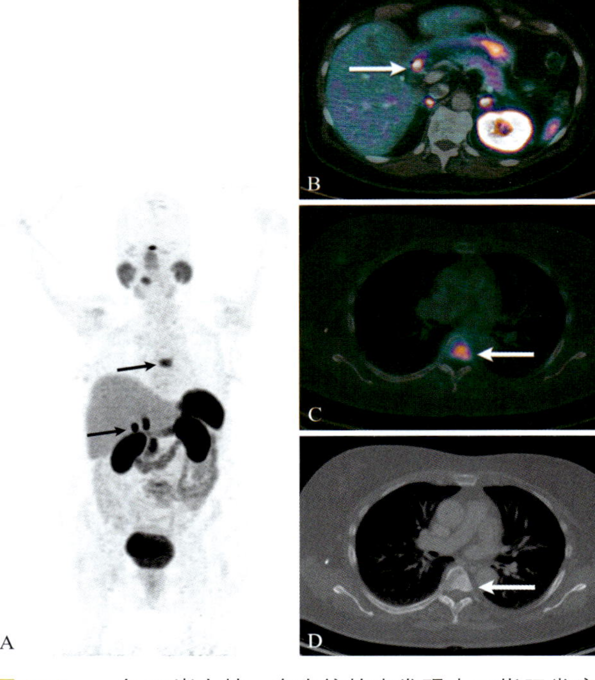

图17.8 一名68岁女性，在内镜检查发现十二指肠类癌。A. ^{68}Ga-DOTATATE PET/CT的MIP图像，显示已知十二指肠原发性肿瘤的预期摄取吸收，以及脊柱中的意外发现的病灶（箭头）。在其他部位，包括脑垂体、唾液腺、肝、脾、肾上腺、泌尿生殖系统和沿着肠也可见偶然发现正常摄取；B.轴位融合图像显示已知的十二指肠原发灶（箭头）中的局灶性强摄取；C和D.轴位融合和CT图像显示生长抑素依赖的骨转移瘤（箭头）

2. SSTR PET/CT（用于识别隐匿性小肠原发或远处转移，也用于某些治疗前的SSTR表达检测）。

3.当无明显的肝外转移时，进行肝脏MRI随访（有对长期存活者减少辐射剂量的优势）。

治疗

局限性疾病需要进行包括邻近肠系膜和淋巴结在内的广泛整块手术切除。肝转移患者也应考虑切除原发性肿瘤，以防止发生纤维化肠系膜炎和可能的机械性梗阻、出血和穿孔。

肝脏是最常见的转移部位，并且由于激素分泌或疼痛而可能变得有症状。针对肝转移瘤的局部治疗方法已被证明可提高总体生存率。因此，对于可切除的肝转移患者，应优先选择肝切除术。当切除术不可行或不完全时，应考虑其他局部消融技术，如化疗栓塞、射频消融和冷冻治疗。

由于类癌生长缓慢，全身化疗对治疗该类恶性肿瘤无效。转移性类癌的主要药物治疗是使用强效抑制性GI激素生长抑素的类似物，如奥曲肽或兰瑞肽。它们的使用在控制类癌综合征的症状、减缓肿瘤生长及在约50%患者中诱导生化标志物反应方面非常有效。实际上，奥曲肽治疗导致的肿瘤缩小非常罕见。奥曲肽耐药疾病可通过放射性标记的生长抑素类似物^{177}Lu-Dotatate治疗或mTOR激酶抑制剂依维莫司分子靶向治疗来解决。在^{177}Lu-Dotatate治疗前需要进行SSTR PET/CT，以确认肿瘤活性大于肝脏。

要点 类癌综合征的治疗

- 无论是否存在肝转移，都需要切除原发性肿瘤，以防止肠梗阻。
- 用于治疗肝转移的局部方式，如切除或消融，可提高无病生存率。
- 生长抑素类似物奥曲肽在缓解类癌综合征的症状方面具有价值，尽管它导致肿瘤实质性缓解的情况非常罕见。

监测

有两种有效的标志物可用于监测转移性类癌患者：①血清素代谢物5-HIAA（24h尿液采集）。②血浆嗜铬粒蛋白A。

肿瘤对治疗反应的成像监测通常通过CT进行，可以检测肝脏转移和腹膜转移，并评估小肠梗阻的潜在风险。对于肝内靶病变的监测，MRI优于CT。SSTR PET/CT有助于解决临床或实验室进展性疾病（CT或MRI上无进展证据）的问题，并有助于表征意义不确定的新病变。

要点 检测类癌复发

- 代谢标志物：通过24h尿液收集5-HIAA和测量血浆嗜铬粒蛋白A。
- 通过周期性CT、MRI或^{68}Ga-DOTATATER PET/CT进行成像。

总结

小肠类癌是最常见的神经内分泌来源的小肠恶性肿瘤，通常具有无痛的临床过程，并需要通过成像技术进行长期随访监测。这种肿瘤的富血供的特性需要动脉晚期断层成像来检测转移灶。小的原发性肿瘤在术前影像学检查中往往未能发现。手术或消融治疗是首选的治疗方法。

II 腺癌

引言

腺癌是原发性小肠恶性肿瘤中第二常见类型（占所有原发性小肠肿瘤的31%）。小肠腺癌的一个更有趣的方面是它与大肠腺癌相比非常罕见。尽管小肠占消化道长度的70%～80%，占消化道表面积的90%以上，但小肠腺癌的发病率仅为结肠腺癌的1/30。

流行病学和危险因素

大多数腺癌病例是散发的，以男性为主，发病高峰在70～90岁。遗传性非息肉病性结直肠癌、Peutz-Jeghers、家族性腺瘤性息肉病和Lynch综合征等遗传性癌症综合征增加小肠腺癌的风险。炎性肠病，特别是克罗恩病，也是一个危险因素，其风险与小肠累及的程度和持续时间相关。

解剖学和病理学

小肠腺癌最常见于十二指肠（49%），特别是在Vater乳头周围；其次是空肠（21%）和回肠（15%）。在克罗恩病相关病例中，70%的肿瘤出现在回肠远端。

小肠腺癌有4种组织学类型：高分化、中分化、低分化和未分化。与不良预后相关的因素包括存在转移、非治愈性手术切除、分化不良和高龄。在手术切除的患者中，与复发风险增加相关的病理因素包括淋巴结受累、手术切缘阳性、肿瘤分化差、T4期肿瘤和淋巴血管扩散。小肠腺癌的基因组图谱显示了*KRAS*癌基因的常见突变。

> **要点　小肠腺癌的解剖学与病理学**
>
> - 散发性小肠腺癌最常见于十二指肠。
> - 克罗恩病相关腺癌最常见于回肠远端。

临床表现

小肠腺癌的症状是非特异性的，并且通常在疾病晚期才出现。最常见的症状是腹痛、恶心、呕吐、体重减轻和胃肠道出血。十二指肠近端腺癌累及Vater壶腹可出现梗阻性黄疸。

肿瘤扩散模式

腺癌通过血行播散至局部肠系膜淋巴结。最常见的血行播散部位是肝脏和肺。由于大多数患者的表现为晚期，腹膜癌病也很常见。根治性切除后，小肠腺癌的失败模式主要是全身性的转移，最常见的部位是肝脏、肺、腹膜后和腹膜。分期评估见图17.9。

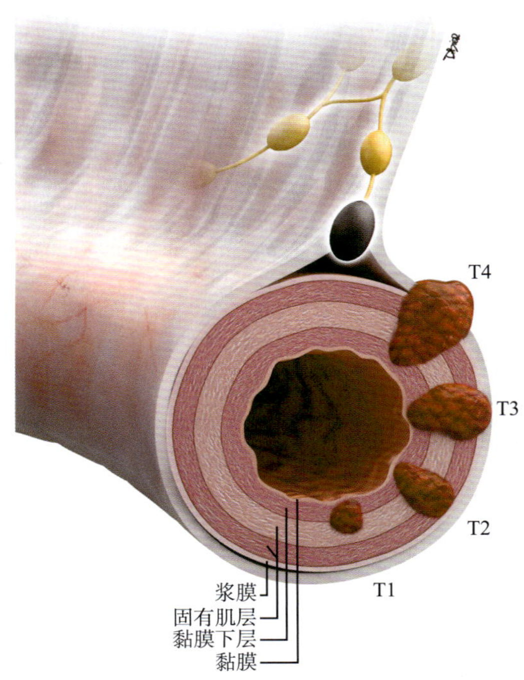

图17.9　小肠腺癌TNM分期的T（肿瘤）和N（淋巴结）特征

> **要点　小肠腺癌的肿瘤扩散模式**
>
> - 通过淋巴结转移至肠系膜局部淋巴结。
> - 血行性转移至肝脏和肺。
> - 常见早期腹膜转移伴弥漫性癌病。

> **要点　小肠腺癌的TNM分期**
>
> - T分期：基于肿瘤浸润到小肠壁和穿透小肠壁的深度。影像学检查有助于识别T3和T4期肿瘤。
> - N分期通过成像学方法进行：受限于良性反应性和转移性肠系膜淋巴结在成像上的外观重叠。
> - M分期：肝和肺转移最好在断层图像上评估。腹膜癌病通常无法通过影像学手段测量。

影像学

肿瘤检测

十二指肠腺癌通常通过食管胃镜诊断。通过胶囊内镜和器械辅助肠镜可对十二指肠远端肿瘤进行内镜评价。

常规MDCT通常用于非特异性腹部症状，可显示小肠腺癌，表现为引起管腔狭窄的壁增厚的局灶性区域（图17.10）。这些肿瘤常为硬的和纤维化的肿块，因此会导致早期梗阻，尽管也有无狭窄的浸润性病变的报道

（图17.11）。长期克罗恩病并发腺癌通常发生在回肠远端。这些肿瘤很难检测，因为预先存在的异常导致肠壁增厚和回缩，变形的正常解剖可影响早期诊断。

在引入视频胶囊式内镜之前，肠造影是一种标准的侵入性成像方式，采用鼻空肠插管来评价小肠环。在钡剂检查中，如标准小肠系列和肠造影，肿瘤表现为一个短的、周向的节段性狭窄，边界清晰，呈“苹果核”样表现（图17.12）。

MDCT和MRI可以扫描整个小肠，但由于缺乏最佳的胃肠道显影而受到限制。MDCT小肠造影和MDCT小肠钡灌肠具有传统小肠钡灌肠和横断面成像的优点和缺点，可准确检测小肠肿瘤（灵敏度为84%，特异度为96%）。可识别小至5mm的病变。MRI小肠造影能够显示小肠异常，报告的敏感度为91%，特异度为95%。

原发性肿瘤（T）

T分期是基于肿瘤侵犯肠壁的深度。CT和MRI在评估T1和T2肿瘤的T状态方面作用不大，因为在评估小肠壁薄层时空间分辨率和对比度分辨率有限。当肿瘤超出肠壁时，断层成像对晚期T3和T4病变有价值。内镜超声因其在食管癌和胃癌中出色的T分期能力而闻名，但在技术上不适用于十二指肠以外的小肠。

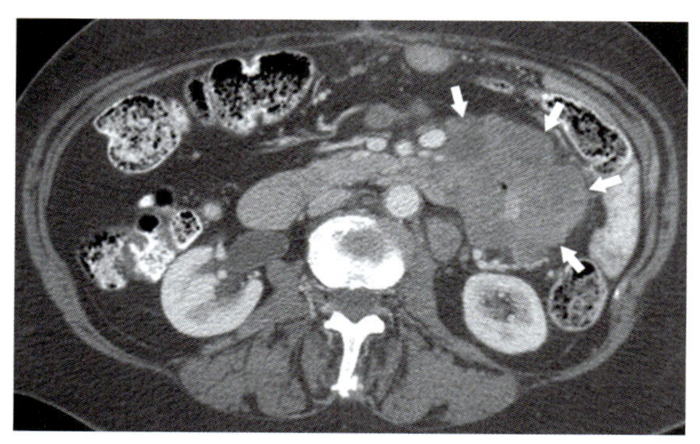

图17.10 一名70岁女性空肠腺癌患者。CT显示一个巨大的分叶状肿块（箭头）

淋巴结疾病（N）

区域淋巴结转移（N1）最常发生在小肠肿瘤附近的肠系膜内。当肠系膜淋巴结的短轴测量值超过1cm时，则认为其异常。CT和MRI对淋巴结状态同样准确，因为两者都是基于大小标准。然而，区域淋巴结的状态最准确地通过切除标本的显微病理学来确定，因为反应性淋巴结可能会增大，并且正常大小的淋巴结内也可能存在小的肿瘤病灶。

转移性疾病（M）

最常见的远处转移（M1）包括肝脏、肺和腹膜转移。与MRI相比，CT的优势在于它在一次检查中可同时筛查腹部和胸部。CT为默认的分期成像模式，腹部MRI主要用于解决特定问题。虽然FDG-PET/CT对原发性肿瘤的评估可能会因正常的肠道的生理摄取而变得复杂，但其可能有助于识别远处转移。

要点 小肠腺癌的影像学报告

- 原发性肿瘤的位置和大小，如果通过影像学检查可以检测到。
- 肿瘤累及邻近血管结构，可能无法切除。这对于十二指肠腺癌尤其重要，因为它可能累及肠系膜上动脉和静脉血管以及门静脉。
- 是否存在局部肠系膜淋巴结肿大。
- 肝脏或肺是否存在远处转移。腹水的存在应怀疑腹膜癌病，直到证实。腹膜播散通常表现为腹水，而不是可测量到的、离散的网膜肿瘤。

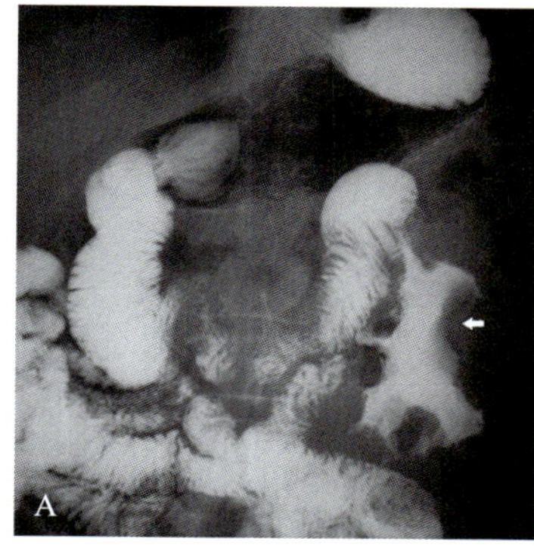

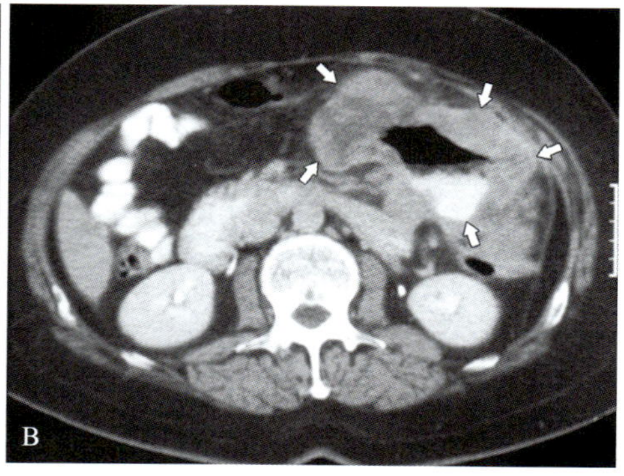

图17.11 一名49岁男性，患有空肠中分化腺癌。A.小肠随访显示近端空肠有一不规则的大的坏死肿块（箭头）；B. CT证实近端空肠有一个非梗阻性肿瘤（箭头）

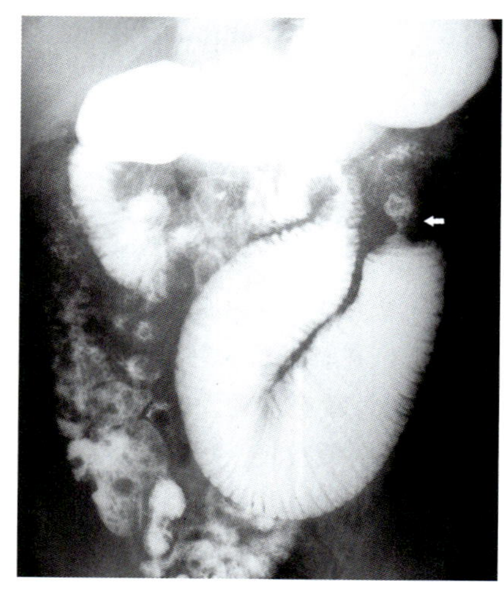

图17.12 一名38岁男性，患有空肠腺癌。小肠随访显示“苹果核”样狭窄（箭头）

治疗

广泛节段性切除联合区域性肠系膜淋巴结清扫术是治疗和分期的标准方法。如果腺癌累及近端十二指肠，可能需要行胰管切除术。根治性手术是最重要的预后因素。

在根治性切除腺癌后，对于复发风险高的患者使用基于5-氟尿嘧啶（5-FU）的辅助放化疗，尽管在根治性切除后未发现辅助治疗的明确生存益处。局部晚期不可切除肿瘤和转移性肿瘤患者接受化疗，最常见的是5-FU联合奥沙利铂。小肠腺癌的总生存期仍然很差，转移性疾病患者的中位生存期为12～18个月。

要点　小肠腺癌的治疗

- 根治性手术是最佳治疗方法，如果可以实现。十二指肠腺癌需要胰十二指肠切除术［维普莱手术（Whipple’s surgery）］。由于成像在检测腹膜播散和粟粒样肝转移方面的局限性，有时需要在尝试根治性切除之前进行诊断性腹腔镜检查。
- 基于5-氟尿嘧啶的化疗对不可切除疾病的缓解率低，生存率也低。

监测

CT是腺癌根治性切除术后影像学监测的主要手段。PET/CT可用于治疗后癌胚抗原升高的患者和CT不能诊断的患者。

要点　小肠腺癌复发的检测

- 复发性疾病通常表现为腹膜癌病或肝转移，而非切除床内的局部复发。

Ⅲ　淋巴瘤

引言

原发性胃肠道淋巴瘤是最常见的淋巴结外形式。受累部位包括胃（占75%）、小肠（包括十二指肠，占9%）和回盲部（占7%）。

流行病学

NHL是第三常见的小肠恶性肿瘤，约占所有小肠恶性肿瘤的17%。霍奇金淋巴瘤累及小肠是极其罕见的。

在美国，小肠淋巴瘤主要发生于成年人，在70～80岁达到高峰。小肠淋巴瘤风险增加的人群是那些患有自身免疫性疾病、免疫缺陷综合征（如获得性免疫缺陷综合征）、长期免疫抑制治疗（如移植后）、乳糜泻和既往放射治疗的患者。黏膜相关淋巴组织（mucosa-associated lymphoid tissue，MALT）淋巴瘤最常见于胃部，与幽门螺杆菌有很强的关联。

解剖学和病理学

最常累及胃肠道的淋巴瘤包括MALT型结外边缘区B细胞淋巴瘤、弥漫性大B细胞淋巴瘤、套细胞淋巴瘤、肠病相关T细胞肠淋巴瘤和伯基特淋巴瘤（Burkitt lymphoma）。淋巴瘤在小肠的分布遵循小肠淋巴滤泡的分布，淋巴组织丰富的回肠末端是小肠淋巴瘤最常见的部位。由于淋巴瘤起源于黏膜下，小肠淋巴瘤往往不会在早期导致肠腔闭塞，而通常表现为大块状肿瘤。

要点　小肠淋巴瘤的解剖学与病理学

- 只有非霍奇金淋巴瘤涉及小肠。最常见的5种类型包括黏膜相关淋巴组织（MALT）的结外边缘区B细胞淋巴瘤、弥漫性大B细胞淋巴瘤、套细胞淋巴瘤、肠病相关T细胞肠淋巴瘤和伯基特淋巴瘤。
- 小肠淋巴瘤起源于黏膜下层，可能表现为大肿块，但不阻塞肠腔。

肿瘤扩散模式

NHL主要通过血液传播。然而，区域性肠系膜淋巴结病通常与小肠的受累节段相关且不可分割，其反映了淋巴扩散的成分。

分期评估

改良的安阿伯分期系统（Ann Arbor staging system）和国际预后指数（international prognostic index），用于NHL的分期和诊断，在“血液系统疾病：淋巴瘤”一章中将详细讨论。

影像学

小肠淋巴瘤的4种主要放射学表现模式如下。

1.浸润性生长的淋巴瘤表现为小肠壁增厚，伴有正常皱襞破坏。由于肿瘤浸润肠壁的肌层，可抑制肠蠕动，因此，导致受累肠袢的动脉瘤样扩张。结果，肠腔扩张，肠壁局灶性偏心膨出。在CT影像上，肿块呈均匀低密度，基本无强化（图17.13）。

2.外生性生长的肿块，可有溃疡，可类似于小肠腺癌或GIST。溃疡可能导致局部穿孔。

3.单发性肿块，可致肠套叠（图17.14），但由于肿块韧且软，很少会导致肠梗阻。

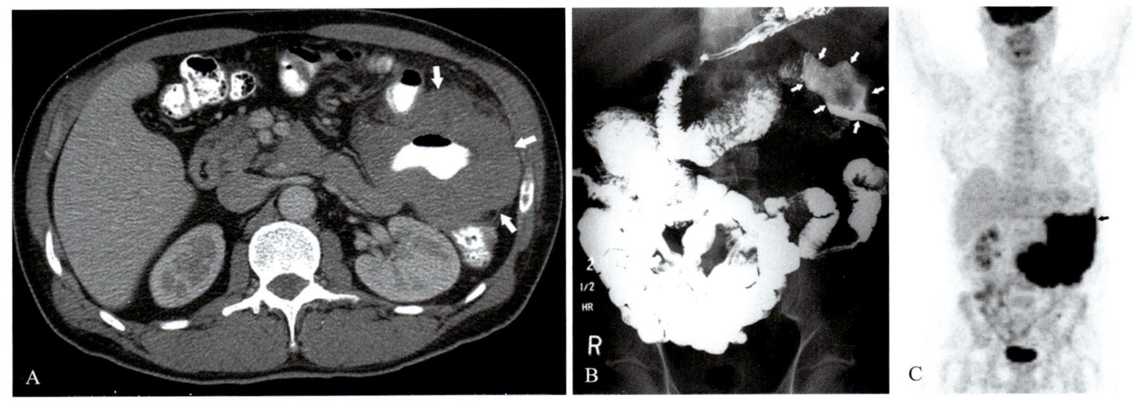

图17.13 一名50岁男性患有空肠滤泡性、弥漫性大B细胞淋巴瘤。A.CT显示一个大块状同心圆样肿块，肠腔扩张（箭头）；B.小肠随访显示空肠内不规则的非梗阻性病变（箭头）；C.PET显示空肠肿块FDG摄取明显增高（箭头）

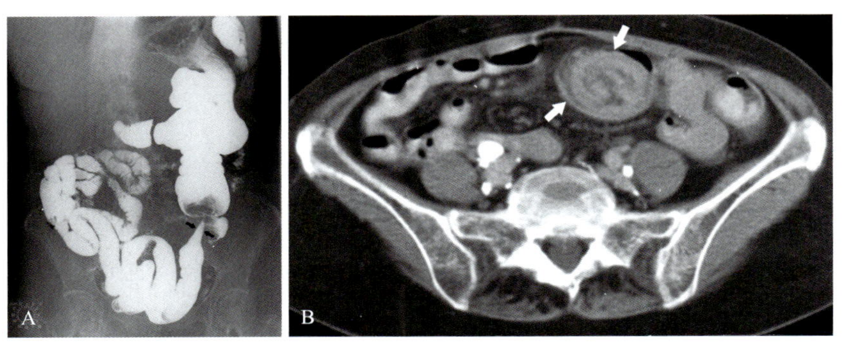

图17.14 一名74岁女性，患有小肠弥漫性大B细胞淋巴瘤。A.小肠随访显示肠套叠（箭头）；B. CT显示特征性的空肠漩涡样改变，与肠套叠一致（箭头）

4.小肠内的多灶性黏膜下结节。由于结节可以非常小，因此在小肠造影或小肠钡灌肠中更易被视为“牛眼征”或“靶征”病变。CT或PET/CT不能很好地显示肠道中的小体积的淋巴瘤。

对于大多数NHL，FDG-PET/CT是基线分期成像的金标准。肠淋巴瘤的PET/CT评价可能受到肠内偶然的生理性背景活动增加的限制，这种情况偶尔出现在小肠中，更常见于结肠，但可用于识别受累的淋巴结部位和其他局灶性淋巴结部位，如骨髓。

要点 小肠淋巴瘤的影像学报告

- 确定小肠受累的位置和程度。当表现为未确诊的小肠肿块时，尽管肿瘤很大，但受累肠段的囊性扩张和无肠梗阻是淋巴瘤的典型特征。
- 存在淋巴结转移或淋巴瘤累及的其他淋巴结部位。

小肠淋巴瘤的成像方法

1.使用增强CT和FDG-PET/CT进行基线分期。

2.术后2个月、化疗后至少2个月，以及尽可能在放疗后，通过PET/CT进行重新分期。

治疗

对于淋巴结起源的小肠淋巴瘤，化疗是主要的治疗方式。一般来说，即使已经进行了完整的手术切除，也应该假设患者患有全身性疾病，并接受全身化疗。根据组织学亚型确定的治疗方案见“淋巴瘤”章节。放射治疗很少用于小肠淋巴瘤的管理。小肠淋巴瘤的预后总体上优于腺癌，侵袭性晚期淋巴瘤的5年生存率为20%～50%，而局部、侵袭性较低的亚型的5年生存率高达90%。

对于侵袭性淋巴瘤，建议在化疗的初期通过CT进行密切监测，因为对治疗的快速反应和涉及小肠壁的淋巴瘤肿块的缩小有穿孔的风险。

PET/CT在监测对治疗的反应方面起着至关重要的作用。化疗完成后FDG-PET结果阳性是复发和无病生存率较低的有力预测因素。根据残留肿瘤摄取与纵隔和肝脏生理活性的比较，采用治疗后PET/CT成像的5分量表视觉评价来评估代谢反应。评分为1分或2分（残余摄取量未检测到或等于或低于纵隔）表明完全代谢缓解，即使存在残余软组织异常。3分（残留摄取超过纵隔，但等于或低于肝脏活性）也表明代谢应答，尤其是在治疗结束时，但在评估早期应答的临床试验中可能被视为不充分。评分为4分或5分（残留摄取量中度大于肝脏摄取量）的患者怀疑为残留活动性淋巴瘤。

要点　小肠淋巴瘤的治疗

- 依据组织学类型和分期进行全身化疗。弥漫性大B细胞淋巴瘤通常用RCHOP（利妥昔单抗、环磷酰胺、羟基柔红霉素、长春新碱、泼尼松）方案进行治疗。
- 小肠切除术可能有助于提高无病生存率，但在没有化疗的情况下很少能实现治愈。
- 5分量表用于解释治疗后PET/CT成像，以定义代谢反应。

监测

CT是用于监测淋巴瘤幸存者的标准成像方式，包括颈部、胸部、腹部和骨盆的检查，因为这种全身性恶性肿瘤通常在小肠内远离原发灶的位置复发。对于高级别淋巴瘤，治疗后1～2年复发的风险降低，而低级别淋巴瘤复发的风险在患者的整个生命周期中持续存在。PET/CT在早期发现复发方面比单独CT更敏感。

总结

小肠淋巴瘤在组织学分级和生物学侵袭性方面是一组异质性疾病。淋巴瘤的影像学表现从大肿块伴穿孔到任何影像学检查均无法发现的多灶性病变不等。需要PET/CT评价代谢反应，这与患者的临床结局密切相关。

IV　胃肠道间质瘤

引言

GIST是一种肉瘤亚型，占小肠肉瘤的67%。肉瘤是在胃肠道内任何地方发现的罕见散发性肿瘤，最常见的位置是胃（占51%），其次是小肠。

流行病学和危险因素

GIST是最常见的肉瘤亚型，代表恶性小肠肿瘤的第四常见形式（占9%）。大多数GIST病例是散发的。有报告称，在神经纤维瘤病1型患者中，良性和恶性GIST的发生率均增加。

解剖学和病理学

GIST来源于CD34阳性干细胞分化为cajal谱系的间质细胞。这些分化的细胞具有平滑肌和神经元细胞的特征，并在胃肠道中充当“起搏细胞”调节胃肠道。GIST的细胞形态主要为梭形（占70%）至上皮样（占20%），混合型占10%。

仅通过光学显微镜检查，很难区分GIST和其他肿瘤（平滑肌肉瘤、平滑肌瘤、恶性黑色素瘤、神经鞘瘤、恶性外周神经鞘瘤或硬纤维瘤），因为组织学发现与病变的免疫表型或分子遗传学特征之间没有可靠的关系。然而，超过80%的GIST细胞表达CD117抗原，这是*KIT*跨膜受体酪氨酸激酶的一部分，是KIT原癌基因的产物。

要点　胃肠道间质瘤的解剖学与病理学

- 胃肠道间质瘤（GIST）起源于Cajal间质细胞，表现出平滑肌和神经元分化的特征。
- 通过光学显微镜，GIST与平滑肌肉瘤和其他间叶肿瘤难以区分。
- 约80%的GIST表达*KIT*原癌基因的突变形式。

临床表现

GIST通常不会引起肠梗阻，通常表现为非常大的肿块。近50%的GIST患者存在转移。良性GIST肿块可能是由于其他原因进行断层成像时偶然发现。

肿瘤扩散模式

与其他肉瘤一样，GIST通过血液途径扩散，最常见的转移部位是肝脏。腹膜肉瘤病常见于GIST，通常无明显腹水。GIST的淋巴结转移并不常见。

要点　胃肠道间质瘤的肿瘤扩散模式

- 血源性扩散至肝脏和腹膜肉瘤病。

分期评估

GIST的TNM分期与AJCC针对腺癌的分期系统相似。

影像学

由于GIST呈外生性生长，CT是首选的成像方式。小型肿瘤在CT上表现为同质性，而较大（＞6cm）的肿瘤常显示中心区域坏死或出血。这些肿瘤可能非常大，以至于很难判断肿瘤与肠壁的连通性（图17.15）。如果肿瘤内可见腔内有对比剂，则证实肿瘤起源于肠（图17.16）。体积大、有明显的坏死和空洞是恶性肿瘤的征象。除非有明显的转移灶，否则很难区分GIST的良恶性。GIST由于其血供丰富的特点，在增强扫描中倾向于早期强化（图17.17）。

肝转移瘤在平扫上表现为等或低密度，增强扫描上通常为低密度。它们可以表现为囊性，很难与其他囊性肝脏病变鉴别，但这种表现在治疗后更为常见（图17.18）。稳定的、治疗过的囊性GIST转移瘤不应被误认为是良性肝囊肿。在这些囊性病变内生长的增强结节表明肿瘤生长的重新激活。腹膜转移瘤可表现为独立的结节（腹膜转移的肉瘤样模式），但很少伴有腹水。

MRI显示肝转移瘤的准确性与CT相当或更高，但其缺点是对肝外病变的分辨率较差。

要点　胃肠道间质瘤的影像学报告

- 原发性肿块相对于肠道的位置（有时难以将肿瘤起源追溯到胃肠道的任何周围部分）。如果在坏死的肿瘤中看到腔内对比剂，则证实肿瘤起源于肠。
- 存在肝转移和腹膜肉瘤病。

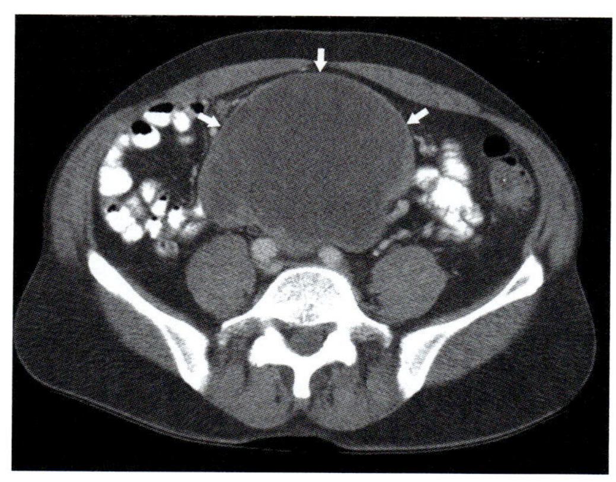

图17.15　一名56岁男性患有小肠GIST转移至肝脏。CT显示一个大的低密度肠系膜肿块（箭头），与小肠无明显关联

治疗

手术切除是首选的治疗方法。与通过淋巴管扩散的腺癌和类癌不同，GIST通过血液途径转移，从而避免了需要更完整的手术切除肠系膜中的淋巴引流区域。这在治疗十二指肠肿瘤中可能很重要，使外科医师可以避免进行胰十二指肠切除术等大手术。虽然GIST可能表现为非常大的肿块，但肿瘤生长方式是“推挤”性质而非侵入性，有时这允许外科医师开发出安全的切除平面。小于2cm的GIST通常被认为是良性的，复发的风险非常低。

*KIT*阳性的GIST可通过口服活性TKI（如伊马替尼和舒尼替尼）进行靶向治疗。这些药物可用于新辅助治疗以降低边缘手术候选者的分期，也可用于辅助治疗，并且已被证明非常有效。这些药物用于使患有转移性不可切除疾病的患者获得长期生存。随着治疗时间的延长，可能会由于继发性*KIT*突变而产生耐药性。最初可以尝试剂量递增。较新的TKI可用于更广泛的靶点。免疫疗法在GIST治疗中的潜在作用正在研究中。

要点　胃肠道间质瘤的治疗

- 根治性切除术是治疗的首选。
- 酪氨酸激酶抑制剂（TKI）伊马替尼和舒尼替尼成功治疗了不可切除的*KIT*阳性胃肠道间质瘤（GIST）。相同的药物可用于外科候选者的辅助和新辅助治疗。
- 长期使用伊马替尼可能会产生耐药性。

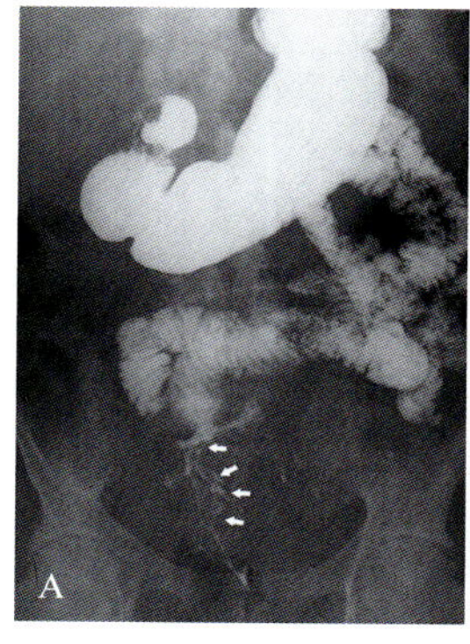

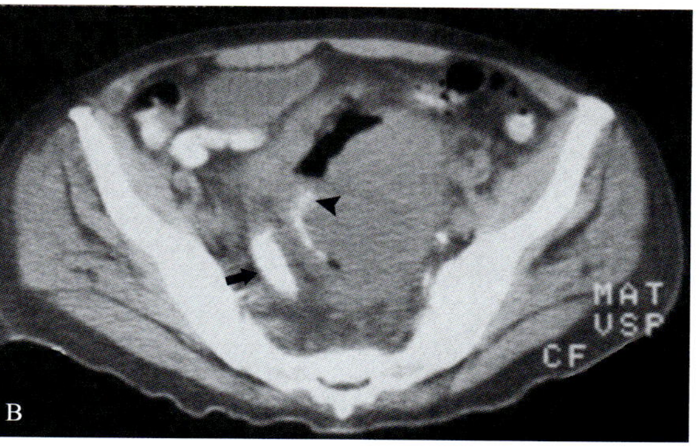

图17.16　一名72岁男性回肠GIST患者。A.小肠追踪显示回肠腔不规则，腔内对比剂（箭头所示）呈腔外显影，无梗阻；B. CT显示一个含钡的大的外生性肿块（短箭头），证明肿瘤起源于邻近的回肠袢（长箭头）

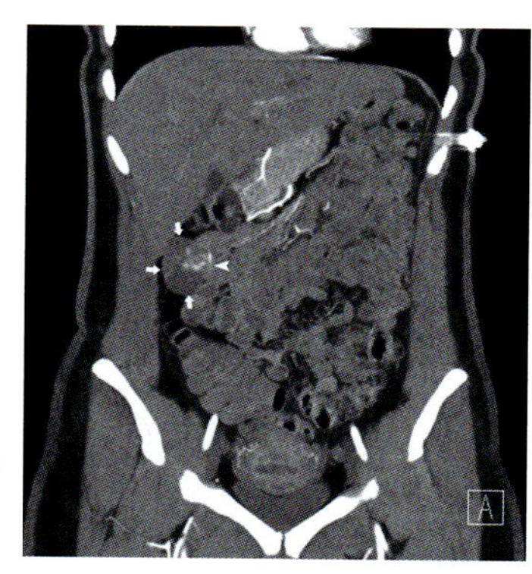

图17.17　一名31岁女性，患有小肠胃肠道间质瘤。冠状面CT血管造影重建图像显示小肠（箭头）约4.5 cm大小的外生性肿块，早期强化（箭头）

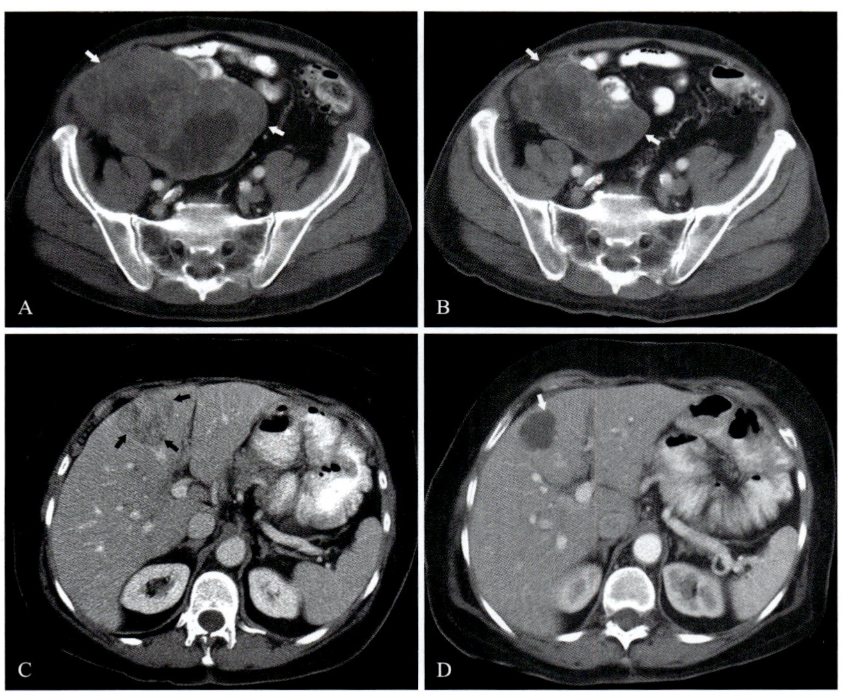

图 17.18 一名 67 岁男性患有前列腺癌。在检查前列腺特异性抗原升高的时候偶然发现小肠 GIST 肝转移。A. CT 显示回肠一个大的外生性肿块（箭头所指）；B. 伊马替尼治疗 1 年后，CT 显示原发性小肠肿瘤减小，密度轻度降低（箭头）；C. CT 显示肝转移灶强化（箭头）；D. 伊马替尼治疗 1 年后，CT 显示肝转移灶的大小和密度减少（箭头），类似囊性病变

监测

对接受伊马替尼治疗的GIST患者的随访表明，肿瘤的大小并不能很好地指示阳性反应。在75%患者中，尽管临床结果良好，但根据基于大小的RECIST，肿瘤是稳定的。治疗后由于肿瘤内的黏液样变性和坏死，其密度的降低表明了放射学上的反应（图17.19，图17.18）。成功治疗的GIST有时会变得如此均匀的低密度，以至于它们在影像学上可以类似于良性囊肿，反之亦然。肿瘤进展可能不仅表现为肿块增大或新肿块，还表现为先前低密度病变的部分或完全填充，或表现为高密度“肿块内结节”模式。

根据RECIST标准，部分缓解定义为可测量肿瘤的最长尺寸减少30%。为了解决RECIST标准和GIST行为之间的差异，开发了Choi标准，将部分缓解定义为一维肿瘤大小减少10%或增强CT中肿瘤密度减少15%。

在监测肿瘤对化疗的反应方面，FDG-PET/CT比CT更有效。在开始伊马替尼治疗后的短时间内，观察到初始高代谢GIST肿瘤中FDG摄取显著降低（图17.19）。PET/CT活动的重新出现可能表明对TKI治疗产生了耐药性。

要点 胃肠道间质瘤复发的监测

- 伊马替尼的临床应答不符合实体瘤临床疗效评价标准（RECIST）。Choi标准不仅基于肿瘤大小，还基于强化程度。
- 肿瘤进展不仅表现为肿块增大，还表现为在先前均匀低密度的肿块内出现新的高密度结节。
- FDG-PET/CT可能有助于识别对酪氨酸激酶抑制剂（TKI）治疗的反应或耐药性的发展。

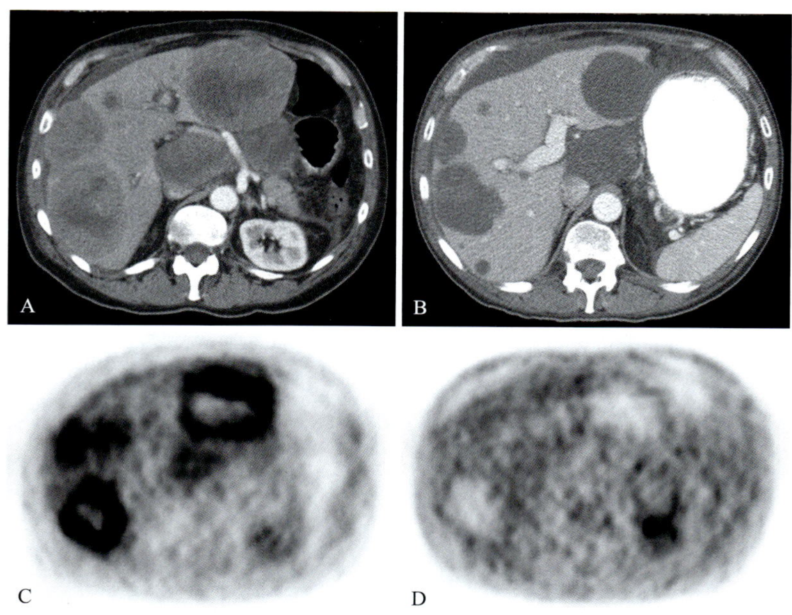

图17.19 一名65岁男性，小肠GIST转移至肝脏，增强CT（A）显示肝脏多发不均匀强化转移灶，PET（B）显示高代谢。伊马替尼（格列卫）治疗2个月后，肝转移灶缩小，CT（C）显示为均匀低密度，PET显示为低代谢（D）

V 小肠转移

流行病学和危险因素

小肠转移的最常见原发性恶性肿瘤包括结肠癌、肺癌、乳腺癌和黑色素瘤。小肠也常受累于胃肠道和卵巢子宫癌的腹膜转移，引起弥漫性腹膜癌病。

解剖学和病理学

根据传播途径，小肠可从腹膜累及浆膜表面或从黏膜层开始产生病变。

临床表现

与其他小肠肿块一样，转移可能导致肠梗阻和胃肠道出血。

肿瘤扩散模式

小肠的继发性受累有3种途径。

1.腹膜内扩散。常见于胃肠道和卵巢子宫癌。最容易受累的区域是回盲瓣和盲肠中的回肠袢。肠系膜转移瘤通常累及肠的肠系膜边缘。这些肿瘤的促结缔组织增生反应可引起梗阻。

2.血源性播散。黑色素瘤是最常见的转移到小肠的实体瘤，其次是肺癌和乳腺。虽然肺癌的小肠转移通常伴随着总体疾病进展，并且通常临床上不明确，但黑色素瘤的情况可能不同（图17.20），其中转移瘤可能在原发性肿瘤确诊后数年出现，是唯一的复发部位。血源性转移瘤通常是多发性的，通常涉及肠的肠系膜边缘。

3.从邻近肿瘤直接或通过淋巴管延伸。最常见的原发性肿瘤是结肠癌。

要点 小肠转移瘤的肿瘤扩散模式

- 腹膜内扩散常见于胃肠道和卵巢子宫癌。腹膜腔的依赖性区域最有可能受累，包括回盲瓣和陷凹中的回肠袢。通常累及小肠的肠系膜边缘。这些肿瘤的促结缔组织增生性反应可引起梗阻。
- 血行播散最常见于黑色素瘤、肺癌和乳腺癌，转移瘤通常是多发的，通常累及肠对侧的肠系膜边界。
- 直接或通过淋巴管从邻近肿瘤延伸最常见于结肠癌。

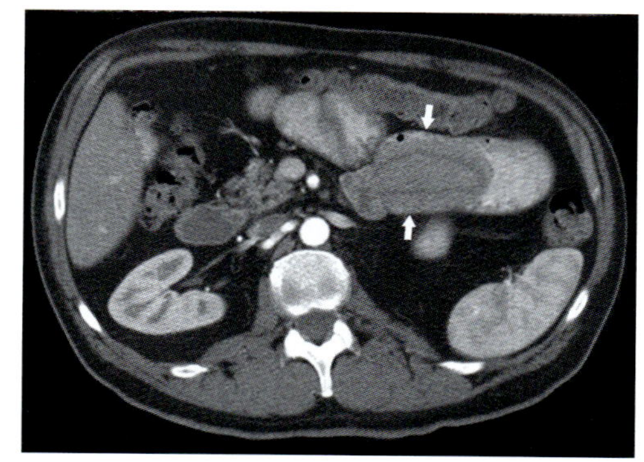

图17.20 一名55岁男性背部黑色素瘤切除术后8年出现腹痛。CT显示扩张的空肠内可见一个卵圆形肿块（箭头），为转移性黑色素瘤伴肠套叠

分期评估

在小肠中发现的转移瘤表明已知的恶性肿瘤已进展至Ⅳ期。

影像学

小肠的随访检查和CT在显示黑色素瘤转移到小肠方面似乎都不可靠。晚期病例可见局灶性壁增厚和息肉样充盈缺损。PET/CT对于早期小肠病变的检测更为敏感和特异（图17.21，图17.22）。

要点　小肠转移瘤的影像学报告

- 描述局灶性壁增厚的可疑区域。
- 肠梗阻的存在或即将发生肠梗阻的风险。
- 小肠FDG摄取高度增加的区域应被认为是转移的可疑区域，即使这些区域在CT上无异常表现。可建议进行胶囊式内镜检查以进一步评估。

治疗

小肠转移表明预后差，生存期可能少于12个月。在可能的情况下，切除黑色素瘤转移灶以缓解症状并增加无瘤生存率。

总结

累及小肠的异质性肿瘤的临床表现为隐性失血伴贫血或肠梗阻。早期小肿瘤的检测对于所有成像模式都具有挑战性。影像学在转移性疾病的分期和监测中起着重要作用。

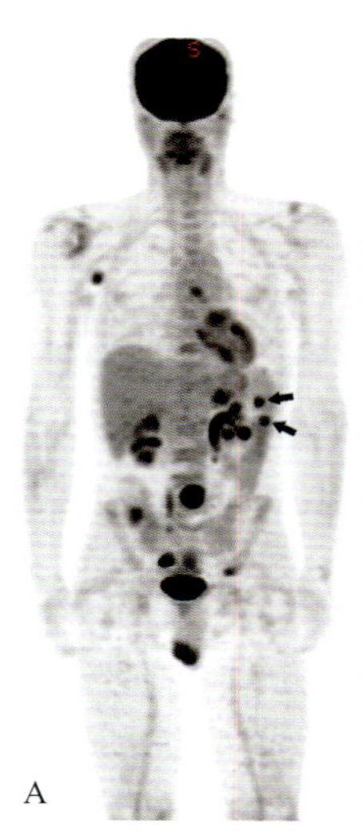

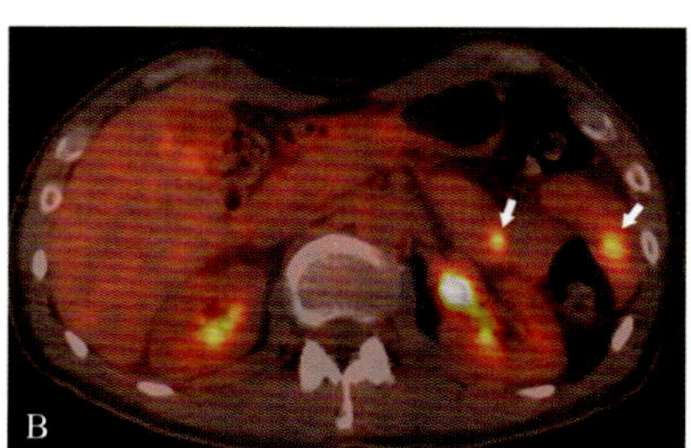

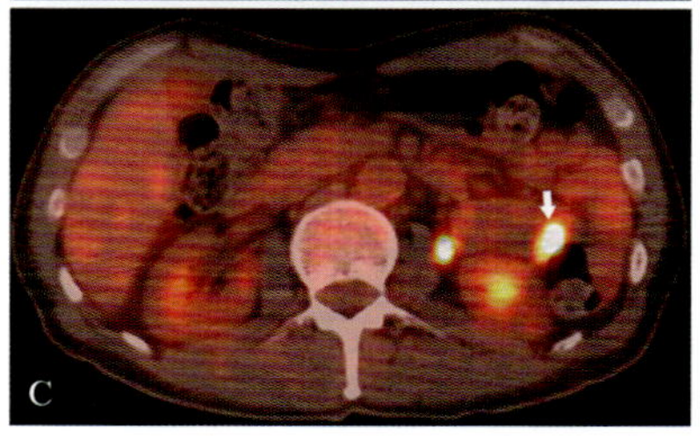

图17.21　A～C. 53岁男性，患有播散性转移性黑色素瘤（B和C中的箭头）。A. PET/CT显示空肠中有大量FDG摄取灶（箭头），代表黑色素瘤转移

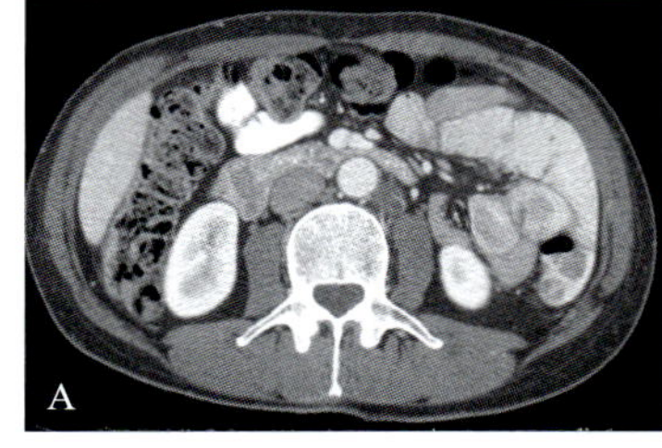

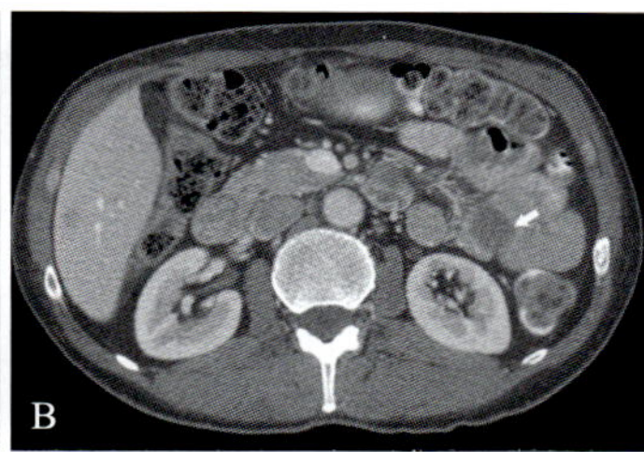

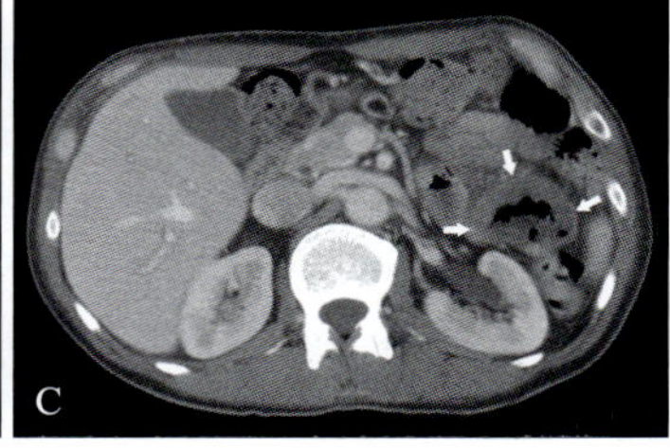

图17.22　一名53岁男性患有播散性转移性黑色素瘤。A. 与PET/CT同时进行的增强CT显示空肠无明显异常；B. 1个月后的增强CT显示空肠有一个小的转移瘤（箭头）；C. 3个月后的增强CT显示空肠转移灶明显增大（箭头）

第18章

结直肠癌

Cher Heng Tan M.D.; Van K. Morris M.D.; Prajnan Das M.D.; Miguel Rodriguez-Bigas M.D.; Revathy B. Iyer M.D.

引言

结直肠癌（colorectal cancer，CRC）是成人中最常见的癌症之一。影像学检查在CRC的管理中起着重要作用，包括筛查、分期和监测。理解和掌握结肠和直肠的解剖结构对于解读与CRC相关的影像学检查非常重要。这尤其适用于评估疾病传播的模式和程度。

计算机断层扫描结肠成像（computed tomographic colonography，CTC）是推荐的CRC影像学筛查检查之一。肿瘤-淋巴结-转移（TNM）分期能准确描述病变状况。EUS在直肠癌分期中发挥着重要作用。CT因其广泛的可用性，仍然是CRC影像学检查的主要方法，其价值在于更好地评估淋巴结和远处转移，而非原发肿瘤本身。MRI具有优质的软组织分辨率，是原发性直肠癌分期的首选方法，也可用于评估肝脏转移。PET/CT可提供功能和解剖信息，可在一次检查中进行全身评估，这使得它在发现未被怀疑的疾病部位方面很有价值。

影像学监测通常与血清癌胚抗原（carcinoembryonic antigen，CEA）检测同时进行。在适当的情况下，手术切除盆腔局部复发性疾病和肝脏和肺部转移性疾病已被证明可提高生存率。因此，当术后监测期间CEA水平显示升高时，重要的是要确定复发和远处疾病的存在及位置，以便及时治疗。PET/CT已成为这方面不可或缺的方法，并且自从被引入以来，它的使用已经大大增加。

在这一章中，我们简要讨论CRC相关的解剖、分期和治疗方案，以及在CRC管理中，如何进行影像检查才能发挥更大作用。

流行病学和危险因素

在美国，CRC是第四大最常被诊断的恶性肿瘤，也是癌症死亡的第二大原因，估计每年有50 000人因此病死亡。大多数CRC患者年龄超过50岁，男性略占优势。发病率和死亡率因种族而异，非裔美国人和美洲原住民的发病率和死亡率最高。近年来，CRC发病率和死亡率的下降，这归因于风险因素暴露的减少、通过结肠镜检查和息肉切除术的早期发现和预防，以及内科和外科治疗的改善。

大多数CRC是由腺瘤性息肉通过腺瘤-癌的顺序发展而来的，息肉的恶性潜能随着体积的增大而增加。小于0.5cm的息肉几乎没有风险，而大于2cm的息肉发生浸润性癌的风险高达40%。虽然以前认为是良性的，但锯齿状增生性结肠息肉已被证明与恶性转化有关。

遗传性CRC最常见的形式是遗传性非息肉病性CRC（Lynch综合征），约占CRC的3%。其他包括家族性腺瘤性息肉病、青少年息肉病和Peutz-Jeghers综合征。*P53*、*APC*和*KRAS*的突变与CRC有关。炎性肠病［溃疡性结肠炎（ulcerative colitis）或克罗恩病（Crohn disease）］患者中，CRC的风险随着结肠炎的持续时间和解剖程度、炎症程度以及伴随的CRC家族史而增加。与CRC风险相关的饮食和生活方式因素包括肥胖、高血糖、红肉和加工肉以及动物脂肪的消费，高酒精摄入量。

要点　流行病学和危险因素

- 大多数结直肠癌（CRC）通过称为腺瘤-癌序列的过程从腺瘤性息肉发展而来。
- *P53*、*APC*和*KRAS*的突变与结直肠癌有关。

解剖学和病理学

大肠长约1.5m，占整个肠道长度的1/5。大肠分为盲肠、结肠、直肠和肛管。通常认为，肿瘤中心位于齿状线近端超过2cm的为直肠肿瘤，而位于齿状线远端的为肛门肿瘤。这种区分对于分期很重要。根据AJCC的分期系统，CRC的T分期由肠壁的受累程度决定，而肛门的T分期由原发肿瘤的大小决定。此外，CRC的N期由涉及的淋巴结的数量定义，而不是肛门癌中的淋巴结位置。

结肠和直肠的黏膜由柱状上皮构成，这是结直肠腺癌发病率高的解剖基础。结肠的肌层由外纵层和内环层的无纹肌纤维组成。纵纤维形成结肠带，直肠无结肠带，环形纤维在盲肠和结肠内变细，在直肠和肛管内变粗。

结肠的浆膜层起源于腹膜，直肠中段和远段无浆膜层，升结肠、降结肠和下段直肠位于腹膜后，而结肠的其余部分包括盲肠、横结肠、乙状结肠和上段直肠则位于腹膜内。

供应结肠的动脉来源于肠系膜上动脉和肠系膜下动脉，即回结肠动脉和右结肠动脉（盲肠和升结肠）、中结肠动脉（横结肠）、左结肠动脉（降结肠）和乙状结肠动脉（乙状结肠）。

上段直肠由直肠上动脉（肠系膜下动脉分支）供应，中段直肠由直肠中动脉（下腹部动脉分支）供应，下段直肠由直肠下动脉（阴部内动脉分支）供应。结肠和直肠的静脉与动脉平行。直肠静脉形成痔丛，因此，提供了体循环和门静脉循环之间的交通。神经来源于肠系膜上动脉和肠系膜下动脉分支周围的交感神经丛。

结肠和直肠的淋巴管沿其供血动脉走行（见“肿瘤扩散模式”）。盲肠和阑尾（回结肠）以及升结肠和横结肠（右结肠）最终引流至肠系膜上淋巴结。降结肠（左结肠）、乙状结肠（乙状结肠）和上段直肠最终引流至肠系膜下淋巴结。直肠中段、下段引流至髂淋巴结。来自肛门边缘的淋巴叶引流至腹股沟浅部淋巴结。

尚未证明肿瘤大小在CRC中具有预后意义。除了AJCC分期系统定义的预后指标（在“分期”中讨论）之外，组织学亚型、肿瘤分级、淋巴血管受累、肿瘤边缘侵袭和宿主淋巴对肿瘤的反应也会影响预后。

WHO将CRC分类如下：腺癌、髓样腺癌、黏液性（胶体）腺癌（黏液成分＞50%）、印戒细胞癌（印戒细胞＞50%）、鳞状细胞（表皮样）癌、腺鳞癌、小细胞（燕麦细胞）癌、未分化癌和其他类型（例如乳头状癌）。腺癌占结直肠原发癌的95%以上。在其余原发癌中，神经内分泌癌（1.8%）、淋巴瘤（0.6%）、鳞状细胞癌（0.3%）和肉瘤（＜0.1%）是罕见的。在结直肠癌的组织学亚型中，类癌和神经内分泌癌分别显示出最好和最差的5年相对生存率。此外，恶性淋巴瘤和鳞状细胞癌患者的总体5年和早期（局部和区域）生存率显著低于腺癌患者。印戒细胞型腺癌和小细胞（燕麦细胞）癌是结肠癌中唯一的分期对预后无影响的组织学类型。黏液腺癌的预后意义仍有争议。相反，髓样癌在病理学上是可切除的。

在肿瘤分级方面，已经提出了低（高分化和中等分化）和高（低分化和未分化）级别肿瘤的双层系统，以减少观察者间的差异。多变量分析也表明淋巴血管浸润的存在是一个不良预后指标。肿瘤边缘的形态（不规则和浸润模式）也是一个独立的不良预后因素。相反，病理学上肿瘤或瘤周组织的淋巴细胞浸润意味着宿主对肿瘤的免疫应答，是一个有利的预后因素。使用分子标记作为预后指标仍然是研究的主题。微卫星不稳定性或错配修复缺陷以及*BRAF*突变是CRC的预后因素。随着基因组学的进步，CRC已被分为4种共识分子亚型（consensus molecular subtype，CMS）：CMS 1，微卫星不稳定性免疫，高度突变的微卫星不稳定，强免疫激活；CMS 2（典型，上皮，染色体不稳定，标记的WNT和MYC信号激活）；CMS 2（典型，上皮，染色体不稳定，标记的WNT和MYC信号激活）；CMS 3（代谢），上皮，明显的代谢失调；CMS 4（间充质），显著的转化生长因子β激活，基质侵袭和血管生成。CMS分组与增生相关。

要点　解剖

- 结肠和直肠的淋巴道与其供血血管并行。
- 肿瘤大小并非重要的预后因素。
- 印戒细胞癌和小细胞癌的预后差，与分期无关。
- 腺癌占结直肠原发癌的95%以上。
- 结直肠癌（CRC）的共识分子亚型分类系统（CMS）将分子途径和肿瘤生物学行为相关联。

肿瘤扩散模式

局部转移

局部肿瘤可向壁内或透壁扩散。肿瘤的肠壁内扩散可沿肠壁纵向或表面向浆膜扩散。肿瘤优先沿肠壁的周向生长，导致管腔狭窄。纵向扩散并不常见，通常距原发病灶约2cm。这支持了5cm手术切缘的做法。在更晚期的肿瘤中存在腹膜扩散。肠壁浸润深度决定预后，详见标准分期系统（见“分期”部分）。升结肠、降结肠和直肠主要位于腹膜后，肿瘤可通过这种扩散方式直接侵犯邻近的腹膜后器官，如输尿管、十二指肠和胰腺。局部进展期直肠癌通常累及盆腔脏器，包括膀胱基底部、前列腺、子宫和阴道，这些可导致直肠阴道瘘或直肠膀胱瘘。邻近器官的侵犯取决于原发肿瘤的部位，需要整块切除以实现治愈性手术的目标。

肿瘤也可以沿着神经血管结构扩散。肠外静脉侵犯与转移负荷增加和总体预后不良有关。这已在多项研究中得到证实（见“影像学”部分）。直肠癌的神经周围扩散可导致肿瘤沿神经周围间隙生长，距离原发肿瘤超过10cm，据报告，这一比例高达35%。

淋巴结转移

CRC的远处扩散最常发生在肝脏，其次是淋巴结。CRC的淋巴结扩散途径如图18.1.所示。右结肠癌的淋巴结扩散沿着盲肠和升结肠的边缘血管，然后沿着回结肠血管到达上级肠系膜动脉的根部。近端横结肠的肿瘤倾向于沿着结肠系膜侧的边缘血管扩散。这些边缘血管依次流向右侧或中结肠血管以及胰头前方的结肠系膜根部。来自远端横结肠和脾曲的淋巴管沿着左中结肠血管到达胰体尾侧的肠系膜下静脉。降结肠和乙状结肠的肿瘤会沿着左升结肠和乙状结肠血管扩散到淋巴结，然后沿着淋巴结扩散到肠系膜下动脉的起源。近端直肠肿瘤通过直肠上淋巴结向颅侧扩散，顺行到肠系膜下淋巴结。远端直肠肿瘤沿着髂内淋巴结向外侧扩散，顺行至髂总淋巴结和腹膜后淋巴结。那些位于直肠乙状结肠交界处的淋巴结往往会扩散到直肠周淋巴结，而不是沿着乙状结肠肠系膜链。

腹膜

在高达43%的患者中观察到疾病的腹膜扩散。肿瘤细胞可以扩散到整个腹膜腔并植入网膜和腹膜表面。这种传播模式在结肠的腹膜内部分更常见，包括盲肠、横结肠和乙状结肠。卵巢是腹膜传播的常见受累部位。在动物模型中，将肿瘤细胞注射到肠系膜边缘往往会引起淋巴结转移，而注射到肠系膜对缘会引起腹膜转移，这暗示了肿瘤位置对传播方法的作用。腹膜受累的存在预示着更高的局部复发率，并且与黏液性肿瘤表型（印戒特征）密切相关。

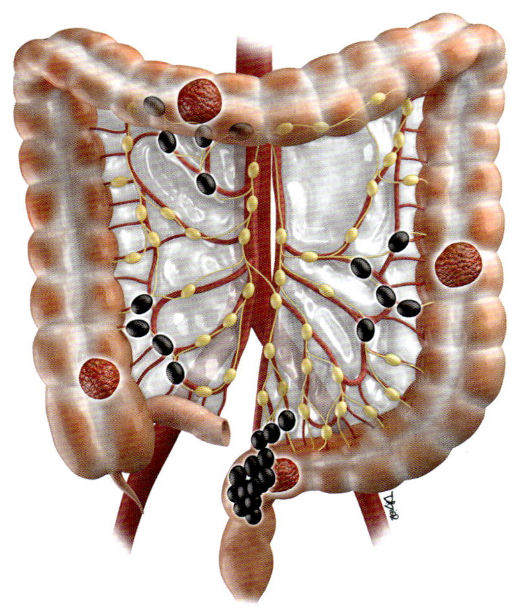

图18.1 结直肠不同部位癌的淋巴结扩散途径

血行转移

10%～25%的CRC患者在初次诊断时可检测到转移。结肠和直肠上段肿瘤的血源性扩散最初通过门脉循环发生。肝脏通常是转移的第一个部位，并且可能是多达30%～40%的晚期患者的唯一扩散部位。此外，20%～25%的患者在初次诊断时将具有临床可检测到的肝转移，另外40%～50%的患者在原发灶切除后最终将发展为肝转移。20%～30%的转移性CRC患者的疾病局限于肝脏，这些转移灶可能是可切除的。在低位直肠肿瘤中，静脉引流通过髂血管进入体循环，这可能解释了低位直肠癌肺转移的倾向性高于结肠和直肠近端部分的肿瘤。在适当的临床环境中，切除转移灶（包括肝和肺，有时在孤立的部位，如肾上腺和脾）已被证明具有生存益处。因此，通过影像学手段早期检测转移瘤是重要的。

要点 肿瘤扩散模式

- 结直肠癌（CRC）可以通过局部扩散或通过淋巴，腹膜和血行途径扩散。
- 淋巴结转移是可预测的。
- 腹膜转移发生在高达43%的患者中，并且是局部复发和黏液组织学的预测因子。在诊断时，有10%～25%的患者出现血行播散。
- 切除远处转移瘤在某些患者中可以治愈。

分期

AJCC和国际抗癌联盟的TNM分期系统目前是美国国家癌症研究所和全球肿瘤登记处推荐的CRC分期标准。

临床分类（cTNM）是基于临床和放射学信息确定的。病理学分类（pTNM）则是基于手术标本。cTNM一旦被指定，不会根据后续信息而改变，即使pTNM可能被认为更为准确。在复发性癌症的情况下，TNM分类应以r（rTNM）作为前缀。肿瘤的治疗后状态（yTNM）也具有预后重要性。既往接受过化疗和（或）放疗的复发性癌症患者应使用前缀ry（rycTNM或rypTNM）进行分期。对于多个同时发生的肿瘤，具有最高T类别的病变决定了整体的分期。

由于TNM分期仅适用于结肠和直肠的原发性癌，因此排除了其他肿瘤，例如结直肠淋巴瘤、类癌肿瘤和转移瘤。分期分类总结见图18.2。

T分期

原位癌是指黏膜肌层表面的疾病。黏膜肌层的穿透

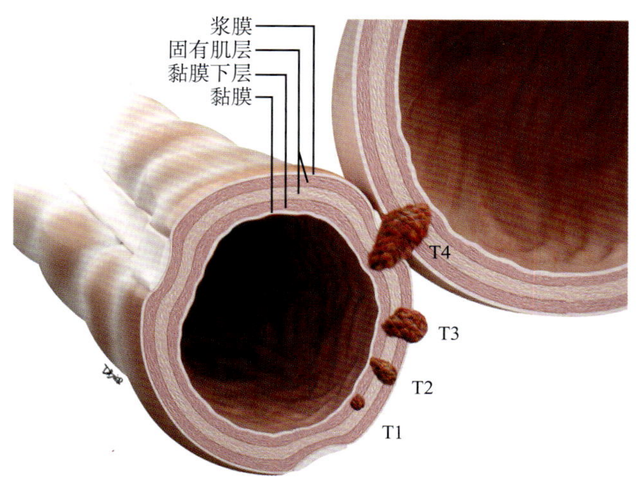

图18.2　原发性结直肠癌的T分期

和黏膜下层的浸润被分类为T1。已经穿透但未完全穿透固有肌层的CRC被归类为T2。

T3期病变包括局限于肌周软组织的所有透壁侵袭性肿瘤（即肿瘤没有侵犯浆膜表面，也没有浸润邻近结构）。与原发肿块不连续的形状不规则的壁外肿瘤结节也包括在内。轮廓光滑的结节被视为淋巴结。

通过浆膜或结肠系膜直接侵犯脏腹膜或侵犯/附着到邻近器官或结构或结直肠的其他节段（例如，盲肠癌对乙状结肠的侵袭）被归类为T4期病变。肿瘤从大肠的一个亚部位（节段）向邻近亚部位（回肠末端或肛管）的壁内（纵向）延伸不影响T分类。脏腹膜的侵袭或穿孔被归类为T4a疾病，而肿瘤侵袭其他器官或结构被认为是T4b。

N分期

区域淋巴结的定义见表18.1。由于研究表明CRC中的许多淋巴结转移发生在小淋巴结（直径＜5mm），因此认为至少检出12个淋巴结足以进行根治性手术切除。区域淋巴结受累被归类为N疾病（表18.1），而所有其他淋巴结转移被归类为M1。如前所述，轮廓光滑的肠壁外肿瘤结节被认为是区域淋巴结转移。结肠周围肿瘤的数量与无病生存率呈负相关。

在极少数情况下，原发肿瘤部位的区域淋巴结没有恶性肿瘤，但原发肿瘤直接侵犯的器官引流区的淋巴结含有转移。当这种情况发生时，受侵部位的淋巴结被认为是原发部位的淋巴结，也被归类为N类。

孤立的肿瘤细胞（isolated tumor cell，ITC）定义为直径≤0.2mm的肿瘤细胞。根据目前的建议，ITC被分类为N0或M0（视情况而定）。ITC的生物学意义尚不清楚。相反，直径大于0.2mm但小于2.0mm的转移性肿瘤被定义为微转移，并被分类为N1或M1。

表18.1　结肠和直肠解剖部位区域淋巴结组的定义

结肠和直肠子部位	区域淋巴结组定义
盲肠	前盲肠、后盲肠、回结肠、右结肠
升结肠	回结肠、右结肠、中结肠
肝曲	中结肠、右结肠
横结肠	中结肠
脾曲	中结肠、左结肠、肠系膜下
降结肠	左结肠、肠系膜下、乙状结肠
乙状结肠	肠系膜下、乙状结肠上直肠、乙状肠系膜[a]
直肠乙状结肠	直肠周围，[b]左结肠，乙状结肠肠系膜，乙状结肠、肠系膜下、直肠上、直肠中
直肠	直肠周、[b]乙结肠肠系膜、肠系膜下、骶外侧、骶前、髂内、骶岬、直肠上、直肠中、直肠下

a.沿乙状结肠动脉的淋巴结被认为是结肠周围淋巴结，根据受累的数量将其分为pN1或pN2

b.直肠周围淋巴结包括直肠系膜（直肠旁）、骶外侧、骶前、骶岬、直肠中部和直肠下部淋巴结。髂外或髂总淋巴结中的转移被归类为pM1

引自：Compton CC，Greene FL. The staging of colorectal cancer：2004 and beyond. CA Cancer J Clin. 2004；54：295-308

M期

腹膜液细胞学检查阳性和肿瘤（仅）存在于远端部位的淋巴管中也被认为是pM1疾病。从pM1命名中排除的是邻近肠的黏膜或黏膜下层中的肿瘤病灶（也称为卫星病灶或跳跃转移），这些必须与同步原发性肿瘤区分开来。

手术切缘

CRC切除标本的相关切缘包括近端和远端横切缘、肠系膜切缘，直肠肿瘤的切缘包括环切缘。当肿瘤与最近的横切缘之间的距离为5cm或更大时，吻合口复发非常罕见。对于直肠肿瘤，保留括约肌是一个重要的考虑因素，2cm的黏膜切缘被认为是足够的，特别是对于T1期和T2期肿瘤。理想情况下，直肠系膜应在肿瘤水平以下4～5cm处切除，因为淋巴道扩散可能发生在这个水平。这种方法被称为肿瘤特异性直肠系膜切除术。

周向切除边缘（circumferential resection margin，CRM）由最接近肿瘤最远边缘的腹膜后或腹膜外膜软组织边缘之间的距离定义。这适用于大肠的所有部分，无论是不完全包裹（升结肠、降结肠、上直肠）或未包裹（下直肠）的腹膜。多变量分析表明，肿瘤累及CRM是预测直肠癌局部复发的最关键因素。结肠CRM累及的新数据也表明了这一点。

根据临床试验的已发表数据，如果CRM小于1mm，则局部复发的风险显著增加。因此，目前的建议是将2mm或更小的CRM清除率视为阳性。初次手术切除后的残留疾病由单独的系统分类（R分类），其中RX表示无法评估残留肿瘤的存在；R0表示无残留肿瘤；R1为显微镜下残留肿瘤；R2为肉眼可见残留肿瘤。这种分类具有与分期无关的预后意义。

淋巴管浸润

通过多变量和单变量分析，已经反复证明肿瘤的静脉浸润是一个与分期无关的不良预后因素。关于淋巴浸润的研究结果不尽相同，尽管普遍认为淋巴管浸润是一个消极的预后因素。肿瘤细胞在淋巴管或静脉内的存在不影响T分期。通过淋巴管或静脉血管的血管内扩散分别被分类为L1和V1。远处器官血管内的肿瘤被归类为M1疾病。

要点　小肠腺癌的TNM分期

- 周向切除边缘（CRM）由最接近肿瘤最远边缘的腹膜后或腹膜外膜软组织边缘之间的距离定义。
- 丝氨酸蛋白酶渗透（T4b）与短生存时间相关。
- 转移并不罕见，即使是在小淋巴结中。在结直肠癌（CRC）的根治性手术切除期间，至少应切除12个淋巴结。在接受新辅助放化疗的患者中，直肠手术清除的淋巴结可能较少。

影像学

筛查

计算机断层扫描结肠成像

CTC［也称为虚拟结肠镜（virtual colonoscopy，VC）］允许对整个结肠和直肠进行微创成像检查。MDCT能够在患者一次屏气中获得整个大肠的高分辨率图像。集成的三维（3D）和二维（2D）分析能轻松地进行息肉检测、病变表征和定位。与结肠镜检查不同，结肠外结构也可以进行评估。充分的肠道准备和结肠的气体扩张是必不可少的。粪便标记可以减少剧烈肠道准备的需要。

全国网络CT结肠造影试验研究了美国15家机构的2500例患者，结果显示CTC和标准结肠镜检查的准确性相当。Pickhardt和同事在无症状成人中使用粪便标记和原发性3D息肉检测，报告了6mm或更大腺瘤的敏感度为89%。对于侵袭性CRC，CTC汇总敏感度更高，为96%。与其他筛查技术一样，CTC的准确性随着病变大小而提高。除了检测，息肉大小的准确测量是重要的，因为它会影响息肉切除术的转诊。建议在肺窗中使用3D重建图像或2D评估，以准确测量息肉大小。所有息肉＞6mm的患者均应接受结肠镜检查。对于息肉数量较少（＜3个），最大息肉为6～9mm或更小的患者，其治疗仍存在争议。CTC是CRC的一种可接受的筛查工具（框18.1）。使用CTC进行筛查已被证明是一种具有成本效益的策略，它可能比光学结肠镜检查更具成本效益。一项在50岁患者中进行的CTC研究显示，结肠的估计器官剂量为7～13mSv使结肠癌的终身风险增加了0.044%。更有效的低剂量方案已证明估计器官剂量范围降低了1～5mSv。筛选期间结肠穿孔的风险极低，对于无症状患者为0.005%，对于有症状患者稍高（0.03%～0.06%），使用二氧化碳输送可能比室内空气更安全。

要点　影像学检查

- 计算机断层结肠成像（CTC）或虚拟结肠镜检查（VC）允许对整个结肠和直肠进行微创成像检查。
- VC的缺点是累积辐射剂量。
- 使用新的扫描方案，VC的辐射剂量正在减少。

框18.1　50岁及以上无症状成人结直肠癌和腺瘤性息肉早期筛查方法

检测腺瘤性息肉和癌症的试验

每5年进行一次乙状结肠软镜检查或每10年进行一次结肠镜检查或每5年进行一次计算机断层扫描结肠成像（CTC）

优先检测癌症的试验

每年进行一次基于愈创木脂的粪便隐血检测，对癌症具有高检测灵敏度，或每年进行一次粪便免疫化学检测，对癌症具有高检测灵敏度，或粪便DNA检测，每3年进行一次

引自：Wolf AMD，Fontham ETH，Church TR，et al. Colorectal cancer screening for average-risk adults：2018 guideline update from the American Cancer Society. CA Cancer J Clin. 2018；68（4）：250-281

癌症分期

结直肠癌患者在手术前应进行临床分期。目前侵袭性结肠癌的影像学指南包括胸部、腹部和盆腔CT，以评估肿瘤的局部范围、潜在的淋巴结肿大和远处病变。在直肠癌患者中，除了CT，高分辨率MRI被用作原发性肿瘤分期的首选方式，尽管有时使用EUS。

超声内镜检查术

EUS的作用主要限于直肠癌的局部分期，因为对更近端的肿瘤评估存在困难。

EUS能准确显示直肠壁各层，大多数使用7.5MHz或10MHz的刚性探头，并带有一个充满盐水的球囊，可实现360°视野。肿瘤最常见的表现为破坏直肠壁层的低回声肿块。早期直肠癌表现为肿瘤向内生长至直肠壁的浅表层，分期准确率为69%～97%。Bipat及其同事的荟萃分析比较了CT、EUS和MRI，结果显示直肠内超

声可能是直肠癌的首选成像方式。

由于肿瘤周围炎性改变与肿瘤壁外转移的表现相似，T2期肿瘤常被误判为T3期。EUS对直肠周围淋巴结受累的评估也很有限。这与其有限的声窗、穿透深度和小视野有关，这也限制了对肿瘤与直肠系膜筋膜之间距离的评估。其他限制因素包括依赖手术者、需要肠道准备和狭窄病变引起的术中疼痛。

考虑进行局部切除的早期肿瘤患者可能受益于直肠内超声的额外转诊，因为其在区分T1和T2肿瘤方面具有优越的诊断性能。

计算机断层扫描

CT在直肠癌分期中的临床应用是有限的，这是由于其缺乏对比分辨率来区分肿瘤和正常内脏软组织，准确率约为70%。在O'Neil及其同事的一项研究中，与MRI相比，CT始终高估了肿瘤体积，低估了距肛门边缘的距离。在低位直肠病变中评估提肛肌侵犯时表现也较差。然而，对于更近端的结肠，CT可能是首选的方式，因为其时间分辨率高。

一般来说，CT在淋巴结和转移分期方面优于局部肿瘤分期。然而，选择性远端分期的CRC的最佳策略是有争议的。例如，在CRC患者中，胸部CT经常检测到不确定的肺部病变，其中只有一小部分发展为明确的乳腺癌。同样，在直肠癌中，如果已经进行了盆腔MRI，则包括盆腔在内的CT不会提供额外的价值。因此，需要进一步研究以确定最佳的术前成像策略。

灌注CT和联合灌注CT-PET/CT等新兴技术显示出前景，但需要进一步验证。在CRC的治疗后阶段，在CEA升高的患者中，PET/CT在检测肿瘤复发方面具有高灵敏度和特异度（分别为94.1%和77.2%）。

磁共振成像

高分辨率相控阵线圈的出现与MRI序列的改进相结合，导致直肠癌分期的显著改善。在欧洲进行的直肠癌磁共振成像等效性研究招募了679例患者，表明MRI在直肠癌术前评估中是准确的。目前，MRI可以准确检测壁外延伸、静脉侵犯、淋巴结受累。采用外部相控阵线圈的高分辨率T2加权（T2WI）快速自旋回波成像是首选序列，因为它能够清晰地区分高信号直肠系膜脂肪、低信号直肠壁和直肠系膜筋膜以及中等信号的肿瘤。不推荐使用直肠内线圈MRI。MRI可准确预测T分期和CRM状态。它预测CRM的组织病理学累及范围在0.5mm以内。一项研究中的作者使用1mm作为确定直肠系膜筋膜清晰边缘的临界值，表明MRI的特异度为92%。它还可以证明壁外静脉侵犯的存在，这是预后不良的重要指标。此外，MRI已被证明在评估骨盆底肌肉以及骶骨侵犯方面优于CT。DWI是T2W MRI的有用辅助手段，用于评估新辅助放化疗的反应。除直肠成像外，DWI还可以提高肝转移检测的灵敏度，与CT相比具有更高的灵敏度。

MRI在淋巴结评估方面受到限制，并不比CT更好。使用5mm的短轴直径作为截止值，MRI的淋巴结状态准确率介于59%～85%。对于大小在5～8mm的淋巴结，存在毛刺，边缘不清，圆形结构，T2W成像上的混合信号强度是增加诊断特异性的可疑特征。USPIO在常规实践中尚未获得认可。全身MRI是检查结肠癌患者复发和转移性疾病的有前途的"一站式"方法，但由于成本和可用性等原因，不能取代PET/CT的现有地位。

要点　超声内镜检查术、计算机断层扫描和磁共振成像

- 超声内镜检查术提供了直肠壁层的准确描述。肿瘤最常见的表现为破坏直肠壁层的低回声肿块。
- CT在评估淋巴结状态和转移分期方面最有用。
- 术前PET/CT结肠成像可能会产生同步肿瘤的信息，但不建议用于原发性肿瘤的分期。
- 影像学报告应包括肿瘤的位置和大小，淋巴结的存在和分布，以及是否存在转移。
- MRI可准确预测T分期和环形切除边缘状态，被视为直肠癌初次分期和再分期的首选技术。
- 形态学和信号强度的评估增加了MRI检测淋巴结疾病的特异性。

正电子发射断层扫描

FDG是PET成像中最广泛使用的放射性示踪剂。融合PET/CT将PET的功能评价与CT提供的解剖细节相结合。对比增强PET/CT和PET/CTC有望提高诊断的准确性。

对于局部疾病，PET/CT可以改善直肠癌适形放射治疗中CT的术前靶区勾画。然而，迄今为止，PET在结直肠癌中的最大价值在于全身病变检测。它可以发现未被怀疑的疾病，并改变约10%患者的手术范围。在一项研究中，FDG-PET/CT改变了38%患者的治疗计划，PET/CT在检测肝转移方面也显示出很高的准确性，据报道准确性高达99%，灵敏度高达100%，特异度高达98%。这导致约30%的病例管理发生了改变。

胃肠道中的生理性摄取（由于淋巴、腺体和肌肉组织）、感染和炎症可导致假阳性。良性结肠腺瘤也可能无法与FDG摄取增高的癌区分开来。PET/CT对黏液性结直肠肿瘤相对不敏感，因为细胞稀少。尿液中示踪剂的排泄可能与腹膜后或盆腔的肿瘤扩散或复发相混淆。目前大多数PET扫描仪的空间分辨率为5mm，低于其他成像模式，即使使用融合PET/CT，结肠壁的各层也无法区分，限制了T分期的能力。此外，原发病灶附近的小淋巴结转移可能会被遗漏。尽管存在这些局限性，PET/CT已成为CRC管理中不可或缺的成像工具。

要点 PET/CT

- PET在结直肠癌中的最大价值在于全身病变的检测。
- 感染和炎症可能导致假阳性。
- 尿液排泄可能被误认为是腹膜后腔的扩散。
- 结肠壁的不同层次是不可区分的。

药物治疗和临床前景

手术

在CRC的治疗中，手术技术影响局部复发和生存，因此，采用标准化的手术技术是重要的。严格遵守整块切除和沿着淋巴管完全手术切除的原则是防止局部复发的最佳策略，并提供最佳预后。近端和远端切缘5cm是结肠肿瘤的标准治疗。对于直肠肿瘤，远端切缘2cm就足够了。

结肠切除的范围和吻合口的位置取决于肿瘤的位置和相应的结肠血供。在血管蒂的起始处结扎是很重要的。盲肠和升结肠肿瘤需要右半结肠切除并结扎回结肠和右结肠血管。肝曲肿瘤需要扩大右半结肠切除术并结扎结肠中动脉。横结肠肿瘤需要结肠次全切除术或保留左结肠血管的扩大右半结肠切除术。脾曲肿瘤需要结肠次全切除术或扩大左半结肠切除术并结扎肠系膜下血管。降结肠或乙状结肠肿瘤需要扩大左半结肠切除并结扎肠系膜下血管。

直肠肿瘤需要行前切除术或腹会阴切除术，取决于肿瘤与括约肌的距离。

沿直肠系膜筋膜进行锐性分离，并整块切除肿瘤及其引流淋巴结［全直肠系膜切除术（total mesorectal excision，TME）］是目前直肠外科的金标准技术。确保CRM至少大于2mm很重要。保留肛门括约肌、膀胱和性功能很重要，但不得影响足够的切除边缘，除非是为了姑息治疗。对于术前肛门直肠功能受损的患者，根治性切除和永久性结肠造口术可能是首选。微创手术，如T1肿瘤的经肛门切除术和腹腔镜辅助TME手术，在选定患者中是可行的。对于T3疾病，TME后阴性CRM与局部复发风险较低相关。对于经过新辅助治疗达到完全生化反应的患者，经肛门切除或观察得更保守方法不受欢迎，由于难以精确确定肿瘤对放化疗的反应和评估残留的直肠系膜淋巴结受累，目前没有数据支持这些患者常规使用经肛门切除术，因此TME仍然是标准治疗方法。

淋巴结转移状态是影响结直肠癌患者预后的重要因素之一。淋巴结收集数量不一致会影响转移准确性。准确的淋巴结分期可使患者的分期上调，并可能需要考虑辅助治疗。因此，建议至少切除12个淋巴结。有趣的是，长期生存率随着切除淋巴结的数量而增加，与受累淋巴结的比例无关。

肝和肺转移切除术可提高患者的生存率。肝外疾病，如脾和肾上腺，不再被认为是肝转移切除术的禁忌证。对于肝转移，病灶少于4个且需要有限切除的单叶病变的患者，治疗效果更好。门静脉栓塞和两阶段切除术在选择的情况下可以考虑，以优化结果。相反，病灶大小和数量的增加、切缘、肝外病变、低分化肿瘤和高CEA水平对肝硬化有负面影响。然而，潜在的疾病，如失代偿性肝硬化，将排除肝切除的可能性。结直肠癌肺转移的切除标准包括两肺少于3个病灶、无肺外病变（可切除的肝转移除外）和充足的心肺储备。转移灶的大小与平均生存时间呈负相关。

RFA用于无法单独或联合手术完全切除的病例。然而，它不能提供与切除术相当的生存率，生存率略优于非手术治疗。

放射治疗在结直肠癌治疗中的作用

多项随机试验已经确定了术后放疗在Ⅱ期和Ⅲ期直肠癌中的作用。德国的一项随机试验表明，术前放化疗可提高局部控制率和括约肌保留率，降低急性和长期直肠癌的发生率。与术后放化疗相比有较低的毒性。因此，术前放化疗已被广泛接受为Ⅱ期和Ⅲ期直肠癌的标准治疗。术前放化疗的剂量通常为45～54Gy，每次1.8～2.0Gy，持续5～6周。术前放化疗的一种替代方法是单独的术前短程放疗，剂量为25Gy，在一周内分5次给予。最近的随机试验表明，短疗程放疗与长疗程放化疗的结局相似。因此，术前短程放疗也被认为是直肠癌的标准治疗。除了放疗在直肠癌术前治疗中的作用外，放疗还可以在复发或寡转移的结肠和直肠癌患者中发挥作用。最后，放射治疗在缓解转移性结肠癌和直肠癌患者的症状方面担当着重要角色。

化疗

关于CRC全身治疗的决定，主要基于患者的疾病呈现阶段和个性化分子谱，这在转移性环境中可以告知潜在的肿瘤生物学驱动因素。在非转移性背景下，由于缺乏生存获益的确切证据，大多数结直肠癌患者不需要辅助化疗。然而，在该人群中，如果CRC的临床和（或）病理风险因素被认为具有高复发风险，则治疗肿瘤学家可酌情考虑对患者进行辅助化疗。对于淋巴结阳性、非转移性CRC患者，通常建议在手术切除后接受6个月的5-氟尿嘧啶/奥沙利铂联合治疗。如果患者在相应的病理学上既没有T4原发性肿瘤也没有N2淋巴结疾病，则可以考虑接受较短持续时间的辅助治疗（3个月）。

转移性CRC患者最常接受细胞毒性化疗和靶向肿瘤的生物制剂联合治疗。贝伐珠单抗是一种抗血管内皮生长因子的单克隆抗体，已证明可改善转移性疾病患者的生存结局。针对EGFR的单克隆抗体对CRC为*KRAS*和*NRAS*癌基因野生型的患者具有抗肿瘤活性，尤其是对左侧原发性肿瘤患者具有更好的活性。BRAFV 600E突变发生在约10%的CRC病例中，并且针对BRAF、MEK和EGFR的靶向治疗的三联组合已证明改善了该患者人群的总生存期。针对PD-1的ICI（含或不含CTLA-4）不仅彻底改变了治疗模式，而且改变了3%～5%的转移性CRC患者（以微卫星不稳定性为特征）的预后前景。

要点 治疗

- 使用标准化的手术技术；整块切除至关重要。
- 最小的可选手术是预防局部复发的最佳方法。
- 充分的淋巴结取样对于预后评估至关重要。
- 选定患者的肝和肺“转移切除术”影响生存率。
- 术前放化疗已被广泛接受作为Ⅱ期和Ⅲ期直肠癌的标准治疗。
- 转移性结直肠癌患者最常接受细胞毒性化疗与靶向肿瘤生物制剂的联合治疗。

监测

监测肿瘤缓解

由于能够显示直肠壁，EUS在检测残留的早期（T1和T2）疾病方面具有较高的准确性（93%），但由于阳性率较高可能会与瘢痕和水肿重叠。因此，新辅助治疗后限制手术干预的决定不能仅基于EUS结果。与治疗前评估一样，EUS因其对远处疾病的视野小而受到限制。对于新辅助放化疗后直肠癌的局部和淋巴结评估，CT不能可靠地预测病理反应，有高估疾病的倾向。

直肠癌的MRI（CRT后≤12周进行）与组织病理学相关性良好，局部肿瘤分期的准确性为82%，淋巴结分期的准确性为88%。据报道，USPIO和动态对比增强MRI等先进技术可改善治疗后残留病变的检测。CRT后直肠系膜筋膜侵犯是通过治疗区域弥漫性等或高信号组织的存在来确定的。相反，大于2mm的脂肪垫的发展与治疗的疾病相关。对于CRM受累，CRT后再分期MRI的准确性为81%，NPV为91%。高分辨率T2W MRI与弥散MRI一起用于评估对新辅助放化疗的反应。然而，MRI仍然不能可靠地区分残余肿瘤和治疗后纤维化，因为它们在T2W图像上都表现为低信号软组织增厚。因此，如果R0切除是目标，则首选治疗前的MRI来确定手术切除的范围。影像学检查应结合直肠指检和内镜检查，以确定可能选择器官重建的完全应答者。

PET/CT提供功能和解剖信息。在Capirci及其同事的一项研究中，使用SUV下降超过65%来定义代谢缓解，PET检测新辅助CRT后残留直肠癌的准确性为81%。Guillem及其同事发现，与最终复发的患者相比，在中位随访42个月时保持无病状态的直肠癌患者在新辅助治疗后的最大SUV降低幅度更大。基于肿瘤体积和SUV的定量评估（PET代谢量）与手术后的CEA水平显著相关。它还可以根据个体反应进行治疗滴定。

在一项研究中，PET/CT在70%的病例中正确评估了基于贝伐珠单抗的治疗对肝转移的反应，而CT仅为35%。对于RFA后的肝转移评估，MRI和PET/CT具有可比性。在Keuhl及其同事的研究中，PET/CT检测肝转移的准确性和灵敏度分别为91%和83%，MRI为92%和75%。在用^{90}Y微球治疗肝转移瘤后，PET/CT的代谢反应与CEA水平的相关性优于CT和MRI的解剖学反应。然而，必须注意的是，新辅助化疗后FDG-PET的完全代谢反应不一定意味着完全的病理学反应。因此，目前不应仅根据FDG-PET结果推迟肝转移瘤的根治性切除。

检测复发

近85%的CRC复发发生在术后前3年内，5年后无复发风险。因此，大多数监测策略将重点集中在前3年。Bruinvels及其同事对3923例患者进行的荟萃分析显示，在接受包括CEA检测在内的强化随访的患者中，发现了更多适合手术的无症状复发，导致5年生存率比那些很少或没有随访的患者高9%。对于常规监测，美国临床肿瘤学会目前建议前三年每3个月进行一次CEA检测；前三年每年进行一次胸部、腹部和骨盆CT检查；Ⅱ期和Ⅲ期CRC患者在第3年进行结肠镜检查。

由于MRI良好的软组织分辨率，其在检测直肠癌局部疾病复发方面优于CT，尤其是在区分正常盆腔软组织结构和复发肿瘤方面。对于更近端的结肠，由于其更高的时间分辨率，CT可能优于MRI。在CT上，复发表现为肿块、结节状结构和邻近结构的侵犯的连续进展。

MRI也依赖于解剖学评估，尽管当T2W上显示高信号时，肿瘤组织可以与纤维组织区分开来。

PET/CT在显示复发性疾病活动性方面显示出优于其他成像方式的优势，并已成为监测策略的组成部分。它有可能取代CT作为复发性CRC患者再分期的一线诊断工具。PET/CT可以区分肿瘤复发和术后瘢痕，并在血清CEA不明原因升高的情况下精确定位复发部位。建议使用PET/CT来评估CT和MRI的可疑结果。对于复发性淋巴结疾病，PET/CT优于MRI；PET/CT在检测结直肠吻合口局部复发、肝内复发和肝外病变方面优于增强CT，灵敏度接近或超过90%。SUV和肿瘤体积的定量测量可用作肿瘤复发病例中肿瘤负荷的标志物。值得注意的是，PET/MRI可用于诊断肿瘤复发。CT应在术后6周以上进行，以避免炎症变化可能导致的假阳性。

要点 监测

- 常规监测：美国临床肿瘤学会目前推荐在前三年每3个月进行一次癌胚抗原测定；前三年每年进行一次胸部、腹部和骨盆的CT；在第3年对Ⅱ期和Ⅲ期结肠直肠癌患者进行结肠镜检查。
- PET/CT在显示复发性疾病活动方面优于其他成像方式，并已成为主要监测手段之一。

结论

影像学的既定适应证包括疾病的筛查、分期和监测。高分辨率EUS、CT和MRI，以及PET/CT，能够为疾病检测和治疗计划提供重要信息。随着CRC管理的不断发展，成像技术和策略也将不断发展。为了根据治疗反应定制特定的疗法，可以预见未来对细胞和分子水平上更多和更准确的功能成像的需求将增加。

结直肠癌筛查–平均风险

注意事项：76～85岁成年人的筛查应由他们的医疗保健提供者进行个体评估，以评估筛查的风险和益处
结直肠癌筛查不建议超过85岁

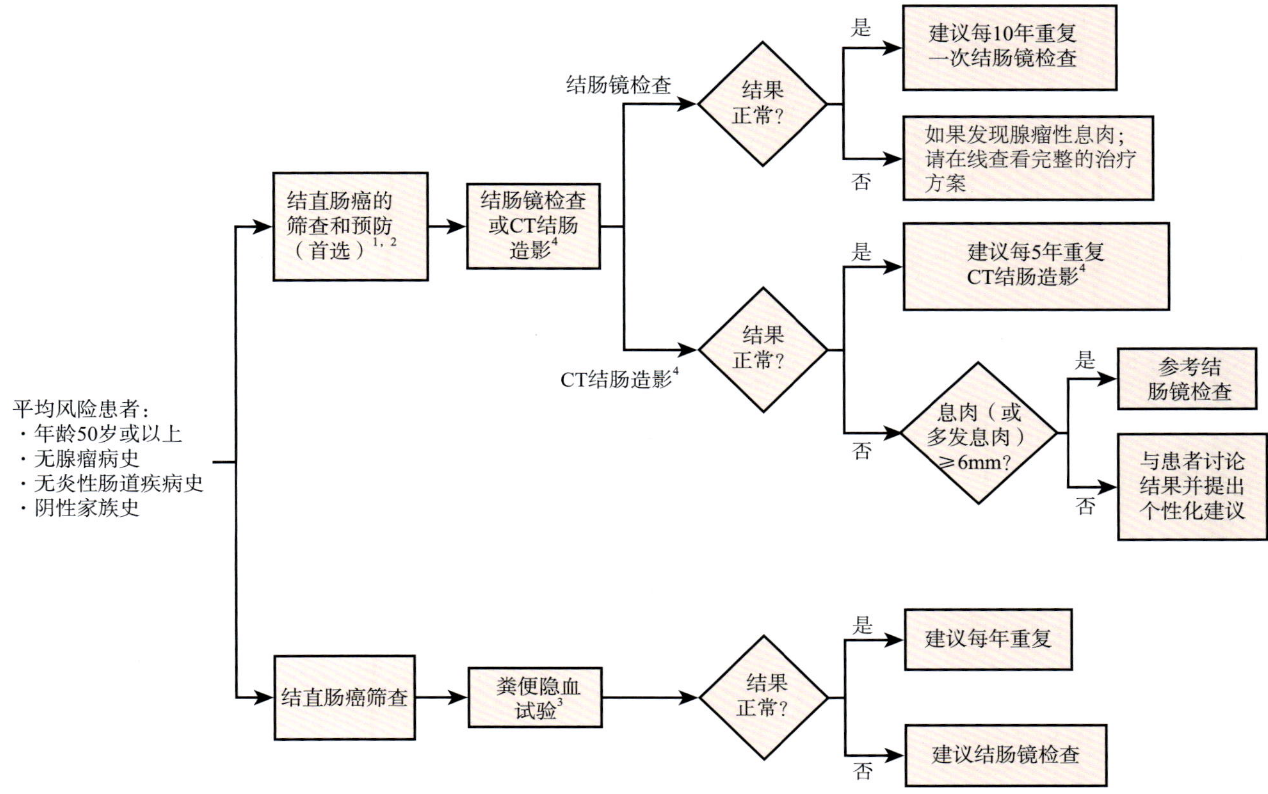

1.虽然有很好的证据支持粪便隐血测试，但筛查和预防结肠癌的测试是首选的筛查方式。如果结肠镜检查或CT结肠造影作为筛查措施，则不应每年进行粪便隐血检查
2.乙状结肠镜是一种替代选择，但不是首选的内镜方式，因为整个结肠无法可视化
3.高灵敏度粪便隐血试验（基于愈创木酚或免疫化学）
4.建议与保险公司进行预授权

该实践方案是专门为MD安德森癌症中心使用多学科的方法而开发的，并考虑到MD安德森癌症中心的特定情况，包括以下：MD安德森癌症中心特定患者人群；医学博士 MD安德森癌症中心的服务和结构和MD安德森癌症中心的临床资料。此外，该方案并不旨在取代医师或其他医疗保健提供者的独立医疗或专业判断。该方案不用于治疗孕妇

结肠癌

注：如果可行，应将临床试验视为合格患者的首选治疗方案。初始评估应包括评估HNPCC、FAP或其他与结直肠癌相关的不太常见的生殖系突变的家族史

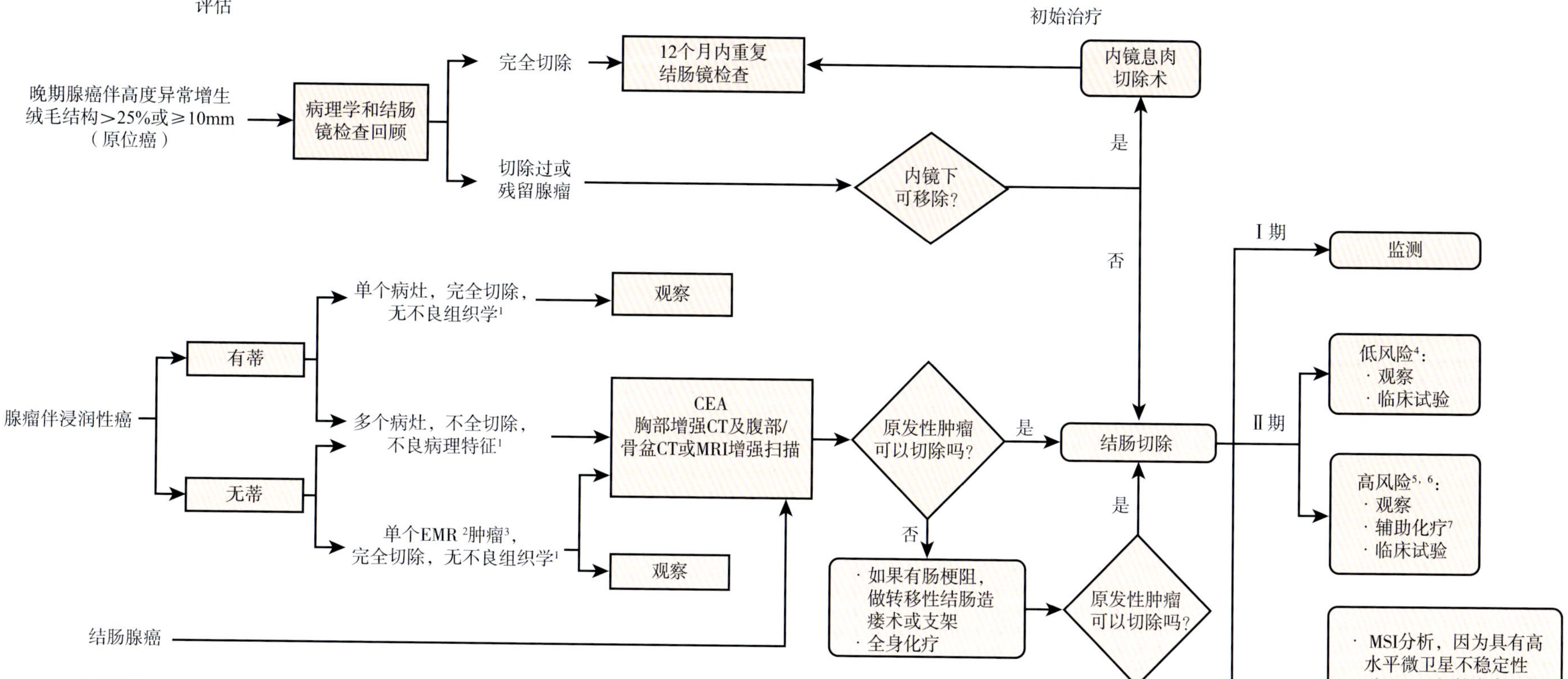

1.不良病理特征：
· 分化差
· 淋巴管、血管或神经周浸润
· 癌横切或切除边缘<3mm
· 病变的无蒂构型
2. EMR，内镜下黏膜切除伴黏膜下提升
3.关于恶性息肉的内镜治疗存在争议。已经证明渗透到黏膜下层的深度与转移或复发的风险相关。那些渗透到黏膜下层最少，没有不良组织学特征，可能是EMR的候选人，然后进行观察。仔细的组织病理学检查是这种方法的先决条件
4.低风险定义为不存在高风险特征（见脚注5）或高水平的微卫星不稳定性（MSI-H），因为风险比为0.67
5.Ⅱ期结肠癌的高危特征：
· 分化差
· 淋巴、血管或神经周浸润
· 淋巴结采样不足（<12个淋巴结）
· T4期疾病（侵犯浆膜或其他器官）
6.在肿瘤穿孔的情况下，可以考虑对肿瘤床进行联合放化疗
7.卡培他滨或5-氟尿嘧啶/亚叶酸或5-氟尿嘧啶/亚叶酸/奥沙利铂或卡培他滨/奥沙利铂

如果没有MD安德森癌症中心医疗保健提供者关于个体患者护理的信息的特别指示，该实践共识并不旨在取代医师或其他医疗保健提供者的独立医疗或专业判断。该算法仅供参考

直肠癌

注：如果可行，应将临床试验视为合格患者的首选治疗方案。对于伴有高度异常增生的腺瘤性息肉，建议与结肠癌相同。参考Colon共识算法

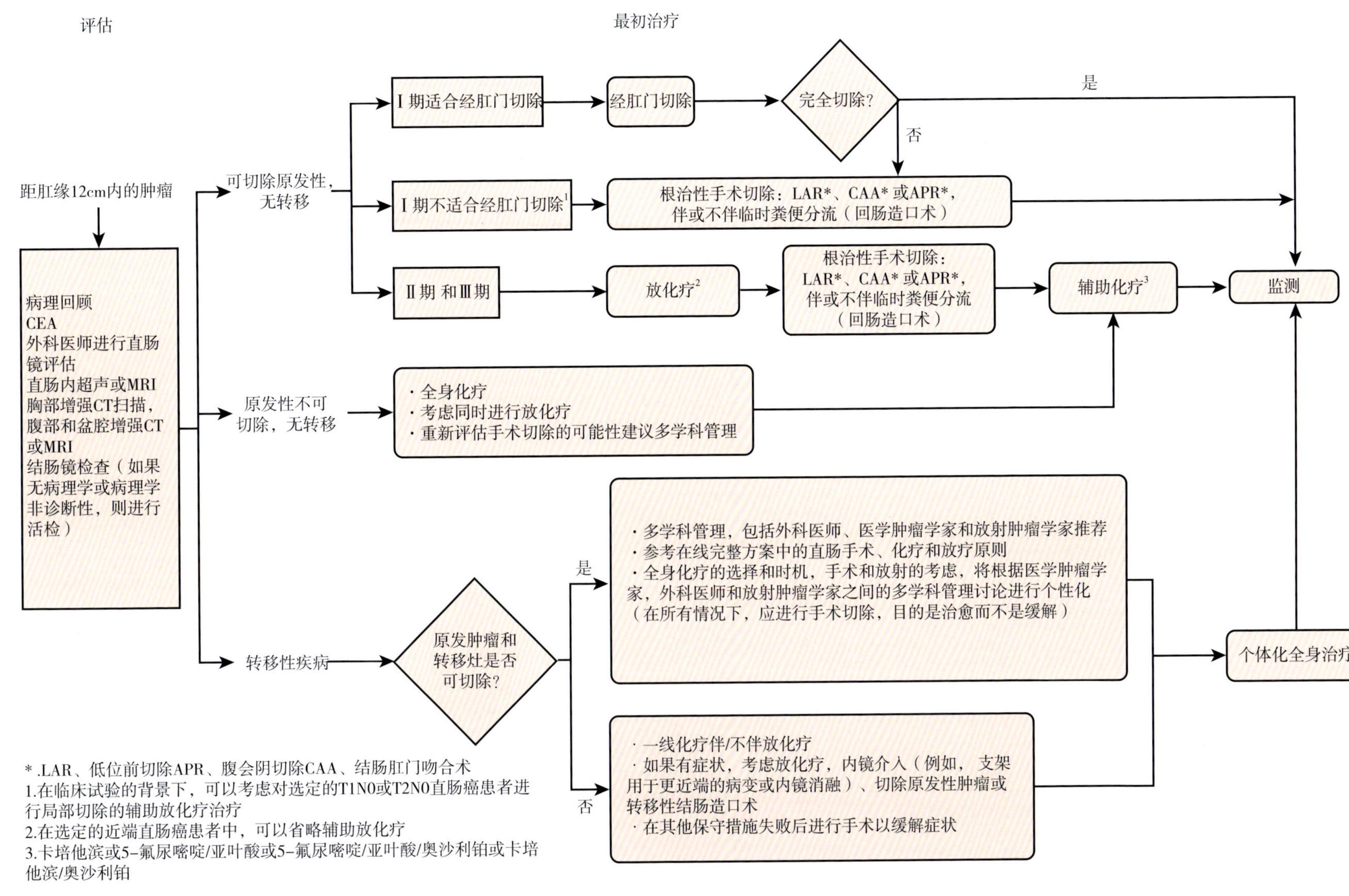

*.LAR、低位前切除APR、腹会阴切除CAA、结肠肛门吻合术

1.在临床试验的背景下，可以考虑对选定的T1N0或T2N0直肠癌患者进行局部切除的辅助放化疗治疗

2.在选定的近端直肠癌患者中，可以省略辅助放化疗

3.卡培他滨或5-氟尿嘧啶/亚叶酸或5-氟尿嘧啶/亚叶酸/奥沙利铂或卡培他滨/奥沙利铂

如果没有MD安德森癌症中心医疗保健提供者关于个体患者护理的信息的特别指示，该实践共识并不旨在取代医师或其他医疗保健提供者的独立医疗或专业判断。该算法仅供参考。

直肠癌

注：如果可行，应将临床试验视为合格患者的首选治疗方案。对于伴有高度异型增生的腺瘤性息肉，建议与结肠癌相同。参考结肠共识算法

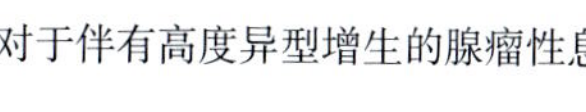

可疑或复发直肠癌的评估和处理

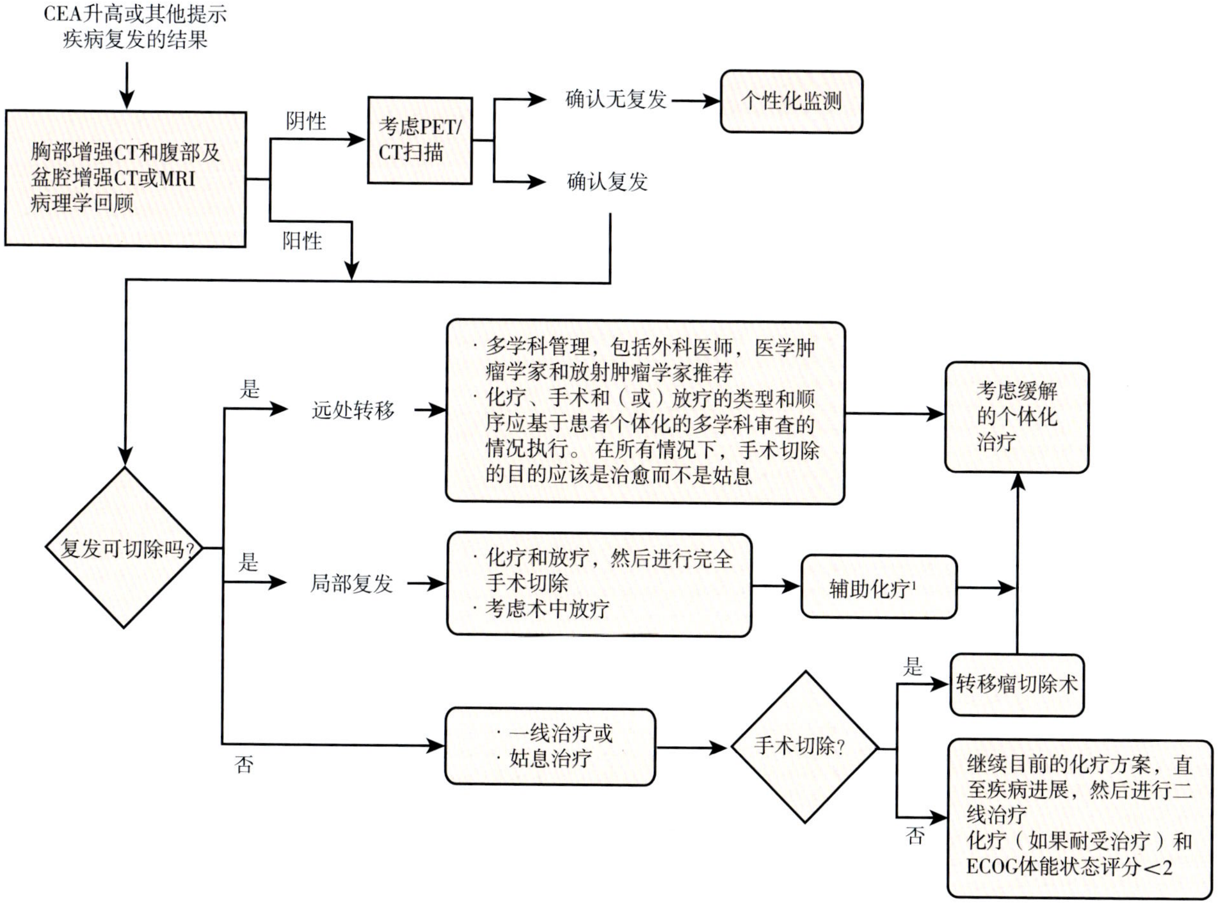

CEA升高或其他提示疾病复发的结果

胸部增强CT和腹部及盆腔增强CT或MRI 病理学回顾

阴性 → 考虑PET/CT扫描 → 确认无复发 → 个性化监测；确认复发

阳性

复发可切除吗？

是 → 远处转移 → · 多学科管理，包括外科医师，医学肿瘤学家和放射肿瘤学家推荐 · 化疗、手术和（或）放疗的类型和顺序应基于患者个体化的多学科审查的情况执行。在所有情况下，手术切除的目的应该是治愈而不是姑息 → 考虑缓解的个体化治疗

是 → 局部复发 → · 化疗和放疗，然后进行完全手术切除 · 考虑术中放疗 → 辅助化疗[1] → 考虑缓解的个体化治疗

否 → · 一线治疗或 · 姑息治疗 → 手术切除？

是 → 转移瘤切除术 → 考虑缓解的个体化治疗

否 → 继续目前的化疗方案，直至疾病进展，然后进行二线治疗 化疗（如果耐受治疗）和ECOG体能状态评分<2

观察/监督 *

Ⅰ期： * 备注： · 对于未接受过放射治疗的患者，建议每6个月完成一次乙状结肠镜检查，持续5年 · 不建议将单独使用PET/CT的监测成像作为主要成像方式 · 体检：3年内每3～6个月一次，4～5年每6个月一次 · CEA：每3个月一次，持续3年，然后每6个月一次，持续4～5年 · 每6个月进行一次直肠镜检查，持续5年 · 每12个月进行一次胸部增强CT扫描和腹部/骨盆增强CT或MRI，持续5年 · 结肠镜检查：1年后，3年后（如果正常），然后每5年一次
Ⅱ期（低风险）： · 体检：3年内每3～6个月一次，4～5年每6个月一次 · CEA：每3个月一次，持续3年，然后每6个月一次，持续4～5年 · 每6个月进行一次直肠镜检查，持续5年 · 每12个月进行一次胸部增强CT扫描和腹部/骨盆增强CT或MRI，持续5年 · 结肠镜检查：1年后，3年后（如果正常），然后每5年一次
Ⅱ期（高风险）和Ⅲ期： · 体检：3年内每3个月一次，4～5年每6个月一次 · CEA：每3个月一次，持续3年，然后每6个月一次，持续4～5年 · 每6个月进行一次直肠镜检查，持续5年 · 每12个月进行一次胸部增强CT扫描和腹部/骨盆增强CT或MRI，至少持续3年 结肠镜检查：1年后、3年后（如果正常），然后每5年一次

* 备注：
· 对于未接受过放射治疗的患者，建议每6个月完成一次乙状结肠镜检查，持续5年
· 不建议将单独使用PET/CT的监测成像作为主要成像方式

1.卡培他滨或5-氟尿嘧啶/亚叶酸或5-氟尿嘧啶/亚叶酸/奥沙利铂

如果没有MD安德森癌症中心医疗保健提供者关于个体患者护理的信息的特别指示，该实践共识并不旨在取代医师或其他医疗保健提供者的独立医疗或专业判断。该算法仅供参考

第6部分

泌尿生殖系统肿瘤

第19章

肾脏肿瘤

Raghunandan Vikram，M.D.，Eric Jonasch，M.D.

引言

肾癌占全球癌症总负担的近2%，发达国家的发病率略有上升。肾脏肿瘤包括多种组织学亚型，这些亚型显示出一种体细胞突变特征模式，其与组织病理学一起构成了肾脏肿瘤分类的主要标准。2016年世界卫生WHO成人肾肿瘤分类以细胞学、结构、遗传和分子特征为基础，并确认了几种较新的亚型。肾部分切除术和其他保留肾单位技术的应用日益广泛，故而RCC治疗前的分期愈发重要，而这其中影响分期的因素，如肾周、肾窦脂肪和肾盏受累等因素对这些患者的手术规划非常重要。此外，TKI、单克隆抗体和ICI等新型生物治疗药物的引入为治疗转移性肾细胞癌（mRCC）带来了希望。这些药物会使所关注的靶病灶的表现发生独特的变化，可能有益于指导治疗和未来研究。

流行病学和危险因素

肾癌占成人肾脏恶性肿瘤中的90%以上。总体而言，肾癌在男性常见癌症中居第十二位，在女性中为第十七位，占全球成人实性癌的2%。在包括日本在内的工业化国家中，男性肾癌更为常见，与非霍奇金淋巴瘤并列第六位，而在不发达国家中，肾癌排第十六位。在美国，肾脏在男性中是第七最常发生肿瘤的部位，在女性中是第八个。预计到2020年，美国将有14 830人死于肾癌和肾盂癌，新增肾癌和肾盂癌73 750例。

在过去几十年里，肾癌在美国和欧洲的发病率逐渐上升。这并不完全归因于频繁使用影像学检查导致偶发肿瘤的增加，因为晚期肾癌的发病率也随着时间推移而上升。然而，近年来发病率有下降趋势。肾癌在男性中的发病率几乎是女性的2倍，在白种人中的发病率也是黑种人的2倍。然而，在过去几十年中，女性和黑种人的发病率迅速上升，从而使比例发生倾斜。1992—2002年，美国白种人男性、白种人女性、黑种人男性和黑种人女性年龄调整后的RCC发病率分别为每10万人年13.8例、6.6例、16.8例和8.0例。与发病率趋势相反，近几十年来RCC的死亡率有所下降。2008—2017年，死亡率每年下降1%。

肾癌的发病率在国际范围内差异显著，有时相差高达10倍，在一些西方国家，包括澳大利亚和新西兰的发病率上升，亚洲和非洲的发病率最低。这些人口统计趋势凸显了外源性危险因素的重要作用。

肾癌可以是家族性的或散发性的。肾脏还与几种遗传性肿瘤综合征相关联。本章稍后将简要介绍家族性肾癌综合征。

肾脏也与几种遗传性癌症综合征有关。本章稍后将简要介绍家族性肾肿瘤综合征。

多种外源性和内源性因素似乎导致了肾癌的发生（框19.1）。吸烟是已确定的发生RCC的因果性风险因素，据估计，吸烟导致的男性肾癌病例占20%～30%，女性占10%～20%。一项包括2万余例患者的荟萃分析报告显示，男性和女性重度吸烟者患肾癌的相对风险估计值分别为2.0和1.6，戒烟数年后风险会缓慢下降。

框19.1 罹患散发肾细胞癌的危险因素

吸烟
肥胖
饮食因素
高血压和抗高血压药物
镇痛药
激素和生殖因素
肾移植和透析
辐射

多项研究现已提供了令人信服的证据，表明肥胖与罹患肾癌高风险之间存在关联。据估计，每增加一个单位的身体质量指数，罹患肾癌的相对风险就会增加1.07。在西方国家，肥胖被认为是导致30% ～ 40%肾癌的原因。关于肥胖与肾癌之间的关联机制尚不明确，但一些代谢因素（如肽类激素、类固醇激素或雌激素）水平的升高，以及信号通路（如胰岛素样生长因子-1和白介素-6）激活增加，可能参与其中。

亚洲和西方国家之间肾癌发病率的差异表明饮食可能在其病因中起着重要作用。一般来说，低脂肪、富含水果和蔬菜的饮食具有保护作用。高血压患者肾癌发病率较高，多位学者计算出的比值比为1.3 ～ 2.0。现在认为，高血压引起的肾脏损伤是风险因素，但具体机制尚不清楚。尽管历史上认为镇痛药物（尤其是非那西丁）的使用与肾癌风险有关，但尚未得到证实。电离辐射与肾癌的发病具有微弱的相关性，已经记录到接受强直性脊柱炎和宫颈癌治疗的患者中肾癌发病率增加。

解剖学

肾脏是成对的结构，其位于腹膜后，分布在椎体的两侧。大多数人只有一条肾动脉，多支肾动脉是最常见的解剖变异，可见于30%的正常人。

在10% ～ 15%的人群中可见双侧肾脏均有多支肾动脉。副肾动脉最常起源于腹主动脉，分为极型（供应肾脏上极或下极）和肾门型（与主要肾动脉并行）。极型副肾动脉通常较为细长，但肾门动脉的直径不一定小于主肾动脉。极少数情况下，副肾动脉起源于腹腔动脉、肠系膜动脉、腰椎动脉、中结肠动脉或骶正中动脉。

性腺静脉和腰静脉汇入左肾静脉，左肾静脉在主动脉前方和肠系膜上动脉后方，随后左肾静脉汇入下腔静脉（inferior vena cava，IVC）。右肾静脉通常比左肾静脉短，直接汇入IVC。肾静脉通常位于肾门动脉前方。多支肾静脉是最常见的解剖变异，可见于15% ～ 30%人群中，右侧更为常见。最常见的左肾静脉异常是环主动脉肾静脉，见于2% ～ 17%人群，其中左肾静脉分为腹侧和背侧肢，环绕主动脉。较少见的解剖变异是主动脉后肾静脉，见于2% ～ 3%人群中。

病理学

目前我们已经认识到，RCC实际上是一个相关肿瘤家族，具有不同组织学、预后和治疗方案。2016年WHO分类根据病理和遗传分析描述了各种类别和实体，并参考了以前的分类，包括海德堡分类。该分类系统基于主要细胞类型（例如透明细胞和嗜色细胞RCC）、结构特征（如乳头状RCC）、解剖位置（如集合管和髓质RCC）、与肾脏疾病背景相关性（例如获得性囊性肾病相关RCC）、新发现和验证的对RCC亚型具有分子改变病理学特点（MiT家族易位癌和琥珀酸脱氢酶缺陷型肾癌）以及家族易感综合征（例如遗传性平滑肌瘤和RCC综合征相关的RCC）。一些见于家族综合征的肾肿瘤亚型也可为散发性RCC，例如von Hippel-Lindau综合征患者中的透明细胞RCC或Birt-Hogg-Dubé综合征患者中的嫌色细胞RCC。

组织学亚型包括透明细胞（传统型）癌（占80%）、乳头状癌（占15%）、嫌色细胞癌（占5%）、集合管癌（占1%）和未分类癌（占4%）。2016年WHO分类中的主要改变包括强调明确家族遗传RCC亚型，并基于多项表明无转移的证据报告，将多囊性肾癌重命名为低度恶性多房囊性肾肿瘤。乳头状RCC在2004年WHO系统中被分类为1型或2型。现在认识到，2型乳头状RCC并非同源体，而是具有不同分子背景的肿瘤亚组。此外，成人囊性肾肿瘤现在被认为是混合性上皮间质肿瘤的一个变体。新的分类系统不鼓励使用“肾类癌”一词来描述肾脏神经内分泌肿瘤。框19.2呈现了分类更新后的版本。

框19.2 世界卫生组组织肾脏肿瘤分类

透明细胞肾细胞癌
低度恶性潜能多房囊性肾肿瘤
乳头状肾细胞癌
嫌色细胞肾细胞癌
肾集合管癌
肾髓质癌
MiT家族易位肾细胞癌
管状囊状肾细胞癌
肾黏液小管状和梭形细胞癌

引自：Eble JM，Sauter G，Epstein JI，et al. Pathology and genetics of tumors of the urinary system and male genital organs. World Health Organization Classifi cation of Tumors . Lyon：IARC Press；2004

透明细胞癌是最常见的亚型，占所有RCC的近80%。乳头状肾癌（15%）和嫌色细胞肾癌（5%）是第二和第三常见的亚型。每个亚型都有不同的细胞遗传学和免疫组化特征，每个亚型都被认为起源于肾单位的不同的部分。肿瘤细胞核的组织病理分级将它们划分为四级Fuhrman核分级，其中Ⅰ级分化最好，Ⅳ级分化最差。所有组织学亚型中均可见一种独立类别的与不良预后相关的梭形细胞，称为肉瘤样变。透明细胞癌内可见大而均匀的细胞，充满富含糖原和脂质的透明细胞质（图19.1）。所有大小的透明细胞癌都被认为是恶性。大多数透明细胞癌是单发的皮质肿瘤。高达4%的病例表现为多中心的，0.5%～3%的病例表现为双侧。颗粒细胞癌一词，表示嗜酸性细胞质，是1998年WHO分类中的一个亚型，现在依据其临床和组织病理学相似性被认为是透明细胞癌。透明细胞RCC典型表现为富含血管。*VHL*抑癌基因缺陷在超过60%散发透明细胞癌病例中被报道。*VHL*基因位于第3号染色体短臂的3p25上，VHL蛋白是该基因的产物，是一种强效的肿瘤抑制因子，其缺失、突变或失活反过来导致转录因子的缺氧诱导因子（hypoxia-inducible factor，HIF）家族的高表达，这些转录因子持续产生，但在正常含氧条件下，其会被功能性VHL蛋白结合并降解。在缺氧条件或功能性VHL缺失的情况下，高水平的HIF将导致参与肿瘤血管生成蛋白的转录和翻译，包括血管内皮生长因子。

低度恶性多房囊性肾肿瘤是一种完全由许多伴低级别肿瘤细胞（1级或2级）的囊肿组成的肿瘤。囊肿内衬有单层富含透明细胞质的肿瘤细胞，类似于透明细胞癌（图19.2，图19.3）。这些肿瘤往往进展缓慢，转移的可能性极低。

乳头状肾癌的特点是7号和17号染色体异常及Y染色体的缺失。这种肿瘤通常具有乳头状生长模式，并在组织学检查中呈现叶状的外观（图19.4）。男性的发病率较女性高5倍。

遗传性乳头状肾癌是与多灶乳头状肾癌相关的常染色体显性疾病。乳头状肾癌相对于较透明细胞肾癌而言，其侵袭性较低，在细胞学上分为两种亚型，分别为Ⅰ型和Ⅱ型。这些肿瘤的细胞排列在纤维血管中心并且呈现乳头状生长方式。这些术语比以前分类中使用的“嗜碱性”（1型乳头状）和“嗜酸性”（2型乳头状）RCC更常使用。乳头状肾癌Ⅱ型是一种异质性强的病变，该亚型的分类尚处在进展中，这些肿瘤通常比1型

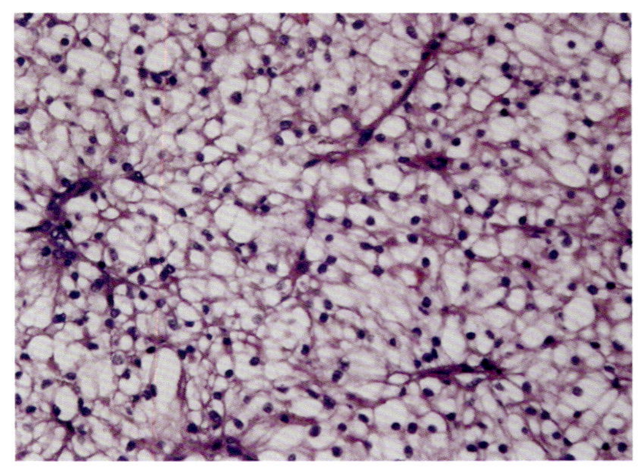

图19.1 透明细胞肾癌。组织学图像（×100）显示大量富含糖原的透明细胞

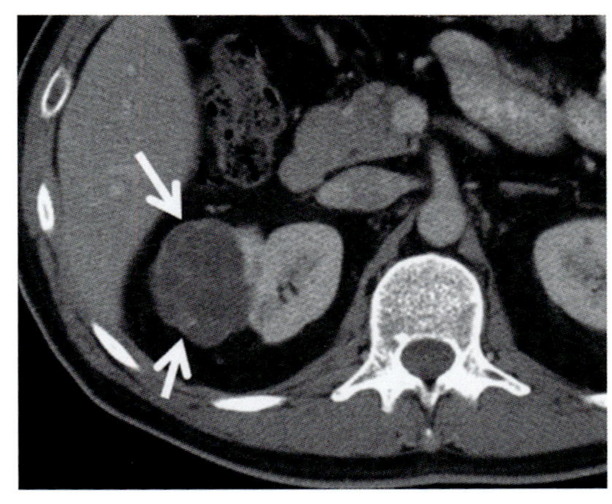

图19.2 多房囊性肾癌。腹部增强CT显示右肾可见一多房性囊性肿块，内可见细小强化的分隔（箭头）。没有结节状实性成分

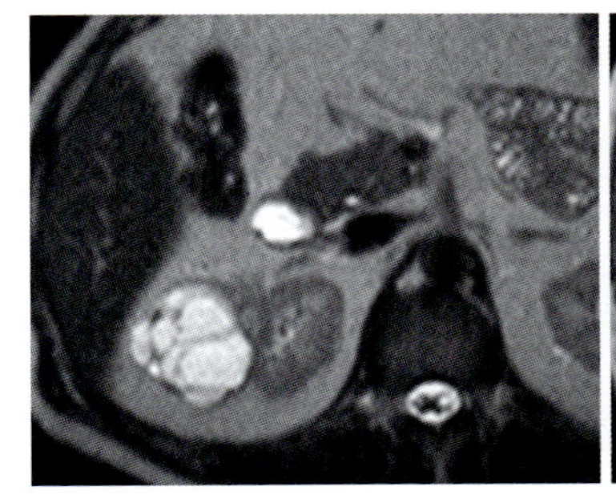
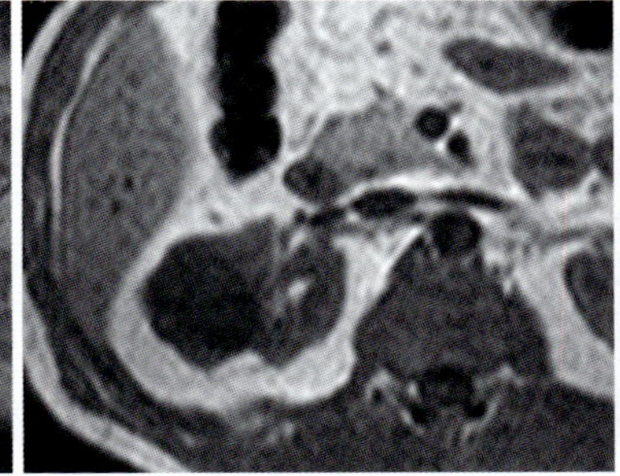
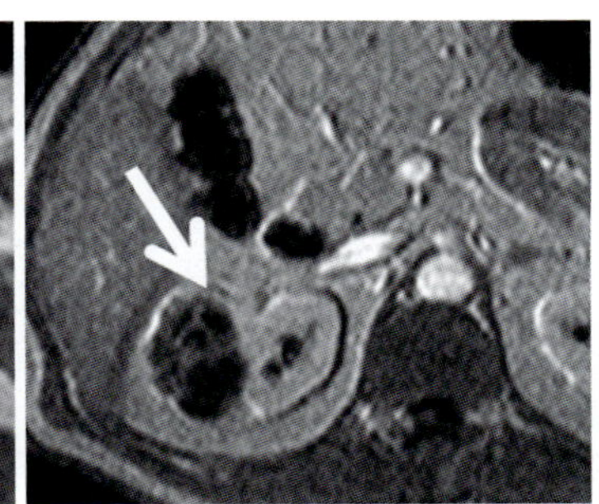

图19.3 多房囊性RCC。腹部轴位T2WI（左）和T1WI预扫（中间）以及增强扫描（右）的图像显示具有细小分隔（箭头）的多房囊性肿块，分隔在增强扫描图像上强化。没有结节状实性成分

核分级更高，更具侵袭性。一旦发生转移，乳头状肾癌预后较透明细胞肾癌更差，这是因为没有有效的系统治疗方法所致。

嫌色细胞肾癌（图19.5）是一种侵袭性较弱的亚型，86%的肿瘤在诊断时为T1期或T2期。嗜酸细胞腺瘤与嫌色细胞肾癌之间的关系仍在探索之中，两者都被认为起源于肾集合管的闰细胞。Birt-Hogg-Dubé综合征是一种遗传性肾癌，以毛囊错构瘤为特征。患有此综合征的患者通常有嫌色细胞肿瘤或混合性嫌色细胞肿瘤和嗜酸细胞腺瘤。

嗜酸细胞腺瘤是一种良性肿瘤，男性更易患病，平均发病年龄为70岁，其占肾脏肿瘤的5%左右。嗜酸细胞腺瘤通常为偶然发现，平均直径超过7cm。患者偶尔会出现腹部肿块、疼痛或血尿的症状。

散发性嗜酸细胞腺瘤相对常见，被认为是良性的，但在影像学上无法与肾癌区分（图19.6）。

集合管RCC起源于髓质集合管，常发生在年轻患者，并且在诊断时通常表现为晚期疾病。肾髓质癌是一种罕见的亚型，与集合管癌密切相关，预后非常差，常发生于有镰状细胞特征的年轻患者。

肾癌有延伸倾向，例如癌栓，延伸至肾静脉的属支，随后到达肾静脉主干、下腔静脉、肝静脉，可能还包括右心房。罕见情况下，肿瘤可能直接蔓延到同侧肾上腺或邻近的肌肉、肝脏、脾脏、胰腺和结肠。血行转移比淋巴系统播散更常见，且发生较早，前者最常见于肺和骨，但实际上可以发生于任何器官，包括皮下组织和骨骼肌。而淋巴系统的播散可以涉及区域淋巴结，并通过乳糜池向胸部播散，伴有纵隔淋巴结受累。

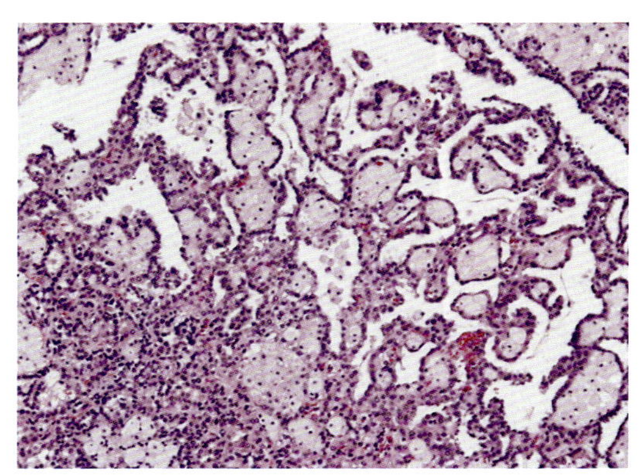

图19.4 乳头状肾癌。组织学图像（×100）显示乳头状肿瘤典型的叶状结构

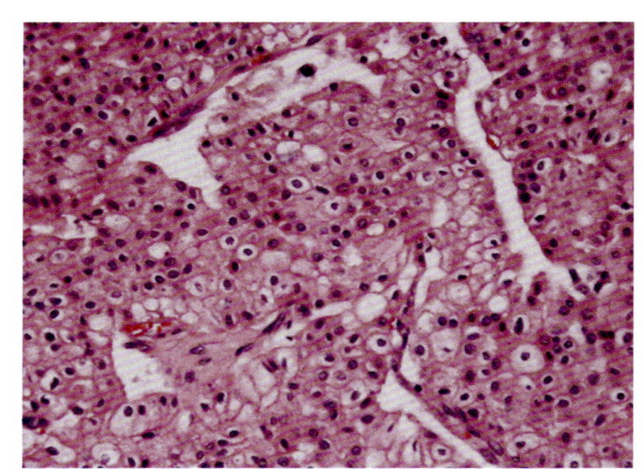

图19.5 嫌色细胞肾癌。组织学标本显示明显的淡色胞质和核周晕圈

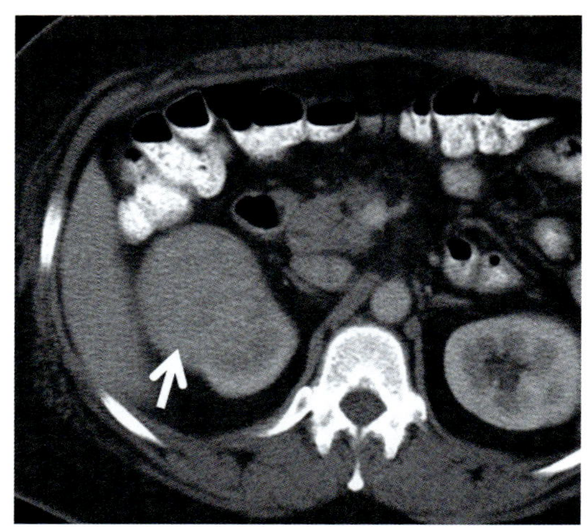

图19.6 静脉注射的腹部轴位CT显示右肾上极一强化肿块（箭头），经组织学证实为嗜酸细胞腺瘤。在影像学上，嗜酸细胞腺瘤与透明细胞肾癌非常相似，通常难以区分

要点 组织学分类

- 透明细胞（传统的）肾癌是最常见的组织学亚型。
- 乳头状肾癌的侵袭性较弱，除非发生转移。
- 嫌色细胞癌侵袭性较弱，诊断时通常为T1或T2期。
- 集合管癌通常见于年轻患者。

分期

分期系统旨在反映肿瘤的扩散方式（图19.7），用于选择治疗方法和评估预后及评估生存特征。最新的肿瘤-淋巴结-转移（TNM）分期版本由AJCC和国际抗癌联盟于2017年修订。

与之前版本相比，最新的TNM分期系统主要变化是明确了T3a疾病的定义：将“严重地”一词从肾静脉受累的描述中删除，并将“肌肉侵犯”改为“静脉分支”。此外，T3a疾病的定义中增加了肾盂肾盏系统的浸润。Robson分期是一种被替换的分期系统，现已不再使

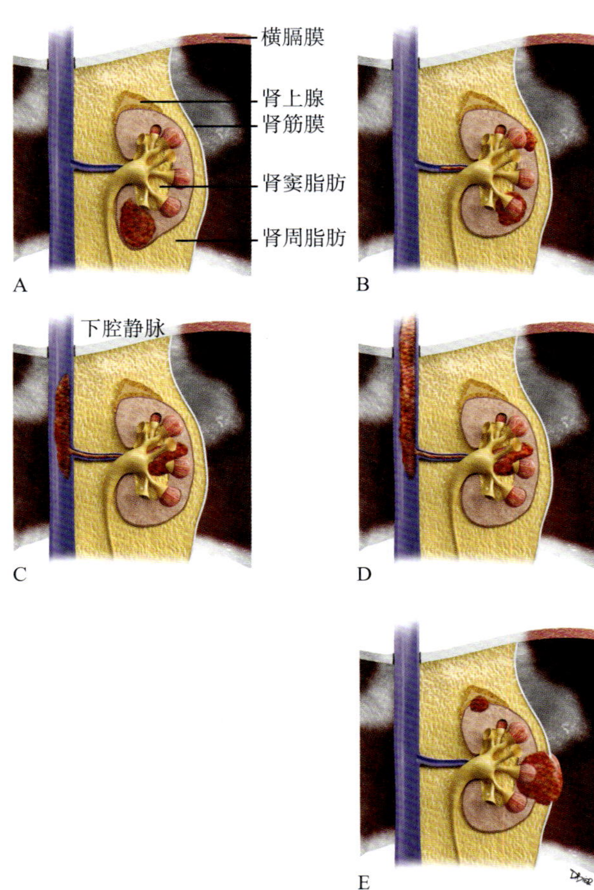

图19.7 A～E.根据AJCC建立的RCC肿瘤-淋巴结-转移（TNM）分期系统进行T分期。局限于肾脏的肿瘤，当直径＜7cm时分期为T1，当直径＞7cm时分期为T2。侵犯肾窦脂肪或肾周脂肪的肿瘤分期为T3a，侵犯肾筋膜和肾上腺的肿瘤分期为T4

用，然而在一些较早的文献中仍然提到。

疾病的分期通常与患者的预后密切相关，分期较低的疾病往往与较长的生存率相关。例如，对于T1aN0M0病变的患者，其5年生存率可达为90%～100%，而T3b～cN0M0病变的患者生存率降至40%～65%。尽管随着治疗方法的改进，5年存活率在不断提高，但初诊时已出现全身转移的患者，其过去的5年生存率仅为0～20%。肿瘤的组织学类型是TNM分期系统未考虑在内的一个重要因素。例如，嫌色细胞肿瘤患者从肾切除到出现转移的时间是透明细胞或乳头状亚型患者的2倍。

要点 分期

- 疾病的分期一般反映了预后的严重程度。
- 虽然组织学类型是重要的考虑因素，但它并不包含在肿瘤-淋巴结-转移分期系统中。

影像学

放射成像的主要目标是检测原发肿瘤并对其分期。在大多数医疗机构中，CT是评估腹腔肾肿瘤成分的主要成像技术。然而，在某些特定情况下，例如对碘对比剂过敏或肾功能减退患者，MRI和超声成像可以提供补充信息。

对于可能发生转移的部位，检查通常采用风险适应性方法。对于原发肿瘤较大或具有局部侵袭性的患者，胸部CT检查是更常见的选择，因为这些患者更容易出现转移。此外，对于转移性疾病风险极低或需要进行长期随访的患者，通常会保留胸部X线片。脑部MRI和核医学骨扫描通常只在有症状和体征暗示这些部位有疾病，或肿瘤较大且具有局部侵袭性时才进行（尽管后者仍有争议）。然而，锝亚甲基二膦酸盐骨扫描在检测典型的溶骨性骨转移肾癌方面可能存在局限性。盆腔CT在分期方面的价值相对有限。

钙化可以在多达20%的肾腺癌的腹部X线片中检测到，平扫CT检查更容易发现钙化（图19.8）。然而，钙化也可能见于其他肾脏肿块中，包括良性囊肿等常见病变。除巨大肿瘤外，患者的肾功能通常得以保留。事实上，肾功能减退提示肾静脉中存在癌栓。肿瘤密度不均可导致肾脏外形局部突起，这类肿瘤被称为外生型肿瘤（图19.9）。内生型或中央型肿瘤是指不改变肾脏形态的肿瘤（图19.10）。既有外生型又有中心成分的肿瘤被称为混合型。集合系统受累时，可见尿道表面不平整，壶腹或肾盏完全闭塞。集合系统内的充盈缺损可能是由于血凝块或肿瘤侵犯，但这种情况对于肾实质性肿瘤来说相对少见。实际上，若集合系统出现肿块，更倾向于移行细胞癌侵犯肾实质，而非肾癌侵犯了集合系统。部分肿瘤，尤其是具有肉瘤样特征的肿瘤，可呈浸润性形态，同时保持肾脏形状的完整性（图19.11）。

单纯肾囊肿壁上偶尔可见肿瘤（图19.12）。在某些情况下，肿瘤本身具有囊性外观，这可能与复杂但良性的肾囊肿相混淆。据Hartman估计，15%的肾癌病例在影像学及病理检查中表现为囊性。囊性肾癌的临床表现与完全实性肾癌相似。大多数囊性肾癌的组织学为透明细胞癌，也可能为乳头状肾癌。

计算机断层扫描评估

本文讨论了使用多层螺旋CT（multislice CT，MSCT）进行术前评估及随访的推荐方案。除了评估肿瘤分期外，术前评估的核心在于精确界定肿瘤的范围，尤其是肿瘤与邻近结构，包括血管的关系。而随访评估则主要用于监测残留或复发疾病。通常，在MSCT扫描中，采用100～150ml的碘静脉对比剂，并以2～3ml/s

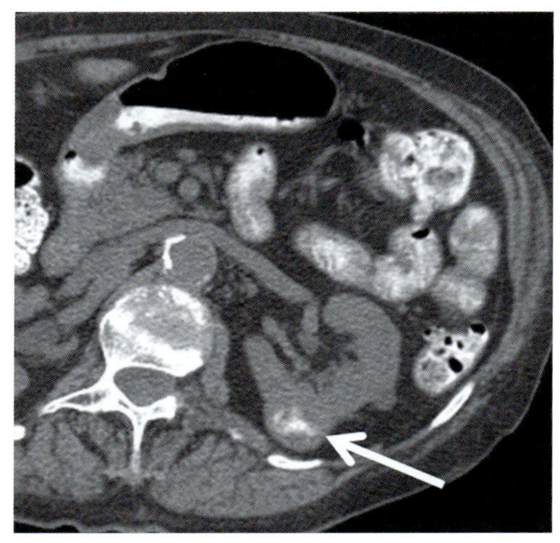

图19.8 未使用静脉对比剂的腹部轴位CT。左肾可见一外生型肿块（箭头），其内可见退行性钙化，该肿块被证实为肾细胞癌

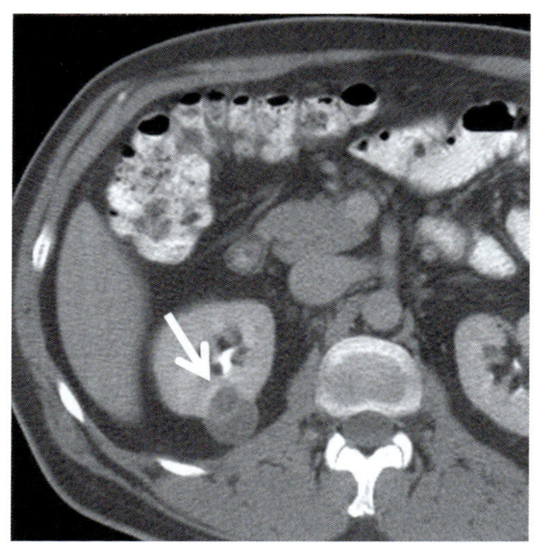

图19.9 使用对比剂的腹部轴位CT显示右肾背侧可见一个局部强化的外生型肿块（箭头）

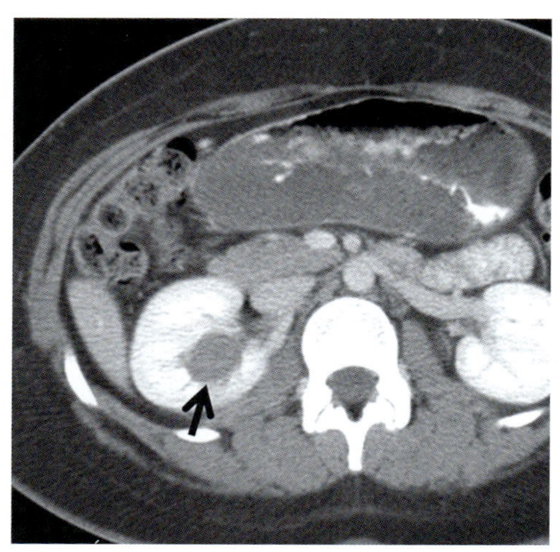

图19.10 使用静脉对比剂的腹部轴位CT。可见右肾内的中央型肿瘤（箭头）

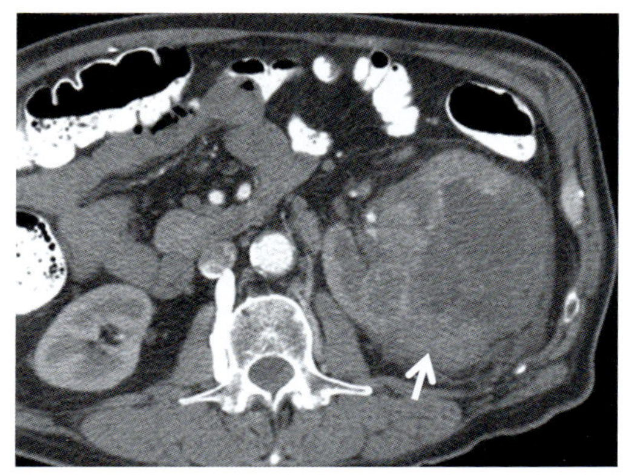

图19.11 使用静脉对比剂的腹部轴位CT显示左侧肾脏内可见一个浸润性的肾肿瘤（箭头）。请注意，肾脏的肾形轮廓得以保持

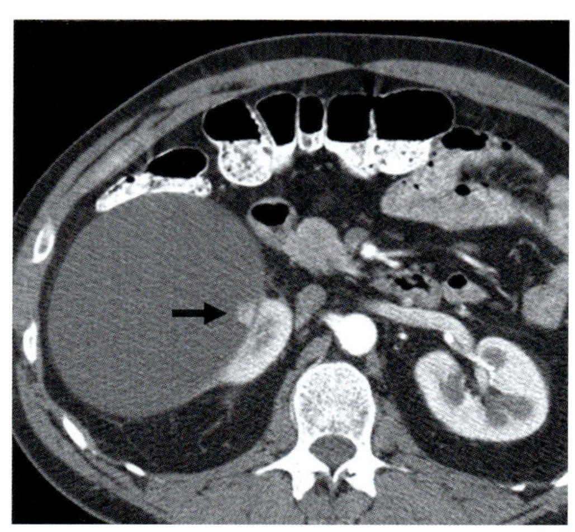

图19.12 使用静脉对比剂的腹部轴位CT显示，一巨大肾囊肿壁上可见一个强化的肿瘤结节（箭头）

的速度进行注射。

术前计算机断层扫描评估

MS CT协议规定，获取肝脏和肾脏的平扫图像时使用5mm的层厚及层间距。肾脏平扫图像能够检测肾脏内的钙化或脂肪，并为进一步的对比增强图像分析提供基础，以帮助鉴别病变特性。肾脏的对比增强图像包括动脉期、动脉晚期（皮髓质/门静脉）、肾实质期和排泄期图像，分别于静脉注射对比剂后的45～60s、80～90s和180s进行采集。采用动力注射器以2～4ml/s的速度注射100～150ml对比剂。

其余腹部结构的成像是在门静脉阶段获得的。如果转诊医师提出要求，通常会获取从肾脏到膀胱的排泄期图像，以完成对整个泌尿道的评估。

在静脉注射对比剂后，分别在皮髓质期（注射后15～30s）、肾实质期（注射后60～90s）和排泄期（注射后180～300s）获得相应的图像。

在皮髓质期，对比剂主要分布于肾皮质毛细血管中，此时皮质与髓质相比显著强化，皮质和髓质强化间的差异非常明显。

在肾实质期，对比剂通过肾小球过滤，进入髓袢和集合管。需要注意的是，在快速注射对比剂的患者中，肾实质期会提前出现。在肾实质期，肾髓质强化与皮质相似。排泄期开始于对比剂注射后3～5min后，此时对比剂进入肾盏。尽管在排泄期肾图仍然保持均匀，但由于血浆中对比剂浓度的降低和肾脏的持续排泄作用，密度均匀降低。在肾功能减退和心排血量减少的患者中，皮髓质期以及所有期相可能会延长。

多平面重建和三维（3D）立体渲染展示的肾脏相位图像，有助于外科医师理解结构的相互关系（图19.13）。这些重建应采用最薄层厚和适当的重建层间距（通常是间隔小于1.5mm并重叠10%～50%）并传输到工作站，以便创建多平面重建、3D立体渲染和最大强度投影图像。动脉晚期提供了肾脏动脉和静脉供应的有用的血管造影图像，但在病变检测和定性方面，其附加价值在肾实质期时相对有限。排泄期和肾实质期的联合应用已经被证明可以提高病变的检测和分期能力。

多项研究显示，透明细胞癌相较于其他肿瘤亚型，其强化更为显著且更不均匀（图19.14）。Kim等研究表明，在皮髓质期，密度增加84HU时可以区分透明细胞癌和非透明细胞肿瘤，其敏感度、特异度分别达到74%和100%。Herts等研究发现，乳头状肿瘤强化更均匀，且肿瘤-实质强化比远低于非乳头状肿瘤亚型，尤其是在直径＜3cm的肿瘤中更为明显（图19.15）。嫌色细胞肿瘤的血供低于透明细胞癌，且通常呈为外周强化模式；然而，其影像学特征并不足以可靠地区分其与乳头状肿瘤（图19.16）。影像学上，嗜酸细胞腺瘤和肾细胞癌难以区分，因此它们被认为是需要手术的病变（图19.15）。虽然明显的中央瘢痕有助于提示诊断，但其也可能出现在发生坏死的透明细胞癌中。集合管肿瘤和髓质肾癌位于肾脏中央，展现出多样且通常较弱的强化（图19.17，图19.18）。它们难以与其他肾癌或移行细胞肿瘤可靠地区分开，但当镰状细胞疾病的年轻患者罹患侵袭性强肿瘤时，往往提示可能是髓质肿瘤。

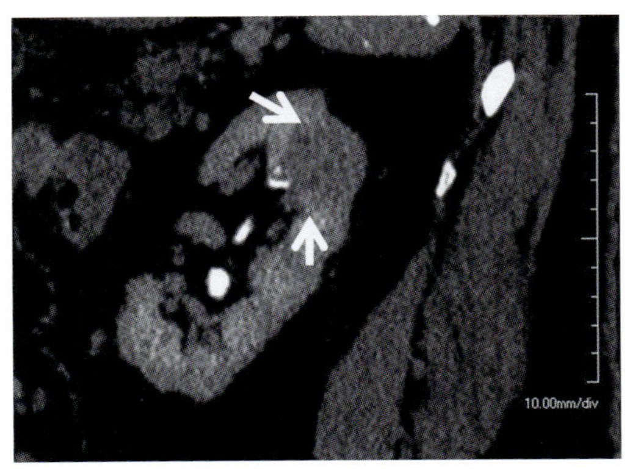

图19.13 左肾矢状位CT排泄期重建图像显示，上极区见一肿块（箭头），上极肾盏变形。多平面重建和三维体积绘制的肾期图像展示有助于理解结构之间的关系

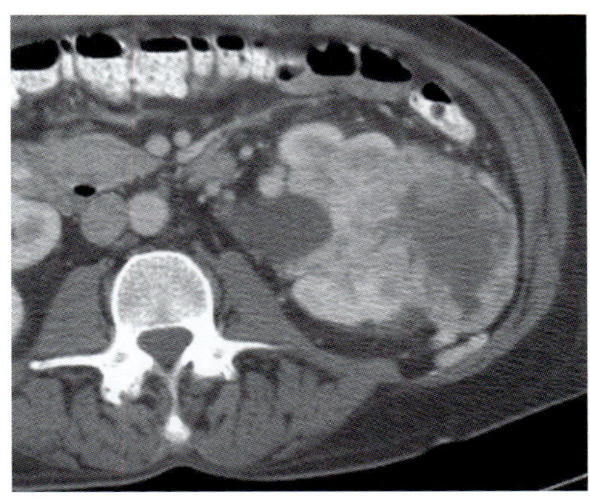

图19.14 左肾可见巨大不均匀强化肿块，切除后证实为透明细胞癌

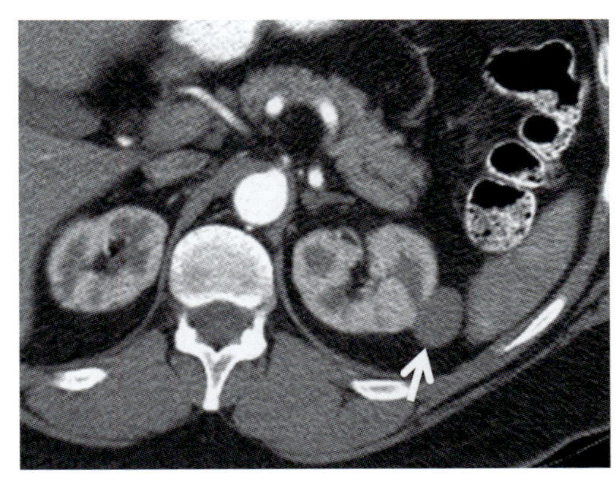

图19.15 肾乳头状细胞癌。左肾外侧可见一小且轻度强化的肿块（箭头）

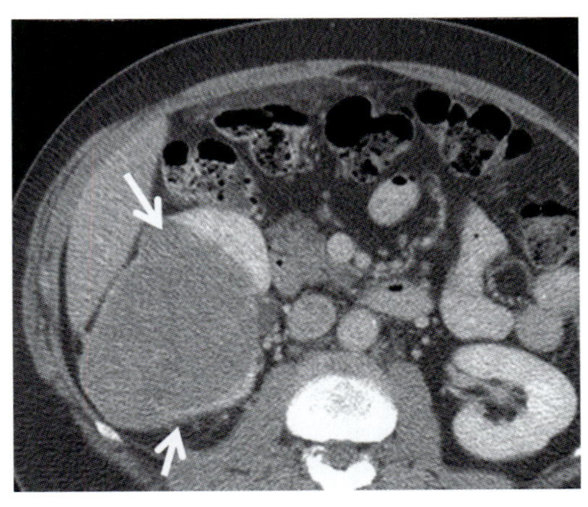

图19.16 嫌色细胞肾细胞癌。右肾内可见少血供、均匀、膨胀性生长（箭头）的肿块

据报道，20%～35%患者肿瘤会扩散至肾静脉，4%～10%患者的肿瘤会扩散到下腔静脉。肿瘤可侵犯下腔静脉的三段（肝下段50%、肝内段40%、心房段10%）。

静脉系统癌栓的识别尤其重要，特别是下腔静脉，因为其影响手术管理，通常需要腹部前路。若癌栓扩散至心脏，则可能需要结合胸腔和心内入路，并使用心脏旁路手术。现有研究报道，CT技术在检测肾静脉癌栓方面的灵敏度和特异度分别为85%和98%。彩色多普勒超声检查检测肾静脉癌栓时的灵敏度和特异度分别为75%和96%，检测下腔静脉癌栓的准确度为100%。MRI在检测肾静脉癌栓方面有类似的报道，灵敏度和特异度分别为86%～94%和75%～100%，对于检测下腔静脉癌栓的准确度也为100%。MRI具有多平面成像能力，可能是识别下腔静脉上部受侵犯程度的最佳成像方式（图19.19）。

幸运的是，如果肿瘤在静脉系统中是游离漂浮的，并且能够被成功切除，那么静脉系统中的肿瘤或其在下腔静脉中的水平不会对预后产生不利影响（在无转移的情况下，5年生存率可达50%～69%）。然而，如果肿瘤侵犯到下腔静脉壁（5年生存率为25%），则会严重影响预后。但如果能完全切除受累的下腔静脉，（5年生存率为57%），预后可以改善。但是，当前成像方法在区分血栓与癌栓以及区分血管壁浸润性病变和非浸润性病变方面存在一些局限性。在静脉对比剂注射后，强化或含有新生血管（“线状和条纹”征）的血管内组织是肿瘤存在的良好证据，而不是单纯的血栓（图19.20）。

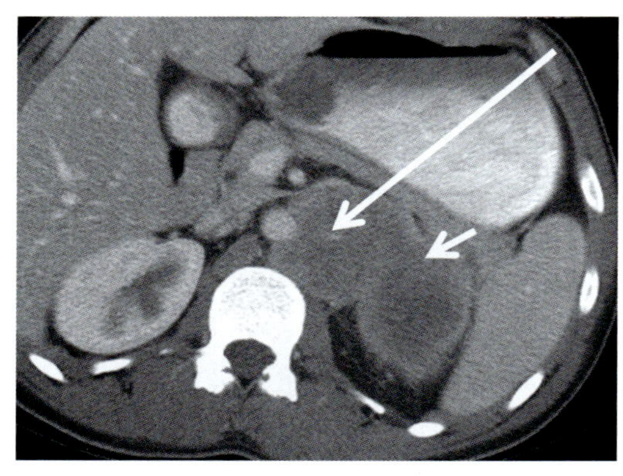

图19.17　一名有镰状细胞贫血特征的年轻患者，腹部轴位计算机断层扫描图像显示左肾内浸润性肿块（短箭头），伴副主动脉腺样增生（长箭头）。该肿块被证实为髓质癌

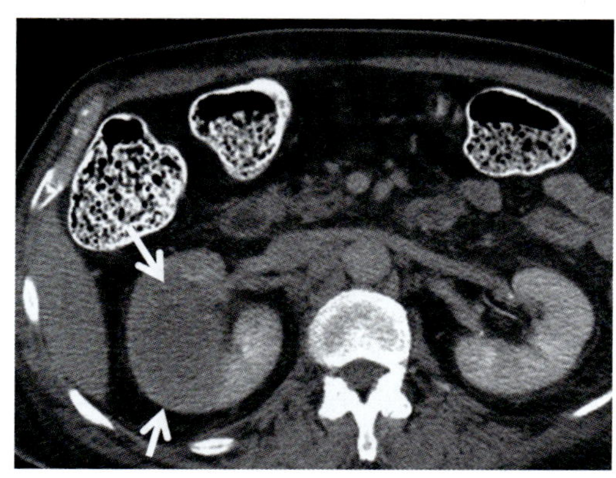

图19.18　腹部轴位增强CT图像显示右肾见一较大的、轻度强化的肿块（箭头），经证实为集合管癌

磁共振成像评估

当最佳的CT检查无法进行时，例如患者对碘对比剂有严重过敏反应或者患者妊娠，MRI通常被作为一种替代成像方式。MRI也适用于CT强化不明显或出血病

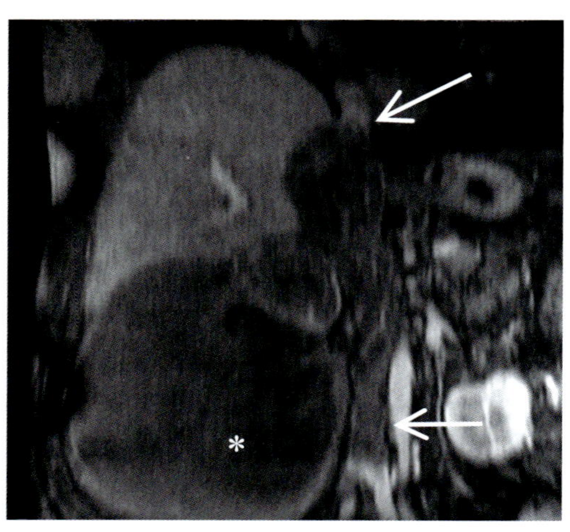

图19.19　冠状位脂肪抑制增强扫描T1加权MRI显示，一名患有巨大右肾细胞癌（星号）患者，伴有下腔静脉（IVC）受侵。请注意，在IVC中的癌栓内可见微小肿瘤血管（箭头）

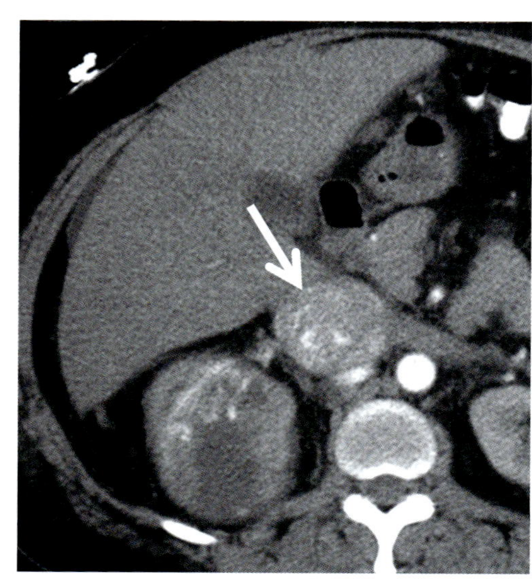

图19.20　肾细胞癌并发下腔静脉肿瘤侵犯（箭头）。癌栓内可见新生血管，表现“绳线”征

变的情况。研究表明，MRI的总体分期准确率与CT相似。然而，其多平面成像能力对于明确下腔静脉中癌栓的上端高度水平尤其有用。

在进行腹部成像时，通常使用传统的腹部轴位和冠状位T1W图像和轴位快速自旋回波T2W脂肪抑制图像。动态对比增强图像使用3D快速扰相梯度回波序列，这有助于更详细描绘原发肿瘤和（或）肝病灶，并评估已识别的任何血栓，特别是癌栓。癌栓的存在可以通过癌栓内强化的血管来提示。可以采用多重动态采集来获得动脉期、肾实质期和肾盂造影样图像。

3D重建的MD CT和MRI在对肾癌的整体分期上有相似的准确度。

超声成像评估

超声检查有助于评估静脉癌栓的存在和范围。此外，它也有助于区分CT上显示的少血供实性肿瘤（例如，乳头状肾癌）和囊肿。由于超声波与复杂界面的相互作用，超声能更好地观察到囊肿内分隔。据报道，超声在诊断T分期方面的准确度为77%～85%，检测静脉癌栓的准确度为87%。然而，超声在观察腹膜后区和肾周组织方面存在一些局限性，尽管部分研究者持有相反观点。

目前，在肾部分切除术中，越来越多的医师在影像引导下进行手术。在可用的术中成像方法中，超声因其便携性、实时性和可获取性成为最好的选择。因为超声允许使用高频探头直接应用于肾脏表面，因此手术中使用超声可以对肿瘤和肾脏进行高分辨率成像。术中超声引导为外科医师带来多重优势（图19.21）。

术中超声引导能够准确识别完全位于肾脏表面下的小肿瘤，从而使外科医师能够在切开肾脏表面之前“观察”到肿瘤的位置。此外，术中超声能够准确描述肿瘤与血管结构和肾盏之间关系，这使得外科医师能够避免损伤这些结构，进而确保切缘阴性。术中超声常能够检测到在常规成像方法（如增强CT或MRI）中未能观察

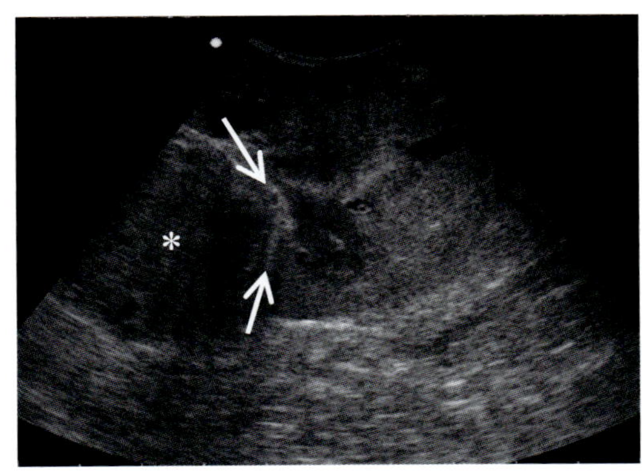

图19.21 术中超声显示肾上极见一实性肿块（*），与肾窦脂肪相邻并引起变形（箭头）

到的潜在病变，并可以对这些病变进行特征描述。纯囊性病变是良性的，可以忽略。而部分囊性和实性病变具有潜在恶性风险，可以切除。该成像方式可以用于开放手术和腹腔镜手术，还可以用于在腹腔镜下监测肿瘤的RFA或冷冻疗法。

经皮穿刺活检

在过去的20年中，人们对于活检的态度发生了改变。过去，活检并不被推荐，甚至被认为是可能具有潜在风险的医疗手段。但如今情况已不同，活检在特定患者的管理中被认为是一种有价值的辅助手段。尽管如此，在非转移性情况下或在转移性情况下行肿瘤细胞减灭性肾切除术之前，通常不会常规进行术前经皮穿刺活检。这是因为活检结果通常不会影响治疗方案，除非患者存在多灶性肿瘤或潜在致病因素。然而，某些特定情况下，仍可能会考虑进行经皮活检，例如当怀疑存在脓肿或来自已知原发灶的转移瘤，特别是来自淋巴瘤或黑色素瘤的转移瘤。此外，一些情况下也会进行经皮穿刺活检，例如将要进行消融或热疗而确定肿瘤潜在组织学亚型的患者，或经过消融治疗，但影像学检查结果仍不明确且有重新治疗需求的患者。对于发生于肾集合系统的中央病变，穿刺活检是必要的，以此区分移行细胞癌和肾癌。

转移方式

肾癌的转移途径包括血行转移和通过淋巴结转移。血行转移通常通过肾静脉转移到肺部；当肿瘤细胞侵入循环系统时，就会发生血源性转移。淋巴转移的早期表现是肿瘤细胞转移到肾周区域淋巴结。随后，肿瘤细胞可能经过胸导管到达身体其他部位的淋巴结群。此外，肾癌可能会在手术切除区域复发（图19.22）。据Chae及其同事在关于肿瘤复发和转移方式的综述中指出，83%的肿瘤复发发生于手术后的前两年内。尽管如此，也有报道称，晚期复发有时会在手术后长达10年才会出现。手术后1～2年，肺和骨转移最常见。然而，肾切除术部位的肿瘤可能在手术后1～3年的不同时间点复发。肿瘤的大小、分期与转移疾病的发生以及肿瘤核分级（Fuhrman分级）之间存在显著相关性。最常发生远处转移的部位，按发生率降序排列分别是肺（38%～71%）、骨（17%～37%）、淋巴结（12%～63%）和肝脏（15%～23%），随后是肾上腺、对侧肾脏、腹膜后和脑，每个部位约占5%。

然而，转移也可发生于几乎所有器官或肌肉（图19.23）。

要点 转移

肾细胞癌最常见的转移部位
- 肺
- 骨
- 腹膜后和纵隔淋巴结
- 肾切除术部位
- 脑
- 肝脏

胰腺（图19.24）是肾癌转移罕见但被广泛认识的部位。这类转移通常在原发肿瘤被初次诊断后的很长一段时间内发生。Ghavamian等报道，胰腺转移在原发肿瘤初诊后平均10年发生。通常，胰腺转移灶定义为边界清晰的单发或多发的多血供肿块，可见于胰腺的任何部位。转移瘤可以进行手术切除，并且有研究报道，切除胰腺转移癌后的平均生存期超过4年。由于大多数此类病灶都表现为多血供，Ng等强调了早期相图像在检测中的价值。

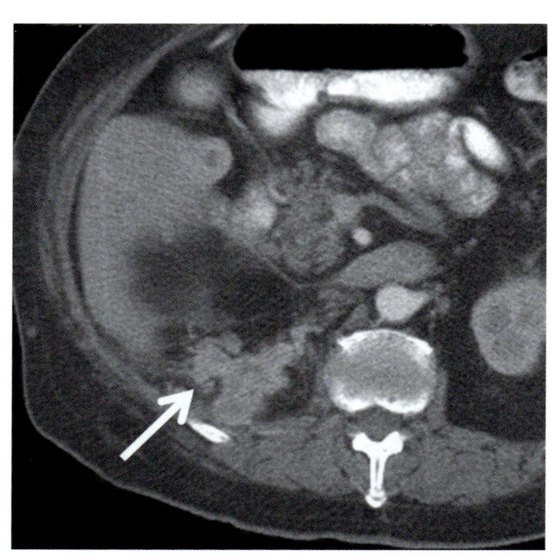

图19.22 右肾透明细胞癌根治性切除术18个月后复发的肾细胞癌（箭头）

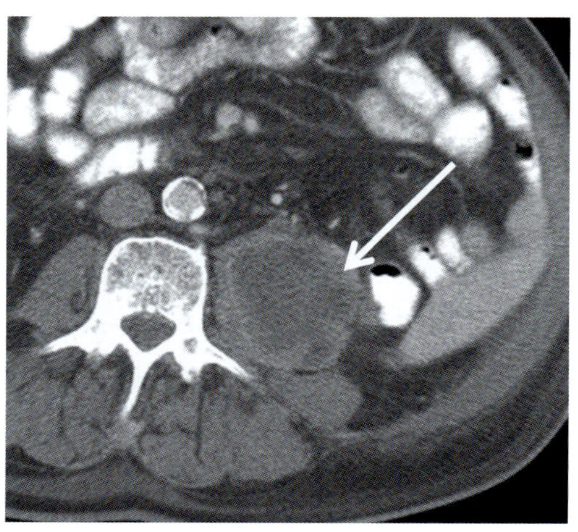

图19.23 腹部轴位增强CT图像显示一名左肾根治性切除术后的患者伴腰大肌转移灶（箭头）

要点

肾癌患者影像学诊断报告建议包括以下内容：
- 描述肾脏内肿瘤的大小和位置。
- 描述肿瘤为外生性、中心性或混合性。
- 描述肿瘤与中央肾窦的关系。
- 描述肾静脉和区域结节的状况。
- 描述任何可见的转移病灶。

分期
- 由于静脉侵犯会影响手术治疗，因此检测静脉侵犯非常重要。
- 如果肿瘤是游离性且可切除的，则预后不会受到静脉侵犯的明显影响。
- 高质量的成像对于准确分期非常重要。
- 成像对于转移灶的分期至关重要。

治疗

手术治疗

根治性切除术

Robson及其团队研究证实，在20世纪60年代，相较于其他手术方法，使用肾根治性切除术治疗的肾癌具有明显生存优势，大大提升了肾癌手术治疗后的生存率。随后其他研究证实了Robson等最初的研究成果。根据Robson等最初的定义，根治性肾切除包括早期血管结扎、肾脏的外筋膜剥离（Gerota筋膜以外）、肾上腺腺体整块切除以及从膈脚到腹主动脉分叉处的广泛淋巴清扫。然而，后续的研究发现，在大多数病例中，这些相应的操作并非必要。例如，肾上腺转移的整体发生率

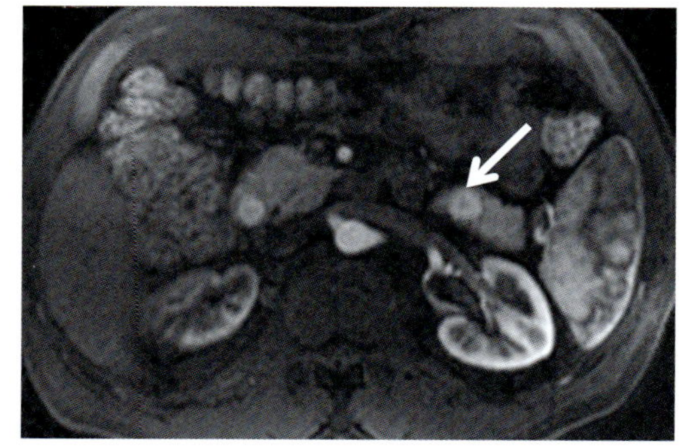

图19.24 轴位T1加权增强扫描MRI显示胰尾见一个强化的转移性肾细胞癌（箭头）

非常低，通常小于5%。肾上腺的受累可能与左侧肾癌、大型肿瘤、上极肿瘤、高分期肿瘤以及存在多个转移灶有关。现代放射学成像是一种检测肾上腺转移非常敏感的工具，但在某些情况下缺乏特异性，因为良性病变可能会被误认为是恶性肿瘤。据报道，术前CT的NPV高达99.4%。分期不是独立的，T1到T2期病变的肾上腺受累率为0.6%，T3为7.8%，T4为40%。因此，尤其对于不与肾上腺相邻或侵犯肾上腺的临床T1期肿瘤而言，当肾上腺在轴向图像上表现正常时，无须在根治性肾切除术期间切除肾上腺。

在肾癌治疗领域，手术方法正逐渐从“激进”向“保守”转变，这一趋势的一个例证便是淋巴清扫术在典型肾癌病例中的应用日益减少。淋巴结清扫术主要用于特定病例的分期。淋巴结转移的发生率可以在3%～15%变化，这取决于切除的淋巴结数目、肿瘤分期、是否存在肉瘤样变成分、坏死和肿瘤分级。此外，轴向成像中淋巴结增大＜2cm不总是恶性病因导致的。因此，在这些情况下，虽然出于诊断目的切除可能是合理的，但对于大多数患者来说，治疗效益并不明确。有趣的是，在细胞因子时代，研究表明，没有淋巴结受累的转移性疾病（N0 M1）患者行全身性白细胞介素-2（interleukin-2，IL-2）治疗时比N＋M1疾病患者更有可能获得应答。值得注意的是，这些数据仅适用于常见的或透明细胞型肾癌。对于乳头状肾癌，淋巴结清扫实际上可以为N＋M0疾病患者提供生存优势，因为这个亚型具有明显不同的生物学特点。在完全手术切除后，这些患者的无复发生存率可能显著提高。

作为趋势转变的另一个例子，对于几乎所有直径＜4cm的肿瘤以及许多直径在4～7cm的肿瘤，金标准正在由肾根治性切除术转变为保留肾单位手术。几项长期研究已经表明，对于直径＜4cm的单侧肾肿瘤，接受保留肾单位手术的患者与接受肾根治性切除术的患者生存率相当，复发风险相当，OS更高，生活质量也有所改善。最近发布的美国泌尿外科学会关于治疗临床1期肾癌指南中也强调了保留肾单位手术的重要性。

腹腔镜根治性切除术

尽管1991年报道了第一例腹腔镜肾根治性切除术，但因为涉及肿瘤细胞扩散、切口部位扩散和其他肿瘤相关问题，腹腔镜手术治疗肾癌直到10年后才被广泛接受。通过几项长期随访研究，上述顾虑得到了缓解，这些研究显示接受腹腔镜肾根治性切除术和接受传统开腹肾根治性切除术患者的生存率相当。腹腔镜手术能减少失血、减轻疼痛、减少镇静药物使用、缩短住院时间以及更快康复。通常而言，腹腔镜肾根治性切除术的禁忌证包括肿瘤直径＞13cm、术前已行肾部分切除术、存在下腔静脉癌栓、广泛的局部转移病变（临床T4期疾病）以及大量增生。手术并发症发生率没有区别，尽管有人认为腹腔镜手术的并发症发生率更高，但目前没有前瞻性、随机的数据支持这一观点。回顾性对比研究表明，腹腔镜手术整体并发症发生率平均为12%～15%，其手术时间与有经验的医师进行开放手术时间相当，并且成本较低。对于进行肿瘤细胞减灭术治疗的患者，腹腔镜肾根治性切除术也可按照无转移性疾病患者肿瘤指南进行治疗。有些人建议在腹腔镜根治性肾切除过程中对标本进行切片，以免进行小切口探查，从而改善美容效果，但没有研究证明这样可以减轻疼痛。在我们中心，出于对完整标本进行良好的病理评估的考虑，不进行标本分解。超过26%的临床T1到T2期肿瘤患者在病理学评估中发现存在高风险疾病，这要求对患者进行更密切的随访或进行辅助试验。

转移性肾细胞癌的治疗：肿瘤细胞减灭性肾切除术的作用

在免疫治疗时代，对于合适的特定患者，在进行系统性治疗之前进行细胞减灭性肾切除是多学科治疗方法中的重要部分。最初，一些回顾性研究展示了这种方法的安全性和潜在疗效。研究指出，在干扰素或白细胞介素-2治疗之前进行细胞减灭术可能会改善患者对系统性治疗的反应和生存率。从这些回顾性研究中得以明确的是，优化患者选择是成功的关键，即选择那些围手术期发病率最低和术后能够及时接受使用全身免疫疗法的患者。适当的患者选择标准包括具有透明细胞组织学，良好的身体状况，没有脑部、肝脏或广泛骨转移，妨碍手术的并发症少、不存在肉瘤样变、能够切除75%以上的肿瘤患者。随后，西南肿瘤学组和欧洲癌症研究与治疗组织进行了两项独立的Ⅲ期随机试验，证明在系统性干扰素治疗之前进行细胞减灭性肾切除可改善患者的生存率。

最近越来越多的研究对细胞减灭性肾切除在转移性肾癌一线治疗中的作用提出了质疑。CARMENA研究显示，接受细胞减灭性肾切除后进行舒尼替尼治疗的患者，其生存率并不优于仅接受舒尼替尼单一治疗的患者。SURTIME研究评估了在舒尼替尼治疗的患者中进行细胞减灭性肾切除的时机，发现对于既往未经治疗的新诊断的转移性肾癌患者，延迟和选择性的细胞减灭性肾切除与前期肾切除术相比，更有获益的趋势。

对转移性肾癌患者进行新辅助治疗或术前治疗的概念也得到了探索。在这种治疗模式中，患者接受一定的系统治疗，疾病稳定或有反应迹象的患者会被提供手术治疗，而治疗后进展的患者将免于具有潜在危险的手术，因为他们从中获益的可能性小。一些Ⅱ期研究已经对使用抗血管生成剂的治疗方法进行探索，并证明了该方法的安全性。进一步的研究还需确定这种方法是否能为接受免疫调节检查点抗体治疗的患者提供优势，并且细胞减灭性肾切除本身是否仍在转移性肾癌患者的总体治疗中起重要作用。

保留肾单位手术：开放式、腹腔镜、机器人辅助肾部分切除术

目前，进行保留肾单位手术的适应证包括直径＜4cm的单个肾肿瘤，对侧肾脏正常情况下直径为4～7cm的肾肿瘤。

紧急适应证包括双侧肾肿瘤、威胁肾功能的全系统性疾病（如严重高血压或糖尿病）、威胁对侧肾脏的局部性疾病（如结石病或慢性肾盂肾炎）、慢性肾病和功能性孤立肾。开放性肾部分切除术的基本原则包括采用侧腹入路，允许外科医师在皮肤水平进行肾脏手术。关键步骤包括肾门夹闭，在无血、视野清晰的环境中进行手术，以便在阴性边缘清晰地剥离肾肿瘤，然后缝合结扎所有集合系统入口、横断肾血管，最后进行肾造瘘术。在保证边缘阴性时，只要存在实际边缘，就没有必要采取宽切缘，以便最大限度地保留肾脏。需要注意的是，尽管来自多个国际中心的独立研究已经证实了保留肾单位手术的优势，但大多数外科治疗数据并不基于随机对照研究。

关于微创技术的研究同样基于回顾性数据，这些数据仍在不断发展。腹腔镜肾部分切除术（laparoscopic partial nephrectomy，LPN）是一种无须侧腹切口即可进行保留肾单位手术的方法，可降低开放手术的并发症发病率。它已被证明是一种适用于特定小型肾肿瘤的有效方法，需在之前详细介绍的开腹手术原则下进行。然而，由于需要在肾缺血的情况下快速、完美地切除肿瘤并进行肾脏重建，LPN被认为是所有外科专科中最复杂的腹腔镜手术之一，其需要外科医师具备丰富的腹腔镜手术经验和对患者的精准选择。随着机器人手术平台（daVinci，Intuitive Corp.，Sunnyvale，CA）的应用，腹腔镜保留肾单位手术的方法得到了改善。机器人辅助肾部分切除有望改善腹腔镜肾部分切除术的结果，并允许更多的泌尿外科医师提供微创保留肾单位手术。最新的数据显示，机器人辅助肾部分切除与LPN相比，热缺血时间和手术时间较短，即使是有LPN经验的外科医师也能看到这些优势。

冷冻消融术和射频消融术

腹腔镜或经皮消融疗法（如冷冻消融和射频消融）通常仅用于小型（＜3.5cm）肿瘤和较高手术风险的患者。在MRI或CT引导下，肾经皮冷冻消融术或射频消融术可用于治疗可安全经皮触及的肿瘤。对于那些与输尿管、肠道或其他关键结构接近或前部的病变，可选用腹腔镜方法。此外，可采用水分离和球囊移位等辅助性经皮方法作为替代方案。小型外生性肿瘤无论采用哪种方法治疗效果都很好，而较大（＞3.5cm）和位于更中央的病变在两种治疗中的失败率都较高。冷冻消融和射频消融的并发症发生率和肿瘤学疗效都在90%左右，仍低于手术切除（疗效超过98%）。无论采用冷冻消融还是射频消融，必须考虑另外两个重要因素，病理治愈难以确认及长期数据较少，因此必须进行活组织切片检查以获得组织诊断，并且需要强化术后影像随访，以记录有效的治疗。目前的建议是在治疗后前三个月内行肾肿瘤CT或MRI，然后在第6、12、18和24个月以及之后半年或每年进行一次检查。包括我们中心在内的一些医疗机构，在治疗后6个月或更长时间内如果病变未理想消退，则开始对消融区进行活检，以确认治疗是否充分，因为有数据显示未强化的图像可能不完全可靠，还可能是由其他原因导致成像结果出现假阳性和假阴性。

药物治疗

在过去20年中，肾癌的系统治疗已经发生了显著变化。直到20世纪80年代初，对于这种疾病没有统一有效的治疗方法。随着干扰素-α和IL-2编码基因的克隆，以及人们认识到一些肾癌患者可能会产生免疫反应，IL-2和干扰素-α药物在临床试验中被评估，并发现其具有一定的用途。1992年，基于255例患者的疗效，美国FDA批准了IL-2用于治疗转移性肾癌。

1993年*VHL*基因的发现扩展了我们对肾癌分子生物学的理解，并推动了对评估抗血管生成剂在治疗此疾病中作用的研究。美国FDA已批准多种抗血管生成剂用于晚期肾癌。最常使用的药物包括舒尼替尼、帕唑帕尼、阿西替尼、卡博替尼和雷莫卢胺。最近，ICI抗体已成为转移性肾癌患者治疗的关键。对于接受治疗评估的患者，预后风险分层是重要的考虑因素，其由Memorial Sloan Kettering或国际转移性肾癌数据库联盟算法定义，使用了临床和实验室特征将个体分类为有利（无风险因素）、中等（1～2个风险因素）或不利（3个或更多因素）的风险组。这些标准是决定是否使用以下药物的因素，并为患者提供了重要的预后信息。

舒尼替尼（索坦，辉瑞公司）是一种小分子VEGF受体抑制剂，在一项涉及750例透明细胞肾癌患者的研究中，患者被随机分配成使用药物或干扰素-α两组。在舒尼替尼组，PFS从5个月延长至11个月（$P<0.001$），OS略有改善，从干扰素-α组的21.8个月增加到舒尼替

尼组的26.4个月（$P=0.051$）。帕唑帕尼（培唑帕尼，诺华公司）也是一种小分子VEGF受体抑制剂，在一项435例透明细胞肾癌患者的随机对照试验中，患者分别使用帕唑帕尼或安慰剂治疗，安慰剂组在疾病进展时允许交叉。约50%的患者为初治，其余患者曾接受过免疫治疗。帕唑帕尼组的中位PFS为9.2个月，而安慰剂组为4.2个月（$P<0.0001$）。进一步的一项包含1110例患者的随机对照试验发现，帕唑帕尼作为一线治疗并不劣于舒尼替尼。阿希替尼（辉瑞公司）与索拉非尼进行了一项随机第Ⅲ期研究比较，招募了之前接受过治疗但疗效不佳的患者，这些患者之前曾接受靶向治疗或细胞因子治疗。阿希替尼组的PFS为6.7个月，而索拉非尼组为4.7个月［风险比（HR）$=0.665$；95% CI：0.544～0.812；单侧$P<0.0001$］，总生存期无差异。卡博替尼（伊克力西斯公司）与依维莫司（诺华公司）在一项658例患者的研究中进行比较，这些患者之前曾在一线抗血管生成药物治疗后病情进展。在这项研究中，卡博替尼组的PFS为7.4个月，而依维莫司组为3.8个月（$HR=0.58$；95% CI：0.45～0.75；$P<0.001$）。随访结果显示，卡博替尼的PFS持续改善，同时总体反应率（ORR）和总生存期也有所提高。一项针对157例之前未接受治疗的中、高风险患者的研究，比较了卡博替尼与舒尼替尼的疗效，结果显示卡博替尼组的PFS为8.2个月，而舒尼替尼组为5.6个月（调整后$HR=0.66$；95% CI：0.46～0.95；单侧$P=0.012$）。仑伐替尼（爱萨伊公司）联合依维莫司、利伐替尼单药治疗、依维莫司单药治疗进行了一项随机Ⅱ期研究，招募了153例之前接受过治疗的转移性肾癌患者。132例利伐替尼联合依维莫司组根据研究者评估显示14.6个月的PFS，而依维莫司单药组为5.5个月（$HR=0.40$，95% CI：0.24～0.68；$P=0.0005$），并表现出更好的总体反应率和总生存期。

ICI单药治疗、ICI联合抗血管生成治疗以及ICI双药治疗最近已被纳入肾细胞癌治疗算法中。一项随机分配的第Ⅲ期研究纳入821例曾接受治疗的晚期肾细胞癌患者，对纳武利尤单抗（纳武利尤单抗，百时美施贵宝公司）与依维莫司进行了比较。总生存期达到了主要终点，纳武单抗治疗组患者的生存期为25.0个月，而依维莫司治疗组为19.6个月（$HR=0.73$；98.5% CI：0.57～0.93；$P=0.002$）。随后，一项随机分配的Ⅲ期研究纳入1096例未接受过治疗的晚期肾细胞癌患者，对伊匹木单抗（百时美施贵宝公司）联合纳武单抗与舒尼替尼进行了比较，主要终点为中危和低危组的总生存期、总体反应率（ORR）和PFS。联合治疗组的中位总生存期未达到，而具有中危和低危特征的舒尼替尼治疗组患者的中位总生存期为26.0个月（$HR=0.63$；$P<0.001$）。ORR为42% vs. 27%（$P<0.001$），完全反应率分别为9% vs. 1%。联合治疗组的中位PFS数值上较高，但未达到统计学显著性。

在一项纳入861例未接受过治疗的晚期肾癌患者的随机Ⅲ期试验中，研究人员对阿希替尼联合帕博利珠单抗与舒尼替尼进行了比较。主要终点为总生存期和意向治疗总体中的PFS。初始的死亡HR为0.53（95% CI：0.38～0.74；$P<0.0001$），支持联合治疗组；联合治疗组的中位无进展生存期为15.1个月，而舒尼替尼组为11.1个月（$HR=0.69$；95% CI：0.57～0.84；$P<0.001$）。总体反应率为59.3% vs. 35.7%（$P<0.001$），联合治疗组明显更高。

在第一线治疗中，患者经常接受帕博利珠单抗联合阿昔替尼，或者伊匹单抗联合纳武单抗的治疗。对于那些不能使用ICI的患者，如严重自身免疫病患者，通常会先接受抗血管生成单药治疗。常用的二线和后续治疗药物包括卡博替尼和乐伐替尼联合依维莫斯的组合用药。针对以前未接受过治疗、但具有良好风险特征的患者，抗血管生成类药物仍有一定作用。

截至目前，所有提及的研究都是针对以透明细胞癌组织学为主的肾癌患者。然而，有数据显示，舒尼替尼或依维莫司在非透明细胞癌这一涵盖多种不同类型群体中也能产生益处。同时，正在进行中的研究和近期报道的研究也表明ICI在这类患者群体中也有益处，并在各种学术大会上以摘要形式呈现了额外的前瞻性数据。

要点　治疗

- 肾细胞癌（RCC）最有效的治疗方法包括使用免疫检查点抑制剂（ICI）和抗血管生成剂。
- 目前一线治疗方法包括ICI的联合治疗，或者抗血管生成剂与ICI的联合治疗。
- 单独使用抗血管生成药物在后续治疗、高危患者的一线治疗以及无法接受ICI药物治疗的患者中仍然发挥着重要作用。

其他肾脏肿瘤

肾母细胞瘤

威尔姆斯肿瘤（肾母细胞瘤）起源于后肾母细胞，最常见于幼儿：50%的病例发生在2岁以下患儿，75%的病例发生在5岁以下患儿。由于儿科肿瘤超出本章的范围，本章不再进一步讨论该肿瘤。

间质肿瘤

血管平滑肌脂肪瘤

血管平滑肌脂肪瘤是由成熟的脂肪组织、厚壁血管和平滑肌细胞团组成的错构瘤。每个肿瘤中每种成分含量都有所不同。约有5%的血管平滑肌脂肪瘤的脂肪含量不足，无法在CT上识别，因此与肾癌难以鉴别。

血管平滑肌脂肪瘤在女性中更常见，平均发病年龄为41岁。多数患者无明显症状；然而，肾内或肾周出血可能导致侧腹痛。也可间歇性出现血尿和高血压。

血管平滑肌脂肪瘤与结节性硬化症相关。然而，在横断面成像检查中，越来越多的散发病变被诊断为血管平滑肌脂肪瘤。80%的结节性硬化症患者患有血管平滑肌脂肪瘤，但不到40%的血管平滑肌脂肪瘤患者患有结节性硬化综合征。

结节性硬化症，又称Bourneville病（图19.25），是由常染色体显性基因变异引起的。只有约50%的结节性硬化症患者的家族成员会出现一种或多种疾病表现。结节性硬化综合征症状包括癫痫、智力低下及罹患各种错构瘤。除了肾血管平滑肌脂肪瘤和多发性肾囊肿外，患者经常出现视网膜胶质瘤和脑错构瘤。面颊区可能出现腺瘤样损伤。在某些患者中，临床综合征的表现不全。在结节性硬化症患者中，血管平滑肌脂肪瘤通常是多发性和双侧性的，而在没有结节性硬化症的患者中，肿瘤通常是单发性的。散发性血管平滑肌脂肪瘤多见于女性的特点在结节性硬化症患者中不存在。与结节性硬化症相关的血管平滑肌脂肪瘤发生在较年轻者，并且病变通常比散发病变大。随着CT和超声的空间分辨率不断提高，微小的血管平滑肌脂肪瘤在无症状患者中越来越多地被偶然发现。

高回声肾肿块典型超声表现取决于肿瘤的脂肪含量。如果肿瘤中脂肪含量相对较少，其在超声图像上将与其他肾实性肿块无法区分。即使强回声的表现有时也与肾腺癌表现相仿。如果肿块出血，其内可见无回声区。

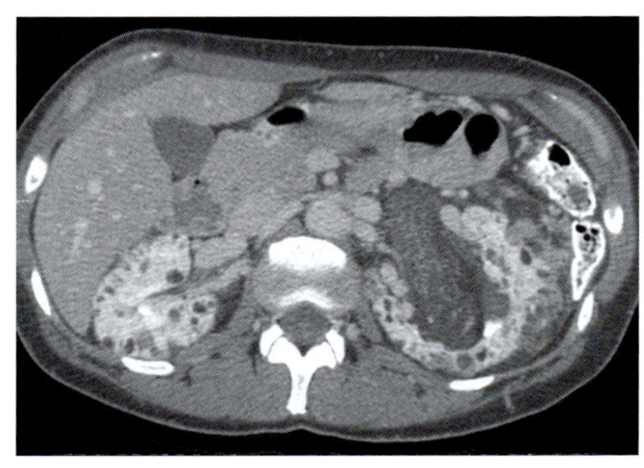

图19.25 一名结节性硬化症患者，轴位CT显示双侧含脂肪的血管平滑肌脂肪瘤

对于血管平滑肌脂肪瘤的诊断，最可靠的影像学检查方法是CT。若肾实性肿块内见脂肪密度，则诊断其为血管平滑肌脂肪瘤的可能性大。虽有报道显示肾母细胞瘤、肾细胞肿瘤、转移瘤和肾腺癌内都可见宏观脂肪，但这些情况很少见。当肾癌中出现脂肪时，通常是因为肿瘤很大，包含了肾周脂肪，或者伴有骨转化，同时可见钙化。由于血管平滑肌脂肪瘤不存在钙化，因此即使发现脂肪也应考虑肾癌的可能性。脂肪瘤和脂肪肉瘤也可能存在宏观脂肪，在影像学上与血管平滑肌脂肪瘤无法区分，但这些都是非常罕见的肾肿瘤。由于一些血管平滑肌脂肪瘤含很少或不含脂肪，所以不含脂肪并不排除血管平滑肌脂肪瘤的诊断。这些肿瘤有时被称为“乏脂病变”。在未检测到脂肪的血管平滑肌脂肪瘤中，肿瘤整体密度均匀且高于正常肾实质。静脉注射对比剂后，肿瘤呈均匀强化。

MRI也能检测到血管平滑肌脂肪瘤内的脂肪（图19.26）。在T1加权图像和T2加权图像上均显示高信号强度。当图像清晰时，MRI在诊断血管平滑肌脂肪瘤方面的准确性与CT相同。然而，MRI在检测小肿瘤中的脂肪可能不如CT敏感。

其他罕见肾间质肿瘤

许多罕见的间叶性肿瘤无法通过影像学检查进行特异性诊断。罕见肿瘤包括纤维瘤、纤维肉瘤、脂肪瘤、脂肪肉瘤、平滑肌瘤、平滑肌肉瘤、血管瘤和球旁细胞瘤。

淋巴瘤

由于肾脏不包含淋巴组织，因此原发性肾淋巴瘤很少见。然而，肾脏也可能因血行播散或邻近腹膜后疾病的直接扩展而受累。因此，肾淋巴瘤通常是涉及多个部位的全身性疾病。肾脏受累在NHL中比在霍奇金病中更常见。当肾脏受累时，通常表现为双侧性而不是单侧性。在初诊时，NHL中肾脏受累的比例为5.8%，在尸检中，肾脏受累的概率增加到41.6%。肾脏受累在某些NHL亚组中更常见。分化不良的伯基特淋巴瘤通常被描述为结节外肿瘤，约有10%病例在发病时肾脏受到影响。通过CT检查发现，11%艾滋病患者罹患肾淋巴瘤。

肾淋巴瘤在免疫缺陷患者中更为常见，包括艾滋病患者在内。在移植物抗宿主病、医源性免疫抑制和肾移植患者中，肾淋巴瘤的发病率有所增加，其发病率比一般人群高350倍。

多数肾淋巴瘤患者在其他部位也有病变，主导了临床表现。常见的症状为发热、体重减轻和可触及的淋巴结肿大。偶尔出现双肾弥漫性受累或由淋巴结肿大引起

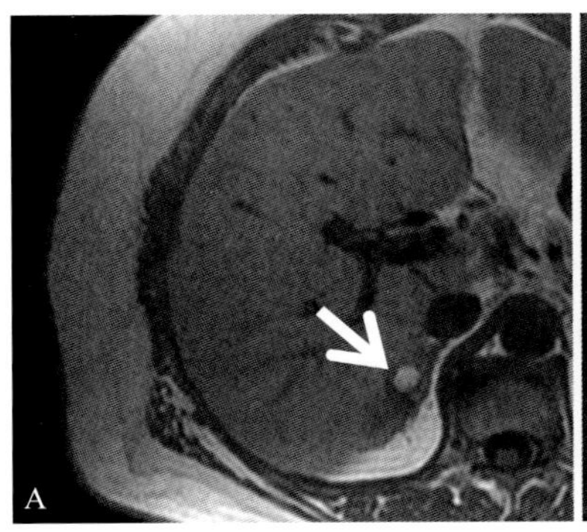
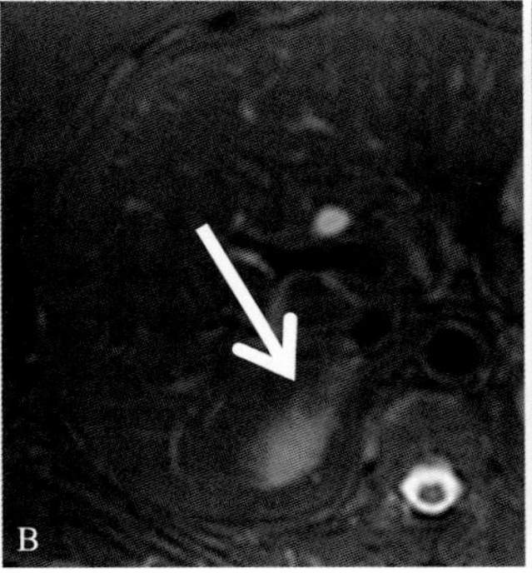
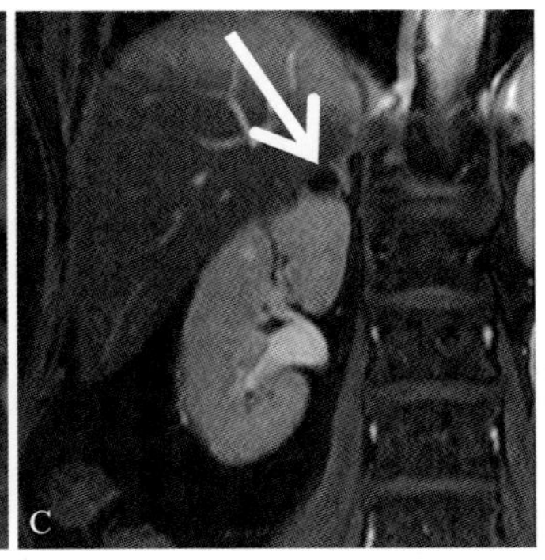

图19.26　轴位T1W图像（A）、脂肪抑制轴位T2加权图像（B）和冠状面脂肪抑制梯度回波T2（使用稳态采集快速成像；C）。MRI显示肾脏上极可见一个含脂肪的病变（在冠状面图像上呈爪征）。该病变在T1图像上呈高信号，在脂肪抑制T2序列上被抑制（箭头），与血管平滑肌脂肪瘤相符

的输尿管梗阻可能影响肾功能的情况。肾淋巴瘤通常在疾病进展后期才表现出临床症状。

肾脏淋巴瘤有多种不同的表现。多发淋巴瘤肿块是最常见的表现，50%肾脏淋巴瘤为多发，也可表现为单发肿块或肾脏被淋巴瘤弥漫浸润。尽管大多数肾脏淋巴瘤是通过血行扩散，但在某些病例中，CT有时可显示由于主动脉旁疾病导致的局部扩散。肿大的淋巴结通常会使输尿管移位。由于近端输尿管位于主动脉旁淋巴结的外侧，因此通常会向外侧移位。而由于外侧髂外淋巴结位于输尿管旁，因此远端输尿管会被推挤向内侧。在超声上，淋巴瘤通常表现为低回声，反映肿瘤的均匀性。然而，淋巴瘤肿块很少有回声穿透，这有助于将其与囊肿区分开。超声通常有助于识别肾盂积水，并且在肾衰竭或有其他禁忌证不能使用静脉对比剂的患者中为首选检查。

CT通常用于恶性淋巴瘤患者的分期和监测，是检测肾脏受累的一种极佳方法。淋巴瘤肿块表现为密度均匀，形态通常为圆形。除非肿块较大，否则肾脏淋巴瘤在平扫图像中难以检测。在注射静脉对比剂后，淋巴瘤因其强化程度较低通常与正常实质形成良好对比。CT表现反映了病理受累情况，如单发肿块、多发结节或弥漫受累。相邻的淋巴结肿大和肿瘤直接向肾脏的扩散也可通过CT显示。肾脏或肾周受累（图19.27）而无其他腹膜后疾病的CT征象很常见。PET/CT在检测和描述肾脏受累情况方面也非常有用。

实性转移肿瘤

累及肾脏的转移性疾病在尸检中相对较常见，患者比例可达20%。最常见的原发肿瘤是肺癌、乳腺癌、结肠癌和黑色素瘤。约50%的患者两侧肾脏都有转移，其余50%只有单侧肾脏受累。患者的症状通常主要由原发肿瘤的表现主导，但血尿和蛋白尿较为常见。尤其是血管性肿瘤，其可能会导致大量的肾脏出血，表现为明显

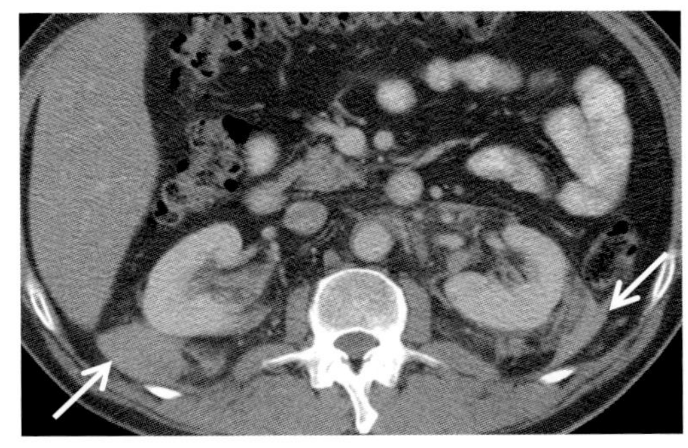

图19.27　肾周淋巴瘤。患者有淋巴瘤，轴位CT显示双侧肾周软组织肿块（箭头）

血尿或肾周血肿。除非广泛转移累及两侧肾脏，肾功能通常是正常的。尿细胞学检查偶尔可呈阳性。

尽管肾脏转移瘤在尸检中常见，其数量超过原发性肾脏恶性肿瘤（比例为4∶1），但在临床上并不常见。大多数患有肾脏转移的患者有广泛的转移性疾病，因此不需要进行影像学研究来证明肾脏受累。在Choyke等的研究中，超过50%的患者在肾脏转移被证实后的3个月内死亡。

近年来，常使用CT对有潜在恶性肿瘤的患者进行分期和监测，这使得转移病灶的检出更加常见。在广泛转移的患者中，肾脏肿块很可能是转移灶。然而，在疾病得到缓解的患者中，新出现的肾脏肿块更可能是原发性肾肿瘤。肾周转移在CT中很容易检测到，因为软组织密度的肿块在肾周脂肪内易于观察。已有报道显示，在患有潜在肺癌、黑色素瘤和淋巴瘤的患者中发现了肾脏转移，淋巴连接可能是这种扩散模式的原因。

肾转移癌最常通过CT检出，因为这一成像技术最常用于对肿瘤患者进行分期和监测（图19.28）。虽然平扫图像在检测转移癌时很少使用，但其有助于排除肾结石。转移癌通常较小且多发，但某些原发性肿瘤，如结肠癌，可伴有单发且较大的肾转移癌。这些转移癌难以

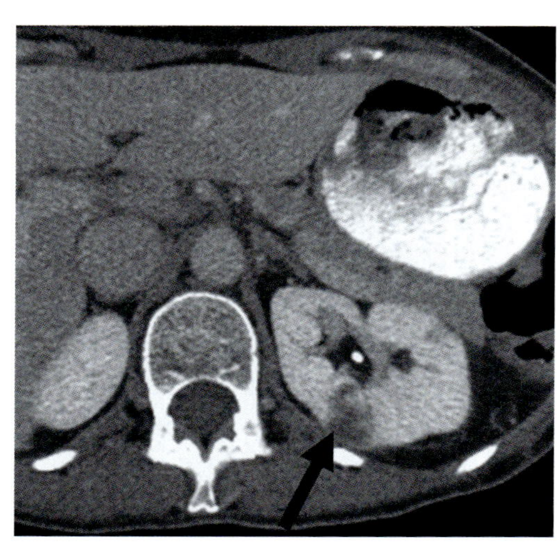

图19.28 乳腺癌患者左肾可见肿块，肿块呈不均匀强化（箭头）。经活检证实为转移性乳腺癌

与原发性肾细胞癌区分，肾活检有助于区分原发肿瘤与转移癌。肾癌常可见到肿瘤侵犯肾静脉和下腔静脉的情况，但该情况在肾转移瘤患者中较罕见。尽管富血供病变在动脉早期可能与正常肾实质强化程度相同，但随后会变为低密度。较小的肾转移瘤可能与囊肿表现相同，但可通过其密度较高而进行区分。

肾转移瘤通常在T2WI上表现为高信号。因为原发性肾脏恶性肿瘤或炎症等疾病与肾转移瘤有类似信号特征而难以将其区分，因此MRI对于肾转移瘤的诊断作用通常不大。

致谢

感谢医学博士Carl M. Sandler、医学博士Surena F. Matin和医学博士Christopher Wood在第一版中为本章所做的工作，这些工作为本次修订奠定了坚实的基础。

肾细胞癌－初步评估

注：考虑将临床试验作为符合条件的患者的治疗方案

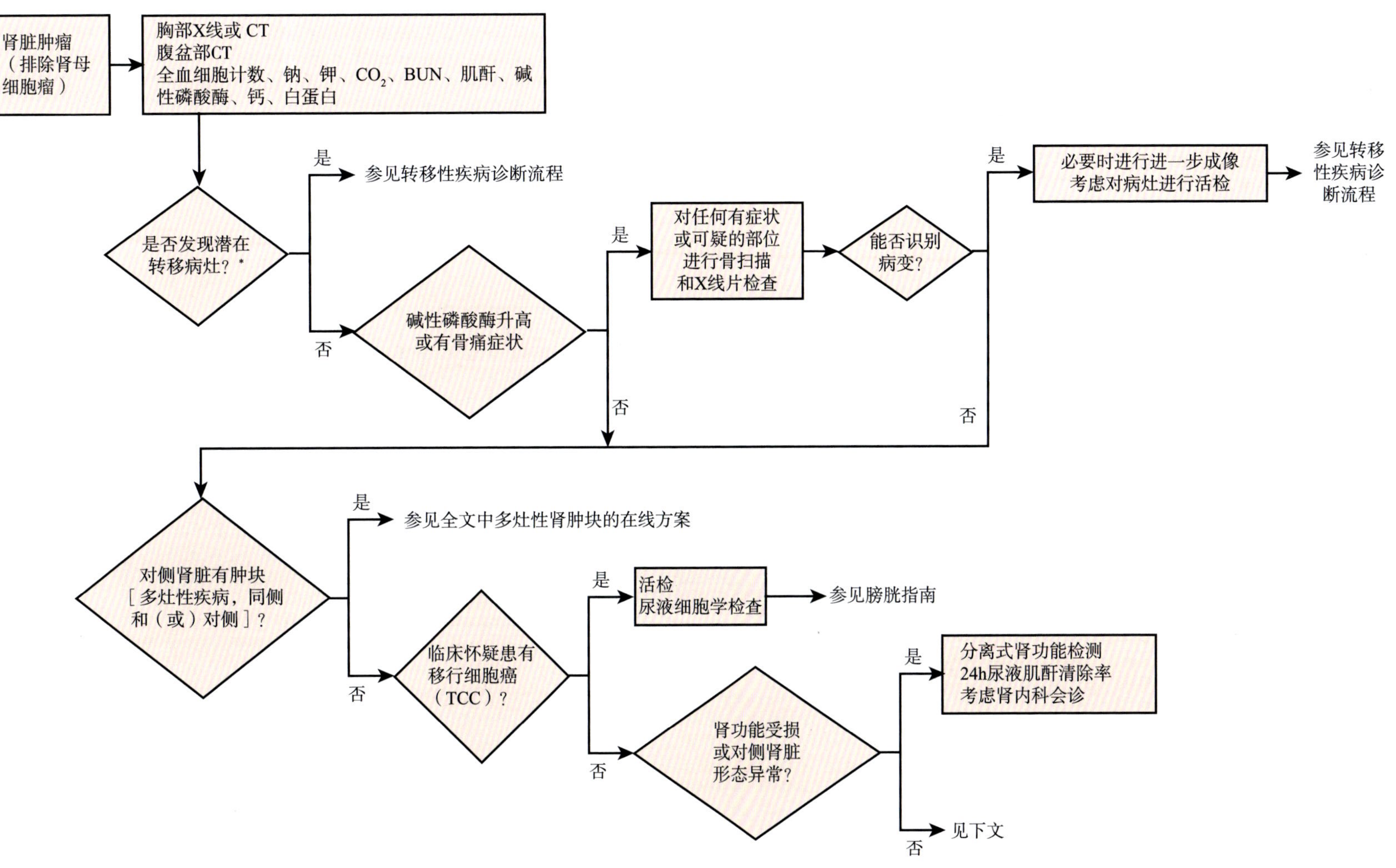

*.腹膜后淋巴结达 3cm并不意味着疾病无法切除

本实践共识算法无意取代医师或其他医疗服务提供者的独立医疗或专业判断

该方案应仅用于患者护理的信息目的。这种方案不用于治疗孕妇

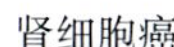
肾细胞癌

注：考虑将临床试验作为符合条件的患者的治疗方案

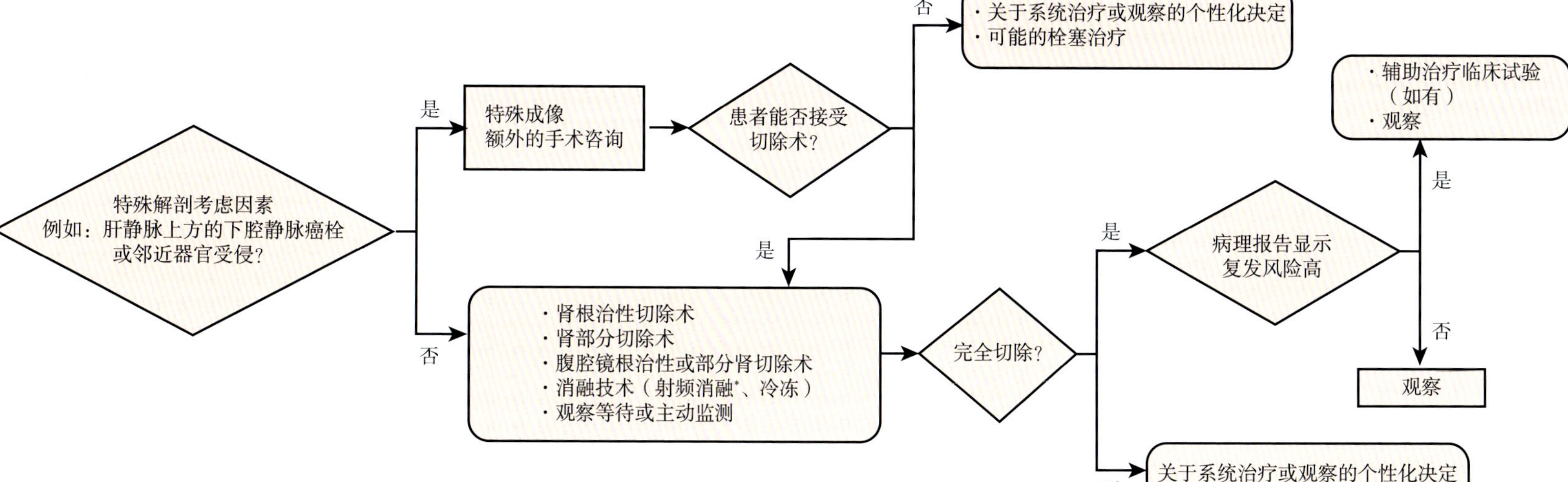

本实践共识算法无意取代医师或其他医疗服务提供者的独立医疗或专业判断。此算法不用于治疗孕妇。

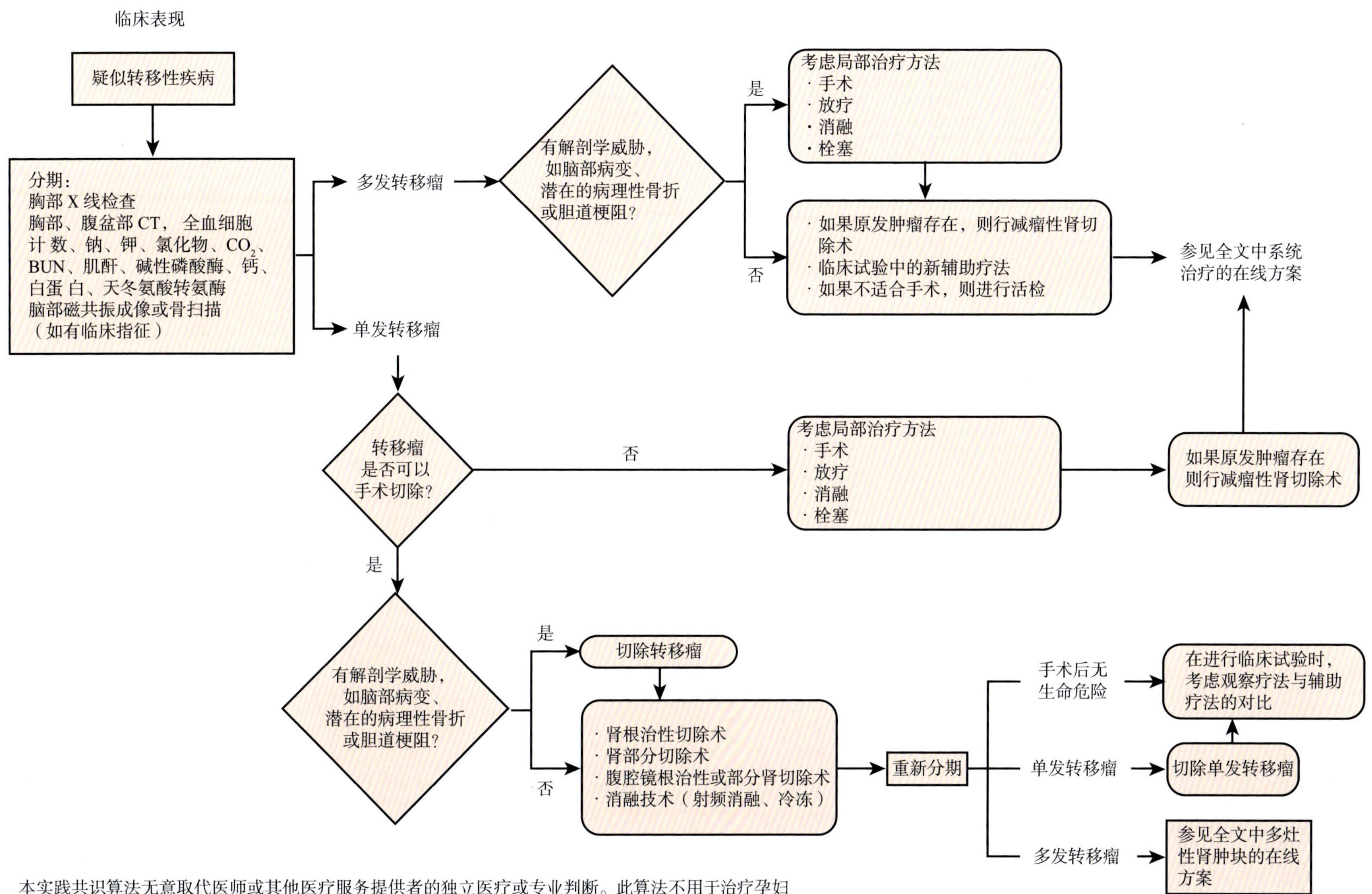

本实践共识算法无意取代医师或其他医疗服务提供者的独立医疗或专业判断。此算法不用于治疗孕妇

第20章

尿路上皮癌（膀胱癌与输尿管癌）

Juan J. Ibarra Rovira，M.D.；Ashish Kamat，M.D.；Arlene O. Siefker-Radtke，M.D.；Vikas Kundra，M.D.，Ph.D.

引言

尿路上皮癌是美国最常见的泌尿生殖系统肿瘤之一。尿路上皮是被覆于肾盂至尿道前列腺部的整个尿液集合系统的正常上皮组织。我们将尿路分为下尿路（膀胱和尿道前列腺部）和上尿路（肾盂肾盏系统和输尿管）两个部分。

尿路上皮癌被认为是一种“区域缺陷”，即肿瘤可以同时或先后发生于尿路上皮的多个部位。当发现一处肿瘤病灶时，远处的尿路上皮癌发生率也随之增加。因此，将整个尿路上皮视为一个病理单元进行考虑和评估非常重要。影像学在下尿路肿瘤的分期及上尿路肿瘤的分期和检出中具有十分重要的作用。

流行病学

膀胱尿路上皮癌是最常见的尿路肿瘤。膀胱尿路上皮癌是美国男性第四大常见恶性肿瘤，占所有美国男性恶性肿瘤的7%，死亡人数的4%。膀胱尿路上皮癌在美国的发病男女比例为4∶1，白种人与黑种人比例为2∶1。男性患膀胱尿路上皮癌的终身患病风险为3.8%，女性为1.2%。2021年，美国将有约83 700例膀胱癌新发病例和17 000例膀胱癌死亡病例。

由于癌症记录机构通常将原发肾盂肿瘤归类为“肾癌”，导致发生于上尿路的尿路上皮癌发病率难以准确估计。根据统计学假设计算所得结果，约5%的肾盂肿瘤属于尿路上皮癌；因此，我们可以增加约4000例上尿路肾盂癌新发病例和883例上尿路肾盂癌死亡病例。

此外，2021年美国预计将有约4200例输尿管癌病例和960例输尿管癌死亡病例。与膀胱癌类似，输尿管尿路上皮癌更常见于男性（男女比例为2∶1），发病率在80岁时达到峰值。据估计，6.4%的膀胱癌患者会继发上尿路肿瘤，约40%的上尿路恶性肿瘤患者会继发下尿路疾病。

危险因素

已知的尿路上皮肿瘤危险因素包括暴露于苯胺染料、芳香胺、高脂饮食、辐射、环磷酰胺、饮用水中的砷、暴露于柴油烟雾、滥用非那西丁、生活在城市地区以及用于染料、橡胶、皮革和铝工业中的物质。最重要的危险因素仍然是吸烟。重度吸烟者（＞40包/年）患尿路上皮肿瘤的概率是不吸烟者的4～5倍。

巴尔干肾病是东欧地区的一种由于食用马兜铃酸而引起的地方性间质性肾病，该物质存在于生长在麦田中的一类普通植物中。巴尔肾病将患多灶、低级别的上尿路尿路上皮癌的风险增加了100～200倍。

饮用咖啡和食用人工甜味剂也被视为是可能的危险因素，但是否可导致膀胱恶性肿瘤尚未得到证实。

尿路上皮肿瘤病因学中的遗传因素不断被验证可能与肿瘤的侵袭性特征有关，如肿瘤分级、分期和血管侵袭性。

从组织学角度看，鳞状细胞癌是全球最常见的膀胱癌类型，它与慢性炎症有关，例如由血吸虫病（裂体吸虫）或结石引起的感染。鳞状细胞癌是男性和女性最常见的尿路恶性肿瘤类型。

膀胱腺癌可能起源于脐尿管残余或继发于腺性膀胱炎（也与膀胱外翻相关）。此外，已报道有微乳头状瘤和小细胞肿瘤是与不良结局相关的侵袭性组织学体征，由于其可能会发生早期微转移，并且在病理学上通常代表较差的预后。

解剖学与病理学

膀胱由原始的尿生殖窦发育而来，在子宫内通过尿囊与脐部相连。尿生殖窦通常在出生时会退缩成一条用以连接膀胱顶和脐带的粗大纤维索——脐尿管。

泌尿系统负责收集、暂时储存和排泄尿液，包括肾盏、肾盂、输尿管、膀胱和尿道。从集合系统至尿道前列腺部的尿路上皮均由相同类型的细胞组成：移行细胞。尿路上皮层下是一层结缔组织，其上有不规则的平滑肌纤维，称为黏膜下层（然而这个术语是不准确的，因为黏膜下层并没有真正的黏膜肌层）或固有层。更深一层由三层肌肉（内层或浅层的纵行肌肉、中间的环形肌肉和外层或深层的纵行肌肉）组成。这些肌肉下方是浆膜层，然后是膀胱周围或输尿管周围的脂肪，在膀胱顶部则是一层腹膜（图20.1）。

成年男性由于前列腺增生引起的慢性膀胱尿道出口梗阻通常会导致膀胱壁肌肉增生和膀胱小梁形成，还可能导致膀胱黏膜外露或膀胱憩室。

绝大多数涉及尿路上皮的肿瘤都是起源于移行细胞（>90%），称为尿路上皮癌；其余亚型有鳞状细胞癌（5%～10%）、腺癌（2%～3%）和小细胞癌（<1%）。纯腺癌最常见于脐尿管韧带沿线，通常为黏液分泌性肿瘤并可形成块状钙化。然而，混合有移行细胞组织的腺癌可见于任何有尿路上皮的地方。

其余极其罕见的肿瘤包括平滑肌瘤、血管瘤、颗粒细胞瘤、神经纤维瘤、副神经节瘤、嗜铬细胞瘤、平滑肌肉瘤、横纹肌肉瘤、造血和淋巴系统肿瘤（例如，非霍奇金淋巴瘤）、癌肉瘤、恶性黑色素瘤、转移瘤及来自邻近器官其他原发肿瘤的直接侵袭。

膀胱

膀胱肿瘤在生物学上分为两类：浅表型或非肌层浸润型，占70%～80%；肌层浸润型，占20%～30%。

浅表型膀胱肿瘤局限于黏膜层或固有层，多为乳头状（即突入膀胱腔内）且组织学分级较低。它们通常预后良好，但有复发的倾向（3年复发率为70%）且有10%～20%的概率可能进展为侵袭性疾病（这一比例在T1期患者中可高达46%）。约70%的浅表型肿瘤患者为低级别乳头状瘤，30%为高级别、平坦型、原位癌。后者的进展和侵袭风险性更高。

肌层浸润型肿瘤病变累及肌层，多为实性，具有侵袭性和高组织学分级。这一类病变预后通常较差。

上尿路

输尿管的尿路上皮肿瘤发病频率分布为：远端（占73%）、中段（占24%）和近端（占3%），2%～5%患者可能双侧输尿管同时存在病变。这些肿瘤在组织学上与膀胱的尿路上皮肿瘤相似。与膀胱的尿路上皮肿瘤一样，上尿路肿瘤可为浅表型（占85%）或浸润型（占

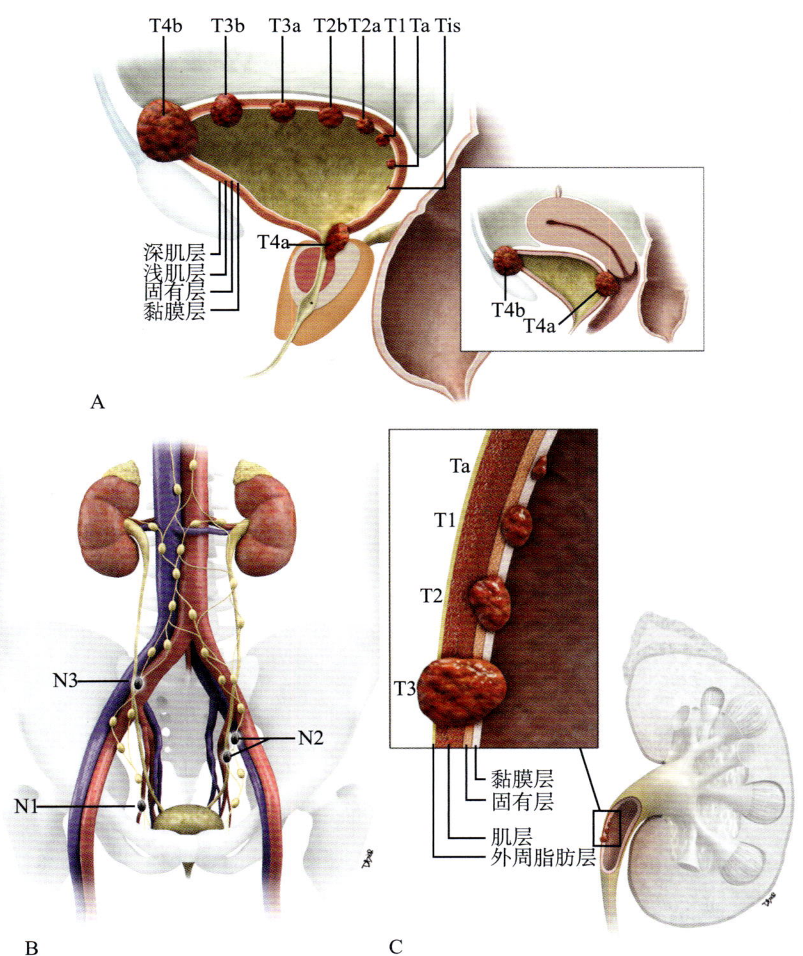

图20.1　膀胱癌分期示意图。A. T分期示意图；B. N分期示意图；C. 输尿管癌T分期示意图

15%）。

上皮肿瘤有多种组织病理学分级系统，最常用的是三分级系统：低级别（Ⅰ级）、中等级别（Ⅱ级）和高级别或低分化（Ⅲ级）。

要点　解剖学与病理学

- 尿路上皮由移行细胞构成，从肾盏延伸至尿道前列腺部。
- “上”尿路集合系统包括肾盏、肾盂和输尿管；“下”尿路包括膀胱和尿道。
- 一旦在任何位置发现肿瘤，整个尿路上皮都有发生肿瘤的风险。
- 集合系统最常见的肿瘤是尿路上皮癌，过去称为移行细胞癌（＞90%）。
- 尿路上皮肿瘤可以是浅表型（70%）或浸润型（30%）。
- 肌层浸润型肿瘤通常组织学分级较高、侵袭性较强，预后较差。

临床表现

尿路上皮肿瘤患者最常见症状为无痛性肉眼或镜下血尿，其余症状包括尿频、排尿困难、尿急和发热。疼痛可能是肿瘤或血凝块引起输尿管或膀胱尿道出口梗阻时的征象，也可能是疾病晚期的征兆。膀胱输尿管交界处的肿瘤可引起输尿管梗阻进而导致肾积水。

血尿可能与多种其他疾病相关，如肾实质肿瘤或医学性肾脏疾病（如肾炎）、尿路炎性疾病（如感染、化疗、放疗所引起）、结石（通常伴有疼痛）、子宫内膜异位症、前列腺疾病、凝血障碍以及创伤或器械损伤。

肿瘤扩散模式

膀胱癌

膀胱尿路上皮肿瘤侵犯逐步透过膀胱壁（即固有层、肌肉、浆膜），最终侵犯至膀胱外的结构。在局部晚期病变中，肿瘤可扩展侵犯至邻近结构，如直肠、前腹壁、盆腔侧壁肌肉（如闭孔内肌）和骨骼（如髂骨和耻骨）。膀胱位于腹膜外，但上方部分被腹膜覆盖。当膀胱癌扩散至腹膜时，可导致腹膜腔内传播，最终引起腹膜种植转移和腹水。

膀胱癌可通过淋巴系统转移，通常以一种连续的方式从盆腔（髂内淋巴结、闭孔淋巴结和髂外淋巴结）到髂总淋巴结再到腹膜后淋巴结。疾病晚期的淋巴结转移可远达膈上的纵隔、肺门及颈部淋巴结。膀胱癌侵犯至膀胱壁时，淋巴结转移率约为30%，膀胱癌侵犯至膀胱壁外时，其转移率约为60%。淋巴结分期对预后有非常重要的影响。肿瘤还可能通过血行转移，肝脏是最常见转移器官，其次是骨骼和肺。

淋巴转移和（或）血行转移风险随着肿瘤的大小和分期增加而增加，远处转移的发生率随着肿瘤（T）和淋巴结（N）分期的增加而增加。

膀胱颈的尿路上皮疾病可侵及尿道。尿道疾病同样可累及邻近的结构，如阴道壁和阴茎体部。男性尿路上皮癌累及尿道常见于尿道前列腺部并可局部侵犯前列腺。

脐尿管腺癌，由于起源于残存的脐尿管，所以有扩散向腹膜腔和前腹壁的倾向。

上尿路

上尿路原发尿路上皮肿瘤会局部扩散至输尿管和盆腔周围脂肪。与原发肾肿瘤不同，发生于肾盂的尿路上皮肿瘤可侵及肾实质但肾脏往往会保持正常肾脏轮廓。可能是因为输尿管壁较薄，导致输尿管中的浸润性肿瘤往往比膀胱肿瘤更具侵袭性。

淋巴转移通常转移至输尿管周围（腹膜后、髂总和髂内）的局部区域淋巴结。

与血行转移相比，上尿路肿瘤的局部浸润和淋巴结转移更为常见，这可能是因为输尿管和上尿路的壁相对较薄，淋巴引流丰富。血行转移部位与膀胱肿瘤（肝脏、骨和肺）相似。

要点　肿瘤扩散模式

- 肿瘤在经血液途径扩散之前通常先经淋巴管扩散。
- 病变的转移风险随着肿瘤和淋巴结分期以及肿瘤的组织学分级升高而增加。
- 尿路上皮肿瘤的远处转移不太常见，一旦发生，可累及肝脏、骨和肺。

分级评估

膀胱

膀胱肿瘤主要有两个分期系统：肿瘤-淋巴结-转移（TNM）系统和JewettStrong-Marshall分类系统（表20.1）。TNM系统应用广泛且非常全面。T分期主要描述肿瘤相对于正常膀胱壁层的局部膀胱壁侵袭深度。N分期是基于疾病发生淋巴结转移的大小和数量。M分期描述是否存在远处转移。腹膜后淋巴结肿大被归为M分期。

表20.1 美国癌症联合委员会与Jewett-Strong-Marshall分级系统比较

分期	病情程度	与TNM分期最接近等级
0	局限于黏膜、原位平坦或乳头状	Tis或Ta
A	侵及固有层	T1
B1	<肌层中部	T2a
B2	>肌层中部	T2b
C	膀胱周围脂肪、前列腺、子宫或阴道、盆壁或腹壁	T3，T4a，T4b
D1	腹部淋巴结受累	N1 ～ N3
D2	远处转移	M1

TNM.肿瘤-淋巴结-转移

引自：National Cancer Institute. Surveillance，Epidemiology，and End Results Program. Staging：Comparison of AJCC & Jewell-Strong-Marshall Staging Systems. Available at https：//training.seer.cancer.gov/bladder/abstract-codestage/staging.html . Accessed May 23 2019

T分期如图20.1的A和B所示。浅表性肿瘤为Tis、Ta和T1；浸润性肿瘤为T2、T3和T4。

预后会随着T、N、M分期和Jueet-Strong-Marker分期的增加而变差。5年总体生存率为：原位为95.8%，局部为69.5%，区域性为36.3%，远处转移为4.6%。淋巴结状态和肿瘤是否受限于器官仍然是生存的独立预测因素。

尿路上皮肿瘤可发生于膀胱憩室，也可发生或累及尿道前列腺部。这两种病变的预后都较差，前者是因为没有肌肉层作为肿瘤扩散的屏障。

预后还受肿瘤分级、是否存在血管和淋巴管侵犯以及弥漫性原位癌的影响。值得注意的是，最后一种因素目前没有反映在分期分类体系中。

治疗方案受肿瘤分期的影响。膀胱镜检查和活检对于膀胱癌的初步分期评估至关重要，尤其是对侵犯膀胱壁的评估。与病理结果相比，有高达50%的病例疾病程度的临床分期可能被低估，因此需要充分利用影像学检查评估受累区域以减少错误。

上尿路

与膀胱分期一样，上尿路的T分期是根据输尿管壁各层的浸润深度进行评估的（图20.1C）。

要点 分期

- T分期反映了膀胱壁和周围组织的侵犯深度。
- 膀胱镜与活检在膀胱癌的初步分期评估中至关重要。
- 肿瘤分期直接影响治疗方案的选择。
- 高达50%的病例临床分期可能低估了疾病的程度。
- 影像学有助于适当分期。

影像学

目前还没有明确的用于检测尿路上皮肿瘤的初步筛查程序。大多数肿瘤是在血尿检查时发现的。下尿路原发肿瘤通过膀胱镜检查和评估，而上尿路原发肿瘤则通过影像学检查来检测，最常见的是腹部CT或CT尿路造影（CT urography，CTU）。

原发肿瘤（T）

膀胱

对于早期低级别T分期病变（Tis ～ T1），膀胱镜检查和深度活检并进行组织学评估是治疗的标准方案。对于浸润较深的肿瘤（T2 ～ T4），临床分期包括麻醉下的双手检查以评估膀胱肿块大小和与邻近器官关系，据报道，分期不足和分期过高的病例占比为25% ～ 50%。影像在膀胱肿瘤的评估中起着必不可少的作用，尤其是对淋巴结转移和血行转移的评估。

膀胱镜检查可能会漏诊存在于狭窄颈部憩室内的肿瘤，而影像学检查则可以辅助诊断。CT虽是这些肿瘤分期的标准，但MRI已被证明具有额外的优势，例如更好的组织对比分辨率和功能成像，这些均有助于局部分期，包括膀胱壁和邻近器官受累，特别是膀胱肿瘤。

美国放射学会（American College of Radiology，ACR）提倡使用ACR适宜性标准，该标准将治疗方式分为以下几类：①推荐使用；②可能适宜（一致和不一致的部分）；③通常不适宜。ACR在2018年最新的专家小组共识建议：腹部和盆腔的CT或MRI不注射或注射静脉对比剂，胸部X线片以及盆腔增强CT或MRI通常适用于集合系统肿瘤。

计算机断层扫描

扫描：在静脉注射对比剂（100 ～ 150ml，2.5 ～ 3.0ml/s）后60 ～ 80s的门静脉期进行扫描，在肾脏皮髓质期，静脉对比剂排泄至膀胱之前，可检测到膀胱壁的肿瘤强化。延迟期图像（180 ～ 300s）可以检测到静脉对比剂背景下膀胱腔内的软组织密度肿块/充盈缺损。薄层（0.625mm）等体素图像采集有助于多平面重建。口腔和直肠造影有助于盆腔内相邻器官的显影。膀胱应该适度充盈。如果有导尿管，应在检查前和检查过程中夹闭一段时间。

可能影响膀胱CT或MRI评估的混杂因素包括膀胱充盈不足、炎症、感染性或放射性膀胱炎、活检后改变或输尿管喷流。

总体而言，分期的准确率在55% ～ 95%，在充盈膀胱的皮髓质期扫描时检测效果最佳。CTU的敏感度高达93%，特异度高达99%。CT对T3b期或更高分期的肿瘤效果最好。

影像学征象：膀胱尿路上皮肿瘤可表现为膀胱壁增厚（图20.2）（即平坦肿瘤），或增强充盈缺损（即乳头状肿瘤）（图20.3）。黏膜表面可见细小钙化。病灶在静脉注射对比剂后最常表现为早期强化，这一表现反映了肿瘤的血管生成活性（图20.3）。CT不能分辨膀胱壁各层，因此不能分辨低于T3b期的疾病。然而，肿瘤部位的膀胱外壁收缩提示深层肌肉受累（T2b期）。

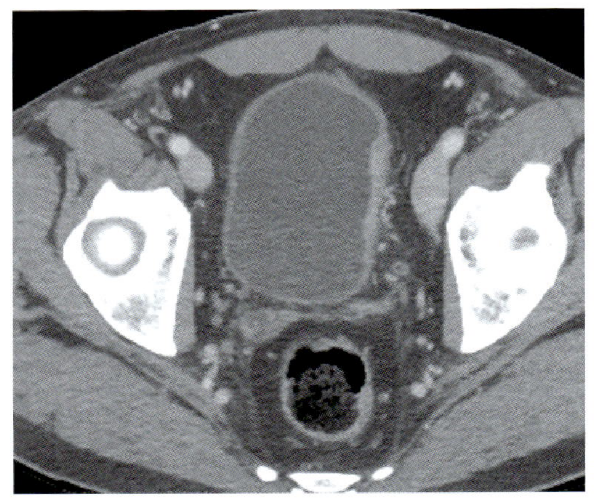

图20.2 膀胱内尿路上皮肿瘤，左侧增厚膀胱壁强化

T3b期病变代表生长超出膀胱壁的病变，表现为膀胱外壁不规则、轮廓模糊和（或）结节以及膀胱周围条索状脂肪。CT通常无法检测到T3a期（膀胱周围微小脂肪）病变。由于MRI对盆腔器官的软组织对比度显影更好，所以MRI对伴有邻近器官受累的T4期疾病的评估通常比CT更好。

膀胱输尿管交界处的肿瘤可能导致输尿管梗阻，这可能是本病的一个特征性表现（图20.4）。膀胱肿瘤也可见于膀胱憩室中（图20.5），重要的是这些憩室在膀胱镜检查中可能不可见。

磁共振成像

扫描：使用1.5T或3T磁体和专用的多平面薄层（3～4mm）T2W、DWI/ADC和动态对比增强（dynamic contrast-enhanced，DCE）成像可以提供高质量的MRI，不仅可以提供解剖信息，还可提供功能信息。通常使用FSE或快速自旋回波获得至少两个平面无脂肪抑制图像

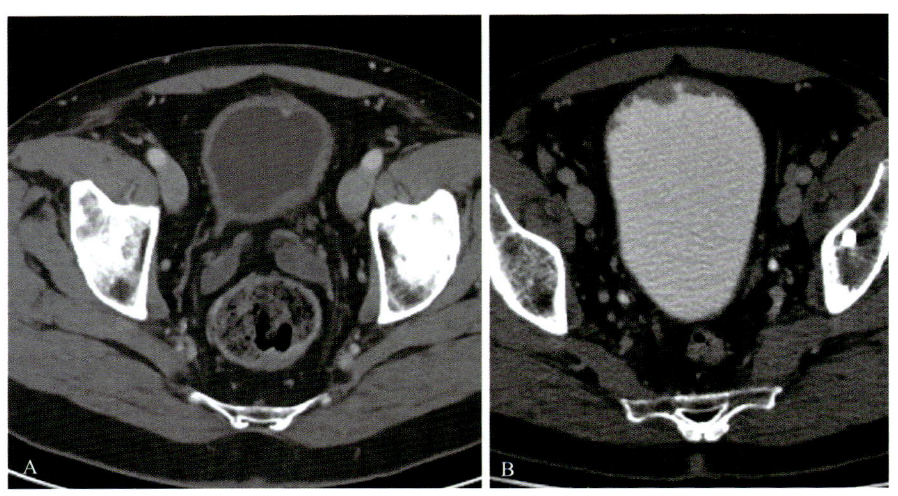

图20.3 膀胱内尿路上皮肿瘤。A.膀胱前壁息肉样小结节强化；B.充满对比剂的膀胱内的多处充盈缺损灶

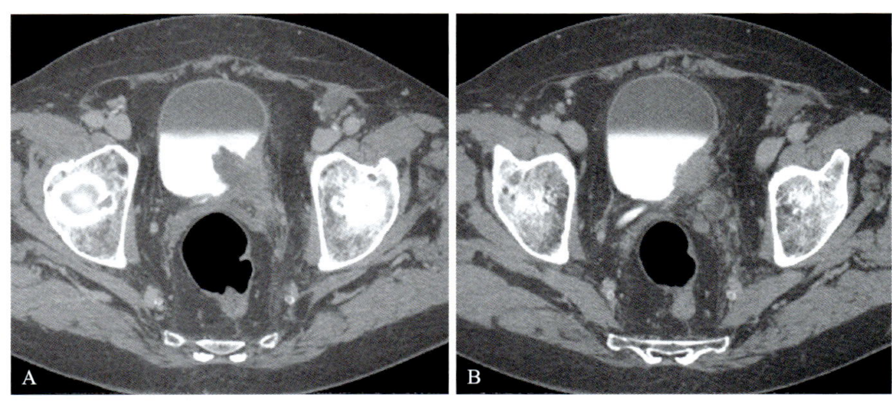

图20.4 膀胱尿路上皮肿瘤。A.膀胱左后外侧壁较大肿块引起膀胱输尿管梗阻；B.注意与右侧正常输尿管相比，左侧输尿管扩张

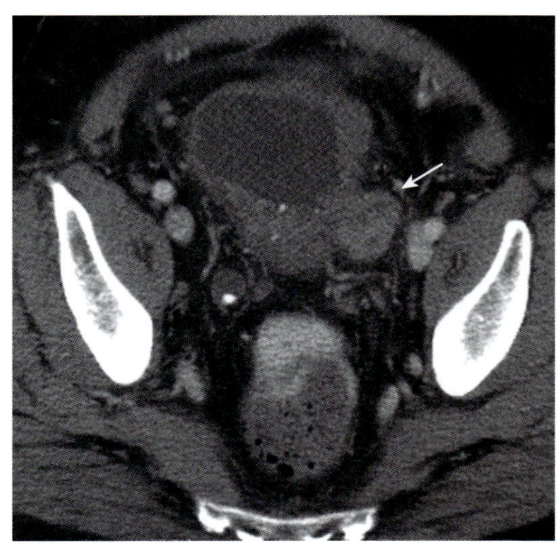

图20.5　长在膀胱憩室内的膀胱肿瘤（箭头）

的T2W和一个附加平面的组合。

扫描方案通常包括：

- 无脂肪抑制的矢状位和冠状位T2序列（二维FSE或快速自旋回波）
- 轴位T2脂肪抑制序列
- 轴位T1双回波序列
- 从肾脏扫描至膀胱的三维（3D）重T2W序列或单次激发FSE序列
- 冠状位或矢状位T1脂肪饱和DCE扫描序列，包括增强前和增强后扫描

静脉注射胰高血糖素可以减少肠道运动伪影。沿骨盆前后加用饱和带也可减少运动和卷积伪影。膀胱应当适度充盈，因为过度充盈会导致患者不适和不安继而导致运动和成像不佳。

共识提案膀胱影像报告和数据系统被建议作为一种评估膀胱壁侵犯的方法。理论上，通过对膀胱壁进行程序化的评估，可以减少固有的分期错误（特别是分期不足）以及放射科医师之间的分歧。该评估程序初步的早期验证和观察者之间一致性数据是有利的。也有关于肿瘤特征的定量/半定量测量的报告，例如ADC和增强曲线预测相对应的组织学分级，这些研究仍在进行中。

影像学征象：在T2W上，肿瘤相较于肌肉通常为高信号。T2W、DWI/ADC及增强T1 DCE联合检查可以诊断早期肿瘤（图20.6A），并在通过评估肿瘤侵犯肌层（T2W和增强图像上通常表现为低信号）鉴别T1期和T2期肿瘤方面优于CT。此外，MRI还可以识别早期膀胱周围脂肪侵犯（T3b）。DCE鉴别T1期和T2期病变的灵敏度为90%，特异度为87%，准确度为84%～87%。因为生存/结果相似，所以T2a期和T2b期病变之间的鉴别并不是非常重要。

肿瘤的DWI信号明显高于正常膀胱。DWI的评估虽然可能会被炎症、感染或血凝块等混杂因素所混淆，但是，高达88%的灵敏度和85%的特异度支持它在膀胱肿瘤诊断中的应用。T3b期病变在T1和非脂肪抑制的T2W序列上表现为低信号结节或膀胱周围条索状脂肪（图20.6B）。

总体而言，对于分期，研究表明MRI比CT更准确，MRI的准确率在73%～96%，而CT的准确率在40%～95%。这在很大程度上是因为MRI具有更好的评估膀胱壁受累的能力。值得注意的是，大多数已报道的MRI评估研究都是通过体部阵列线圈而不是盆腔阵列线圈进行的，这说明使用更高分辨率的线圈应该会进一步提高准确性。

影像学表现与肿瘤相似的混杂因素包括炎症、水肿或纤维化，例如，活检后改变、经尿道膀胱肿瘤电切术（transurethral resection of bladder tumor，TURBT）或放射治疗后（图20.7）。如果可行，最好在活检或切除前进行局部分期的影像检查。

超声：许多超声检查技术，如经腹、经尿道、经阴道和经直肠超声，已被研究用于评估膀胱肿瘤。超声可以区分膀胱壁各层，即内层高回声黏膜、低回肌层和外层高回声浆膜及位于腹膜后的膀胱外周组织（图20.8）。然而，经腹超声对膀胱肿瘤分期的准确性较低。据报道，膀胱内超声对T分期的准确率在62%～92%。遗憾的是，由于对膀胱外结构的可视化效果不佳，它的实用价值有限。

上尿路

与下尿路不同，上尿路肿瘤的检出和评估在很大程度上依赖于影像，因为在没有更具侵略性和侵入性的器械情况下，它们相对难以直接可视化。

静脉尿路造影（intravenous urography，IVU）在上尿路肿瘤的检出或分期方面作用有限。除了管腔外，CT和MRI还可以评估膀胱壁和邻近器官。直接肾盂造影更具侵入性，但也可以在检查的同时进行细胞学采样。CTU具有多种优点，其中最重要的是输尿管及其周围组织的良好空间分辨率。磁共振尿路成像（magnetic resonance urography，MRU）是一种发展中的技术，与CTU相比具有一些潜在的优势，可以在没有静脉对比剂的情况下对有静脉对比剂禁忌证的患者进行检查。由于技术的不同，MRU更易受运动伪影影响，并且其空间分辨率可能比CT更差。

静脉尿路造影

扫描：首先拍摄张增强前影像以评估是否存在不透过X线的肾结石可能性。然后，在静脉注射对比剂后获得一系列的泌尿集合系统的平片。上尿路的正位X线片

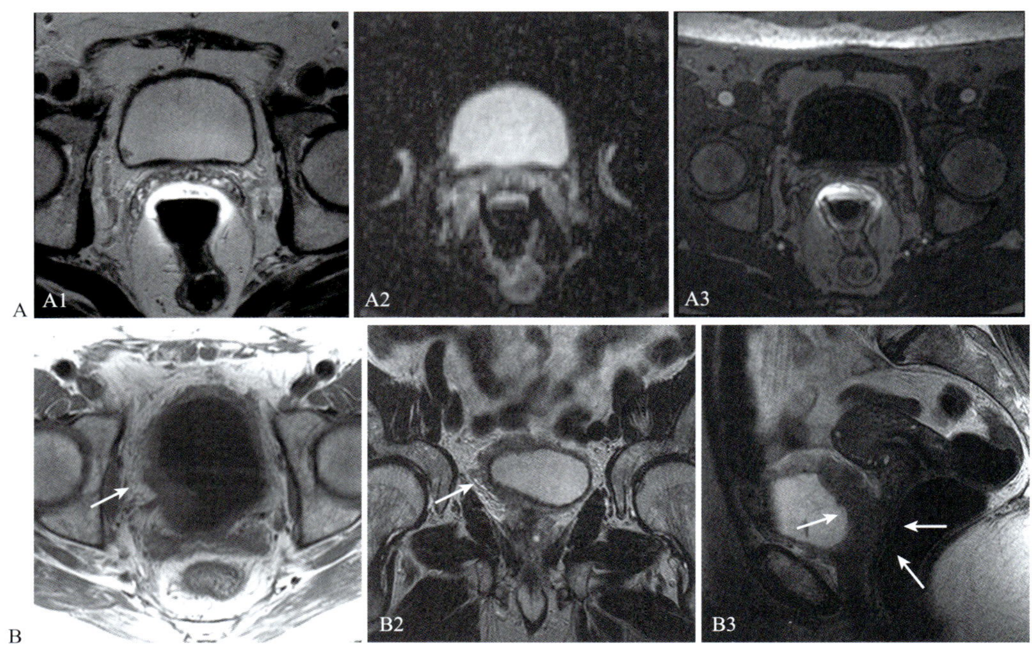

图20.6 T2图像显示膀胱内小结节伴早期强化和扩散受限。(A1)膀胱肿瘤轴位T1W和(A2)冠状位T2W MRI显示右侧膀胱壁不规则增厚(箭头)。值得注意的是膀胱周围脂肪中的条索状和结节状信号，本例患者归为T3b期病变。B.矢状位MRI显示膀胱后壁肿瘤(箭头)紧邻阴道。直肠位于阴道后方

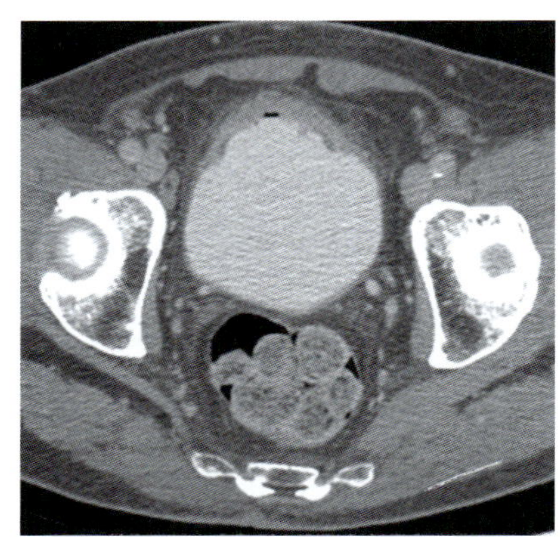

图20.7 膀胱镜活检后膀胱周围条索样脂肪，混淆了是否为病变像膀胱壁外侵犯。注意膀胱里有气体

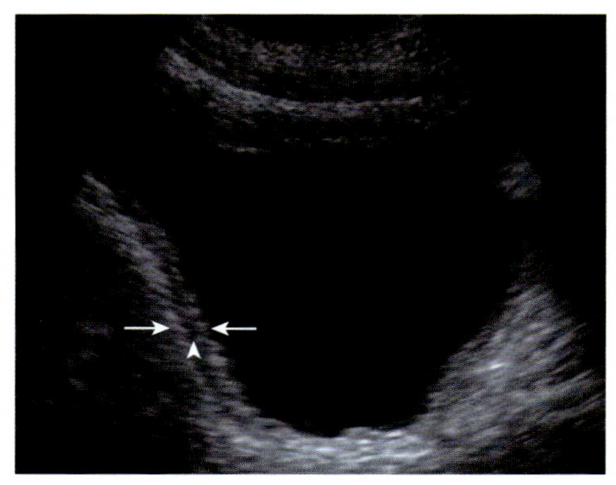

图20.8 在膀胱壁各层中固有肌层显示为低回声(短箭头)、黏膜呈高回声(指向左侧箭头所示)以及浆膜呈高回声(指向右侧箭头所示)

可以补充肾盂肾盏系统的断层X线片和输尿管的俯卧位和斜位（增加和去除腹部压迫以扩张上尿路）X线片，以便更好地显示肾盂肾盏系统。

影像学征象：上尿路尿路上皮肿瘤的影像学征象包括充盈缺损和狭窄，可以是光滑的也可以是不规则的。肾盂肾盏的斑点状外观提示对比剂阻滞于肿瘤的乳头状分叶中。肾盏内的肿瘤可导致静脉对比剂排泄不足或延迟进入肾盏，称为“肾盏截断”（图20.9）。在输尿管或膀胱输尿管口区域，肿瘤可引起输尿管梗阻和肾积水，这也可能与对比剂排泄延迟或缺失有关。在多达50%～90%的病例中，IVU可能无法检出上尿路肿瘤。

直接肾盂造影

扫描：通过侵入性方式直接进入上尿路。逆行入路需要膀胱镜检查并对每个膀胱输尿管开口插管。顺行入路需要经皮肾造口对肾盂肾盏系统进行经皮穿刺术。顺行肾盂造影需要穿过肾脏，但如果不可逆行进入，例如输尿管远端梗阻性病变或继发于肿瘤或手术的膀胱畸形，则需要行该检查。

这两种技术都提供了注射对比剂后相关上尿路影像成像并对尿液进行细胞学采样。原则上，在直接进入输尿管后，也可以进行输尿管镜检查和活检。

计算机断层尿路造影

扫描：具体的扫描方案有据可查且非常有效。基本要求是：①高分辨率扫描，以检测小的充盈缺损、尿路上皮壁增厚和3D重建；②输尿管扩张。目前的64排或更

高排MS CT扫描仪具有通过单次屏气就进行覆盖整个尿路集合系统的等体素亚毫米采集的潜力。这些图像可以在不同层面上重建，以更大的切片厚度（通常为2.5mm）进行读取，以减少噪声和辐射剂量。

腹部和盆腔平扫通常用于发现不透过射线的结石或高密度凝块。静脉注射液体和（或）呋塞米用于扩张输尿管。有一种技术采用两次单独的静脉对比剂注射（"分次团注"），首先是按3ml/s的速度输注70～120ml的对比剂，用于初步成像，此时对比剂尚未通过尿液排出；然后在10～15min后输注入含或不含呋塞米的生理盐水，并以3ml/s的速度第二次注射50～80ml的静脉对比剂用于输尿管和膀胱中延迟增强成像。后一次扫描图像的结果是第二次静脉对比剂注射的肾脏的肾造影相和第一次静脉对比剂注射的肾盂肾盏系统的排泄期。

随着目前的剂量节约技术和双能CT扫描仪的使用增加，减少了对比剂的注射量，一些方案的注射总量仅为100ml或更少。与许多其他CT在肿瘤学中的应用不同，应避免对比剂在胃肠道显影，因为它可能会使后续的评估复杂化，特别是在3D图像重建和尿分流评估中。

影像学征象：尿路上皮病变可表现为上尿路充盈缺损或狭窄。然而，由于其固有的横断面成像，CTU同样有能力观察到尿路上皮壁增厚（图20.10）。尿路上皮癌很少表现为类似肾结石的细小钙化。

在肾盂肾盏系统中，病变和肾实质之间存在脂肪平面或对比剂可提示T1期或T2期病变。T3期肿瘤表现为肾窦脂肪缺失和邻近实质异常强化。T4期肿瘤表现为邻

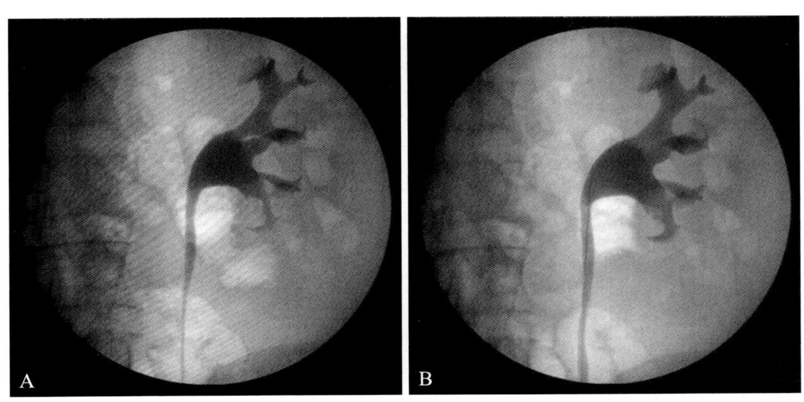

图20.9　上尿路尿路上皮肿瘤。逆行肾盂造影与其余正常肾盂肾盏系统相比，表现为肾下极集合系统不规则/接近截断

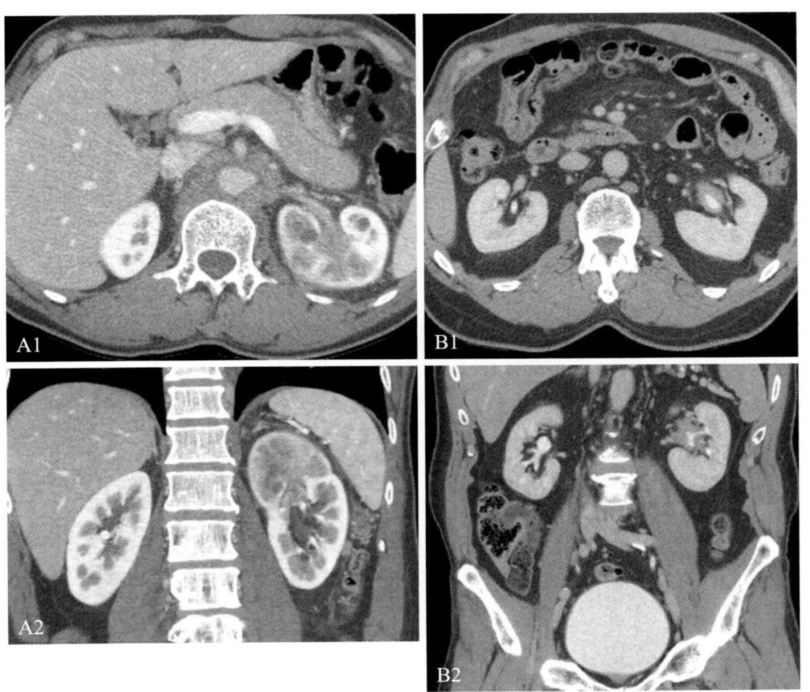

图20.10　A. CT尿路造影（CTU）显示肾盂肾盏系统肿瘤。CTU肾实质期轴位和冠状位图像显示肿瘤的侵袭性。注意，轴位图像可见腹膜后转移。B. CTU排泄期肿瘤表现为左侧肾盂区域充盈缺损

近器官侵犯。

肾盂肾盏系统的尿路上皮肿瘤很难与原发肾肿瘤相鉴别，然而，前者是典型的浸润性肿瘤，并通常保留有肾脏的轮廓。偶尔可以观察到相当于肾盏截断的CT表现（图20.11）。

CTU在检测上尿路疾病的灵敏度高于IVU，根据Meta分析报告，CTU的综合灵敏度为96%，而IVU的灵敏度为50%～60%。

CTU还能够评估淋巴结和转移性疾病，从而在一次检查中提供全面的综合评估。使用CTU的一个重要考虑因素是其相对较高的辐射剂量，根据使用的技术，辐射剂量可能高达40mSv。

磁共振尿路造影：与CTU相比，MRU具有无电离辐射、无须使用碘化对比剂（以及相关的过敏和肾毒性）、更高的对比度分辨率和直接的多平面成像等优点。其缺点包括通常相对较差的空间分辨率、相对较长的采集时间和运动伪影。

扫描：随着技术的不断发展，建议使用整个肾盂肾盏系统输尿管和膀胱的3D重T2W平扫序列，以及具有相似视野的冠状位T1动态增强序列来评估上尿路（图20.12）。在依赖静脉注射MRI对比剂的扫描中，当对比剂排泄到集合系统中时，使用血管造影类序列可采集得到额外的图像。

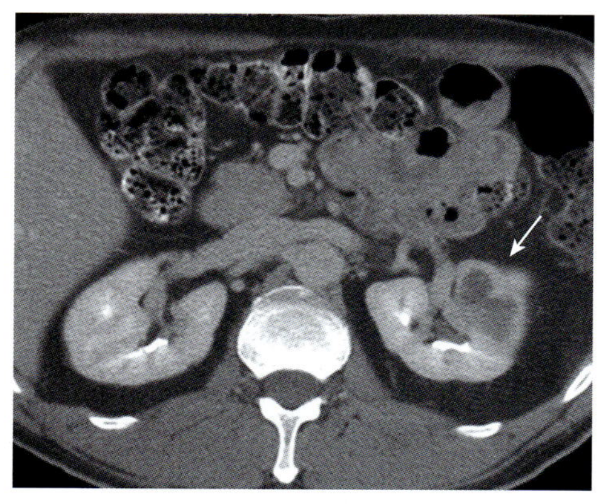

图20.11 上尿路尿路上皮肿瘤。由于肾盏口肿瘤，左肾上极肾盏局灶性扩张（箭头所示："肾盏截断"）

平扫的优点是，当集合系统阻塞或功能缺失时，可以在不使用静脉对比剂的情况下显影集合系统。因此，可以看到管腔特征以及尿路上皮壁增厚。

尿路上皮壁增厚和（或）输尿管周围条索状影等混杂因素可归因于手术、活检或炎症性疾病（例如：放射因素或支架）。

超声：超声在上尿路肿瘤的检出和评估中的作用非常有限。肾盂尿路上皮肿瘤可表现为肾盂腔内回声灶或肾窦内回声肿块，伴或不伴有肾积水。漏斗部肿瘤可引起局灶性肾盏扩张（相当于IVU上被截断的肾盏）。通常无法对整个输尿管进行检查。

淋巴结转移（N）

原发膀胱肿瘤的淋巴结转移病变累及盆腔淋巴结，并向腹膜后淋巴结进展。在晚期疾病中，淋巴结转移可累及纵隔、肺门和颈部淋巴结。上尿路肿瘤的淋巴结转移首先累及腹膜后的邻近淋巴结。

计算机断层扫描

在CT（图20.13）或MRI评估中，淋巴结大小是判断淋巴结受累的主要标准。然而，小的淋巴结也可能含有肿瘤，导致假阴性结果，而大的淋巴结可能是反应性的，不包含肿瘤，导致假阳性结果。由于尿路上皮癌通常导致很小的淋巴结肿大，因此淋巴结转移的诊断变得更具挑战性。

磁共振成像

一般情况下，标准轴位（二维）CT和MRI在盆腔肿瘤淋巴结分期准确性上非常相似：已报道的评估盆腔肿瘤淋巴结病变的CT准确率为70%～97%，MRI为73%～98%。灵敏度和特异度受淋巴结截断值大小的影响，截断值越小，灵敏度越高，特异度越低，反之亦然。

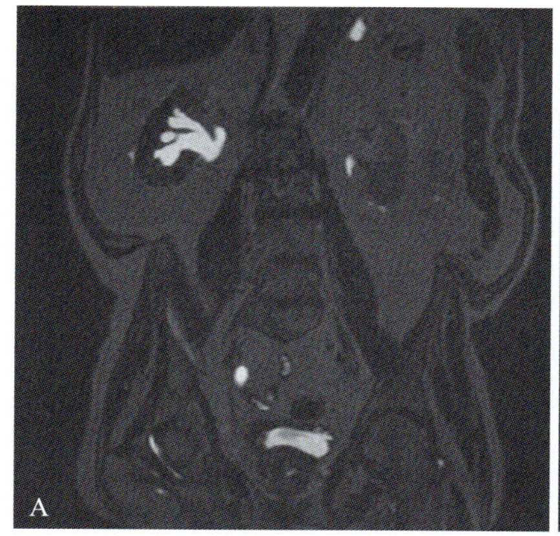

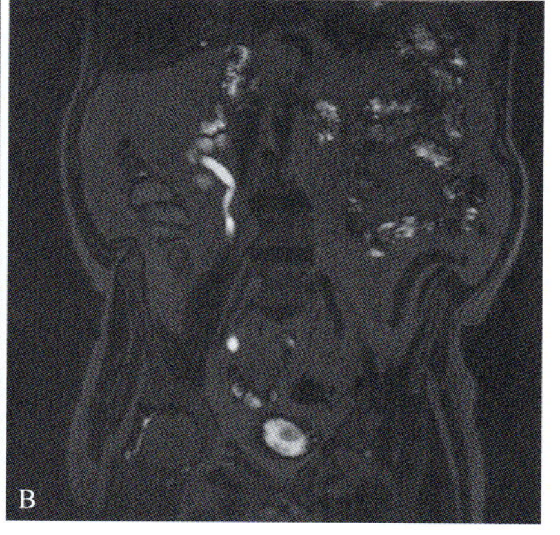

图20.12 磁共振尿路成像使用脂肪抑制重T2W序列，显示由于右侧膀胱肿块导致的右侧肾盂肾盏系统和输尿管扩张

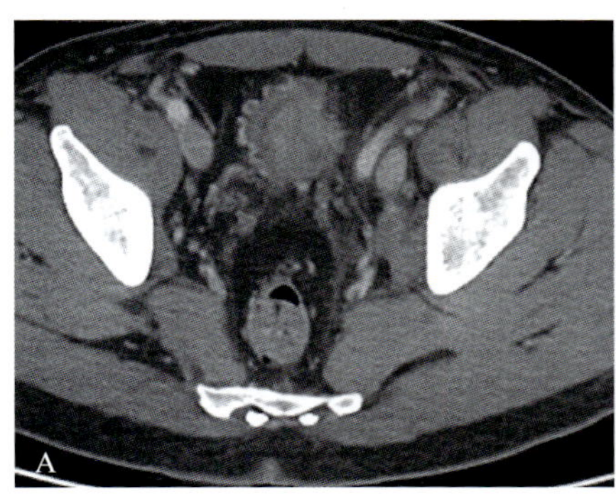
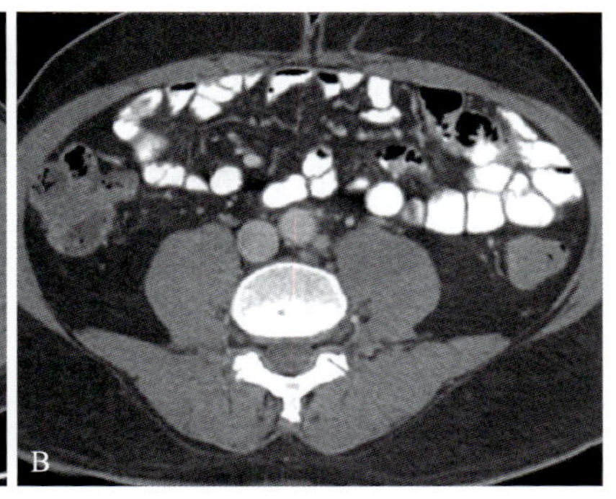

图20.13　淋巴结转移。A.左侧髂外异常增大的淋巴结病变（注意膀胱穹窿处的肿瘤）；B.单纯性腹主动脉旁淋巴结肿大

有学者建议结合淋巴结的体积和外观而不是仅依赖平面图像来评估淋巴结的形态，可能会提高诊断的准确性，圆形淋巴结比椭圆形淋巴结更可疑。以圆形淋巴结最小轴径8mm，扁平或椭圆形淋巴结的最小轴径10mm作为截断值，准确率可达到90%，PPV为94%，NPV为89%。此方法也可以用于鉴别异常淋巴结丛。

目前正在探索的方法包括使用2s或更快时间分辨率的MRI的DCE序列（据观察，大多数转移性肿瘤像原发肿瘤一样比正常器官增强得更快）和MRI淋巴造影的对比剂使用USPIO（20nm）。据报道，USPIO的敏感度和特异度分别为87%和92%，但会受到淋巴结大小的影响，且USPIO目前还不能用于临床。

2-［^{18}F］氟-2-脱氧-D-葡萄糖正电子发射断层扫描　FDG-PET在尿路上皮癌中的作用有待评估。由于FDG的活性会排泄到整个尿路导致FDG-PET在评估原发肿瘤方面的价值有限。转移性淋巴结可表现出FDG摄取增加（图20.14），然而，PET的空间分辨率差以及包含转移性疾病的小淋巴结的频率限制了其在一般分期中的应用。尽管如此，FDG-PET或许能够预测治疗反应并辅助治疗评估和肿瘤复发与治疗后（放疗）纤维化的鉴别。其他PET示踪剂仍在研究中。

远处转移（M）

血源性转移比淋巴结转移更少见。典型的血源性转移部位包括肝脏、肺和骨骼。

计算机断层扫描

尽管CT对原发膀胱肿瘤的分期有其局限性，但它通常用于尿路上皮肿瘤淋巴结转移和血行转移的筛查与分期（图20.15，图20.16）。如果需要更详细的病变特征（如肝脏中的转移）或者患者不能进行增强CT扫描，则可以考虑MRI。

磁共振成像

MRI通常用于解决特定的问题，例如，评估不确定的肝脏病变。脑转移在尿路上皮肿瘤中极为罕见，而小细胞尿路上皮癌例外。据报道，在Ⅲ期或更高级别的肿瘤中有50%的概率可发生脑转移。

核医学

骨转移在尿路上皮肿瘤中相对较少见，除非有骨痛等相关的症状，否则一般不进行骨显像检查。核素骨显像可以结合X线平片、CT和（或）MRI（图20.17）以确定病变的特征。PET/CT的作用有限，但它在预测治疗效

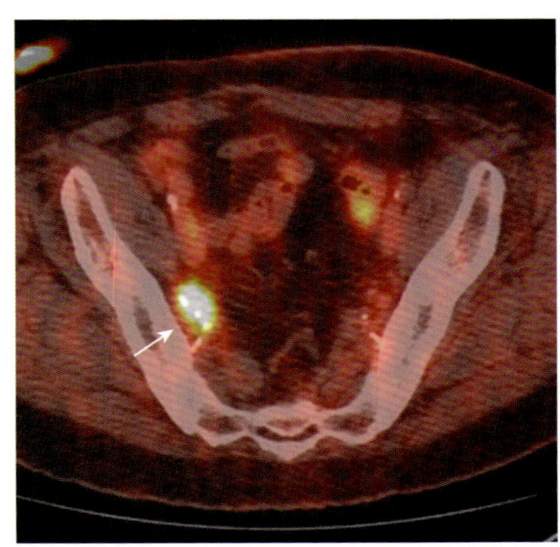

图20.14　盆腔淋巴结转移的FDG-PET/CT图像。膀胱切除术后复发的病变。右侧髂内区域高代谢结节（箭头）

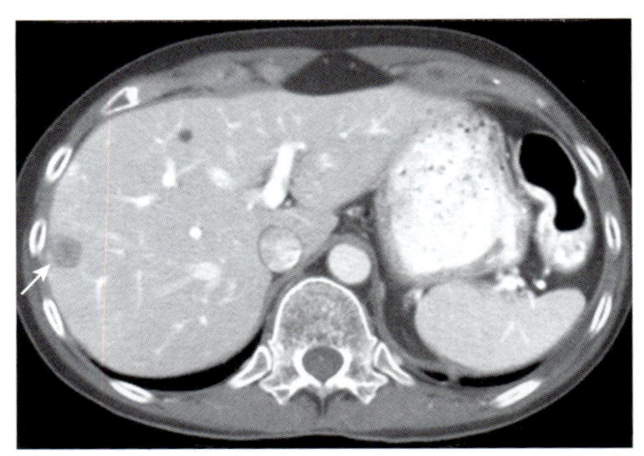

图20.15　原发膀胱尿路上皮癌的肝转移。增强CT显示肝右叶低密度灶（箭头）。另一个较小的低密度病变为囊性病变

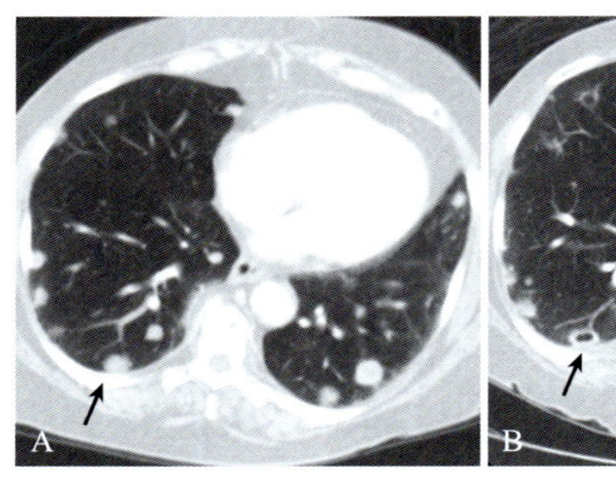
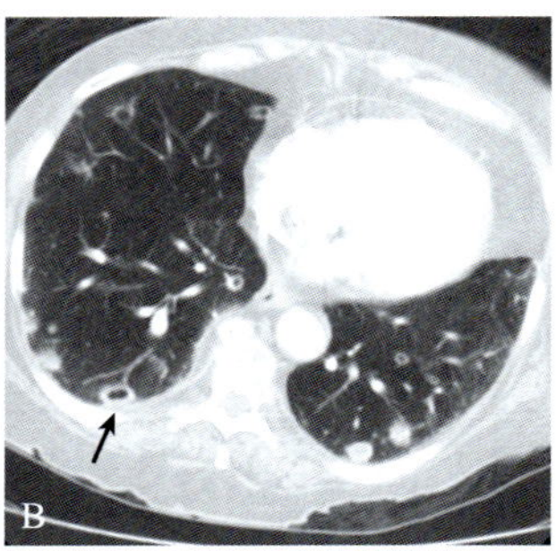

图20.16 肺部的转移性疾病。多发肺结节。值得注意的是，化疗后的一些结节空洞是治疗反应的标志（箭头）

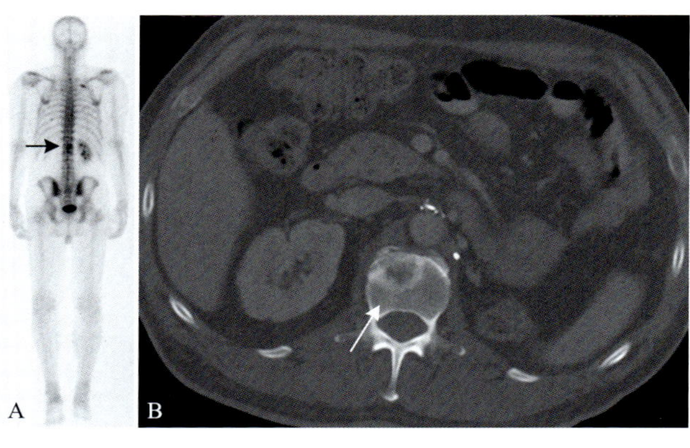

图20.17 骨转移病变。A. 骨显像显示L1椎体内信号浓聚；B. 对应位置CT显示为透明征象（箭头）

果方面显示出良好的结果，并可用于评估疾病的残留或复发。

普通平片放射影像

在大多数情况下，胸部X线片足以评估胸部较大的病变。CT对较小的病变具有优势。腹部平片对无症状的尿路上皮肿瘤患者作用不大。

经皮活检

虽然原发肿瘤很少经皮活检，但对异常淋巴结或可能的转移灶进行引导活检在治疗中具有重要作用。

要点：影像学

- MRI在诊断< T3b期膀胱癌方面优于CT。
- CT和MRI在淋巴结转移和血行转移分期的准确率方面相当，但CT对肺转移的诊断优于MRI，而MRI对骨转移的诊断更为敏感。
- PET/CT的作用有限。该检查在预测治疗效果方面表现出很好的效果，并可用于评估病变残留或复发。
- 基于CT尿路造影的经皮尿路造影在评估和筛查上尿路病变方面的效果更佳。

要点：影像学报告

- 如果可能，要描述肿瘤的位置、浸润深度以及是否累及邻近器官。
- 注意是否存在其他尿路上皮肿瘤。
- 确定可疑区域和非区域淋巴结转移的大小和位置。
- 明确潜在的转移。
- 表达对整体检查结果的信心，并在需要时为其他检查提供建议。
- 对疾病进展程度或治疗效果进行量化。

治疗

治疗措施包括对浅表型肿瘤行TURBT，联合或不联合辅助性膀胱灌注治疗。对于晚期患者，可以进行根治性膀胱切除术或膀胱前列腺切除术，联合或不联合盆腔淋巴清扫术。对于不能手术的患者，采用姑息性化疗和（或）放射治疗。

手术治疗

膀胱尿路上皮癌的初步诊断包括膀胱镜下直视诊断膀胱内肿瘤。传统上这种检查是用普通光（“白光”）进行的，而近期美国批准了“蓝光膀胱镜检查”，该检查利用尿路上皮癌的荧光特性实现了对肿瘤更好的观察和检出。在初次膀胱镜检查后，通过TURBT。初次经尿道切除（transurethral resection，TUR）应该完全切除所有可见的肿瘤，范围应当足够广泛，标本应该包括固有肌层且尽量减少灼伤对诊断的影响。对于有高级别肿瘤切除后标本中没有肌层的患者，建议行二次切除。由于有49%～64%最初表现为T1期病变的患者出现了病理升级，所以对于被诊断为高危非侵袭性肿瘤的患者（见下文定义），建议行二次再分期TUR。通常在初次TUR后4～6周进行再分期TUR，以确保通过识别具有快速生长潜力的肿瘤来获得更可靠的分期和更准确的评估疾病的生物学特性。这个时间点规避了典型的12周延迟，因为许多肿瘤升级为肌层浸润性肿瘤的时间超过了12周。

非肌层浸润型膀胱尿路上皮癌的治疗方式是切除所有可见病变的完全TUR；然而，高达70%的膀胱肿瘤即使在积极切除的情况下也会复发，进展率高达10%～30%。某些膀胱癌患者亚型的复发和进展风险较高，应该考虑在TUR后进行膀胱灌注治疗，包括高级别肿瘤（3年进展风险为45%且癌症相关死亡风险更高）和原位癌（Tis期病变进展为肌层浸润型病变的概率为54%）的患者。无论分级如何，病变较大（>3cm）、多病灶、固有层侵犯或早期复发（2年内）的患者面临的风险增加。在这些情况下，积极介入膀胱灌注免疫治疗可使应答率高达85%。由于即使是孤立的、低级别的Ta期病变也可能复发，所以这些病变也必须考虑使用低强度的辅助膀胱灌注治疗，这种情况通常单次围手术期化疗就足够了。

对于没有临床转移证据的肌层浸润型膀胱尿路上皮癌患者，在制订治疗方案时首先需要决定的是选择根治性膀胱切除（radical cystectomy，RC）加淋巴结清扫术（lymph node dissection，LND）（RC＋LND）还是保留膀胱的治疗方案。保留膀胱的治疗方案可能适用于部分特定的患者（经过二次TUR、膀胱部分切除术或放化疗的患者），然而，它仅适用于非常特定的患者群体。在美国，RC＋LND方案被广泛认为是治疗浸润型膀胱癌的金标准。

一旦认为患者可以手术切除并能够接受RC＋LND，下一步要决定的是直接进行术后辅助化疗，还是术前加以新辅助化疗，这些都是仍在研究的主题。可采用个体化方案，为转移病变高风险的患者或者手术生存率治疗后较差的患者提供新辅助化疗。后者包括cT3期病变、术前肾积水或TUR标本存在淋巴血管侵犯或组织学变异（如小细胞癌或微乳头状癌）的患者。

对于男性患者，一些外科医师曾尝试单独进行膀胱切除术（所谓的保留前列腺的膀胱切除术），而不是膀胱前列腺切除术。由于术前无法排除是尿路上皮癌累及前列腺还是前列腺原发腺癌，所以单纯膀胱切除术存在癌症控制不良的风险。此外，单纯膀胱切除术会导致前列腺内的尿路上皮成为潜在的隐匿复发部位，这可能对患者预后产生重大影响。

尽管化疗可以强化根治性膀胱切除术的治疗效果，但手术仍然是关键。数据表明，淋巴结清扫的范围和阳性切缘的发生率，这两个对于确定结果至关重要的因素，在经验丰富的外科医师手中表现更佳。虽然微创手术（例如：机器人辅助的根治性膀胱癌切除术或腹腔镜辅助的根治性膀胱切除术）已经用于膀胱癌的治疗，但与开腹或机器人根治性膀胱切除术相比预后无差异。从影像学角度来看，机器人辅助手术术后存在异常复发的现象（如腹膜转移癌）。

根治性膀胱切除术后尿流改道的选择包括连续正位改道（新膀胱）、连续性经皮肤改道（可控性储尿囊）或非连续性皮肤改道（回肠袢造口）（图20.18）。

膀胱灌注治疗

虽然一些非肌层浸润型尿路上皮癌的病程缓慢，但大部分患者患有与复发或进展风险增加相关的疾病，而膀胱灌注治疗方法可以降低这些风险，所以正确选择进行膀胱灌注治疗对于改善预后和保留患者的膀胱至关重要。

对于非肌层浸润型膀胱癌患者，我们建议行TUR彻底切除所有可见病变，然后进行单次剂量膀胱灌注化疗。过去最常用的膀胱灌注药物是丝裂霉素C，但数据表明大多数化疗药物都具有类似疗效，所以现在吉西他滨已经取代了丝裂霉素C。由于这种化疗方式可以将复发率降低39%，使得其可能是Ta期病变患者唯一需要的治疗方法。如前所述，高级别或T1期肿瘤患者必须接受二次切除，然后依据不同因素选择膀胱灌注治疗或根治性膀胱切除术。

膀胱灌注卡介苗（bacillus calmette-guérin，BCG）自1990年被美国FDA批准用于治疗原位膀胱癌以来一直是其他所有膀胱灌注治疗方案的基准。BCG治疗的确切作用机制尚不清楚。BCG附着于膀胱上皮并在此与细胞结合，留下表面糖蛋白刺激非特异性免疫反应，其中

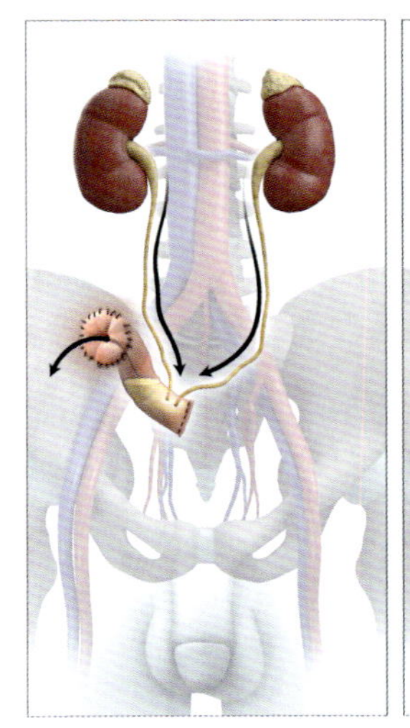

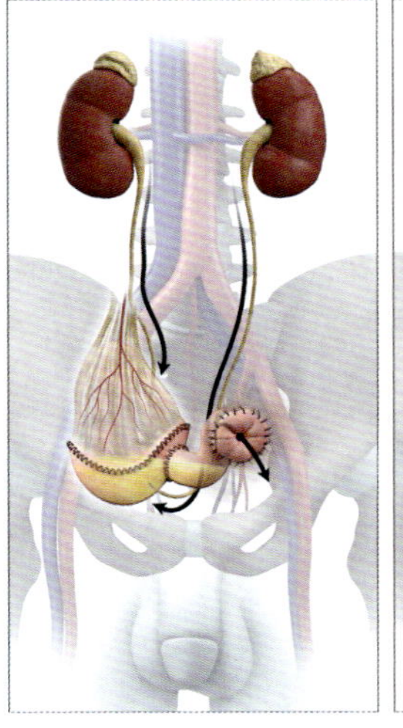

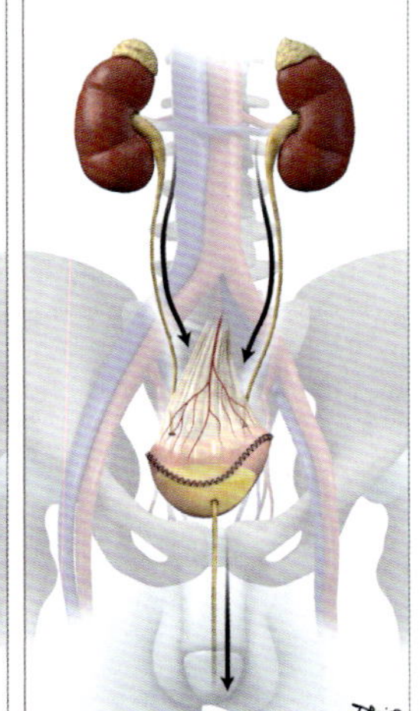

图20.18　外科膀胱重建示意图。回肠袢造口，可控性储尿囊、新膀胱

包括巨噬细胞、T淋巴细胞和B淋巴细胞、自然杀伤细胞和各种细胞因子。近年来，有研究者认为肿瘤坏死因子相关的凋亡诱导配体在BCG的作用机制中发挥了作用。BCG膀胱灌注治疗通常在门诊就可以进行，每周通过Foley导管向患者膀胱内进行BCG灌注。治疗疗程为一个6周的诱导疗程，然后在3个月和6个月时分别进行为期3周的BCG维持治疗，然后每6个月维持治疗一次，持续3年（西南肿瘤组方案）。如果发现进一步复发，则可采取挽救性治疗，尤其应该考虑手术干预——膀胱切除术。

化疗

与其他化疗方案相比，金标准为甲氨蝶呤、长春碱、多柔比星和顺铂的组合，统称为M-VAC方案，并有1级证据表明该组合在新辅助治疗中的益处。

吉西他滨加顺铂已经被广泛采用作为转移性环境的标准治疗方案。随机数据表明，与M-VAC方案相比，它提供了等效的生存率，并且改善了毒性特征。与经典的M-VAC方案相比，剂量密度改良后的M-VAC（DDMVAC）方案在生长因子支持下每2周给予一次治疗，减少了毒副作用且提高了完全缓解率。虽然中位生存期没有差异，但5年生存率却得到显著改善。在新辅助治疗中，DDMVAC表现出与M-VAC相似的降低分期作用，5年生存率约为63%。鉴于其毒性较低，DDMVAC现在是一种公认的标准治疗方法。

ICI现已被批准用于转移性尿路上皮癌的二线治疗。目前，与紫杉醇单药化疗相比，只有派姆单抗具有一级证据证明在既往接受过铂类药物治疗的患者中表现出更好的疗效、毒性特征和总体生存率。派姆单抗和阿替利珠单抗也可作为PD-L1过表达的顺铂不适用患者的一线用药。

厄达非替尼是首个成纤维细胞生长因子受体3（fibroblast growth factor receptor 3，FGFR3）抑制剂，近年来被批准用于尿路上皮癌的二线治疗。这种口服药物目前正用于FGFR3选择性突变和融合的患者。在15%～20%的膀胱尿路上皮肿瘤以及35%以上的上尿路尿路上皮肿瘤患者中观察到了FGFR3改变。这些改变富含尿路上皮癌的免疫学“冷”亚型，导致目前关于厄达非替尼或ICI是否对FGFR3改变的尿路上皮癌疗效更好尚无定论。

放射治疗

目前，关于放射治疗是否应联合化疗一直是争论的焦点。一些人积极提倡使用放射疗法。值得注意的是，以放疗作为保留膀胱治疗方案的试验已经招募了一群严格筛选的患者，这些患者通常也在考虑采用其他保留膀胱治疗方案（如比较激进的TUR或膀胱部分切除术）。放射治疗在很大程度上仍然是临床研究的主题，尚不是治疗该疾病的标准治疗方案。

上尿路治疗

肾盂输尿管的尿路上皮癌相对较为少见。这些肿瘤可能是无膀胱癌病史的原发肿瘤，也可能是有膀胱癌病史患者的异时性病变。虽然最佳间隔时间和扫描方式仍有争议，但是上尿路的影像学检查仍然是膀胱癌患者监测的重要部分。

输尿管镜检查是确诊上尿路尿路上皮癌的最佳方法。活检有助于决定治疗类型。对侧肾脏正常的上尿路尿路上皮癌患者的主要治疗方案为肾输尿管完全切除术（开腹或腹腔镜）的同时切除膀胱袖带及区域淋巴结清扫。当怀疑局部病变晚期进展时，我们提倡新辅助化疗。与用于膀胱癌的化疗相似，少数患者的临床结果比单纯手术预期更好。

当合并一些特殊情况时（如肾功能受损或有其他合并症），可考虑保肾疗法。这种病例可以在切除或部分切除肿瘤后，联合使用局部化疗或BCG作为辅助治疗。到目前为止，由于缺少长期随访的结果，所以评估微创手术的长期疗效仍然是一个问题。如果已经进行了内镜治疗，则后续需要联合影像学和内镜检查进行的严格随访方案。

要点：治疗

- 浅表型膀胱肿瘤可以通过经尿道膀胱肿瘤电切术进行手术治疗。
- 卡介苗（BCG）膀胱灌注免疫治疗是早期膀胱癌局部治疗的最佳方案。
- 根治性膀胱切除术通常包括盆腔淋巴结清扫。
- 新辅助和辅助化疗采用基于顺铂的联合方案可能是可行的。
- 上尿路肿瘤治疗通常采用肾输尿管切除术，但部分特定的患者也可能适合输尿管镜下切除术。

监测

影像学在监测疗效以及检测治疗后复发和并发症方面发挥着重要作用。当原发病变仅局限于膀胱尿路上皮时，需要进行膀胱镜检查。尿细胞学检查也可以在检测尿路上皮复发疾病中发挥重要作用。

监测肿瘤疗效

肿瘤治疗效果的评估主要是依据原发肿瘤或转移灶的大小变化。这种评估可以通过某种形式的横断面成像来进行，最常见的是CT。膀胱镜检查是评估局限于膀胱尿路上皮病变治疗效果的传统手段。

复发监测

尿路上皮癌可能复发于原发肿瘤切除部位，也可能以淋巴结转移或血行转移的形式出现。由于“多灶性缺陷”，它可能在任何时候复发于尿路上皮的任何部位，导致需要终身监测尿路上皮。对于下集合系统的监测最好是通过膀胱镜检查和（或）尿细胞学检查进行。而上尿路监测则主要使用经皮造影，最常见的是CT尿路造影。

横断面成像是最适合用于检测淋巴结或内脏部位复发的手段，最常用CT。因为淋巴结或病变的大小增大或形态改变是新发或复发病变最可靠的指标（图20.19），所以早期影像学检查可能是最有帮助的辅助诊断。在切除或放射治疗淋巴结床后，复发肿瘤可位于高于治疗部位的“跳过”淋巴结（图20.20）。如果病变不明确，应考虑经皮细针穿刺或空芯针穿刺活检。

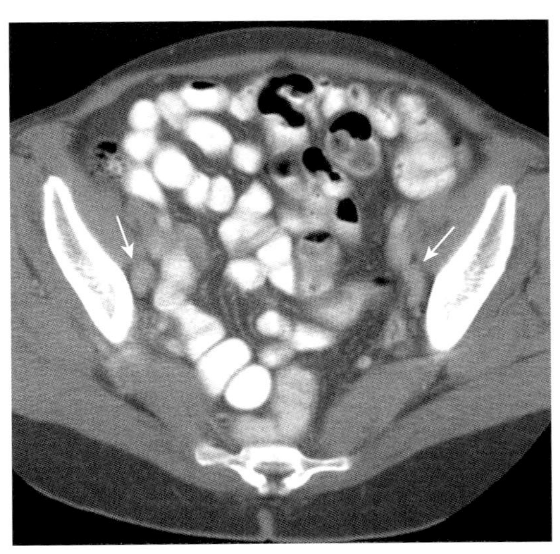

图20.19 膀胱切除术后盆腔淋巴结复发。右侧髂外淋巴结（箭头）

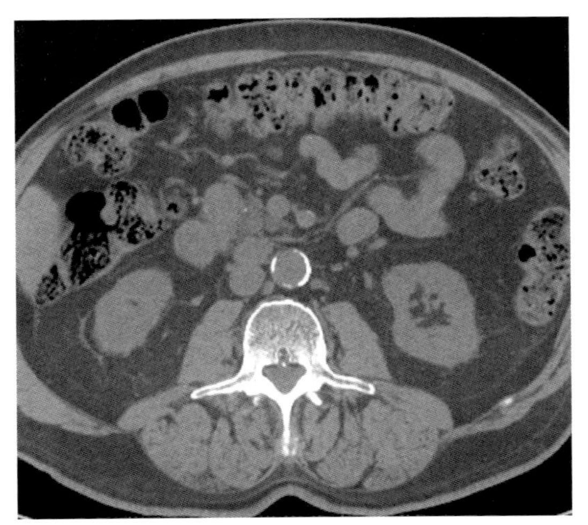

图20.20 膀胱切除术后腹膜后腔静脉前淋巴结复发且该位置以下无淋巴结肿大

FDG-PET在监测复发疾病方面的作用有限，目前仍在探索中。局限性可能是由于含有转移的典型淋巴结体积小且排泄的尿液中存在FDG活性。

非肌层浸润型病变

对于采取保留膀胱治疗方案的非肌层浸润型肿瘤患者（美国的大多数患者），监测包括监测膀胱肿瘤复发，以及监测尿路上皮的其余部分（肾盂、输尿管和尿道前列腺部）。通过直接肉眼观测内镜（膀胱镜）监测可见的尿路上皮。

由于术后3个月的膀胱镜检查结果是肿瘤复发和进展的预后因素，所以建议所有患者在TURBT术后3个月接受膀胱镜检查。大多数监测指南建议，无论是否有尿液标志物，患者应每隔3～4个月进行一次膀胱镜检查，持续2年，然后每6个月检查一次，持续2年，然后每年检查一次。原发、单发、低级别Ta期肿瘤患者可降低膀胱镜检查频率。

目前，已有几种尿液标志物可用于检测尿路上皮肿瘤。最常用的一种是尿细胞学检查，但其诊断的总体敏感性并不是最理想且高度依赖于肿瘤的分级和分期。UroVysion检验是一种多靶点荧光原位杂交试验，用于检测3、7和17号染色体的非整倍体以及尿中脱落细胞中的9p21位点缺失。敏感度和特异度分别在69%～87%和85%～97%，但该检验的高假阳性率会导致不必要的侵入性检查。其他尿液标志物包括BladderCheck NMP22检验，这是一种使用抗体来检测参与维持核结构、DNA转录和核糖核酸合成的核基质蛋白的简单、即时、廉价的检测方法，其敏感度和特异度的中位数分别为71%（范围：47%～100%）和73%（范围：5%～98%）。最近的一项研究表明，NMP22 BladderCheck检验可以检测出最初在膀胱镜检查中未发现的肿瘤，并可能显著提高膀胱镜检查的敏感度。

尿路上皮监测

虽然风险适应策略被用来调查上尿路，但关于其具体实施尚未达成共识。对于低风险肿瘤，可每2～3年进行一次上尿路影像学检查。对于中高危非肌层浸润型肿瘤的患者，建议每年进行一次上尿路影像学检查。如果影像学检查发现异常或尿液标志物异常，但膀胱肉眼观察正常且膀胱活检呈阴性，则应在患者全身麻醉下行小口径内镜（输尿管镜）上尿路检查。

肌层浸润型病变

膀胱被切除后，需要监测的部位则为剩余的尿路，如CTU监测。对于有远处转移风险的患者需行横断面影像学检查（如腹盆腔CT和胸部X线片或CT）。对于复发风险较高的患者，检查时间间隔从每3个月一次到每

4个月一次不等。对于复发风险较低的患者，检查时间间隔则为每年一次。虽然这一患者群体的尿液标志物尚未得到广泛研究，但是根据我们的经验（尚未发表的数据）来说，在没有影像学证实异常的情况下，似乎不能简单地根据尿液检查的异常而进行侵入性检查。

转移性病变

虽然最初的应答率很高（通常为50%～70%），但预计大多数患者在治疗后6～9个月可能会复发。患者通常每隔约3个月进行胸部、腹部和盆腔CT或MRI影像学检查。

如果前期的骨扫描呈阴性，除非患者碱性磷酸酶或钙水平升高或者有骨痛或其他提示骨转移的症状，否则通常不会进行重复检查。经过最初几个疗程（即6～8周）后，在尿路上皮癌患者中观察到了“耀斑”反应表示骨扫描出现了明显进展。如果患者有临床反应（例如出现骨痛、泌尿系统症状改变），但没有进行性症状或其他部位的进展，我们不会因骨扫描出现耀斑而改变化疗方案。

要点：检测复发

- 下尿路肿瘤复发最易被膀胱镜检出。
- 上尿路筛查首选CT尿路造影。
- 尿路上皮病变可通过尿细胞学/标志物进行筛查。
- CT通常能更好地检出淋巴结转移和血行转移的复发。
- 体积增大或形态改变是病变复发或残留最可靠的征象，因此，对比前期影像学检查结果至关重要。
- 需要终身监测。

治疗并发症

TURBT术后并发症包括腹膜内或腹膜外穿孔。手术后，通常会出现出血和感染等术后并发症。然而，也有可能发生吻合口瘘。这些可以通过直接膀胱造影术或CT膀胱造影进行评估，或通过CTU间接评估。后者需要延迟图像以确保对比剂完全充盈集合系统，但在此情况下不太常用。

导尿管和新膀胱有时在CT上可能被误认为术后积液甚至是增大的结节。当排泄对比剂布满整个集合系统时进行延迟扫描可以帮助避免这个潜在的陷阱。

放疗和化疗有时会引起膀胱炎，在横断面影像上可表现为膀胱壁增厚，易与肿瘤混淆。然而，膀胱炎通常是弥漫性的而肿瘤更多的是局灶性的。

要点：并发症

- 经尿道膀胱肿瘤电切术（TURBT）可能导致的并发症包括腹膜内或腹膜外穿孔。
- 术后可能出现的并发症包括吻合口瘘和输尿管梗阻。

新疗法

膀胱癌的新疗法仍在不断探索开发中。对于非肌层浸润型病变，正在研究的新疗法包括光动力疗法、促进渗透的电动给药的化疗疗法、开发新的化疗和免疫制剂及联合疗法。例如，为了反映全身化疗方案，联合和有序使用膀胱内药物可能会协同提高治疗效果。由于毒性/严重膀胱炎的影响，评估哪些药物联合使用和使用顺序的试验会受到限制。

在免疫学领域，分枝杆菌细胞壁-DNA复合体可产生与BCG相似的免疫应答来治疗膀胱癌。研究表明，其对膀胱癌患者有效且具有良好的耐受性，但需要接受长期随访。

许多化疗组合方案在治疗肌层浸润型和转移性尿路上皮癌方面表现出了一定成果。其中包括研发于Memorial Sloan-Kettering癌症中心和MD安德森癌症中心的基于异环磷酰胺的联合药物。然而，由于在使用药物后的一些虚弱的老年患者群体中经常观察到整体健康较差和肾功能受限，所以这些药物在社会上的应用可能受到限制。因此，目前正在研究改良顺铂和保留肾单位的联合用药。我们在患者伴有肾功能不全时使用的一线药物是吉西他滨、紫杉醇和多柔比星，这一治疗方案目前正在进行Ⅱ期临床试验。新的靶向药物也是积极研究的来源，但它们在治疗尿路上皮癌方面的疗效尚未得到明确证实。

总结

尿路上皮肿瘤具有沿着尿路上皮从肾脏到尿道前列腺部的任何地方多灶性发展的倾向。在分期和随访时需要对上尿路和下尿路进行全面监测。虽然膀胱镜检查是评估下尿路病变的最佳方法，但横断面影像学检查可提供有关淋巴结转移和血行转移的信息，CT则是这方面的主力。MRI由于其高对比度分辨率，有助于评估疾病的范围。上尿路通常由传统的CTU进行评估，因为CTU对病变检出具有较高的敏感性。

尿路上皮癌

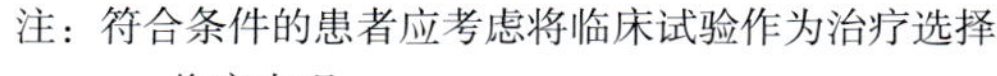

注：符合条件的患者应考虑将临床试验作为治疗选择

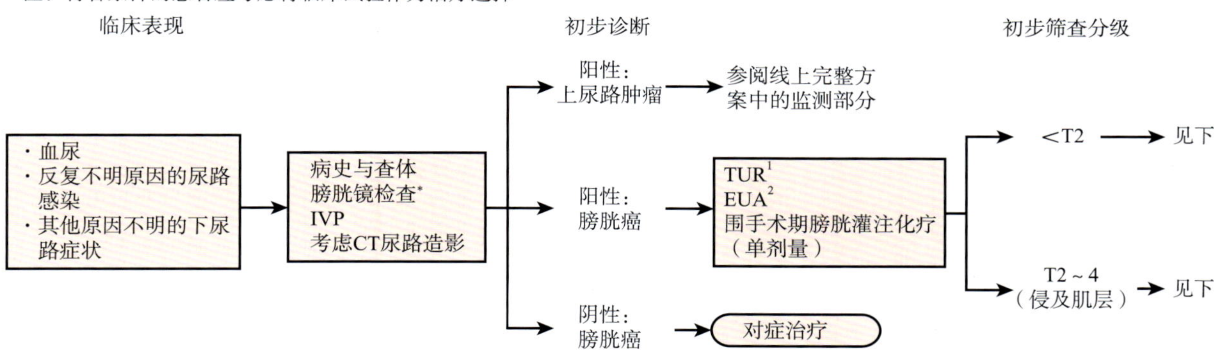

*.考虑细胞学或其他肿瘤标记物
1.TUR.经尿道切除
2.EUA.麻醉下检查
该共识流程无意取代医师或其他医疗服务提供者的独立医疗或专业判断。如果没有MD安德森癌症中心医疗服务提供者关于个别患者护理的特殊说明，则此流程应仅用于信息目的。该流程不适用于治疗孕妇

尿路上皮癌

注：符合条件的患者应考虑将临床试验作为治疗选择

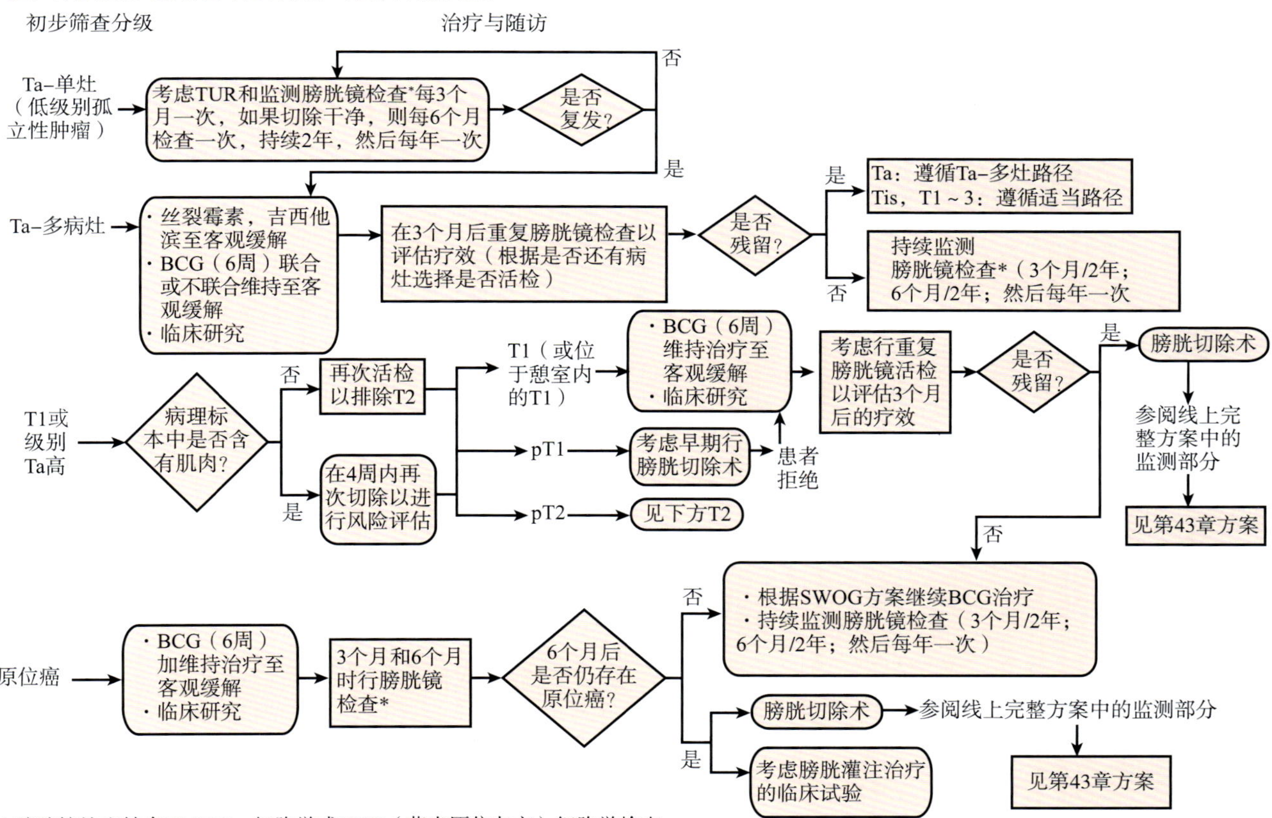

*.膀胱镜检查结合NMP22、细胞学或FISH（荧光原位杂交）细胞学检查
该共识流程无意取代医师或其他医疗服务提供者的独立医疗或专业判断。如果没有MD安德森癌症中心医疗服务提供者关于个别患者护理的特殊说明，则此流程应仅用于信息目的。该流程不适用于治疗孕妇

尿路上皮癌

注：符合条件的患者应考虑将临床试验作为治疗选择

分级

T-4（侵犯肌层）

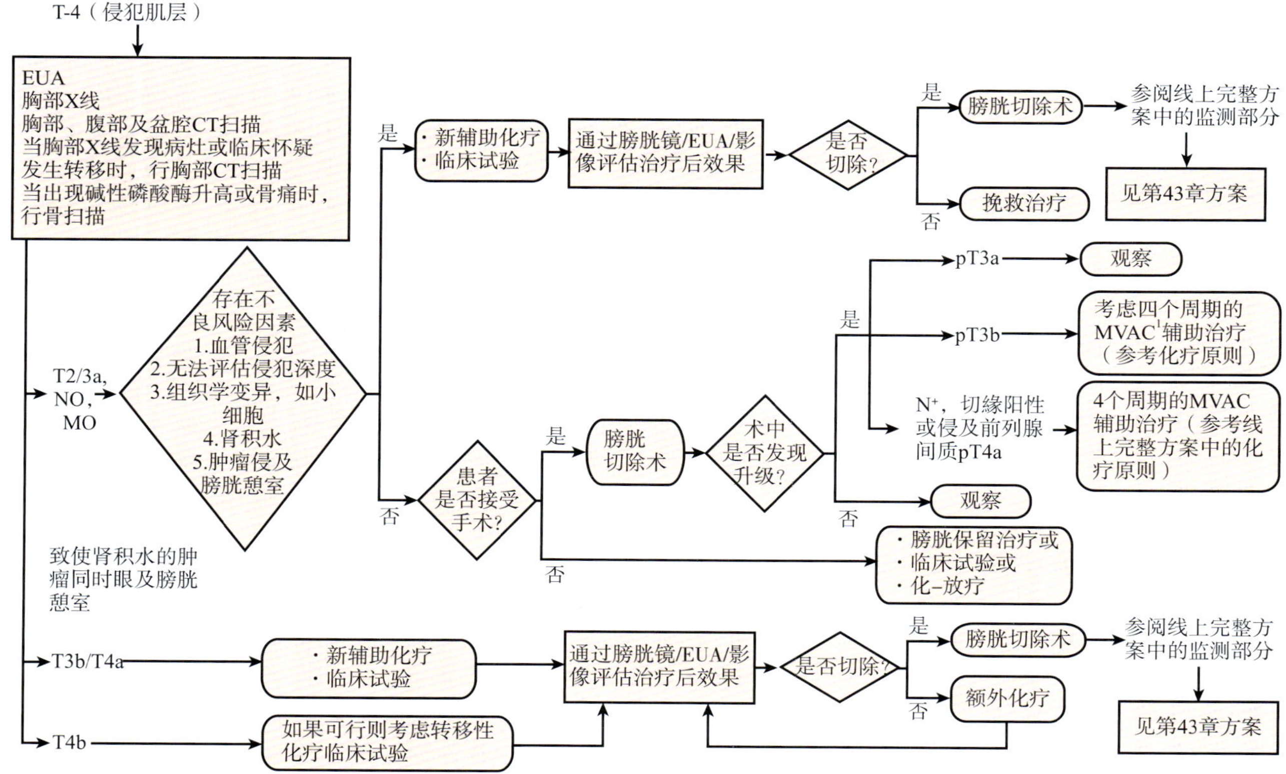

1.MVAC.甲氨蝶呤、长春碱、多柔比星和顺铂

该共识流程无意取代医师或其他医疗服务提供者的独立医疗或专业判断。如果没有MD安德森癌症中心医疗服务提供者关于个别患者护理的特殊说明，则此流程应仅用于信息目的。该流程不适用于治疗孕妇

尿路上皮癌

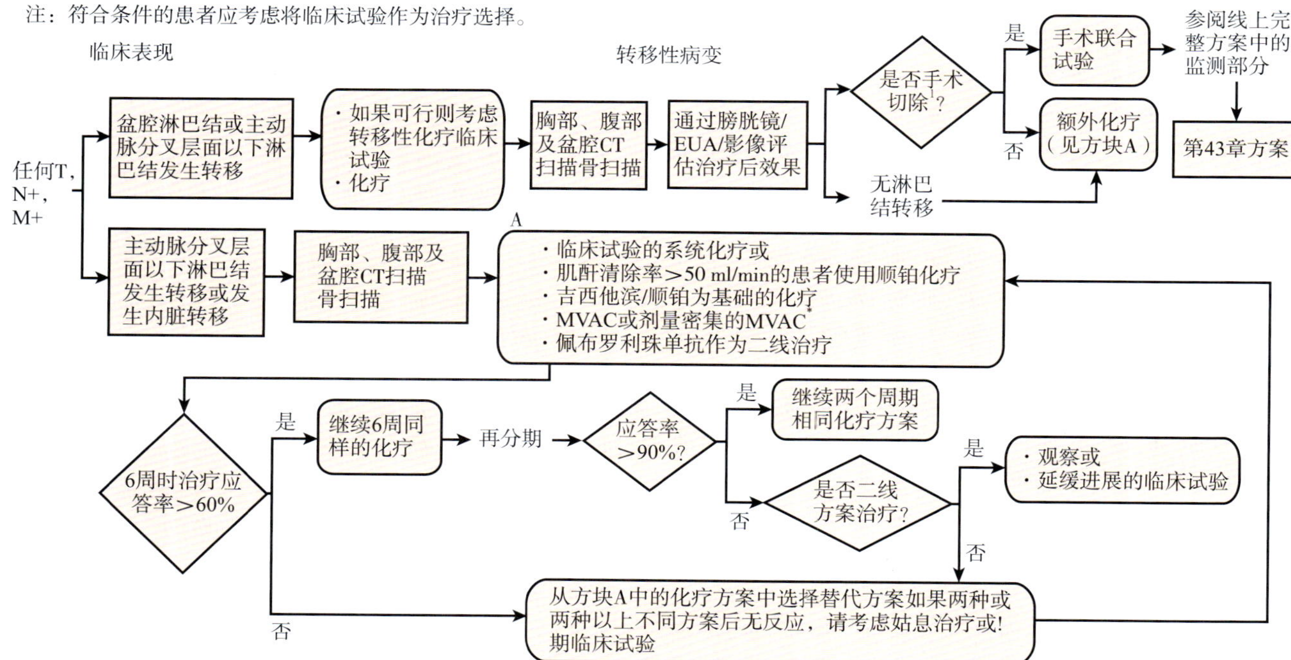

*.M-VAC.甲氨蝶呤、长春碱、多柔比星和顺铂

1.如果膀胱内没有肿瘤并且淋巴结几乎完全缓解，则通常认为患者可以手术切除。如果膀胱镜检查或淋巴结活检仍然可见肿瘤，则在考虑联合手术治疗之前先考虑额外的化疗

该共识流程无意取代医师或其他医疗服务提供者的独立医疗或专业判断。如果没有MD安德森癌症中心医疗服务提供者关于个别患者护理的特殊说明，则此流程应仅用于信息目的，该流程不适用于治疗孕妇

第21章

睾丸生殖细胞肿瘤

Brinda Rao Korivi，*M.D.*，*Lance C. Pagliaro*，*M.D.*

引言

睾丸癌是从青春期至40岁男性中最常见的恶性肿瘤。

绝大多数睾丸癌（95%）是性腺生殖细胞肿瘤（germ cell tunlor，GCT），而剩下的5%是性腺外生殖细胞肿瘤（extragonadal GCT，EGGCT）。至于占卵巢肿瘤30%的女性性腺GCT不在本章讨论。

虽然本章的焦点是睾丸GCT，但首先对GCT进行一个初步概述也是非常重要的，因此也包括了EGGCT的内容。EGGCT最常见的部位是纵隔和腹膜后，而较少见的部位包括松果体和骶尾骨区。EGGCT来源于胚胎发生过程中未能正常迁移的原始生殖细胞。值得注意的是，腹膜后GCT很少为EGGCT，因为大部分都属于原发睾丸肿瘤的转移。原发性腹膜后EGGCT可能是隐匿的性腺GCT或原发性腹膜后与睾丸肿瘤异时性转移的结果。GCT和EGGCT具有相同的组织病理学起源，可分为精原细胞瘤和非精原细胞瘤。此外，GCT和EGGCT好发于30岁左右的年龄分布模式也十分相似。

睾丸GCT治愈率高，5年生存率超过95%。美国睾丸癌的死亡人数每年不到400人。

一旦确诊，可采用超声、CT、MRI和FDG-PET检查来确定疾病的分期以及监测治疗反应。

流行病学

睾丸生殖细胞肿瘤在15～44岁男性中发病率最高，初始诊断时的中位年龄为34岁。

2001—2005年，美国GCT的发病率为11.8/100 000。美国每年大约新增8400例睾丸GCT患者。GCT发病率与年龄密切相关：5岁前非常罕见，20～39岁最为常见，40岁及以后发病率则逐渐下降。当肿瘤发生于儿童时，主要出现在4岁及以下年龄组。

在过去30年中，20～40岁年龄段的睾丸癌发病率翻了1倍。1976—2005年，睾丸癌的发病率每年增加了1.5%～2.3%。虽然睾丸癌在年轻男性中相对比较常见，但它仍然属于罕见肿瘤，约占男性恶性肿瘤的1%。睾丸癌是15～40岁男性中常见的实性恶性肿瘤。因此，当40岁以上的男性发现睾丸肿块时，则应首先考虑其他诊断，如淋巴瘤或转移瘤。此外，大多数睾丸癌都是单侧的，仅有1%～5%的患者表现为同时性或异时性的双侧肿瘤。

据推测，睾丸癌具有遗传性。其在美国黑种人男性中的发病率很低，而白种人男性的发病率是黑种人的4.5倍。发病率最高的地区是西欧、北欧和新西兰。相较之下，美国的发病率处于中等水平。

危险因素

几乎所有组织病理学类型的GCT都在12号染色体上存在异常。青春期后发生的GCT通常与12号染色体短臂［标记为i（12p）］扩增相关的非整倍体异常有关。而来源于青春期前性腺的睾丸GCT往往与二倍体异常相关。

睾丸癌的相关风险因素包括生精小管内生殖细胞肿瘤（intratubular germ cell neoplasia，ITGCN），这属于睾丸原位癌。如果不及时诊断和治疗，约50%的病例会进展为侵袭性恶性肿瘤。

睾丸微石症也是一个危险因素，我们将在“超声检查”部分进一步讨论。

隐睾是主要的危险因素，可使生殖细胞肿瘤的风险增加5～10倍。并且，隐睾是预测睾丸病变的主要危险因素之一。隐睾位置越高，危险性越大；腹部隐睾的风险高于腹股沟隐睾（图21.1）。因此，对接受睾丸手术后的患者进行阴囊的超声随访显得尤为重要。伴有隐睾的GCT中有60%为精原细胞瘤。从隐睾发展成癌症的危险因素还取决于遗传、环境和激素水平的影响。

另一个重要的危险因素是个人病史。一侧睾丸出现GCT会增加另一侧睾丸受累的风险。一侧睾丸受累的患者15年内发生对侧睾丸癌的风险约为1.2%。而双侧同时出现肿瘤的发生率为1%～5%。

家族史也是睾丸癌的一个危险因素。约2%的男性

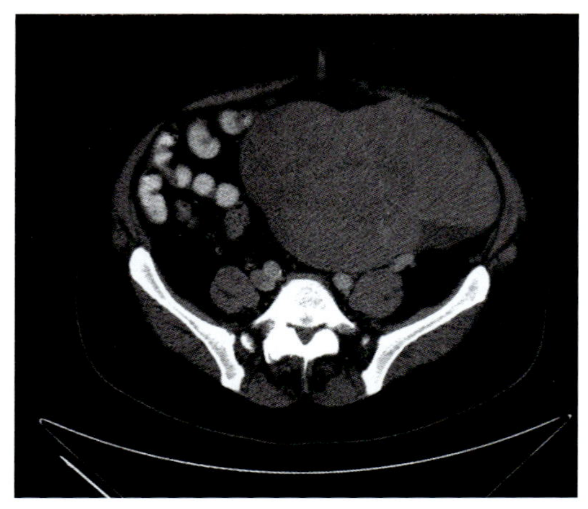

图21.1 腹部轴位CT。盆腔左侧的巨大肿块为经病理证实的精原细胞瘤，起源于左侧隐睾（由得克萨斯州休斯敦MD安德森医院放射科Chitra Vishwanathan博士提供）

患者有家族病史，其兄弟和儿子患病风险分别为普通人群的10倍和6倍。

其他相关的危险因素还有睾丸发育不良综合征，包括尿道下裂、睾丸萎缩和性腺功能减退。胚胎型睾丸癌与泌尿生殖系统先天性异常、尿道下裂、隐睾和低出生体重有关。

一些环境因素也被认为与睾丸癌的发生相关，包括孕妇在妊娠期间接触己烯雌酚、子宫内雌激素水平升高和某些杀虫剂。其他研究认为饮食因素也会增加患睾丸癌风险，如母亲吸烟、高奶酪饮食和体重指数较高。

HIV感染是睾丸癌的另一个危险因素。其他危险因素还包括Klinefelter综合征、发育不良痣综合征、腹股沟疝和EGGCT。

要点 流行病学及危险因素

- 15～44岁男性发病率最高。
- 在过去30年中，20～40岁患者的发病率增加了2倍。
- 常见12号染色体异常。
- 隐睾是主要的危险因素。
- 其他危险因素包括环境、个人和家族病史、人类免疫缺陷病毒（HIV）/获得性免疫缺陷综合征。

阴囊和睾丸的解剖学和病理学

解剖学

睾丸是阴囊的一个组成部分，阴囊内包含了睾丸、附睾和部分精索。每个睾丸均被鞘膜包裹。而鞘膜周围是构成阴囊壁的筋膜层。阴囊壁从内到外分别为精索内筋膜、提睾肌、精索外筋膜和肉膜（图21.2）。

睾丸呈椭圆形结构，每个睾丸包含约400个小叶，小叶之间通过间隔分开。这些间隔会聚于睾丸纵隔，睾丸纵隔紧邻白膜（鞘膜深面的致密纤维囊）。每个小叶包含两条生精小管，生精小管内排列着生殖细胞。生精小管汇合形成了被称为睾丸网的管道网络。输出小管连接睾丸网和附睾头部。

附睾由上至下由头、体、尾组成。附睾体和尾由一条迂曲的附睾管构成。附睾管末端与输精管相连。输精管穿过腹股沟管，连接至精囊形成射精管。

睾丸内有以下几种细胞类型。

- 生殖细胞（在生精小管中）：精子发生过程开始时的前体（图21.3）。
- 支持细胞（在生精小管中）：在生殖细胞发育成精子的过程中起重要作用。
- 间质细胞（在生精小管之间）：对青春期很重要，产生睾酮和其他雄性激素。

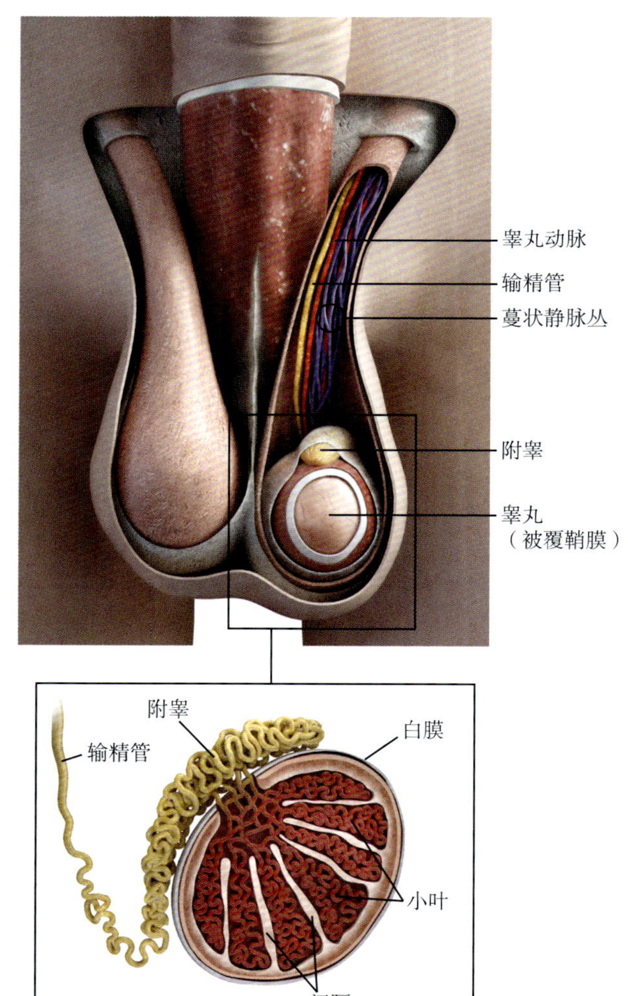

图21.2 睾丸示意图（由得克萨斯州休斯敦David Bier提供）

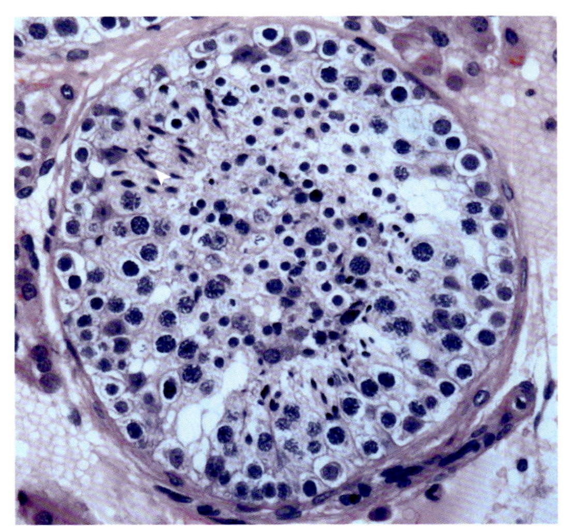

图21.3 图为正常的生精小管，完整显示了从精子前体（箭头）到成熟精子的精子发生过程（由得克萨斯州休斯敦MD安德森医院病理科Kanishka Sircar博士提供）

• 其他细胞：未成熟间质细胞、上皮细胞和间质巨噬细胞。

病理学

肿瘤类型

绝大多数睾丸肿瘤为GCT（95%）。GCT起源于生精细胞。GCT被认为来源于生精小管生发上皮的非典型细胞增生形成的组织干细胞，而生精小管生发上皮的非典型细胞增生也被称为睾丸ITGCNU（生精小管内生殖细胞肿瘤）。ITGCNU细胞在青春期可能会因为激素环境的改变而异常繁殖。这些肿瘤保留了干细胞的特性，能够自我更新，从而导致了肿瘤发生并分化为精原细胞瘤或非精原细胞瘤，这也使之具备不同的肿瘤细胞构成和对治疗的潜在抗性。

一般来说，生殖细胞是在妊娠第4周由卵黄囊产生，并迁移到生殖嵴、髂窝，然后到达阴囊。当细胞迁移过程出现异常时，就会出现各种类型的GCT。未分化的干细胞可产生胚胎性癌。如果细胞继续向胚胎途径发展，则会成为畸胎瘤，而如果转向胚胎外途径发展，则会成为绒毛膜癌或卵黄囊瘤。图21.4描述了GCT的组织发生过程。

GCT主要分为两类：精原细胞瘤和非精原细胞瘤，约占睾丸恶性肿瘤的95%。其余为淋巴瘤，约占4%；1%为罕见肿瘤（如间质瘤、胚胎肉瘤和支持细胞瘤）。

精原细胞瘤好发年龄为30～40岁，通常表现为惰性肿瘤。在初诊时，单纯性精原细胞瘤往往为局限于睾丸内，属于Ⅰ期。但也有约25%的精原细胞瘤可伴有转移性巨块淋巴结。

睾丸非精原细胞瘤（nonseminomatous GCT，NSGCT）好发年龄为20～30岁。NSGCT通常为混合性GCT，约占各种生殖细胞肿瘤的32%～60%，胚胎性癌是最常见的组织学类型。

大体和微观特征

精原细胞瘤。大体表现为单发或多发的均匀坚韧肿块。肿瘤细胞形态一致，大而圆，胞质清晰，被含血管的纤维间隔分隔成团。间隔中含有丰富的浆细胞和T淋巴细胞。常见肉芽肿反应，出血和坏死少见（图21.5A）。

需要注意的是，精原细胞型精母细胞瘤是精原细胞瘤在组织学上的一种特殊亚型，通过睾丸切除术几乎都能治愈，由于它极少发生转移，因此通常不需要其他治疗。

睾丸非精原细胞瘤。NSGCT包括多种组织学亚型，如胚胎性肿瘤、卵黄囊瘤、绒毛膜癌和畸胎瘤。当有多种肿瘤成分存在时，称为混合性肿瘤。NSGCT的边界通常不如精原细胞瘤清晰，且更易出血和坏死（图21.5B）。

• 畸胎瘤：由内胚层或各个胚层的组织组成。该肿瘤肉眼观呈多囊多室的结构，有时可见软骨。皮脂腺脂肪和钙化是其典型特征。未成熟畸胎瘤有较大的实性成分以及散在的脂肪和钙化。分化良好的畸胎瘤则含有神经、上皮和软骨成分。成熟的畸胎瘤以含分化成熟组织为特征，而未成熟的畸胎瘤则含有胚胎组织。组织学上，畸胎瘤以囊性成分为主，并伴有类似表皮的上皮层以及附属器。约85%的畸胎瘤含有一种叫作头节（Rokitansky's protuberance）的实性成分。

• 胚胎性癌：肉眼表现为界线不清的肿块，伴有出

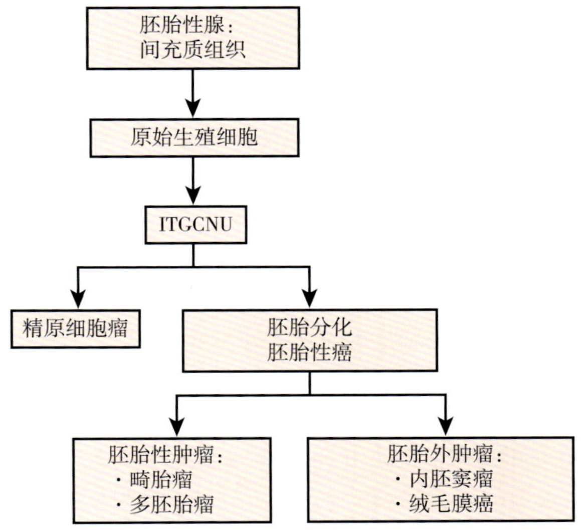

图21.4 生殖细胞肿瘤组织发生示意图。引自：Cushing B，Perlman E. Germ cell tumors. In：Pizzo PA，Poplack DG，eds. *Principles and Practice of Pediatric Oncology*. 5th ed. Philadelphia：Lippincott-Raven；2006

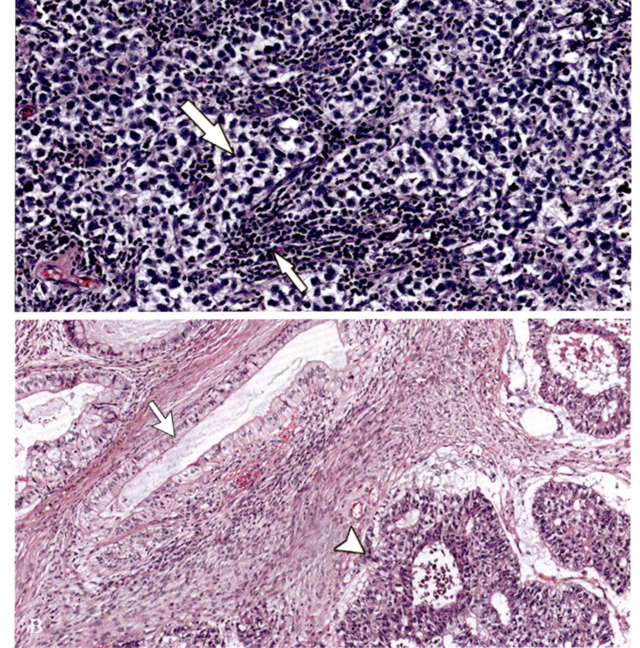

图21.5 A.精原细胞瘤，经典型，肿瘤细胞（大箭头）伴有典型的慢性炎症细胞浸润（小箭头）；B.由畸胎瘤（箭头）和胚胎性癌（三角箭头）组成的混合性非精原细胞性生殖细胞瘤（由得克萨斯州休斯敦MD安德森医院病理科Kanishka Sircar博士提供）

血和坏死，可出现血管受侵。组织学上，肿瘤细胞由未分化细胞组成，边界不清，呈间变上皮和胚胎样外观。细胞呈多边形，具有异型性，有丝分裂率升高，以腺管状、腺泡状、实性或乳头状方式增殖。

- 卵黄囊瘤：大体表现为黏液覆盖的多分叶实性肿块，可有出血和坏死。组织学上，它由疏松网状的原始肿瘤细胞组成，细胞核深染。其显著特征是Schiller-Duval小体，为含单血管的纤维血管核心。
- 绒毛膜癌：肉眼表现为不均质肿块，常伴有出血和坏死。组织学上，它由合体滋养层细胞和细胞滋养层细胞组成。
- 混合性肿瘤：由各种组织学亚型的成分相互组合而成，约占睾丸GCT的60%。

值得注意的是，卵黄囊成分和未分化细胞的存在是肿瘤复发的重要预测因子。

生殖细胞肿瘤主要有两种分类方式：WHO分类（北美和欧洲常用），以及英国睾丸肿瘤小组（British Testicular Tumor Panel，BTTP）分类（英国和澳大利亚常用）。WHO的分类更为常见，它将肿瘤分类分为精原细胞瘤和非精原细胞瘤。而BTTP分类则将非精原细胞瘤分为不同类型的畸胎瘤。表21.1展示了WHO分类和BTTP分类的区分。

表21.1 英国睾丸肿瘤小组与世界卫生组织睾丸生殖细胞肿瘤分类的比较

英国睾丸肿瘤小组（BTTP）	世界卫生组织（WHO）
精原细胞瘤	精原细胞瘤
精原细胞型精母细胞瘤	精原细胞型精母细胞瘤
畸胎瘤	睾丸非精原细胞瘤
• TD（畸胎瘤分化）	• 成熟畸胎瘤
• MTI（恶性畸胎瘤中间型）	• 胚胎性癌伴畸胎瘤（畸胎癌）
• MTU（恶性畸胎瘤未分化型）	• 胚胎性癌
• YST（卵黄囊瘤）	• YST（卵黄囊瘤）
• 恶性畸胎瘤滋养细胞	• 绒毛膜癌

引 自：Chieffi P，Franco R，Portella G. Molecular and cell biology of testicular germ cell tumors. Int Rev Cell Mol Biol. 2009；278：277-308

要点 病理学

- 精原细胞瘤和睾丸非精原细胞瘤（NSGCT）的患病率大致相等，共同占据了睾丸恶性肿瘤的95%。
- 精原细胞瘤由一种组织学类型组成，通常表现为均质的肿块，很少出现坏死或出血。
- NSGCT由一种或多种组织学类型组成，呈不均质的表现，通常伴有坏死和出血。

肿瘤标志物。肿瘤标志物有助于睾丸肿瘤的特征描述（表21.2）。

表21.2 睾丸肿瘤及其相关血清肿瘤标志物

	AFP	β-HCG	LDH
精原细胞瘤	0	+	++
卵黄囊瘤	+++	+	+
绒毛膜癌	0	+++	+
胚胎性癌	+	+	++
畸胎瘤	0	0	0

AFP.甲胎蛋白；β-HCG.β-人绒毛膜促性腺激素；LDH.乳酸脱氢酶

- AFP：由胚胎卵黄囊、胃肠道和肝脏产生。50%～60%的NSGCT患者中该肿瘤标志物升高，如卵黄囊瘤和含有卵黄囊成分的混合GCT。
- 人绒毛膜促性腺激素（human chorionic gonadotropin，hCG）：一种由合体滋养层巨细胞产生的糖蛋白，其在60%的晚期和10%～20%的Ⅰ期NSGCT患者中升高。25%的晚期精原细胞瘤患者也出现β-hCG升高。绒毛膜癌（单纯性滋养细胞畸胎瘤）常表现为β-hCG的显著升高，并伴有广泛转移。
- LDH：并非特异性标志物，因为其可由多个器官产生。超过80%的NSCGT病例在初次发现时LDH升高，在晚期精原细胞瘤患者中也可升高。LDH的水平与病灶的体积相关。

虽然肿瘤标志物的升高往往是肿瘤复发的首要指标，但这些标志物既不敏感也不特异。即使最初肿瘤标志物为阳性的肿瘤，肿瘤复发时这些标志物也可能为阴性。

临床表现

睾丸癌患者最常见的表现是无痛性的睾丸肿块。临床表现多变，如可触及的睾丸肿块、疼痛和（或）肿胀。约10%的患者表现为发热和（或）阴囊疼痛。据系列报道，约50%的睾丸癌患者存在睾丸疼痛，可能伴有或不伴有肿块。约20%患者的症状是与转移灶有关。在晚期患者中由于腹膜后淋巴结转移可能出现背痛，这需要与肌肉骨骼疼痛进行鉴别。其他症状还包括淋巴结转移引起的颈部肿块、呼吸困难、肺转移瘤或结节病灶引起的咯血。约5%的患者出现男性乳房发育。25%～33%的患者表现为腹部和背部疼痛、头痛、不适或咯血。睾丸肿瘤有时是由于该区域近期外伤而偶然发现，这需要进一步的影像学检查或其他检查来进行评估。

对于15～35岁男性患者，若在触诊、超声或CT检查中发现腹膜后淋巴结肿大或者颈部、锁骨上或腋窝区域淋巴结肿大，应进行睾丸检查和超声检查，以评估是否存在潜在的原发性肿瘤。

肿瘤转移模式

了解睾丸的正常淋巴引流和血液供应对于了解肿瘤转移模式至关重要。

睾丸淋巴引流

睾丸和白膜的淋巴管沿着精索和睾丸血管旁的淋巴管到达腹主动脉周围淋巴结，然后到达腹膜后区域。

睾丸血液供应

睾丸动脉来自于主动脉。右侧的睾丸动脉起源于腹主动脉。而左侧的睾丸动脉起源于左侧肾动脉。睾丸动脉向下穿过腹股沟管。睾丸具有双重血液供应，即来源于髂外动脉腹壁下动脉分支的提睾肌动脉和髂内动脉膀胱下动脉分支的输精管动脉。右侧睾丸静脉汇入下腔静脉，左侧睾丸静脉汇入左肾静脉。因此，淋巴结引流模式在右侧通常首先累及腹主动脉与下腔静脉之间的淋巴结，而在左侧最先累及肾血管系统水平以下的腹主动脉旁淋巴结。

睾丸肿瘤最常通过淋巴系统转移，其次是血液转移，最少见的是直接转移。最常见的转移部位是腹膜后，其次是肺。

淋巴转移

淋巴转移方式是肿瘤细胞经睾丸纵隔，顺着精索穿过腹股沟内环，并沿着睾丸血管周围的淋巴管转移到腹膜后淋巴结。这一途径是基于睾丸的胚胎起源是来自腹膜后。

右侧淋巴结在转移方式上有更多的可变性，通常优先转移到右肾门淋巴结，也可转移到下腔静脉旁、主动脉与下腔静脉间、主动脉前、下腔静脉前和下腔静脉后淋巴结。右侧睾丸癌向右侧淋巴结转移的概率为85%，向对侧和同侧淋巴结同时转移的概率为13%。

左侧淋巴结倾向于向左肾门下方转移至左主动脉旁淋巴结和主动脉前淋巴结。左侧睾丸癌转移到左侧淋巴结的概率为80%，同时转移到对侧和同侧淋巴结的概率为20%。

右侧和左侧肾门水平下的主动脉周围淋巴结可转移至肾门上淋巴结，然后转移到膈脚后淋巴结。随后，可经直接转移方式从腹膜后跨过横膈膜，转移至后纵隔和隆突下淋巴结；也可经间接转移方式通过胸导管转移至血管前淋巴结和锁骨上淋巴结（图21.6）。

淋巴转移也可能发生在主动脉下腔静脉间淋巴结组到阶梯淋巴结之间，这些淋巴结位于右侧第一和第三腰椎之间左侧髂腰肌的前方。

发生对侧淋巴结转移而无同侧淋巴结转移或原发性病灶的情况非常罕见。直接转移到髂部或腹股沟淋巴结的情况也极其少见。在肿瘤晚期、阴囊术后、隐睾或肿瘤复发时，可以发生盆腔扩散和对侧淋巴结转移。当存在皮肤转移时，则可能发生直接转移到腹股沟淋巴结的情况。

向肾门上方扩散的淋巴结转移通常通过直接转移途径。精原细胞瘤可以通过胸导管向后纵隔转移。NSGCT的转移更多是随机转移到前纵隔、颈部、锁骨上淋巴结和肾门淋巴结。

血行转移

血行转移的主要部位是肺部。其他常见转移部位包括大脑（绒毛膜癌的常见转移部位），还有骨骼和肝脏。少见的血行扩散部位包括胸膜、心包、肌肉、皮肤、脾脏、肾脏、肾上腺和腹膜。虽然血行转移通常与淋巴结转移同时发生，但在胚胎性癌的病例中，偶尔会“跳过”腹膜后。

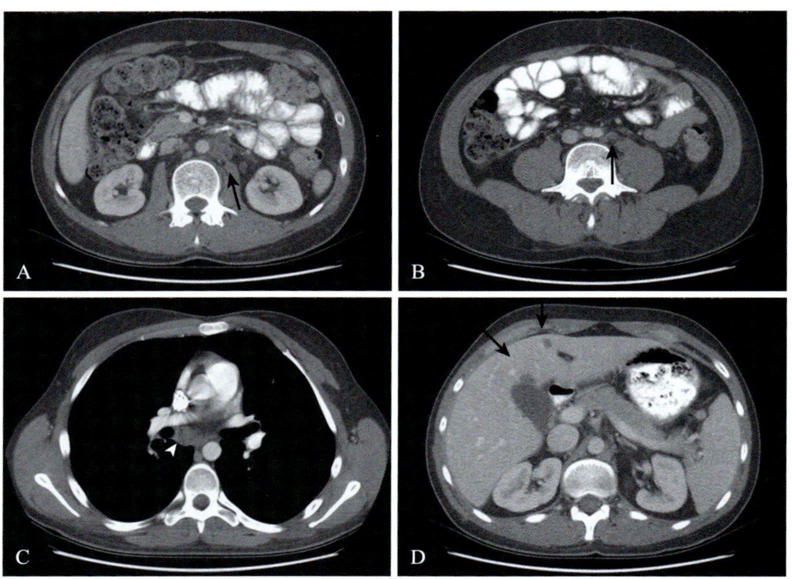

图21.6 轴位腹部CT图像。左侧睾丸非精原细胞性生殖细胞瘤确诊患者，左侧主动脉旁间隙（A.箭头）和主动脉分叉处（B.箭头）左侧淋巴结转移，并已扩散至后纵隔（C.箭头）。患者左肝也出现转移（D.箭头）

要点 肿瘤转移

- 肿瘤主要通过淋巴系统进行转移。
- 最常见的转移部位是腹膜后淋巴结，其次是肺部。
- 肿瘤可以通过腹膜后直接扩散至横膈膜，然后转移至后纵隔和隆突下淋巴结。
- 肿瘤也可以通过胸导管间接转移至血管前淋巴结和锁骨上淋巴结。
- 血行转移不太常见，最常转移至肺部。

分期

肿瘤的分期基于包括组织病理学、血液肿瘤标志物、放射学检查和临床检查结果等参数。

分期通常采用肿瘤-淋巴结-转移-血清（TNMS）标记系统进行（图21.7）。

- **Ⅰ期**：病变局限于睾丸内，无淋巴结转移或远处转移，可分为ⅠA期和ⅠB期。ⅠS期表示睾丸切除术后肿瘤标志物持续升高。
- **Ⅱ期**：腹膜后病变局限于淋巴结内。ⅡA期淋巴结小于2cm，ⅡB期淋巴结为2～5cm，ⅡC期淋巴结大于5cm。
- **Ⅲ期**：区域淋巴结转移伴中度升高的肿瘤标志物或脏器以及远处部位的转移。

AJCC分期手册第八版，描述了GCT的TNMS分类和分期标准。

在肿瘤分期完成后，欧洲生殖细胞癌共识组建议使用国际生殖细胞癌共识组指南来评估患者的预后，该指南将患者按预后分为良好、中等、不良三个类别。分类基于肿瘤部位、转移情况、肿瘤标志物水平和组织学特征。表21.3列出了国际生殖细胞癌共识组指南细则。

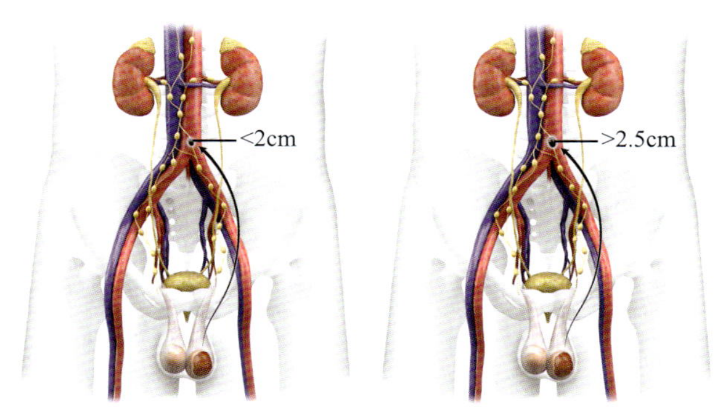

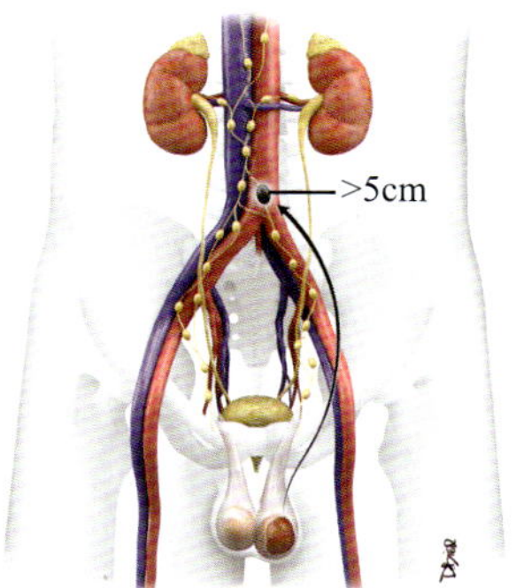

图21.7 分期示意图

表21.3 国际生殖细胞共识和预后分类

精原细胞瘤

良好预后：符合以下所有情况
- 无肺外脏器转移
- 任意部位原发灶
- AFP正常，β-HCG任意水平，LDH任意水平

中等预后：符合下列所有情况
- 有肺外脏器转移
- 任意部位原发灶
- AFP正常，β-HCG任意水平，LDH任意水平

非精原细胞瘤

良好预后：符合以下所有情况
- 睾丸或腹膜后原发灶
- 无肺外脏器转移
- AFP＜1000ng/ml，β-HCG＜5000U/L（1000ng/ml），LDH＜1.5×N

中等预后：符合下列所有情况
- 睾丸或腹膜后原发灶
- 无肺外脏器转移
- AFP 1000～10 000ng/ml，或β-HCG 5000～50 000U/L，或LDH 1.5～10×N

不良预后：符合以下任一情况
- AFP＞10 000ng/ml，或β-HCG＞50 000U/L，或LDH＞10×N
- 纵隔原发灶
- 肺外脏器转移

AFP：甲胎蛋白；β-HCG：β-人绒毛膜促性腺激素；LDH：乳酸脱氢酶

改编自：International Germ Cell Cancer Collaborative Group. International Germ Cell Consensus Classification：a prognostic factor-based staging system for metastatic germ cell cancers. J Clin Oncol. 1997；15：594-603

单纯型精原细胞瘤患者可分为良好和中度预后组，而无不良预后组。NSCGT或混合性肿瘤的患者分为良好、中等和不良预后组。

NSCGT不良预后组患者包括以下任意一项：肺外脏器转移（如肝和脑转移），血清标志物显著升高（AFP＞10 000ng/ml或β-hCG＞50 000U/L或LDH＞正常上限的10倍），或纵隔原发灶。

要点 分期

- TNMS标记系统被广泛用于睾丸肿瘤的分期。在进行分期之后，国际生殖细胞癌共识组指南将患者按预后分为良好、中等、不良三类。
- Ⅰ期肿瘤局限于睾丸内，无淋巴结转移或远处转移。
- Ⅱ期肿瘤表现为腹膜后病变，且病变局限于淋巴结内。
- Ⅲ期肿瘤转移到腹膜后或淋巴结以外部位，或累及区域淋巴结并伴有肿瘤标志物中度升高。

影像学

睾丸癌的诊断通常是在腹股沟睾丸切除术后根据组织病理学检查确定的。睾丸经皮活检可导致沿活检通道种植转移，因此，如果怀疑生殖细胞恶性肿瘤，则不宜进行穿刺活检。

影像学检查对诊断至关重要，可与肿瘤血清标志物一起，用于评估疾病的程度和治疗反应。在初始分期时，约25%的精原细胞肿瘤和40%～60%的NSGCT病例已发生转移。

在解读影像图像时，要重点关注肿瘤复发的重要预测因子：淋巴浸润和血管浸润。

后续影像学检查需根据肿瘤的分期而有所调整，但通常包括CT和胸部X线检查，并结合血清标志物和门诊随访。

超声检查

超声是评估睾丸的主要手段，其检测睾丸病变的灵敏度和特异度均大于95%。此外，超声操作简便、成本低廉，并且还可用于筛查其他相关异常，如对侧病变和睾丸微石症。通常，我们用频率为7～10MHz的高频探头对睾丸进行至少两个不同切面的成像。

在对患者进行阴囊肿块的超声检查时，重点要注意肿块是实性还是囊性，并且还要仔细区分肿块是位于睾丸外还是睾丸内，前者通常是良性的（90%以上的情况），而后者则几乎都是恶性。

通常，精原细胞瘤呈均匀的低回声，而非精原细胞瘤则回声不均匀，常伴有钙化和囊性成分（图21.8）。尽管部分肿瘤表现出相对血管增多，但这种征象并不特异。在小于2cm的肿瘤中，血管增多也很难被检测到。鉴别肿瘤和局灶性睾丸炎是很重要的，因为后者也可以表现为低回声和血管增多；然而，睾丸炎的边界往往比肿瘤更不明确。

余烬性生殖细胞瘤在临床上通常很难通过初诊发现，这被认为是肿瘤生长超出了其血液供应所致。它通常表现为原发部位的瘢痕并伴有远处转移。在超声检查中，睾丸呈小的低回声或高回声结节。如果怀疑是余烬性肿瘤，应通知外科医师，因为若肿瘤已不具备活性，则不一定需要接受睾丸切除手术（图21.9）。

睾丸微石症表现为生精小管腔内的良性钙化，这在超声上清晰可见。睾丸微石症定义为在超声探测野内有五个及以上的点状钙化（图21.10）。睾丸微石症在ITGCN患者中相对多见，有可能为ITGCN患者的唯一征象。双侧睾丸微石症患者发生ITGCN的风险约为20%，而无睾丸微石症患者为0.5%。睾丸微石症与不孕症、隐睾和唐氏综合征等有关。睾丸癌与微石症也有很

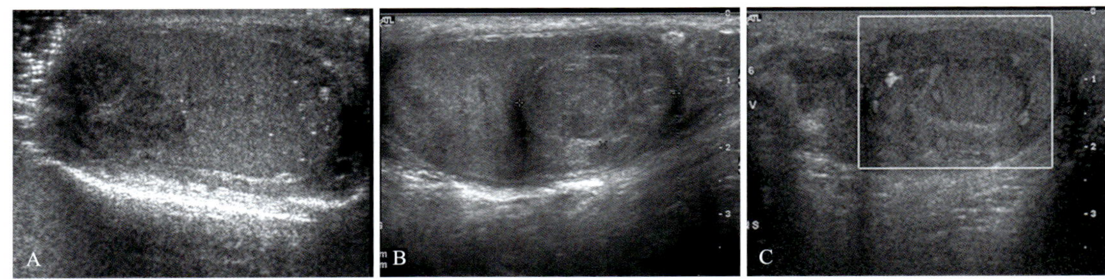

图21.8 A.睾丸超声图像显示一个边界清晰的低回声肿块，经病理证实为精原细胞瘤。注意图像中的睾丸微结石不如图21.10所示的那样弥漫。睾丸微石症可能是发展为睾丸恶性肿瘤的危险因素；B和C.睾丸的灰度和彩色多普勒图像。原发性睾丸非精原细胞瘤大小为2.5 cm，伴有不均质的出血、坏死和血管。病理显示50%为绒毛膜癌，30%为卵黄囊瘤，20%为胚胎性癌（由得克萨斯州休斯敦MD安德森医院放射科F. Eftekhari医师提供）

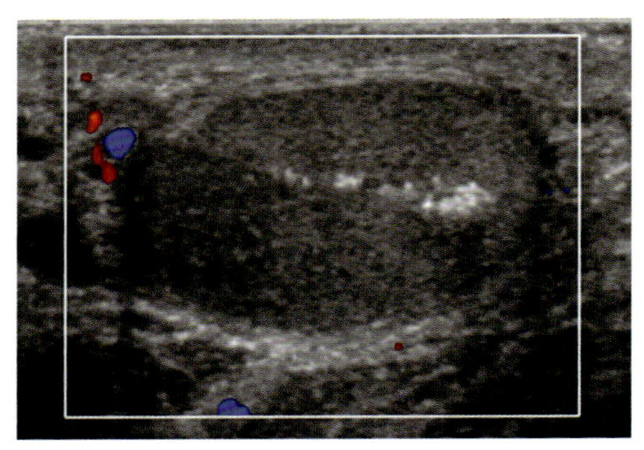

图21.9 睾丸余烬性生殖细胞瘤的横断面超声图像显示一营养不良的钙化带，无实性肿块。行睾丸切除术后病理显示为纤维性瘢痕，与余烬性生殖细胞肿瘤诊断一致

强的相关性。一项研究发现睾丸生殖细胞肿瘤患者中睾丸微石症患病率为48%，在患者亲属中睾丸微石症的患病率为24%。而一些研究指出，普通人群中睾丸微石症的患病率仅为0.6%～9%。但如果只是偶然发现，而没有任何其他相关的危险因素，睾丸微石症本身并不能预测睾丸癌的发生。

在无症状的成年男性中，有2.4%～14.1%患有睾丸微石症。在无症状的儿童中，睾丸微石症患者预计占1%～2%。关于睾丸微石症的随访方案存在很多不同的建议，因为连续的超声检查并不经济。现有一种新的随访策略是一旦检测到睾丸微石症，先评估患者是否有其他危险因素（如隐睾、不孕症）；如果患者年龄＜50岁，则可进行睾丸活检或超声检查，因为该人群发生ITGCN的风险较高；如果不存在其他危险因素，且患者年龄＞50岁，则建议进行自检而不需要超声监测。如果进行了睾丸活检且结果为阴性，则不建议进一步随访。

也有学者提出，不推荐对偶发性睾丸微石症患者进行超声监测，因为其成本过高。因此，他们建议教男性患者进行自检。对于不能主动进行自检的睾丸微石症患者，如儿童和青少年，则建议进行超声随访。

虽然存在一些关于治疗睾丸微石症的建议，但目前没有明确的指导方针。

当15～40岁男性出现腹膜后及纵隔淋巴结转移或肺部转移病灶时，应采用超声检查来评估是否存在睾丸肿瘤。此外，另一个目的是评估确诊睾丸癌患者对侧睾丸受累的情况，这一点也很重要，因为睾丸恶性肿瘤有很高风险在对侧睾丸发生第二原发灶（图21.11）。

除了评估睾丸外，超声还可用于评估肝脏病变，并且也可用于引导肝脏或腹膜后病变的活检，但有时会因为肠气干扰而受到限制。由于肠气和脂肪的覆盖，腹膜后病变在超声上通常不能很好地显示。因此，可在CT引导下对肝脏、腹膜后或其他软组织进行活检。

CT检查

CT是对伴有颈部、胸部、腹部和盆腔病变的睾丸癌患者分期的主要影像学方式，准确率接近80%。约38%的睾丸癌患者在初诊时出现腹膜后转移，CT是一种

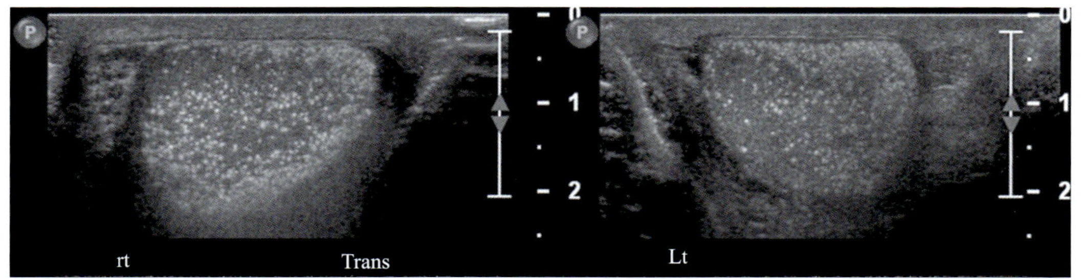

图21.10 左右睾丸的横断位超声图像。双侧弥漫性睾丸微石症，无睾丸肿块。患者有纵隔卵黄囊瘤病史，目前正在接受睾丸常规超声监测

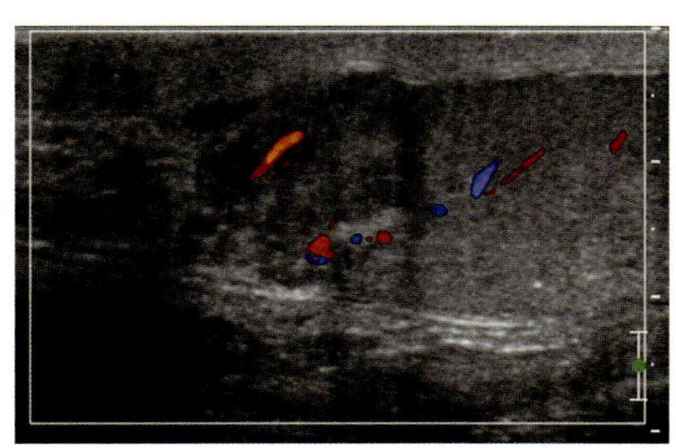

图21.11　左侧睾丸横断面彩色超声图像。患者有右侧睾丸癌病史，5年前曾行右侧睾丸切除术。图示左侧睾丸新发一不均匀回声肿块。病理为由胚胎性癌和卵黄囊瘤组成的混合性生殖细胞瘤

比较敏感的淋巴结转移检测方式。

根据欧洲生殖细胞癌共识组指南，患者应进行胸部、腹部和盆腔的CT增强检查。胸部CT对发现纵隔和锁骨上淋巴结转移、胸膜转移和胸腔积液很敏感。淋巴结直径大于10mm，并且结合相关表现，如间隙增大和肿瘤标志物升高，则考虑淋巴结转移。但CT也有局限性，因为转移性和非转移性淋巴结之间在大小上存在重叠。正常大小淋巴结的肿瘤细胞浸润在CT上很难发现。而发现转移淋巴结对患者的分期非常重要，因为Ⅰ期患者可进行主动监测，但Ⅱ期患者则需要开始进行化疗。使用10～15mm短轴作为诊断转移性淋巴结的标准，假阴性率为29%～44%。如果以小于4mm的小淋巴结作为标准，则诊断灵敏度提高，但特异度降低。在约30%的GCT患者中，CT会漏诊小的淋巴结转移。多项研究表明，由于淋巴结是否受累的判断是基于大小的测量，CT的假阴性率接近59%。据报道，CT的假阳性率同样高达40%，因为短轴大于1cm的淋巴结也可能为炎症或增生引起的良性反应性淋巴结。值得注意的是，腹膜后下部的淋巴结往往比腹膜后上部的淋巴结稍大。虽然恶性淋巴结仅凭CT难以确诊，但普遍共识是短轴大于1cm的淋巴结就认为是异常的，而8～10mm的淋巴结则认为是可疑的。淋巴结大小应结合前次检查结果、大小测量、肿瘤标志物和组织学诊断综合考虑。

转移淋巴结的大小不等，通常表现为软组织密度，偶有坏死，同时伴有精原细胞肿瘤原发病灶。较大的转移淋巴结肿块和NSCGT病灶通常密度不均匀，包含软组织成分和混合成分。

淋巴结大小对化疗后的NSGCT患者很重要，因为大于1cm的淋巴结含有成熟畸胎瘤或残余肿瘤的风险更高。淋巴结的测量也同样关键，因为治疗后的淋巴结减小能够反映出对治疗的效果和残余畸胎瘤可能性。

腹膜后小病灶的CT检出率低，这可能对肿瘤的治疗有一定的影响。基于检测到的残余肿块大小，CT有助于评估患者是否应行腹膜后淋巴结切除术，或者只需进行监测。通常，化疗后短径大于1cm的残余肿块复发率较高，应进行切除。

血管畸形需要与腹膜后病变鉴别。此类血管畸形包括腹主动脉后左肾静脉、左肾静脉环绕腹主动脉、下腔静脉变异（如重复下腔静脉或左位下腔静脉）或性腺静脉增粗。此外，腹膜后运动的肠袢也可能与软组织密度的腹膜后肿大淋巴结相似。为了准确鉴别这些结构，采用正确的CT扫描技术非常关键。静脉造影可以区分血管与淋巴结。胃肠造影可使肠袢密度增高，并与低密度的淋巴结区分开来。随着螺旋CT的发展，使用更薄的扫描层厚（厚度可薄至5mm）能够检测到更小的淋巴结，相较之下厚层扫描则很容易遗漏。在可疑区域进行薄层扫描或重建也可以提高检测的灵敏度。

关于盆腔CT对于睾丸癌患者是否有用一直存在争议。Ⅰ期病例通常不累及髂和腹股沟淋巴结。盆腔淋巴结转移可发生于既往腹股沟或阴囊手术、腹膜后手术、隐睾或先天性异常矫正手术后。如果患者没有以上情况，许多临床医师不会在常规监测检查中进行盆腔扫描，以避免患者不必要的辐射暴露。

胸部CT是评估淋巴结转移、肺转移结节、胸腔积液或胸膜转移的重要检查（图21.12）。精原细胞瘤通常表现为胸膜转移或胸腔积液。精原细胞瘤可通过膈肌裂孔直接转移到后纵隔。肺转移因组织学类型而异：精原细胞瘤的转移灶往往较大，而NSGCT的转移则更常表现为肺外周多发的小结节。NSGCT的转移也倾向于更加随机的分布。相较于精原细胞瘤，前纵隔、肺门、颈部和锁骨上窝的淋巴结转移在NSCGT中更为常见。胸部淋巴结转移在没有腹膜后转移的情况下很少发生。

胸部CT也可用于识别和管理博来霉素相关毒性。虽然博来霉素相关的肺毒性具有自限性，但也可发展为肺炎或纤维化，某些情况下可能致命。

对高危患者进行脑部CT检查以评估出血性脑转移灶，这些转移灶在平扫图像上呈高密度（图21.13）。另外，也可以用MRI来评估颅脑。

对于肾脏功能不全或严重过敏而不能进行静脉造影的患者，或是不能服用胃肠道对比剂的患者，MRI和PET/CT检查可有助于发现淋巴结转移和累及其他部位的转移。

胸部X线检查

胸部X线可作为评估纵隔疾病、>1cm的肺结节、胸膜积液或胸膜肿瘤的基线检查（图21.14）。胸部X线成本远低于胸部CT，可用在连续CT检查间期监测患者病情，并且可以减少患者接受的辐射剂量。胸部X线检

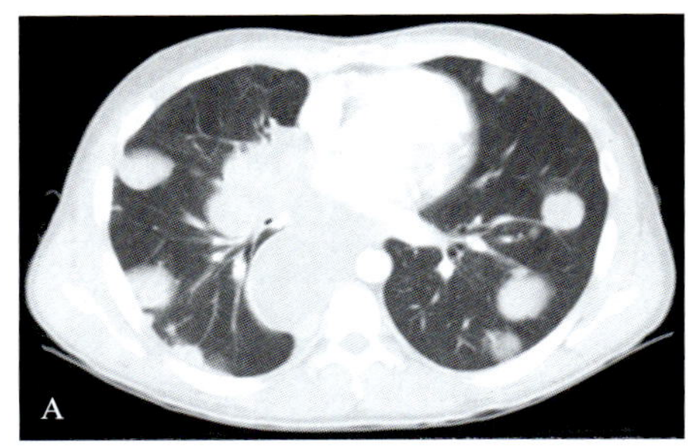

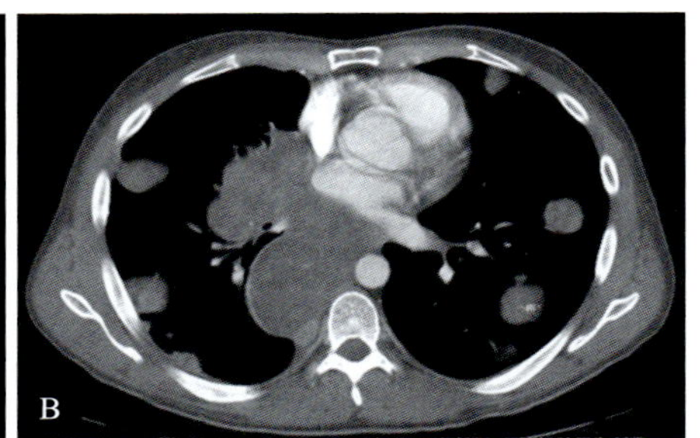

图21.12 由成熟和未成熟畸胎瘤、局灶性精原细胞瘤、胚胎性癌和绒毛膜癌组成的混合性生殖细胞瘤患者的胸部CT图像。A.肺窗显示双肺广泛转移；B.纵隔窗显示右肺门周围和后纵隔广泛的淋巴结转移

查通常用于风险较低的患者（如无腹膜后转移的精原细胞瘤患者）的肺转移筛查。

磁共振检查

MRI是检查的重要工具。对于不能进行增强CT的患者，MRI是用以评估转移情况的非常好的方式，因为它在软组织分辨率上优于CT。此外，MRI也可用于CT检查不能明确的患者，如不明确的肝脏病变或需要进一步检查的骨骼病变。

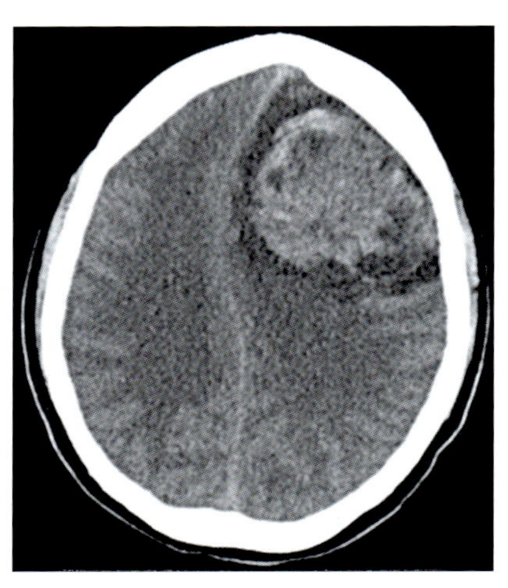

图21.13 头部CT平扫图像。左侧额叶睾丸非精原细胞瘤伴出血，可见周围水肿以及中线结构右侧移位

- MRI在评估骨髓病变方面优于CT。DWI在鉴别骨转移与病理性压缩性骨折或脊柱炎方面非常有用，这对于表现为背痛患者的临床处理有很重要的意义（图21.15）。
- MRI可以显示血管侵犯情况。由于可多层面成像和优于CT的软组织分辨率，MRI可以很好地显示血管解剖结构，这有助于腹膜后淋巴结清扫，或评估肿瘤是否侵犯下腔静脉或上肢血管（图21.16）。
- MRI也可用于评估患者的神经系统的转移情况，包括检测脑、脑膜和脊髓受累情况。脑部MRI可对高危患者进行初部分期。脑转移在绒毛膜癌中最常见。只有不到5%的初诊患者出现中枢神经系统的转移（图21.17）。

MRI通过显示肌肉和软组织内的转移病灶以及与邻近器官的关系来评估肌肉和软组织的侵犯程度，这对于拟进行放疗和手术的患者非常重要。

MRI的另一个功能是评估一些CT可能无法显示的并发症，如腹膜后肿块与邻近的肠道或皮肤之间是否存在瘘管。

MRI也可以在减少需要多次CT扫描来监测病情的患者所接受的辐射剂量。CT胸、腹、盆单次联合扫描

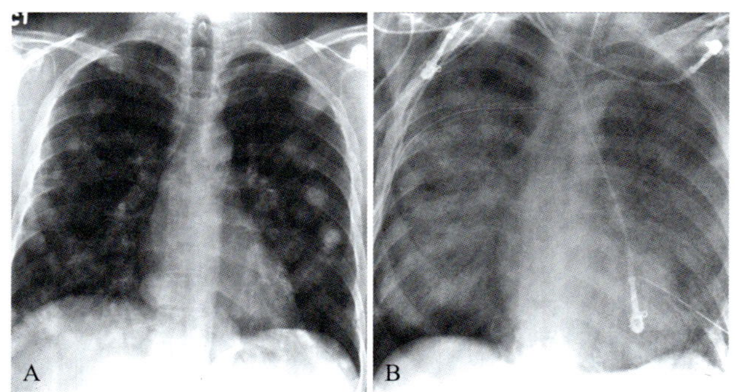

图21.14 胸部正位X线片。A.转移性绒毛膜癌患者，双肺多发转移灶；B.短期随访胸部X线片显示肺水肿和血管转移引起的出血（由得克萨斯州休斯敦MD安德森医院放射科F. Eftekhari医师提供）

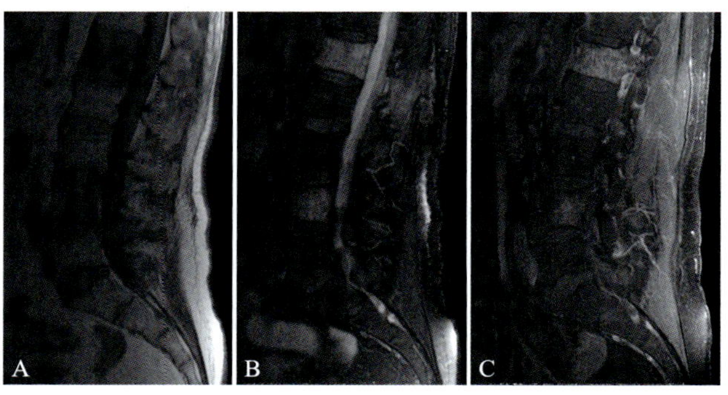

图21.15 腰椎磁共振成像。患者有转移性精原细胞瘤病史。轴位T1W（A）和脂肪抑制T2W（B）显示L1和L4椎体见T1低信号、T2高信号病灶；C.对比增强图像显示L1和L4强化，提示为转移

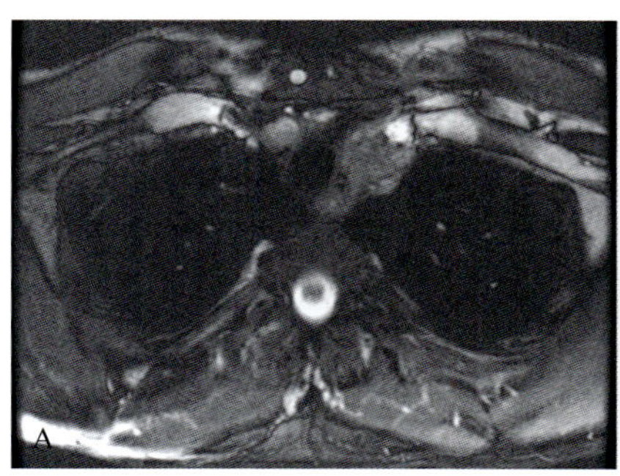

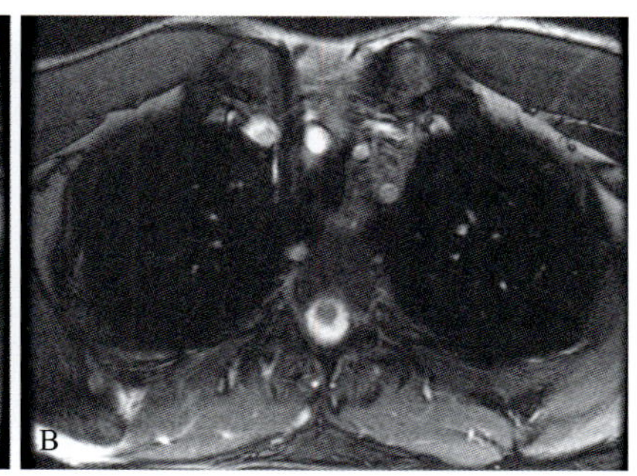

图21.16 胸部MRI平扫图像。患者由于肌酐升高而不能接受CT增强检查。A和B为轴位T2W脂肪抑制图像。左侧转移淋巴结包绕左侧锁骨下动脉和颈总动脉并与左后头臂静脉相连，血管未闭塞。患者患有转移性恶性畸胎瘤。这是一个MRI如何在不进行静脉对比剂的情况下显示血管受累的病例

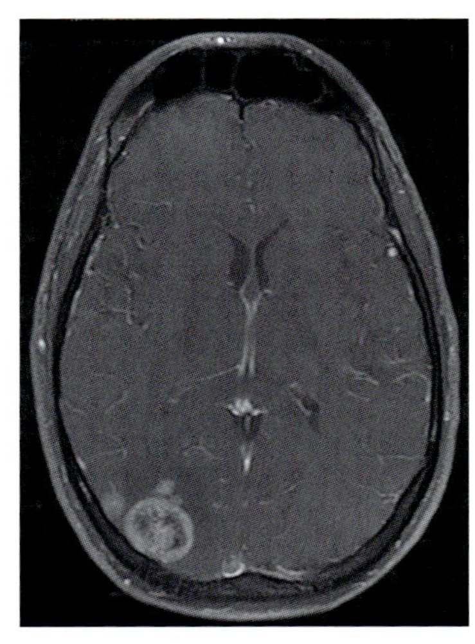

图21.17 脑部磁共振图像。轴位对比增强的抑脂图像显示混合性生殖细胞瘤患者右侧枕叶转移灶增强伴周围卫星结节

发生第二种癌症的辐射风险为1/2000；而如果进行多次扫描，其风险可能会增加到1/300。一项研究发现，对于经验丰富的阅片者而言，MRI与CT具有相似的敏感性，大于1cm的淋巴结转移灶在95%的病例中都可以被检测到。关于睾丸精原细胞瘤影像检查以及时间安排的前瞻性随机试验比较了Ⅰ期睾丸精原细胞瘤治疗后CT和MRI的监测成像方案。结论认为，MRI并不逊于CT并应推荐使用来减少CT监测造成的过度辐射。Ⅰ期精原细胞瘤监测的成像方法和频率来自一项Ⅲ期析因设计的随机试验的结果。

磁共振成像序列

MRI T2W序列已用于区分良恶性淋巴结。良性淋巴结通常带有T1高信号的淋巴结门和均匀的T2信号。而恶性淋巴结典型表现为T1高信号的淋巴结门消失，信号不均匀。

嗜淋巴细胞性纳米颗粒MRI正在被研究用于鉴别恶性和良性淋巴结。一些研究表明，它增加了识别小于1cm的恶性淋巴结和大于1cm的良性淋巴结的敏感性和特异性。淋巴结显影的机制是基于纳米颗粒缓慢外渗到细胞间隙，然后被运送到淋巴结并且被淋巴结的巨噬细胞吞噬，引起细胞内捕获和MRI信号改变，从而实现淋巴结的显像。有研究表明，该技术检测淋巴结转移的敏感度为88%，特异度为92%，而单独使用常规T1和T2序列的敏感度为71%，特异度为68%。研究的局限性包括样本量小，淋巴结评估数量有限，以及需经皮活检进行病理评估。

MRI序列在肿瘤成像中的另一个应用是使用DWI功能序列对腹部和盆腔进行成像。DWI序列测量水分子在组织内的随机扩散量。由于恶性肿瘤中细胞密度较高，水分子的随机运动受到限制，因此恶性的病灶以及淋巴结表现为扩散受限，DWI呈高信号。DWI技术可以快速获得，因此适用于需要较短扫描时间的患者。该序列已经在神经系统成像中使用了很多年。目前正在研究其在肿瘤成像中的作用，初步研究发现前景广阔。多项研究表明，恶性肿瘤的ADC往往低于良性肿瘤。此外，生殖细胞肿瘤和睾丸间质细胞瘤在增强模式上可能存在差异。

尽管MRI在快速采集技术方面取得了长足的进步，但相较之下MRI扫描时间更长，成本更高，其使用仍然不如CT普遍。此外，MRI的获取不像CT那样容易。MRI对肺转移的检测也并不敏感。

阴囊的磁共振检查

MRI可以很容易地区分良性的简单液体结构（如鞘膜积液或囊肿）与复杂的肿块，尽管超声可以更快、更经济地鉴别这类病变。

当对阴囊进行MRI检查时，最理想的情况是采用3～5cm的表面线圈，可清晰显示阴囊及其内容物。可将睾丸置于大腿之间，以悬垂的方式抬高。正常睾丸相对于肌肉呈中等T1信号和高T2信号，并可见低信号的纤维间隔将睾丸小叶分隔开（图21.18）。睾丸内病变的T2信号低于周围实质。

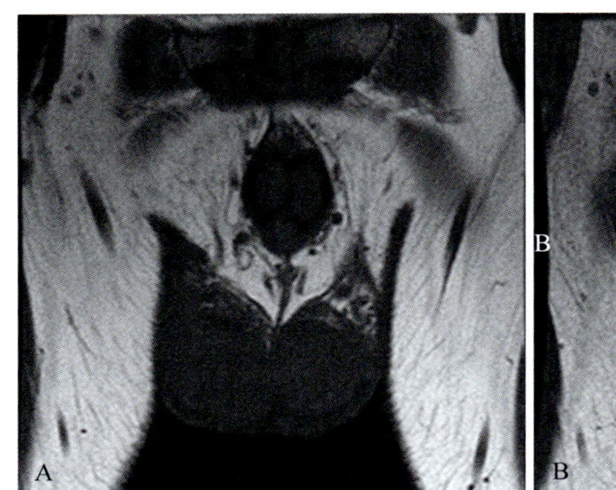

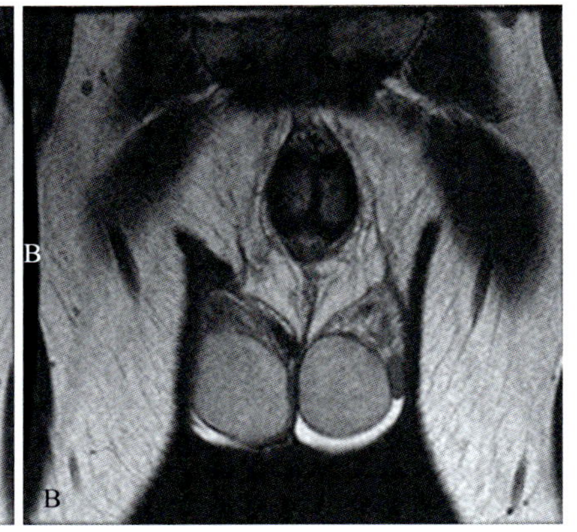

图21.18　盆腔及阴囊MRI。健康查体患者。冠状位T1W（A）和冠状位T2W（B）图像。图示正常的睾丸呈均匀的T1低信号和T2高信号

MRI相对于超声成像的优势包括多平面成像能力和视野宽阔。MRI也比超声分辨率更高，能够显示超声上不能显示的分隔，因此可能有助于显示超声未能显示的小肿瘤。当超声检查结果不明确时，可以进行MRI检查。在超声检查或临床检查不能充分区分睾丸内肿块（大多数情况下是恶性的）还是睾丸外肿块（很少是恶性的）时，MRI尤为适用。

睾丸肿瘤的MRI特征与组织学特征相关。在某些情况下，MRI可用于术前区分精原细胞瘤和NSGCT。精原细胞瘤典型表现为信号均匀，在T1上相对睾丸呈等信号，在T2上呈低信号。低T2信号的带状结构对应于纤维间隔，钆对比剂强化后比周围肿瘤增强更加明显。肿瘤包膜的存在并不有助于区分精原细胞瘤与非精原细胞性肿瘤。

非精原细胞性生殖细胞肿瘤通常呈混杂信号，T1加权图像上呈等高信号，T2加权图像上常见低信号，常伴出血和坏死，并呈不均匀的增强。

尽管MRI有助于鉴别睾丸GCT，但它对组织学诊断并不可靠，通常建议手术活检来确定病变的组织学特征。目前，肿瘤MRI的特征在临床管理中没有发挥重要作用，因为诊疗方案要求进行睾丸切除术以获取详细的病理信息，来进行肿瘤病理分类和初始治疗。

在进行MRI和超声成像时，区分睾丸肿瘤与良性病变（如局灶性睾丸梗死或局灶性睾丸炎）至关重要。睾丸内肿瘤和炎症通常表现为较低信号，而睾丸信号则相对较高。如果MRI或超声检查对鉴别存疑，则应短期随访检查或结合相关血清标志物进行判断。

PET/CT检查

PET/CT检查是将PET的功能成像与CT的解剖成像相结合，成为一种更为灵敏的检查方式。PET与CT的融合，使转移瘤检出的准确率高于CT，但不包括小的转移瘤，因为其在PET上难以检出。一项研究表明，PET的敏感度和特异度分别为80%和100%，而单独CT检查的敏感度和特异度分别为70%和74%。PET成像可以改变患者的管理。

FDG-PET使用FDG作为示踪剂。与正常细胞相比，恶性细胞由于代谢旺盛，对FDG的摄取量更高。大多数睾丸肿瘤，包括精原细胞瘤，表现为高代谢。成熟的、分化良好的畸胎瘤和非精原细胞性肿瘤的转移灶通常具有较少的FDG摄取（图21.19）。

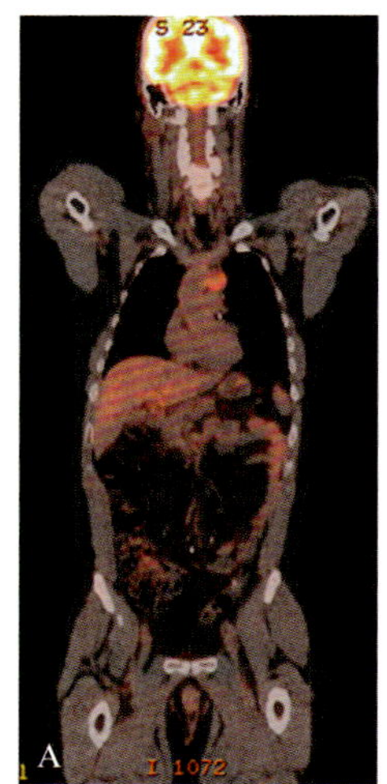

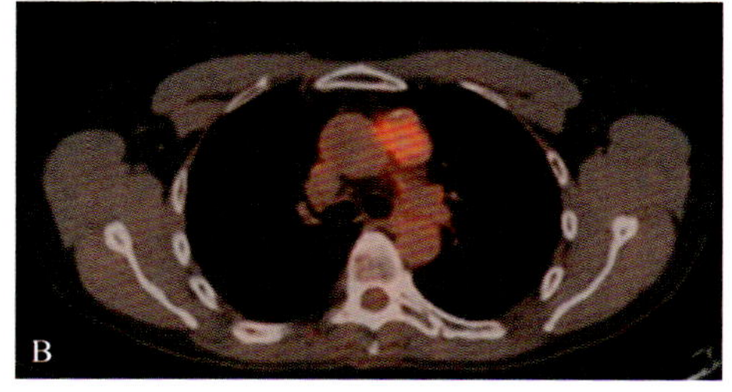

图21.19　前纵隔转移的PET/CT检查。复发性胚胎性癌前纵隔转移患者。冠状位（A）和轴位（B）图像。PET/CT检查显示前纵隔见大小约3.3cm高代谢肿块伴周围粗钙化，SUV为4.3。病理为前纵隔囊性畸胎瘤含成熟成分以及沿囊壁生长的腺癌

FDG-PET是有极大前景的检测化疗后残余病灶的方法，特别是精原细胞瘤，因为其FDG的摄取通常高于NSGCT。通常建议在治疗2周后进行FDG-PET检查。在转移性淋巴结患者中，残余肿块的存在通常预示病程较长。PET可通过检测残余肿块的代谢活性来评估潜在的复发风险（图21.20～图21.22）。

FDG-PET对检出化疗后大于3cm的精原细胞瘤有一定的作用。SEMPET前瞻性试验报道了根据残余肿块大

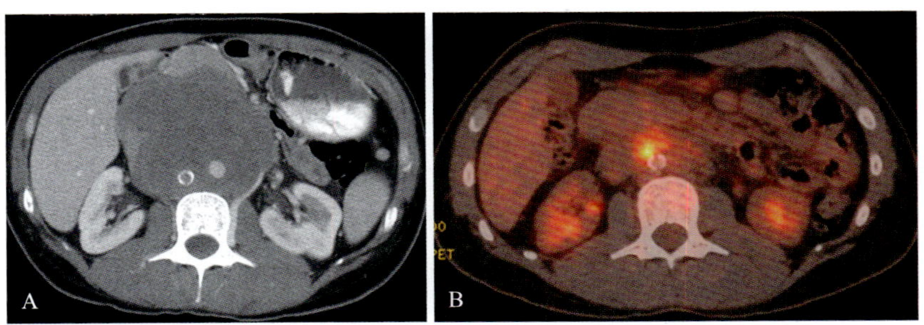

图21.20　腹部CT图像。A.轴位增强图像显示主动脉和下腔静脉周围见腹膜后转移灶。患者接受了放疗和化疗；B. 3个月后随访的PET/CT轴位图像显示肿块明显减少，残余的内部高代谢活动代表治疗后局部的活动性病灶

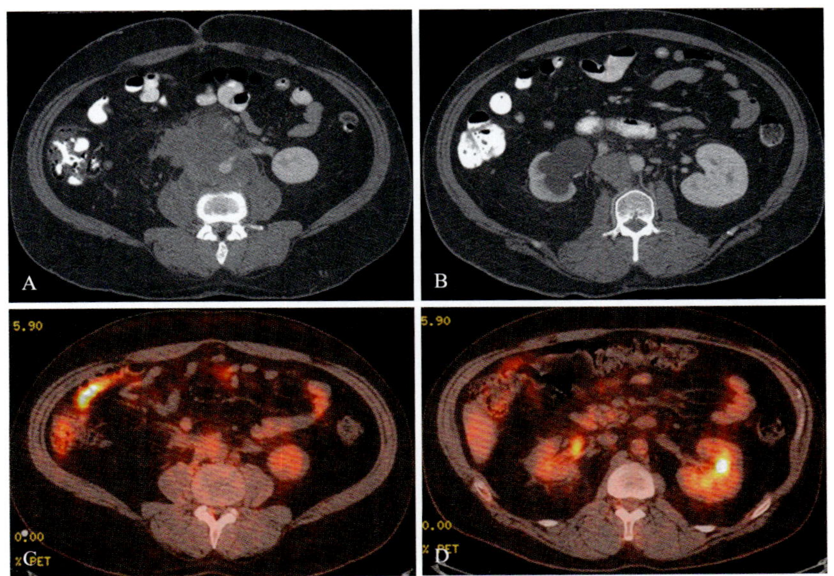

图21.21　腹部CT图像。A和B.轴位增强图像。转移性单纯性精原细胞瘤患者。可见一个较大腹膜后转移灶包绕主动脉和下腔静脉，并伴有右肾积水；C和D.治疗后随访期间的PET/CT轴位图像显示腹膜后肿块明显减少，且没有明显的内部活动，表明病灶得到了治疗。由于右侧输尿管处占位效应减轻，右肾积水也得以好转

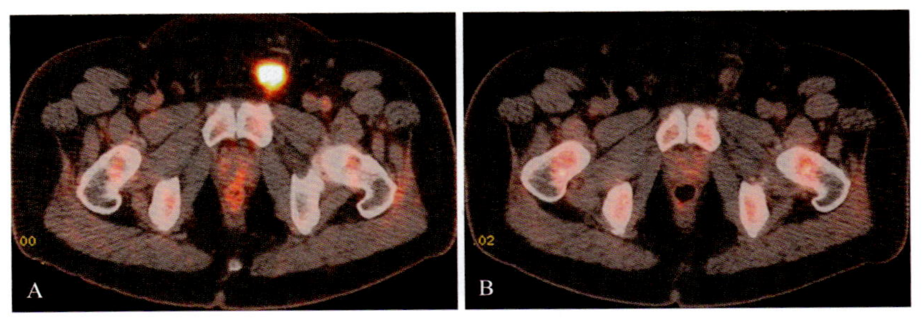

图21.22　A. PET/CT轴位图像。患者有精原细胞瘤与合胞体滋养层巨细胞混合性生殖细胞肿瘤病史，左侧腹股沟管复发；B. 2个月后随访PET/CT轴位图像显示肿块明显缩小，残余组织较少，无代谢活动，符合治疗后改变

小分层的结果，并将PET-CT结果与组织学或临床结果进行关联。该研究表明，大大小小残余肿块病灶检出的灵敏度为89%，特异度为100%。但并不是所有的研究都能重现这一点。因此，目前认为FDG-PET对化疗后肿块大于3cm的精原细胞瘤患者是有用的。

PET成像对于NSGCT患者作用不大，因为成熟畸胎瘤在PET上没有明显的FDG摄取。并且畸胎瘤与治疗后坏死也很难区分。NSGCT治疗后残留肿块约55%为残留癌或成熟畸胎瘤，其余则为治疗后坏死灶。成熟畸胎瘤由于会发生恶变，需要手术切除。

在精原细胞瘤中，几项研究一致认为FDG-PET扫描阴性表明转移的可能性较低，但可能出现假阳性结果。印第安纳大学对化疗后精原细胞瘤残余肿块患者的研究表明，PET检查阴性与低复发可能性有关，但PET检查阳性却并不总是意味着肿瘤残留，也可能是纤维化、坏死或炎症。国家综合癌症网络的现行指南建议对CT上有残余肿块且肿瘤血清标志物范围正常的精原细胞瘤患者进行PET/CT扫描。FDG阳性病变应通过活检进一步检查，而阴性病变观察即可。

当精原细胞瘤或NSGCT患者肿瘤标志物水平升高而CT或MRI未检测到转移时，PET-CT检查可能有所帮助。支持这一观点的一项研究确定了大多数阳性病例的病灶部位。发现PET扫描呈假阴性的病例中，5例中有3例在后续检查中转为阳性。这表明，当患者肿瘤血清标志物升高，CT阴性并且先前FDG-PET阴性时，后续的FDG-PET仍可能有用。医学研究委员会发表了另一项研究，质疑PET对肿瘤标志物水平升高但未检测到疾病的患者的重要性。该研究报告称，尽管PET确实识别出一些CT上看不见的病灶，但假阴性率很高。因此得出结论，FDG-PET并不能免除对这类患者继续密切监测的需要。

PET通常不用于患者的初始分期或常规监测，因为一些研究表明，它不能检测到足够数量的复发病灶。一项大型、前瞻性、多中心研究也表明，FDG-PET阴性患者的肿瘤复发率很高。

尽管医学影像在肿瘤检测方面有了长足的进步，但仍需进一步的研究，因为依据PET检查约50%患者的肿瘤分期被低估，而1/4患者的肿瘤分期被高估。PET的另一个局限性是它无法检测小淋巴结，如毫米级的腹膜后淋巴结转移。尽管PET成像取得了显著的进步，但FDG-PET的作用仍在评估中。

骨扫描

骨扫描是一种放射性核素检查，一般不作为常规检查手段，因为骨转移在GCT中并不常见。对于晚期发生转移（ⅢC期）的患者，可行骨扫描检查。

> **要点　影像报告**
>
> **阴囊成像：超声和磁共振成像（MRI）**
> - 评估肿瘤是否位于睾丸内（高度怀疑为恶性）还是睾丸外（少见恶性）。同时评估病变是实性还是囊性。
> - 评估肿块是否均匀或不均匀，是否有微石症（超声检查）或丰富的血管。检查其他相关表现（如鞘膜积液）。
>
> **腹部和盆腔成像（CT，MRI，PET/CT）**
> - 评估腹膜后淋巴结；短径大于10mm的更可疑。
> - 评估肿瘤是否侵袭下腔静脉和内脏转移，尤其是肝脏和骨骼。
> - 盆腔转移通常不常见，除非患者有晚期的巨块病灶或既往手术史。
>
> **胸部成像（CT或胸部X线）**
> - 评估纵隔、肺门和锁骨上淋巴结的转移情况。
> - 检测肺转移、恶性胸腔积液、胸膜转移或博来霉素相关毒性。
> - 脑转移可能出现在晚期病例中，并可伴有出血。
> - 骨转移可能出现在晚期病例中。

治疗

睾丸GCT的治疗通常需要外科医师、肿瘤内科医师和放射治疗医师之间的协调努力。根治性腹股沟睾丸切除术是治疗精原细胞瘤和NSGCT原发肿瘤的标准手术方法。事实上，在睾丸切除术后的最终组织病理学结果出来之前，很难最终诊断到底是单纯性精原细胞瘤或是NSGCT还是混合性肿瘤组织学类型。临床Ⅰ期NSGCT伴淋巴血管浸润患者需进行辅助化疗，否则复发风险很高（约50%）。一个周期的辅助化疗可显著降低临床Ⅰ期GCT患者（包括精原细胞瘤和非精原细胞瘤）的复发率。辅助化疗治疗包括对单纯性精原细胞瘤患者单次注射卡铂，对NSGCT患者单周期注射博来霉素、依托泊苷和顺铂（BEP）。辅助放射治疗Ⅰ期精原细胞瘤的应用已经减少，因为可能增加生命后期患二次原发肿瘤的风险。主动监测也是可以接受的治疗方式之一，并且是没有高危特征的临床Ⅰ期GCT的标准管理策略。

临床Ⅰ期睾丸GCT患者的总生存率为98%～99%。单独接受睾丸切除术（随后进行监测）患者的生存率与接受辅助治疗的患者相当，但这一结果需要患者严格遵守并持续获得医疗保健服务。同时，监测也会给最终复发的患者带来更大的治疗负担。

与Ⅰ期GCT一样，转移性GCT（Ⅱ期或Ⅲ期）的患者也有很高的治愈率。如前所述，根据患者的临床特征和化疗前肿瘤标志物的升高程度，可将患者分为预后良好、中等和较差风险组。这些预后组对应的长期生存率分别约为85%、75%和45%。其中一些患者仅通过联合化疗就能治愈，但如果没有采用常规和标准的联合治疗方案，即非精原细胞性生殖细胞肿瘤采用化疗后加手术巩固，精原细胞瘤采用化疗后加巩固放疗，那么就无法达到这样的治愈率。纯性精原细胞瘤的转移灶通常不需要进行手术治疗，因为它对化疗和放疗极为敏感，而精原细胞瘤化疗后手术是尤其需要避免的，因为残余肿块是由致密的纤维组织构成。

详情请参考expertconsult.com网站上的MD安德森实践共识算法。

腹膜后淋巴结清扫

腹膜后淋巴结清扫术（retroperitoneal lymph node dissection，RPLND）即手术切除“着陆区”淋巴结。然而，RPLND在临床Ⅰ期NSGCT患者中用于预防复发的作用一直存在争议。预防性RPLND的一个优势在于可以很好地控制局部畸胎瘤，因为畸胎瘤对化疗或放疗均不敏感。然而，RPLND也伴有一些并发症，如造成交感神经损伤，导致逆行射精和不育。但使用改良的手术方式，超过90%的患者可以保留神经和性功能。对于发现淋巴结转移的GCT的患者（病理Ⅱ期），在大多数情况下除了进行RPLND手术外，还需要进行两个周期的辅助化疗；这也意味着他们需要接受“双重治疗”。

转移性NSGCT和明确化疗后仍有残留肿块的患者需要接受化疗后RPLND。目的有以下几个方面：①检测并处理持续生长的生殖细胞恶性肿瘤；②防止畸胎瘤的恶变；③切除转移性畸胎瘤，防止生长性畸胎瘤综合征的发生。未接受RPLND的患者，无论是辅助治疗期间还是化疗后已完全缓解，都必须定期进行腹部CT扫描，以监测腹膜后畸胎瘤的生长。

生长性畸胎瘤综合征是指NSGCT患者接受治疗后，其体内成熟的畸胎瘤出现迅速增大的情况。这类患者的血清肿瘤标志物β-hCG和AFP通常在正常范围内。治疗首选肿瘤全切除术，因为放疗和化疗往往是无效的。行RPLND时一个已知并发症是胸导管损伤导致的乳糜性腹水。如果术后即刻进行的CT扫描发现腹水，就应考虑乳糜性腹水的可能。这种情况很少致命，但需要一段时间的肠道休息和完全的肠外营养治疗。

化疗

NSGCT的标准化疗方案是BEP（博来霉素、依托泊苷和顺铂）方案。然而，博来霉素与肺毒性的风险相关。急性且可逆的肺毒性较为常见，其以肺炎表现为特征。而严重甚至致命的肺毒性则以进行性肺纤维化表现为特征，除肺移植外尚无有效的治疗手段。博来霉素仍被继续使用，是因为它能改善NSGCT患者的总体预后，尽管对于精原细胞瘤来说效果并不显著。在NSGCT的治疗中，博来霉素是一种高效的药物，且没有顺铂的神经毒性和骨髓抑制作用。博来霉素与顺铂（和依托泊苷）联合使用可获得显著的抗肿瘤效果，并且毒性也在可控范围内。尽管不使用博来霉素治疗转移性NSGCT是可行的，但这需要使用具有其他自身毒性的药物或者延长化疗时间（对于预后良好的NSGCT，需要从3个疗程的BEP方案延长到4个疗程的依托泊苷和顺铂方案）。然而，经过3个疗程的BEP治疗后发生严重、危及生命的肺毒性的实际风险仅约为1%。因此，博来霉素仍常规用于转移性GCT的治疗和临床Ⅰ期NSGCT的辅助治疗。对于化疗后CT检查出现的肺结节或浸润表现，应将博来霉素肺毒性列入鉴别诊断之中。博来霉素肺毒性的风险随着年龄、吸烟、既往存在的肺部疾病和接受药物的累积剂量而增加。

要点　睾丸生殖细胞肿瘤的化疗

临床Ⅰ期高风险睾丸癌的辅助化疗

- 精原细胞瘤：卡铂（单剂）；也可放疗。
- 睾丸非精原细胞瘤（NSGCT）：博来霉素、依托泊苷和顺铂（BEP），1个或2个疗程。

Ⅱ期或Ⅲ期转移性生殖细胞肿瘤的治疗

- 精原细胞瘤：BEP方案或依托泊苷加顺铂方案治疗巨块病变或辅助治疗后复发的病例。
- 初级放疗是ⅡA期（小体积）精原细胞瘤的标准治疗方法。
- NSGCT：BEP方案（3个或4个疗程）。

监测

肿瘤反应的监测

接受一线或二线化疗的转移性GCT患者，其肿瘤病灶几乎都会显著的减小。畸胎瘤却是个例外，即使在接受化疗后，畸胎瘤仍可保持稳定甚至增大。实际上，一小部分对化疗反应不佳的难治性肿瘤复发患者在化疗期间可出现生殖细胞恶性肿瘤的进展，并且通常伴随着血清肿瘤标志物的升高。

对于接受初始化疗的Ⅱ期或Ⅲ期NSGCT患者，第一次随访检查通常在完成第二个或第三个化疗周期后进行。根据预期，CT检查将显示肿瘤体积的显著缩小，并且在大多数情况下，血清肿瘤标志物（β-hCG和AFP）

浓度的下降也将反映出了肿瘤的减小。在此时间点，肿瘤内科医师和外科医师会根据腹膜后、肺或其他转移部位是否存在残留肿块（部分缓解或完全缓解）开始制订化疗后的手术计划。第二次随访扫描在化疗完成后进行，在大多数情况下，化疗总持续时间为3～4个疗程，该检查目的是确认腹膜后（或其他部位）是否有残余肿块。虽然精原细胞瘤和巨块转移的患者对化疗也有良好的效果，但常有残余肿块。巩固放疗仅在特定患者中进行，通常为残余肿块大于3cm的患者。绝大多数可见的较小的残余肿块实际上是瘢痕组织。因此，一些研究者建议在这种情况下使用PET/CT检查，以确定是否仍然残存可存活的肿瘤。

要点 监测

- 建议在治疗完成后，影像学随访的频率随时间的推移而逐渐降低。
- 睾丸非精原细胞瘤（NSGCT）的最短随访时间为5年，而精原细胞瘤的最短随访时间为10年。
- 此后，建议继续每年或每2年进行一次监测，以便及时发现肿瘤的晚期复发、生长性畸胎瘤、二次原发恶性肿瘤和治疗的其他晚期效应。
- 精原细胞瘤的影像学检查
  - 腹部CT扫描：用于检测腹膜后（着陆区）淋巴结转移。对于接受过放射治疗的患者可不检查。
  - 盆腔CT扫描：用于盆腔淋巴结转移的检测。这对于接受放射治疗的患者很重要，因为他们仍有盆腔（放射野下方）淋巴结复发的风险。
  - 胸部X线：用于检测血行（肺部）转移。
- NSGCT的影像学检查
  - 腹部CT扫描：用于检测腹膜后（着陆区）淋巴结转移。对于接受了腹膜后淋巴结清扫术（RPLND）的患者进行术后基线评估就已足够。对于仅接受化疗而没有行RPLND的患者，应继续进行畸胎瘤的CT监测。
  - 盆腔CT扫描：没有严格需求，但在某些情况下可以发现下部腹膜后淋巴结的进展。
  - 胸部X线：用于检测血行（肺部）转移。

肿瘤复发的监测

大多数接受治疗的转移性GCT患者最终都能痊愈。对于Ⅱ期或Ⅲ期的患者，可根据临床特征和国际生殖细胞瘤共识系统来估计复发的可能性（表21.3）。大多数NSGCT的复发在治疗后2～3年被发现，而化疗后2年以上才被发现的称为晚期复发，预后通常较差。精原细胞瘤的复发可在治疗后10年之内发生，并且无论时间间隔长短，对治疗的反应都较好。

对于接受化疗的Ⅱ期或Ⅲ期精原细胞瘤患者来说，随访CT检查具有非常重要的意义，原因有以下几点：①这类患者通常存在残余肿块；②并非全部患者都会接受化疗后放疗或手术；③复发并不总是伴有血清肿瘤标志物的升高，在NSGCT中就经常如此。相反，以腹膜后放射治疗为首要治疗方法的Ⅱ期精原细胞瘤患者在放射野内几乎没有肿瘤复发的风险。而对于这些患者，行胸部X线检查监测肺部复发以及盆腔CT扫描监测盆腔（治疗野下方）淋巴结转移就显得尤为重要。

治疗并发症

如前所述，精原细胞瘤在放射野中几乎不会有复发的风险。但却仍面临发生二次恶性肿瘤的危险，即便是在治疗后25年以上这种风险仍然存在。在一项对2707例睾丸癌患者的长期随访研究中，最常见的二次恶性肿瘤部位是胃、胰腺、膀胱和肾脏。当放疗和化疗都采用时，发生二次恶性肿瘤的风险最大。

化疗可能引发许多放射学表现阴性的长期并发症，包括心血管疾病、不孕症、治疗相关性白血病、神经毒性、耳毒性、雷诺现象和肾毒性等。如前文所述，博来霉素引起的肺损伤可有相应的影像学表现。虽然博来霉素更常用于NSGCT，但已发表的指南也将BEP方案作为晚期精原细胞瘤的治疗方法。此外，临床Ⅰ期NSGCT患者也越来越倾向于接受BEP方案治疗，因此放射科医师应该意识到，任何诊断为睾丸GCT的患者都有可能接受过博来霉素的治疗。

RPLND的并发症除了前文所述的乳糜性腹水，还包括因输尿管手术损伤或术后腹膜后纤维化引发的肾积水，此时需要放置输尿管支架。患者在进行RPLND时，偶尔会由于肾脏或输尿管被纤维组织、坏死肿瘤或畸胎瘤包裹而需要切除同侧肾脏。

要点 治疗并发症

直接效应

- 博来霉素：肺毒性，雷诺现象。
- 依托泊苷：治疗相关性白血病。
- 顺铂：肾毒性，耳毒性，周围神经病变。

化疗和放疗的长期效应

- 增加心血管疾病的风险。
- 提高二次恶性肿瘤的发生率。
- 导致不育。

新疗法

关于临床Ⅰ期GCT患者的最高复发风险的监测与辅助化疗方案尚未形成共识。辅助治疗确实会导致一些患者接受不必要的治疗，因为他们的预期寿命与监测到复发后才进行治疗的患者相当。随着越来越多的人选择监测作为处理方案，以及辅助卡铂作为替代方案的可用性提高，临床Ⅰ期精原细胞瘤患者接受辅助放疗的比例已经减少。因此，对于精原细胞瘤患者，腹部CT检查变得更为重要。接受监测的患者仍有腹膜后复发的风险，并且这种风险可持续长达10年。而接受辅助卡铂治疗的患者复发风险低于5%，但与接受放疗患者不同的是，其肿瘤仍可在腹膜后复发。

高剂量化疗和自体干细胞移植（high-dose chemotherapy and autologous stem cell transplantation，HDC-SCT）已被研究作为晚期转移性GCT的最终治疗方法。一项Ⅲ期研究显示，在不良或中度预后GCT患者中，HDC-SCT与标准四个疗程的BEP化疗方案在总生存率上没有显著性差异，因此HDC-SCT目前仅用于抢救治疗。来自印第安纳大学的一项回顾性研究也表明，对于一些低风险患者，HDC-SCT可以作为二线或三线治疗选择，但其最佳适应证仍存在争议。

结论

以生殖细胞为主要来源的睾丸肿瘤往往预后良好，因为根据其肿瘤类型，大多数肿瘤是可以治愈的。医学影像在这些肿瘤的诊断、治疗和监测中继续发挥着至关重要的作用。尽管我们已对这类肿瘤有了相当的了解，但在其影像学特征和治疗手段方面，仍然有许多未知等待我们去探索和理解，目前相关研究仍在不断深入之中。

第22章

原发性肾上腺恶性肿瘤

Dhakshinamoorthy Ganeshan，*M.D.*；*Chitra Viswanathan*，*M.D.*；*Tara Sagebiel*，*M.D.*

引言

肾上腺肿块在成年人群中的检出率在2%～9%。对于已有恶性肿瘤病史的患者而言，偶然发现的肾上腺肿块可能性质不一，既有可能是良性肿瘤，也可能是转移性肿瘤（具体转移率取决于原发肿瘤的类型，波动在25%～72%）。

而对于那些没有恶性肿瘤病史的患者，大部分肾上腺肿块都是良性腺瘤，其余则可能是其他良性病变，包括骨髓脂肪瘤、血肿、囊肿及肉芽肿性病变。肾上腺的原发性肿瘤，如肾上腺皮质癌（adrenal cortical carcinoma，ACC）和恶性嗜铬细胞瘤，则相对较为罕见，将在本章中单独进行讨论。这些肿瘤往往在疾病晚期才被诊断出来，且通常伴随着较低的生存率。

I 肾上腺皮质癌

流行病学和危险因素

ACC的人群发病率为每百万人中0.5～2例，年发病率约为每百万人中0.78例。在年龄分布上，ACC呈现双峰特点，第一个高峰出现在5岁以下儿童中，第二个高峰则在50～60岁成人中。成人患者平均诊断年龄约为45岁。ACC在成年女性中的发病率高于成年男性，男女比例约为1.5∶1，且左侧肾上腺的发生率略高。双侧发生的情况并不常见。

大多数ACC病例为散发型，没有明确的病因。吸烟和长期口服避孕药可能增加患病风险。有些ACC病例与特定的遗传综合征有关，如李-佛美尼综合征、卡尼复合征、贝克-维德曼综合征、多发性内分泌腺瘤病I型及加德纳综合征。散发性ACC通常与抑癌基因*P53*的突变有关。

解剖学和病理学

解剖学

肾上腺位于腹膜后肾周间隙的上部并以肾周筋膜为界。腺体由内侧支和外侧支组成，汇聚于体部。右肾上腺通常位于较上方，即右肾上方，肝脏和下腔静脉后方，右侧膈肌脚外侧。左侧腺体位于左肾上极前内侧，胰尾和脾血管后方，左侧膈肌脚外侧。

肾上腺的血液供应由肾上腺上、中、下三组动脉负责。肾上腺上动脉起源于膈下动脉，肾上腺中动脉起源于腹主动脉，肾上腺下动脉起源于肾动脉。右肾上腺静脉通常直接汇入下腔静脉，但8%～21%的人在汇入下腔静脉前与副肝静脉形成共同主干。左肾上腺静脉流入左肾静脉。两侧肾上腺通过后膈肌脚、上腔静脉旁和主动脉旁的淋巴结进行淋巴引流。

肾上腺的外层皮质占成人肾上腺体积的90%。它起源于中胚层，是内分泌系统的一部分，负责分泌雄激素及皮质类固醇激素，包括皮质醇和醛固酮（图22.1）。ACC正是起源于肾上腺皮质层的疾病。

要点 肾上腺皮质癌的解剖学

- 肾上腺是一对位于腹膜后的器官。
- 肾上腺由肾上腺的上、中、下动脉供血。
- 右肾上腺静脉直接汇入下腔静脉。
- 肾上腺的淋巴引流主要至腹膜后淋巴结、高位下腔静脉旁淋巴结和腹主动脉旁淋巴结。

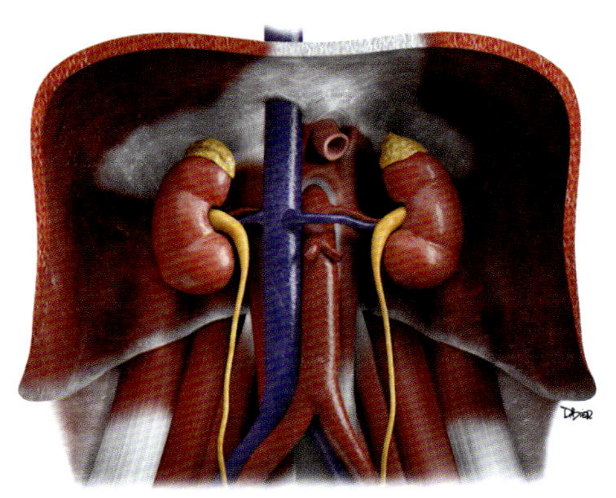

图22.1 肾上腺解剖

病理学

在大体病理上，ACC通常表现为体积较大、粗分叶状结构、黄色到棕褐色的肿瘤，平均重量为510～1210g。肿瘤内部坏死和出血的区域使肿瘤呈斑驳状。

ACC最常采用Weiss标准进行组织病理学诊断。该标准包括以下9个方面：①核分级3～4；②有丝分裂率＞5个/50个高倍视野；③非典型有丝分裂；④肿瘤有25%或更少的透明细胞；⑤弥漫性结构；⑥显微镜下坏死；⑦静脉浸润；⑧肾窦浸润；⑨包膜浸润。如果肾上腺肿块满足以上3个或3个以上的标准，则被认为是恶性的。

对ACC具有预后意义的病理特征包括肿瘤大小、瘤内出血和有丝分裂象的数量。大于12cm的原发肿瘤的5年生存率为22%，而体积较小的肿瘤为53%。与无出血的肿瘤相比，肿瘤内出血为预后不良因素。有丝分裂率大于20个/50个高倍视野的患者中位生存时间为14个月，而有丝分裂率低于20个/50个高倍视野的患者为58个月。

虽然ACC常呈波形蛋白阳性，细胞角蛋白阴性，但它们没有特征性的病理学免疫组化表现。在分子水平上，超过85%的ACC可能在17p13中出现杂合子缺失，而在90%的ACC中可见胰岛素样生长因子过表达。

要点 肾上腺皮质癌的病理学

- 肿瘤来自于肾上腺皮质细胞。
- 肿瘤通常体积较大，伴有瘤内出血和坏死。
- Weiss标准用于组织病理学诊断。
- 体积大，内出血，核分裂象大于20个/50个高倍视野与较差的预后相关。

临床表现

ACC的临床表现取决于肿瘤的大小、转移瘤的存在和其功能状态。功能性肿瘤占ACC的50%～79%，它们可以分泌皮质醇、雌激素、雄激素或醛固酮。皮质醇分泌过多最常见，表现为库欣综合征，其症状包括体重增加、近端肌无力、高血糖、高血压和低钾血症。醛固酮分泌过多会导致高血压和低钾血症，但这些症状在皮质醇分泌过多的患者中更常见。女性患有雄激素分泌肿瘤可出现男性化，而男性患有雌激素分泌肿瘤可出现女性化症状。

非功能性肿瘤可产生与肿块占位效应相关的症状，包括腹部或背部疼痛、早期饱腹感、恶心、呕吐和（或）可触及的肿块。患者还会出现发热和体重减轻的症状。非功能性肿瘤往往出现在老年患者中，以男性为主，这些肿瘤通常是在因其他原因进行影像学检查时偶然发现。另外，患者也可以出现与转移性疾病相关的症状。

要点 肾上腺皮质癌的临床表现

- 大多数肾上腺皮质癌具有激素分泌功能。
- 皮质醇分泌过多是最常见的激素异常，可能导致库欣综合征。
- 非功能性肿瘤在男性中更常见，可产生与肿块占位效应相关的症状。

分期分类

肾上腺肿瘤的肿瘤-淋巴结-转移（TNM）分期系统由国际癌症控制联盟和WHO于2004年建立。

TNM分期系统基于原发肿瘤大小和局部浸润情况（T）、区域淋巴结受累程度（N），以及是否存在转移（M）建立。见表22.1和表22.2。

表22.1 肾上腺皮质癌的肿瘤-淋巴结-转移分期

T1	肿瘤≤5cm，无侵袭性
T2	肿瘤＞5cm，无侵袭性
T3	肿瘤延伸至肾上腺外的周围脂肪
T4	肿瘤侵犯邻近器官
N0	无区域淋巴结侵犯
N1	有阳性区域淋巴结（s）
M0	无远处转移
M1	远处转移

引自：Adrenal Cortical Carcinoma. In：Amin MB，Edge SB，Greene FL，et al，eds. AJCC Cancer Staging Manual. 8th ed. New York：Springer；2017：911-918

表22.2 肾上腺皮质癌的分期

Ⅰ期	T1，N0，M0
Ⅱ期	T2，N0，M0
Ⅲ期	T1，N1，M0
	T2，N1，M0
	T3，N0，M0
Ⅳ期	T3，N1，M0
	T4，N0～N1，M0
	任意T，任意N，M1

引自：Adrenal Cortical Carcinoma. In：Amin MB，Edge SB，Greene FL，et al，eds. AJCC Cancer Staging Manual. 8th ed. New York：Springer；2017：911-918

Ⅰ期和Ⅱ期疾病局限于肾上腺。Ⅲ期疾病出现局部侵袭或有局部淋巴结转移。Ⅳ期疾病为局部侵袭，伴有局部淋巴结受累，侵犯邻近器官，或发生转移（图22.2）。

ACC的生存率很低，5年总生存率仅为32%～48%。因为约70%的ACC在Ⅲ期和Ⅳ期时才被发现。Ⅰ期和Ⅱ期疾病的5年生存率为62%，而Ⅳ期疾病的5年生存率仅为7%。

要点　肾上腺皮质癌的分期

- 肾上腺皮质癌的生存率较低，因为大多数患者发现时都处于疾病的晚期。各期在发现时的占比：
- Ⅰ期，占3%
- Ⅱ期，占29%
- Ⅲ期，占20%
- Ⅳ期，占49%

肿瘤扩散模式

ACC可以通过直接延伸扩散，首先侵及周围的脂肪，然后累及邻近的结构，如肝脏和肾脏（图22.3）。也可累及肾上腺静脉和肾静脉及下腔静脉形成癌栓（图22.4）。血行播散引起的转移最常累及骨骼、肝脏和肺部（图22.5）。ACC也可以通过淋巴系统扩散，累及后膈脚、上腔静脉和主动脉旁淋巴结（图22.6）。同时发生血行和淋巴扩散的情况经常发生（图22.7）。

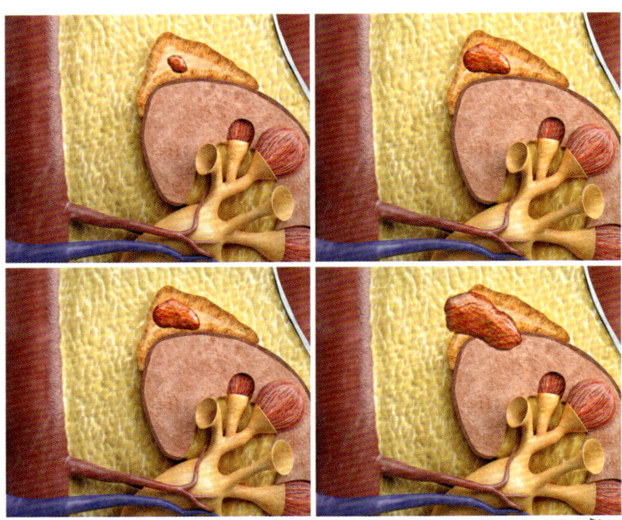

图22.2　肾上腺皮质癌的分期

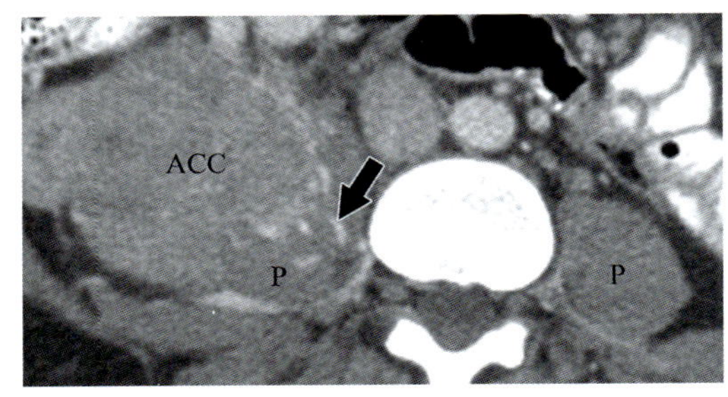

图22.3　39岁男性患者的右肾上腺皮质癌，直接延伸（箭头）至右腰大肌（P）

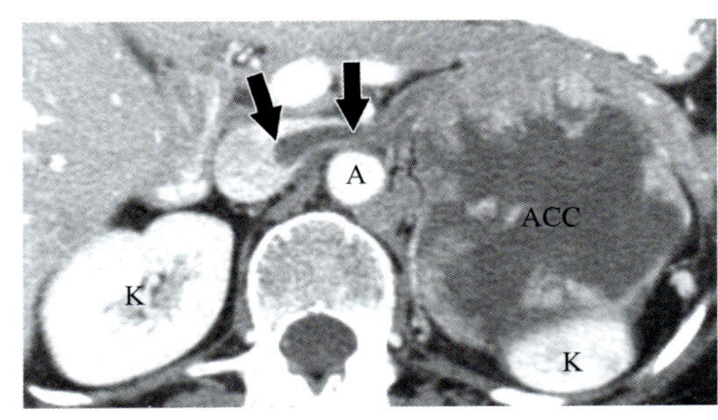

图22.4　38岁男性患者的左肾上腺皮质癌，肿瘤延伸至左肾静脉和下腔静脉。轴位增强CT显示左侧ACC，左肾静脉和下腔静脉（箭头）内有癌栓。A.主动脉；K.肾脏

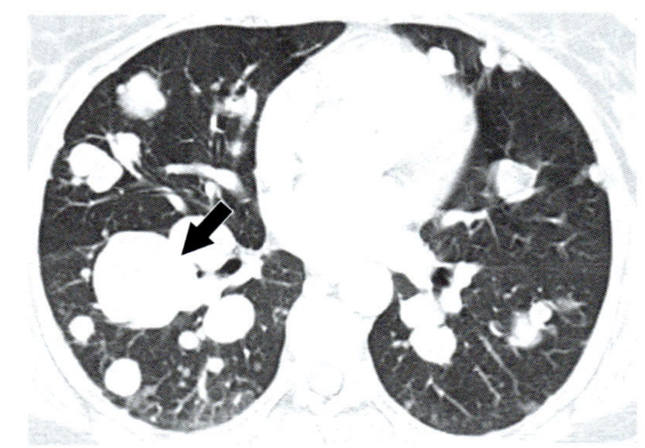

图22.5　65岁男性患者的转移性肾上腺皮质癌，胸部轴位CT显示双侧肺转移瘤，最大的转移灶（箭头）位于右肺下叶

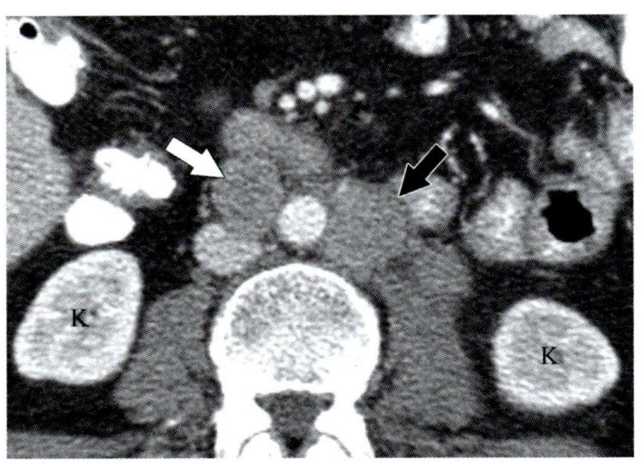

图22.6　56岁女性患者的转移性肾上腺皮质癌。轴位增强CT显示左侧腹主动脉旁（黑色箭头）和主动脉下腔静脉的（白色箭头）肿瘤。K.肾脏

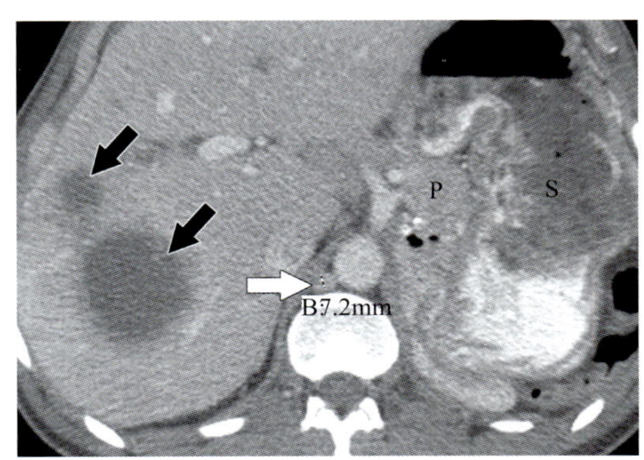

图22.7 53岁女性患者的转移性肾上腺皮质癌。轴位增强CT显示肝转移瘤（黑色箭头）和右侧膈脚后肿瘤（白色箭头）。P. 胰腺；S. 胃

要点 肾上腺皮质癌的肿瘤扩散模式

- 肾上腺皮质癌可直接侵犯邻近器官。
- 区域性淋巴结转移累及腹主动脉旁、下腔静脉和膈脚淋巴结。
- 远处转移灶常见于肺部、肝脏和骨骼。

影像学

肿瘤

计算机断层扫描

CT通常被用于评估肾上腺肿块。肾上腺恶性肿块需要与良性病变相鉴别。肾上腺肿块内肉眼可见的脂肪是肾上腺骨髓脂肪瘤的一个特征，其他肾上腺肿瘤很少表现出这一特征。均匀的无强化囊性病变与单纯性肾上腺囊肿一致。肾上腺腺瘤是最常见的肾上腺肿块，通常有丰富的细胞内脂质，导致其在平扫CT图像上CT值小于10HU（图22.8）。然而，多达1/3的腺瘤缺乏脂质，在平扫图像上CT值更高，范围20～25HU。肾上腺CT检查通常用于评估肾上腺肿块，包括平扫、门静脉增强扫描（60s后注射对比剂）和延迟扫描（15min）。在非增强CT上，CT值通过将感兴趣区（region of interest ROI）放置在至少2/3的肿块内来测量，需避开钙化或坏死区。如果肾上腺肿块的CT值小于或等于10HU，则推定为腺瘤。对于CT值大于10HU的肿块，需要进一步的评估来区分肾上腺乏脂腺瘤和恶性病变。使用平扫和对比增强检查，绝对和相对对比剂洗脱百分比的计算公式如下：

绝对洗脱百分比＝（CT增强期衰减值－延迟期衰减值）/（CT增强期衰减值－平扫时的衰减值）×100

相对洗脱百分比＝（CT增强期衰减值－延迟期衰减值）/CT增强期衰减值

无论是富脂还是乏脂腺瘤，对比剂的洗脱速度都很快，延迟图像上的绝对洗脱百分比应大于60%，相对洗脱百分比应大于40%（图22.9，图22.10）。Caoili等的一项研究发现，结合平扫CT值和延迟增强的洗脱值，将肾上腺肿块定性为腺瘤的敏感度为98%，特异度为92%。

虽然肾上腺肿块的绝对洗脱率＜60%或相对洗脱率＜40%被认为是恶性的，但这种现象不仅限于ACC，肾上腺转移瘤、嗜铬细胞瘤和肾上腺淋巴瘤也可能出现类似的表现，综合临床和生化检查将可能有助于进一步的

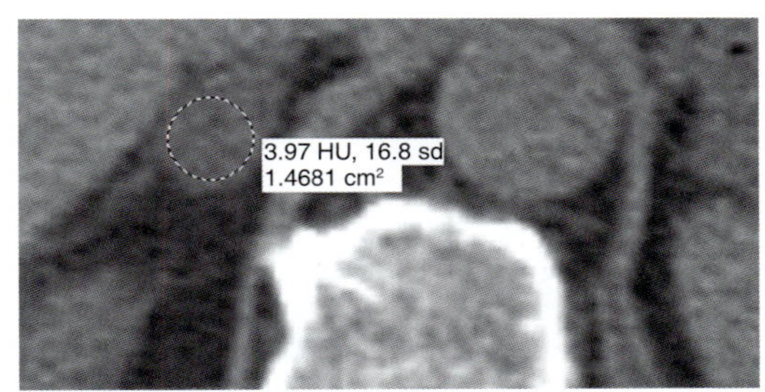

图22.8 一位79岁男性非小细胞肺癌患者，富脂肾上腺腺瘤。轴位CT平扫显示右侧肾上腺腺瘤（圆圈），CT值3.97HU

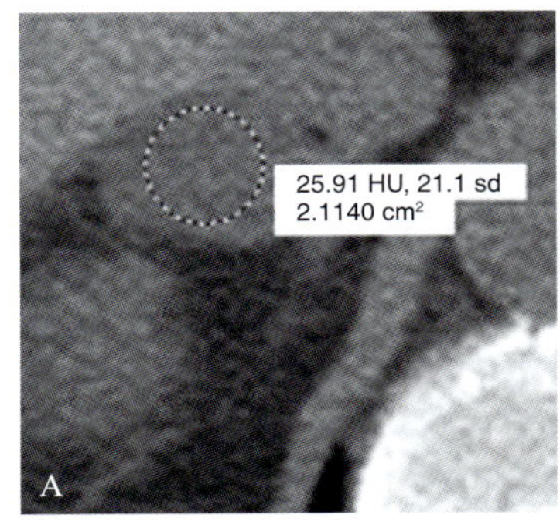

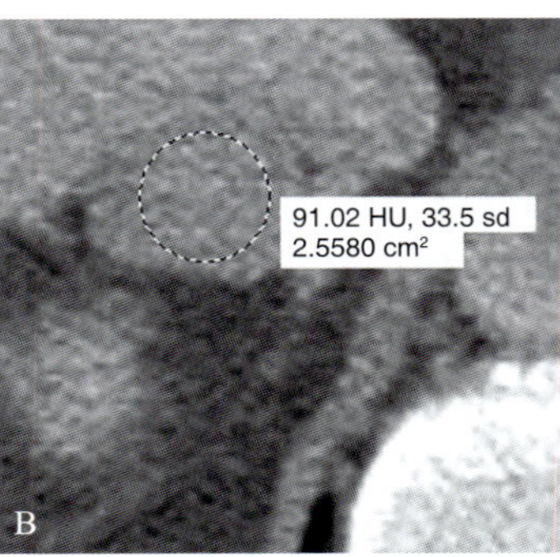

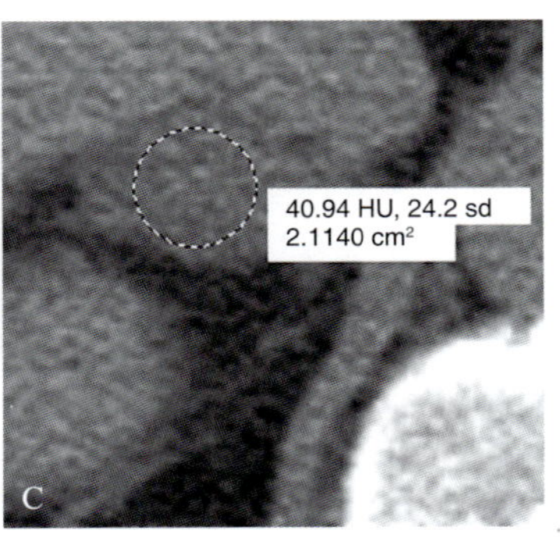

图22.9 一位72岁小细胞肺癌伴乏脂肾上腺腺瘤女性患者。A. 轴位CT平扫显示右侧肾上腺肿块（圆圈），CT值25.91HU；B. 轴向增强CT显示右侧肾上腺肿块（圆圈），CT值为91.02HU；C. 轴位延迟增强CT显示右侧肾上腺肿块（圆圈），CT值40.94HU，绝对洗脱率＞60%，相对洗脱率＞40%

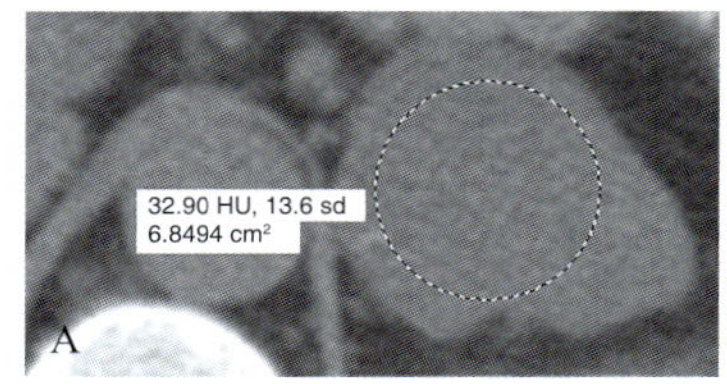

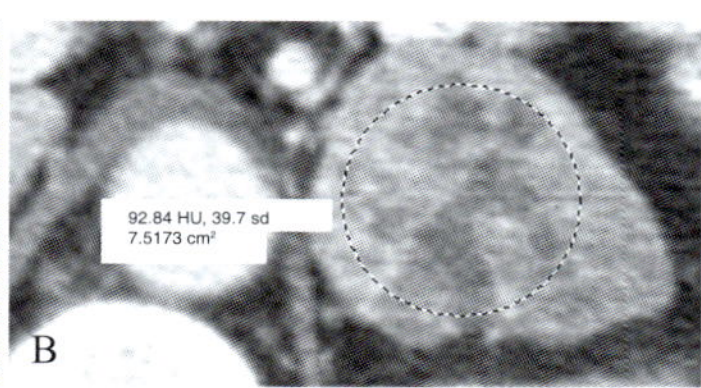

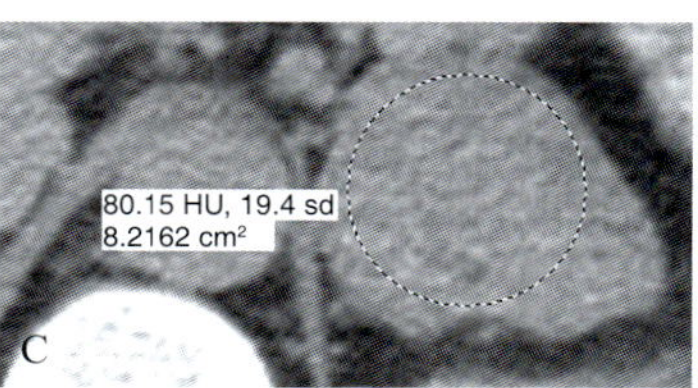

图22.10　一名42岁左肾上腺皮质癌女性患者。A.轴位平扫CT显示左肾上腺肿块（圆圈），CT值32.90HU；B.轴位增强CT显示左侧肾上腺肿块（圆圈），CT值92.84 HU；C.轴位延迟增强CT显示左肾上腺肿块（圆），CT值80.15HU，不满足绝对廓清率＞60%或相对廓清率＞40%，符合恶性占位

评估诊断。

ACC通常体积较大，平均直径为9.8cm，范围为4～25cm。较小的肿瘤可以是边界清晰的均质肿块，但当它们增大时，通常会出现坏死区域，导致增强前后图像的不均质表现（图22.11）。ACC在影像学上常表现为外周增强、边界不清晰的肿块。钙化可以出现在1/3病例中，且通常集中在肿瘤的中央。由于大多数肿瘤在晚期时发现，所以常见其周围脂肪和邻近器官的局部侵袭。

如果要进行肾上腺切除术，则应采用CT血管造影/静脉造影评估肾上腺动脉和静脉。血管造影/静脉造影也被用于评估癌栓的延伸范围，影响着外科治疗现状。

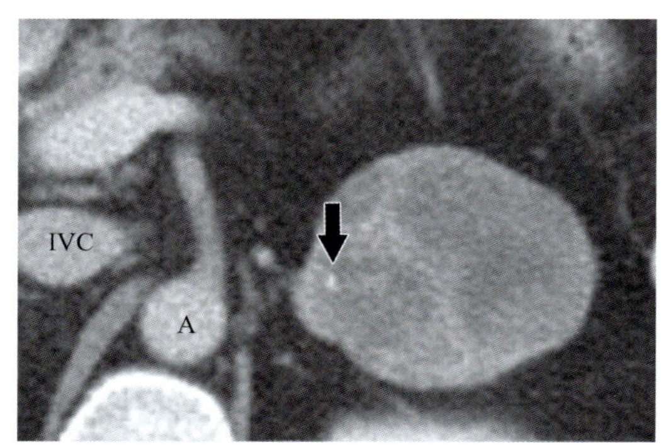

图22.11　一名44岁男性左肾上腺皮质癌（ACC）患者。轴位增强CT显示ACC有不均匀增强，并包含钙化（箭头）。A.主动脉；IVC.下腔静脉

磁共振成像

MRI在评估肾上腺肿块方面与CT具有互补作用。是评估妊娠和不能接受碘对比剂患者肾上腺肿块的首选检查方法。与CT一样，MRI可以同时评估原发肾上腺肿块并检测是否发生局部侵犯和转移。

在我们的机构里，在条件允许的情况下使用相控阵表面线圈进行肾上腺成像，因为它们提供了比身体线圈更好的可视化效果和更高的信噪比。使用呼吸门控梯度回波和快速自旋回波序列来最小化运动伪影。

T1WI用来评估肾上腺肿块的大小和形态。T2WI用来评估软组织表征。

化学位移成像利用脂肪和水分子中不同的质子共振频率来识别富含脂质的腺瘤，目前被认为是区分肾上腺良恶性肿块最敏感的方式，敏感度为79%～100%，特异度为82%～100%。当化学位移和动态钆增强成像结合时，灵敏度提高到91%，特异性提高到94%。

对于化学位移成像，进行双相采集，在单次屏气过程中同时采集同相位和反相位（out-of-phase，OOP）图像。对比肾上腺肿块与脾脏信号强度，肾上腺腺瘤在OOP序列上会比脾脏显示出更大的信号丢失（图22.12），而恶性肿块则不会（图22.13）。信号强度下降百分比也可以通过以下公式计算：

信号强度降低百分比＝［同相位（IP）信号强

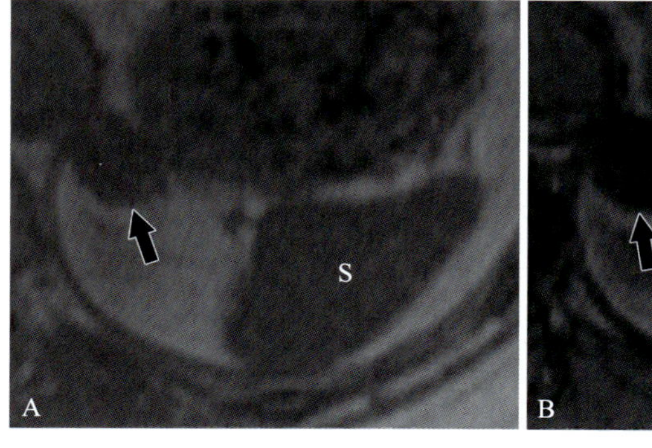

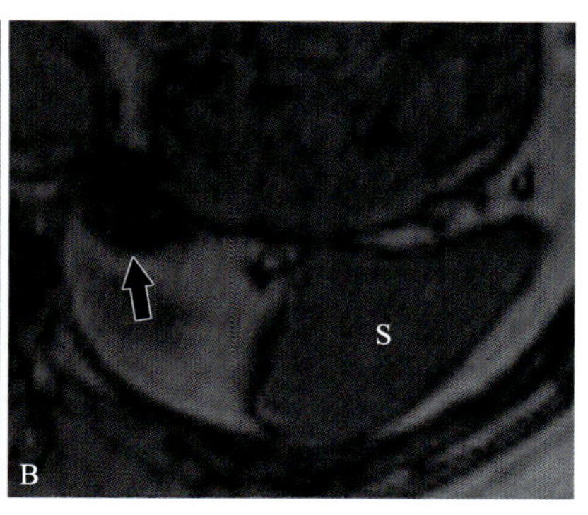

图22.12　一名68岁左肾上腺腺瘤女性患者。A.轴位同相位MRI显示左肾上腺肿块（箭头）；B.轴位反相位MRI显示，左肾上腺肿块（箭头）相对于脾脏（S）的信号下降，与腺瘤一致

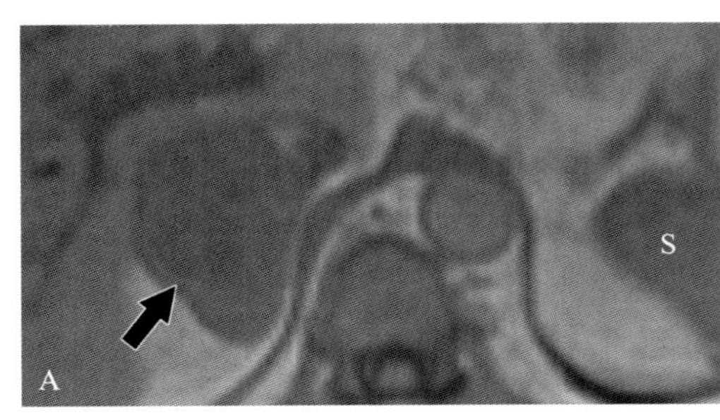

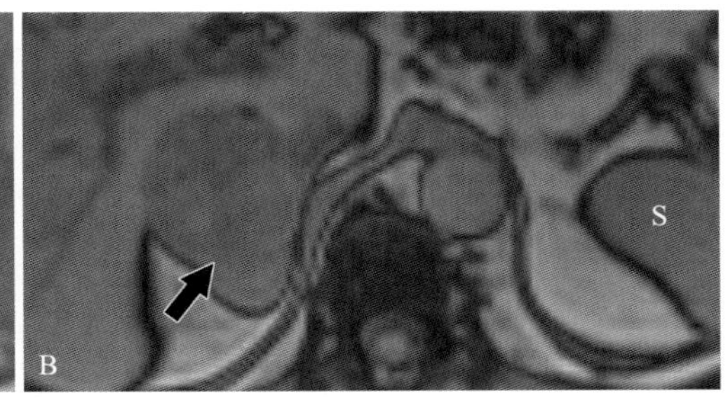

图22.13　一名49岁右肾上腺皮质癌女性患者。A.轴位同相位MRI显示，右侧肾上腺肿块（箭头），信号强度与脾脏（S）相似；B.轴位反相位MRI显示，右肾上腺肿块（箭头）相对于脾脏信号强度并没有丢失

度-反相位（OP）信号强度］/同相位（IP）信号强度

信号强度降低百分比与组织中脂质的含量成正比。将脾脏或肾脏作为基线比较，对该值进行校准后发现，腺瘤信号强度下降20%以上，而恶性肿块的信号强度下降不到20%。

增强后的图像用于进一步描述肿块的特征，评估血管受累和转移情况。它可以准确区分癌栓和良性血栓，并能检测静脉壁的侵犯。MRI也是描述静脉受累程度最准确的方法（图22.14）。

MRI提示肿块为ACC的影像学征象与CT相同，包括直径大于4cm，边缘不规则，不均匀强化，以及转移、淋巴结或局部侵犯的存在。在T1WI上，ACC通常显示为与肝实质相等或略低信号，出血区域为高信号（图22.15）。在T2WI上，ACC相对于肝脏呈高信号（图22.16），具有与坏死或出血相关的不均质区域。偶尔，ACC会含有胞质内脂质，导致其在OOP图像上信号降低，类似于腺瘤。

如果偶发的1～4cm肾上腺肿块在CT和MRI评估后仍不能明确诊断，可以每隔6个月进行一次随访成像监测，或通过PET/CT、活检进行评估。对于大于4cm的肿块，则考虑其为恶性肿瘤可能性大，建议进行手术切除。

超声

超声通常不被用来评估肾上腺肿块，因为在评估肥胖患者或腹膜后脂肪较少的患者时，超声的敏感度较低。

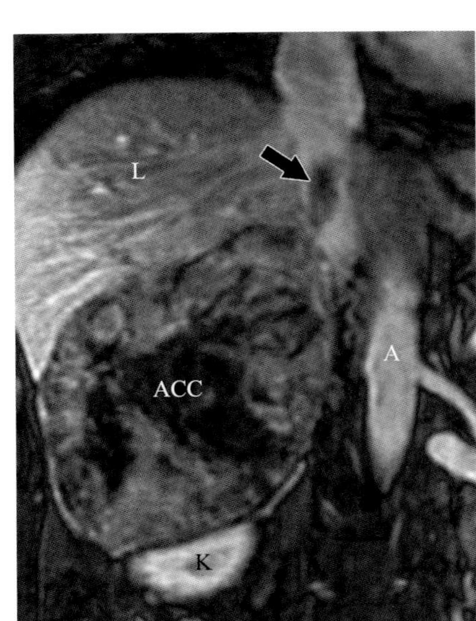

图22.14　一名51岁右肾上腺皮质癌（ACC）男性患者。冠状位MRI静脉图显示右侧ACC，癌栓（箭头）延伸至肝内下腔静脉。A.主动脉；K.右肾；L.肝脏

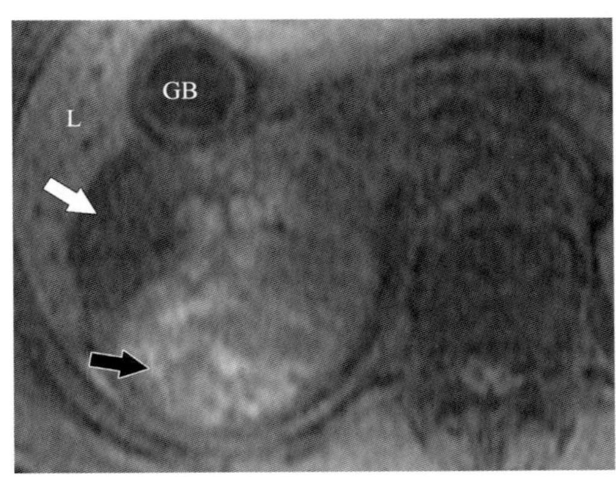

图22.15　一名44岁右肾上腺皮质癌男性患者。轴位非对比T1WI显示右侧肾上腺肿块相对于肝脏（L）的低T1信号（白色箭头）。肿块内还包含内出血的高信号区（黑色箭头）。GB.胆囊

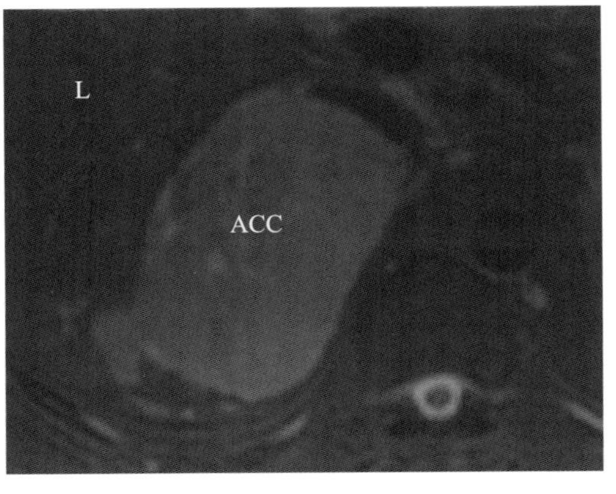

图22.16　一名56岁右肾上腺皮质癌（ACC）女性患者。轴位非对比T2WI显示ACC相对肝脏（L）信号较高

与非恶性肾上腺肿块相比，ACC和嗜铬细胞瘤往往体积更大，回声更不均匀（图22.17）。然而，恶性和非恶性病变的灰阶和双多普勒超声表现之间有显著的重叠，使用这两个参数不能对其进行区分。

Friedrich-Rust及其同事最近的一项研究发现，超声增强成像在鉴别腺瘤和非腺瘤性病变方面具有与CT和MRI相似的敏感度和特异度，但这种方法在美国并没有被广泛使用。

正电子发射断层扫描/计算机断层扫描

PET/CT结合了功能成像和解剖成像。FDG-PET/CT鉴别良恶性肾上腺肿块的敏感度为93%～100%，特异度为90%～96%。虽然PET/CT不常用于评估单发的肾上腺肿块，但对于CT和MRI评估后仍不确定的病变，PET/CT可能对于明确诊断有帮助。

患者在进行PET/CT检查前需至少禁食6h。注射FDG前测量血糖，血糖应小于150mg/dl。在确认血糖水平合格后，患者接受静脉注射，剂量为8～10mCi/1.73m^{2}的FDG。在接下来的45～60min，患者需待在一个安静的房间里，不能说话或移动，以防止肌肉非特异性摄取药物。

图像在PET/CT联合扫描仪上获得。CT按照标准化的方案进行，用于衰减校正和解剖定位。

使用包含至少2/3的肾上腺肿物的ROI计算SUV$_{max}$。如果肾上腺肿块的FDG摄取量等于或高于肝脏，则认为该肿块为恶性（图22.18）。虽然Metser和其同事建议使用SUV$_{max}$为3.1来识别恶性肾上腺肿块，但随后的研究表明，使用内部对照，最常用的是肝脏，结果更为准确。这是因为小部分良性肾上腺肿块可表现出低级别的FDG亲和力。

放射性核素成像

^{131}I-6-B-去甲基胆固醇（NP-59）核素显像也可用于评估不确定的肾上腺肿块。在静脉注射37MBq后5d和7d，分别获得前面、侧面和后方的核素静态图像。患者最初必须准备一种甲状腺阻滞剂及一种泻药用来降低肠道^{131}I的放射性，其可能会干扰检查。

NP-59由功能性肾上腺皮质组织特异性蓄积。NP-59摄取缺失或减少，可能是恶性病变，如原发性肾上腺癌或转移。Gross和同事发现NP-59核素显像在区分肾上腺良性和恶性病变方面具有71%的敏感度、100%的特异度和93%的准确性。

淋巴结转移

CT和MRI主要根据大小来鉴别良性和恶性淋巴结，腹膜后淋巴结短径≥10mm，膈脚后淋巴结＞6mm（图22.19），则被怀疑为恶性病变。然而，淋巴结增大可能继发于良性病程，而正常大小淋巴结可能在显微镜下显示为转移性病变，这限制了使用淋巴结大小进行分期的

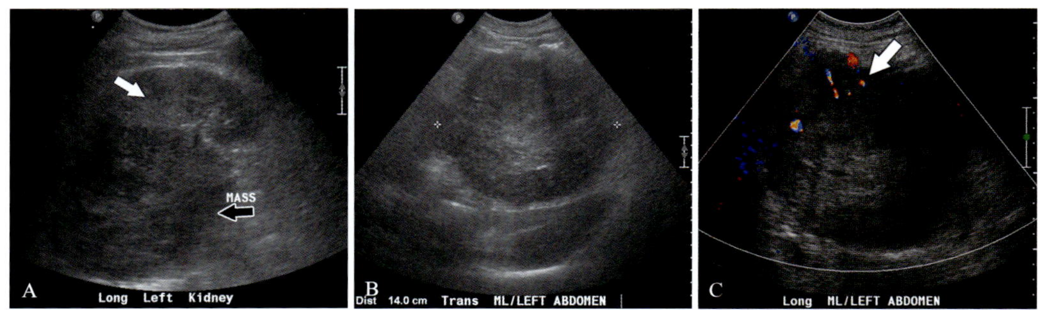

图22.17 一名62岁左肾上腺皮质癌男性患者。A.纵向灰度超声图像显示左肾上腺肿块（黑色箭头）与左肾（白色箭头）关系密切；B.横切面灰度超声图像显示一个14cm的左肾上腺肿块，内部回声纹理不均匀；C.彩色多普勒超声图像显示肿块周围有血流（箭头）

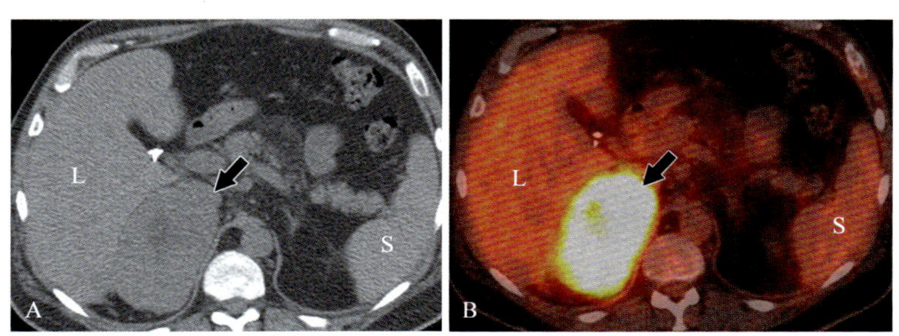

图22.18 一名42岁右肾上腺皮质癌女性患者。A.PET/CT的轴位平扫CT显示右侧肾上腺肿块（箭头）。S.脾脏。B.轴位融合PET/CT图像显示肿块（箭头）为高代谢，相对肝脏（L）摄取更多FDG

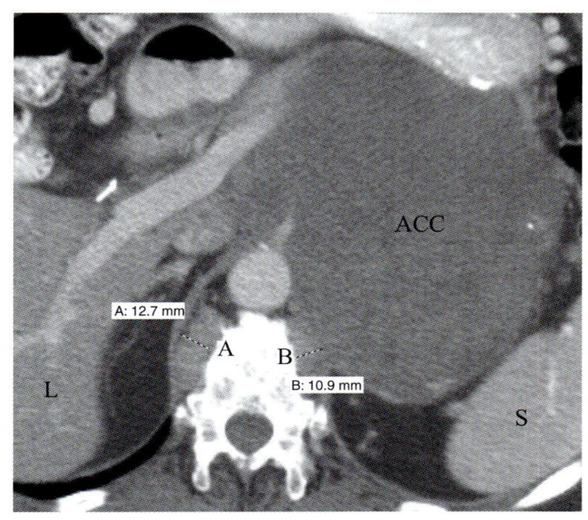

图22.19 一名68岁左肾上腺皮质癌（ACC）男性患者。轴位增强CT显示左侧ACC双侧膈脚后转移性淋巴结直径＞6 mm。L.肝；S.脾；A.右膈脚后淋巴结；B.左膈脚后淋巴结

准确性，其准确率约为69%。仅根据大小标准，CT和MRI对检测恶性淋巴结受累方面准确性相似。另外，还应评估淋巴结的形态和内部结构。正常淋巴结呈肾形，轮廓光滑。当淋巴结短径与长径比增大，即外观更圆时，无论大小如何，都是可疑的。边界不规则或中央坏死的淋巴结也更可能为肿瘤转移性淋巴结。最后，在T2W MRI上信号强度不均匀的结节也是可疑的。PET/CT可用于评估淋巴结受累情况。FDG摄取高于所在背景的淋巴结摄取水平，则被认为转移的可能性高（图22.20）。

研究表明，PET/CT对恶性淋巴结的诊断敏感度和特异度优于CT和MRI。然而，由于PET/CT空间分辨率的限制，小于10mm的转移性淋巴结可能不是阳性的。

转移性疾病

诊断为ACC的患者应进行胸部CT、腹部和骨盆CT或MRI检查，以评估肿瘤分期及观察是否存在转移。对此，PET/CT可能是有帮助的，尤其对于考虑进行根治性切除的患者。

CT在检测肺部、腹部淋巴结和腹膜转移方面优于PET/CT，尤其是直径＜1cm的转移灶（图22.21）。PET/CT的空间分辨率有限，当病变达到10mm时，其准确度就会提高，这有助于解释两种检查方法之间的差异。

PET/CT能更好地发现骨转移（图22.22），特别是那些可能不包括在常规CT和MRI扫描视野内的转移灶。Bechere及其同事的研究评估了FDG-PET对ACC的诊断效能，发现其对检测转移的敏感度为100%，特异度为

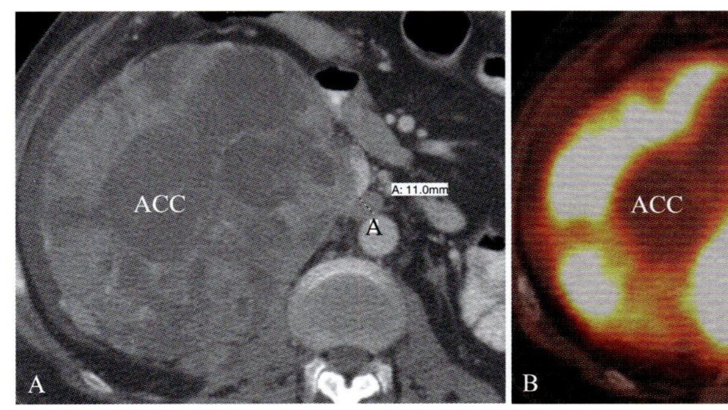

图22.20 一名54岁右肾上腺皮质癌（ACC）女性患者。A.轴位增强CT扫描显示右侧ACC和一个直径为11mm的转移性腹主动脉旁淋巴结；B.轴位融合PET/CT显示ACC和淋巴结（箭头）均处于高代谢状态

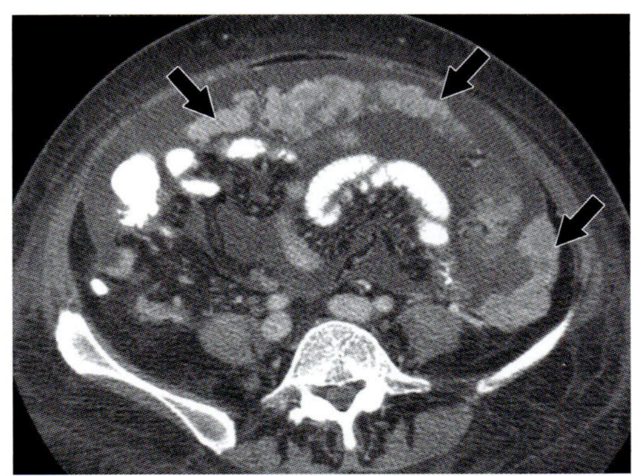

图22.21 一名72岁转移性肾上腺皮质癌累及腹膜男性患者。轴位增强CT显示腹膜转移瘤（箭头）和腹水

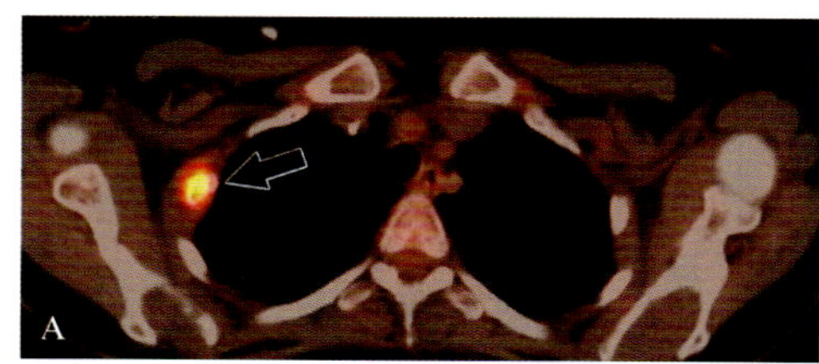

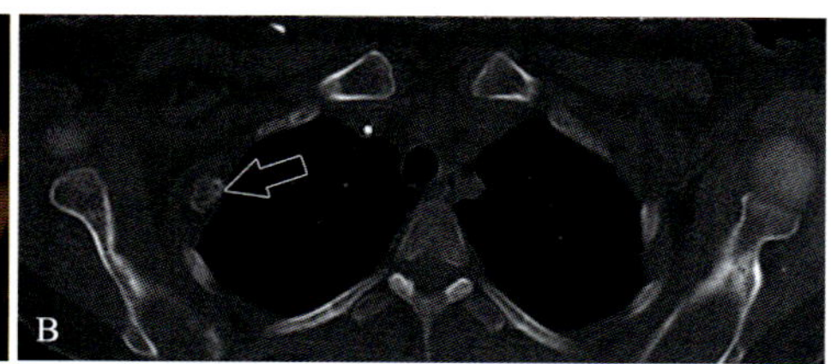

图22.22 一名37岁转移性肾上腺皮质癌女性患者。A. 轴位融合PET/CT显示右肋骨高代谢转移（箭头）；B. PET/CT轴位平扫显示右侧肋骨破坏（箭头）

95%，而CT的敏感度为89%，特异度为100%。

要点 肾上腺皮质癌的放射学报告：应包括哪些内容

- 肿块符合良性腺瘤的诊断标准吗？如不确定，其他检查是否能够诊断？
- 肿块的大小和位置。
- 肿块是否延伸到腺体外，有哪些邻近器官受累？
- 静脉是否受累及受累程度。
- 局部或远处是否存在淋巴结转移。
- 是否存在远处转移，它们位于哪里？
- 如果计划进行肾上腺切除术，需确定动脉和静脉的血供情况。

治疗

ACC是一种高度侵袭性的肿瘤，患者的生存期取决于肿瘤的大小、疾病分期、年龄和手术切除的程度。根治性手术切除是首选的治疗方式，也是治疗的第一步，发生转移的患者除外。对于怀疑为恶性肾上腺肿块的患者，应进行肿块开放式切除，以降低肿瘤转移的可能性。切除手术范围应包括周围的腹膜后脂肪、筋膜、区域淋巴结和所有已被侵犯的邻近器官。另外，应将下腔静脉或肾静脉内的癌栓取出。对于经过谨慎评估后患有肝或肺转移的患者，可以考虑进行楔形切除术。

完全切除ACC的患者的5年生存率高达50%。完全切除肾上腺肿块和腺体是治疗目标，因为不全切除增加了肿瘤局部复发的可能性。然而，表面完整切除后的患者复发率仍然很高，为35%～85%。与单纯化疗相比，重复切除局部复发疾病被证明可以延长生存期。

关于是否在手术领域进行辅助放射治疗仍存在争议，研究表明肿瘤反应率相互矛盾。不建议在初次手术后进行放射治疗，因为这可能会使后续手术在技术上更加困难，但对于经过重复切除的患者，可能会考虑进行放射治疗。

术后无肉眼残留肿瘤但仍被认为复发高风险的患者可考虑辅助使用米托坦。米托坦也被用于治疗晚期（Ⅲ期和Ⅳ期）肿瘤。它对肾上腺皮质细胞有特异性的细胞毒性作用。然而，只有20%～25%的患者对米托坦治疗有反应，一些研究并没有显示这些应答者的生存时间增加。而在一些患者中，米托坦可以延长生存期，即使他们为Ⅳ期肿瘤。

米托坦与顺铂等细胞毒性药物联合使用的效果有限。米托坦也与链脲佐菌素联合使用，晚期疾病患者的中位生存期为16个月，而未接受治疗患者的中位生存期为3个月。

依托泊苷、多柔比星和顺铂加米托坦联合治疗可用于治疗晚期ACC。然而，需要注意的是，米托坦与联合化疗的使用因各种不良反应和毒性而变得复杂，应对患者进行密切监测。功能性转移性疾病患者可行肿瘤细胞减灭术，以帮助缓解与功能亢进相关的症状。对于有症状性的骨转移，可考虑行姑息性放射治疗。

要点 肾上腺皮质癌的治疗

- 根治性手术切除是治疗肾上腺皮质癌（ACC）的唯一治疗方法。
- 如果可行，复发性和转移性肿瘤也应予以切除。
- 米托坦可以作为单一药物或与其他化疗药物联合使用，用于治疗晚期和复发性ACC。

监测

对于接受肾上腺切除的ACC患者，由于其复发率很高，随访是必不可少的。激素标志物可用于有功能性肿瘤患者的复发监测，但这些患者中约有50%的肿瘤复发会产生不活跃的激素前体，从而限制了标志物的使用。而且非功能性肿瘤不会产生激素标志物。因此，放射学检查是术后随访的主要内容。影像学也被用于评估转移性疾病的患者，以确定疾病是否进展或是否对治疗有反应。在我们的机构，PET/CT和增强CT通常每隔4～6个月交替进行一次。使用这种模式的组合，是因为在检测局部复发疾病方面，PET/CT已被证明优于CT（图22.23）。而如前所述，CT对肺部、淋巴结和腹膜转移的检出更为准确。

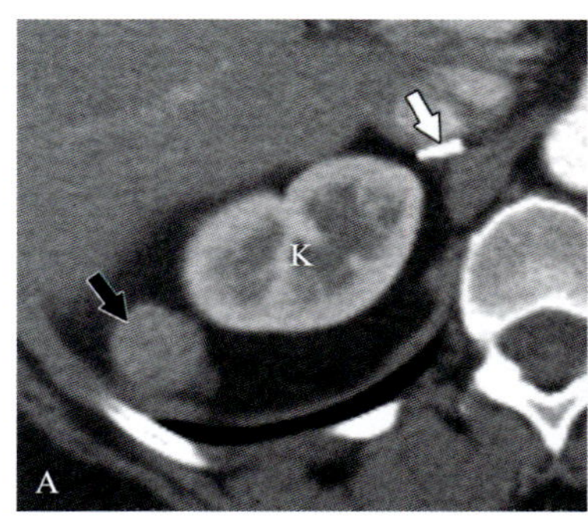

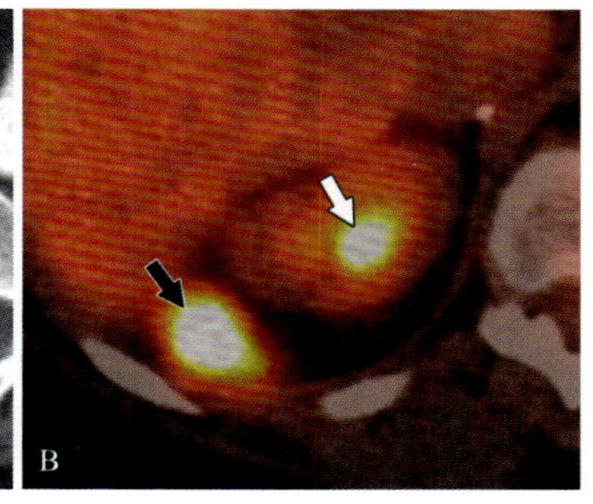

图22.23　一名42岁女性复发性肾上腺皮质癌患者。A.轴位增强CT显示肾周脂肪有一个复发的肿瘤结节（黑色箭头）。手术夹（白色箭头）来自先前的右肾上腺切除术。K.右肾。B.轴位融合PET/CT显示复发的肿瘤（黑色箭头）为高代谢。右肾有生理活动（白色箭头）

要点　肾上腺皮质癌的监测

- 影像学检查是监测的主要手段。
- 患者应每4～6个月进行一次影像学检查，交替进行CT和PET/CT。
- PET/CT在检测局部复发方面具有优势。
- CT在发现肺部转移、淋巴结和腹膜转移方面更具优势。

II　恶性嗜铬细胞瘤

流行病学和危险因素

嗜铬细胞瘤是一种起源于肾上腺髓质嗜铬细胞的神经内分泌肿瘤。它们约占肾上腺偶发肿瘤的4%，在美国，其年发病率为每百万人中8人。大多数嗜铬细胞瘤是散发性的，但25%～40%的病例与种系基因突变有关，包括抑癌基因（*VHL*），原癌基因（*RET*），神经纤维瘤病1型相关基因，琥珀酸脱氢酶亚基B（*SDHB*）、C（*SDHC*）和D（*SDHD*）基因。遗传性嗜铬细胞瘤见于多发性内分泌瘤2型、冯-希佩尔-林道综合征、神经纤维瘤病1型和家族性副神经节瘤，与散发性病例相比，通常更早被诊断出来（40岁之前）。高达14%的嗜铬细胞瘤是恶性的，而*SDHB*基因突变导致的嗜铬细胞瘤恶性风险更高。

副神经节瘤是位于肾上腺外的嗜铬细胞瘤，约占嗜铬细胞瘤的20%。副神经节瘤的恶性倾向高于嗜铬细胞瘤，约有1/3表现为恶性。

解剖学和病理学

恶性嗜铬细胞瘤起源于肾上腺的内髓质，该区域由神经嵴细胞发育而来，是交感自主神经系统的一部分。它分泌儿茶酚胺类物质肾上腺素和去甲肾上腺素。

没有组织病理学标志物可以可靠地区分嗜铬细胞瘤的良恶性，包括包膜或血管侵犯和细胞异型性。只有当存在转移瘤时才能确诊为恶性肿瘤。总的来说，11%～31%的患者在最初诊断时可能出现转移。大于5cm的嗜铬细胞瘤比较小的肿瘤更有可能为恶性，其恶性比例分别为76%和24%。

要点　恶性嗜铬细胞瘤的解剖学与病理学

- 恶性嗜铬细胞瘤起源于肾上腺髓质。
- 没有可靠的组织病理学标志物可以区分嗜铬细胞瘤的良恶性。
- 是否发生转移是确定恶性肿瘤的唯一标准。
- 直径＞5cm的嗜铬细胞瘤更可能是恶性肿瘤。

肿瘤扩散模式

与ACC类似，恶性嗜铬细胞瘤可以直接侵犯周围的脂肪组织和邻近器官。淋巴转移累及区域性腹膜后淋巴结和膈脚后淋巴结。血行转移最常见的部位是骨骼（约占72%）、肝脏（约占50%）和肺部（约占50%）。

要点　恶性嗜铬细胞瘤的肿瘤扩散模式

- 恶性嗜铬细胞瘤可直接侵犯邻近器官。
- 局部淋巴结转移可能累及上腹主动脉旁、下腔静脉周围和膈脚后淋巴结。
- 远处转移灶最常见于骨骼、肝脏和肺部。

临床表现

功能性恶性嗜铬细胞瘤产生与儿茶酚胺过量相关的临床症状。这些症状包括阵发性高血压、心悸、头痛、出汗和呼吸困难。生化检查通常表现为血浆和尿液中肾上腺素水平升高。去甲肾上腺素水平升高也可能发生，特别是在存在副神经节瘤或转移性嗜铬细胞瘤的情况下。约10%的嗜铬细胞瘤是无功能的，可能会出现与肿块占位效应或转移有关的症状，或者被偶然发现。

要点　恶性嗜铬细胞瘤的临床表现

- 大多数患者都会出现由过量儿茶酚胺引起的症状。
- 症状包括高血压、出汗和心悸。
- 非功能性肿瘤可能表现为与肿块占位效应相关的症状或被偶然发现。

分期分类

恶性嗜铬细胞瘤和ACC采用相同的分期系统。

影像学

肿瘤

计算机断层扫描

恶性嗜铬细胞瘤通常为体积较大、形状不规则的不均匀增强肿块，包含坏死区域。肿瘤的平均大小为5cm，约12%的病例中可见钙化灶（图22.24）。在平扫图像上，嗜铬细胞瘤的CT值通常为40～50HU（图22.25）。嗜铬细胞瘤可能表现出延迟期对比剂廓清或快速廓清，类似于腺瘤，但在增强早期往往强化更明显，CT值110～130HU（图22.26）。极少见的坏死性嗜铬细胞瘤可能被误诊为单纯性肾上腺囊肿。CT对于发现大于1cm的嗜铬细胞瘤的敏感度为93%～100%。

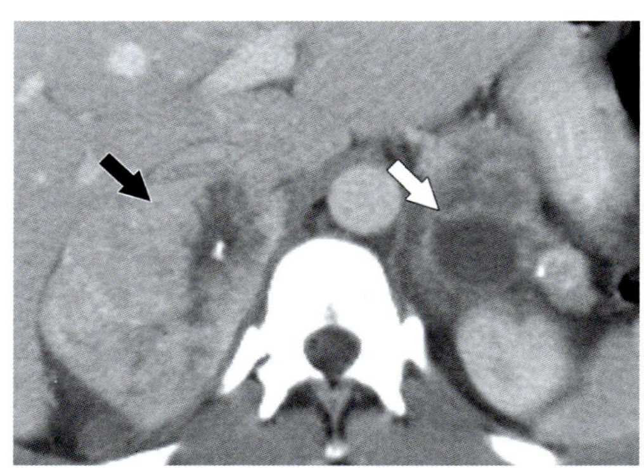

图22.24　一名33岁女性von Hippel-Lindau综合征和右侧恶性嗜铬细胞瘤患者。轴位增强CT显示右侧嗜铬细胞瘤（黑色箭头）有坏死区和中央钙化。胰岛细胞瘤也见于胰腺（白色箭头）

磁共振成像

嗜铬细胞瘤在T1加权图像上表现为与肝脏相比等信号或低信号（图22.27）。它们通常强化明显（图22.28）。虽然嗜铬细胞瘤最初被描述为T2加权图像上明

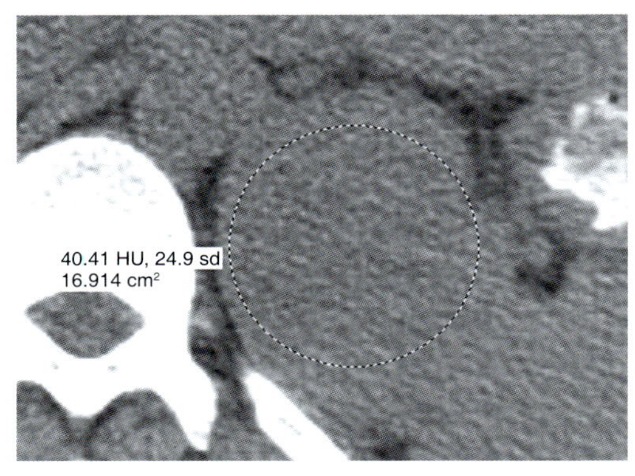

图22.25　一名51岁左侧恶性嗜铬细胞瘤男性患者。轴位平扫显示左侧肾上腺肿块（圆圈），CT值40.41HU

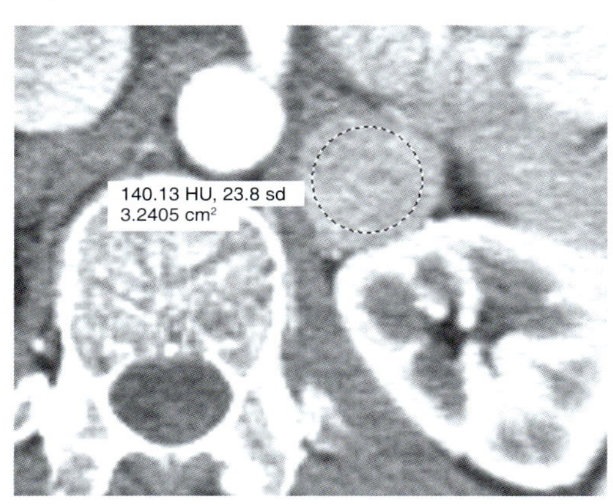

图22.26　一名37岁左侧恶性嗜铬细胞瘤女性患者。轴位增强CT显示左侧肾上腺肿块（圆圈），CT值140.13HU

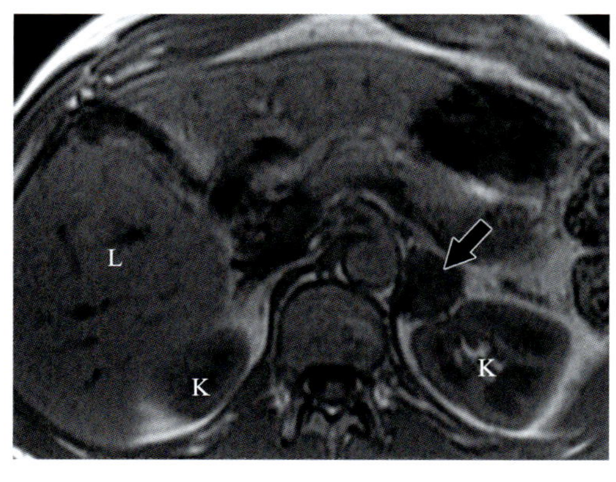

图22.27　一名37岁女性左侧恶性嗜铬细胞瘤患者。轴位T1W MRI显示左侧肾上腺肿块（箭头）相对于肝脏呈低信号（L）。K.肾脏

亮的“灯泡”，但随后的研究表明，相当大一部分肿瘤是异质性的，只有中等高的T2信号（图22.29）。MRI和CT对肾上腺嗜铬细胞瘤的诊断敏感度相似。

放射性核素成像

^{123}I-MIBG是一种功能显像剂，可用于嗜铬细胞瘤的评估，因为它可以发现原发肿瘤以及复发和转移的病灶。^{123}I-MIBG是一种去甲肾上腺素类似物，它与人去甲肾上腺素转运体结合，后者负责将儿茶酚胺转运到嗜铬细胞中。^{123}I-MIBG是嗜铬细胞瘤的首选放射性核素，因为它能特异性地被交感神经系统摄取。诊断功能性嗜铬细胞瘤的敏感度为90%，特异度为92%～99%。

^{123}I-MIBG对解剖成像有补充作用。它可以特异性地从肾上腺肿块中识别出嗜铬细胞瘤，而CT和MRI无法做到。当临床强烈怀疑存在嗜铬细胞瘤或解剖成像未发现的转移性病灶时，应使用该检查确定。

^{123}I-MIBG显像的初始步骤是给予甲状腺阻断剂，如氯化钾、碘酸钾鲁哥液等。然后，静脉注射10 mCi的^{123}I-MIBG。给药后24h、48h或72h，进行从头部至膝盖以下的全身平面成像，随后进行SPE CT扫描。当肾上腺摄取大于肝脏时，且对侧未见类似摄取时，则认为存在嗜铬细胞瘤病灶（图22.30）。

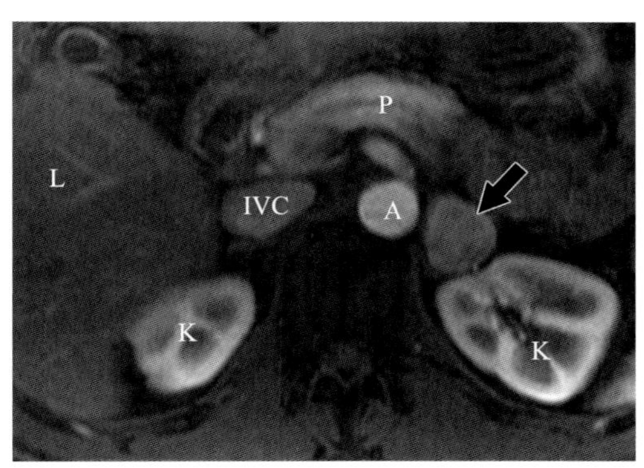

图22.28　一名37岁女性左侧恶性嗜铬细胞瘤患者。轴位增强MRI显示左侧肾上腺肿块增强（箭头）。A.主动脉；IVC.下腔静脉；K.肾脏；L.肝脏；P.胰腺

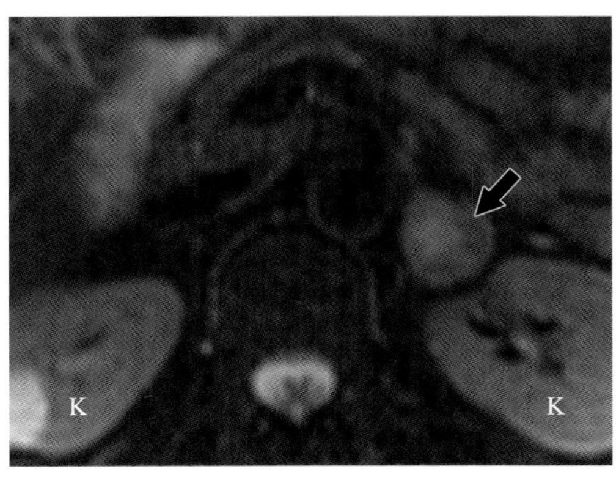

图22.29　一名37岁女性左侧恶性嗜铬细胞瘤患者。轴位T2W MRI显示左侧肾上腺肿块信号不均（箭头）。K.肾脏

恶性嗜铬细胞瘤的淋巴结转移和远处转移

诊断恶性嗜铬细胞瘤可疑淋巴结的CT和MRI标准与ACC相似。

目前，^{123}I-MIBG已被用于筛查恶性嗜铬细胞瘤的转移，灵敏度为83%～100%（图22.31）。然而，并不是所有的转移瘤都具有^{123}I-MIBG高亲和力，所以如果临床怀疑有转移，进行进一步的功能成像检查是有必要的。目前有各种功能成像测试可用于评估嗜铬细胞瘤，包括^{111}In-朋特肽和使用各种放射性示踪剂的PET成像。

^{111}In-朋特肽是一种奥曲肽类似物，被表达2型和5型生长抑素受体的肿瘤摄取。它可用于不具有^{123}I-MIBG亲和力的转移性嗜铬细胞瘤的非特异性功能成像，敏感

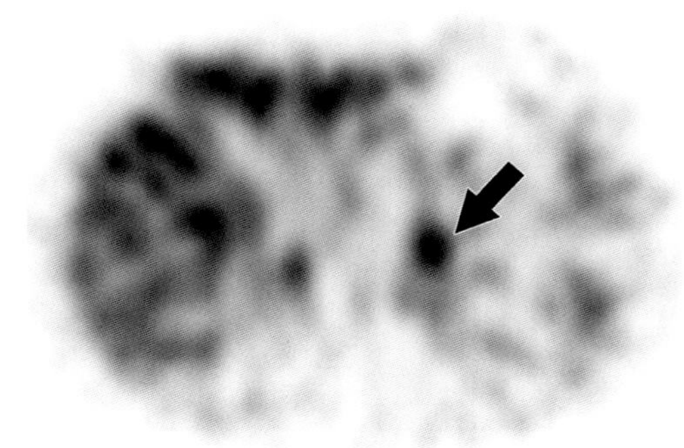

图22.30　一名37岁女性左侧恶性嗜铬细胞瘤患者。轴位^{123}I-间碘苄胍扫描显示左侧肾上腺肿块有阳性示踪剂摄取（箭头）

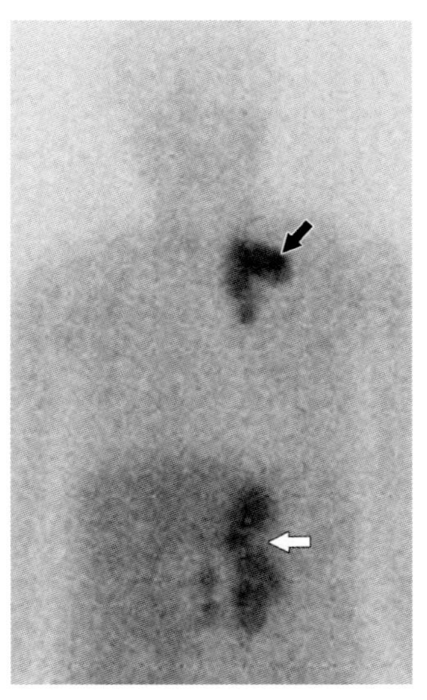

图22.31　一名48岁男性复发性，转移性恶性嗜铬细胞瘤患者。额叶静态^{123}I-间碘苄胍扫描显示左锁骨上（黑色箭头）和腹膜后（白色箭头）转移性腺病

度达到97%。

最近，FDG-PET/CT已被用于检测转移性疾病。Mann和同事的一项研究表明，PET比^{123}I-MIBG能更好地检测嗜铬细胞瘤，包括原发性肾上腺肿瘤和转移性疾病。PET/CT特别有助于检测不具有^{123}I-MIBG亲和力的转移灶。PET/CT使用的放射性核素6-^{18}F-氟多巴胺、6-^{18}F-氟多巴和^{68}Ga-DOTATATE也被证明在检测疾病方面优于^{123}I-MIBG。

使用^{99m}Tc-甲基二膦酸盐的标准骨扫描有助于发现骨转移。

CT和MRI在检测转移性嗜铬细胞瘤方面的敏感度不如功能影像学，两者的敏感度均约为90%。

要点　恶性嗜铬细胞瘤的放射学报告：应该包括哪些内容？

- 肿块的大小和位置。
- 肿块是否延伸到腺体外，以及累及哪些邻近的器官。
- 是否有静脉受累及受累程度。
- 局部或远处淋巴结侵犯情况。
- 是否存在远处转移，以及转移的具体位置。
- 如果计划进行肾上腺切除术，需确定动脉和静脉的血供情况。

治疗

恶性嗜铬细胞瘤的预后难以预测，但发生肝和肺转移及肿瘤体积较大的患者预后更差。转移性疾病患者的平均5年生存率约为50%。

手术切除是恶性嗜铬细胞瘤的唯一的治疗方法，局部复发的患者应行重复手术切除治疗。

对于不可切除的肿瘤，使用^{131}I-MIBG治疗。它的原理是通过发射β颗粒提供局部放疗，能够在24%～45%的患者中诱导出部分肿瘤反应，大多数患者在治疗2年后出现疾病进展。^{131}I-MIBG对软组织转移的治疗似乎比骨骼转移更有效。骨髓抑制导致的血小板减少是最常见的副作用。另外，使用放射性药物的治疗也有报道，例如用^{177}Lu-DOTATE进行多肽受体放射性核素治疗。

细胞毒性化疗可用于不摄取^{131}I-MIBG的肿瘤患者。最常见的方案为联合使用环磷酰胺、长春新碱和达卡巴肼。与^{131}I-MIBG一样，大多数患者对治疗只有部分反应，并在2年内病情可能进展。副作用包括骨髓抑制、感觉异常、恶心和呕吐。在进展性恶性嗜铬细胞瘤的治疗中，替莫唑胺和TKI的使用也有报道。新的靶向治疗也可以作为快速进展疾病治疗的一个考虑选项。α-肾上腺素能阻滞剂、钙通道阻滞剂和α-甲基副酪氨酸可用于缓解儿茶酚胺水平升高的症状。手术、冷冻消融、射频消融和（或）肿瘤消融栓塞术也可以用来降低儿茶酚胺水平。放射治疗有助于缓解骨转移瘤引起的症状。

要点　恶性嗜铬细胞瘤的治疗

- 根治性手术切除是唯一的治疗方法。
- ^{131}I-MIBG可用于转移性疾病的局部放射治疗，但仅适用于能够摄取^{131}I-MIBG的肿瘤。
- 环磷酰胺、长春新碱和达卡巴肼细胞毒性化疗用于不能摄取^{131}I-MIBG的肿瘤。
- 大多数患者在接受任何一种治疗后，都可能会在两年内出现疾病进展。

监测

对完全切除的恶性嗜铬细胞瘤患者进行每年一次的生化筛查。患者每4～6个月进行复发筛查，交替进行解剖（CT或MRI）和功能（^{131}I-MIBG或PET/CT）成像。

要点　恶性嗜铬细胞瘤的监测

- 每年进行一次生化指标复查。
- 患者每4～6个月进行一次成像，交替进行CT或MRI，同时进行PET/CT或^{131}I-MIBG成像。

第23章

前列腺癌

Vikas Kundra, M.D., Ph.D.; Lisly J Chery, M.D.; Karen Hoffman, M.D.

引言

前列腺癌是美国男性中最常见的恶性肿瘤之一。对于前列腺癌，影像学在评估原发疾病和转移方面都是至关重要的。影像学用于诊断、分期、治疗前方案制订、监测疾病进展和评估治疗效果。影像学在疾病检测方面的作用越来越重要，包括腺体内病变的定位以及引导活检。影像学的一般功能还包括确定局部分期，即肿瘤在前列腺内还是前列腺外，以及评估转移性病灶，其中最常见的转移位置是淋巴结和骨骼。监测疗效和复发也是影像学至关重要的功能。对于后者，如前列腺特异性抗原（prostate-specific antigen，PSA）速率等临床特征可以帮助指导判断是否在局部或远处复发。大多数放射学方法都适用于前列腺癌。模式的选择取决于所涉及的临床问题。例如，超声常用于引导活检；MRI可应用于大多数临床问题，包括评估原发肿瘤、转移和复发；CT和核医学最常用于转移性前列腺癌。核医学中的PET成像在评估复发方面开始发挥越来越重要的作用。

流行病学和危险因素

前列腺癌在美国男性中是最常见的癌症，也是癌症死亡的第二大原因。前列腺癌的危险因素包括年龄、种族和家族史。大多数被诊断的患者年龄在65岁以上。该疾病在非洲裔男性中更常见，其发病率比白种人高60%。20世纪80年代末和90年代初，因PSA筛查的引入导致前列腺癌诊断率显著增加。由于2012年PSA筛查建议的改变，PSA检测和前列腺癌的诊断率近年来有所下降。1993—2016年，前列腺癌死亡率下降了51%，这归功于筛查增加和治疗方案进展的共同作用。多项研究表明，家族病史，尤其是直系亲属的病史是前列腺癌的一个风险因素。患有林奇综合征或*BRCA1/2*突变的患者患前列腺癌的风险也会增加。

解剖学和组织学

前列腺上方基底部与膀胱相连，下方尖部与尿道膜部相连。双侧被肛提肌环绕，前方是耻骨联合，后方是直肠。在McNeal及其同事的模型中，前列腺被分为四个区域——移行带（transition zone，TZ）、中央带、外周带（peripheral zone，PZ）和非腺性前纤维肌质带（图23.1），分别包含5%、20%、70%～80%和0的腺体组织，以及25%、5%、70%和0的前列腺癌风险。通过常规影像学可诊断的癌症主要位于外周带内。移行带最容易受到与年龄相关的良性前列腺增生（benign prostatic hyperplasia，BPH）的影响。正常情况下，移行带仅占前列腺总腺体组织的5%～10%，但在患有BPH的老年男性中，可占据前列腺大部分组织。移行带往往难以通过影像学与中央带分开，在图像上，两者通常一起称为中央腺体。中央腺体呈锥形，最宽的部位位于膀胱底部，顶端在精阜。精囊位于前列腺的后上方，发出射精管的横穿中央带，为精液从精囊进入尿道提供通道。从前列腺基底部到尖部，外周带相对于中央腺体的占比逐渐增加。在下方，外周带构成尖部的所有前列腺组织，在上方，外周带包裹着中央腺体的后部和外侧部。

前列腺包绕着后尿道的大部分区域，称为尿道前列腺部。排尿受两个括约肌控制，一个位于膀胱底部（一个功能性的但在解剖学上没有区别的括约肌），另一个位于泌尿生殖膈（外横纹括约肌）的水平，环绕尿道膜部，位于前列腺尖部的正上方。前者处于自主控制之下，在未做手术的男性中提供了大部分的尿控。外横纹括约肌在很大程度上是自主控制的。前列腺切除术后，除非在手术中可以保留膀胱颈，否则外横纹括约肌成为尿控的主要机制。

前列腺外围有一层纤维组织，尤其在后侧和后外侧更明显，既往称之为“包膜”。包膜对于评估前列腺癌包膜外侵犯（extraprostatic tumor extension，EPE）是一个重要的标志。神经血管束走行于前列腺包膜后外侧，并在5点和7点处更为明显（图23.1）。在前列腺尖部和基底部，神经血管束发出贯穿包膜的分支，为包膜外侵犯提供了通道。当前列腺癌累及神经血管束时，影像上可见前列腺与神经血管束之间的正常脂肪平面消失。尽

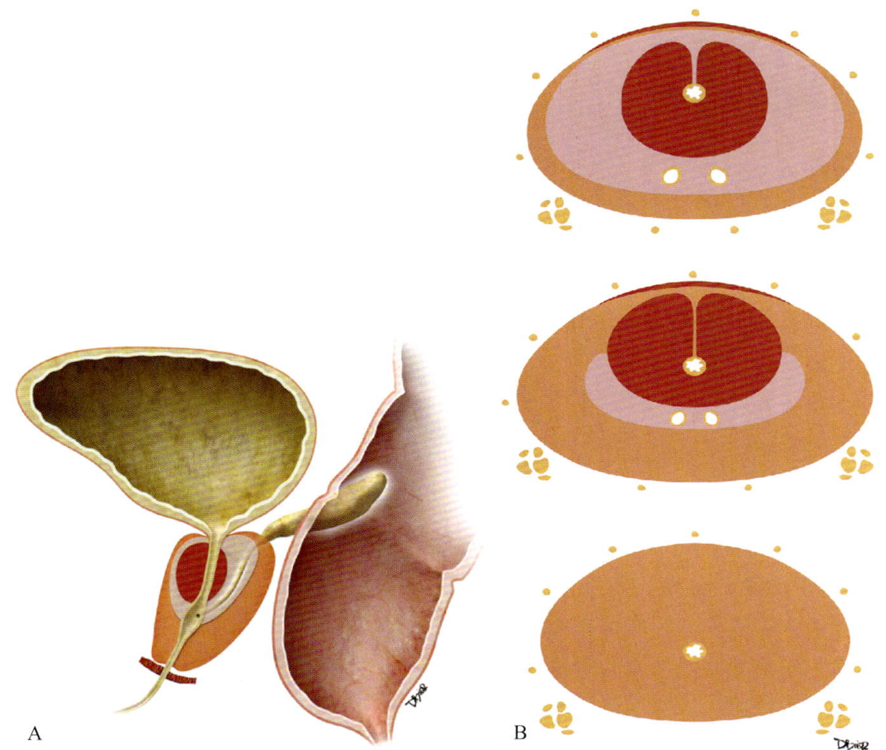

图23.1 前列腺解剖。A. 矢状位；B. 轴位：顶端，基底部；中间，中部；底端，尖部

管前列腺癌在活检时侵犯周围神经似乎与阳性切缘或较差的生存率无关，但它可能是包膜外侵犯的征兆。在计划保留神经的前列腺切除术式时，识别肿瘤是否累及神经血管束至关重要。神经血管束大部分走行于骨盆壁筋膜内，也称为前列腺外侧筋膜。在保留神经的根治性前列腺切除术时，该筋膜在神经血管束的前方被切开并剥离至前列腺包膜外。

在组织学上，95%的前列腺癌是从前列腺导管的腺泡发展而来的腺癌。其他组织学类型包括小细胞癌（最常见的变异型）、黏液性癌、导管癌、鳞癌、肉瘤样癌和移行细胞癌、腺样基底细胞瘤和恶性间叶肿瘤。

在美国，前列腺癌的组织学评估采用Gleason评分系统。根据其最占优势的分化方式和第二占优势的分化方式，肿瘤会被赋予一个主要分级和一个次要分级。这两个数字相加构成Gleason评分。例如，如果一个前列腺癌的描述为“Gleason评分3＋4或4＋3”，则Gleason评分为“7”。Gleason评分4＋3的前列腺癌比3＋4的在生物行为上更具侵略性，与穿刺活检的针数无关。

Gleason评分6或以下的前列腺癌被认为是分化良好的，也意味着预后良好。Gleason评分8～10的前列腺癌预后最差，复发风险最高。Gleason评分7的前列腺癌预后各异，复发风险中等。血清PSA对于某些罕见的高级别肿瘤可能无效，因为它们不产生PSA。前列腺癌往往是多灶性的，活检时的Gleason评分可能与手术时所得的评分存在差异。

2014年，国际泌尿病理学会发布了基于Gleason评分的Grade Group系统，旨在简化患者的报告系统，更好地传达肿瘤的风险分层。这一系统在一项大型队列研究中得到了验证，显示5年生化无复发进展的风险从Grade Group 1的96%下降到Grade Group 5的26%。

要点 解剖学和组织学

- 前列腺被分为中央腺体和外周带。通过影像学检查，外周带的肿瘤更容易被评估。
- 前列腺的基底部紧邻膀胱颈，而尖部靠近泌尿生殖膈。
- 神经血管束位于前列腺的5点和7点位置。
- 前列腺癌的组织学定义采用Gleason评分系统，其由两个数字相加而成。最占优势的分化方式优先，例如，4＋3表示Gleason评分7，其中主要分化分级为4。
- 组织学Grade Group系统可以预测复发风险。

临床表现

超过90%的前列腺癌在局限性或局灶性阶段被发现，导致大多数癌症患者在就诊时是无症状的。如果症状出现，它们通常是非特异性的。患者可能出现局部尿路症状，如尿频、尿急、尿不尽、排尿困难或排尿疼痛，但这些症状通常也可能由良性前列腺增生引起。转移性前列腺癌的远处症状中的疼痛（如骨痛或背痛）通常也可能是非特异性的，且可能由良性原因引起。

前列腺癌通常是由于PSA升高、直肠指检（digital rectal examination，DRE）或影像学异常而被发现。良性和恶性前列腺细胞都能生成PSA，因此PSA不是前列腺癌特有。前列腺癌的风险随着PSA水平的升高而增加，但没有绝对的PSA数值可完全排除前列腺癌。近年来已经开发出几种基于血清的测试来帮助确定活检的指征。4K评分使用总PSA、游离PSA、完整PSA和激肽释放酶相关肽酶2的水平来评估前列腺癌风险，前列腺健康指数使用前列腺特异性抗原同源异构体（p2PSA）、总PSA和游离PSA，ExoDx分析尿液中外泌体RNA的水平，包括*ERG*、*PCA3*和*SPDEF*基因，以及SelectMDx分析尿液RNA水平，包括*HOXC4*、*HOXC6*、*TDRD1*、*DLX1*、*KLK3*和*PCA3*基因。目前尚未达成共识哪种测试最有效，而且这些测试之间的比较的数据也很少。

对于前列腺癌的早期预测，不再推荐普遍的PSA筛查。知情决策是美国癌症协会、美国泌尿外科协会和美国预防服务工作组的推荐意见。这意味着患者需要权衡前列腺癌筛查的风险和益处。这些指南只建议对年龄在55～69岁、预期寿命超过10年、前列腺癌风险正常的男性进行筛查。

要点　临床表现

- 患者通常没有症状，或有非特异性的症状，如局部疾病引起的排尿疼痛或转移性疾病引起的骨痛。
- 55～69岁的男性应该参与前列腺癌筛查的共同决策。
- 前列腺特异性抗原（PSA）是最常用的筛查评估指标，但有几种新型测试方法可供选择。

肿瘤扩散的模式

前列腺癌倾向于通过局部扩散方式侵及周围组织（图23.2）。EPE通常在前列腺的5点和7点方向可见，此处神经血管束穿过包膜并发出分支，这也为神经血管束的受侵提供了途径。肿瘤的进一步侧向生长可能累及肛提肌，然后累及盆腔侧壁。肿瘤也可向上扩散至精囊（通过直接侵犯或通过射精管）或膀胱（通过直接侵犯或通过尿路）。向上或向下的生长也可能侵入控制排尿的两个括约肌，上方的在膀胱底，下方的在泌尿生殖膈。极少数情况下，肿瘤可沿着尿道膜部以外的尿路向下生长。少数情况下，位于后方的肿瘤可能累及直肠。

区域淋巴结转移（图23.3）最常沿闭孔链（髂骨内侧至外侧）转移，但也可沿着其他区域淋巴结转移，如髂内、髂外和骶前链。淋巴结转移也可以发生在非区域淋巴结，如沿着髂总和腹膜后链。在没有盆腔淋巴结转移的情况下，腹膜后可能发生跳跃性转移。淋巴结切除或盆腔放射治疗后可能会复发，尤其是治疗范围之外的腹膜后结节。血行转移（图23.3）主要发生在骨骼，通常是成骨性的。溶骨性病变可见于晚期疾病。在罕见情

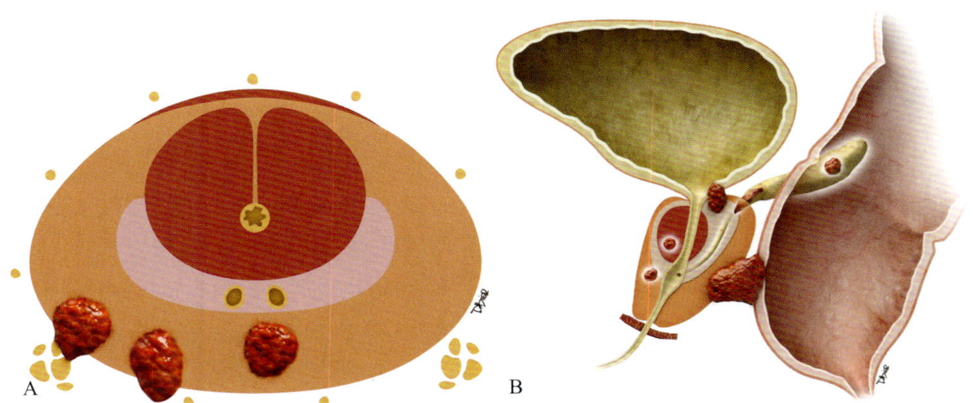

图23.2　前列腺癌局部侵犯。A.轴位图。前列腺癌可能是器官局限性（T1和T2），也可能发生包膜外侵犯（T3a）。局部扩散往往发生在神经血管束所在的5点或7点。因此，当前列腺包膜外侵犯时也可以看到神经血管束侵犯（T3a）；B.矢状位图。肿瘤可能位于外周带、中央腺体或两者都有。标准的T2W MRI主要显示外周带的肿瘤，约70%的前列腺癌位于外周带。新的功能序列显示了影像学在中央腺体（解剖学移行带和中央带）评估肿瘤的前景。随着病情进展还会侵及邻近器官，如精囊（T3b）或其他邻近结构，如膀胱、直肠、外括约肌、肛提肌或盆壁（T4）

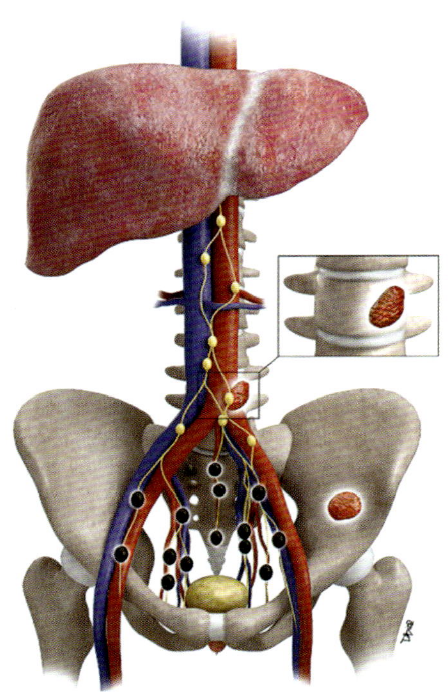

图23.3 转移性疾病。前列腺癌转移方式主要是淋巴结转移和骨转移。沿闭孔、髂内、髂外和骶前链的区域淋巴结转移被认为是N1期（图中黑色淋巴结）。转移到非区域淋巴结，如骶总和腹膜后淋巴结被认为是M1a期（图中黄色淋巴结）。骨转移是M1b期。其他器官转移（伴有或不伴有骨转移）罕见，是M1c期

况下，脊柱的转移可能会导致脊髓受压。转移到其他器官与晚期疾病进展有关，而且很少见；如果发生这种转移，可能提示前列腺癌或其他原发性癌症的分化程度较低。

要点 肿瘤侵犯

- 包膜外侵犯（EPE）最常发生于前列腺的5点和7点方向，因此常累及神经血管束。
- 精囊或其他邻近器官，如膀胱和直肠，较少受累。
- 淋巴结转移通常转移到盆腔内淋巴结，但也可能发生跳跃性转移到腹膜后淋巴结。
- 血源性转移最常见于骨骼，也是最常见的硬化性转移。

分期

一般来讲，肿瘤分期的主要目的是进行风险分层以便应用合理的治疗策略。具体来说，这包括区分局限于器官内、局部侵犯或转移性疾病的患者，并评估治疗失败的风险。风险分层指导治疗需要综合考虑PSA水平、肿瘤-淋巴结-转移（TNM）临床分期，以及穿刺活检数据，包括Gleason评分、阳性穿刺针数和每个穿刺核心中的肿瘤占比。

局部分期（T）

虽然局部肿瘤分期（图23.2）是基于DRE的发现，但影像学检查仍然有其优势。T1期描述的是偶然发现的肿瘤，例如T1a和T1b可见于经尿道前列腺电切术治疗BPH的标本。T1c描述的是通过升高的PSA发现的前列腺癌，但是DRE没有触及。DRE可触及但局限在前列腺内的癌灶被认为是T2。肿瘤向包膜外侵犯被认为是T3。后者包括EPE、前列腺周围神经血管受累和（或）精囊受累。T4期描述的是肿瘤向其他邻近结构扩散。

转移性疾病（N和M分期）

前列腺癌可能通过淋巴途径或经血行途径转移。在T1到T2期、血清PSA＜20ng/ml和Gleason评分＜8分的患者中，转移性疾病的发生率极低。因此，转移检查通常适用于分期大于T2期、血清PSA＞20ng/ml、Gleason评分＞8分或提示有转移症状的患者。

转移最常发生在区域淋巴结（图23.2）。腹股沟淋巴结转移是极其罕见的。有研究表明，淋巴结转移是从骨盆到腹膜后逐步发生的。然而，也有研究称高达50%的淋巴结转移可以发生在腹主动脉旁，而没有并发盆腔淋巴结转移，这表明可能是通过Bateson血管丛的血行转移而不是淋巴结转移。值得注意的是，在分期中骨盆内的淋巴结转移被认为是区域淋巴结转移（N1），而在髂总和腹膜后淋巴结转移被认为是远处转移（M1a）。这一点与前列腺癌容易转移到腰椎的倾向表明，在前列腺癌MRI检查时，覆盖腹部区域是有帮助的，或者通过CT进行该区域的评估。

血行转移到骨骼最常发生在腰椎、骨盆、肋骨和股骨头（M1b）。在晚期疾病（M1c）中，肝脏、肾上腺和肺转移最常见。

要点 分期

- T2和T3期病变可以通过影像学检查发现，最常见的影像学检查方法是MRI。
- T4期可以通过CT和MRI进行可视化。
- T3期包括前列腺癌包膜外侵犯以及显微镜下可见膀胱颈和精囊的侵犯。
- 区域淋巴结转移是N1期。
- M1a期是非区域淋巴结转移，包括沿着髂总和腹膜后的淋巴结转移。
- 转移通常发生在骨骼（M1b），而内脏转移（M1c）很少见。

影像学

影像学在分期中的作用

经直肠超声

在疑似前列腺癌的患者中，通常通过经直肠超声（transrectal ultrasound，TRUS）引导的穿刺活检进行诊断。TRUS使用高频探头（7～10MHz）来描绘分区解剖，但它不能可靠地区分前列腺癌，因为40%～50%的前列腺癌表现为低回声（图23.4），40%是等回声，其余则是高回声（图23.4）。采用随机穿刺活检方法，通常由一个系统的六点式（6个部位）方法进行，在旁矢状位引导每个部位（底部、中部和尖部）穿刺3针。当血清PSA水平在4～20ng/ml时，能检测出约25%的前列腺癌。重复的穿刺活检显示，约20%的血清PSA持续升高、初始活检阴性的男性患有癌症。因此，一些研究尝试了针数更多的穿刺活检。Presti等使用10针的方法检测出约40%的前列腺癌患者。有学者甚至提倡使用更多的针数以最大限度减少抽样误差。在诊断前列腺癌的系统活检中，增加血管成像如超声多普勒并没有发现能改善诊断效果。静脉超声对比剂可以提高灵敏度，然而，其作用还有待确定。研究表明TRUS可以诊断EPE，但其准确性仍然不够理想。

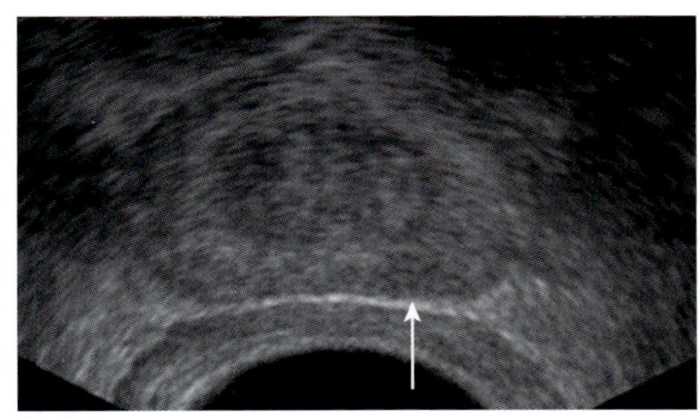

图23.4　轴位前列腺超声提示外周带有可疑前列腺癌的低回声区域（箭头）

磁共振成像

使用T1加权成像（T1WI）和T2加权成像（T2WI）对前列腺进行解剖学评估。功能序列有助于肿瘤检测。T1WI有助于评估前列腺边缘，包括前列腺和神经血管束之间的脂肪平面。出血表现为T1WI高信号，在T2WI和DWI上信号混杂。继发于活检、前列腺炎、萎缩或治疗后改变的潜在出血可表现为T2WI低信号。尽管存在一定的差异，大多数中心通常建议在穿刺活检后等待5～6周再进行成像，以便出血消退。与T1WI不同，T2WI通过移行带的低信号与正常外周带高信号区分二者（图23.5）。通常情况下解剖学定义的中央带与移行带不能通过影像学区分；因此这一区域也被称为MRI中央腺体或TZ，后者现在更为常用。TZ通常含有不均匀的、结节样的良性前列腺增生。胶原纤维可能会在PZ呈线样的T1低信号。肿瘤在T2WI上更明显，PZ表现为圆形或透镜状，而中央腺体表现为类似铅笔擦除的灰迹。MRI对PZ肿瘤的敏感度和特异度高于TZ。在T1WI和T2WI上，5点和7点方向的神经血管束呈线样低信号区。精囊在T1WI上呈低信号，在T2WI呈高信号，当精囊出血时，在T1WI上表现为高信号和在T2WI上则为混杂信号。计算前列腺体积，通常采用椭圆形公式（前后径×左右径×上下径×0.52）。

检测

多参数磁共振成像（multiparametric MRI，mpMRI）用于前列腺癌的诊断。主要用于前列腺癌检测的序列是T2WI、DWI和DCE成像。ADC是由DWI得到的扩散程度的定量测量。波谱成像（图23.6）曾被FDA短期批准用于这一目的，但现在不再用于临床，尽管使用这项技术的研究仍在继续。轴位T1WI用于筛查盆腔淋巴结和骨转移，并识别前列腺内出血情况（图23.7）。用相同的层厚和视野进行T1WI和T2WI的扫描可以使两个序列对齐，这有助于区分肿瘤和出血。一般情况下，由于BPH，中央腺体在T2WI上呈不均匀混杂信号，在T1WI

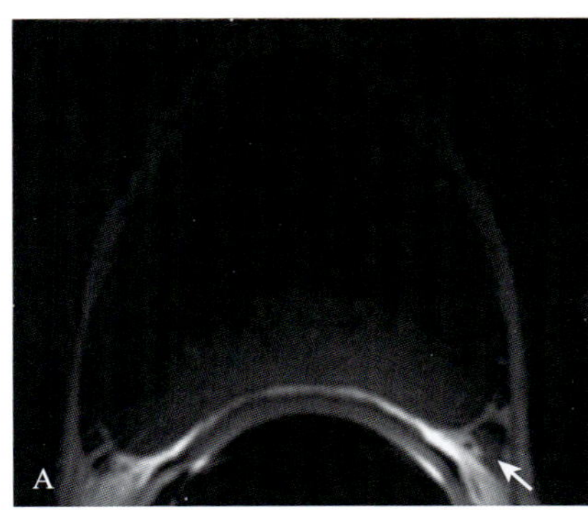

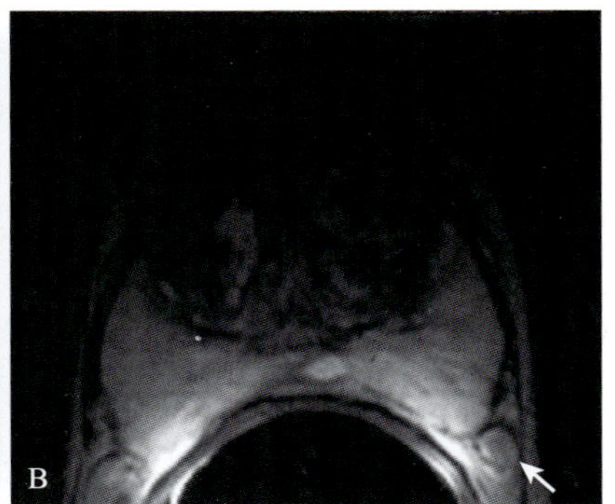

图23.5　轴位MRI展示正常前列腺解剖结构。外周带和中央腺体不能通过T1WI（A）区分，但可以通过T2WI区分。5点和7点方向可见神经血管束。神经血管束（箭头）和前列腺之间的脂肪平面通常在T1WI显示的更加清楚

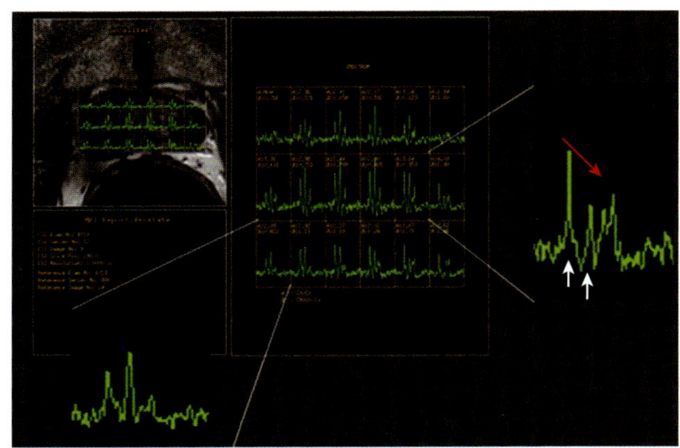

图23.6 磁共振波谱成像。胆碱、肌酸和柠檬酸峰值通常用来区分前列腺癌。右侧图胆碱和肌酸峰值相对于柠檬酸峰值升高，提示前列腺癌。左侧胆碱和肌酸峰值相对柠檬酸峰值降低，提示正常前列腺组织

上呈等信号。在移行带中，很难区分癌症和BPH，并且BPH总是好发于这个年龄段。相比之下，PZ在T2WI上呈相对均匀的高信号，在T1WI上呈等信号。PZ的前列腺癌在T2WI上呈低信号，在T1WI上呈等信号（图23.8）。然而，T2WI低信号并不是癌症的特异性表现，前列腺炎也可以导致T2WI低信号，但前列腺炎往往表现为弥漫性改变，而不像肿瘤那样呈现局灶性特征。

Meta分析表明，通过ROC评估多参数三序列和双参数序列的方案具有相似的效能。DWI和DCE序列都具有很高的特异性。联合应用两个序列可以提高敏感性，但增加第三个序列并不会进一步增加敏感性，DWI和T2WI的组合更受认可。DCE可以直观或半定量评估，以得出参数，如Ktrans。在ROC曲线中没有发现显著差异，这表明视觉评估增强图像和计算机半定量方法的效能相似。可以应用基于T2WI、DWI、ADC和DCE序列的李克特量表（从0到5，提示从不可能到极有可能）对前列腺内前列腺癌的可能性进行分类。

用于检测前列腺癌的标准化报告-前列腺成像报告和数据系统（prostate imaging reporting and data system，PIRADS）于2019年发布了v2.1版本。该报告提出了可接受的最低采集参数要求和阅片方法。建议尽可能在活检后6周再进行MRI，1.5T和3T的扫描都是可以接受的。对于是否使用直肠内线圈的扫描方案没有达成共识，但是对于较老的1.5T系统，建议使用直肠内线圈。直肠内线圈可能有利于提高信噪比，特别是对于DWI，同时有利于分期，尤其是通过球囊扩张能更好地区分神经血管束与前列腺。在解读PIRADS时，分为5类，其中1类代表前列腺癌的可能性极低，3类为中等，5类为临床高度怀疑前列腺癌。应用主要序列进行解读，在外周带（图23.9）主要序列是DWI。通常使用ADC进行解释，肿瘤在ADC图上表现出低信号，如何可能，可使用高b值DWI（b值≥1400s/mm^2），肿瘤表现为高信号。后者通常是通过计算（合成）得到，而不是直接测量，因为存在信号损失。PIRADS分类中，1类是正常的，2类是线性或楔形，3类是局灶性的，4类是局灶性显著信号异常且小于1.5cm，而5类是大于1.5cm。如果病变是中等怀疑程度（PIRADS 3类），DCE阳性则分类上升为4

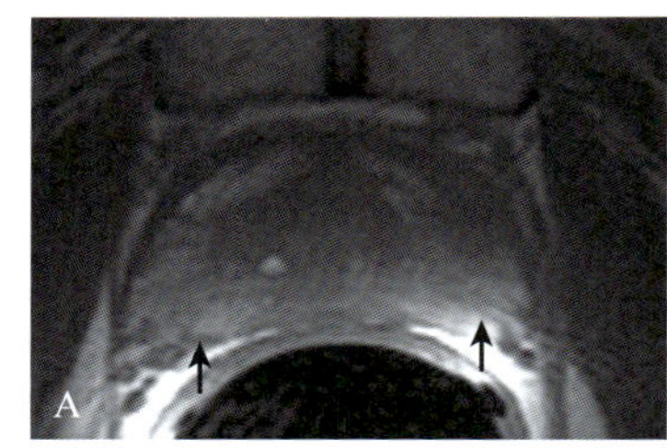

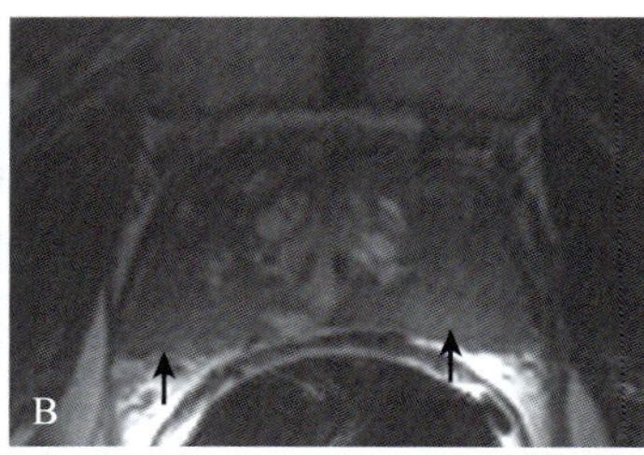

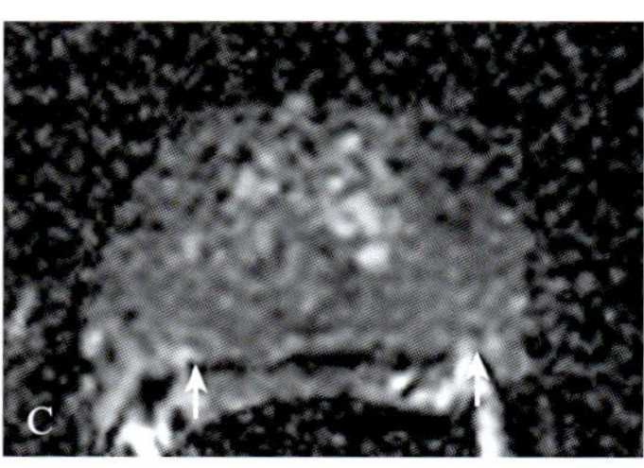

图23.7 出血（箭头）在T1WI上表现为高信号（A），在T2WI表现为低信号（B），在ADC重建图表现为信号不均（C）

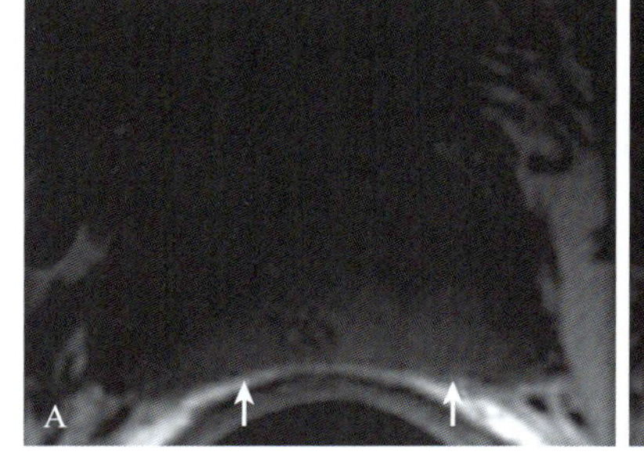

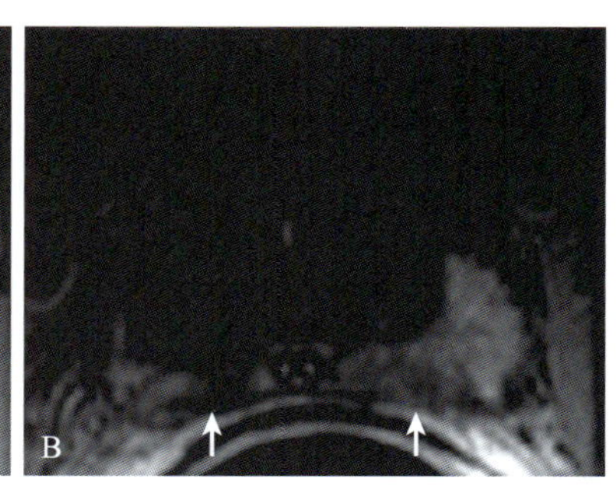

图23.8 局灶型前列腺癌（箭头）在T1WI上（A）呈中等信号，在T2WI（B）呈低信号。需要注意的是，前列腺癌通常具有多灶性的特点

类；否则保持不变。DCE的阳性评价标准是在邻近组织之前或与邻近组织同时出现局灶性强化，并对应于可疑的DWI或T2病变。除非DWI不可用，否则在外周带中不使用T2WI，如果DWI可用，则如上所述使用DCE。如果使用T2WI，则1类为正常，2类为线样或楔形，3类为不均匀类圆形，4类为小于1.5cm的类圆形均匀肿块，5分为大于1.5cm的类圆形均匀肿块。对于移行带（图23.10），T2WI是主要序列，不使用DCE。与BPH的鉴别是最主要的难点。在TZ的T2WI上，1类为正常，2类大部分有包膜且信号均匀，3类边缘模糊信号不均匀，4类呈透镜状且没有明显边界，小于1.5cm，5类为≥1.5cm或明确EPE。PIRADS分类中，T2WI 1类为正常，T2WI 2类且DWI≤3类的最终分类为2类，T2WI 2类且DWI≥4类或者T2WI为3类且DWI≤4类的最终分类为3类，T2WI 3类且DWI为5类或者T2WI为4类的任意DWI最终分类为4类，T2WI为5类的任意DWI得分，最终分类为5类。

PIRADS评分系统仅基于影像学评估，不包括PSA或放射科医师的经验等临床数据，这可能会带来正反两方面的影响。PIRADS的创建是为了进行更一致的阅片，但之前的PIRADS版本发现具有等于或低于Likert量表的阅片者间一致性分数（kappa），并且v2.0版本的评估在单中心研究中发现kappa值0.46～0.81，多中心的研究中kappa值为0.52（中等）。与v1.0相比，PIRADS v2.0在中央腺体中具有更高的灵敏度，但在PZ中的特异度较低。从v1.0到v2.0的更新中，波谱成像被移除，并且引入了主要序列：PZ使用DWI和中央腺体使用T2WI。PIRADS v2.1主要澄清了良性PIRADS 2分的发现。新的研究表明，不使用DCE而仅应用T2WI和DWI的双参数MRI可能就足够诊断。诊断能力随着阅读者的经验增加而提高。

在良性病变中，BPH表现为中央腺体均匀或不均匀边界清晰的结节（图23.10）。这些结节偶尔会突入到PZ。这些病变的ADC信号较低，并且可能会出现增强使得与中央腺体的肿瘤鉴别变得困难。与前列腺癌不同，前列腺炎通常在T2WI上表现为弥漫或条带状的低信号，而不是椭圆形或透镜状信号（图23.9）。楔形或带状异常也可见于前列腺萎缩和纤维化。

活检可以通过MRI/超声融合引导和MRI直接引导，前者的使用范围更广。影像引导下的活检可以提高对更可能影响患者的“显著的”、更高级别Gleason分级病变的检测率，尽管这类病变中的一小部分只能通过随机活检来检测。Siddiqui的研究显示，MRI/超声融合、随机扩展六点式活检和二者联合应用对中高危前列腺癌患者的检测灵敏度分别为77%、53%和85%，而阴性预测值分别为70%、53%和73%，这表明联合应用两种方法可以检测到更多但不是全部的“显著”病变，并且活检结果阴性时具有很高的阴性预测值时也不能排除前列腺癌的存在；这也表明检测到的临床不显著癌病变较少。其他研究也注意到了系统和靶向联合穿刺的实用性。

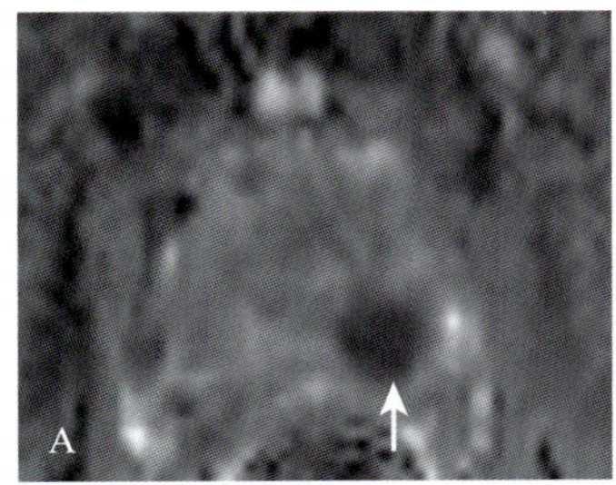

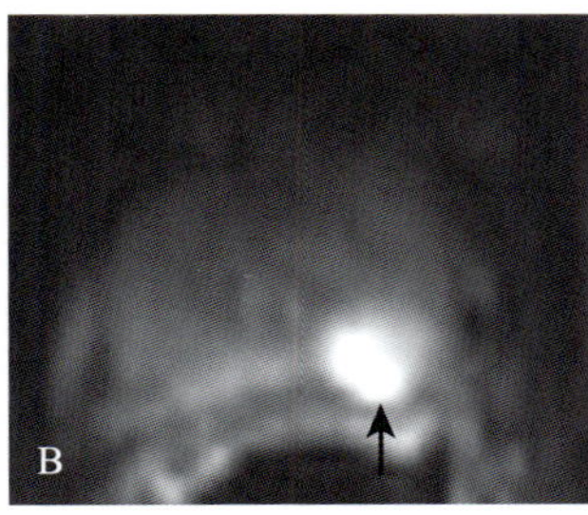

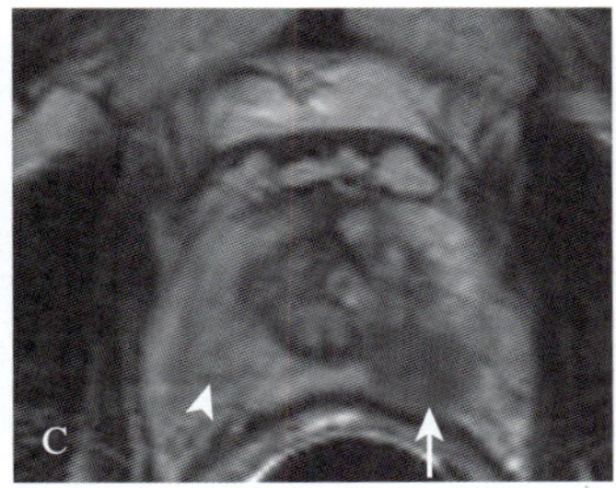

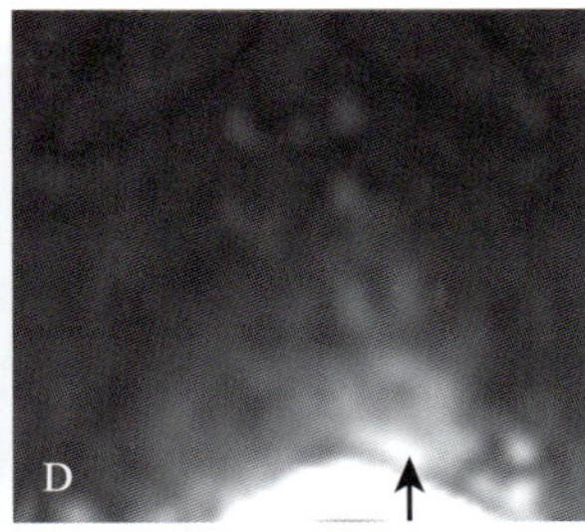

图23.9　外周带前列腺癌（箭头）ADC图呈低信号（A），DWI呈高信号（B），T2WI呈低信号（C），DCE呈明显强化（D）。正常前列腺外周带可见线样或楔样区域（箭头），但在患有前列腺炎或既往前列腺炎时往往更加明显和弥漫

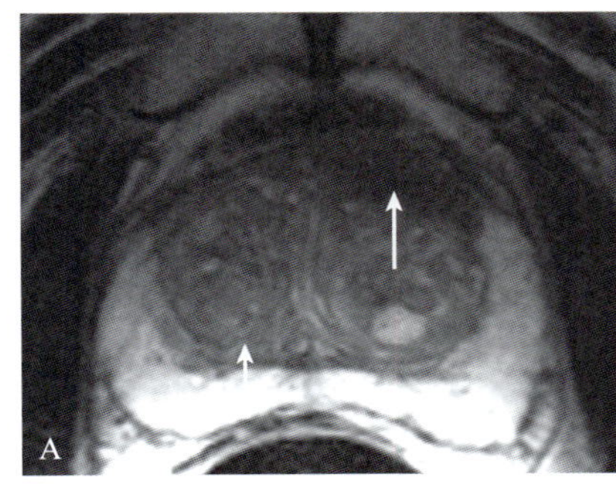

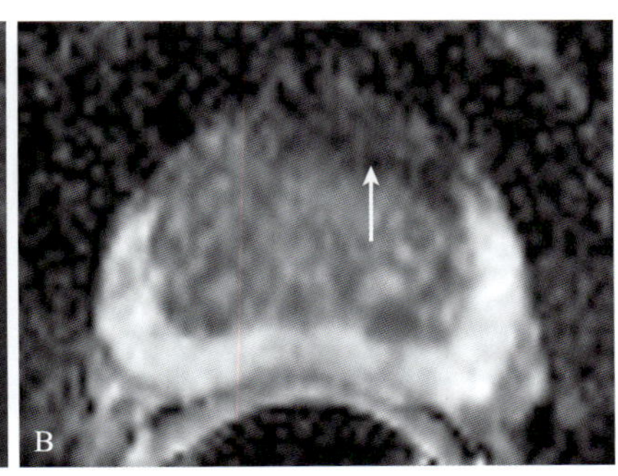

图23.10　移行带肿瘤（长箭头）在T2WI（A）和ADC图（B）上均为低信号。T2WI能更好地显示良性前列腺增生结节（短箭头）

PRECISE试验比较了mpMRI引导的MRI/超声融合活检和12针系统活检。在1.5T或3.0T采集初始图像，当PIRADS 3～5类时，认为是阳性并进行穿刺活检，超声融合检出38%的Gleason评分≥3＋4病变，而TRUS系统穿刺的检出率是26%。此外，随着PIRADS评分增加，阳性百分率也升高，PIRADS 3、4和5类阳性率分别是12%、60%、83%。MRI引导活检作为主要活检方法正在探索中，因为其可能比系统活检识别出更有临床意义的病变。据研究显示，双参数MRI对有临床意义的前列腺癌的阴性预测值为95%～97%，提示这种成像方式可能有助于避免不必要的活检。未来有助于前列腺癌检测和定性评估的技术可能包括代谢功能成像，例如利用丙酮酸超极化的磁共振波谱学，以促进前列腺癌及其代谢产物的检测。

要点　影像学

- 超声主要用于对前列腺进行可视化检查和引导活检，其在检测前列腺癌方面作用有限。新技术包括MRI引导的穿刺活检和MRI/超声融合活检。
- MRI提供解剖和功能的综合评估。
- 前列腺癌检测是MRI或MRI/超声融合活检技术的新兴领域。
- 弥散加权成像是检测外周带前列腺癌的主要序列。
- T2加权成像是检测移行带前列腺癌的主要序列。
- 在T1加权成像上出现的高信号意味着出血，并且使图像分析变得困难。

局部分期

对于分期，前列腺的轴位T1、三平面的T2、盆腔的T1和DWI往往作为前列腺mpMRI的补充。MRI通常应用于前列腺癌的局部分期，包括评估EPE、神经血管束侵犯和精囊侵犯，以及在罕见的情况下检测膀胱颈、外括约肌或直肠的侵犯。TRUS或直肠内MRI对EPE的诊断比直肠指诊更准确。大多数研究表明，与TRUS相比，高分辨率直肠内MRI在局部疾病分期中提供了更高的准确性。此外，将直肠内MRI获得的数据与Partin诺莫图结合，可以提高所有风险组中器官受限性前列腺癌与前列腺包膜外侵犯在前列腺癌根治性术后的预测准确性（ROC曲线下面积0.81 vs. 0.90，诺莫图vs.诺莫图结合MRI），在中危和高危组的影响最大。直肠内线圈显著改善了信号质量，并允许进行更薄的层厚以提高空间分辨率。这些信号是定向的，在线圈附近可以看到最清晰的信号，突出神经血管束的区域，这是EPE和神经血管束侵犯常见区域。在充气膨胀过程中，线圈将神经血管束向外移位，更好地暴露前列腺和神经血管束之间的重要脂肪层。

Jager等建议，当MRI用于EPE概率至少为30%的患者时（PSA＞10ng/ml或Gleason评分＞7分），MRI是具有成本效益的。在实际操作中，PSA＜10ng/ml的患者通常会进行影像学检查以判断分期。EPE或精囊侵犯与切除后复发风险较高有关。根据使用的标准和技术的不同，直肠内MRI在检测EPE的准确性在58%～90%。对于中等风险的患者，在预测病理分期方面其显示出约80%的准确性。为了防止患者被排除在可能治愈的治疗方法之外，预测EPE的特异性可能比敏感度更为重要。EPE的最特异表现包括神经血管束的不对称、直肠前列腺角消失以及肿瘤直接侵犯至包膜之外（图23.11），这些发现的特异度大于90%。局部膨出（图23.12）经常被用于诊断，但其特异度较低。由于显微镜下包膜外侵犯对患者的生存没有影响，因此细微的发现提示包膜侵犯时，如不规则隆起、不规则腺体轮廓、局部包膜增厚或回缩等，可能不会影响决策治疗。包膜接触长度＞1cm、形态学和肿瘤尺寸对于检测EPE具有类似的敏感

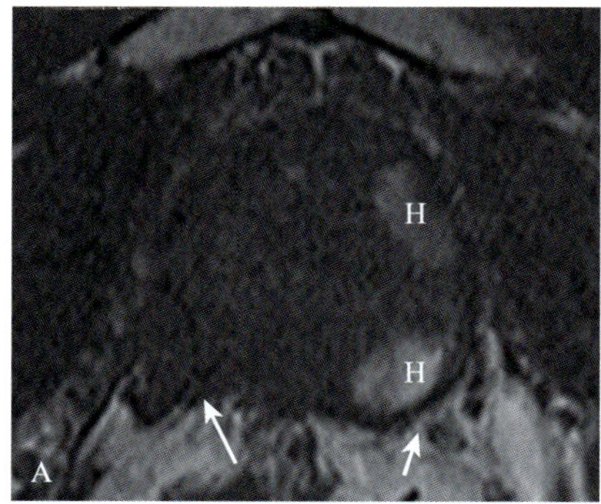

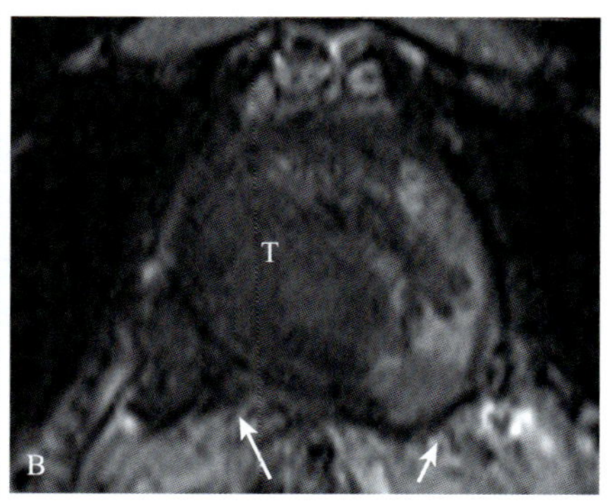

图23.11　局部晚期前列腺癌，左侧有神经血管束侵犯（长箭头），在T1（A）和T2（B）加权图像上可见肿瘤直接侵犯。左侧前列腺和神经血管束之间的脂肪平面（短箭头）在右侧消失，而这个脂肪平面和神经血管束通常在T1WI上更容易被识别。T.肿瘤；H.出血

度（约为75%）和特异度（约为65%），其中第一个指标容易评估。Meta分析发现MRI的敏感度和特异度分别为80%和69%。尽管存在一些争议，病理学上的EPE与早期生化复发有关，但不影响前列腺癌特异性生存或总生存。

位于5点和7点方向的神经血管束在轴位上呈椭圆形，在长轴上呈线样低信号结构，在T1WI中被高信号的脂肪所包绕。因为局限性病变的总生存率较高，手术中神经血管束的保护很重要，因为其受损可能导致勃起功能下降或阳痿。可以进行保留神经血管束的手术，包括保留其中一个束，因此描述受累部位和侧别（右侧或左侧）非常重要。神经血管束侵犯通常在T1WI上比在T2WI上评估得更好，这是因为T1WI能更好地描绘前列腺边缘和其与神经血管束之间的脂肪（图23.5）。神经血管束侵犯可能表现为不对称增大，伴有前列腺周围脂肪界面消失或明显的肿瘤包膜外侵犯（图23.11）。研究显示敏感度为60%，阴性预测值为92%。在决定是否进行神经保留手术时，这些数据可以提供信心。

在精囊腺中，肿瘤在T2WI上表现为高信号液体中的低信号区域，在T1WI上表现为低信号（图23.13）。在DWI上，它可能表现为信号增强。相比之下，穿刺后出血通常在T1WI上表现为高信号，在T2WI上表现为低信号或高信号。精囊受累的征象还包括膀胱底部与精囊下端之间的脂肪平面不对称或消失、局灶性或弥漫性精囊壁增厚，或者看不见射精管或精囊壁，在矢状面图像上通常更容易观察到。据报道，MRI的发现有助于Kattan诺莫图的应用，曲线下面积为0.76。MRI评估可以提高Kattan诺莫图预测EPE和精囊侵犯的效能。

前列腺周围血管在T2WI上表现为锯齿状或蜂窝状的等至高信号区域（图23.14），通常位于前列腺尖部附近，由于手术时有出血的可能性，因此应该识别这些结构。

T4期病变侵犯除精囊以外的结构，表现为肿瘤与相邻结构之间的脂肪平面消失，或者直接观察到肿瘤出现在相邻结构中（图23.15）。

为了筛查骨盆，通常使用T1WI来评估淋巴结和骨转移。通常DWI使用500～800的b值，有助于显示淋巴结和骨转移。一般短轴直径大于1cm的淋巴结被认为是潜在的转移性淋巴结。由于Bateson的丛状结构，淋巴结转移可能会跳过骨盆，如果患者没有安排进行腹部CT检查，那么可以考虑覆盖腹膜后淋巴结的MRI检查。骨髓在T1WI上可能表现为不均匀信号。骨转移往往是局灶性的，T1信号降低而DWI高信号，这种局灶病变表现，尤其是发生在PSA大于10ng/ml的情况下，可能意味着转移性病变，需要进一步的骨扫描确认，骨扫描显示摄取增加，CT或X线片通常显示硬化性病变。

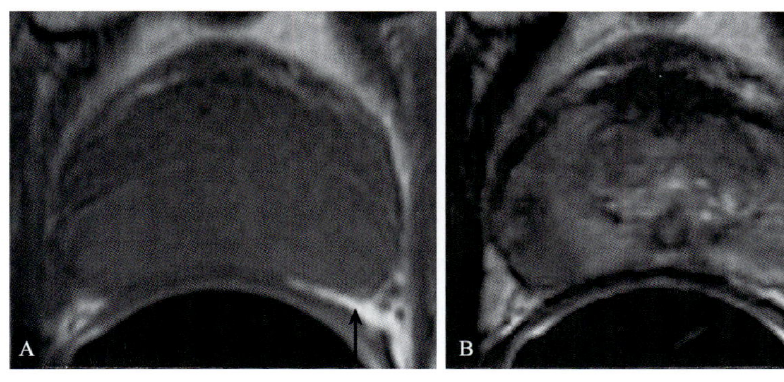

图23.12　局灶膨出（箭头）不是前列腺包膜外侵犯的特殊征象。轴位MRI。A.T1加权；B.T2加权

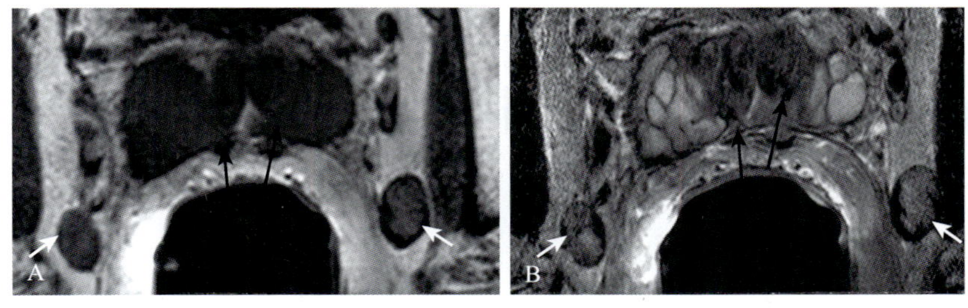

图23.13　精囊侵犯（黑色箭头）和淋巴结转移（白色箭头）显示T1中等信号（A）和T2低信号（B）

要点 前列腺磁共振成像放射学报告

- 疾病位置。
- 前列腺包膜外侵犯（EPE）。
- 神经血管束侵犯（潜在发病的关键）。
- 精囊侵犯，其他器官侵犯。
- 淋巴结转移和位置。
- 骨转移和位置。
- 前列腺大小。

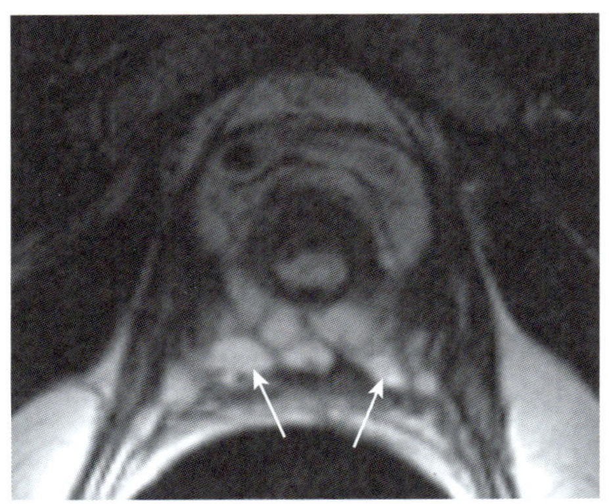

图23.14 轴位MRI显示邻近前列腺尖部的前列腺周围血管（箭头）

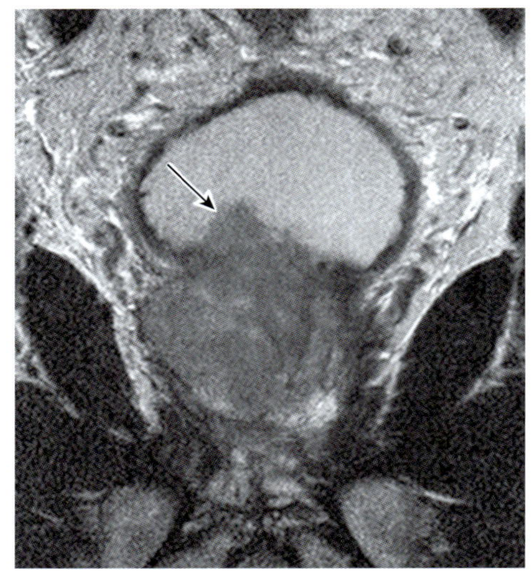

图23.15 冠状位MRI显示前列腺癌（箭头）侵犯膀胱

晚期疾病影像学和淋巴及血行转移

计算机断层扫描

腹部和盆腔的CT主要用于评估怀疑淋巴结（图23.16）和（或）骨转移的患者。如MRI所示（图23.13，图23.16），短轴直径＜1cm的淋巴结被认为是可疑的转移灶。CT（图23.17）或MRI也可以检测出少见的转移到其他器官的情况，如肺、肝、胸膜和肾上腺。胸部通常通过X线片或胸部CT进行评估。

骨扫描、MRI、CT和X线片

骨扫描、MRI、CT和X线片都是用于检测脏器和骨转移的影像学工具。骨扫描通常使用锝-99亚甲基二磷酸盐（methyl diphosphonate，MDP），适用于PSA水平升高或临床怀疑有骨转移，如骨痛的患者。由于骨转移的可能性较低，对于新确诊且未接受治疗的前列腺癌患者，如果PSA＜10ng/ml且没有骨转移的临床表现，通常不需要进行骨扫描。PSA＞20ng/ml的患者骨转移的风险相对较高。前列腺癌的转移通常表现为骨扫描上摄取增加的局灶区域（图23.18，图23.19）。当存在弥漫性骨转移时，放射性药物可能被多发的骨转移瘤摄取，而没有明显的局部摄取或明显的药物排泄。肾脏的不显影是这种“超扫描”的典型表现。在疾病晚期，极少数情况下，侵袭性前列腺癌骨转移可能表现为正常骨或骨扫描上的冷区。当治疗使转移病灶缩小和治愈时，可以看到摄取增加的闪烁反应。MDP类似于磷酸钙，能结合到新生骨基质中，因此，它评估的是矿化骨的代谢，而不是软组织肿瘤本身。骨扫描是一种功能性的技术，对骨转移的检测比解剖CT或X线片更敏感。然而，后两者可以有助于区分骨扫描上由于其他病因引起的摄取增加，如退行性病变、骨折愈合或代谢紊乱及其并发症。在基于X线的技术中，前列腺癌转移通常是硬化性的（图23.20）。与X线片不同，CT可以区分骨骼和重叠的组织。骨扫描、X线片和CT主要显示骨骼的矿化成分。虽然CT对于检测皮质侵犯比传统X线片更敏感，但对于髓质骨或骨髓受侵的敏感度不如MRI，而这些都是转移发生的部位。在MRI上，骨转移表现为T1低信号和T2高信号，并且有增强，但高度硬化的转移灶可能在

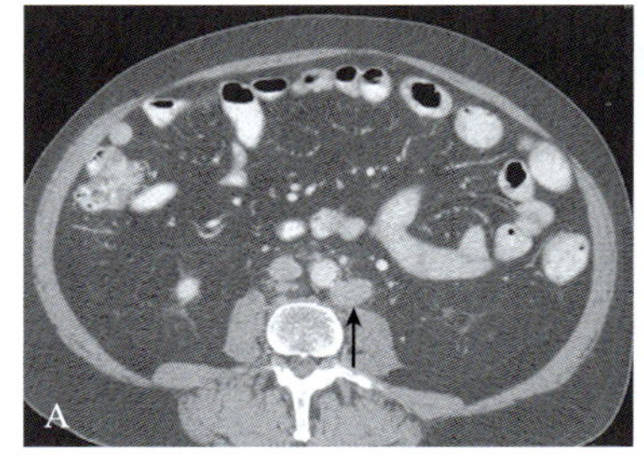

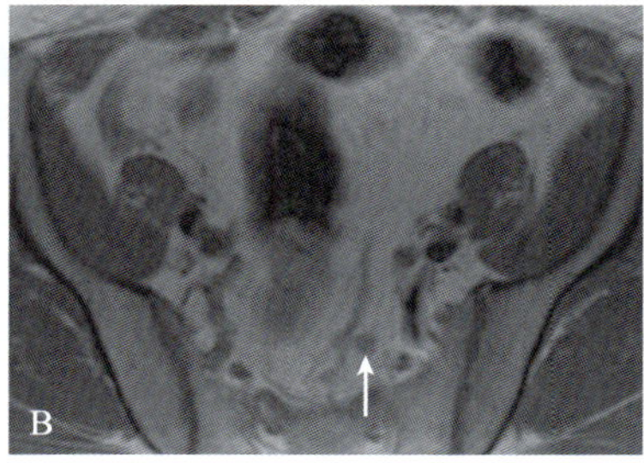

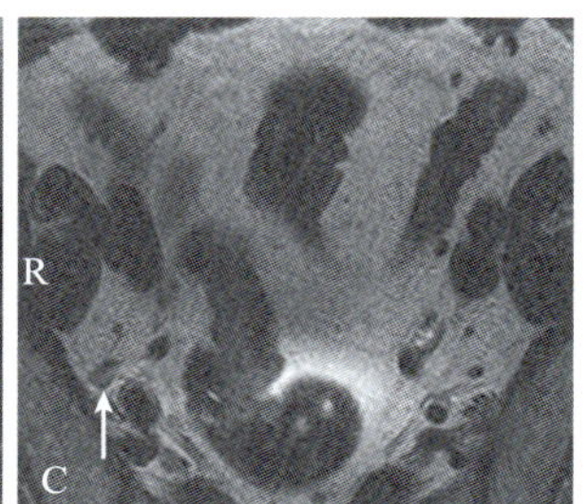

图23.16 淋巴结（箭头）。A. CT图像；B.T1WI；C.T2WI

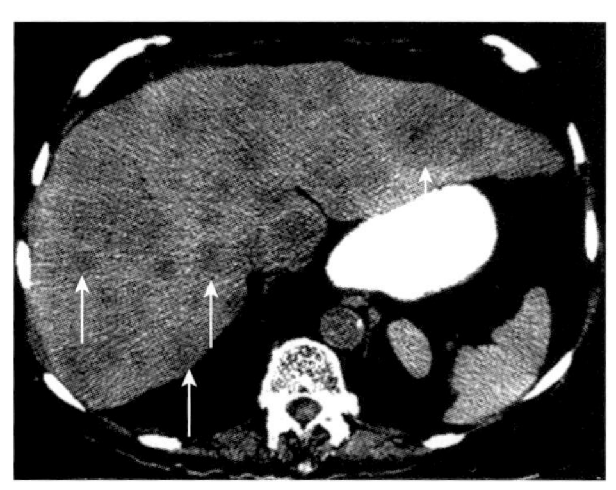

图23.17 轴位CT显示Gleason 9前列腺癌多发肝转移（箭头）

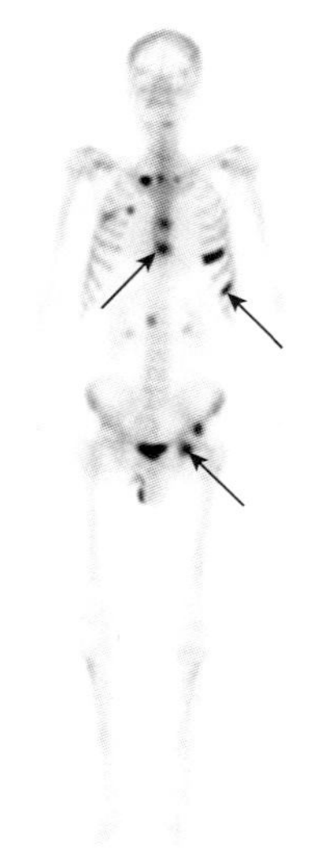

图23.18 多发性骨转移在骨扫描上显示为摄取增加的区域（箭头）

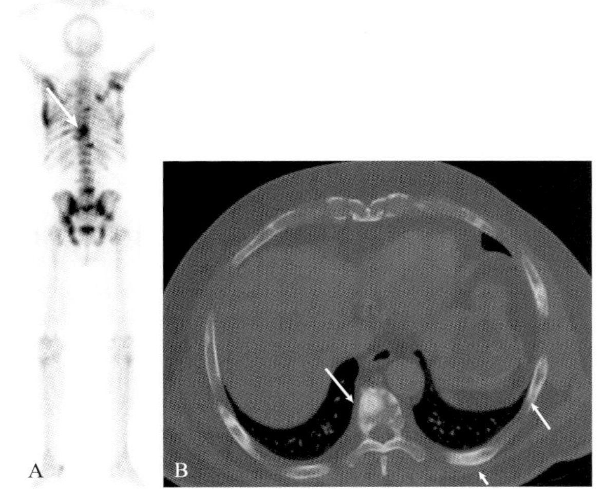

图23.19 多发性骨转移（白箭头）在骨扫描中显示为摄取增加（A），在轴位CT中显示为硬化性病变（B）。如果放射性药物被骨转移摄取并几乎无排泄，骨扫描上肾脏会不显影，可以看作是“超扫描”，提示广泛的骨转移；在广泛的骨转移病变中，个别的骨转移可能不会被检测到

每个序列上都表现为黑色（图23.21）。MRI可以区分肿瘤的软组织成分，并且相较于骨扫描，能更敏感地检测到骨转移。骨扫描的一个优势是可以全面评估整个骨骼系统。然而，全身MRI技术已经成为一种可行的选择。MRI的主要适应证包括评估硬膜外疾病、解决其他成像方法之间的歧义或差异，以及检测转移和反应评估。尽管PET使用Na^{18}F可以用于检测骨转移，但尚未得到广泛采用，因为其未能提供比骨扫描等其他方法更大的效用。其他PET方法，如美国的^{11}C-胆碱和^{18}F-氟尿苷，以及^{68}Ga-或^{18}F-标记的前列腺特异性膜抗原（prostate-specific membrane antigen，PSMA）类似物，后者在美国处于新药研发（investigational new drug，IND）申请阶段，但在欧洲更常用。这些方法可以帮助检测转移灶，但目前更常用于评估复发情况。这些方法通常已经取代了ProstaScint。

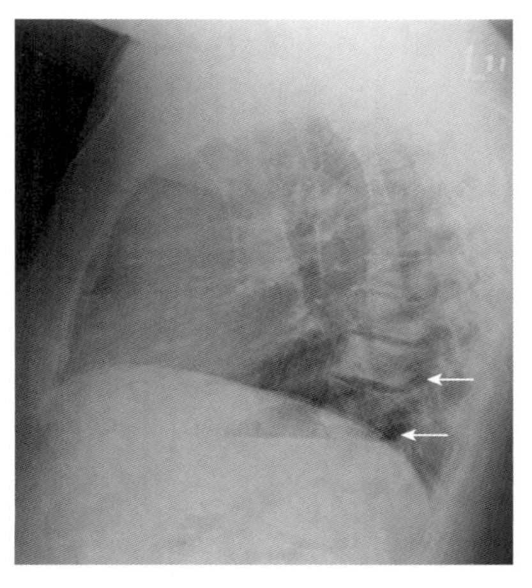

图23.20 侧位胸部X线可见硬化性骨转移瘤（箭头）

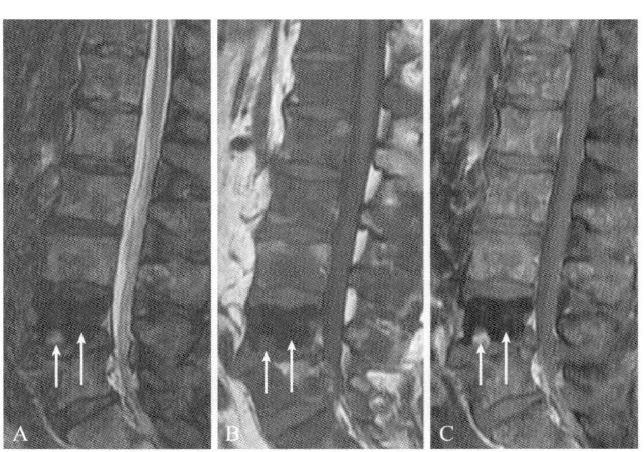

图23.21 弥漫性骨转移瘤在T2W脂肪抑制图像上表现为高信号区（A），在T1WI上表现为低信号区（B），在静脉注射增强脂肪抑制图像上表现为信号增强（C）。注意椎骨在所有序列（长箭头）上信号通常很低，同时前后方向上可见强化区域（短箭头），这基本上与转移性疾病所致的象牙样（高度硬化）椎体一致

要点

- MRI用于检测局部和转移性前列腺癌。
- CT更适合用于转移性疾病。
- 骨扫描用于检测骨转移，当前列腺特异性抗原（PSA）＜10ng/ml时，如果没有骨痛或其他症状，其诊断价值有限；除非PSA＞20ng/ml，否则不建议进行骨扫描。
- 用于对转移性疾病进行分期的全身MRI和PET技术正在探索应用中。

治疗

前列腺癌的治疗方案取决于肿瘤的分期和严重程度。对于局部肿瘤，有几种治疗方案，包括主动监测、冷冻疗法、高强度聚集超声（high-intensity focused ultrasound，HIFU）、近距离放疗和外照射。在所有的治疗方法中，癌症特异性生存率相似。此外，每种治疗方式都有不同的副作用。因此，对于局限性疾病，没有最佳的治疗选项，在患者咨询多个专科医师深入讨论治疗方案的好处和潜在副作用后，治疗选择取决于患者偏好。对于转移性疾病的患者，系统性治疗包括使用激素疗法以抑制雄激素产生。在经过18～24个月的中位治疗后，可能会发展成去势抵抗性疾病的状态。这种疾病状态需要使用第二代抗雄激素疗法或化疗。

主动监测

前列腺癌可以进行危险分层。对于诊断为低风险和预后良好的中等风险前列腺癌的男性，可以选择主动监测。主动监测的目的是了解癌症的进展情况以便适时进行根治性治疗。主动监测的理论基础是，筛查检测到的体积小、低级别的前列腺癌致命的可能性很低。研究表明，在主动监测期间前列腺癌死亡的发生率低于2%，因此，干预对生存率影响很小。主动监测的纳入标准和监测方案因机构而异，但所有方案都涉及连续监测PSA值、DRE和间断性前列腺活检。约1/3接受主动监测的患者在10年内会接受治疗，这意味着大多数开始主动监测的男性能够继续进行主动监测。没有任何证据表明进展到治疗阶段的患者比最初接受治疗的患者预后更差。

对于接受主动监测的前列腺癌患者，前列腺MRI的应用正在不断发展。与MRI在初始分期时的作用相似，前列腺MRI可用以检测疾病、评估大小变化，并帮助指导后续的融合活检。在接受的过程中，MRI的重复使用越来越多。为了确定如何将MRI最佳地应用于主动监测患者，需要进行更多的研究和随访。

手术

手术的目标是切除前列腺，并达到阴性手术切缘。Walsh等对传统开放式前列腺全切术进行了改良。这一开放手术技术的原理被应用于腹腔镜手术，最终发展成了机器人辅助前列腺根治性切除术（robotic-assisted radical prostatectomy，RARP），它是目前在美国最常见的前列腺切除手术类型。与开放式前列腺切除术相比，RARP能够缩短住院时间、减少术中失血量，并加快术后康复。研究表明两种方法在疾病控制和生活质量方面的评估没有存在差异。手术步骤包括将膀胱与前列腺分离、截断输精管并整块切除精囊腺、将前列腺与直肠分离、将前列腺与尿道分离，并将膀胱与尿道残端吻合。潜在的并发症包括勃起功能障碍、尿失禁、尿道狭窄和直肠尿道瘘。是否保留海绵体神经的决策受术前勃起功能、PSA水平、Gleason评分和临床分期的影响。MRI在决策是否保留神经方面的应用越来越普遍。根据已有的诺莫图，存在淋巴结转移高风险的患者，可以进行盆腔淋巴结清扫。

冷冻疗法

冷冻疗法是一种将探针插入前列腺，使其冻结至-40℃，通过蛋白质变性以及细胞膜破裂从而杀灭癌细胞的技术。使用经直肠超声监测冰球的范围，以尽量减少对邻近结构的损伤。使用加热导尿管可以最大限度减少尿道坏死的风险。并发症包括勃起功能障碍、尿道剥脱、尿潴留、尿失禁和直肠尿道瘘。短期和中期随访显示，冷冻疗法控制疾病的效果与手术或放疗相似，但需要更长的随访时间来确定其真正疗效。

高强度聚集超声

HIFU技术通过经直肠探头将聚焦的超声波传输到前列腺，使局部温度升高至65℃，从而导致组织和细胞的热损伤和机械损伤。潜在的并发症包括勃起功能障碍、尿潴留、尿道狭窄和直肠尿道瘘。与冷冻疗法类似，短期和中期随访显示，HIFU在疾病控制方面与放疗和手术相似，然而，需要长期随访以确定真实效果。

放疗

外照射治疗

精确的肿瘤成像方法和基于计算机的治疗规划系统，对于前列腺癌放射治疗中的剂量递增和肿瘤靶向治疗至关重要。基于CT的三维治疗方案现在已成为标准，复杂的递送技术如IMRT也已广泛应用（图23.22）。MRT通过直线加速器产生的多束高能X射线（光子）相继从不同角度被连续施加，同时在每个角度的特定时间内遮挡部分射线。这使得强度能够调节和聚集以最大限度地提高靶区的剂量，还限制了对附近关键结构（如膀胱、直肠和肠道）的辐射剂量。容积强调放疗是IMRT

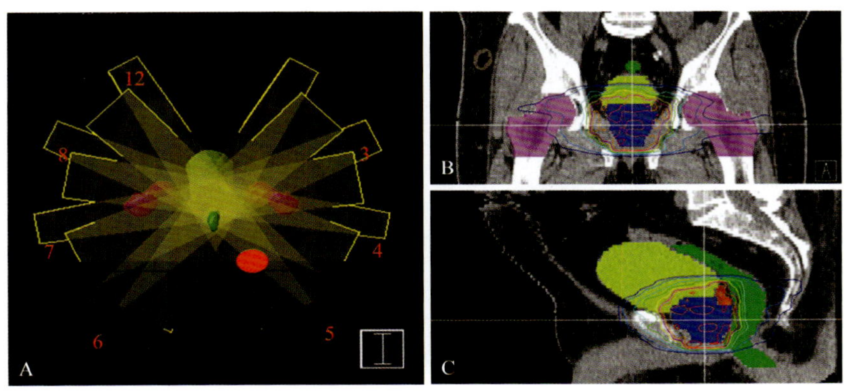

图23.22 调强适形放射治疗。A.辐射从多个角度发射，导致在交汇处产生更集中的放射。因此，剂量更具体地指向到感兴趣区，并限制在周围正常组织中；冠状位（B）和矢状位（C）的剂量计划图像

的一种类型，它在机器弧形旋转的同时释放辐射，从而缩短治疗时间并使用较低的总辐射剂量。质子束放疗法越来越多用于前列腺癌的治疗，它使用环形加速器或同步加速器中产生的加速质子。质子与组织的相互作用和辐射剂量的沉积与IMRT中使用的光子有所不同。质子束放疗法的优点是其对非靶器官的辐射剂量较IMRT更低。质子束放疗法的安全性和有效性得到了多项研究的支持，然而，到目前为止，尚没有直接比较质子束放疗和IMRT的一级证据。

在放射治疗的预计划阶段，使用CT和MRI可以帮助识别需要确定靶区或避开的结构，包括肿瘤、前列腺、神经血管束、精囊、膀胱、淋巴结、直肠和肠道，以及术后（如前列腺切除术后）的变化。基于计算机的规划可以计算每个结构的辐射剂量。

由于治疗区域需要与治疗目标紧密一致，通常需要每天对前列腺或前列腺切除区位置进行成像。几种技术可用于辅助日常治疗计划，包括经腹超声、通过X线成像植入不透射线的（定位）标记物，以及连接到直线加速器的CT装置。最近，MRI技术也被整合到放疗系统中。

放疗作为主要方法的结果研究

随机试验表明，与较低剂量放疗相比，增加剂量的外照射可提高生化无复发生存率，目前，外照射已成为局限性前列腺癌的标准治疗方法。将近距离放疗与外照射相结合可以提高对前列腺的剂量，并改善生化无复发生存率，但代价是医患双方报告的毒性反应增加。

当采用常规的每日1.8Gy或2.0Gy的剂量进行治疗时，完成剂量递增的外照射可能需要8～10周的时间。已开发出更短的4～6周治疗方案，称为中度大分割，可提供更大的每日辐射剂量。已有超过6000名男性在随机试验中接受了中度大分割与标准分割的比较治疗。

中度大分割放疗提供了相似的肿瘤控制效果及晚期毒性发生率，并只伴有轻微的急性胃肠道毒性。通过缩短疗程，中度大分割放疗方案对患者更为方便，并降低了治疗成本。基于2018年的美国放射肿瘤学会（American Society of Radiation Oncology，ASTRO）、美国临床肿瘤学会（American Society of Clinical Oncology，ASCO）和美国泌尿外科学会（American Urologic Association，AUA）的循证指南中关于局限性前列腺癌的大分割放疗建议为选择接受外照射的男性提供适度中度大分割放疗。

超大分割外照射方案通过提供大于5.0Gy或更高的每日剂量，进一步缩短了治疗持续时间，仅需1～2.5周。研究通常显示出良好的生化控制和低毒性，然而，已发表的证据主要是针对低风险男性和中等风险男性进行的前瞻性单臂试验。目前正在进行几项大规模的随机试验，比较超大分割与中度大分割和标准分割放疗的效果。2018年ASTRO/ASCO/AUA关于局限性前列腺癌大分割放射治疗的指南有条件地推荐超大分割方案作为低风险和中等风险前列腺癌的治疗选择。

在对中等风险和高风险前列腺癌患者进行外照射治疗时，联合雄激素剥夺治疗（ADT）可以改善前列腺癌控制、前列腺癌特异性生存率和总体生存率。然而，ADT治疗有多种副反应，包括潮热、性功能障碍、骨质疏松、男性乳房发育、代谢综合征和心血管疾病风险增加。多项研究评估了ADT在这种情况下的最佳使用时长。在中等风险疾病患者中，受益最大的似乎是Gleason评分4＋3＝7、大体积病灶和无或仅有轻度合并症的男性患者。国家综合癌症网络前列腺癌指南建议对高风险患者，若仅接受外照射治疗，应增加18～36个月的ADT治疗；若接受外照射治疗与近距离放疗加强疗法，则增加12～36个月的ADT治疗；对于预后不良中等风险且仅接受外照射的患者，则增加4个月的ADT治疗。对于低风险疾病的男性，将ADT治疗加入到外照

射治疗中并不能改善癌症控制效果。在考虑增加ADT治疗时，应考虑ADT的使用时长、癌症特征、患者年龄、合并症和患者的个人偏好等因素。

近距离放疗

尽管无法像外照射治疗一样广泛应用，近距离放疗可以是低剂量率的永久植入放射性种子的形式，也可以是高剂量率的可插入和移除的临时性放射源。其常用于低风险前列腺癌患者。对于预后良好中等风险的患者可以单独使用近距离放疗，但如果是预后不良的中等风险患者，通常会与ADT联合使用。近距离放疗和外照射+ADT的联合治疗方案也正在评估中。通过MRI，例如T2加权成像，可以看到永久性近距离放疗的影像，并且在静脉注射对比增强成像中更容易观察到。

激素治疗/化疗

如果需要药物治疗，通常会从激素治疗开始。这需要将睾酮的产生降至去势水平（例如，通过外科手术去势或通过注射促性腺激素释放激素类似物的内科去势），或通过抑制睾酮受体来阻止睾酮的作用。激素疗法还是转移性前列腺癌的主要治疗方法，并且在放射治疗中用于中危和高危疾病的治疗，数据显示其与多种疗法有协同作用并能提高生存率。激素疗法可以在放射治疗之前、期间和之后进行。激素和放射疗法都会导致前列腺腺体萎缩，并在外周带的T2WI中呈低信号，这可能限制了前列腺癌的识别（图23.23）。功能序列有潜力评估此类治疗后的前列腺状态。已有学者对术前激素疗法的使用进行了研究，尽管显示其可以改善手术结果，如更低的阳性切缘率，但似乎不会影响存活率。因此，人们仍在继续努力寻找在这种情况下使用的理想新辅助药物或联合药物。最近，人们已经认识到，即使进行1～2年的短期激素疗法也可能产生有害的全身影响，这些影响在稍后的“治疗并发症”一节中简要回顾。不可避免且不可预测的是，接受激素治疗的转移性疾病会发展成雄激素非依赖性（或激素抵抗性）前列腺癌，定义为睾酮在去势水平下出现临床或PSA进展。新的治疗方法包括具有更强睾酮抑制活性的疗法（恩杂鲁胺、阿帕鲁胺和阿比特龙），目前在某些情况下用于治疗转移性疾病或在去势抵抗发展之前进行测试。基于紫杉烷类的治疗已被证明可以改善这一人群的生存率，现在被认为是雄激素非依赖性前列腺癌的一线疗法，并且可以与先进的ADT药物联合使用。在这个人群中，骨相关事件是一种重要的疾病相关并发症，但引入双膦酸盐已降低了这一风险。对于骨转移，可以使用含有镭-223的全身放射治疗，包括与激素或基于紫杉醇的治疗联合使用。人们仍在继续努力开发新的药物，包括TKI和免疫疗法，以及联合治疗方案，以改善患有雄激素非依赖性前列腺癌患者的预后。

要点 治疗

- 局限性前列腺癌：外科手术或放疗。
- 全身性疾病：激素治疗。
- 激素治疗失败后的全身性疾病：基于紫杉烷类的化疗。

复发

在根治性前列腺切除术后，患者的复发风险与术前血清PSA水平、病理肿瘤分期、Gleason评分和手术切缘是否阳性相关。MRI检查结果可以用于制订诺莫图。约有50%的术前血清PSA＞10ng/ml的患者和70%的Gleason评分8～10分的患者在根治性前列腺切除术后7年内出现复发。在手术切缘阳性的患者中，约有25%在根治性前列腺切除术后5年内复发。在根治性前列腺切除术后，PSA水平应降至0ng/ml，若连续两次PSA检测结果超过0.2ng/ml，说明可能出现复发。相比之下，放疗后的患者PSA水平通常保持在可检测到的低水平；当PSA升至放疗后最低点以上2ng/ml时，应怀疑生化复发，甚至是疾病的复发。

当怀疑出现复发时，PSA动力学可以提示复发部位，但不能明确区分局部复发和远处转移。一般而言，长期治疗（局部治疗24个月后）的生化复发、较低的PSA速率（血清PSA随时间变化的速度）和较长的PSA倍增时间（＞6个月）提示局部复发。相反，远处复发则表现为快速的生化复发、快速的PSA增速和较短的PSA倍增时间。

因此，治疗后复发的肿瘤可能表现为远处转移、淋巴结转移或位于前列腺切除区域的新肿块。对于后一种情况，MRI优于CT。TRUS、CT、FDG-PET和DRE在检测局部复发方面能力有限。在MRI中，用于检测前列腺切除术后或放疗后复发的关键序列是DCE，复发的肿块在DCE序列中会显示强化。由于放疗后和激素治疗后T2呈低信号，其应用受到限制（图23.23）。放疗后和激素治疗后也会限制DWI评估。在MRI上，前列腺切除术后的复发病灶可能在T2上呈高信号（当肿瘤位于前列腺内时，不是T2低信号），在T1上呈等信号（图23.24）。金属夹或近距离放疗种子可能会在所有成像上产生伪影，尤其是在DWI和DCE上。在前列腺切除术后的监测中，DWI可能比ADC在检测复发方面更有价值。包括前列腺切除区域的盆腔mpMRI已成为最准确的影像学方法，用于识别在前列腺切除术后生化复发患者中的局部复发，尤其是在低PSA水平（＜1.0ng/

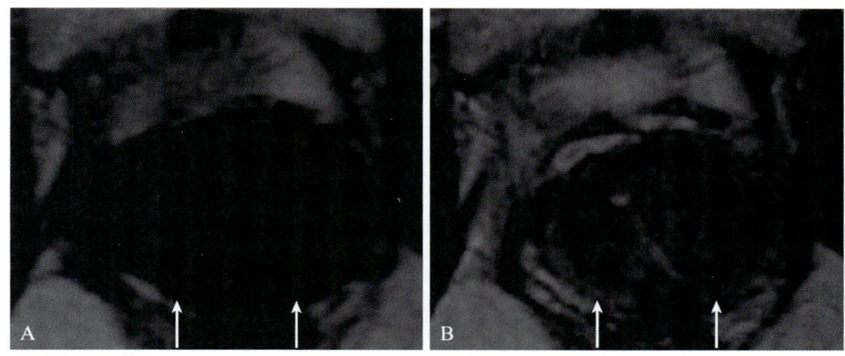

图23.23 外周带（箭头）在T1WI（A）和T2WI（B）上由于激素治疗导致的低信号。低信号可能会干扰T2WI上前列腺癌的辨别。激素或放疗也可能导致前列腺体积因腺体萎缩而变小，如本图所示

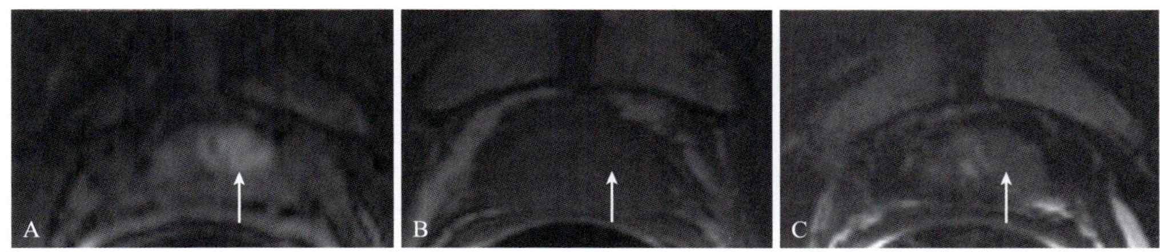

图23.24 前列腺切除术后前列腺特异性抗原缓慢升高的患者。在T2WI（A）显示前列腺尖部的预期位置上看到中等信号区域（箭头），在T1WI（B）中，对应的位置显示低信号。在图像（C）中，正中前方稍右侧区域的早期增强。总体上，这些发现表明前列腺切除术未完全切除肿瘤，存在残留的前列腺癌

ml）的情况下。直肠内线圈是高分辨率成像的首选。尽管使用较少，磁共振波谱成像（magnetic resonance spectroscopy，MRS）在评估治疗后的代谢性萎缩和鉴别放疗后的复发方面显示出潜力。对于经验较少的读片者而言，与直肠内线圈MRI相结合时，MRS比单独使用直肠内MRI对于在激素治疗后4个月内复发的检测能力有所提高。提高空间、时间和波谱分辨率，以及潜在的新标志物，有望改进波谱技术的性能。前列腺切除术后的局部复发最常见于膀胱尿道吻合口，其次是膀胱颈的前方或后方。鉴别诊断包括残留的腺体组织或精囊腺、肉芽组织、出血和纤维化。

如果怀疑局部复发，通常需要进行活检以确诊。然而，除非PSA＞0.5ng/ml，或者在DRE中触及异常，或者在前列腺切除术后的吻合口附近发现靶病灶，否则超声引导下的活检可能没有价值。MRI引导或MRI/超声融合活检是首选。治疗后变化可能会使得确诊复发变得困难，例如放疗后的改变。在检测前列腺切除术后的局部复发方面，使用直肠内线圈的mpMRI被发现比C-11胆碱PET/CT更具优越性。

在全身治疗后，淋巴结转移可能位于盆腔、腹膜后、腘窝或罕见情况下位于纵隔；但是，在盆腔放疗或淋巴结清扫后，盆腔淋巴结转移较为少见，因此建议对治疗范围之外的淋巴结进行评估。对于那些PSA较低的罕见的肿瘤患者，放射学监测扮演着更加重要的角色。

为了确定淋巴结转移和远处转移病灶，常使用骨扫描、CT或MRI。如果PSA水平＞10ng/ml，骨扫描往往具有更高的价值。此外，在进行全身MRI检查时，如果怀疑存在淋巴结或远处转移，可以使用各种PET示踪剂进一步评估。两种PET示踪剂，C-11胆碱和^{18}F-氟西洛维，已获得美国FDA批准，而基于PSMA的药剂虽未获得批准，但在某些机构中可通过IND申请使用。C-11胆碱在PET/CT中的摄取是由于前列腺癌中磷脂酰胆碱合成增加，磷脂酰胆碱是前列腺癌细胞膜的组成成分。^{18}F-氟西洛维，或抗-1-氨基-3-^{18}F-氟环丁烷-1-羧酸是一种放射性标记的合成氨基酸类似物，通过ASCT2和LAT1跨膜氨基酸转运蛋白进入细胞，这些转运蛋白在前列腺癌细胞中过度表达。PSMA是一种Ⅱ型跨膜糖蛋白，在前列腺癌及其他肿瘤细胞类型中的表达水平是正常水平的100～1000倍。PSMA的表达在去分化、转移和激素抵抗性的前列腺癌中增加，也作为疾病预后的一个预测因素。值得注意的是，有5%～10%的前列腺癌病例没有PSMA过度表达，因此可能出现假阴性情况。有几种PSMA类似物和标志物可以根据IND申请进行使用。这三种放射性示踪剂可以用于检测远处复发（图23.25），其中一些已被推荐用于检测局部复发。所有3种示踪剂在PSA水平＞2ng/ml时的检测结果相似，

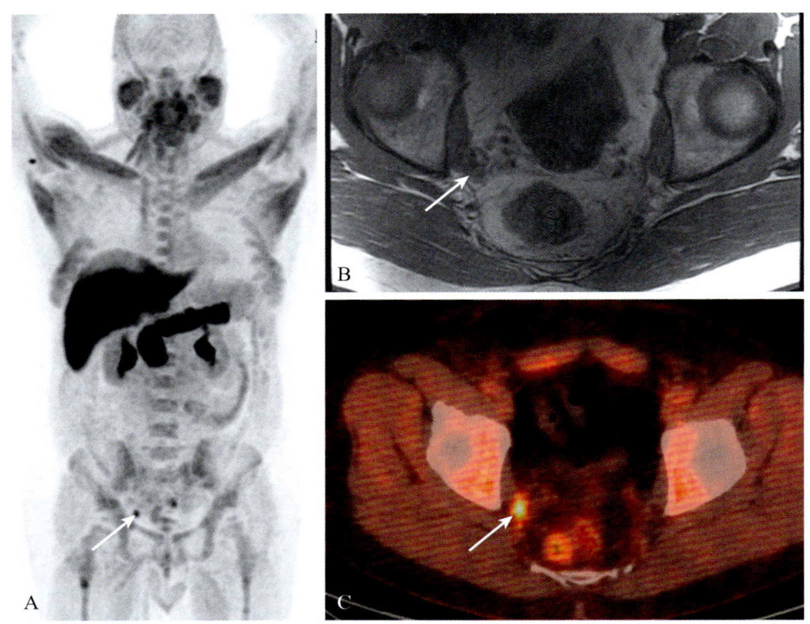

图23.25 前列腺切除术后前列腺特异性抗原升高。全身氟西洛维（A）、T1加权盆腔MRI（B）及氟西洛维PET/CT融合成像（C）均显示淋巴结复发

^{18}F-氟西洛维和Ga-68 PSMA-11在PSA水平为1 ～ 2ng/ml以下时的检测结果优于C-11胆碱，PSMA-11在PSA水平低于1ng/ml时的检测结果优于^{18}F-氟西洛维和C-11胆碱，尽管仍需要进行更规范的分析和直接的比较。由于局部挽救治疗（如放疗）在没有转移存在时对病情长期控制方面更为成功，因此建议首先使用上述PET示踪剂进行转移性疾病的评估。尽管基于PSMA的药物正应用于评估局部复发，但目前mpMRI是用于局部复发的首选方法，而前列腺癌靶向放射性药物则首选于评估淋巴结和远处转移。PET-MRI正在被评估为一站式检测手段，用以评估局部术后区域和远处转移。DWI可以帮助检测淋巴结和骨骼/内脏转移，但与CT相比，MRI在肺转移方面的诊断有限。PSMA配体也可以与β放射性药物（如镥-177）和α放射性药物（如锕-225）结合，并用于靶向放射治疗，目前正在临床试验中进行评估。

要点 复发

- 前列腺特异性抗原（PSA）缓慢上升：局部复发可能性较大；多参数磁共振成像（mpMRI）是最常用的诊断方法。
- PSA快速上升：转移性疾病的可能性更大，使用骨扫描或横断面成像如CT或MRI进行评估。最近，开始对胆碱代谢、氨基酸运体活性及前列腺特异性膜抗原（PSMA）表达的靶向放射性药物的作用进行评估。

治疗并发症

前列腺切除术后，可以使用膀胱造影检查立即评估吻合口是否泄漏。大多数吻合口漏会自行愈合。如果术后初期存在尿失禁，通常会有所缓解。成熟和经验丰富的医师完成手术后完全尿失禁的发生率通常在1% ～ 2%。然而，10% ～ 30%的患者可能会出现压力性尿失禁，即在腹部过度用力时轻微泄尿。对于完全尿失禁情况，可以进行人工尿道括约肌植入术治疗，而压力性尿失禁可以通过各种简便的方法进行治疗。勃起功能的恢复主要取决于3个因素：术前勃起功能质量、患者年龄（60岁以下男性恢复效果较好）以及神经保留的质量和程度。勃起功能的完全恢复可能需要长达2年的时间。术后勃起功能障碍有多种治疗方法，包括使用口服磷酸二酯酶抑制剂、真空勃起装置、药物注射疗法以及植入假体。后者在影像学检查中可以被发现。在开放性根治性前列腺切除术后发生尿道狭窄的情况并不少见，发生率在10% ～ 20%，但在RARP后则较为罕见。逆行尿路造影可用于评估此类狭窄。

激素疗法，特别是持续一年以上的治疗，与多种重要的全身性副作用相关。常见的副作用包括潮热和嗜睡；其他副作用包括贫血、肌肉萎缩、中心性肥胖、心脏病患病风险增加、认知功能下降以及骨质疏松导致的骨折风险增加。在一些患者中，这些并发症可能对总体生存率产生负面影响，甚至可能抵消癌症治疗的任何益处。这促使人们开始考虑保守治疗或考虑其他可能延迟激素治疗开始时间的治疗策略。接受激素疗法的患者通常会针对已知的不良后遗症进行积极干预，例如使用双膦酸盐治疗骨质疏松症。

放疗有与前列腺切除术类似的并发症，包括阳痿、尿失禁和尿道狭窄。其他并发症可能包括肠道和血管的狭窄，后者可能导致缺血性病变。还可能出现放射性肠炎和骨坏死。这些并发症通常通过CT或MRI等断层影像学检查来进行评估。

要点 并发症

- 手术：采用膀胱造影技术来检测尿漏，采用逆行尿路造影来评估尿道狭窄。
- 放疗：常规采用CT/MRI和逆行尿路造影来评估尿道狭窄、缺血或骨坏死。
- 激素治疗的并发症通常不需要通过影像学检查进行评估。

结论

放射学在前列腺癌的综合治疗中发挥着至关重要的作用。在适当的实验室和临床背景下进行的影像学检查，能够为前列腺癌的诊断、分期、个性化风险分层、制订合适的治疗方案和监测提供关键信息。

第24章

原发性腹膜后肿瘤

Corey T. Jensen，*M.D.*；*Bharat Raval*，*M.D.*；*Christina L. Roland*，*M.D.*，*M.S.*；*Andrew J. Bishop*，*M.D.*；*Shreyaskumar Patel*，*M.D.*

引言

原发性腹膜后肿瘤极为罕见。这类肿瘤主要分为淋巴瘤、性腺外生殖细胞肿瘤和肉瘤三大类。虽然GIST发生在腹腔内，但它们也可能会因体积较大而被误认为腹膜后肿瘤。本章主要讨论原发性腹膜后肉瘤（retroperitoneal sarcoma，RPS），这类肿瘤约占所有原发性腹膜后肿瘤的1/3。RPS不仅对邻近结构产生影响，而且缺乏特异性的临床症状。因此，它们常在出现早期症状之前就已经生长到了很大的体积。原发性RPS的成功诊治需要放射科医师、病理科医师、放射肿瘤科医师、肿瘤内科医师、肿瘤外科医师和其他专家的协作。影像学在患者的初步诊断、治疗方案制订和随访中起着关键作用。

流行病学和危险因素

在美国，软组织肉瘤（soft tissue sarcoma，STS）在所有新确诊的恶性肿瘤中占比约为1%，其中约15%的病例发生在腹膜后。在儿童中，STS占所有儿童恶性肿瘤的15%。RPS的年发病率大约为每百万人2.7例，且随时间推移并未观察到显著的发病率变化。

原发性RPS起源于胚胎中胚层，大部分此类肿瘤并没有明显的诱发因素。然而，有少部分软组织肉瘤可能是由之前的辐射暴露或与遗传综合征相关联而引发的。

电离辐射的暴露会增加STS的风险，辐射后发病的潜伏期平均为10年，时间范围在2～50年。这些在辐射区域发病的患者通常是在接受乳腺癌、宫颈癌、淋巴瘤或睾丸肿瘤，以及某些良性病变的放射治疗后出现的。接受放射治疗的患者可能会发展成为STS或骨肉瘤。

某些遗传综合征与STS的发生有关。例如，1型神经纤维瘤病（也称为von Recklinghausen病）是一种常染色体显性遗传疾病，由*NF1*基因突变引起，这些患者发生神经纤维瘤的概率较高，且一生中患恶性周围神经鞘膜瘤的风险增加了约10%。加德纳综合征是另一种常染色体显性疾病，由*APC*基因突变引起，与多发性结肠息肉、结肠癌和硬性纤维瘤有关。据报道，Li-Fraumeni综合征患者也可能会发生STS，这是由于生殖细胞中*P53*抑癌基因的突变。由于RB1抑癌基因的胚系突变而患有遗传性视网膜母细胞瘤的儿童，其发生STS和骨肉瘤的风险也较高。由于这些患者接受了针对视网膜母细胞瘤的放射治疗，其患病风险进一步增加。

解剖学和病理学

解剖学

从整体解剖学的视角来看，腹膜后区域包含了多个重要的结构和器官，如泌尿生殖道、胃肠道、主动脉及其分支、下腔静脉及其分支、腹膜后脂肪、淋巴系统以及神经系统等（图24.1）。胰腺、升结肠、降结肠及十二指肠位于肾旁前间隙的前部，而主动脉、下腔静脉和淋巴结则位于身体中线的位置。在身体的侧面，肾脏和肾上腺被肾筋膜所包裹，位于肾周间隙内。腰大肌、腰方肌、椎旁肌及骨骼系统构成了腹膜后间隙的后界。腹膜后脂肪、血管、淋巴管和神经从腹膜后间隙向外延伸至小肠系膜，这些结构在解剖上相互连贯（图24.2）。尤其是主要血管的分支，以及这些主要器官的位移或受累情况，在制订手术切除计划时具有极其重要的临床意义。

要点　解剖学

- 十二指肠、升结肠、降结肠和胰腺位于肾旁前间隙的前部。
- 肾脏及肾周脂肪和肾周筋膜包绕的肾上腺位于肾周间隙内。
- 肌肉和骨骼构成了腹膜后间隙的后界。
- 动脉和静脉的受累情况，以及邻近器官的位移或侵犯，都是外科手术计划中必须考虑的重要因素。

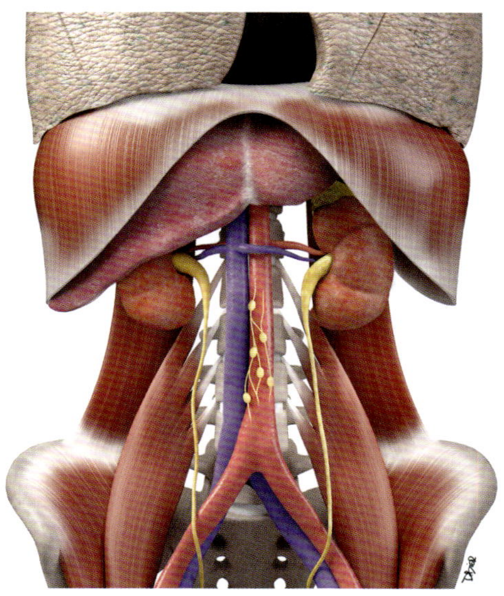

图24.1 腹膜后区域的主要器官，去除了胃肠道以便更清晰地展示这些结构。主动脉、下腔静脉、肾血管和淋巴管紧靠中线，肾脏和输尿管位于稍偏外侧。后部可见腰大肌和腰方肌

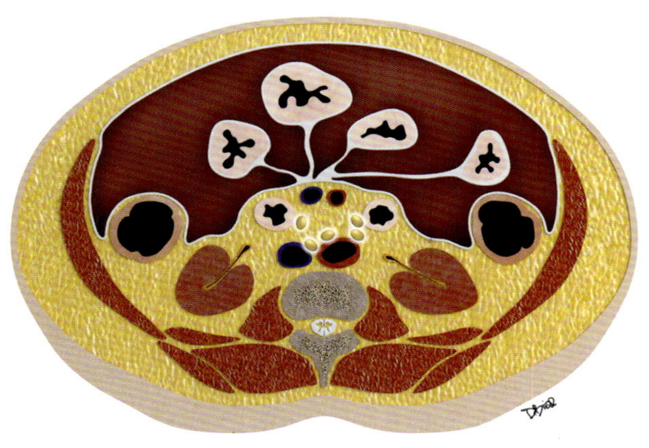

图24.2 腹膜后所有结构（包括胃肠道）的形态在横断面图像上可清晰显示。十二指肠、升结肠、降结肠、其供应血管和引流淋巴均位于腹膜后间隙

病理学

从微观层面来看，原发性肉瘤的起源多样，可以来自脂肪组织、平滑肌、骨骼肌、纤维结缔组织、周围神经细胞、血管组织或其他间叶细胞（表24.1）。STS的分类是基于肿瘤细胞在形态上最接近的成熟细胞类型，然而，这种并不意味着肿瘤一定来源于该特定的细胞类型。免疫标记物的应用为STS的分类提供了关键的辅助信息，有助于更准确地诊断肿瘤类型。在成人中，腹膜后STS最常见的类型是脂肪肉瘤，其次是平滑肌肉瘤。未分化多形性肉瘤、孤立性纤维瘤和恶性周围神经鞘瘤虽然较少见，但在腹膜后区域也有发生的可能。在对单一机构的回顾性研究中发现，儿童期最常见的RPS是横纹肌肉瘤，其次是纤维肉瘤和脂肪肉瘤。

表24.1 世界卫生组织软组织肉瘤分类

分类
脂肪细胞肿瘤
非典型脂肪瘤样肿瘤/高分化脂肪肉瘤
去分化脂肪肉瘤
黏液样/圆细胞型脂肪肉瘤
多形性脂肪肉瘤
平滑肌肿瘤
平滑肌肉瘤
骨骼肌肿瘤
横纹肌肉瘤（胚胎性、腺泡状和多形性）
成纤维细胞/肌纤维母细胞肿瘤
纤维肉瘤
低级别黏液纤维肉瘤
低级别纤维黏液样肉瘤
硬化性上皮样纤维肉瘤
所谓纤维组织细胞性肿瘤
未分化多形性肉瘤/恶性纤维组织细胞瘤（包括多形性、巨细胞、黏液样高级别黏液纤维肉瘤和炎症型）
周围神经肿瘤
恶性周围神经鞘膜瘤
血管性肿瘤
上皮样血管内皮瘤
深部血管肉瘤
软骨-骨性肿瘤
骨外软骨肉瘤或骨肉瘤
分化不明的肿瘤
滑膜肉瘤
上皮样肉瘤
腺泡状软组织肉瘤
软组织透明细胞肉瘤
骨外黏液样软骨肉瘤
原始神经外胚层肿瘤/骨外尤因肉瘤
促结缔组织增生性小圆细胞肿瘤
肾外恶性横纹肌样瘤
未分化肉瘤

引自：Fletcher C，Unni KK，Mertens F. Pathology and Genetics of Soft Tissue and Bone：World Health Organization Classifi cation of Tumors. Lyon：IARC Press；2002.

脂肪肉瘤是一种由脂肪细胞组成的肿瘤，发生在腹膜后的最常见类型是高分化脂肪肉瘤。在形态学上，高分化脂肪肉瘤可能与脂肪瘤相似，但通过观察到脂肪母细胞的存在以及*MDM2*基因的扩增，有助于确诊脂肪肉瘤。高分化脂肪肉瘤通常表现为长期缓慢但渐进式的增长而不出现转移，但其切除后局部复发的风险仍然很高。约有25%的脂肪肉瘤病例可能会恶化为高级别肿瘤。当肿瘤发生去分化时，成熟的脂肪细胞会消失，肿瘤的生长速度会加快并具有转移的潜力。去分化的区域在组织学和免疫组化标记上可能表现出平滑肌肉瘤或其

他肉瘤的特征。去分化脂肪肉瘤表现为更加活跃的局部生长，切除后的复发风险更高，且在15%～30%的患者中可能会发生远处转移。在腹膜后部位，脂肪肉瘤的黏液样/小圆细胞和多形性亚型相对较为少见。

在儿童中，常见的STS类型与年龄相关。在14岁以下的儿童中，横纹肌肉瘤是最常见的STS类型，而在青少年和青年中，则更常见非横纹肌肉瘤。在一篇腹膜后肿瘤起源的单机构报告中，肾母细胞瘤被列为小儿最常见的原发性RPS类型，其次是横纹肌肉瘤和纤维肉瘤。这与成人常见的肿瘤组织学类型存在显著差异。横纹肌肉瘤的常见亚型是胚胎性，通常发生在泌尿生殖系统。这些肿瘤在初次发现时往往体积较大、浸润性强，容易侵犯邻近器官，因此在某些情况下可能难以实现阴性切缘。在显微镜下，这些肿瘤细胞形态上类似于骨骼肌的成肌细胞，但实际上并非源自成肌细胞。

要点　病理学

- 成人中最常见的腹膜后肉瘤（RPS）是脂肪肉瘤，儿童中最常见的RPS是横纹肌肉瘤（＜14岁）和非横纹肌肉瘤（＞14岁）。
- 微观形态是确定肿瘤类型的传统依据，同时借助特异性标志物进行辅助。

临床表现

腹膜后原发性肿瘤是一种罕见的疾病。实质上，腹膜后的原发性肿瘤可以分为三大类：性腺外生殖细胞肿瘤、淋巴瘤（尤其是非霍奇金淋巴瘤），以及原发性RPS。

原发性RPS往往缺乏特定的临床症状或实验室检查结果。这种肿瘤通常在引起临床关注之前，已经增长到相当大的体积。潜在的发病迹象和症状可能包括无痛性腹部肿块、腹部膨胀、背部或臀部疼痛、尿潴留、血尿、早期饱腹感及体重减轻等，这些症状可能单独出现，也可能组合出现。当肿瘤累及脊髓、神经根或坐骨神经丛时，神经功能的受损可能成为首要症状。静脉受压还可能导致下肢水肿。尽管发病年龄跨度较大，60～70岁是成年患者较为常见的发病年龄。男性发病率略高。通过影像学检查，通常是CT，可以发现肿瘤。约有11%的原发性RPS患者在初次就诊时已经出现肝脏或肺转移。2/3的肿瘤在发现时为高分化肿瘤。因此，当出现早期症状时，原发性RPS往往已经处于较晚期，其预后相较于发生在肢体部位的肉瘤要差。

对于腹膜后肿瘤的鉴别诊断，通常可以根据初始病史、体格检查和实验室检查来缩小可能的疾病范围。例如，结合睾丸检查、超声检查及生殖细胞血清标志物的检测，可以强烈提示生殖细胞肿瘤的可能性。而夜间出汗、发热和体重减轻等B症状的病史则可能指向淋巴瘤。然而，影像学引导下的组织活检能够为这些实体提供确切的腹膜后原发性肉瘤的诊断，这对于手术切除前的治疗方案制订至关重要。

分期评估

AJCC制定的第八版分期系统对STS的分期进行了重要的修订，特别是为原发性RPS单独制定了一个分期系统，这一新的系统是基于解剖和病理数据的综合考量（图24.3）。AJCC分期系统的前几个版本包括肿瘤深度，但在最新的版本中，这一指标已经被移除。当前版本的AJCC肿瘤TNM分期主要通过影像学检查来评估，并且在手术后可以根据实际情况进行相应的调整。原发性肿瘤的组织学亚型和分级则通过活检或手术切除后的病理检查来确定，以获得由AJCC标准定义的肿瘤阶段。

T定义：肿瘤大小

T1：肿瘤最大直径不超过5cm。

T2：肿瘤最大直径超过5cm但不超过10cm。

T3：肿瘤最大直径超过10cm但不超过15cm。

T4：肿瘤最大直径超过15cm。

N定义

N0：无淋巴结受累。

N1：淋巴结受累。

临床、影像学或病理学标准均可用于确定淋巴结状态（N）。请注意，对于大多数STS来说，淋巴结受累是罕见的，但在某些亚型中可能发生，如血管肉瘤、上皮样肉瘤、透明细胞肉瘤和小细胞肉瘤等。

M定义：

M0：无远处转移。

M1：远处转移。

病理标准：分级

采用法国系统（法国癌症中心肉瘤协作组）的三分法（G1～G3）进行分级。分级基于以下三项得分。

- 组织学特异性分化程度：高分化、中分化、低分化。某些组织学类型（如间质肉瘤、未分化肉瘤和未分类的肉瘤）总是获得高分。
- 核分裂象。
- 肿瘤坏死程度。

美国癌症联合委员会分类系统的局限性

原发部位

第七版AJCC分类系统并未对肿瘤的原发部位进行区分，无论是腹膜后、肢体或其他部位。而在第八版

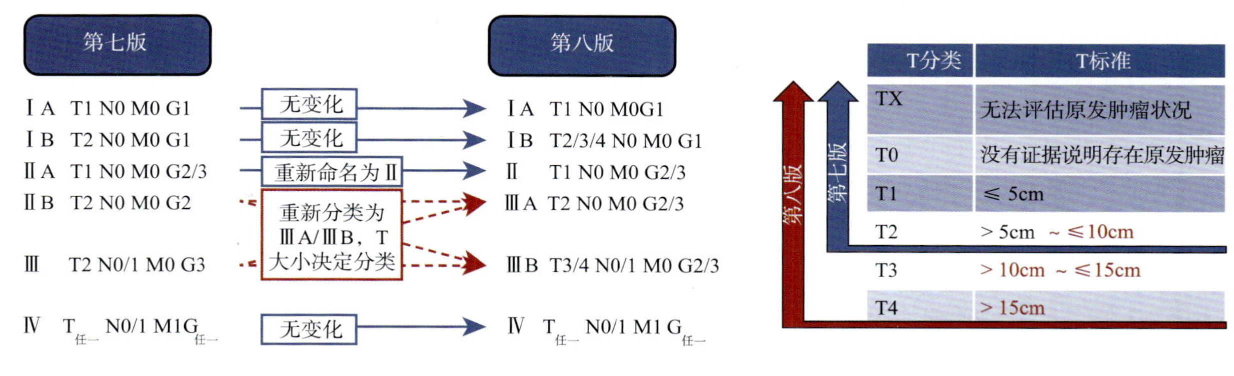

AJCC第七版和第八版分期之间的变化（n=6427）

AJCC第七版	AJCC第八版						
	ⅠA	ⅠB	Ⅱ	ⅢA	ⅢBI	V	Total
ⅠA	240	0	0	0	0	0	240
ⅠB	0	2143	0	0	0	0	2143
ⅡA	0	0	256	0	0	0	256
ⅡB	0	0	0	186	450	0	636
Ⅲ	0	0	0	422	1707	0	2129
Ⅳ	0	0	0	0	0	1023	1023
合计	240	2143	256	608	2157	1023	6427

C

图24.3　A.美国癌症联合委员会（AJCC）第七版和第八版之间软组织腹膜后肉瘤分期系统的变化图标；B.更新的T定义（红色）；C.在国家癌症数据库研究人群中的ⅡB/Ⅲ期变化（框线部分）。引自：Fisher SB，Chiang YJ，Feig BW，et al. An evaluation of the eighth edition of the American Joint Committee on Cancer（AJCC）Staging System for retroperitoneal sarcomas using the National Cancer Data Base（NCDB）：does size matter？ Am J Clin Oncol. 2019；42（2）：160－165.

AJCC分期手册中，引入了一个针对原发性RPS的特异性分期系统。例如，以前用于非腹膜后肿瘤的浅表/深部分类已被删除。

原发肿瘤大小

在过去，腹膜后肿瘤的T分期采用单一的5cm大小作为分界点，这种方法对于腹膜后肿瘤而言存在一定的局限性，因为这些肿瘤在初次诊断时往往已经很大。现在，人们已经认识到肿瘤大小实际上是一个连续性变量，肿瘤在初次诊断时越大，患者的预后通常越差。第八版AJCC分期系统将肿瘤大小作为一个重要因素纳入考虑。目前手册对较大肿瘤进行了分类，因此将第七版中的ⅡB/Ⅲ期组重新分类为ⅢA/ⅢB期。初步评估表明，扩展的T分期分类对总体生存预后的影响很小（图24.4）。

切除的肿瘤边缘状态

R定义

R0表示切除时显微镜下无癌细胞残留。

R1表示手术时显微镜下有癌细胞残留。

R2表示手术后有肉眼可见的疾病残余。

手术后切缘的状态是重要的预后因素，但不包含在AJCC分期系统中（图24.5）。

肿瘤复发

AJCC分期未对原发肿瘤和局部复发病灶进行区分。然而，研究表明，既往复发是后续局部复发和生存率下降的一个主要因素。

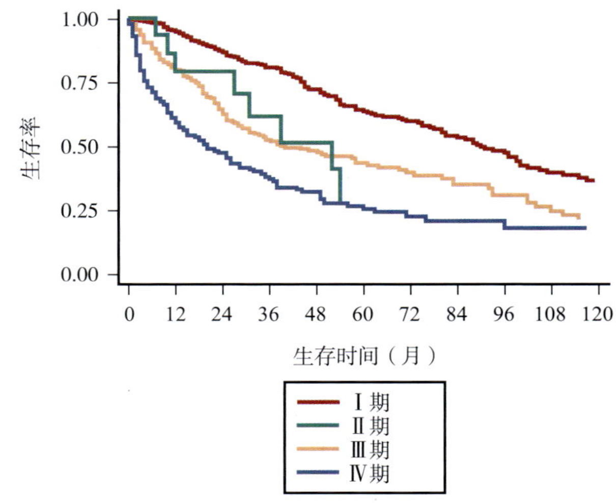

图24.4　根据美国癌症联合委员会（AJCC）第七版（A）和第八版（B）按分期进行的总生存分析；按AJCC第七版（C）和第八版（D）的T分期进行分层

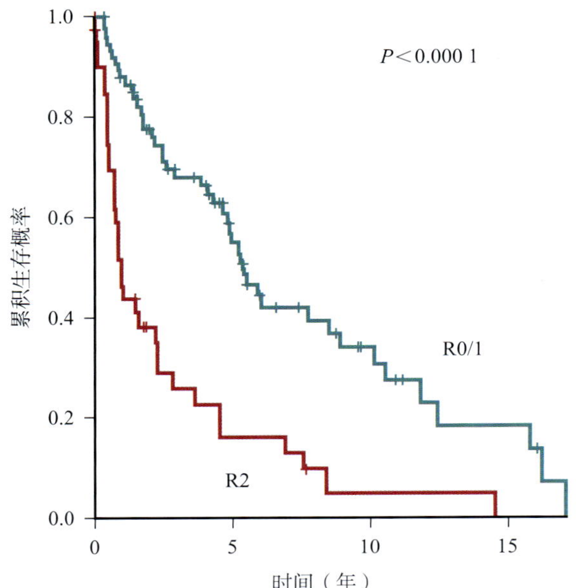

图24.5 有残留病变（特别是R2）的患者预后较差。改编自：Alldinger I，Yang Q，Pilarsky C，et al. Retroperitoneal soft tissue sarcomas：prognosis and treatment of primary and recurrent disease in 117 patients. Anticancer Res. 2006；26：1577－1581

其他分期系统

在AJCC分期系统中，对于原发性RPS而言，最关键的常见变量是远处转移的存在（M1）以及肿瘤的等级（G1～G3）。基于这些变量，已经提出了新的分期系统，这些系统或仅考虑了肿瘤等级作为评价指标，或者结合了肿瘤的多发性、手术切除后的残留肿瘤程度（R0、R1或R2）等附加标准。这些新的分期系统旨在提供更精确的评估，它们与传统的AJCC系统相比被认为同样优秀，甚至在某些方面更为出色。

当前，肉瘤的研究和治疗正经历着一场由基因组学、蛋白质组学和组织微阵列分析等高通量技术驱动的重大变革。随着越来越多的基因和分子标记与疾病进展、肿瘤反应和生存期等相关性的发现，未来的AJCC分期系统有望被进一步优化和修改。

肿瘤扩散的模式

局部扩散

RPS在初次发现时往往体积较大，因此邻近器官的局部累及相对常见，尤其是对于高度恶性的肿瘤，这种累及可以表现为器官的移位或直接侵犯。当肿瘤起源于腹膜后腔的较上位置时，可能会观察到以下器官的移位：肝脏、脾脏、肾脏、主动脉、下腔静脉、小肠或结肠。如果肿瘤发生在盆腔区域，则可能会导致膀胱的移位。当肿瘤侵犯到输尿管、膀胱或胃肠道等邻近器官时，可能会引起尿路或肠道的梗阻，这可能导致相应的临床症状，如尿潴留、血尿、便秘或腹泻等。此外，腰椎、骶骨或骨盆的骨质也可能因为肿瘤的邻近扩散而受到累及。恶性神经鞘瘤则可能沿着神经鞘扩散，这在外科手术中是一个需要特别考虑的因素。为了确保手术的彻底性，术中通常会使用冷冻切片技术来快速评估切缘的状态，这有助于确定手术的范围，确保切除的肿瘤边缘是阴性的（即无肿瘤细胞残留），从而降低局部复发率。

血行、淋巴道、腹腔播散

原发性RPS的远处转移主要通过血液途径，其中肝脏是最常见的转移部位，发生在约44%的患者中。平滑肌肉瘤和血管肉瘤的肝脏转移灶在影像学上可能表现为明显的强化特征。随着疾病的进展，转移也可能涉及肺部，约38%的病例会出现肺部转移。除此之外，其他可能受累的部位包括肾上腺、肌肉、皮下组织、骨骼和大脑。

相比之下，淋巴结转移在STS中非常罕见，仅在约3.5%的患者中出现。淋巴结受累更可能在某些特定类型的肉瘤中发生，如横纹肌肉瘤、透明细胞肉瘤、血管肉瘤和上皮样肉瘤。

此外，原发性RPS还可能在腹腔内扩散，导致网膜、肠系膜和腹膜内出现播散性种植。

为了制订恰当的治疗策略，必须通过胸部、腹部、骨盆以及其他相关部位的CT图像对所有的可能的肿瘤扩散部位进行彻底的评估。这种全面的影像学评估可以为医师提供关于肿瘤扩散范围的重要信息，从而指导治疗决策。

要点　肿瘤扩散模式

- 局部扩散发生于解剖学毗邻的器官处，因此仍可以进行广泛的切除。
- 远处扩散通过血行淋巴道或腹腔播散发生，这将排除根治性手术的可能性。

影像学

原发性肿瘤检测和特征描述

疑似原发性RPS患者的初步成像检查包括口服对比剂进行的腹盆腔增强CT。CT可以确定原发性肿瘤的大小和位置及其与邻近器官的关系。冠状面和矢状面重建在显示小肠、结肠、肾脏、输尿管和主要血管的邻近或侵犯方面有很大帮助。当存在主要动脉或静脉受累的问题时，专用CT动脉造影或静脉造影可用于进一步评估。当患者因肾功能不全或有严重过敏反应史而无法接受CT的静脉对比剂时，腹部和盆腔MRI可以作为替代方法。虽然超声可以检测较大的原发性RPS，但它难以准确描述脂肪和肠壁钙化的特点，以及难以确定肿瘤与邻近器官的关系。因此，如果对原发性RPS进行初步检查时使用了超声，则应在随后进行断层扫描成像。

放射学意见在原发性RPS的成功管理中至关重要。需要报告的重要影像学特征包括大小、内部衰减特性（脂肪、软组织或钙化）、强化或坏死、与邻近器官的关系（位移或侵犯）、疾病向远处器官的扩散以及随访时治疗的反应程度。这些是外科医师在考虑完成切除手术时的重要解剖学限制因素。接下来介绍原发性RPS常见的关键影像学特征。

脂肪肉瘤

脂肪肉瘤是原发性RPS最常见的类型。其在CT中通常表现为含有脂肪密度的巨大肿瘤。这有助于将其与由于肥胖导致的全身脂肪过度沉积区分开来，因为在肥胖者中，脂肪通常均匀分布，而脂肪肉瘤则会导致周围组织如肠袢或邻近器官的移位。脂肪肉瘤内部可能含有一些条索状间隔（图24.6）。这些特征可能与非典型性脂肪瘤或高分化脂肪肉瘤相符。然而，如果在肿瘤的任何区域内发现密度高于正常脂肪、表现为软组织密度，或者在对比增强后出现强化，那么就应怀疑肿瘤存在分化不良的区域（图24.7，图24.8）。分化不良的脂肪肉瘤在高分化脂肪肉瘤中的比例可以高达15%。这些区域可

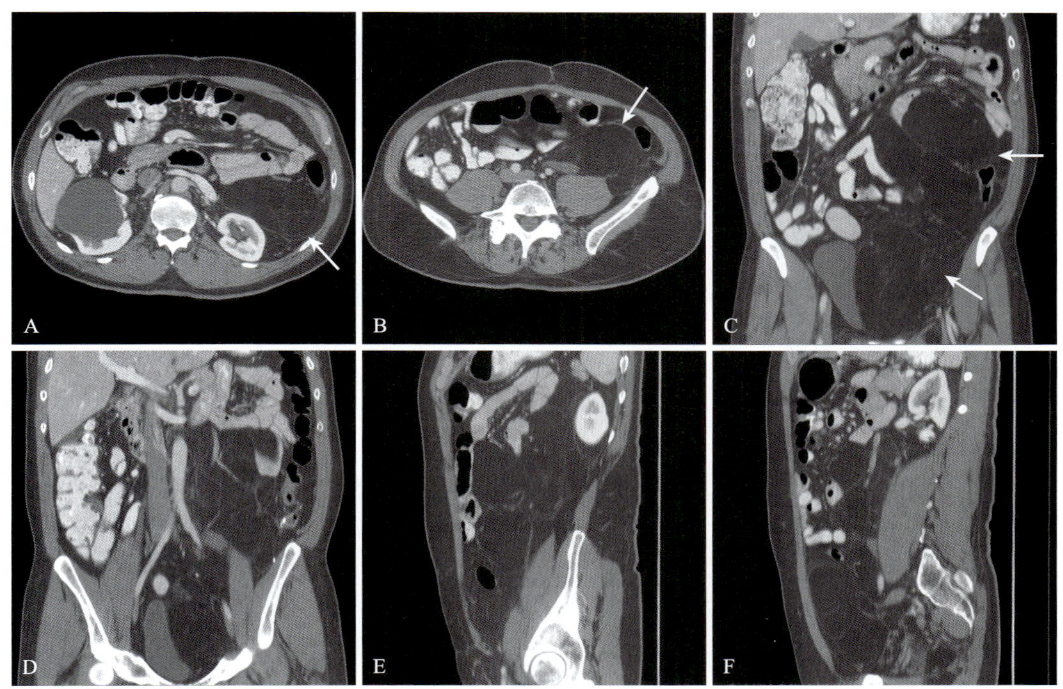

图24.6 A和B.非典型脂肪瘤样肿瘤/高分化脂肪肉瘤显示左侧中腹部至骨盆上部的脂肪密度，并伴有从左中腹部延伸至骨盆上部的少量分隔（箭头）；冠状位（C和D）和矢状位（E和F）重建图像更易显示其矢状面范围；箭头在C图中指示了分隔的位置

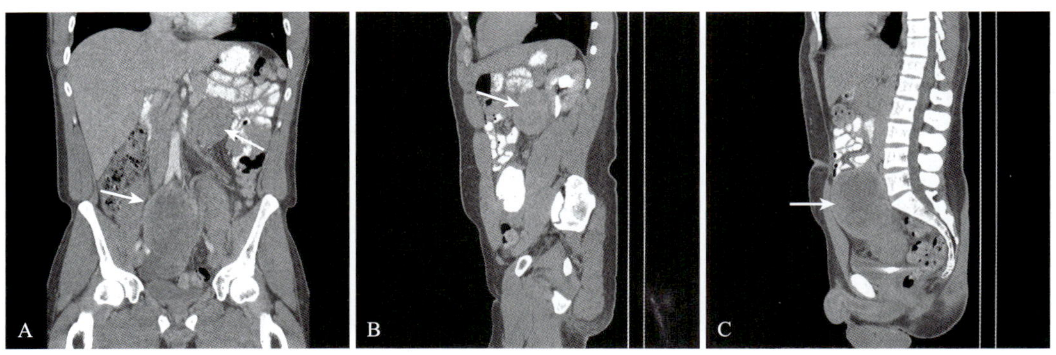

图24.7 冠状位（A）和矢状位（B和C）重建的CT显示两个肿瘤：一个位于左侧腹膜后，另一个位于骨盆（箭头），代表多发脂肪肉瘤

能需要通过活检或手术进行进一步评估。与高分化脂肪肉瘤不同，分化不良的脂肪肉瘤具有转移的能力，因此其预后相对较差。

平滑肌肉瘤

平滑肌肉瘤是原发性RPS第二常见的组织学类型，CT常表现为巨大肿块，由于其增殖速度快，常超出其血供范围，因此病灶中心常有坏死。血管平滑肌肉瘤最常发生的部位是下腔静脉，经常可导致静脉狭窄或闭塞（图24.9，图24.10）。高度恶性的平滑肌瘤（以前称为“恶性纤维组织细胞瘤”）和滑膜肉瘤属于浸润性肿瘤（图24.11）。与脂肪肉瘤相比，这些肿瘤更容易侵犯邻近器官和发生远处转移（图24.12，图24.13）。

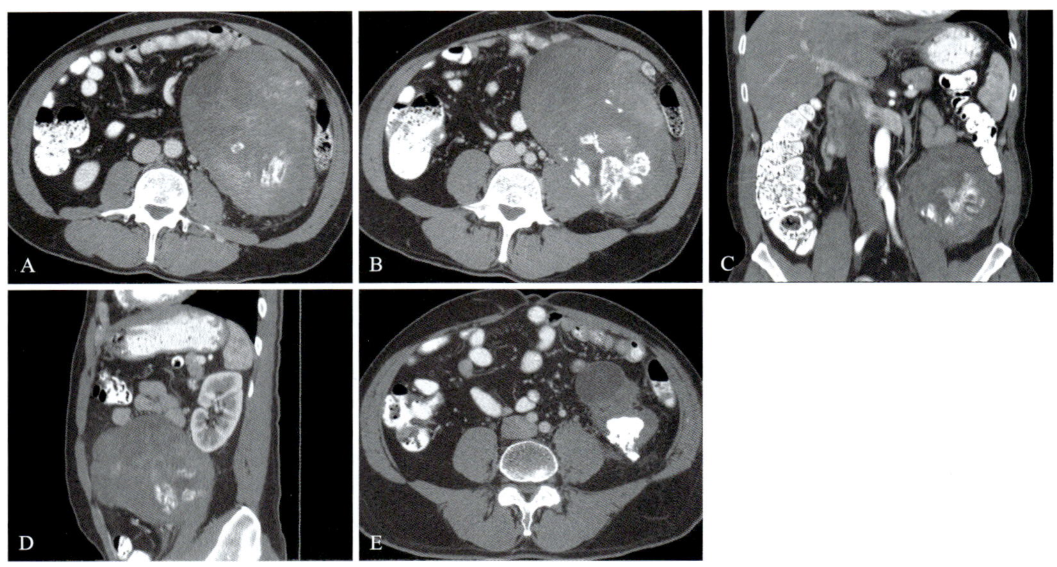

图24.8　A～D.一例去分化脂肪肉瘤，显示钙化和软组织密度，没有可识别的脂肪。它与左侧肾脏、输尿管、腰大肌、小肠和降结肠关系密切。E.化疗后，CT随访显示肿瘤缩小，反应良好。在手术中，肿瘤被切除，保留了左侧肾脏，并获得了R0（显微镜下阴性）切缘

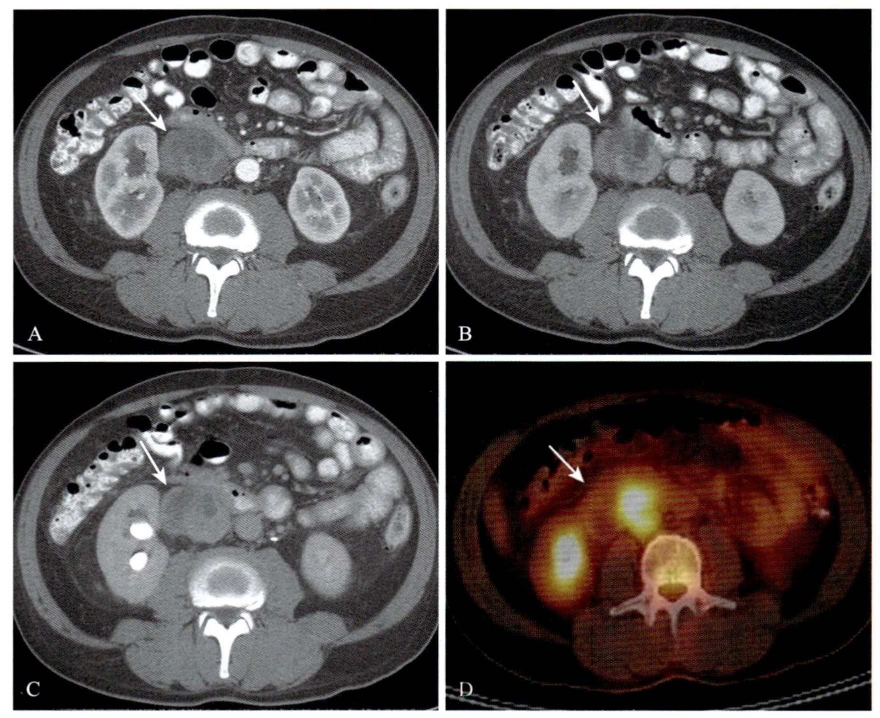

图24.9　A～C.来自下腔静脉的平滑肌肉瘤导致右侧肾积水，在CT的动脉期、静脉期和延迟期（箭头）显示了其腔内和累及的范围；D.在融合PET/CT中，肿瘤（箭头）对FDG高度摄取

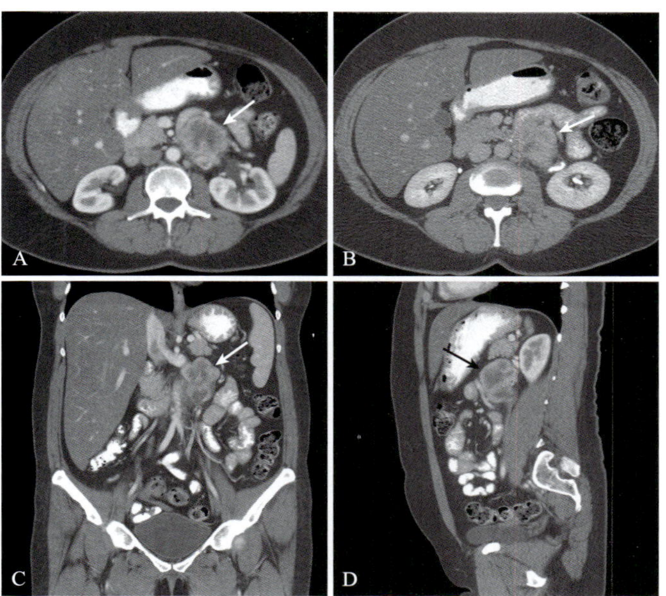

图24.10　A～D.左侧腹膜后有一强化肿瘤（箭头），与左侧肾静脉和输尿管关系密切。在手术中，我们保留了左肾，切除左输尿管并重新吻合。在病理学上，它是一例R1切缘的平滑肌肉瘤

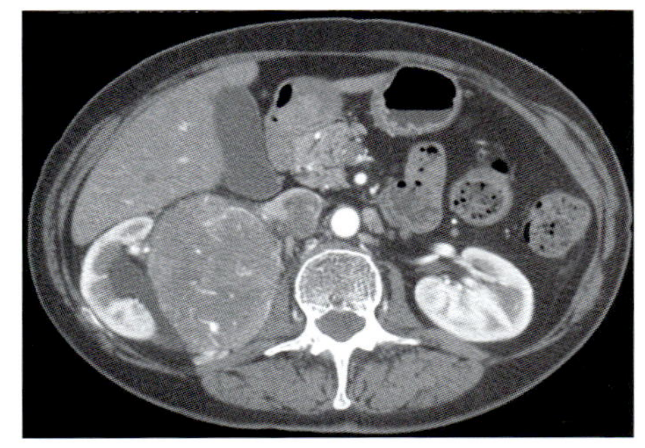

图24.11　肿瘤位于右侧肾门和肾盂。同时切除了肿瘤与右侧肾脏的切除，病理检查发现是一个包膜完整的上皮样平滑肌肉瘤

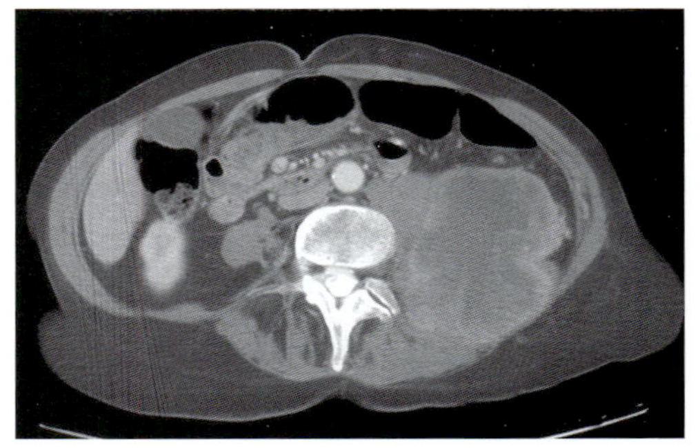

图24.12　腹膜后的高级别多形性肉瘤，局部侵犯腰大肌和左侧椎旁肌

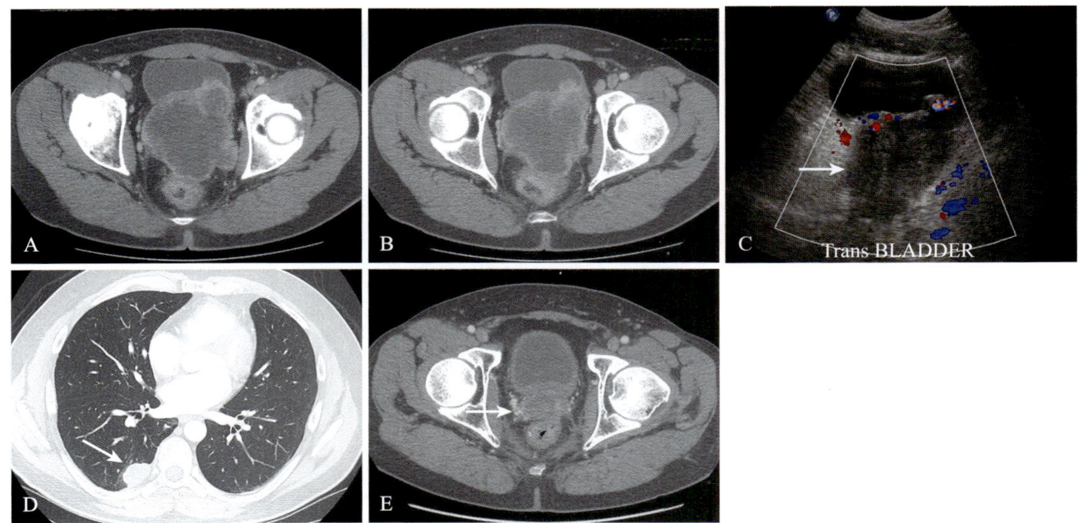

图24.13　CT（A和B）和盆腔超声（C）显示盆腔内恶性程度较高的肉瘤直接侵犯膀胱。用彩色多普勒（箭头）观察膀胱内肿瘤成分的血管分布；D.胸部CT显示肺多发性转移灶之一（箭头）；E.经过全身化疗和盆腔放疗后，肿瘤体积有所减小，膀胱受累引起的尿道症状得到缓解

与遗传综合征相关的肉瘤

某些潜在遗传综合征的表现应寻找相关的肉瘤。例如，硬性纤维瘤在Gardner综合征患者中可能出现在肠系膜根部，这是该综合征的一个组成部分。在神经纤维瘤病1型患者中，任何伴有疼痛或丛状神经纤维瘤增大的肿瘤都应考虑为可能的恶变，并经活检来确认（图24.14和图24.15）。

儿童中最常见的原发性RPS是横纹肌肉瘤。它经常发生于泌尿生殖道。这些肿瘤体积大、浸润性强，在初次就诊时往往已经侵犯到邻近器官（图24.16）。儿童非横纹肌肉瘤的类型可能包括结缔组织增生性小圆形细胞肿瘤（图24.17，图24.18）、尤因肉瘤（图24.19）、纤维肉瘤和脂肪肉瘤等。

淋巴结转移（N）

在AJCC分期系统中，淋巴结转移被定义为STS的Ⅲ期或Ⅳ期疾病，尽管这种情况在实际临床中非常罕见。据统计，成人STS中发生淋巴结转移的比例约为3.5%，而在儿童中稍微常见一些。当使用CT检查来描述原发性RPS时，医师应该关注区域淋巴结的引流情况。如果CT显示淋巴结肿大或任何异常的增强模式，这些发现都应该在影像学报告中描述。MRI通过评估淋巴结的大小、异常的信号特征以及增强模式来识别转移。MRI使用这些指标作为淋巴结是否受累的依据。在PET/CT研究中，转移性淋巴结的特征表现为FDG的高摄取，这与解剖学上相应的淋巴结位置相匹配。

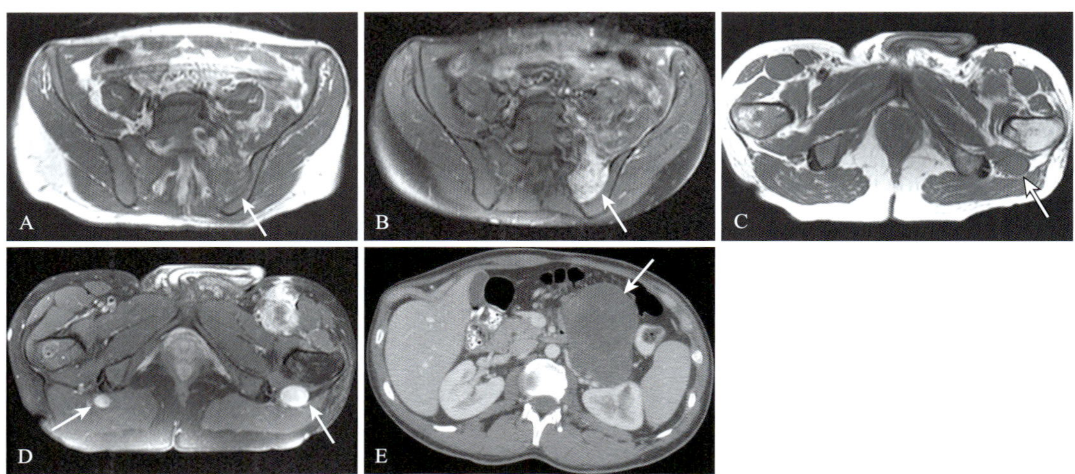

图24.14 A～E.此病例为神经纤维瘤病1型患者，T1WI和T2WI MRI检查显示多个丛状神经纤维瘤（箭头）。在左侧腹膜后可见转化为恶性周围神经鞘膜瘤的病灶（E.箭头）

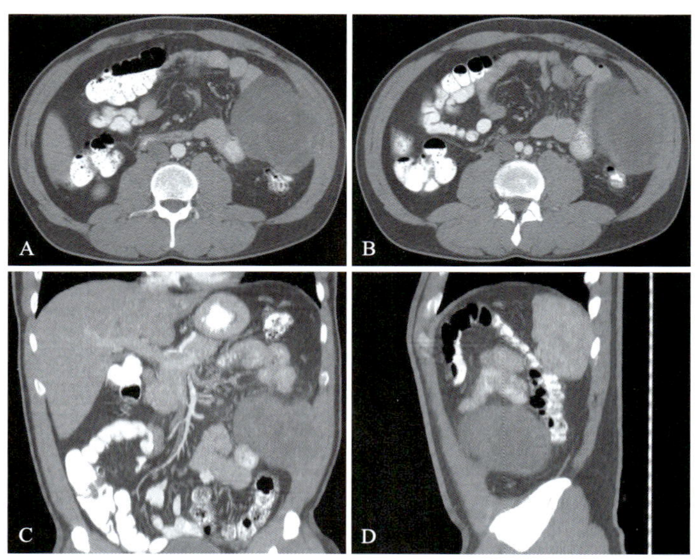

图24.15 左侧腹膜后的恶性神经鞘膜瘤。冠状位和矢状位重建的CT图像清楚地显示了其整体范围以及与小肠和结肠降部的毗邻关系

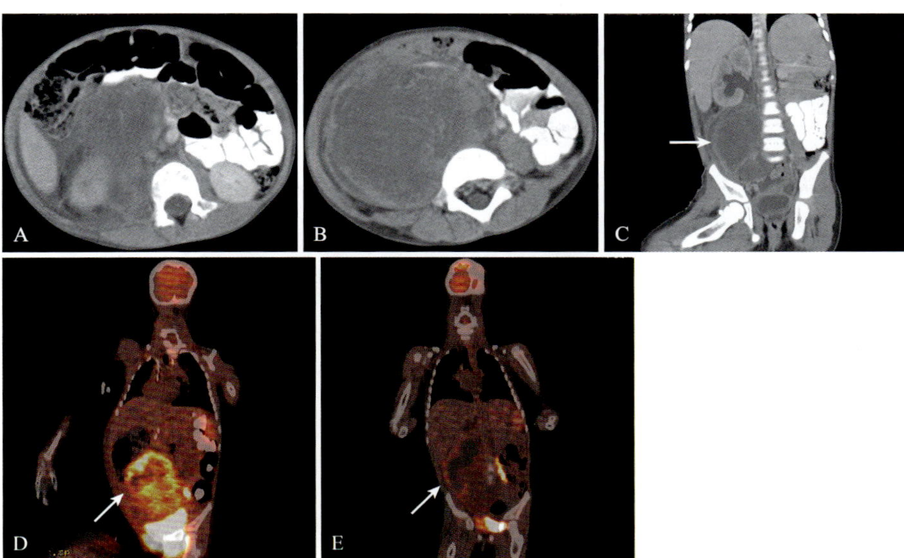

图24.16　一名3岁儿童患者出现右侧肢体不能负重现象。A ～ C. 轴位和冠状位CT显示右侧肾积水，提示腹膜后肿瘤。注意局部侵犯腰大肌和代表坏死的低密度中心（C. 箭头）。活检证实为胚胎性横纹肌肉瘤；D. FDG-PET/CT显示边缘有代谢活性，坏死区域中心代谢活性减弱（箭头）；E. 化疗8周后，随诊FDG-PET/CT显示大小无变化，但肿瘤FDG摄取减少（箭头），提示化疗早期反应

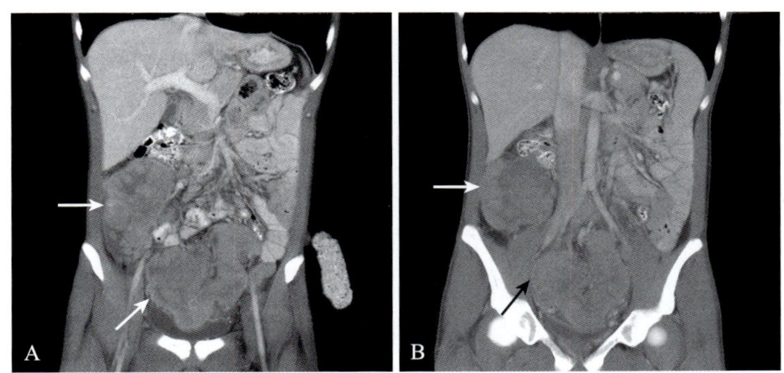

图24.17　一名19岁年轻患者，在右下腹部和骨盆部位出现肿瘤（箭头），经病理检查为多灶促结缔组织增生性小圆细胞肿瘤

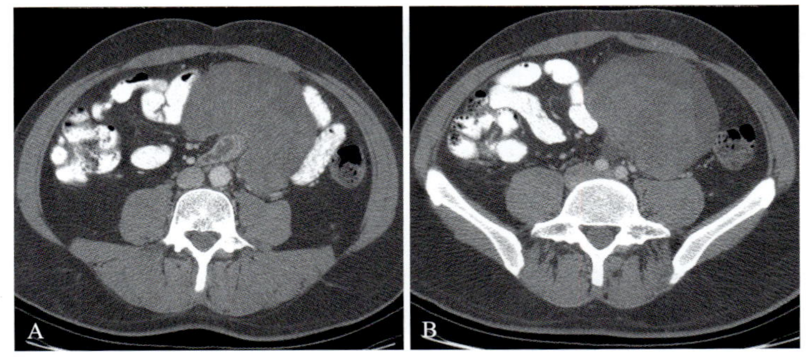

图24.18　促结缔组织增生性小圆细胞肿瘤侵犯了腹膜后腔和邻近的肠系膜，手术时必须连同肿瘤一起切除十二指肠第三部分

远处转移（M）

当进行初次CT检查时，在用于检测和描述原发性RPS时，应同时对肝脏进行评价，肝脏是血行转移的常见部位（图24.20）。除此以外，还应同时评估其他可能转移的部位（即肾上腺、腹膜、骨骼和肌肉内或皮下转移部位）（图24.21，图24.22）。这一点在检测除高分化脂肪肉瘤以外的其他类型肿瘤时尤其重要。胸部CT对于检测肺部转移非常有用。对于脑和脊柱的评估，MRI是必要的，尤其是当患者出现神经症状时（图24.23）。FDG-PET/CT扫描在高级别肿瘤的远处转移检测中非常有用，但需要注意区分生理摄取区域或感染区域，以避免误诊。骨扫描在检测骨转移方面也非常有用。

初次CT检查后，可以根据TNM（肿瘤-淋巴结-转移）分期系统提供疾病的临床分期。为了完成分期评估，组织学诊断是必要的。腹膜后肿瘤的鉴别诊断范围广泛，包括STS以及生殖细胞肿瘤、淋巴瘤和良性病变，如神经鞘瘤。因此在制订手术切除治疗计划之前，建议进行术前活检。CT引导下的活检可以针对肿瘤的非坏死实质部分进行，以确保获取足够的组织样本。但为了获得更明确的诊断，通常推荐进行空芯针穿刺活检。这使得我们可以根据细胞分化和坏死标准来确定肿瘤等级，从而进行全面的AJCC分期。如果在影像学检测中发现转移迹象，可以从原发肿瘤或转移部位获取活检样本，以确定疾病的类型和扩散程度。

要点　放射学报告：应包括的内容

- 肿瘤的大小、位置和内部特征。
- 动脉是否被肿瘤包绕、静脉移位或受累情况。
- 邻近器官和输尿管的移位或侵犯情况。
- 评估肝脏、肺和骨骼有无转移。

治疗

原发性RPS与其他STS一样，是一组异质性肿瘤。指导治疗的一般原则包括评估肿瘤的阶段、特定组织学亚型预期的生物学行为以及可用治疗选项的利与弊。在实施任何治疗措施之前，由专业中心的多学科团队对患

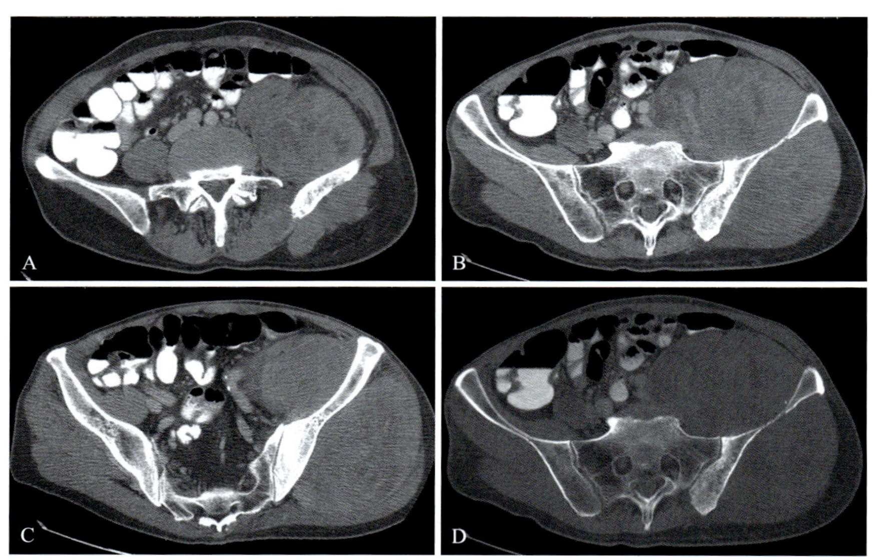

图24.19　尤因肉瘤的多部位侵犯导致腹膜后和臀部病灶，在骨窗可见左侧髂翼的弥漫性浸润性侵犯

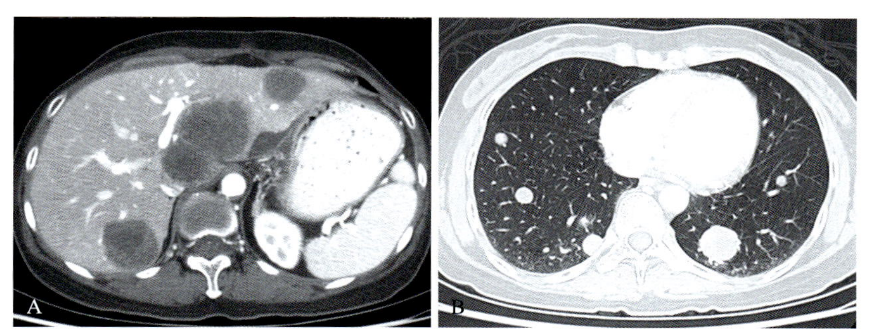

图24.20　转移性肉瘤通过血液途径播散到肝脏和肺部（M1），分期为Ⅳ期

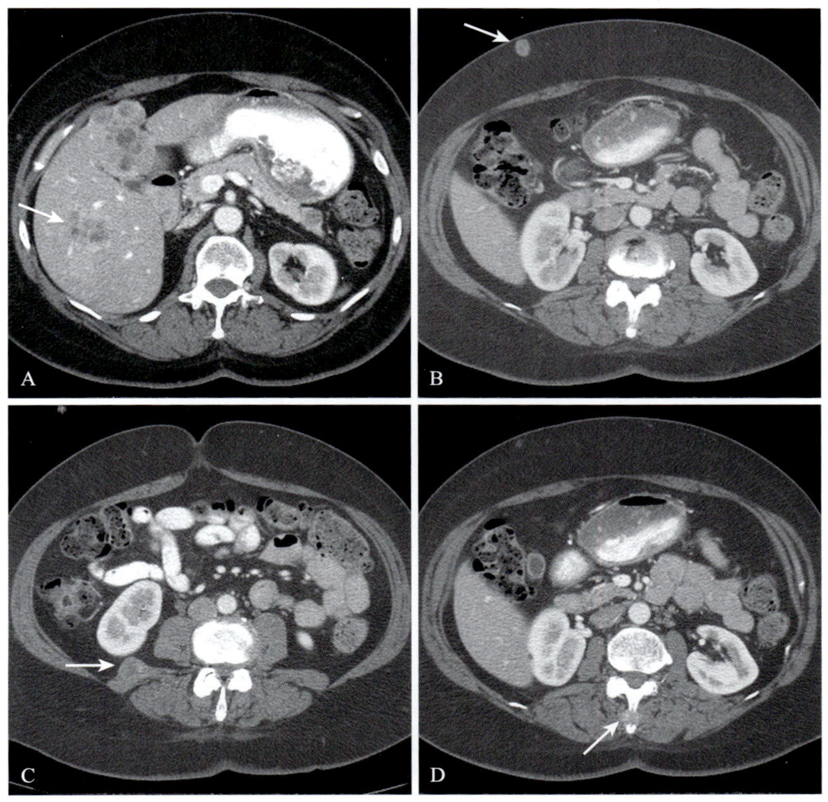

图24.21 CT显示了平滑肌肉瘤（箭头）通过血行播散途径侵犯了肝脏、胰腺尾部、腹壁、右侧腰方肌和L2椎体棘突

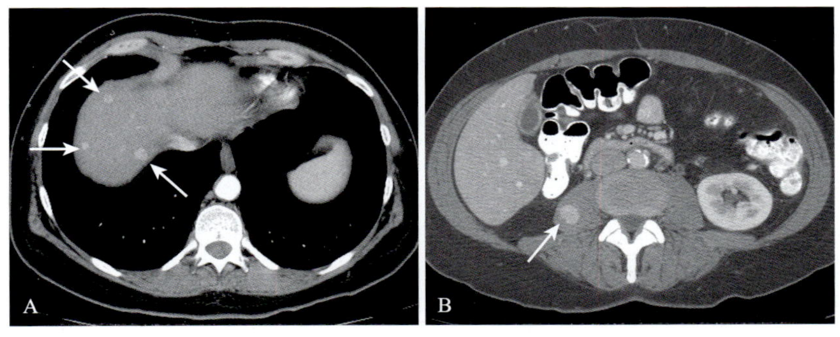

图24.22 强化的肉瘤转移（箭头）至肝脏和右侧腰大肌

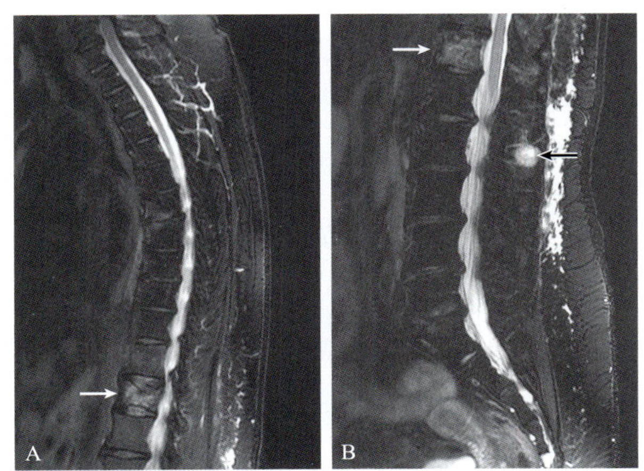

图24.23 胸腰椎MRI很好地显示了椎体受累的严重程度（箭头）。该患者无脊髓压迫

者的所有临床信息进行审查是非常重要的。对于原发性RPS来说，最终可能治愈的治疗方法是彻底的手术切除。

外科治疗

从手术的角度来看，放射科医师可以通过提供可能的组织学亚型的初步判断和进行图像引导下的活检确认诊断来制订新辅助治疗方案协助患者管理，并帮助外科医师就可切除性做出决定。在手术干预之前，了解胃、小肠、结肠、直肠、胰腺、肝脏、脾脏、肾脏、输尿管、膀胱、椎体（包括可能的肿瘤髓内扩散）、主动脉、静脉、肠系膜上静脉和动脉与肿瘤的毗邻关系是十分重要的。如果肿瘤没有广泛累及上述解剖结构，那么在手术过程中成功切除肿瘤的可能性将大大增加。在这种情况下，提前对手术进行详细规划至关重要，而诊断成像在这一规划过程中起着核心作用。

与相对惰性的肉瘤相比，完全切除浸润性病变要困难得多，前者通常仅发生肿瘤的邻近解剖结构的推移和移位，而不会侵犯毗邻的重要结构。对于原发性RPS，可以通过同时切除胃肠道和多个器官进行大动脉和静脉重建（图24.24）。这种同期整块手术的目的是确保肿瘤被完全切除，包括所有可能受累的组织和结构。尽管完全切除可以改善生存率，但局部复发仍然是治疗中的一个重要挑战。

手术禁忌证需要个性化考虑；然而，如果肿瘤包裹了长段的肠系膜上静脉，这种情况特别令人担忧，因为手术切除可能会导致静脉受压或阻塞。虽然R0切除是手术治疗的目标，但由于肿瘤大小或位置的原因可能无法实现。对于原发性病变和复发病灶，特别是分化良好、低级别脂肪肉瘤，也可能为患者带来一段有意义的疾病无进展生存期。在这种情况下，R1切除对个别患者来说可能是非常有利的。不幸的是，绝大多数病例最终都会复发（图24.25）。

放射治疗

尽管外科手术是原发性RPS的主要治疗方法，但有时也会采用放射治疗作为原发性局部治疗，以改善对这些肿瘤的局部控制。决定是否使用放射治疗作为外科治疗的辅助治疗取决于许多因素，并且应该在多学科团队诊疗中决定。影像诊断及其解释对于决策过程和放射治疗的计划制订都是至关重要的。建议在术前进行放射治疗，因为术后放射治疗需要更高的剂量，会超过肿瘤毗邻重要结构的耐受阈值。术前剂量范围在45～50.4Gy，必须注意保护附近的重要结构，因为即使是上述剂量也超过了一些主要器官（如肾脏、脊髓等）的耐受性。CT是放射治疗管理决策和治疗计划制订的首选成像方法。

了解原发性RPS的大小和范围的影像学研究对于决定放射治疗的可行性和方式十分重要，尤其是对于分化良好的脂肪肉瘤，基于“异常脂肪”表现对疾病范围进行评估的放射学检查是必不可少的。同时，评估癌结节的多发性也很重要，因为这类患者通常不适合接受放射治疗。评估肿瘤附近的小肠量也很重要，因为在确定治疗的可行性和毒性时，需要考虑包含大量小肠的放射治疗区域。对于右侧腹膜后肿瘤，评估其与肝脏的接近程度也很重要，因为大量肝脏组织（＞30%）接受治疗剂量的照射会产生不可接受的毒性风险。如果必须照射大量肝脏以覆盖风险区域，那么放射治疗可能不是一个明智的选择。评估肿瘤与肾脏的距离也很重要。辐射会影响肾脏功能，因此明确疾病范围以指导剂量制定至关重要。如果需要进行肾切除术，则对侧肾脏的剂量影响较小，但仍应特别注意保护。如果不需要肾切除术，且辐

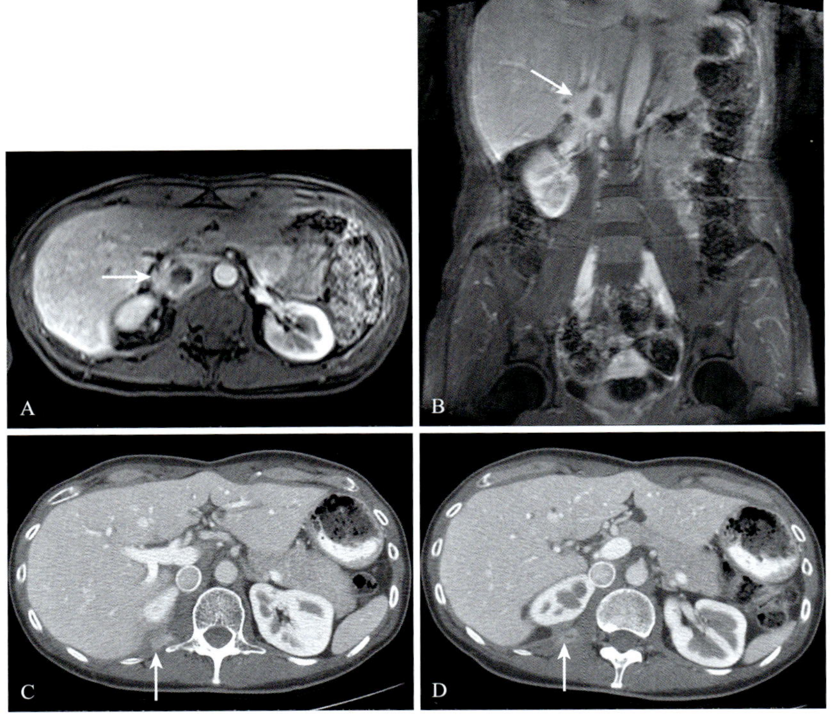

图24.24　A和B.钆对比剂增强MRI显示了一个高级别多形性肉瘤（以前被认为是恶性纤维组织细胞瘤，箭头）。邻近下腔静脉肿瘤的根治性手术切除需要静脉移植。C和D.术后20个月，随访CT显示静脉移植物管腔通畅。在右侧腰大肌附近出现肿瘤复发（箭头）

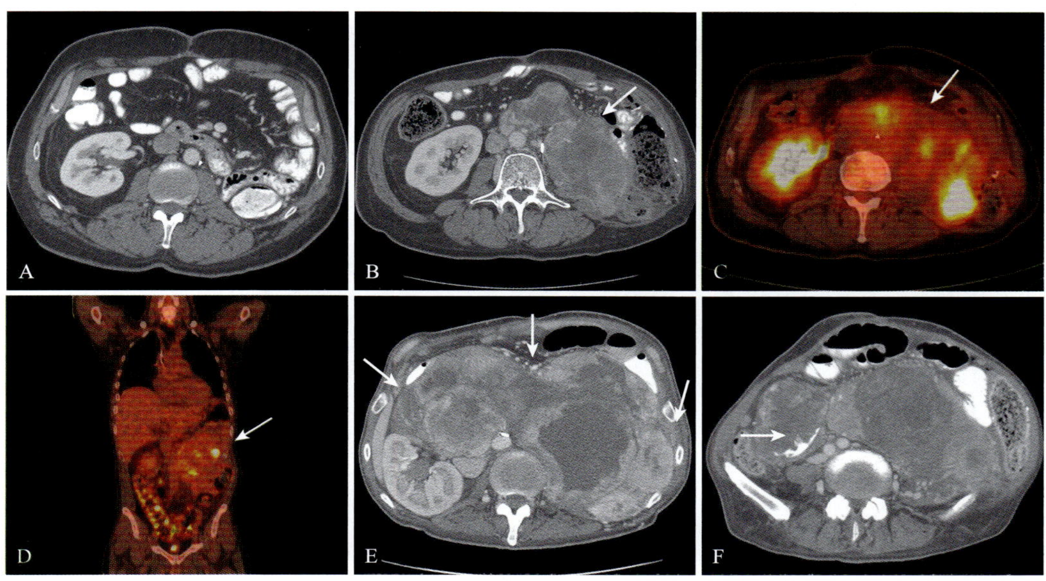

图24.25　A和B. 在一项术后研究基线的18个月后，高分化肉瘤出现肿瘤复发（箭头）；C和D. 轴位和冠状位提供的融合图像显示，肿瘤处于代谢活跃的状态（箭头）；E和F. 3个月后，肿瘤出现间期扩大，出现增强和坏死的区域（箭头）。右肾单侧梗阻并侵犯右下腹的回肠袢（F中箭头），临床表现为肠梗阻

射可能影响肾脏功能，则建议进行肾脏扫描以确定对侧肾脏的功能，以确保足够的肾脏功能储备。在儿童中，还应考虑到是否靠近骺板，这可能导致后续骨骼畸形。

目前缺乏前瞻性数据支持在原发性RPS术前应用放射治疗，现有的临床指南主要基于回顾性研究和文献资料，这些资料支持在肢体和躯干浅表STS中使用放射治疗。由于这些肿瘤的发病率较低，对参与研究的积极性不高，因此难以开展前瞻性研究。然而，STRASS试验是一项多中心随机试验，旨在评估术前放射治疗在原发性STS中的作用，该试验已完成入组工作，这些数据对于确定术前放疗的作用将非常重要。

化疗

在化疗实施之前，在专科中心进行多学科临床信息审查是十分重要的。对于肿瘤较小或低级别的肉瘤，由于转移风险较低，可以通过手术切除或结合放疗来有效管理。而体积较大或高级别的肿瘤更有可能发生转移，因此在多学科会议上对这些患者进行讨论，以确定是否需要全身治疗（如化疗）以及治疗的最佳顺序（术前或术后）。无论是否采用化疗，治疗的标准目标是完全手术切除肿瘤。对于已经发生转移的患者，全身治疗通常是姑息性治疗的标准方法，旨在控制疾病进展和缓解症状。对于少数可以完全切除并清除所有明显病变的患者，手术治疗可能是一个适合的选择。这种情况下，手术可能旨在治愈或显著延长患者的生存期。

传统的化疗仍然是大多数原发性RPS患者的标准疗法。腹膜后最常见的组织病理学类型包括脂肪肉瘤（主要为分化良好的脂肪肉瘤和去分化脂肪肉瘤）、平滑肌肉瘤、未分化多形性肉瘤及未分类肉瘤。其他不太常见的类型包括硬性纤维瘤、近端/中央型上皮样肉瘤、孤立性纤维瘤、炎性肌纤维母细胞瘤、促结缔组织增生性小圆细胞肿瘤、恶性外周神经鞘膜肿瘤和血管肉瘤。低级别脂肪肉瘤对化疗具有耐药性，通常通过局部疗法进行管理。其他所有类型的肉瘤对标准系统性治疗的敏感性各不相同。常用的有效药物包括多柔比星、异环磷酰胺、达卡巴嗪、吉西他滨和多西他赛。我们通常使用的一线治疗方案是多柔比星联合异环磷酰胺。在使用异环磷酰胺时，需要特别注意65岁以上的患者和接受过肾切除术的患者。吉西他滨联合或不联合多西他赛通常作为二线治疗方案，但也可在平滑肌肉瘤患者（尤其是妇科来源的平滑肌肉瘤）中作为一线治疗。帕唑帕尼是一种广谱血管内皮生长因子受体抑制剂，除脂肪肉瘤外，已被批准用于STS的治疗。曲贝替定在2015年10月获批用于脂肪肉瘤和平滑肌肉瘤的治疗，其PFS相比达卡巴嗪有所改善。艾立布林在2016年2月获批用于脂肪肉瘤的治疗，其生存期相比达卡巴嗪有所改善。

要点　治疗考虑事项

- 手术常可以为腹膜后肉瘤提供最终的治疗。
- 放疗在专业中心选择性地应用于术前，以减少局部复发。
- 化疗可用于体积大或高级别肿瘤的术前或术后，以及缓解转移性疾病。

要点　外科医师、肿瘤放疗科医师和肿瘤内科医师各自想要关心的问题

- 外科医师：根据肿瘤大小、脂肪存在情况、器官位移或侵犯程度、多灶性和血管受累情况来制订切除计划。
- 肿瘤放疗学家：根据肿瘤边界、肿瘤大小以及与放射敏感器官的关系来指导放射范围的制订。
- 内科肿瘤学家：根据肿瘤大小、转移，以及通过随访影像学检查评估患者对化疗的反应。

监测

监测肿瘤反应

放疗或化疗可以用于术前治疗，以缩小肿瘤体积，从而使手术能够达到无肿瘤残留（R0）切缘，这对于降低局部复发风险至关重要。另外，在某些情况下，当存在微观残留（R1）或明显残留（R2）疾病时，术后辅助治疗可以用于实现局部控制，防止肿瘤复发。此外，对于已经发生远处转移（M1）的患者，常规化疗通常用于缓解病情，延长生存期。评估肿瘤对治疗的反应是治疗过程中的一个重要环节。RECIST传统上用于通过测量肿瘤和目标病灶的大小来评估肿瘤反应。然而，肿瘤大小的变化并不总是与生存期的延长相关。PET通过评估肿瘤的代谢活动，可以作为一种评估肿瘤反应的指标。在GIST的治疗中，PET已经显示出其价值。CT中肿瘤衰减的改变而非肿瘤大小的改变是靶向治疗的结果。PET对于评估高级别原发性RPS的早期肿瘤反应方面非常有价值。尽管已经提出了葡萄糖代谢的不同动力学参数，但SUV在日常实践中使用最为普遍。当研究新型靶向治疗时，FDG-PET也可能非常有用，因为SUV的减少可以早期区分应答者与非应答者。较新的放射性示踪剂，如胸腺嘧啶类似物3'-脱氧-3' ^{18}F氟胸腺嘧啶，有望作为评估肿瘤代谢的更佳方式。

复发检测

手术后早期是局部复发风险最高的时期，约2/3的患者会在术后两年内出现复发。原发性RPS的总体局部复发率在40%～90%。腹部复发相对常见，远处转移的发生取决于肿瘤的病理类型，常见的远处转移器官包括肺脏和肝脏。因此，建议高分化肿瘤患者术后每隔3～4个月进行一次胸部、腹部和盆腔CT，持续3年，随后每隔6个月进行一次，持续2年，最后每年进行一次。对于低分化肿瘤，建议术后每隔3～6个月进行一次腹部和盆腔CT，持续2～3年，随后每年进行一次。这种监测频率在临床实践中被广泛应用，但其益处尚未在前瞻性试验中得到证实。原发性RPS的5年总体生存率介于40%～52%，一旦出现局部复发，生存率会降至28%。由于原发性RPS复发和转移可能会在5年之后发生，因此建议监测应超出传统时间范围。

尽管原发性腹膜后肉瘤局部复发率高达40%～90%，但肢体肉瘤的复发率仅约为10%。在复发的腹膜后肿瘤切除后，可获得较长的局部控制时间，特别是对于低级别、分化良好的脂肪肉瘤患者，甚至可能进行多次手术干预。然而，值得注意的是，虽然初次手术的完全切除率可以达到80%，但一旦复发，完全切除率便会下降至57%，并且随着复发次数的增加，这一比率会进一步降低。

对于转移性肉瘤患者的治疗方案仍存在诸多未知，尤其是关于肝脏或肺部转移病变的切除手术的具体位置，以及化疗、放疗与手术的最佳联合方式和实施顺序，这些关键问题尚待通过大规模、多中心临床试验来阐明。在此之前，多机构合作小组致力于收集和提供最佳临床数据，旨在为原发性RPS患者提供最佳的护理，以提高患者的生活质量并努力延长他们的生存期限。

要点　检测复发

- 对于高分化肿瘤患者，在术后5年内将更频繁地进行胸部、腹部和骨盆的CT检查以监测病情。
- 复发通常发生在腹腔内的手术部位，并可能随后转移到肝脏和肺部。
- 在每次后续手术中，彻底切除复发病灶的成功率会逐渐降低。

治疗并发症

大多数并发症都是轻微的，可以通过适当的治疗措施得到有效管理。然而，在某些情况下，可能出现严重的并发症并危及生命。

外科治疗

总体并发症发生率在5%～10%。并发症通常发生在术后早期，严重时可能涉及出血、心肌梗死或脓毒症等严重后果。除此以外，还可能遇到伤口破裂、脓肿形成、吻合口漏或肠梗阻等问题。

放射治疗

根据肿瘤的大小和位置可能会引发急性胃肠道毒性反应。例如，上腹部肿瘤的患者可能会经历恶心或食欲缺乏，而下腹部或盆腔的肿瘤则更可能导致排便次数增加和肠道刺激。这些症状的管理包括使用抗呕吐药、止泻药和饮食调整。晚期毒性反应的严重程度取决于每个器官接受的剂量，肠道狭窄和梗阻是可能的晚期并发症。术前放疗引起的肠道溃疡或穿孔十分罕见，因为通常给予的剂量不足以导致这些毒副作用。放疗还可能对肾功能产生影响，因此在设计照射区域时，需要尽可能更多的保护同侧肾脏；在需要实施肾切除术的情况下，应进行肾扫描以确保在放射治疗和（或）手术之后仍保留有足够的肾功能。在儿科患者中，放射治疗可能会影响骨骼的生长与发育，具体影响程度取决于患者的年龄。此外，尽管发生率较低，放疗后也存在继发性恶性肿瘤的风险。这些因素都是在推荐术前放疗时必须仔细权衡的。在许多情况下，术前放疗的潜在好处大于风险，但这并不适用于所有患者。

化疗

恶心和呕吐是化疗常见的副作用，通常需要给予抗呕吐治疗来缓解。骨髓抑制是另一种潜在的并发症，可能导致中性粒细胞减少、贫血和血小板减少症，表现为中性粒细胞减少性发热、感染、疲劳或出血倾向。黏膜炎通常是暂时的，不会持续太久。多柔比星可能会引起心脏毒性。另一方面，异环磷酰胺可能导致肾功能损害或神经毒性，这些都是在使用这些化疗药物时需要密切监测的潜在风险。

要点　治疗并发症

- 手术并发症可能包括早期并发症（出血、感染或吻合口漏）和晚期并发症（肠梗阻）。
- 放射治疗可能影响治疗区域内的器官并引起的潜在并发症，包括肠炎、肠梗阻、器官功能受损以及有低风险导致继发性恶性肿瘤。
- 化疗常导致恶心和呕吐；骨髓抑制可能导致感染；可能发生心脏、肾脏和神经毒性，以及继发性恶性肿瘤。

新疗法

多项正在进行和近期完成的临床试验已经对免疫疗法中使用ICI的效果进行了探究，这一疗法在未分化多形性肉瘤、腺泡状软组织肉瘤、去分化脂肪肉瘤和血管肉瘤等亚型中显示出了一定的治疗效果。然而，由于肉瘤亚型众多、生物行为异质性大，以及特定亚型患者参与试验的数量有限，制订最佳治疗策略一直是一大挑战。从GIST使用伊马替尼靶向治疗的成功案例中汲取的经验，激发了人们对不同亚群进行基础和转化研究的兴趣，尽管这些研究的进展有限。与腹膜后起源的肉瘤相关的新潜在靶点包括高分化脂肪肉瘤/去分化脂肪肉瘤中的CDK4和MDM2；恶性外周神经鞘膜瘤、血管周上皮样细胞肿瘤和淋巴管平滑肌瘤病中的mTOR；以及在炎性肌纤维母细胞瘤中的ALK1。这些靶点需要通过使用特定抑制剂的临床研究进行广泛探讨和验证。临床试验必须确保保存治疗前的活检样本，以便进行后续的分子分析。继续寻找相关靶点及其耐受性良好的抑制剂，有望提升这些罕见疾病患者的治疗效果。鉴于可供选择的全身治疗药物有限，应当鼓励患者参与正在进行的新型药物的Ⅰ期或Ⅱ期临床试验。

结论

原发性RPS的管理确实是一项挑战，这主要归因于其异质性、发生部位、局部浸润和局部复发的倾向。尽管手术治疗被视为治愈的最佳希望，但即使在进行积极的手术切除之后，局部复发仍然是临床上的一个难题。对于高分化原发性RPS患者来说，远处转移同样是不容忽视的导致死亡的原因之一。治疗的目标是在尽可能减少并发症的同时，通过手术和辅助治疗实现最佳疾病控制效果。为了确定最为有效的辅助治疗方法，开展大型随机对照试验至关重要，这将有助于为原发性RPS患者提供循证治疗策略。

第 7 部分 妇科肿瘤

第 25 章 子宫体肿瘤

Chunxiao Guo，M.D.，Ph.D.；Priya R. Bhosale，M.D.；Gaiane M. Rauch，M.D.，Ph.D.；Aurelio Matamoros Jr.，M.D.；Christine Menias，M.D.；Kathleen M. Schmeler，M.D.；Revathy B. Iyer，M.D.；Aradhana M. Venkatesan，M.D.

子宫体恶性肿瘤可以分为上皮性肿瘤和间质性肿瘤（肉瘤）两种类型。2019年，美国估计有61 880例累及子宫体的癌症病例，其中3%为子宫肉瘤，估计有12 160人因子宫体癌症死亡。

I. 子宫内膜癌

引言

子宫内膜癌是子宫体最常见的上皮性肿瘤，占所有子宫体癌症的95%以上。在美国，这种癌症的发病率正在上升，全球范围内，它是女性中第六大常见的恶性肿瘤，仅次于乳腺癌、结直肠癌、肺癌、宫颈癌和甲状腺癌。

因为这种病症常在出现异常子宫出血时被检测出来，70%的患者在发现时处于早期Ⅰ期，其5年生存率为85%。

要点 引言

- 子宫内膜癌是子宫体最常见的上皮性肿瘤。
- 异常子宫出血是最常见的症状。
- 大多数患者的子宫内膜癌局限于子宫内部。

流行病学和危险因素

年龄是子宫内膜癌的最重要危险因素。这种疾病主要见于绝经后女性，平均确诊年龄为60岁。与子宫内膜癌相关的危险因素包括长期暴露于未对抗的雌激素、代谢综合征（肥胖、糖尿病）、月经年数增加、未生育、乳腺癌病史、长期使用他莫昔芬、林奇综合征，以及有一级亲属患有子宫内膜癌的情况。

相比非西班牙裔白种人女性，非洲裔美国女性往往被诊断出患有更高阶段、等级和风险的组织学类型。她们也更容易患有侵袭性更强的子宫内膜癌（如透明细胞癌、浆液性癌、高等级子宫内膜癌和癌肉瘤），且与非西班牙裔白种人和亚洲女性相比，她们在每个阶段和亚型的5年相对生存率更低。这些差异强调了评估流行病学、社会和遗传因素如何影响不同种族群体临床结果的重要性，并突出了进行具有足够患者代表性的前瞻性临床试验的重要性，尤其是对于面临患侵袭性疾病风险的患者。迄今为止，大多数子宫内膜癌被认为是偶发的，但有一小部分病例具有已知的遗传基础（大多数归因于林奇综合征）。林奇综合征，也称为遗传性非息肉病性结直肠癌综合征，是一种常染色体显性遗传的癌症易感综合征，由DNA错配修复基因的生殖系突变引起。患有林奇综合征的患者可能会出现早发性结肠癌、直肠癌、卵巢癌、小肠癌、肾盂/输尿管癌和子宫内膜癌。

在所有患有林奇综合征的患者中，约有50%的人妇科癌症（子宫内膜癌或卵巢癌）的发病年龄早于结肠癌。

要点 流行病学和危险因素

- 年龄是发生子宫内膜癌的最重要危险因素。
- 不同的人种具有不同的临床结局。
- 林奇综合征/遗传性非息肉病性结直肠癌综合征与5%的子宫内膜癌相关。

解剖学和病理学

子宫是一个呈梨形、中空且厚壁的器官，位于膀胱和直肠之间，从解剖学上分为4个区域：底部、体部、峡部和颈部。输卵管进入子宫的上侧角，这些角称为子宫角。子宫体向峡部收缩，其中包含子宫颈。子宫腔在冠状面是三角形，在矢状面是狭缝形，通过内口与子宫颈管相通。宫颈管通过外口与阴道相通。子宫的血供主要来自子宫动脉，这是髂内动脉的分支，负责供应子宫、内侧输卵管和阴道。子宫动脉向下分出一个分支到子宫颈，同时向上分出分支到阴道上部，与阴道动脉的上行支形成吻合。子宫静脉伴随动脉并入髂内静脉，并与卵巢静脉及通过盆腔静脉丛与阴道和膀胱的静脉相通。

子宫的三条主要淋巴引流路径包括子宫底部和上部子宫体、输卵管和卵巢的淋巴管，这些淋巴管引流至主动脉前和旁主动脉淋巴结。子宫角的淋巴管通过圆韧带到浅表腹股沟淋巴结。子宫体的淋巴引流通过宽韧带至外髂淋巴结。子宫颈的淋巴引流侧向通过宽韧带到髂外淋巴结，后侧向通过子宫脉管引流到髂内淋巴结，以及沿直肠子宫窝后方到骶骨淋巴结。

子宫内膜癌分为1型和2型。1型（低级别）子宫内膜腺癌是最常见的类型（占80%～85%），与长期雌激素暴露相关，在内膜增生背景下发展。子宫内膜癌中约80%是内膜样癌。这些肿瘤通常仅轻微侵犯肌层，并有良好的预后。根据分化程度，内膜腺癌被进一步划分为高分化（1级）、中分化（2级）和低分化（3级）亚型。2型肿瘤（约占10%）通常是高级别且具有高复发和转移率，预后不良，并且与雌激素刺激无明确关联。这些肿瘤的组织学模式是低分化或非内膜样癌，常见深层肌肉和血管侵犯。2型肿瘤包括3级内膜样肿瘤及非内膜样肿瘤，如浆液性、透明细胞和癌肉瘤，以及罕见的非内膜样组织学亚型，包括黏液性、鳞状细胞、移行细胞、肾上腺和未分化亚型。

最常见的2型肿瘤是子宫浆液性癌和透明细胞癌。子宫浆液性癌与卵巢浆液性癌相似，具有乳头状组织学结构，与常见的内膜样腺癌形成对比，后者的特征是内膜腺体增生，中间无间质。透明细胞癌可能表现为实性、乳头状或囊性组织学模式，因细胞内含有糖原而在组织学评估时观察到清晰细胞。

子宫癌肉瘤（以前称为恶性混合性米勒氏肿瘤）是一种罕见的、双向性、侵袭性肿瘤，包含恶性上皮和恶性间质成分。以前被分类为子宫肉瘤的癌肉瘤现在被分类为低分化的变形性内膜腺癌和2型子宫内膜癌。患者通常表现为晚期疾病，常伴有广泛的子宫受累，与广泛的坏死和囊性及出血性变化相关。

分子分析揭示了1型与2型肿瘤的明显差异。1型肿瘤通常与微卫星不稳定性和*PTEN*、*PIK3R1*、*KRAS*和*ARID1A*基因突变相关。相比之下，2型肿瘤与*P53*突变以及*PPP2R1A*突变、*P16*基因失活，并在少数情况下，与*HER-2*扩增相关。*PIK3CA*突变可在任一类型的子宫内膜癌中发现。使用他莫昔芬治疗乳腺癌的女性患子宫内膜癌的风险增加；然而，使用他莫昔芬的风险-效益比支持其使用，因为子宫内膜癌的绝对增加率较低。芳香酶抑制剂是他莫昔芬的替代品，用于乳腺癌患者的治疗，与较低的子宫内膜癌发生率相关。

要点 解剖学和病理学

- 子宫的解剖结构包括子宫底、子宫体、峡部和子宫颈。
- 子宫内膜排列在子宫腔内。
- 目前已识别出两种类型的子宫内膜癌。
- 1型子宫内膜癌最常见，好发于年轻女性，发生于子宫内膜增生的背景下，预后良好。
- 与I型肿瘤相比，2型子宫内膜癌通常与更具侵袭性的临床行为相关。这些肿瘤常为高级别，复发率和转移扩散率高，并且与雌激素刺激无明确关联。

临床表现

异常子宫出血是子宫内膜癌的典型症状，这在绝经后妇女中更为常见，偶尔也会出现在存在其他危险因素的未绝经女性中。有时在进行盆腔超声、子宫颈涂片检查或其他检查时可能偶然发现增厚的子宫内膜，这些检查可能提示肿瘤的存在。腹部胀满、疼痛和压力感可能是腹膜腔扩散的症状，这些症状可能与卵巢癌相似。子宫内膜取样常用的方法包括在医师办公室进行的子宫内膜活检，其他诊断程序还包括子宫颈扩张和刮宫或宫腔镜检查。

要点 临床表现

- 子宫内膜癌的典型临床表现是绝经后妇女的异常子宫出血。
- 令人担忧的症状包括腹胀、疼痛和压力，与卵巢癌的症状相似。

肿瘤扩散模式

子宫内膜癌可以通过多种模式扩散。最初的肿瘤扩散发生在子宫肌层，其侵袭深度是国际妇产科联合会（International Federation of Gynecology and Obstetrics，FIGO）分期系统中的一个重要考量因素（表25.1）。子宫附件和子宫颈也可能被侵犯。淋巴和血管侵袭导致肿瘤向区域淋巴结和远端淋巴结扩散，典型表现是盆腔和大动脉旁淋巴结的阳性反应。输卵管腹膜播散和血行播散也有可能，特别是在Ⅱ型肿瘤中，这类肿瘤有更高的淋巴侵犯和子宫外扩散发生率。肿瘤在子宫中的位置与转移性淋巴结病变的分布有关。当癌症影响子宫的中下部时，髂外淋巴结会受到影响；子宫旁和子宫颈旁的淋巴结病变也可能出现病变。位于子宫体上部或底部的肿瘤，更常见的是髂总淋巴结和大动脉旁淋巴结的受累。

要点 肿瘤扩散模式

- 子宫内膜癌最初扩散到子宫肌层。
- 淋巴管和血管扩散以盆腔和主动脉旁淋巴结阳性为典型。
- Ⅱ型肿瘤淋巴管受累和子宫外扩散的发生率较高。

分期评估

子宫内膜癌的分期通过手术和临床评估来确定。FIGO分期系统考虑了肌层侵袭的深度和肿瘤是否有子宫外扩散来确定整体肿瘤分期。Ⅰ期子宫内膜癌局限于子宫体，Ⅱ期肿瘤侵犯到子宫体和子宫颈，但未扩散至子宫外。Ⅲ期肿瘤扩散至子宫外，但局限于真正的骨盆内。Ⅳ期，子宫内膜癌侵犯膀胱或肠道黏膜，或已经发生远处转移（图25.1）。Ⅰ期疾病的存活率为85%，Ⅱ

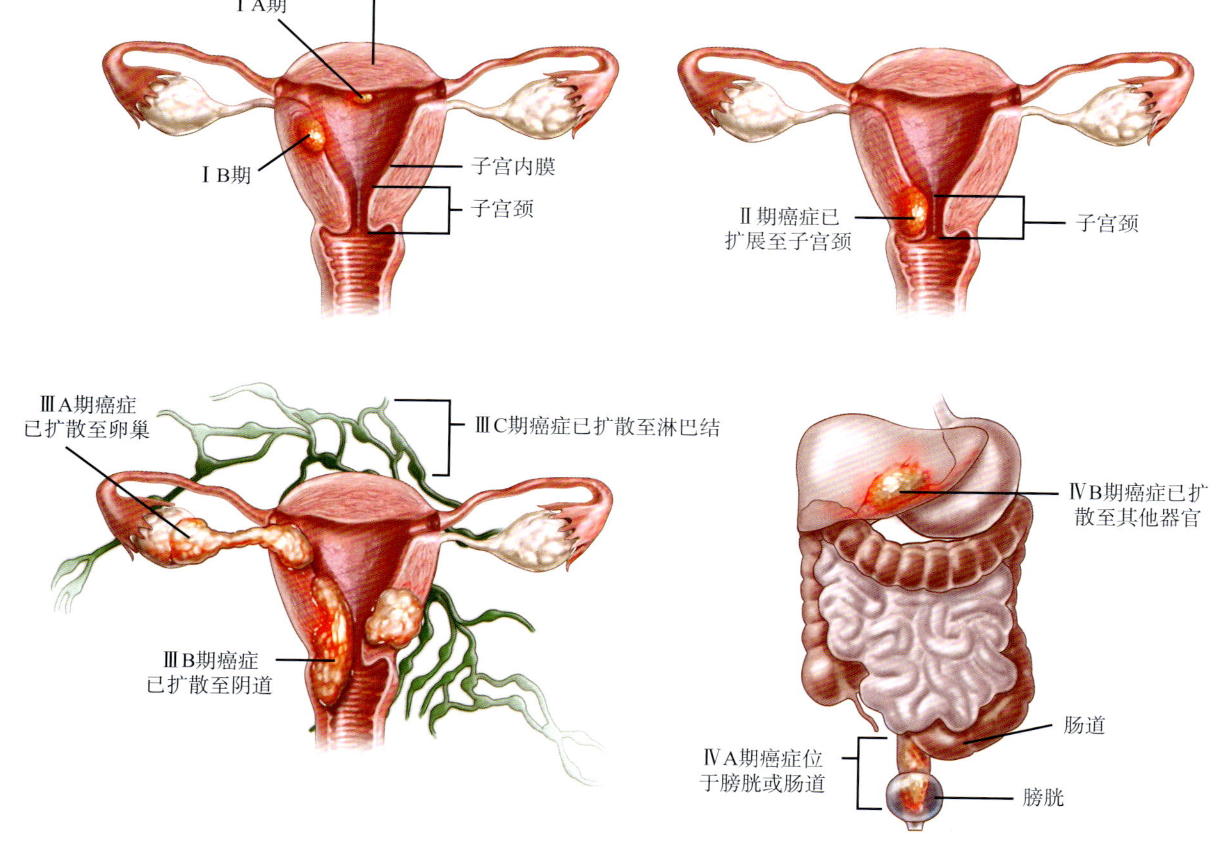

图25.1 子宫癌的分期

期为70%，Ⅲ期为50%，Ⅳ期为15%～17%。影响预后因素包括临床分期、组织学分级、肿瘤侵犯的肌层深度、是否有淋巴血管侵袭及淋巴结状态。

影像学评估

原发肿瘤

多种影像学方式被用于术前、术后和监测期间评估子宫内膜癌患者（图25.2～图25.12），以确保患者获得最佳治疗效果。常见的影像学检查包括超声、MRI、CT、PET/CT和PET/MRI。

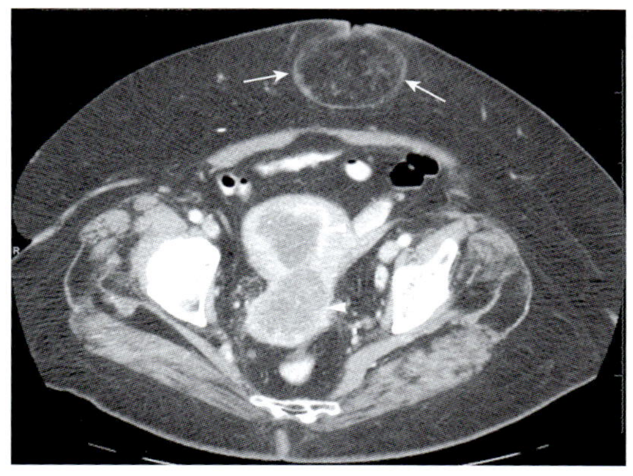

图25.2　一名80岁的绝经后出血女性。轴位增强CT显示子宫内存在肿块，侵犯了子宫下段和子宫颈（白色箭头），组织学证实为子宫内膜癌

表25.1　国际妇产科联合会子宫内膜癌外科分期系统

分期[a]	外科病理学表现
Ⅰ	肿瘤仅限于子宫体
ⅠA	肿瘤局限于子宫内膜或侵入子宫肌层小于一半的情况
ⅠB	肿瘤侵入子宫肌层一半或更多
Ⅱ	肿瘤侵及子宫颈基质但未超出子宫范围[b]
Ⅲ	肿瘤侵及子宫浆膜、附件或盆膜区
ⅢA	肿瘤侵及子宫浆膜和（或）附件（直接扩散或转移）[c]
ⅢB	肿瘤涉及阴道（直接扩散或转移）或盆膜区[c]
ⅢC	转移到盆腔和（或）腹主动脉周围淋巴结[c]
ⅢC1	区域性淋巴结转移至盆腔淋巴结（阳性盆腔淋巴结）
ⅢC2	区域性淋巴结转移至腹主动脉周围淋巴结，有或无阳性盆腔淋巴结
Ⅳ	肿瘤侵及膀胱和（或）肠黏膜，并（或）有远处转移
ⅣA	肿瘤侵及膀胱、肠黏膜或两者兼有
ⅣB	远处转移（包括转移至腹股沟淋巴结、腹腔内疾病或转移至肺、肝或骨；不包括转移到腹主动脉周围淋巴结、阴道、盆腔浆膜或附件）

注释：

a.1，2，3级

b.如果子宫颈腺体受累，则应将其视为第Ⅰ期，不再视为第Ⅱ期

c.阳性细胞学结果必须单独报告，但不改变分期

改编自：Pecorelli S，Denny L，Ngan H，et al．Revised FIGO staging for carcinoma of the vulva，cervix and endometrium．FIGO Committee on Gynecologic Oncology．Int J Gynaecol Obstet．2009；105：103-104．Copyright 2009，with permission from International Federation of Gynecology and Obstetrics

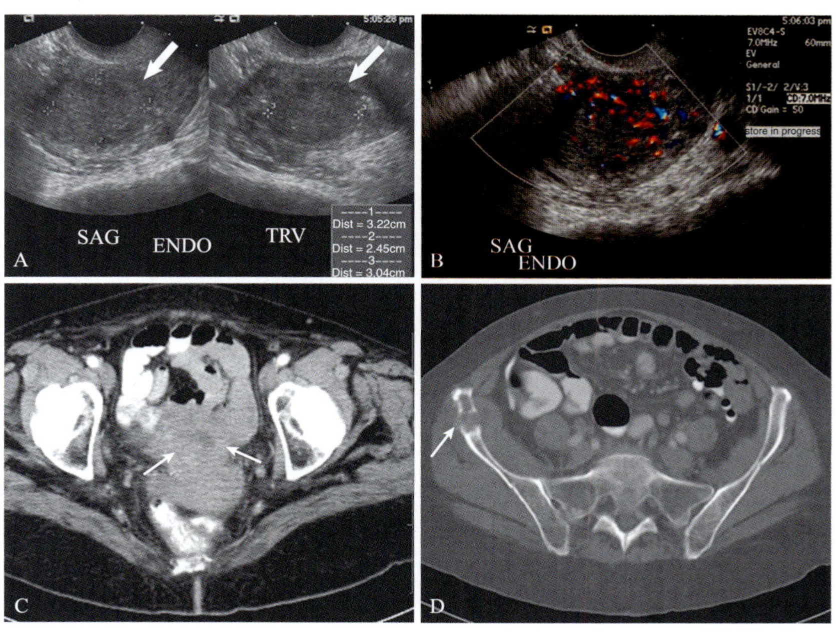

图25.3　一名69岁的绝经后女性出现子宫出血及右髋部疼痛。A.经阴道超声（矢状面和横断面图像）显示子宫内部的异质性实性，轻度低回声肿块（白色箭头）；B.经阴道超声矢状面图带彩色多普勒显示肿瘤内血流；C.轴位增强CT显示一个边界不清的实性子宫内肿块（白色箭头）；D.轴位CT显示前方右髂骨有骨溶解性的转移性病变（白色箭头），经组织学证实为转移性子宫内膜癌。ENDO.子宫内膜；SAG.矢状面；TRV.横轴面

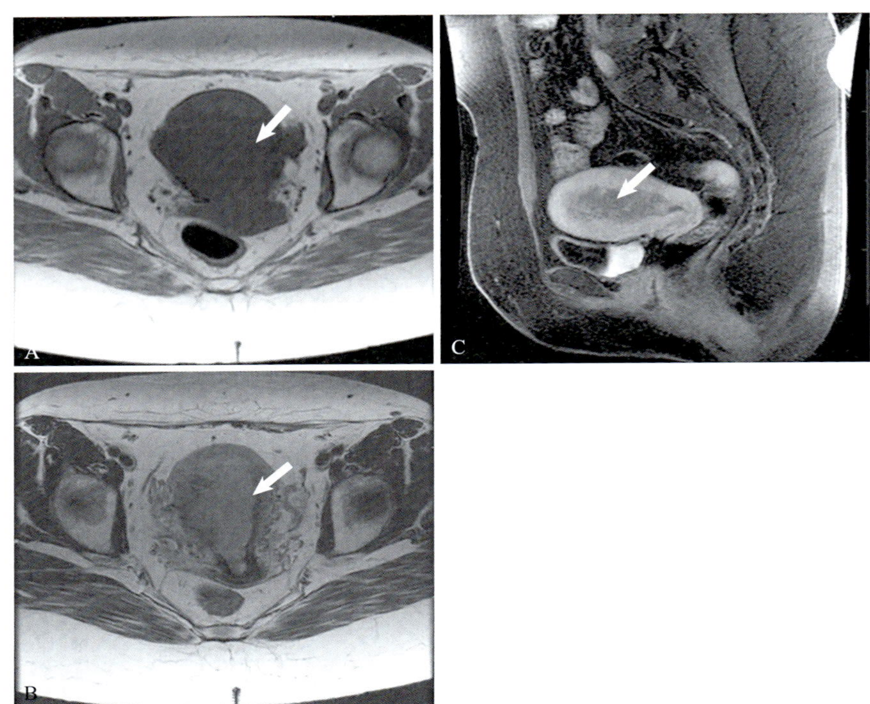

图25.4 一名51岁的绝经后女性出现子宫出血。A. 轴位T1W MRI显示子宫呈等强度，未见明确肿块；B. 轴位T2W MRI显示相对于正常子宫肌层，结合带和宫颈基质的肿块呈高强度（白色箭头）；C. 使用增强矢状位T1脂肪抑制MRI重新显示子宫内肿块（白色箭头），其增强程度低于下方子宫肌层

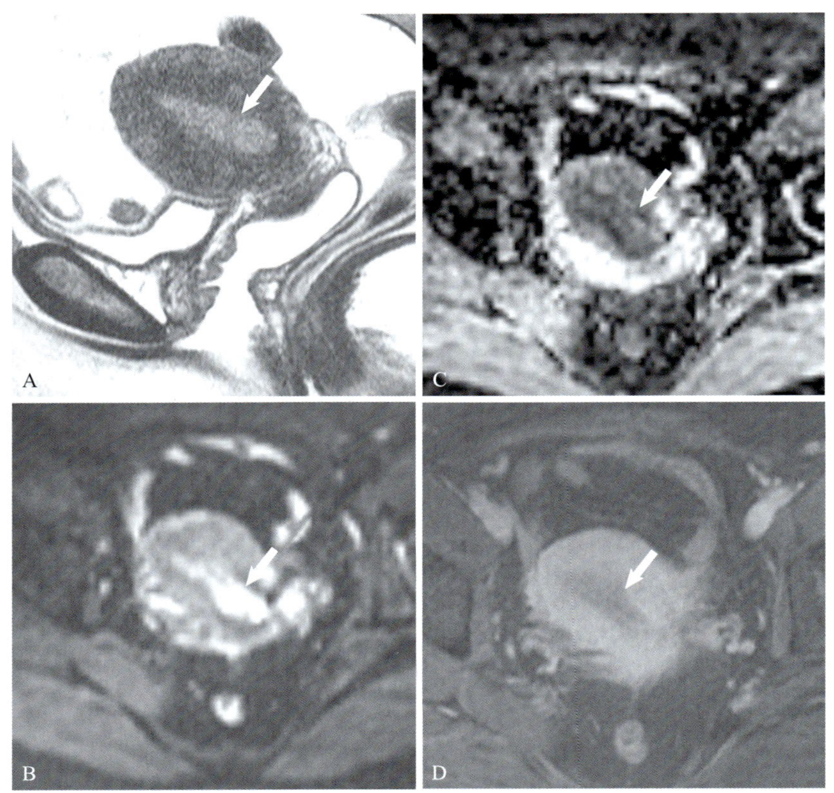

图25.5 一名34岁的女性出现经间期出血。A. 盆腔矢状位T2W MRI显示子宫内膜条带轻度突出（白色箭头）；B. DWI；C. 轴位ADC图像显示与子宫内膜相关的扩散受限，DW图像上信号增强，对应ADC图减少（B和C中的白色箭头）；D. 轴位T1WI带脂肪抑制显示子宫内膜相比子宫肌层信号低（白色箭头）。这是临床和组织学证实的FIGO Ⅰ期子宫内膜腺癌，患者接受了保留生育能力的治疗（含黄体酮的宫内节育器）

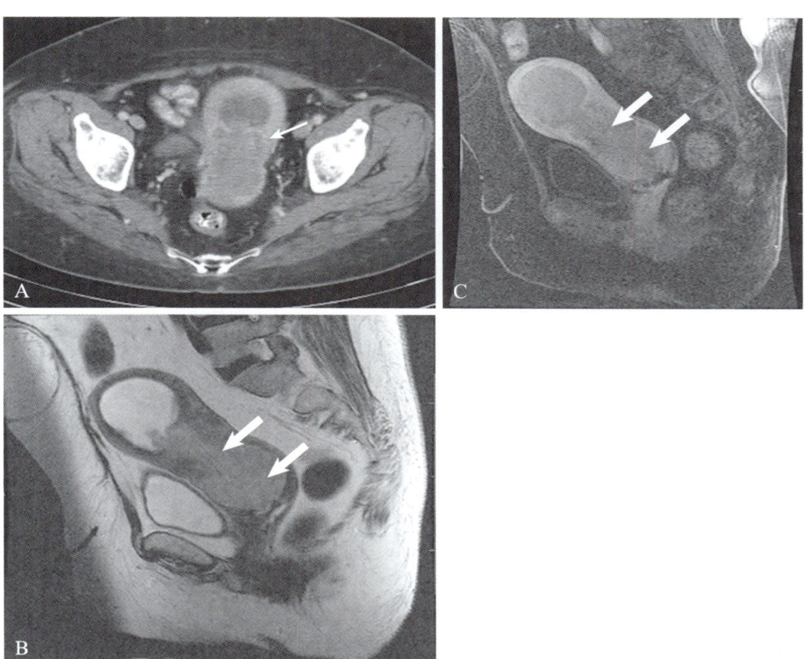

图25.6　一名62岁的绝经后妇女出血病例。A.增强CT显示从子宫体部延伸至子宫颈的子宫内肿块（白色箭头）；B.矢状位T2W MRI显示肿块从子宫体中部延伸至子宫颈（白色箭头）；C.盆腔矢状位脂肪抑制后增强MRI显示相比邻近的子宫肌层，肿瘤相对低强化（白色箭头）

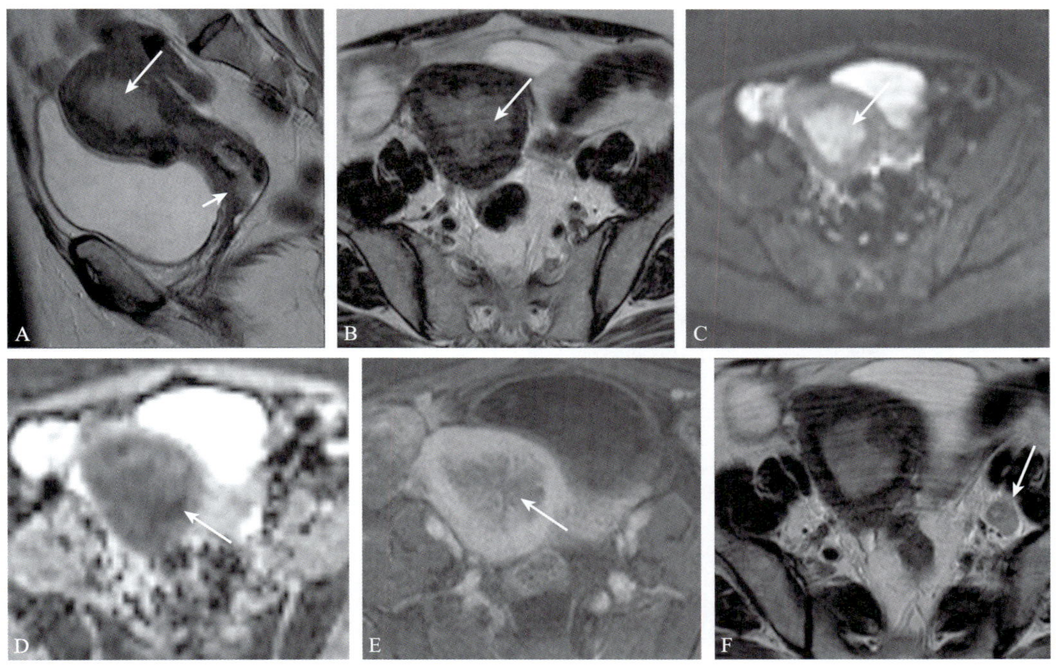

图25.7　一名61岁绝经后出血的女性，FIGO Ⅲc期子宫内膜癌，具有清晰的累及上阴道和左外髂淋巴结的组织学特征。A.盆腔矢状位T2W MRI显示子宫内膜条带异常增厚（长白色箭头），同时在宫颈管层面检测到肿瘤累及，通过外宫颈口突入上阴道（短白色箭头）；B.轴位T2W MRI重新显示在子宫内膜层面的T2高信号肿块（白色箭头），与子宫肌层肿瘤累及相关。轴位DWI（C）和轴位ADC成像（D）显示与子宫内膜肿瘤相关的扩散受限，DWI呈高信号，ADC图呈相应的低信号（C和D中的白色箭头）；E.轴位脂肪抑制T1W图像显示边界不规则的子宫内膜肿瘤（白色箭头），与子宫肌层比，肿瘤表现为低信号；F.盆腔轴位T2W图像显示左髂外淋巴结转移（白色箭头）。患者接受了化疗和放疗

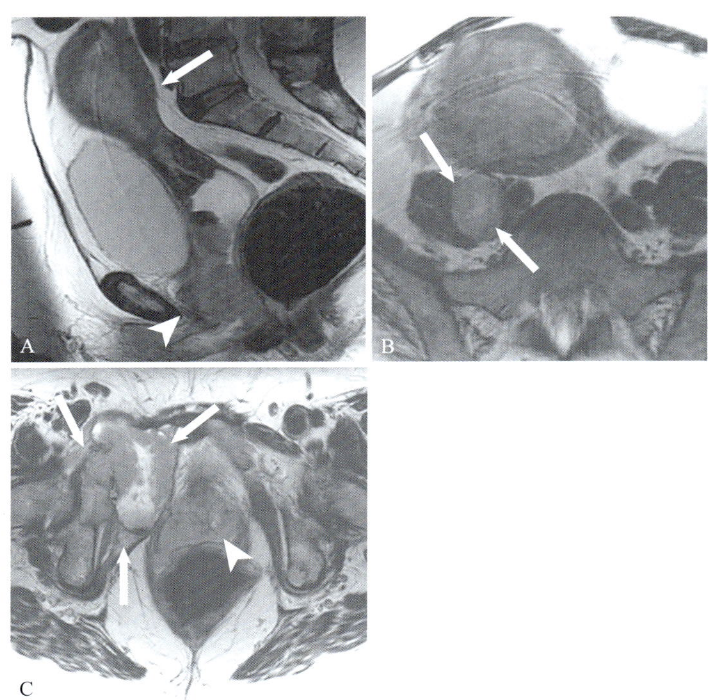

图25.8 一名73岁的绝经后出血女性，FIGO Ⅳb期子宫内膜癌，右侧髂淋巴结和骨盆骨转移。A.盆腔矢状位T2W MRI可见一个T2高信号肿块取代了正常的子宫内膜腔（白色箭头），同时肿瘤累及下阴道水平（白色箭头），以及尿道后壁；B.轴位T2W MRI显示同时存在的右侧髂总淋巴结转移（成对白色箭头）；C.盆腔下部的轴位T2W图像重新显示在下阴道水平的肿瘤（白色箭头）以及右侧髋臼和右侧耻骨旁的骨转移（白色箭头）

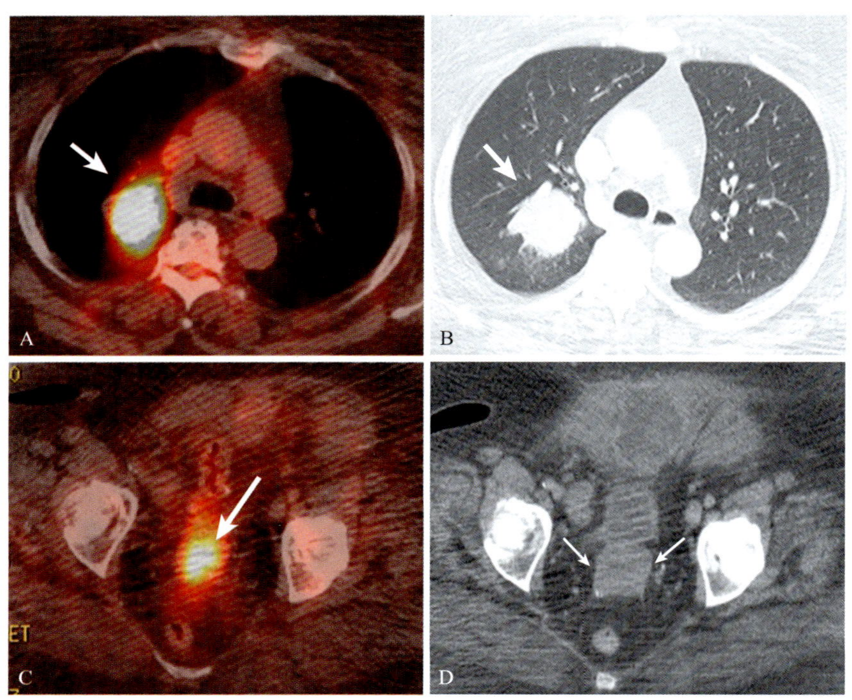

图25.9 61岁女性，有子宫内膜癌病史，已经进行了子宫切除术，目前出现阴道异常出血，疑为复发。临床检查发现阴道环顶端有一个实性肿块。A. FDG-PET/CT显示右上肺叶的高代谢肿块（白色箭头），与转移性疾病相符；B.使用肺窗CT显示右上肺叶的转移（白色箭头）；C. PET/CT显示阴道有一个局部高代谢区，与复发性疾病的特征一致（白色箭头）；D.增强CT显示了阴道穹窿部的实性肿块（白色箭头）

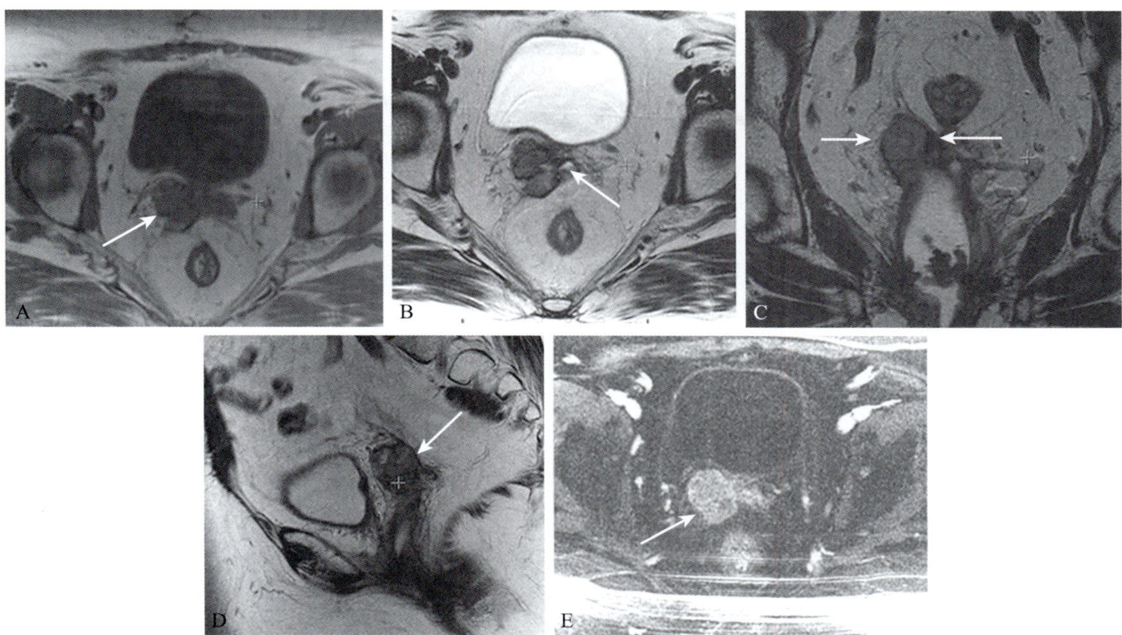

图25.10　61岁女性，既往有子宫内膜癌病史，2011年接受了全子宫切除术和双侧输卵管卵巢切除术，现表现为阴道出血。轴位T1W MRI（A），轴位T2W MRI（B）、冠状位T2W MRI（C）和矢状位T2W MRI（D）显示一个阴道腔右侧（A～D中白色箭头）分叶状肿块，在T2信号不均匀；E.轴位T1W脂肪抑制图像显示肿块明显强化（白色箭头），组织学证实为子宫内膜癌复发，因此患者需进行盆腔切除手术

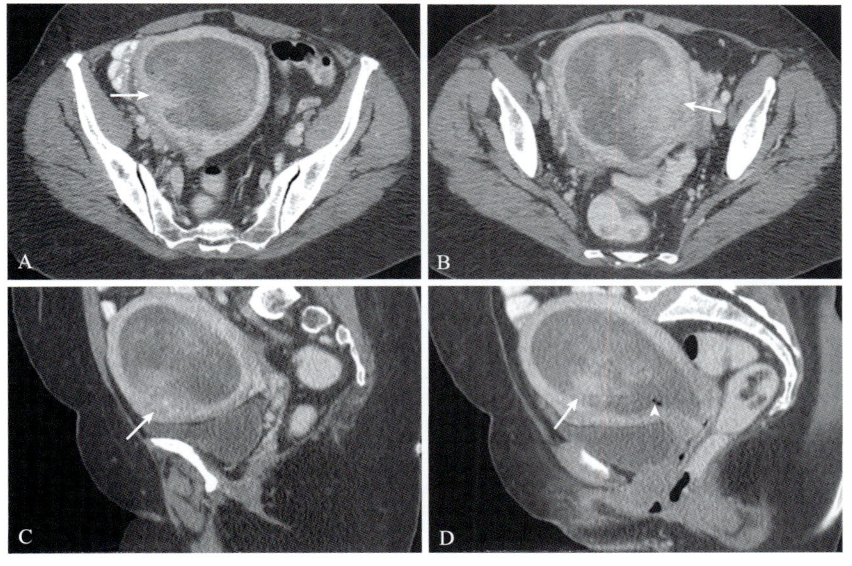

图25.11　62岁女性，因子宫肉瘤样癌导致绝经后出血。A.增强CT显示子宫内膜腔右侧广泛的浸润性病变强化（白色箭头），周围低密度，子宫内膜腔扩张，疑似坏死；B.增强CT显示子宫内膜腔内偏左的息肉状强化肿块（白色箭头），周围低密度，疑似坏死；C.矢状位CT重建显示子宫肌层前侧结节性强化（白色箭头），周围低密度，子宫内膜腔扩张；D.矢状位CT重建显示扩张的子宫腔和腔内肿块（白色箭头），与之相关的是之前活检造成的点状气体积聚（短箭头）

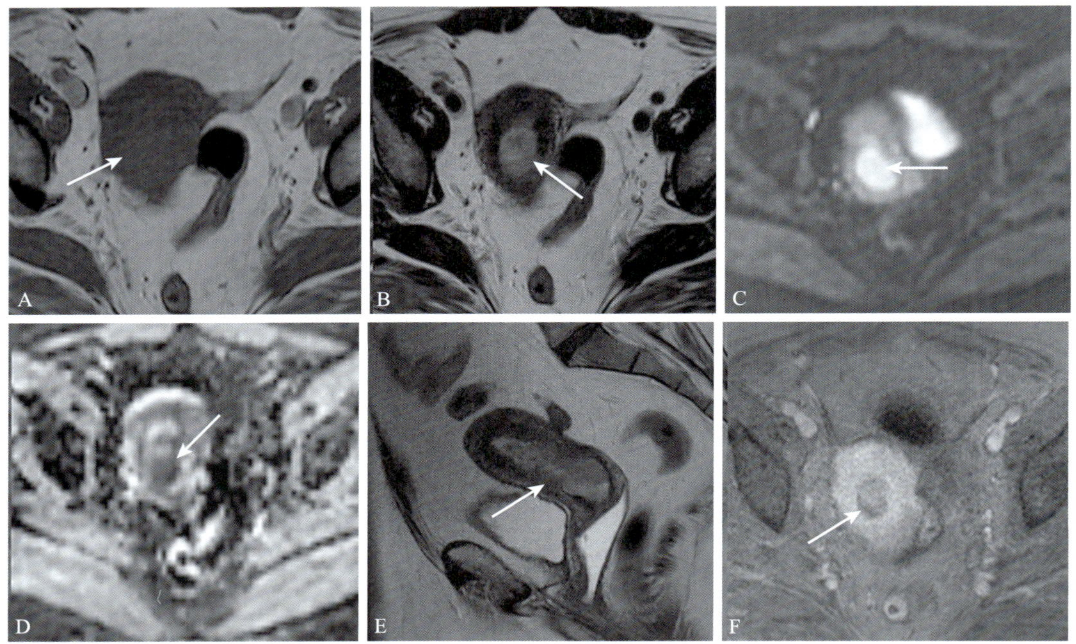

图25.12 55岁女性因肉瘤样癌导致绝经后出血。轴位T1WI（A）和轴位T2WI（B）MRI显示一个T1等信号，T2高信号的肿块（白色箭头）；轴位DWI（C）和轴位ADC（D）图像显示这个肿块的扩散受限（白色箭头），DW图像呈高信号、相应ADC图像上呈低信号；E.矢状位T2W图像显示肿瘤的范围（白色箭头），占据子宫内膜腔并向下扩展至扩张的子宫颈管；F.轴位增强后脂肪抑制MRI显示肿块相对强化不明显（白色箭头），这是一个非特异性发现，也常见于子宫内膜癌

超声检查

盆腔和经阴道超声通常作为评估绝经后妇女异常阴道出血的首选影像方法。在绝经后妇女中，如果超声测量的子宫内膜双层厚度小于5mm，其对子宫内膜癌的检出敏感度为96%，特异度为61%。超声还能在一定程度上评估肿瘤对肌层侵入深度。一项涵盖184项研究的荟萃分析显示，超声对深层肌层侵入的检测敏感度为82%，特异度也为82%。然而，超声无法评估肿瘤是否已扩散至邻近器官。子宫腔造影可帮助区分腔内肌壁肿块与更广泛、均匀增厚的子宫内膜。

磁共振成像

MRI是术前评估盆腔疾病分布的首选影像学方法，包括肌层侵入深度、淋巴结状况及邻近软组织侵犯等。为妇科解剖评估定制的专用盆腔MRI方案对于提高诊断准确性至关重要。在进行MRI检查前，患者需排空膀胱并注入阴道凝胶，以帮助明确肿瘤是否涉及阴道或子宫颈。阴道凝胶也有助于最小化磁敏感伪影，从而提高DWI的质量。在我们的机构，患者会被提供一个装有60ml体温的超声凝胶（Aquasonic 100；Parker Laboratories，Fairfield，NJ）的塑料管。患者通常在MRI检查台上左侧躺卧时将凝胶注入阴道，一般注入30～60ml凝胶即可。

在MRI上，正常子宫具有三个不同的层次，这在T2W图像上最为清晰可见：①构成子宫内膜的高信号内层；②中层为低信号的结合带或内肌层；③呈中等信号的外肌层。出血灶在T1W图像上为高信号，而坏死灶在T2W图像上也表现为高信号。

制订妇科MRI方案的关键要素包括小视野（例如，24cm）成像，用于观察子宫、子宫颈、阴道和盆腔侧壁。这有助于原发肿瘤的可视化及评估盆膜受累情况，尤其是通过多平面或三维等向同性T2W采集而避免脂肪饱和。当子宫向左或右倾斜偏离中线时，获取斜轴位T2W图像可帮助精确解释，确保在这些情况下准确描述盆膜侵犯。利用ADC图结合轴向和（或）矢状位DWI，可以识别与正常子宫颈、子宫或阴道相关的肿瘤，并在治疗后的情况下区分存活的肿瘤与治疗后的纤维化。在注射对比剂后获取的骨盆图像有助于确定肿瘤的增强程度、邻近器官的侵犯或治疗后的瘘管。骨盆的轴向非增强T1加权图像有助于检测局部淋巴结的转移性疾病。

子宫内膜癌在T1加权成像中通常表现为低信号肿块，在T2加权成像中表现为中等信号肿块。T2加权成像中的信号通常低于子宫内膜，高于结合带。MRI上清晰显示肌层侵犯和子宫颈间质侵犯。肌层侵犯在T2加权成像上最为明显，表现为中等信号的肿瘤破坏了低信号的结合带。特别是在未经治疗的情况下，肿瘤常与扩散受限区域相关，在DWI上呈高信号，在相应的ADC图上呈低信号。增强扫描显著提高了对肌层侵犯深度的评估能力，与正常子宫内膜相比，子宫内膜癌的强化不明显，尤其是在延迟序列上。综合考虑T2加权和增强图像，对肌层侵犯的评估准确率达到98%。类型2肿瘤通常表现出异质形态、出血和坏死区域，以及深层肌层侵犯。与未显示宫颈间质侵犯的Ⅰ期患者相比，肿瘤累及宫颈间质可将患者分为Ⅱ期。宫颈间质侵犯在T2加权图像上表现为相对于正常宫颈间质的中到高信号，MRI对宫颈间质侵犯的敏感度和特异度分别为95%和80%，MRI对子宫内膜癌分期的总体报告准确率为85%～93%。肌层侵犯深度和宫颈肿瘤的受累具有重要的临床意义，淋巴结转移的发生率从浅层肌层侵犯的3%增加到深层肌层侵犯的46%。对于Ⅰ期和Ⅱ期肿瘤，如果肌层侵犯超过50%，则存在子宫颈阳性或子宫外扩散的风险，这种增加的淋巴结转移风险在某些机构中可能需要进行淋巴结清扫术。对于更晚期（Ⅲ期）的疾病，MRI为外科医师提供了关于肿瘤扩散程度、子宫大小、腹水存在与否及附件病变的信息，这些信息有助于选择手术方式，包括开腹手术、经阴道手术或腹腔镜手术，以及是否需要进行淋巴结切除术。

计算机断层扫描

胸部和腹部的CT扫描对评估淋巴结和远处转移性疾病非常有用，因为与MRI相比，CT的快速获取和更大的视野（field of view，FOV）使其更具可行性。子宫内膜癌通常表现为子宫内膜腔内的低密度肿块，但这一表现并非特异性的病理特征，也可见于子宫内膜息肉或黏膜下平滑肌瘤。与MRI相比，CT在软组织分辨率上的不足限制了其用于初级分期的效用，其检测子宫肌层侵犯的敏感度和特异度分别为40%～83%和42%～75%。

正电子发射断层扫描/计算机断层扫描

FDG-PET/CT是全身肿瘤分期和功能评估的一个重要工具。在许多恶性肿瘤中可以观察到FDG摄取增加，通常使用FDG SUV_{max}来进行评估。FDG摄取的变化不仅对检测早期肿瘤复发有用，而且也是疗效反应评估和复发预测的指标。研究者们已对PET/CT在“T”分期的预后价值产生了兴趣。一项前瞻性研究表明，初始SUV_{max}较高的患者与FDG摄取值低的患者相比，无病生存期（disease-free survival，DFS）和OS显著较低。多变量分析显示，SUV_{max}是DFS和OS的独立预后因子，优于CA125血清水平和MRI上的最小表观扩散系数（minimum apparent diffusion coefficient，ADC_{min}）。在此环境下，PET/CT用于初级分期的实际限制与CT相对于MRI的低软组织分辨率有关。最近的数据表明，PET/CT可能无法准确检测新诊断的高风险子宫内膜癌患者的子宫外疾病。PET/CT在检测淋巴结转移方面确实有价值，以前的出版物显示其检测盆腔和腹主动脉旁淋巴结转移的特异度（99.6%）和准确率（97.8%）很高，尽管随着淋巴结直径的减小（对于10mm和4mm的病变，从93.3%降至16.7%），其敏感性会降低。

正电子发射断层扫描/磁共振成像

一体化PET/MRI是一种新近开发的成像方式，能够在一次检查中同时获取PET和MRI的数据。与PET/CT相比，它对患者的辐射剂量更低，并结合了PET在检测子宫外播散的优势和MRI软组织分辨率高的优势。它可以评估来自PET和MRI的定量功能成像生物标志物（例如，DWI和动态增强成像），这些生物标志物可以为治疗反应评估提供信息。迄今为止的研究已探讨了在妇科恶性肿瘤患者（包括子宫内膜癌患者）的异质群体中，一体化PET/MRI检测原发或复发肿瘤的诊断准确性。PET/MRI的诊断准确性已被报道优于单独MRI，并与PET/CT相当。目前正在研究一体化PET/MRI对子宫内膜癌初级分期的诊断准确性。先前的工作中，在47例新诊断的子宫内膜癌患者中使用PET/MRI，评估了成像生物标志物与病理预后因素之间的相关性。结果显示SUV_{max}与ADC_{min}之间存在显著的负相关（$r=-0.53$；$P=0.001$）。此外，SUV_{max}在高级别、深度肌层侵犯、子宫颈侵犯、淋巴血管间隙受累及淋巴结转移的肿瘤中显著增高。在高级别、高分期和子宫颈侵犯的肿瘤中，发现ADC_{min}值较低。这些数据和其他研究结果表明，FDG-PET的代谢活动和DWI在评估子宫内膜癌患者预后信息的价值，强调了一体化PET/MRI作为一站式多模态成像模式的重要性。

要点 影像学评估

- 术前影像学检查应明确肿瘤的部位和范围，包括肌层浸润深度和宫颈间质受累情况、可疑的淋巴结转移位置、侵及邻近软组织的范围和是否存在转移性病变。
- MRI是术前评估疾病起源、肌层浸润深度、有无淋巴结转移和邻近软组织浸润范围的首选成像模式。
- CT、PET/CT及最新的PET/MRI技术，均可用于评估远处转移性病变。

治疗

子宫内膜癌的标准一线治疗是手术，包括子宫切除术和双侧输卵管卵巢切除术（bilateral salpingo-oophorectomy，BSO）。虽然腹膜细胞学评估已从FIGO分期系统中排除，但仍可通过手术时存在的腹水或腹膜冲洗液进行腹膜细胞学评估。有时，如果术中发现可疑区域，也会进行网膜取样。由于生物学和临床行为的相似性，子宫肉瘤样癌被视为高级别子宫内膜癌进行治疗。

是否在手术中同时进行盆腔和主动脉旁淋巴结切除，特别是在下腹主动脉动脉上下的淋巴结群，这在不同中心和地理区域间存在争议。在美国，当子宫内膜癌局限于子宫内时，会进行有限的分期手术，包括盆腔和主动脉旁淋巴结清扫。支持和反对盆腔和主动脉旁淋巴结清扫的论点在文献中均有描述，对于Ⅱ型及部分Ⅰ型子宫内膜癌患者进行彻底的淋巴结清扫。

对于局部晚期或转移性子宫内膜癌的化疗通常包括基于紫杉醇、铂类化合物和蒽环类药物的方案，这些药物通常联合使用（如卡铂/紫杉醇），而不是单独使用。在某些情况下，这些药物与放疗结合使用。如果肿瘤中含有适当的类固醇激素受体，可以使用激素疗法。

放射疗法用于治疗无法手术的子宫内膜癌患者。对于无法接受手术的患者，采用外照射放疗和（或）近距离治疗作为子宫内膜癌的合理主要治疗方式。文献中关于最佳放疗方式的争议，尤其针对中高风险子宫内膜癌，这与患者选择、分级经验及病理学家对这些肿瘤子宫肌层侵犯深度的评估有关。

文献中还总结了几项临床试验和多种使用细胞毒性及新型靶向药物的治疗方案。

要点　治疗

- 手术是子宫内膜癌患者的首选治疗方法。
- 对于无法接受手术的子宫内膜癌患者，采用外照射放疗和（或）近距离治疗作为主要治疗方式。
- 化疗和放疗可用于姑息治疗；使用新型靶向药物可能有助于实现更长的生存期和降低治疗相关毒性。

监测、治疗后并发症和疾病复发

在完成手术和适当的分期治疗后，通常在最初的2～3年密切跟踪患者，评估疼痛、体重减轻和阴道出血等最常见的症状，这些症状会提醒主治医师注意复发和（或）转移性疾病的可能性。影像学检查在确定复发或转移性疾病的范围方面发挥作用，通常使用CT、MRI和PET/CT。根据NCCN指南，患者可根据治疗方式（保留生育能力与否）每6个月进行一次CT或MRI检查。复发风险通常较低，但在Ⅱ型肿瘤患者、初次治疗时具有不良预后因素的患者及晚期病变患者中复发风险较高。CA125是一种在监测期间有助于评估复发病变的生物标志物。在我们的一家机构（C.G., P.R.B., G.R., A.M.，K.S.，A.M.V.）对高风险患者的CA125水平每3～6个月评估一次，前两年如此，并在此后每年评估一次。

手术过程和术后恢复可能引起潜在并发症，如肠梗阻、瘘管形成和伤口感染。化疗的毒性反应包括各种程度的恶心、呕吐和感染，以及胃肠道、肾脏、血液学和神经毒性。

放疗的并发症取决于所使用的技术：阴道与盆腔近距离放疗、扩展野或全腹部放疗。放射区域的器官会根据放射剂量受到损害，典型的风险器官包括乙状结肠、直肠和膀胱。

术后，患者第1年每3个月检查一次，第2年每4个月一次，第3～5年每6个月一次，之后每年一次。每次访问都进行盆腔检查。此外，第1年每6个月进行一次Pap检查（子宫颈抹片检查），之后每年一次。每年进行一次胸部X线检查。根据临床需要安排其他影像学检查。

CT、MRI和PET/CT都是评估复发的常用工具。以前发布的报告描述了复发的中位时间为13个月。最常见的复发部位是盆腔淋巴结、阴道、腹膜和肺部。

要点　监测、治疗后并发症和疾病复发

- 影像学检查在确定疾病复发或转移的程度中起着一定的作用，通常使用CT、MRI和PET/CT进行评估。
- CA125是在监测期间评估疾病复发的有效生物标志物。

新疗法

我们对子宫内膜癌分子生物学的理解已取得进展。子宫内膜癌的分子变化包括肿瘤抑制蛋白PTEN及相关途径的改变、微卫星不稳定性、*KRAS*突变、*P53*突变和HER-2/neu表达的改变。这些发现的一部分已用于临床实践。例如，将曲妥珠单抗（一种HER-2抑制剂）添加到联合化疗中，表现优于单独化疗，在HER-2阳性的子宫浆液性癌症中尤其如此。联合抗PD-1抗体帕博利珠单抗的多激酶抑制剂lenvatinib，也已被美国FDA批准用于晚期复发的子宫内膜癌。其他靶向疗法针对的是mTOR、人类EGFR和VEGF。对于子宫体疾病的所有可用靶向疗法的全面讨论超出了本章节的范围。

结论

子宫内膜癌是子宫体最常见的恶性肿瘤。这种癌症的最重要危险因素是年龄。子宫内膜癌的首选治疗方法是手术。对于无法手术的患者采用根治性放疗结合化疗。推荐采用多学科团队管理来评估和管理这些患者。关于在选定人群中使用预先淋巴结切除术、放射治疗技术和化疗方案的选择仍存在争议。随着对子宫内膜癌生物学理解的深入，预计将推动更多靶向药物的研发。影像学在诊断、分期和监测子宫内膜癌患者中发挥着不可或缺的作用，其中MRI主要用于局部分期，而CT和PET/CT用于检测远处转移性病变。PET/MRI是一种较新的成像方式，可以同时进行PET和全身MRI成像，为子宫内膜癌提供一站式的综合成像方式。

II. 子宫体恶性间质肿瘤

引言

子宫肉瘤是一种侵袭性肿瘤，可以分为纯同源型或混合型。纯同源型包括平滑肌肉瘤（leiomyosarcoma，LMS）和子宫内膜间质肉瘤（endometrial stromal sarcoma，ESS）。腺肉瘤是最常见的混合型肿瘤。恶性混合性米勒氏肿瘤（即子宫腺肉瘤）最近已被重新归类为癌症，因为它在病理和临床行为上与高级别子宫内膜癌更为相似。子宫肉瘤与常见的子宫内膜癌在生物学基础上有所不同，导致其临床特征明显不同，通常更具侵袭性。然而，这些肿瘤的发病率低（占所有子宫癌的3%），给患者管理带来了挑战，因为关于治疗选择的随机研究很少。通常情况下，病理诊断是指导患者及其主治医师治疗决策和预后评估的关键。例如，在子宫腺肉瘤患者的先前研究中显示，肿瘤的肉瘤样过度生长和淋巴血管间隙侵犯增加了复发风险，使PFS和OS缩短。尽管这些肿瘤的外科管理不需要常规的淋巴结清扫，因为淋巴结转移很罕见，但复发可能在初次诊断多年后发生，因此需要长期监测。

流行病学和危险因素

肥胖、年龄、非洲裔美国人种族和生育史是与子宫肉瘤相关的某些风险因素。既往的盆腔放疗是LMS的一个弱危险因素。已确认使用他莫昔芬会增加子宫肉瘤的风险。

临床表现

子宫肉瘤患者最常见的症状是异常阴道出血和可触及的盆腔肿块。其他症状和体征包括腹部和（或）盆腔疼痛、压力感和阴道分泌物异常，有些患者检查时可见肿瘤从宫颈口突出（图25.13～图25.15）。这些肿瘤很少在Pap涂片上被检测到。如果子宫肉瘤不涉及子宫内膜，子宫内膜活检可能无法揭示任何问题。尽管子宫肉瘤的临床表现相似，但它们的病理特征和传播模式因肿瘤类型而异，需要分别描述。

最常见的纯间质子宫肉瘤是LMS，占所有子宫肉瘤的30%和所有子宫恶性肿瘤的1%～2%。LMS更常见于40岁以上的女性。术前通常不怀疑是LMS，因为外科医师可能误认为是在手术探查或病理检查时发现的良性平滑肌瘤。然而，对于未接受激素替代治疗的绝经后女性，如果盆腔肿块逐渐增大，应怀疑恶性肿瘤。通常，LMS是一种单独的肌壁内坏死性肿块，边界不清晰，具有侵袭性边缘，并且通常不突出子宫肌层。这些肿瘤的典型特征包括严重的核异型性、高细胞密度和高有丝分裂率，每10个高倍视野下超过15个有丝分裂象。除非LMS扩展到子宫外，否则淋巴结转移不常见，在这种情况下，盆腔和腹主动脉旁淋巴结可能受累。有时，尽管淋巴结组织触诊正常且没有子宫外扩展的证据，LMS也可以出现淋巴结转移。LMS通过血行传播到肺部、肝脏、大脑、肾脏和骨骼。

ESS是纯恶性间质子宫肿瘤的第二常见类型。这些肿瘤的细胞类似于增生期子宫内膜的子宫内膜间质细胞。目前，ESS被分类为子宫内膜间质结节、低级别ESS和未分化子宫内膜肉瘤。后者曾被分类为高级别ESS。现在，ESS一词仅限于低级别ESS。子宫内膜间质结节，作为最不常见的纯子宫内膜间质肿瘤，通常是一个孤立的、界限清晰的、膨胀性但非侵袭性的肿瘤，边缘光滑。这些肿瘤通过子宫切除术治愈，预后良好。

ESS占所有含有间质成分的子宫恶性肿瘤的10%～15%。这些肿瘤在40～55岁年龄组中更为常见，有高、低两个级别的亚型；25%的患者可能无症状。这些肿瘤的核异型性轻微，通常不发生坏死，有丝分裂指数低（每10个高倍视野＜5个有丝分裂象），子宫肌层侵入程度和边缘不规则程度不同，倾向于累及子宫旁静脉和淋巴管。一些肿瘤可能会填满子宫腔并可能扩展到子宫颈管。复发通常发生在腹部和盆腔，也可能在肺中发生。

未分化子宫内膜肉瘤非常具有侵袭性，表现为严重的核多形性、高度的破坏性子宫肌层侵入、坏死和高有丝分裂活性（每个高倍视野＞10个有丝分裂象）。它通常缺乏平滑肌或子宫内膜分化特征。这种生物学行为与局部复发和远处转移的高风险相关。

较罕见的腺肉瘤是一种混合肿瘤，通常发生在绝

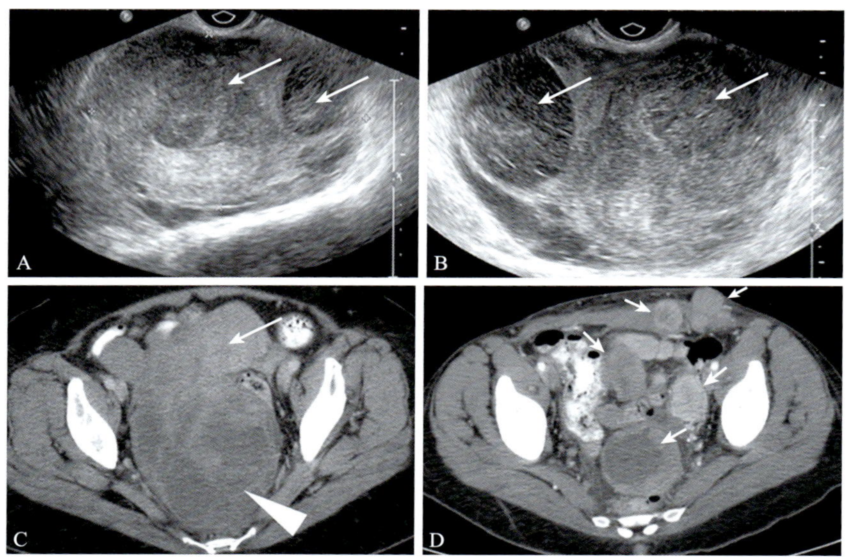

图 25.13　60 岁女性因腹痛就诊，被诊断为子宫平滑肌肉瘤。A 和 B. 经腹盆腔超声声像图显示巨大分叶状子宫，内含圆形低回声异质性肿块（白色箭头）。整个子宫不能在单一视图中完全显示；C. 轴位增强 CT 显示多叶和不均匀强化的肿瘤取代了正常子宫，有明显强化区域（白色箭头）和不强化区域（白色箭头头）；D. 轴位增强 CT 显示盆腔淋巴结转移、腹膜种植转移以及前腹壁肌肉内和皮下种植转移（白色箭头）

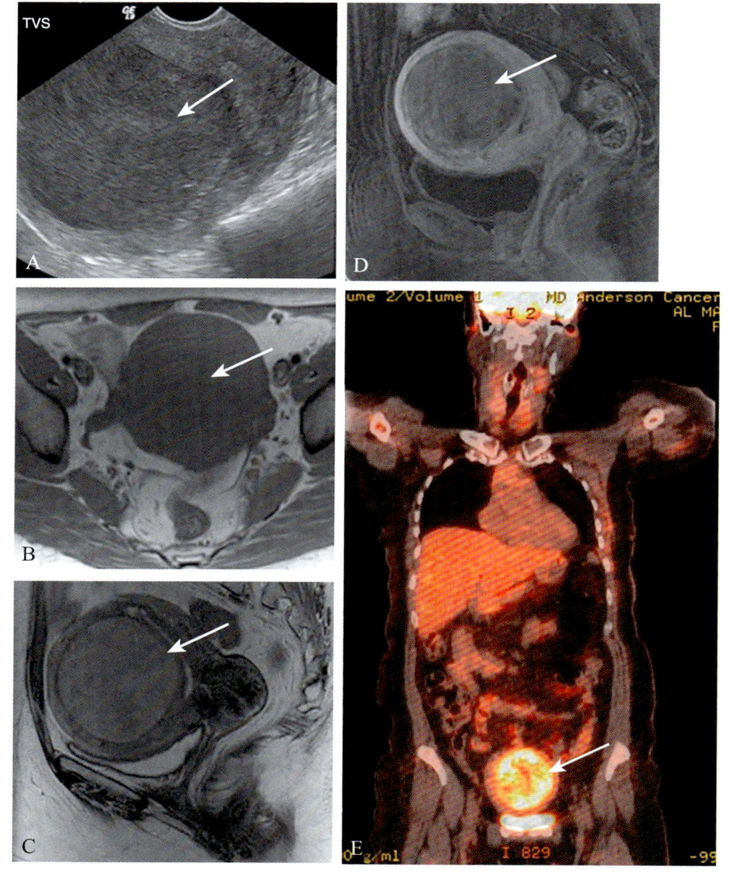

图 25.14　54 岁女性因阴道出血就诊，诊断为子宫内膜间质肉瘤。A. 经阴道超声显示一个实性、略低回声、异质性的子宫肿块（白色箭头）；B. 轴位 T1W MRI 显示子宫体积增大，均匀低信号。肿块的位置（白色箭头）与邻近的结合带和子宫肌层无法区分；C. 矢状位 T2W MRI 显示子宫内膜腔内的高信号肿块（白色箭头）；D. 矢状位增强 T1W 脂肪抑制图像显示此肿块相对于子宫肌层的低信号（白色箭头）；E. 冠状位多平面重建融合 PET/CT 显示与子宫内肿块相对应的高代谢活动（白色箭头）

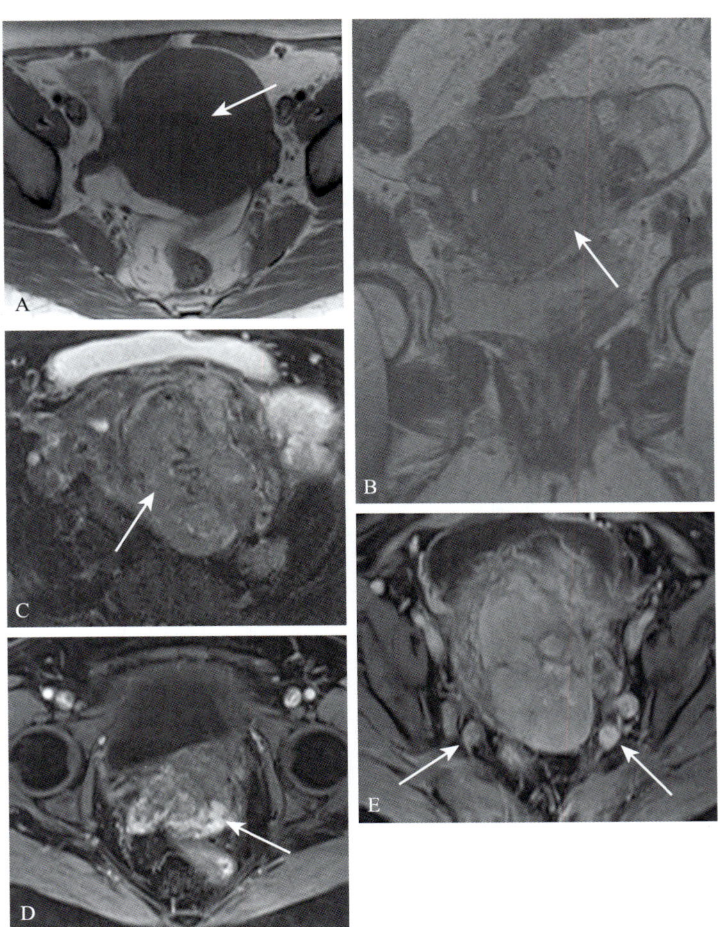

图25.15　54岁女性因左髋部疼痛就诊，诊断为未分化子宫内膜肉瘤。矢状位T2W MRI（A）和冠状位T2W MRI（B）显示一个大的、多叶的、T2高信号肿块（图A和B中的白色箭头）；C.轴位T2W图像重新显示T2高信号的肿块。肿块内显著的血管以点状和蛇行信号空洞形式出现；D.增强动脉期图像显示下盆腔内肿瘤的明显强化区域（白色箭头）；E.轴位增强延迟图像显示中线盆腔内连续强化的肿瘤，以及双侧内髂淋巴结转移（成对白色箭头）

经后妇女中，但在青少年和年轻成年人中也有报道。这些肿瘤的恶性潜力较低，起源于子宫内膜。腺肉瘤可以填充子宫腔并突出于子宫颈口。腺肉瘤可能出现局部出血、坏死和囊性变。它们是良性上皮和低级别肉瘤的混合体，通常为子宫内膜间质类型。根据肉瘤成分的比例，疾病的传播主要是到盆腔淋巴结，复发倾向于发生在盆腔和阴道。

要点　临床表现

- 子宫肉瘤具有侵袭性，并可细分为纯同源型或混合型。
- 子宫肉瘤最常见的表现是围绝经期或绝经后患者的异常阴道出血和盆腔肿块。这些是伴有坏死和出血病灶的典型大肿块。
- 肿瘤的扩散方式取决于肿瘤类型。

分期评估

与子宫内膜癌相比，子宫肉瘤的行为更具侵略性，并且与较差的预后相关。在2009年之前，子宫内膜癌的FIGO分期系统也被用于子宫肉瘤的分类（表25.2）。2009年，FIGO发布了专门针对子宫肉瘤的分期系统。这一系统实际上包括两个不同的分期体系：一个用于LMS和ESS（表25.2），另一个用于腺肉瘤。子宫腺肉瘤应使用子宫内膜癌的分期系统进行分期。

要点　分期

- 子宫肉瘤的分期遵循2010年国际妇产科联合会（FIGO）的分期标准（表25.2）。

影像学

目前，尚无能够明确区分子宫肉瘤的病理影像学特征。未进行激素替代治疗的绝经期或绝经后妇女出现快速增大的肿块通常应怀疑子宫肉瘤。多种影像学方式被用于初步诊断及随访，以评估这些患者的状况（图25.8～图25.11）。类似于子宫内膜癌的影像学方案，经阴道超声和盆腔MRI被用于肿瘤初步分期，而CT或PET/CT主要用于评估转移性疾病，放射性核素骨扫描可用于评估骨转移病变。

在盆腔和经阴道超声检查中，子宫肉瘤往往表现为异质性，回声不均，边界不清晰，并可能占据整个子宫腔。子宫内膜与子宫肌层的交界可能看不清楚。如果子宫肿块非常大，超声的FOV可能无法完全显示子宫肿块，且由于超声频率的限制，肿块的穿透可能受到限制。通过彩色多普勒和能量多普勒对这些肿块的血管评估的结果多样且缺乏特异性，例如，可以观察到肿瘤血管的低阻抗，但这不一定能够明确提示恶性过程。LMS的超声影像通常显示为一个大的不均匀混合回声肿块。LMS因为体积过大而超出超声探头的FOV。

CT无法可靠地区分子宫肉瘤的亚型。CT的典型发现包括子宫增大、异质性增强、出血和坏死的低密度区域。CT是评估腹水、淋巴结转移和远处转移疾病的有效影像学方式，这些状况在这些患者中比在子宫内膜癌患者更常见。CT上也有一些描述子宫肉瘤的特征性表现。LMS会表现为一个位于增大子宫中的肿块，在无对比剂影像中可能显示出坏死和（或）出血区域。在静脉注射对比剂后，LMS显示不均匀强化，并且比正常子宫组织的衰减程度更低。若迅速增长的子宫肿块中没有钙化，可以表明潜在的LMS，并有助于与典型的平滑肌瘤区分开。

如同子宫内膜癌一样，由于MRI在子宫内膜和子宫及子宫颈的肌肉层之间具有更高的软组织对比度，MRI在子宫肉瘤的初步分期中发挥着核心作用。静脉注射对比剂增强扫描可以进一步显示病变特征。术前使用盆腔MRI来评估子宫肿块，分期并评估局部肿瘤范围、深层子宫肌层和子宫颈基质侵犯、淋巴结转移和盆腔区域淋巴结、软组织和骨骼转移情况。治疗后，MRI也可以在随访中用来评估疾病复发和治疗反应。在T1W成像中，LMS往往呈现低或中等信号。出血灶的信号取决于出血的时间。与正常子宫肌层的信号相比，LMS往往呈中等信号。在静脉注射对比剂后，会出现不均匀增强，可以显示相对于正常子宫肌层的增强和减弱信号。早期的血行传播很常见。尽管MRI在鉴别LMS与退行性纤维瘤方面的作用可能有限，但在不规则边缘和坏死的背景下的快速生长可能有帮助。将LMS与平滑肌瘤区分开的特征包括结节状边界、出血和中心未强化区域（这些也有助于评估）。ESS也可以表现为在T1W和T2W脉冲序列上不均匀信号肿块。值得注意的是，子宫内膜间质结节在MRI上可能类似于正常的子宫内膜间质细胞并类似于子宫腺肌症，表现为在MRI上结缔区域的扩展的低信号区域。未分化的子宫内膜肉瘤更可能表现为多发性肿块，这些肿块在T2W影像上呈高信号，伴出血和坏死。在对比剂注射后，这些肿块呈不均匀信号，与正常子宫肌层相比为等至高信号，肿瘤与子宫肌层之间的界限不清，肿瘤内通常存在侵入子宫肌层的组织带。未分化子宫内膜肉瘤通常观察到显著的新生血管，以及沿着血管、韧带和输卵管的连续性肿瘤扩展，早期的淋巴血管侵犯和单独的子宫肌层肿瘤沉积。在MRI上，腺肉瘤表现为不均匀强化肿块，伴有扩散受限和动态增强MRI上的快速对比剂灌注和排出，反映了肿瘤供血的低阻力血管网。可以看到息肉状组成部分，伴有潜在的子宫肌层侵犯和囊性变。肿块可能突出于宫颈口，这一发现在矢状位T2W影像上最容易显示。

PET/CT及最近的PET/MRI在子宫肉瘤的临床应用与子宫内膜癌相同，它们能够在初次分期时显示远处病变、评估治疗反应以及识别复发区域。然而，关于子宫肉瘤的PET或PET/CT研究非常少。

表25.2 国际妇产科联合会子宫肉瘤（包括平滑肌肉瘤和子宫内膜间质肉瘤）外科分期系统

国际妇产科联合会分期	定义
Ⅰ	肿瘤局限于子宫内
ⅠA	肿瘤最大径≤5mm
ⅠB	肿瘤最大径>5mm
Ⅱ	肿瘤扩展到子宫外，位于盆腔内
ⅡA	肿瘤侵犯附属器官
ⅡB	肿瘤侵犯其他盆腔组织
Ⅲ[a]	肿瘤浸润腹部组织
ⅢA	一个部位
ⅢB	多个部位
ⅣA	肿瘤侵犯膀胱或直肠
ⅢC	区域淋巴结转移
ⅣB	远处转移（不包括附属器官、盆腔和腹部组织）

子宫腺肉瘤应按子宫内膜癌分期（表25.1）

a.对于Ⅲ期疾病，病变必须浸润腹部组织，而不只是突入腹腔

引自：D'Angelo E，Prat J. Uterine sarcomas：a review. Int J Gynaecol Obstet. 2010；116：131-139. Copyright 2010，with permission from International Federation of Gynecology and Obstetrics

转移性疾病

子宫转移性疾病很少见，但已有报道显示来自各种外生殖器癌症，包括乳腺、胃、结肠和肺的原发性肿瘤的转移。这些转移灶会改变子宫的形状和大小，受累的子宫肌层会表现出异质性。MRI是检出疑似子宫转移的主要影像学方式。当怀疑有伴随的子宫外转移性疾病时，也可以考虑使用CT和PET/CT。

要点 影像学

- 没有特异性的影像学特征可以区分各类子宫肉瘤，尽管许多影像学表现，包括弥漫性子宫肿瘤累及、出血和坏死，可以引起对这些侵袭性病变的怀疑。
- 与子宫内膜癌相似，进行主要肿瘤分期的最佳成像模式是MRI。
- CT、PET/CT和最新的PET/MRI可用于评价远处疾病、复发性疾病，并在适当情况下评价治疗反应。

治疗

平滑肌肉瘤

LMS是极具侵袭性的肿瘤，即使在早期诊断，复发率也可高达53%～71%。标准治疗方法包括子宫切除，如果肿瘤扩展到子宫外部要进行瘤块减积手术。对于患有LMS的女性，在没有可见的子宫外疾病的情况下，淋巴结受累的比率低，因此不推荐进行淋巴结切除。是否切除卵巢存在争议。在一项对1396例LMS患者的大型回顾性研究中，对341例50岁以下的Ⅰ期和Ⅱ期患者进行了子集分析，发现接受BSO和未接受BSO的患者在生存率上没有差异。因此，对于早期LMS的绝经前女性，保留卵巢是可行的。

对于局限在子宫内的LMS患者，手术切除后进行随访观察是合理的。但通常还会考虑辅助治疗。尽管术后放疗可能降低局部复发率，但尚未证明可以改善生存率。鉴于这些发现及LMS倾向于远处复发，一般不推荐辅助放疗。然而，辅助化疗通常用于LMS患者，多西他赛和吉西他滨是首选的组合。

对于局部复发的LMS患者，有时会采用再次手术切除或放疗。如果发现转移性疾病或多个复发部位，则使用化疗或激素治疗作为系统性治疗。对于某些患者，转移瘤切除术或局部放疗可能有益。使用多西他赛和吉西他滨联合治疗转移性LMS的响应率为15%～42%，包括一线和二线治疗环境。此外，激素治疗可能对复发或转移性LMS的女性有益。有50%～60%患者的肿瘤表达激素受体。使用芳香酶抑制剂和米非司酮等药物在这些患者中已观察到治疗反应。

子宫内膜间质肉瘤

ESS是侵袭性不强的肿瘤，预后好于LMS。标准治疗主要是手术，包括子宫切除术和BSO，因为这些肿瘤通常对激素敏感。是否在ESS患者中进行淋巴结切除存在争议。已报道的ESS淋巴结受累发生率为0～33%。然而，这些研究未显示淋巴结切除与生存益处相关，因此尚不清楚是否应在ESS女性中进行此操作。

鉴于ESS的良好预后和与之相关的长期缓解，通常建议对术后的早期病变进行随访观察。通常不使用辅助放疗和细胞毒性化疗。然而，大多数ESS肿瘤表达雌激素受体（estrogen receptor，ER）和孕激素受体（progesterone receptor，PR），因此可以考虑激素治疗。使用的药物包括孕激素、促性腺激素释放激素（gonadotropin-releasing hormone，GnRH）类似物和芳香酶抑制剂。对于哪些ESS患者应该用激素治疗和（或）使用哪些药物尚无共识。通常建议在绝经后或进行BSO且肿瘤表达ER和PR的患者中使用芳香酶抑制剂或孕激素。在保留卵巢的绝经前女性中，建议使用GnRH类似物作为辅助治疗。治疗应持续5年。鉴于ESS肿瘤的高激素敏感性，应避免在这些患者中使用雌激素治疗和他莫昔芬，因为可能增加复发风险。

在复发或转移性ESS患者中，如果疾病局限于孤立区域，则考虑外科切除。广泛或残留病变通常用激素治疗，对于激素治疗后进展的患者或那些未分化子宫内膜肉瘤的患者，应使用化疗。

未分化子宫内膜肉瘤

由于未分化子宫内膜肉瘤曾被分类为高级别ESS并与低级别ESS合并，针对这些肿瘤的治疗文献很有限。它们是高度侵袭性的恶性肿瘤，预后极差。治疗主要是手术，但由于复发风险高，通常会给予辅助放疗和（或）化疗。对于辅助或姑息性化疗方案，目前没有共识，但常用卡铂和紫杉醇。

腺肉瘤

腺肉瘤通常预后良好，除非伴有子宫肌层侵犯或肉瘤样过度生长。标准治疗包括手术，进行子宫切除和BSO，因为这些肿瘤通常是局限性的。在伴有子宫肌层侵犯或肉瘤样过度生长的患者中，应考虑辅助放疗和（或）化疗。

要点 治疗

- 治疗建议因组织学类型而异。
- 这些肿瘤具有侵袭性，预后不良。
- 这些肿瘤的分期是根据国际妇产科联合会（FIGO）的分期系统来确定的。

预后

总体而言，子宫肉瘤的预后比其他妇科恶性肿瘤差很多。对于不同类型的子宫肉瘤，最重要的预后因素是分期。与不良预后相关的其他因素包括高组织学分级、肿瘤减灭不充分、淋巴和（或）血管间隙侵犯及高有丝分裂指数。尽管子宫肉瘤的发生率低，难以展示不同组织学类型之间的生存差异，但观察数据显示，ESS和腺肉瘤的预后较好，而LMS的预后较其他子宫肉瘤差。

要点 预后

- 与其他妇科恶性肿瘤相比，子宫肉瘤的预后较差。
- 肿瘤的分期是影响预后的最重要因素。

随访

子宫肉瘤患者在治疗后，将接受定期体检和CT随诊，前3年内每3～6个月进行一次，之后每6～12个月进行一次。根据临床需要进行随访和（或）CT、MRI或PET/CT检查。患者需了解与复发相关的症状。对于患有ESS和腺肉瘤的女性，由于这些疾病有长时间的无病生存间隔和晚期复发倾向，因此需要长期随访。

要点 随访

- 前三年每3～6个月进行一次体检和CT，之后每6～12个月进行一次或根据症状变化调整。
- 根据临床需要使用其他影像学方式评估。
- 通常使用CT临床评估治疗并发症。

新疗法

在过去10年中，一些靶向药物已被批准用于治疗子宫肉瘤。帕唑帕尼（pazopanib），一种多靶点TKI，用于治疗一线化疗失败的子宫肉瘤患者。曲贝替定（trabectedin）联合多柔比星在Ⅱ期试验中显示出作为晚期子宫LMS一线治疗的前景。艾日布林（eribulin）在晚期或转移性子宫肉瘤中的疗效也优于达卡巴嗪。免疫检查点阻断在过去10年中彻底改变了癌症治疗，并且近期开始使用免疫检查点阻断治疗妇科癌症。不幸的是，使用抗PD-1抗体在子宫肉瘤患者中的初步尝试未显示出有希望的结果。尽管如此，正在进行的试验正在探索抗PD-1、放疗和免疫调节剂联合疗法对子宫肉瘤的疗效和安全性。

结论

子宫肉瘤罕见且侵袭性强，预后不佳。这些肿瘤可能是纯同源型或混合型。绝经期或绝经后妇女通常表现为异常子宫出血和盆腔肿块。由于这些肿瘤的罕见性，可用于帮助标准化治疗的随机试验很少。治疗决策主要基于组织学类型，最重要的临床因素是初次就诊时的肿瘤分期。没有病理学影像学特征可以明确区分这些肿瘤实体。MRI是这些肿瘤局部分期的首选影像方式，而CT和PET/CT则用于评估远处转移。

第26章
宫颈癌

Amritjot Kaur，*M.B.B.S.*，*M.D.*；*Claire F. Verschraegen*，*M.D.*；*Harmeet Kaur*，*M.B.B.S.*，*M.D.*

引言

宫颈癌是美国第三大常见的妇科恶性肿瘤。2019年，美国预计将有约13 170例新发病例和4250例死亡病例。全球范围内，宫颈癌是女性第四大常见癌症，2018年全球约有575 000例新发病例和311 000例死亡病例。然而，其发病率在发达国家和不发达国家之间差异很大，每10万名女性中的发病率从2例到75例不等，其中85%的病例发生在欠发达国家。在许多非洲国家，宫颈癌是导致癌症死亡的主要原因，而中国和印度等国家则占全球病例的1/3以上。

20世纪初期，采用Papanicolaou（Pap）涂片进行脱落细胞学检查的筛查方法引入后，宫颈癌的死亡率大幅度下降。然而，来自有筛查项目的国家的最新数据显示，这种方法可能受限。有几个国家报道了宫颈癌的发病率稳定或略有上升。最近的随机试验表明，用人乳头瘤病毒（human papillomavirus，HPV）检测进行筛查比用细胞学筛查对预防侵袭性癌症更为有效。

流行病学和危险因素

在20世纪上半叶，宫颈癌是女性癌症死亡的主要原因。在发达国家，其发病率显著下降。这一成功部分归因于有效筛查测试的开发和实施，同时也归因于宫颈癌的特点，即在其发展为侵袭性宫颈癌之前有一个较长的癌前阶段，而且这些病变一旦被检测到，就可以得到治疗。

在宫颈癌的发展中有许多诱发因素，然而，流行病学研究表明，感染性病原体是最重要的因素。1983年，这种病原体被确定为HPV。虽然HPV感染广泛，但大多数感染在2年内可通过细胞介导的免疫清除，只有少于10%的个体会发展为持续感染。HPV的持续感染在宫颈癌的发展中起着关键作用，几乎所有病例中都能检测到。HPV有许多基因型，其中*HPV-16*和*HPV-18*最具致癌性。单是HPV-16就占了近60%的宫颈癌病例。除了在宫颈鳞状细胞癌的发展中起因果作用外，HPV还与宫颈腺癌、神经内分泌癌及其他非宫颈癌的发生有关。

HPV靶向宫颈上皮中不成熟的基底细胞，而成熟的鳞状细胞对感染具有抵抗力。在宫颈中，鳞状-柱状交界处有大量不成熟的鳞状化生细胞，这一区域也被称为转化区。从解剖学上讲，这里是外宫颈的鳞状上皮与内子宫颈的柱状细胞在外口水平移行的地方。这一环形的化生组织最容易受到HPV感染的致癌作用。

此外，有许多因素与暴露于高致癌风险的HPV感染和低效的免疫反应共同作用，增加了宫颈癌的风险，包括：

1. 多性伴侣和高风险性伴侣。
2. 性传播疾病史（如衣原体或单纯疱疹）。
3. 长期使用口服避孕药。
4. 吸烟。
5. 高产次。
6. 初次性交年龄过早。
7. 低社会经济地位。
8. 免疫抑制状态。
9. 暴露于己烯雌酚。

吸烟是一个独立的危险因素。吸烟，即使是被动吸烟，都与鳞状细胞癌的风险增加有关，但与腺癌无关。宫颈黏液中存在的香烟致癌物质可能与这一观察结果相关。

约80%的人在其一生中会感染HPV，接种疫苗为防止持续感染提供了可靠的防护。第一种HPV疫苗于2014年获批。建议所有11～12岁的青少年接种两剂HPV疫苗，间隔至少5个月。

对于14岁以上的人及有某些免疫抑制状况的人，建议接种三剂疫苗。每种疫苗在临床试验中都被证明是安全有效的。2008—2014年，HPV16/18阳性的Ⅱ级宫颈上皮内瘤变（cervical intraepithelial neoplasia，CIN）比例有所下降。

解剖学和病理学

子宫颈

女性生殖道起源于胚胎期的米勒管，这些管道是由体腔上皮内陷形成的。米勒管发育成输卵管、子宫体、子宫颈和阴道。这一共同的胚胎起源解释了在生殖系统不同部位和腹膜中发生的肿瘤之间的相似性。

子宫有三个不同的解剖部分：子宫体、子宫下段和子宫颈。子宫颈分为阴道上宫颈部分（也称为子宫颈峡部）和阴道部分。子宫颈的阴道部分或阴道部子宫颈覆盖着非角化的复层鳞状上皮，这层上皮也覆盖阴道。此处在外口处与内子宫颈的柱状上皮相移行，这就是所谓的鳞柱交界或转化区。在这一区域，柱状上皮向鳞状上皮逐渐转变，这导致在年轻女性中，鳞柱交界位于子宫颈的外口水平，随着年龄增长，这一区域逐渐向子宫颈管内迁移。这会对鳞状上皮肿瘤的位置有影响，老年女性的鳞状上皮肿瘤可能表现为子宫颈内的肿块。

鳞状细胞癌是子宫颈最常见的恶性肿瘤，占这一区域所有肿瘤的85%。其次是腺癌，起源于子宫颈管内的柱状上皮，占子宫颈肿瘤的10%。剩下的5%由罕见的病理类型如神经内分泌癌和腺鳞癌组成。

侵袭性鳞状细胞肿瘤的大体形态表现为在外口水平上的浸润性或赘生性肿块。相比之下，腺癌发生在子宫颈管的腔内，因此在体检中难以被检测到。这使得MRI在这些肿瘤的评估中尤为重要。

如前所述，鳞状细胞癌发展之前有一个较长的上皮异常的恶性前期阶段，起源于鳞柱交界处。CIN根据严重程度分为Ⅰ～Ⅲ级。最近这一分类被简化为反映临床管理的两级系统。CIN Ⅰ现在被称为低级别鳞状上皮内病变（low-grade squamous intraepithelial lesion，LSIL），CIN Ⅱ和Ⅲ被称为高级别鳞状上皮内病变（high-grade squamous intraepithelial lesion，HSIL）。大多数LSIL会消退，只有10%进展为HSIL。同样，大多数HSIL，也最常起源于LSIL，也会消失，只有10%会发展为侵袭性鳞癌。在美国，每年检测到约100万例这样的癌前病变，但只有约11 000例被诊断为侵袭性癌。这意味着，通过筛查，许多早期癌症得以诊断和根除，其中许多原本会进展为侵袭性病变。

需要注意的是，尽管巴氏涂片筛查非常有效，但其假阴性率为15%～20%，因此需要重复筛查，特别是在高风险患者中。许多技术如计算机化筛查、液基细胞学技术和HPV分型的应用可以提高准确性。HPV检测在侵袭性癌症筛查中表现尤为有效。

巴氏涂片的另一个局限性是检测腺癌、腺鳞癌和神经内分泌肿瘤效果不佳。因此，这些肿瘤通常在疾病晚期才被发现。

盆腔解剖

了解盆腔解剖的基本概况对于宫颈癌的分期非常重要，因为了解盆腔韧带、血管、腹膜反折和盆腔淋巴结位置对CT和MRI评估至关重要。

从影像学角度看，与子宫、子宫颈和卵巢相关的重要韧带包括阔韧带、圆韧带、子宫骶韧带、主韧带和卵巢悬韧带（图26.1）。

阔韧带是一层从子宫延伸到盆腔侧壁的腹膜反折，上缘包含输卵管。主韧带在阔韧带的基底部走行。它包含脂肪、结缔组织、子宫和卵巢血管、淋巴管以及卵巢和圆韧带。除非存在腹水，否则很难观察到它。圆韧带从子宫前壁穿过腹股沟管到达大阴唇，在CT上容易识别。主韧带是一个重要的结构，从子宫颈上段/峡部和上阴道到闭孔内肌。子宫动脉沿着这条韧带的上方运行。子宫动脉从髂内动脉起源，到达子宫边缘时，它们跨过输尿管，形成"拱形征"，这在CT上经常可以看到。子宫骶韧带从子宫颈和上阴道起始，呈弧形走行到直肠两侧，连接到骶骨的S2～S3段。经过放疗后，这一结构会变厚。卵巢悬韧带携带生殖腺血管到卵巢，这些血管的路径有助于在断层影像中定义其位置。

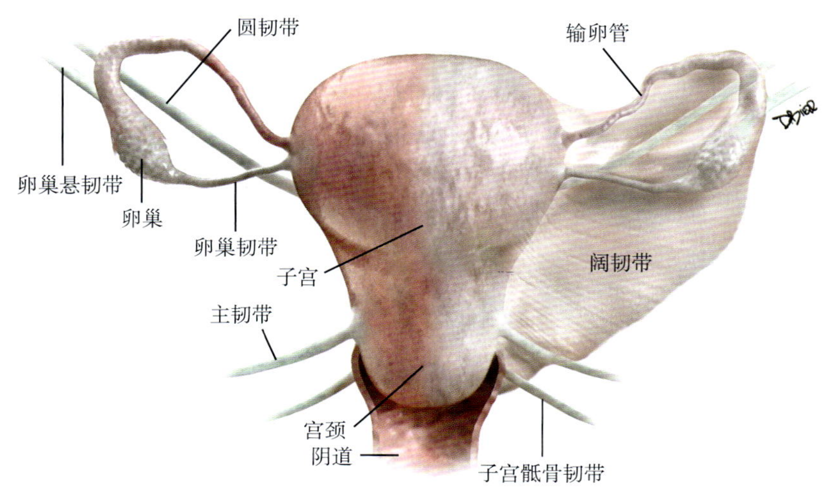

图26.1 子宫解剖

子宫的主要血液供应来自子宫动脉，它们从髂内动脉起源，沿主韧带的上方运行，然后在子宫两侧上升，分为三支，供应输卵管、子宫底和卵巢（图26.2）。卵巢动脉从肾动脉下方的主动脉起源；阴道动脉从髂内动脉起源。

宫旁组织指的是从子宫动脉延伸到盆腔侧壁的组织，位于输尿管上方，而宫旁组织、外宫旁组织或主韧带则位于输尿管下方。宫旁组织环绕子宫颈峡部和上1/3阴道，由输尿管将其分为内侧和外侧部分。内侧宫旁组织由致密的纤维组织组成，外侧宫旁组织则由包围神经和髂内血管及子宫动脉分支的淋巴结组成。

前宫旁组织或膀胱区域由膀胱子宫韧带内侧和输尿管外侧的膀胱侧韧带组成。后宫旁组织或直肠区域内侧是直肠子宫韧带，外侧是子宫骶韧带。

盆腔淋巴结解剖

病变扩散到盆腔淋巴结是肿瘤从子宫颈转移的最常见途径。了解淋巴结扩散途径对影像分析至关重要，因为这些是评估断层影像时应最仔细观察的区域（图26.3）。

盆腔肿瘤扩散首先累及的淋巴结组是脏器周围淋巴结，在宫颈癌的情况下，这些淋巴结位于外侧宫旁区域。接下来是扩散到盆腔侧壁淋巴结。宫颈肿瘤的淋巴转移可以通过三条途径扩散到盆腔淋巴结：①向外侧扩散到髂外淋巴结；②通过髂内血管旁的淋巴结向髂下途径扩散；③沿子宫骶韧带向后途径扩散到骶外侧血管旁的淋巴结和骶岬前的淋巴结。

沿髂外血管的淋巴结被细分为中部、内侧和外侧三组。外侧链淋巴结顾名思义，位于血管外侧；中部链淋巴结位于髂外动脉和静脉之间；内侧链淋巴结位于动脉和静脉的后方和内侧。髂外动脉内侧的淋巴结是宫颈癌转移最常累及的组。这些淋巴结靠近闭孔血管旁，常被归类为闭孔淋巴结，尽管这一分类存在一些争议（图26.4）。所有的盆腔淋巴链最终引流到髂总淋巴结。髂总淋巴结也类似于髂外淋巴结，细分为中部、外侧和内侧亚组。中部亚组位于髂总静脉后方的腰骶窝，该窝的后方界限是骶椎体。这些淋巴结靠近L5神经根，当淋巴结增大时可以压迫神经根，导致背痛（图26.5）。髂总淋巴结转移最常见的是向腹主动脉旁淋巴结扩散。

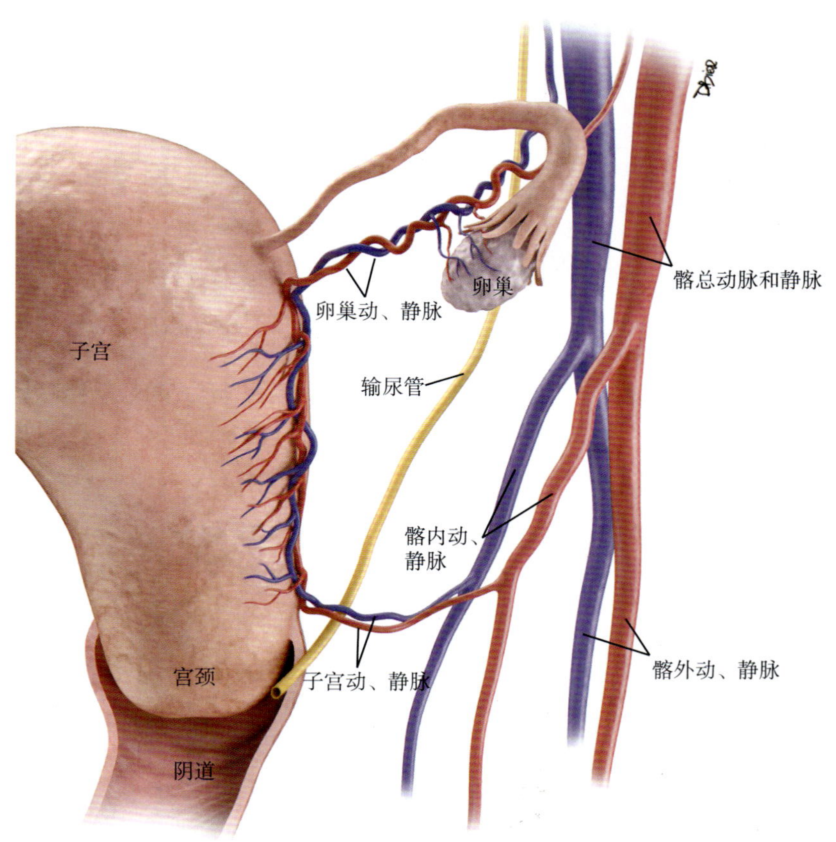

图26.2 子宫的血供

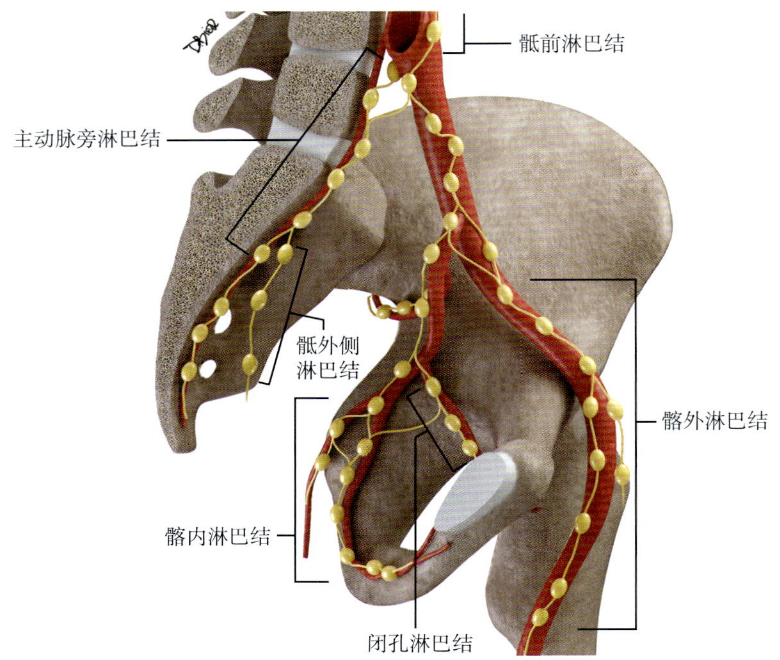

图26.3 盆腔淋巴结

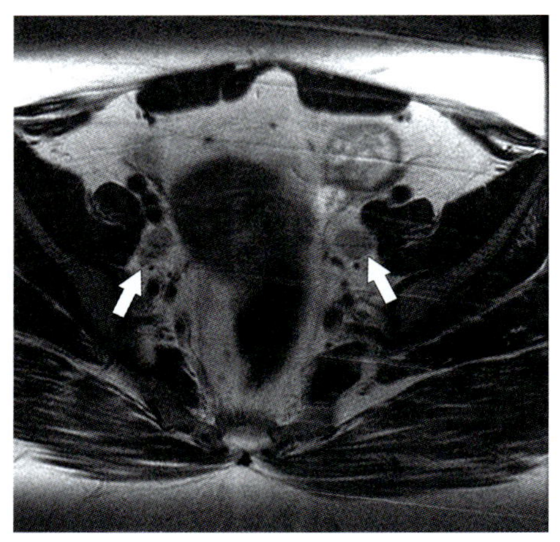

图26.4 轴位T2W快速自旋回波MRI显示双侧闭孔区淋巴结（箭头）。在PET/CT融合图像上，这些淋巴结可摄取FDG

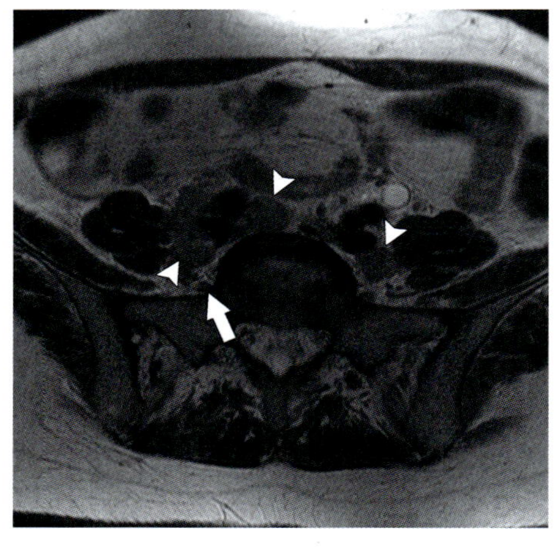

图26.5 常见的髂血管区肿大的淋巴结，累及内侧、中部和外侧组（箭头所指）。右侧L5神经（箭头）根靠近侧链淋巴结

要点 解剖学、病理学和流行病学

- 持续感染HPV-16和HPV-18是宫颈癌发生发展的最重要危险因素。
- 宫颈癌有很长的癌前病变期，因此可以通过筛查和早期干预加以控制。
- 鳞状细胞癌占宫颈肿瘤的85%，起源于子宫颈外口水平的鳞状上皮，可表现为外生性或浸润性肿块。
- 子宫动脉和输尿管在穿过宫旁/主韧带时的走行，决定了阴道上段子宫颈的水平位置和侧方宫旁浸润的部位。

临床表现

在早期宫颈癌中，病情的发展可能不会引起明显临床症状。常见的临床主诉是阴道分泌物多、性交后出血、不规则阴道出血或绝经后出血。在更严重的情况下，也可能出现下腹部或背部疼痛或体重减轻。

肿瘤扩散模式

宫颈癌最常见的肿瘤扩散途径是直接侵犯相邻的盆腔结构和通过淋巴系统扩散，血行传播不常见。

直接扩散是肿瘤通过宫颈上段或峡部的宫颈间质侵

入到侧宫旁组织，这些区域是输尿管和子宫动脉所在的位置，并可能侵入到前宫旁或后宫旁区域。

宫颈癌的淋巴结扩散通常是按一定顺序发生的，首先是宫旁淋巴结受累，然后是髂外或髂内淋巴结，然后是髂总淋巴结病变，再后是主动脉旁淋巴结。在没有盆腔淋巴结受累的情况下，主动脉旁淋巴结受累是非常少见的。

与所有肿瘤一样，明确区域性和非区域性淋巴结组是很重要的，后者的受累会将肿瘤分期提升到Ⅳ期，因为这些淋巴结被视为M1淋巴结。在宫颈癌的情况下，宫颈旁、髂内、闭孔、髂外、髂总、骶前、骶骨外侧和主动脉旁淋巴结被视为区域性淋巴结，而腹股沟、纵隔和锁骨上淋巴结被视为非区域性淋巴结，因此符合转移的定义。

要点　肿瘤扩散模式

- 肿瘤扩散的最常见途径是通过宫颈间质直接侵入到宫颈旁，扩展到相邻的盆腔结构，以及淋巴扩散。
- 宫颈癌中的淋巴结扩散是按顺序逐步进行的，从宫颈旁到髂外、骶前或髂内淋巴结，然后是髂总和主动脉旁淋巴结。
- 根据最新的第八版TNM分期系统，已将主动脉旁淋巴结重新分类为宫颈癌的区域性淋巴结。
- 锁骨上、纵隔和腹股沟淋巴结为非区域性淋巴结，因此它们的受累属于转移性病变。

分期

与其他大多数肿瘤不同，FIGO推荐的宫颈癌初始分期主要是临床分期，以保持各国临床试验之间的统一性。这是因为在大多数该宫颈癌高发国家，复杂的断层图像分期技术（如MRI、CT和PET/CT）历来并不普及。然而，临床分期是不准确的，ⅠB～ⅢB期癌症的低估比例为20%～40%，ⅢB期癌症的高估比例为64%。自2009年发布上一版FIGO指南以来的10年间，影像学技术和微创手术在全球迅速发展，包括在中低收入国家。由于这些技术提供的额外信息带来了明显的临床收益，2019年发布的最新FIGO指南将影像学和病理学表现纳入分期的可选项。与之形成对比的是，2017年AJCC指南第八版仍然要求基线分期必须基于临床检查、阴道镜检查、宫颈管搔刮术、宫腔镜检查、膀胱镜检查、直肠镜检查和基本影像学检查（如静脉尿路造影和肺部及骨骼的X线片）。更先进的影像学检查（如CT、MRI和PET/CT）的结果不能用于确定临床分期，但可用于制订治疗计划和评估预后（图26.6）。

与FIGO 2018年的重大变化相比，2017年发布的TNM宫颈癌分期系统仅有一项变化，即将主动脉旁淋巴结从M1分类中移除，并将其重新定义为宫颈癌的区域性淋巴结。

在分期评估中，FIGO 2018要求最终的分期应明确记录所使用的方法，无论是放射学（标注为“r”）、病理学（标注为“p”）还是纯临床分期，都应将这些信息

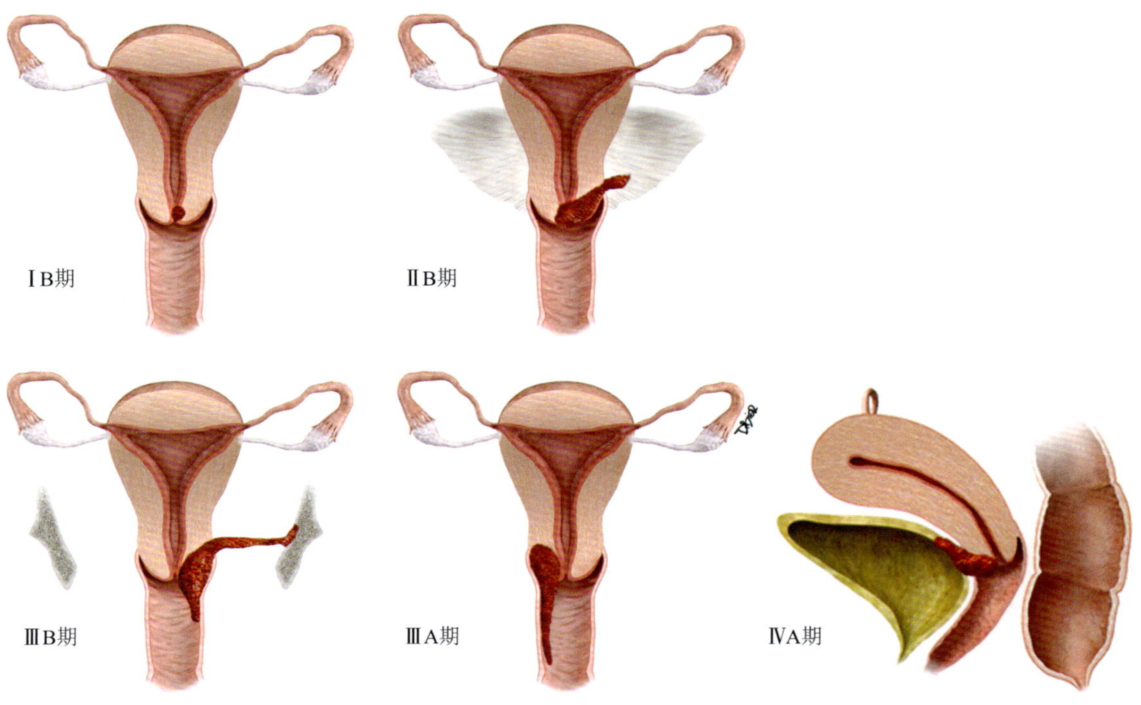

图26.6　宫颈癌分期Ⅰ～Ⅳ

包括在分期总结中。

FIGO 2018对ⅠA、ⅠB和Ⅲ期进行了分期修订，而Ⅱ期和Ⅳ期的定义保持不变。

FIGO的ⅠA期是指仅通过显微镜下诊断的肿瘤，已被修改为排除病变的侧向扩展。然而，这仍然是目前AJCC分期指南的一部分。

ⅠB期的修订是基于肿瘤大小对预后影响认识的提高。现在公认，肿瘤＜2cm的复发率显著低于2～4cm的肿瘤。ⅠB期现在分为三个亚组而不是两个：ⅠB1现在包括＜2cm的肿瘤，ⅠB2为2～4cm的肿瘤，ⅠB3为＞4cm的肿瘤。AJCC第八版对于ⅠA和ⅠB期肿瘤的分期保持不变，因此在ⅠA和ⅠB期的T分期和FIGO分期之间存在差异。

由于以前的FIGO分期系统完全是临床分期，因此淋巴结受累不属于分期系统的一部分。FIGO 2018将影像学和（或）病理纳入初始分期评估中，允许将淋巴结受累作为单独的ⅢC期，而ⅢA期和ⅢB期保持不变。任何有淋巴结受累的患者现在都会升为ⅢC期，无论原发肿瘤的范围如何。ⅢC期进一步将盆腔淋巴结病变分为ⅢC1期，主动脉旁淋巴结病变分为ⅢC2期。

淋巴结情况一直是TNM宫颈癌分期的一部分。以前的章节中描述了淋巴结扩散模式；宫颈癌的区域性淋巴结以前包括闭孔、髂内、骶骨、骶前、髂外和髂总淋巴结，扩散至主动脉旁淋巴结构成转移性扩散。然而，AJCC第八版将主动脉旁淋巴结重新归类为宫颈癌的区域性淋巴结，而锁骨上、纵隔和其他远处淋巴结被归为M1或转移性疾病。这是基于数据表明，有主动脉旁淋巴结受累的患者比有更远转移部位的患者有更好的预后。FIGO 2018将盆腔淋巴结受累与主动脉旁淋巴结受累分开，后者由于在髂总淋巴结站上方的淋巴结扩散生存率较低，因此升为ⅢC2期。

TNM分类中的转移性扩散定义或FIGO分类中的IVB期包括远处扩散，最常见的是锁骨上或纵隔淋巴结、腹膜扩散或肺、肝或骨的受累。

国家综合癌症网络2019年宫颈癌影像使用指南建议，对FIGO ⅠB2期进行局部分期时使用对比增强MRI，对ⅠB1期及以下分期可选用MRI，PET/CT或CT对检测转移扩散方面的作用非常有限。在Ⅱ～Ⅳ期中，PET/CT是首选诊断方式，必要时可补充MRI用于局部疾病评估。

要点　分期

- 国际妇产科联合会（FIGO）对宫颈癌的分期系统将影像学和病理信息纳入临床分期评估，并增加了淋巴结状态作为一个单独的分期，即ⅢC期。
- 在肿瘤-淋巴结-转移（TNM）分类系统中，经过修订的FIGO分期中的ⅠA和ⅠB不再对应于T分期。
- TNM第八版和国家综合癌症网络2019年指南继续建议使用断层成像来辅助治疗计划，但不建议将其用于临床分期。

影像学

宫颈癌的分期直到现在主要是临床分期，但随着FIGO分期系统的更新，这种情况发生了变化。评估宫颈癌最常用的影像学方法包括MRI、CT、PET/CT、PET/MRI和超声。

一项多机构研究发现，MRI和CT在早期宫颈癌术前分期中的总体准确性相当。然而，在单机构研究中，MRI是宫颈癌局部分期最准确的技术，主要是在确定伴有宫颈旁浸润的肿瘤方面，这些肿瘤无法进行手术切除，患者需转向放疗和化疗。在这方面，MRI被证明是最有效的技术，具有很高的阴性预测值。

原发肿瘤

磁共振成像

MRI在评估宫颈癌方面比CT更有用，因为它具有更优秀的软组织分辨率。其主要作用在于确定肿瘤大小，评估宫颈旁浸润，评估子宫和阴道的浸润程度，以及确定邻近盆腔结构的情况。对于宫颈内肿瘤、临床检查中肿瘤＞2cm、可能有宫颈旁浸润以及妊娠的患者都会受益于MRI。

MRI的目的是指导临床决策。在这方面，宫颈旁浸润和盆腔淋巴结是最重要的评估目标。宫颈旁浸润的存在与否决定了是否可以进行手术切除。淋巴结是否转移具有显著的预后价值；此外，它还决定了是否需要进行淋巴结切除以及如果选择化放疗治疗方式，放疗覆盖的范围。在这些不同的评估目标中，MRI的准确性有所不同。了解这些影像学设备应用的局限是为了在适当的情况下合理选择。

技术

使用相控阵线圈以提高所获得图像的分辨率和信噪比，相对于使用体线圈更优。患者准备包括禁食4～6h以减少肠蠕动，因为肠蠕动会降低矢状面T2加权图像的质量。或者，通过添加无相位包裹来更换频率方向至前后方向，以在小视野内获取新图像。此外，可以使用阴道凝胶，因为它有助于更好地显示阴道壁，特别是穹窿部。

高质量MRI在盆腔肿瘤分期中的应用原则基本类似，无论是宫颈癌、子宫内膜癌还是直肠癌分期（框26.1）。这些原则依赖于小视野、高分辨率T2W图像，无脂肪抑制，垂直于子宫颈长轴获得，最好是两个正交平面（在宫颈癌的情况下通常是矢状面和斜轴面）。这需要使用薄层图像，最好是3～4mm（间隔0.25mm），视野小至16～20mm，矩阵根据需要调整以获得0.04～0.06cm的面内分辨率。这些基本序列可以补充薄层冠状面T2W图像。评估宫颈旁浸润最重要的序列是与宫颈轴成直角的薄层斜T2W图像，最重要的是评估宫颈和阴道的上部。

静脉内对比剂在宫颈肿瘤分期中的价值有限。它在评估宫颈旁浸润方面没有太大作用。然而，它可以用于评估邻近结构如膀胱。动态增强图像可显示富血供的小肿瘤病变，并在确定小肿瘤对基质浸润深度方面具有较高的准确性。然而，较大的肿瘤表现为中心低强化，只有边缘强化。

弥散加权成像（DWI）：DWI（b值500～1000s/mm²）在宫颈肿瘤的检测、特征描述、分期和疗效评估中被越来越多地使用。DWI应与断面解剖T2W图像相匹配，并同ADC图像相结合进行分析，以避免落入陷阱（图26.7，图26.8）。由于DWI有助于显示原发肿瘤，当叠加在T2W图像上时，在评估宫旁浸润和阴道受累的准确性方面略有改善（图26.8），这主要是由于降低了假阳性率。

框26.1 宫颈磁共振扫描方案

扫描序列
轴位T1WI［大视野（FOV）］：5mm /0.5 mm
无脂肪抑制矢状位T2WI：FOV 20～24、3～4mm/0.2～0.04 mm
垂直于子宫颈的无脂肪抑制斜矢状位T2WI：FOV 18～24、3～4mm/0.2～0.4 mm
弥散加权成像：b值0～1000s/mm²矢状位和（或）斜轴位与T2WI匹配
可选序列
矢状位动态三维LAVA成像
无脂肪抑制冠状位T2WI
增强轴位T1WI
建议从肾脏水平到盆腔的大FOV轴位图像来评估腹膜后淋巴结和肾积水

影像学评估

Ⅰ期

对于局限于子宫颈的肿瘤，较小的微侵袭性肿瘤属于ⅠA类。在这个亚组中，影像学的作用有限，因为病灶仅在显微镜下可见，在影像学上不可见。已有一些使用动态增强MRI研究的工作，发现肿瘤侵犯间质超过4mm时呈现富血供病变。较大的肿瘤属于ⅠB2和ⅠB3类（根据FIGO 2018的分类），在T2WI上显示为侵入低信号间质的高信号肿块。然而，在年轻女性中，间质偶尔会呈现高信号，使得肿瘤更加难以界定。肿瘤大小是一个重要的预后指标，这反映在肿瘤＞3cm的患者中5年生存率从84%下降到66%。较大的肿瘤还与淋巴结转移的风险增加有关。MRI在评估肿瘤大小方面与病理学评估有很好的相关性，应该在两个正交视图上进行评估。

Ⅱ期

Ⅱ期定义为肿瘤扩散到子宫颈外，侵犯阴道上1/3或宫颈旁。

治疗计划中最重要的是评估宫颈旁侵犯，其意义在于将肿瘤分为局部晚期并排除手术切除。在评估宫颈旁侵犯方面，MRI具有很高的阴性预测值（94%～100%），完整的低信号间质环（＞3mm）几乎除外了宫颈旁侵犯（图26.9）。斜T2WI上环状子宫颈环的破坏通常表明宫

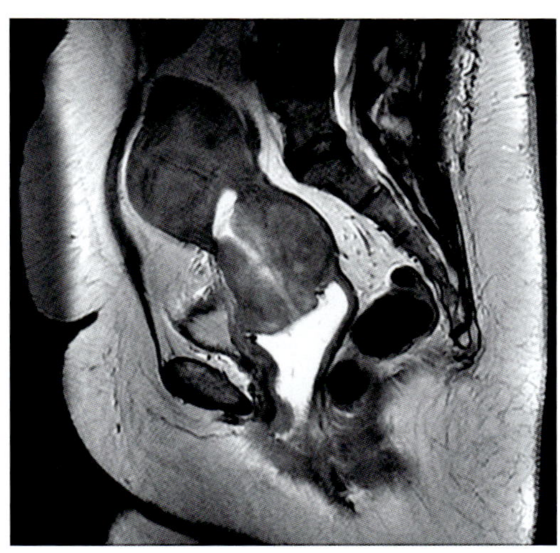

图26.7 矢状面T2加权图像显示宫颈肿瘤扩张子宫颈，可能侵犯宫颈旁前侧组织和阴道穹窿

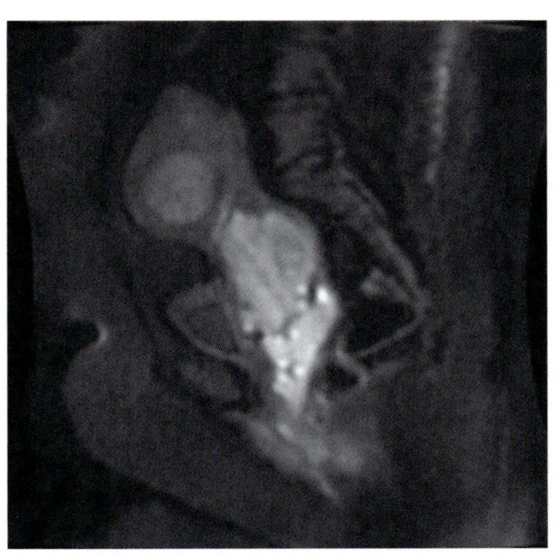

图26.8 矢状面DWI（800m/s²）显示巨大的宫颈肿瘤，扩张子宫颈，从外口延伸到子宫下段。扩散受限证实累及阴道前穹隆和前宫颈旁组织

颈旁受侵，其他征象如肿瘤-宫颈旁尖刺状的交界面和子宫血管增多可提高诊断信心（图26.10，图26.11）。肾积水的出现可能表明宫颈旁受侵。需要注意的是，大的肿瘤可能伴有肿瘤周围水肿，这可能会被误认为是宫颈旁侵犯，从而导致对小病变的分期准确率从90%下降到大肿瘤的70%。在这种情况下，应牢记这一点。DWI可以提高这组患者分期评估的准确性。

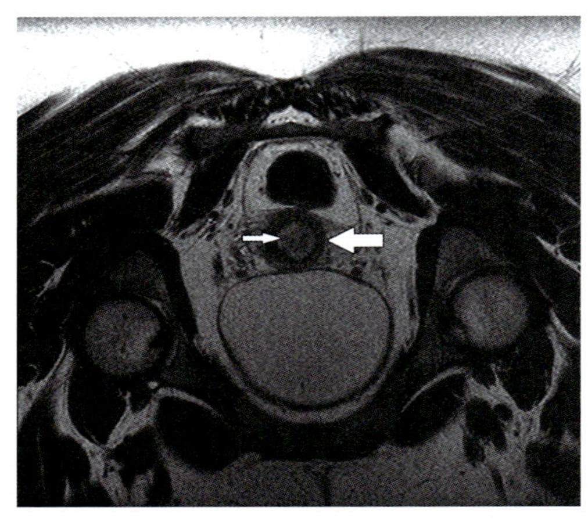

图26.9　31岁宫颈低分化腺癌患者。斜轴位T2WI MRI显示宫颈管内有一个高信号肿块（小箭头），间质环完整（大箭头），无宫颈旁侵犯

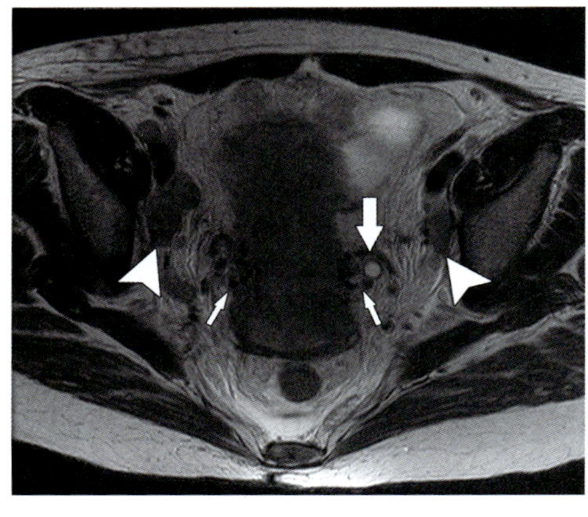

图26.10　44岁宫颈低分化鳞状癌患者，表现为浸润性肿块，累及全层宫颈间质，伴双侧宫颈旁侵犯。肿瘤包裹了两根子宫血管（细箭头）并阻塞了左侧输尿管（粗白色箭头）。双侧闭孔区淋巴结肿大（箭头）

在评估阴道穹顶时，肿瘤破坏正常低信号的阴道壁在矢状面T2WI上最为清晰。然而，偶尔在大肿瘤的情况下，阴道穹窿可能被拉伸覆盖在肿块上，使得评估侵犯变得困难。这可以通过注入阴道凝胶在一定程度进行弥补。然而，在这种情况下，MRI提供的信息并不关键，因为也可以通过临床检查来了解阴道壁的情况。

MRI可用于评估子宫下段的侵犯情况。虽然这不属于分期所需的信息，但对于希望保留生育能力并考虑行宫颈切除术的年轻女性来说很重要。在这组患者中，子宫颈管的长度和肿瘤与内口的关系等信息可以通过MRI准确评估。

Ⅲ期

在Ⅲ期中，阴道受累延伸到阴道下1/3，在ⅢB期中，肿瘤延伸到盆腔侧壁。MRI提示盆腔侧壁受累的表现包括肿瘤在盆腔侧壁3mm以内或接触盆腔侧壁。阴道受累的MRI表现已在前文提及。

Ⅳ期

肿瘤侵入邻近的盆腔结构如膀胱或直肠，或出现远处转移，均可归类为Ⅳ期病变。MRI在排除膀胱或直肠受累方面具有很高的阴性预测值，但其阳性预测值较低。这是因为膀胱接触或膀胱壁正常低信号的局部丧失以及在膀胱后壁前部的T2高信号灶并不总是反映肿瘤侵犯。膀胱侵犯的敏感度为71%～100%，特异度为88%～91%。这一局限促进了动态MRI的评估，一些研究表明，这比仅依靠T2WI评估更为准确。更高级别的膀胱侵袭病例相对容易诊断，如肿块突入膀胱或膀胱阴道瘘的形成。

值得注意的是，最近的多机构研究发现，CT和

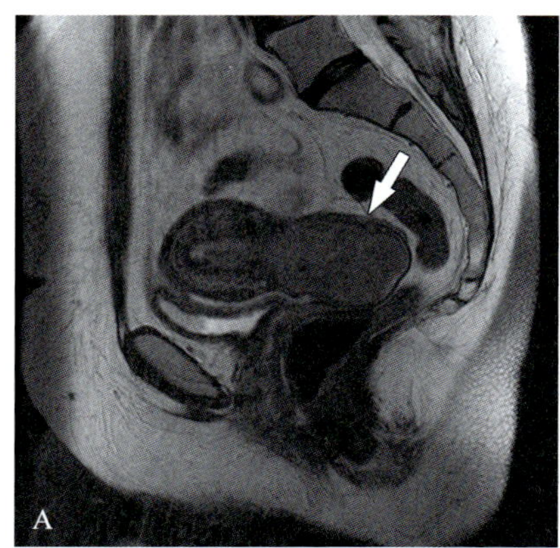

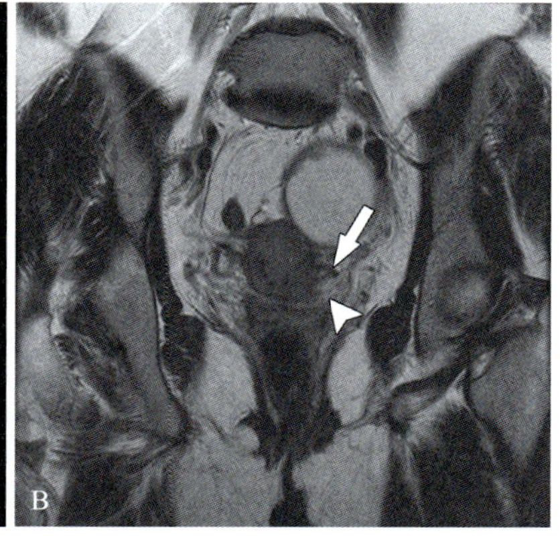

图26.11　A和B. 53岁宫颈腺癌患者。矢状面T2WI显示高信号肿块扩张宫颈管（A.箭头）。与肿瘤平面正交的冠状位T2WI显示左侧宫颈旁浸润，肿瘤-宫颈旁界面呈毛刺状（B箭头），左侧子宫动脉增粗（B.箭头）

MRI在评估间质浸润深度、宫颈旁浸润和盆腔淋巴结转移方面均不理想。这些研究还报道了MRI分期的准确性低于单中心研究。然而，对于肿瘤大小和子宫下段侵袭的评估，准确性仍然很高。值得注意的是，这些研究中使用的技术没有结合高分辨率T2W扫描或正交平面成像，这在评估宫颈旁侵犯中很重要。

计算机断层扫描

CT在局部病变评估中的价值有限，因为在增强CT上，50%的肿瘤与宫颈间质密度相等。CT在区分肿瘤与宫颈旁组织方面效果不佳，导致对宫颈旁侵犯的过度估计。

要点　原发肿瘤的影像学表现

- 肿瘤大小、宫颈旁侵犯情况和淋巴结转移是影像学评估的最重要因素，决定了治疗是手术还是非手术，以及治疗的范围。
- 垂直于宫颈管获得的T2加权图像是评估宫颈旁侵犯的关键。

淋巴结受累

淋巴结受累的存在与程度是宫颈癌最重要的预后因素。在手术治疗的宫颈癌中，若存在阳性淋巴结，生存率会从85%～90%下降到50%～55%。此外，转移性淋巴结病在治疗计划中具有重要意义，它影响放疗范围的确定及手术切除的需求和范围。多机构研究表明，在早期宫颈癌ⅡA期及以下，淋巴结转移的发生率约为32%。根据分期，基质侵袭＜3mm的情况下，淋巴结转移的可能性＜1%。然而，当基质侵袭在3～5mm时，这一比例增加到7%。在更大的ⅠB2期肿瘤中，这一比例增加到20%～25%。

计算机断层扫描和磁共振成像在评估淋巴结受累中的作用

CT和MRI在评估淋巴结受累方面具有相似的准确率，为83%～85%。这是因为这两种技术都依赖于淋巴结增大（目前对转移性淋巴结的定义为短轴＞10mm）作为受累的标准。这两种技术的局限性在于其低敏感度，为24%～70%，这是由于它们无法检测出正常大小淋巴结中的转移。然而，尽管这两种技术无法区分炎症性和恶性淋巴结，但特异度较高，为89%～93%。此外，宫颈癌中有高达27%的坏死性淋巴结转移，其PPV为100%（图26.12）。为了提高评估淋巴结受累的准确性，各种新的MRI技术被应用于评估中，包括使用USPIO颗粒和DWI。据报道，使用USPIO颗粒可以将MRI的敏感度从29%提高到93%，然而，这种试剂目前在美国尚不可用。尽管初步研究表明，在DWI上计算ADC值可以提高淋巴结受累的敏感性，但目前DWI的价值仍存在争议和未得到证实。

在我们的机构中，我们认为在评估淋巴结转移时，重要的是将淋巴结的位置纳入评估范围。换句话说，应对沿着预期扩散路径的淋巴结（如闭孔、髂内和髂总淋巴结）进行更高灵敏度的检查，而对于不常见的区域（如髂外淋巴结的外侧链）则可以适当降低灵敏度。此外，肿瘤的位置也应纳入评估范围——例如，如果肿瘤扩展到阴道的下1/3，应仔细评估浅表腹股沟淋巴结。淋巴结的形态学在提高特异性方面也很重要，这可以通过高分辨率（小视野/薄片）图像进行最佳评估。评估转移性淋巴结最有用的形态学特征是不规则或有刺状的边缘，以及先前提到的坏死或异质性淋巴结。

正电子发射断层扫描/计算机断层扫描

鉴于横断面成像在评估淋巴结受累中的低敏感性，研究者们试图通过使用功能性成像技术如PET/CT来提高准确性。

PET/CT的使用提高了分期的准确性，因为它在检测淋巴结转移方面具有较高的特异性。此外，它将MRI和CT的低敏感度提高到83%～91%，但仍难以发现微小转移。＜5mm的转移性淋巴结在PET上通常为阴性。

PET/CT在晚期宫颈肿瘤（ⅠB2～Ⅳ期）中的作用得到了一些研究的支持。它对评估腹主动脉旁淋巴结转移的准确性较高（图26.13）。PET/CT补充了CT的信息，无论是通过识别CT上未增大的淋巴结，还是通过发现意外的病变部位。然而，PET在初级淋巴分期中的价值与远处扩散的高预检概率相关，主要用于局部晚期疾病的患者。它在早期可切除肿瘤（ⅠA～ⅡA期）中的作用存在争议，因为其敏感度低，为10%～53%。

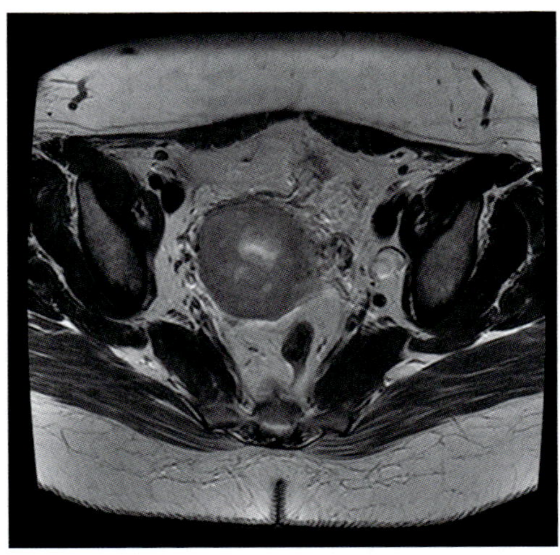

图26.12　左侧闭孔区坏死性淋巴结在T2WI上表现为高信号结节

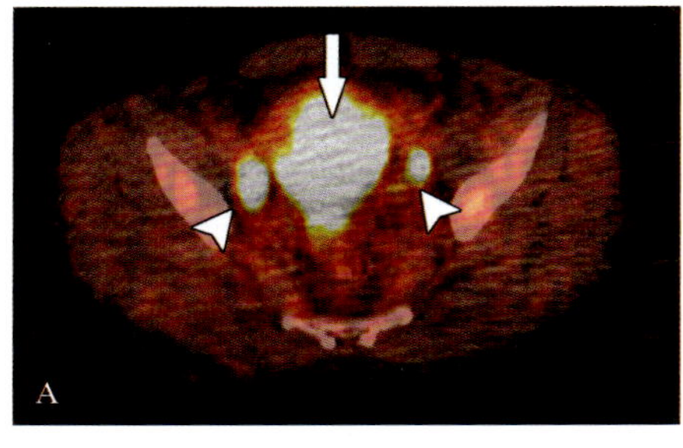

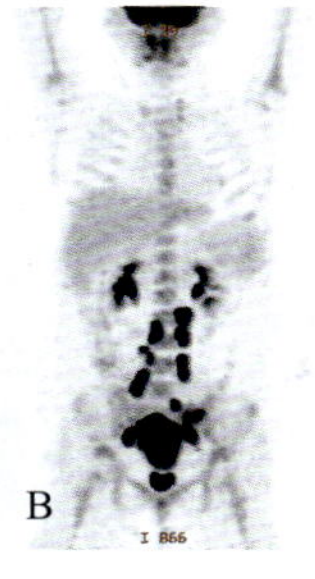

图26.13 31岁宫颈低分化腺癌患者。A.轴位融合PET/CT显示增大的双侧闭孔淋巴结（白色箭头）摄取FDG。在原发性宫颈肿瘤中可见明显的FDG摄取（箭头）。B.冠状位MIP图像显示沿髂总血管和髂外血管的腹膜后广泛的淋巴结显像

这一点在最近的ⅠB1～ⅡA期宫颈肿瘤更大规模的研究中得到了证实，这与低于PET/CT分辨率的微转移发生率有关。尽管PET/CT在早期宫颈癌中具有高阴性预测值，但其对临床管理的影响有限，对于这些患者，应进行淋巴结切除术及哨兵淋巴结受累的检查以进行分期。

要点　淋巴结分期

- CT和MRI在评估淋巴结受累方面具有相当高的准确性，因为两者都依赖于淋巴结大小作为评估标准。
- PET/CT提高了晚期宫颈癌患者淋巴结受累评估的准确性，但对于早期宫颈癌的评估价值有限。

治疗

宫颈癌的治疗在早期阶段（ⅠA期、ⅠB期和ⅡA期）主要是手术治疗，而在晚期则是放化疗联合治疗。

晚期宫颈癌的治疗是多学科综合诊治。伴淋巴结转移、大的ⅠB2期肿瘤（原发肿瘤＞4cm）和更晚期肿瘤的女性更容易出现局部或远处复发。然而，宫颈癌相关的死亡率显著下降主要是由于早期诊断。在晚期疾病中，生存率的统计数据没有显著改善。

同步放化疗

1999年，NCI共识确立了美国的标准治疗方法，这一标准至今仍然有效（在线可查阅：http://www.nih.gov/news/pr/feb99/nci-22.htm）。放疗联合铂类化疗可将生存率提高约10%。在过去10年中，宫颈癌患者的治疗效果几乎没有改善。

一项包含4580例患者的19项随机试验的Meta分析确认了NCI的共识。如果有现代放疗设备，同时放化疗相比单独放疗在局部控制和减少远处复发方面更优，且适用于铂类和非铂类化疗。

化疗

大多数宫颈癌的化疗方案基于顺铂的使用。NCI 1999共识推荐两种方案：每周一次顺铂40mg/m²，共6次；或在放疗的第1～5天和第22～26天进行两个周期的顺铂和氟尿嘧啶化疗。最常用的方案是每周顺铂40mg/m²，持续6周。顺铂化疗周期的数量是PFS和OS的独立预测因素。接受少于6个周期顺铂的患者PFS和OS较差。此外，晚期阶段、放疗完成时间较长和缺乏近距离放疗与PFS和OS的下降有关（$P<0.05$）。

新辅助化疗后手术

在新辅助化疗环境下，化疗的实施可以减少肿瘤体积，消灭微转移，并使得根治性手术在初始不可手术病例中成为可能。新辅助化疗的原理是由于血供未受损，存活的肿瘤对抗癌药物的细胞毒作用更为敏感。一项关于新辅助化疗后手术与单独放疗的个体患者数据荟萃分析显示，综合5项试验的结果表明，在872例女性中，新辅助化疗显著降低了死亡风险。顺铂基新辅助化疗的时间和剂量强度至关重要，高剂量密度策略最为有利。一项随机研究对142例患者进行了高剂量密度新辅助化疗的研究，该方案耐受性良好，总体临床反应率为69.4%。优势包括肿瘤体积减小、消除病理风险因素以及改善响应患者的预后。高剂量还避免了对无反应者的其他主要治疗的延误。

两项Ⅱ期研究比较了新辅助化疗后手术与同步放化疗，没有观察到这两种治疗策略之间的结果差异。随机Ⅲ期研究正在进行中，以确定这种策略是否也是最优。当现代放射治疗设备不可用或患者有意向时，新辅助化疗后进行根治性手术是一种可接受的治疗选择。

新辅助化疗后放疗

这种序贯治疗已经研究了30年。一项Meta分析显示，当采用这种治疗策略时，生存率呈下降趋势。化疗后的生长动力学变化可能降低了放疗的效果。

最近的一项包含2946例患者的Meta分析审查了23项试验的数据。结果显示化疗周期长度为14d或更短（$P=0.046$）或顺铂剂量强度≥每周25mg/m²（$P=0.20$）为新辅助化疗提供了生存优势。更长的化疗周期或较低的顺铂剂量有害。Meta分析报告显示，化疗周期短于14d的患者5年生存率增加了7%，而接受较长周期治疗的患者5年生存率下降了8%。低强度组的5年生存率绝对下降了11%，而高剂量强度组的5年生存率增加了3%。即使采用高剂量策略，直到有随机研究比较密集剂量新辅助化疗与同时放化疗的临床数据之前，新辅助化疗后放疗也不建议。

原发治疗完成后的辅助化疗的作用

完成同步放化疗或新辅助化疗后进行手术后的辅助

化疗数据较少。这个领域目前正在积极临床研究中。放疗肿瘤学小组正在赞助一项试验，比较每21天一次的紫杉醇和卡铂的4个疗程化疗与在接受同步放化疗并进行根治性子宫切除术和完全切除的ⅠA2、ⅠB或ⅡA期疾病患者中的观察。另一项Ⅲ期研究评估了在同步放化疗期间添加吉西他滨与顺铂，随后在ⅠB2期及更高患者中进行两个疗程的辅助吉西他滨和顺铂的作用。这项研究显示了添加吉西他滨组的生存率显著提高，而单药顺铂的同步放化疗生存结果与其他同步化疗和放疗研究报告的结果一致，表明吉西他滨组的优越性不是由于对照组表现不佳。主要的生存改善与吉西他滨方案改善远处控制有关。然而，添加吉西他滨后不良事件的发生率增加，但在生存获益的背景下，3～4级事件在临床上是可控的。这项研究没有区分在放化疗期间添加吉西他滨和辅助化疗的作用。对初次多学科治疗反应不佳的患者，可能从辅助化疗中获益，但在此策略被用作标准治疗之前，需要随机研究的结果。

Ⅳ期疾病的治疗

最常见的远处转移部位是通过淋巴管转移到肺部。20%～30%的患者会出现腹膜种植，这可能导致腹水、腹痛和肠梗阻等症状。腺癌组织学亚型通常扩散到肝脏。这些患者应主要以化疗为主，但在某些情况下可能需要姑息性放疗。

要点 宫颈癌患者的管理策略

早期阶段

- 手术
- 放疗

晚期

- 主要采用放化疗，这是美国的标准治疗方案。
- 新辅助化疗，随后进行根治性子宫切除术，并根据需要进行后续放化疗。
- 在极少数情况下，进行主要的根治性子宫切除术和淋巴结清扫术，然后根据需要进行个体化放疗和同步化疗。

复发的治疗

孤立的转移应以治愈为目进行治疗。如果复发病灶<3cm，则使用同步放化疗。对于较大的区域，应首先切除病灶，然后进行放化疗。如果病灶由于位置或大小不可切除，则应使用可能最有效的药物组合进行新辅助化疗，如果患者对治疗有反应，则进行手术治疗。

有多个转移部位的患者应参与临床试验。不符合临床试验条件的患者应接受简单的姑息性化疗，重点是降低发病率。对于复发性宫颈癌，目前的治疗仍然是卡铂和紫杉醇。目前正在探索针对先前接受铂类治疗的复发患者的非铂类方案。

要点 复发的治疗

- 中心复发：手术切除。
- 孤立性复发：多学科综合治疗。
- 广泛复发：临床试验；如果没有临床试验，可采用单药化疗或姑息性放疗，以减少不良事件。

新疗法

贝伐珠单抗，一种抗血管内皮生长因子单克隆抗体；还有帕唑帕尼，一种血管内皮生长因子受体抑制剂，已在临床试验中进行评估，并在复发性病变患者中延长了PFS。EGFR TKI在难治性宫颈癌患者中无效。西妥昔单抗，一种EGFR胞外结构域的单克隆抑制剂，可能对难治性复发性宫颈癌患者有一定的疗效。

要点 新疗法

- 抗血管生成剂。
- 针对表皮生长因子受体（EGFR）的单克隆抗体。
- 临床试验。

监测

大多数宫颈癌患者会在原发肿瘤治疗后的2年内出现复发。因此，在此期间应每3个月进行一次密切随访。随后3年内每6个月进行一次评估，5年后，实行标准年度随访。

在宫颈癌中，50%的复发发生在盆腔内，最常见的部位是阴道穹窿、宫颈、宫颈旁组织和盆腔侧壁。高复发风险的患者，或出现疼痛或阴道出血等症状的患者应立即进行影像学评估，特别是在最初的两年期间。这可以通过MRI、CT或PET/CT进行检查。目标仍然是早期发现局部疾病并准确描述局部和远处扩散，以确定哪些患者可能有机会进行盆腔清除术。

传统上，CT是患者随访中最广泛使用的方式。然而，它在区分治疗后变化与肿瘤方面存在局限性。这可以通过提供基线治疗后的随访CT并进行比较来进行区分。后续扫描中发现的任何变化都增加了疾病复发的可能性。

MRI具有优秀的软组织分辨率，相较于CT有一定的优势，尤其是结合动态扫描时。T2W图像与动态扫描（＜90s）早期增强的结合具有高敏感度（91%），尽管特异度相对较低（67%），但仍然优于仅使用T2W图像。

最近报道显示，PET/CT比CT或MRI更早检测到复发。使用PET对在初始治疗后无疾病证据的患者进行监测研究发现，其检测复发的敏感度高（90.3%），但特异度较低（76.1%）。复发通常在9～12个月时被检测到，早于历史平均水平的两年，这表明这种技术比以前使用的方式和临床检查更敏感。PET/CT的附加价值是发现远处疾病的部位，这可能会影响治疗决策。PET的缺点仍然是其低特异性和较差的解剖细节。因此，对于复发风险高的患者，合理随访策略是利用PET或MRI的敏感性，并辅以活检。如果使用PET识别出复发，则应在有可能进行盆腔清除术或其他根治手术的患者中增加盆腔MRI检查。或者，如果MRI是主要的随访方式且结果不明确，可以使用PET来进一步明确诊断。

要点 监测

- 肿瘤复发最常见于原发治疗后的两年内，此期间应每2～3个月进行一次密切随访。
- 3/4的复发发生在盆腔内，最常见的部位是阴道穹窿、宫颈、宫颈旁组织和盆腔侧壁。
- 随访首选PET/CT或MRI。

第27章

卵巢癌

Abdelrahman K. Hanafy, *M.D.*; *Ajaykumar C. Morani*, *M.D.*; *Corey T. Jensen*, *M.D.*; *Aparna Kamat*, *M.D.*; *Patricia J. Eifel*, *M.D.*; *Priya R. Bhosale*, *M.D.*

引言

影像学在卵巢癌筛查中的作用相对有限，妇科肿瘤学家更多是依赖于临床检查和肿瘤标志物CA125来诊断卵巢癌。卵巢癌通常当患者出现症状时才被发现，此时肿块通常很大，占据整个腹部和盆腔。卵巢癌具有多种不同的肿瘤类型，在组织学、恶性程度和预后方面各不相同。

流行病学

卵巢癌是一种侵袭性疾病，通常在晚期时被发现，是所有妇科恶性肿瘤中最致命的，也是妇科癌症死亡的最常见病因。卵巢癌占女性癌症总死亡人数的5%。数据显示，在美国，2018年约有22 240例卵巢癌新发病例和14 070例死亡病例。

卵巢癌在90%患者中属于散发性起病，而在10%患者中属于遗传性癌症易感性综合征的一部分。多种病因参与卵巢癌的发生，最重要的危险因素是家族遗传病史。家族性病例多见于中年女性，并且大多在绝经前发病，而散发性病例主要在绝经后发病。有3种主要的遗传综合征与这些肿瘤有关。其中最为常见的是乳腺癌-卵巢癌综合征，它与*BRCA1*和*BRCA2*肿瘤抑制基因的突变有关。女性一生中罹患卵巢癌的风险在15%～30%，尽管也有报道称伴有*BRCA1/2*基因突变的女性患卵巢癌的风险高达60%。另外两种常见的综合征是遗传性位点特异性卵巢癌综合征和遗传性非息肉病性结直肠癌（或称作Lynch综合征II型）。Lynch综合征具有遗传癌症易感性，增加了患者一生中患某些癌症的风险。该疾病以早发的上消化道癌症、结直肠癌、上尿路癌、子宫内膜癌和卵巢癌为特征。

*BRCA1*基因突变同样也可在8%～10%的散发性卵巢癌中发现。这表明，即使在没有家族史的情况下，*BRCA1*基因突变也可能会增加卵巢癌的风险。卵巢癌发展的其中一个假说是“持续性排卵”，尽管这一观点仍存在争议。这一假说认为，与排卵和修复相关的反复轻微创伤会增加卵巢发生肿瘤的风险。有一些观察结果支持这一理论，比如，不孕、月经初潮早、绝经晚的女性患卵巢癌的风险较高。相反，多胎、月经初潮晚、绝经早以及使用口服避孕药（即更少的排卵周期）的女性患卵巢癌风险较低。这一理论还可以解释不同地区卵巢癌发病率的差异。工业化国家的女性往往生育率低，卵巢癌发病率则较高；而生育率较高的国家，卵巢癌发病率较低。

要点　流行病学

- 卵巢癌是最致命的妇科恶性肿瘤。
- 卵巢癌通常发生在老年、绝经后的女性，其中90%的病例是散发性的。
- 10%的卵巢癌病例与遗传综合征有关，如乳腺癌-卵巢癌综合征、遗传性位点特异性卵巢癌综合征和林奇综合征Ⅱ型。这些病例通常发生在较年轻、绝经前的患者中。

解剖学

卵巢是位于盆腔内的椭圆形腹膜内器官，大小通常在3～5cm。卵巢通过以下几个韧带与盆腔内的其他器官相连：卵巢系膜连接至阔韧带；子宫卵巢韧带连接至子宫体；输卵管卵巢韧带连接至输卵管；悬韧带连接至盆腔侧壁。这些韧带也可成为肿瘤扩散的通路。卵巢表面上皮细胞（图27.1）由来自体腔上皮的卵巢表面上皮细胞构成外层。卵巢内部由致密的纤维组织组成，也称为间质，来源于间充质细胞。卵母细胞，也被称为生殖细胞，位于间质的周围。这些生殖细胞形成卵泡，被来源于中肾的颗粒细胞包围。紧密包围卵泡的是叶间细胞，也称为颗粒细胞。紧密包围卵泡的间质细胞被称为膜细胞。卵巢门细胞与睾丸的间质细胞类似，它们都能

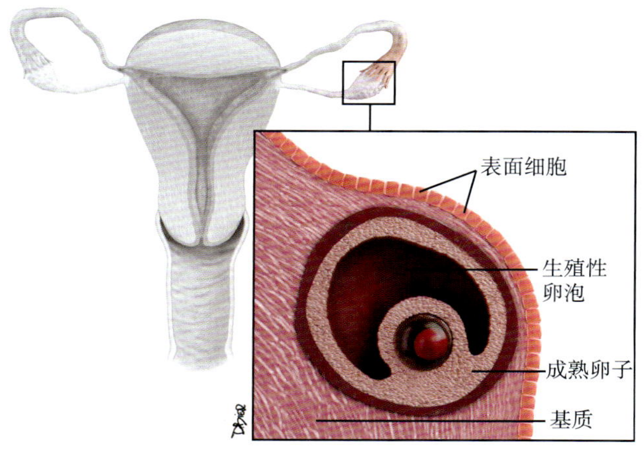

图27.1 卵巢的解剖

产生激素。卵巢中存在一个由细胞索和管状结构组成的网络，称为卵巢管网，这与睾丸中的睾丸网（rete testis）类似。

要点 卵巢解剖学

- 卵巢通过多个韧带与盆腔内的其他器官相连，这些韧带可以成为肿瘤扩散的通路。
- 卵巢表面覆盖上皮细胞。
- 卵巢内部的结构来源于间充质细胞。
- 卵母细胞形成生殖性卵泡，这些卵泡被颗粒细胞和膜细胞包围。

分型

卵巢肿瘤的组织学病理分类由WHO制定，而临床上最常采用的是FIGO制定的分期系统，该系统于2014年进行了修订并重新发布。

根据细胞的起源，卵巢肿瘤可分为三大类：上皮性肿瘤、性索间质肿瘤和GCT。约90%的原发性卵巢恶性肿瘤来源于表面上皮，其与腹膜间皮相似，覆盖腹膜腔，二者均起源于体腔上皮。卵巢性GCT起源于生殖细胞，而性索-间质肿瘤包括来自中肾管和间叶组织起源的肿瘤。单个病变中也可能存在不同的组织学类型。当两种或更多肿瘤亚型共存时，它们被称为混合肿瘤，并以占比超过整个肿瘤10%的亚型进行命名。

要点 组织病理学分型

- 卵巢肿瘤根据其起源细胞分为三大类：上皮性肿瘤、生殖细胞肿瘤和性索间质肿瘤。

上皮性肿瘤

上皮性肿瘤占恶性卵巢肿瘤的90%，约占所有卵巢肿瘤的60%。这些肿瘤的发病率随年龄增长而增加，60～70岁达到高峰。根据细胞的增殖程度，它们被进一步分为良性、交界性（非典型增生/低恶性潜能）和恶性。根据分化程度，恶性肿瘤可分为高分化（10%）、中等分化（25%）和低分化（65%），低分化肿瘤预后较差。上皮性肿瘤中最常见的亚型是浆液性肿瘤，其次是黏液性肿瘤和子宫内膜癌。尽管有时很难区分，但影像学评估的目的是鉴别肿瘤的良恶性，而不是确定组织学亚型。有时可通过影像学特征推测肿瘤的组织学亚型。

浆液性肿瘤

大多数浆液性肿瘤为良性（60%），15%为边缘性，25%为恶性，恶性肿瘤又可进一步细分为高级别和低级别浆液性癌。良性浆液性肿瘤通常为单房性，充满淡黄色水样液体，也可表现为囊壁较薄的多房形态。它们通常没有乳头状突起，如果有，也比交界性肿瘤小。多达57%的良性浆液性肿瘤为双侧性，即同时发生在双侧卵巢。

恶性浆液性肿瘤较良性者含有更多的软组织成分，可出现局灶性出血和坏死。30%的恶性浆液性肿瘤可见组织学上的微钙化（砂囊体）。

超过50%的浆液性癌也表现为双侧性。一般原发肿瘤较小，但可伴有大量腹水。这些肿瘤表现为多发的突起，可含有点状钙化。而且出现腹膜癌性播散和大网膜粘连的情况往往是不可避免的。

黏液性肿瘤

黏液性肿瘤的细胞可以类似于子宫颈内膜上皮细胞（子宫颈内膜型或米勒型）或肠上皮细胞（肠型）。约80%的黏液性肿瘤是良性的，10%～15%是交界性的，5%～10%是恶性的。

良性黏液性肿瘤通常是多囊的，薄壁的囊内充满黏液，但它们也可并发出血。1/4的良性卵巢肿瘤是黏液性肿瘤，且75%～85%的黏液性卵巢肿瘤是良性的。良性黏液性肿瘤最常见于30～50岁女性，并且其中21%是双侧发生。交界性黏液性肿瘤与良性黏液性肿瘤相似，但它们可具有实性软组织结节或乳头状突起。恶性肿瘤相比交界性肿瘤则具有更多的实性成分。这些肿瘤破裂后，子宫颈内膜型黏液性肿瘤可能伴有黏液性植入物，而肠型黏液性肿瘤则可能引起假黏液瘤。然而，值得注意的是，大多数腹膜假黏液瘤是由阑尾黏液性肿瘤引起的，继而累及卵巢。

子宫内膜样肿瘤

子宫内膜样肿瘤起源于转化的体腔上皮细胞，类似于子宫内膜。它们被认为是由于子宫内膜异位症等情况下，子宫外存在异常的子宫内膜细胞所致，并与卵巢上沉积的子宫内膜增生或癌症有关。

这些肿瘤通常是恶性的，可能是囊性的或主要由实性成分组成。子宫内膜样肿瘤是继恶性黏液性肿瘤之后的第二常见的恶性卵巢表面上皮肿瘤，通常发生在60岁左右。约26%是双侧发病。大多数恶性子宫内膜样肿瘤局限于卵巢及其附近的盆腔结构；20% ～ 25%与子宫内膜癌有关。恶性卵巢子宫内膜样癌较黏液性或浆液性癌的预后更好。

透明细胞肿瘤

透明细胞肿瘤是由透明、栓状或钉状细胞形成的上皮性卵巢肿瘤。这些肿瘤通常是囊状、单房，内部含有实性的圆形壁内结节。大多数透明细胞肿瘤是恶性的，占所有恶性卵巢上皮肿瘤的4% ～ 5%。透明细胞瘤多发生在50岁左右的女性。50% ～ 70%的肿瘤与子宫内膜异位症有关。

移行细胞上皮瘤或“Brenner瘤”

移行细胞上皮瘤起源于类似移行上皮或尿路上皮的体腔上皮转化细胞。这些肿瘤被认为来源于表面卵巢上皮，这种上皮经过了类似尿路上皮的转化（例如，尿路上皮化生，Walthard巢）。它们可以是良性或恶性，并且可能与膀胱中类似的肿瘤有关。Brenner肿瘤占所有卵巢肿瘤的1% ～ 3%。它们是实性和结节状的，且大多数是单侧发病，但恶性肿瘤可能是囊实性的，并伴有壁内结节。它们可以与黏液性囊腺瘤或其他上皮肿瘤同时发生。大多数移行性卵巢肿瘤都非常小，通常无明显症状，偶然被发现，临床意义不大。常见于40 ～ 50岁女性。

交界性肿瘤（具有非典型增生和低度恶性潜能的肿瘤）在组织学和预后特征上介于良性肿瘤和明确恶性肿瘤之间。尽管它们可以是任何组织学亚型，但它们缺乏间质侵袭。15% ～ 20%的卵巢上皮肿瘤属于交界性亚型。浆液性肿瘤是最常见的交界性肿瘤，其次是黏液性肿瘤。交界性肿瘤患者通常比恶性肿瘤患者年轻10 ～ 15岁。恶性肿瘤者通常在45岁左右出现，占所有卵巢肿瘤的1/4和所有卵巢浆液性肿瘤的2/3，而交界性肿瘤最常见于育龄期，表现为惰性过程，通常预后较好。浆液性肿瘤常为双侧发生，而黏液性肿瘤则不然。交界性肿瘤通常在手术中诊断，超过90%的病例在发现时为Ⅰ期。这些肿瘤通常与其他上皮肿瘤一样，伴有CA125水平的升高。

要点 上皮性肿瘤

- 浆液性囊腺瘤是囊性肿瘤，通常为单房，可双侧发生，含有点状钙化。
- 黏液性囊腺瘤是多房性囊性肿瘤，含有不同黏稠度的液体成分，并且多无实性成分。
- 子宫内膜样肿瘤具有实性和囊性成分，常与子宫内膜增生或子宫内膜癌相关。
- 大多数透明细胞癌为恶性，许多病例与子宫内膜异位症相关。
- 大多数移行细胞或Brenner卵巢肿瘤体积非常小，无明显临床症状，偶然被发现，临床意义不大。

生殖细胞肿瘤

GCT起源于原始生殖细胞。GCT通常发生在女童和青少年女性中（发病高峰在15 ～ 19岁），占所有卵巢肿瘤的20% ～ 25%。其中只有1/3是恶性的。相反，大多数发生在成年人的GCT是良性的。大多数肿瘤在就诊时已经较大，85%的患者表现为腹痛，有时由于肿瘤破裂、扭转或出血而出现类似于阑尾炎的症状；其他症状包括阴道出血。

在所有GCT中，成熟的畸胎瘤是良性的，而其余的则是恶性的。恶性GCT可分为卵巢无性细胞瘤（最常见）和非无性细胞瘤GCT。最常见的非无性细胞瘤包括未成熟的畸胎瘤、卵黄囊瘤和混合GCT。较少见的非无性细胞瘤包括胚胎癌、多胚瘤和非妊娠性绒毛膜癌。

良性肿瘤

成熟畸胎瘤是最常见的GCT，常见于育龄期女性。它们由两层或更多的成熟胚胎生殖细胞层构成。畸胎瘤多数是囊性的，也被称为成熟囊性畸胎瘤（mature cystic teratomas，MCT）。在80%以上的病例中，MCT是单房的，充满皮脂物质，并被鳞状上皮覆盖。MCT的外观因其内容物不同而变化，如毛囊、皮肤腺体、肌肉、牙齿和其他组织。在少数情况下，MCT可能发生恶性转化，这通常发生在绝经后的患者中，最常见的是鳞状细胞癌。

单胚层畸胎瘤

单胚层畸胎瘤是由一种组织类型形成的罕见的良性卵巢肿瘤。最常见的亚型是卵巢甲状腺瘤，主要由甲状腺组织组成，通常是良性的，少数情况下可引起甲状腺功能亢进症。卵巢类癌通常见于绝经后女性，大多数情况下可作为MCT的一部分或黏液性肿瘤的一部分出现。卵巢类癌多数是良性的，但具有恶性潜能。临床中还可能遇到具有神经外胚层分化的亚型肿瘤，这些肿瘤可以形成类似室管膜瘤的良性肿瘤或更具侵袭性且预后较差的原始神经外胚层肿瘤。没有影像学表现可预测或鉴别不同类型的单胚层畸胎瘤，主要根据临床表现和实验室检查结果来鉴别不同肿瘤类型。

恶性肿瘤

无性细胞瘤

无性细胞瘤较为罕见，主要发生在年轻女性中。该肿瘤与睾丸的精原细胞瘤非常相似。无性细胞瘤占所有卵巢肿瘤的2%或更少，仅占所有恶性卵巢肿瘤的3%～5%。然而，无性细胞瘤是最为常见的恶性卵巢GCT。单侧无性细胞瘤更为常见，但有10%～20%可能是双侧的。它们可能与生殖道的先天性畸形和特纳综合征有关。这些肿瘤通常是实性的，可含有出血和坏死的囊性区域。大多数无性细胞瘤发生在20～40岁女性。

非无性细胞瘤

未成熟畸胎瘤。未成熟畸胎瘤较为罕见，占所有畸胎瘤的比例不足1%。它们不仅包含发育完全或成熟的组织，还包含原始的、未成熟的或胚胎样的结构。这些肿瘤通常为单侧，体积较大，主要是实性，生长迅速，一般发生在生命周期中的前20年。它们具有实性软组织成分，多是恶性的，并且生长迅速。它们通过淋巴系统扩散，但可能破裂并传播到腹腔内。

卵黄囊肿瘤（内胚窦肿瘤）。内胚窦肿瘤是一种罕见的恶性肿瘤，也称为卵黄囊肿瘤，其细胞结构类似于原始卵黄囊。该肿瘤通常发生在20～40岁，表现为单侧的巨大复杂盆腔肿块，可向腹部延伸，可为囊实性肿块，并分泌甲胎蛋白，这是作为诊断和评估治疗反应的血清肿瘤标志物。影像学特征与其他卵巢肿瘤相比并不具有特异性。

绒毛膜癌。绒毛膜癌是由滋养层细胞成分引起的恶性GCT。通常为实性，可有出血。大多数原发性卵巢绒毛膜癌与妊娠无关（非妊娠性）。多发生于儿童和年轻人。肿瘤分泌β-hCG，可能导致性早熟和异常子宫出血。绒毛膜癌恶性程度高，具有局部侵袭性，主要通过淋巴系统扩散，但也可以在腹腔内播散。

> **要点　生殖细胞肿瘤**
>
> - 生殖细胞肿瘤占所有卵巢肿瘤的15%～20%。
> - 成熟的畸胎瘤是良性的，其壁结节内可见钙化；未成熟的畸胎瘤是恶性的，可见散在的钙化。
> - 卵黄囊肿瘤是第二常见的生殖细胞肿瘤，它能够分泌甲胎蛋白。
> - 绒毛膜癌是罕见的侵袭性肿瘤，以分泌β-人绒毛膜促性腺激素（β-hCG）而闻名，通常在发现时已广泛转移。

性索间质肿瘤

性索间质肿瘤被认为起源于胚胎性腺的性索或间充质细胞。它们约占所有卵巢肿瘤的8%，并且可以发生在所有年龄段。这些肿瘤可以分为两类：一类起源于性索，例如颗粒细胞瘤和Sertoli-Leydig细胞瘤；另一类起源于性腺间质，例如纤维瘤、卵泡膜细胞瘤和硬化性间质肿瘤。

颗粒细胞瘤

颗粒细胞瘤是一种罕见的性索卵巢肿瘤，起源于卵巢滤泡中包围生殖细胞的细胞。颗粒细胞瘤主要有两种形式：成人型，主要发生在中老年女性中；幼年型，通常发生于儿童和年轻女性。

成人颗粒细胞瘤约占卵巢性索肿瘤的95%。这些肿瘤通常发生于围绝经期和绝经后的女性。已知这种肿瘤会分泌雌激素，可能导致子宫内膜增生、息肉，甚至在5%～25%病例中会导致癌症。幼年颗粒细胞瘤占这一类别的5%，也与雌激素分泌有关，可能导致性早熟。

这些肿瘤通常具有非特异性的影像学表现，它们通常表现为囊实性肿块，但也可为完全囊性，以及瘤内出血。与上皮性肿瘤相比，性索间质肿瘤通常无囊内乳头状突起，且通常局限于卵巢内，还伴有子宫内膜增厚。

支持-间质细胞瘤（Sertoli-Leydig细胞瘤）

Sertoli-Leydig细胞瘤大多是良性肿瘤，起源于类似睾丸上皮和间质细胞的细胞，通常发生于25岁以下的未育妇女。这些肿瘤罕见，能产生雄激素，并可能在30%的病例中引起男性化综合征。

纤维瘤

纤维瘤是由产生胶原的梭形间质细胞引起的良性肿瘤。它们通常见于绝经后女性，不产生雌激素。纤维瘤可能与称为戈林综合征的痣样基底细胞癌综合征有关。

卵泡膜细胞瘤

卵泡膜细胞瘤起源于包围卵巢滤泡的间质细胞。它们通常见于绝经后女性，在30岁之前较为罕见。与纤维瘤不同，卵泡膜细胞瘤具有激素活性，能产生雌激素，并可能导致绝经后子宫出血、子宫内膜增生和子宫内膜癌。

卵泡膜纤维瘤与梅格斯综合征有关，该综合征伴有双侧胸腔积液和腹水。在超声检查中，它们表现为均匀的低回声，并显示出类似于纤维瘤的后方声影特征。

要点 性索间质肿瘤

- 性索间质肿瘤占卵巢肿瘤的5%～10%。
- 颗粒细胞瘤是这类肿瘤中最常见的类型。常见于绝经后妇女，分泌雌激素，可引起绝经后出血；而幼年颗粒细胞瘤分泌雌激素可引起性早熟。
- 支持-间质细胞瘤见于育龄女性。它们可能分泌睾酮/雄激素，导致男性化综合征。
- 纤维瘤和纤维卵泡膜细胞瘤可与子宫肌瘤相似，可能与Meigs综合征或Gorlin综合征相关。

转移性卵巢肿瘤

卵巢转移瘤约占卵巢恶性肿瘤的15%。大多数卵巢转移瘤来源于胃肠道（39%），尤其是结肠和胃，其次是乳腺癌（28%）。这些肿瘤通常为双侧性，较大（5～10cm），具有实性和囊性成分，并且在25%的病例中与原发性卵巢肿瘤相似。

区分原发性和转移性卵巢癌在临床中很重要，因为这会影响治疗和预后。然而，转移性卵巢恶性肿瘤并没有明确的影像学特征可以将其与原发性卵巢癌区分。

肿瘤扩散模式

为了更好地识别卵巢癌分期的影像学表现，深入了解肿瘤扩散的机制非常重要。卵巢癌可能直接扩散到周围的盆腔组织，如输卵管、子宫和对侧附件，这些部位常受累及，但肿瘤也可直接扩散到直肠、膀胱和盆腔侧壁。肿瘤超出盆腔的扩散可以通过三种机制发生：腹腔内播散、淋巴侵袭和血行播散。

卵巢癌最常见的扩散方式是腹腔内播散（图27.2），约70%的患者在剖腹探查中可有腹膜转移。大网膜、右膈下区域和道格拉斯腔是剖腹探查中最常见的受累部位。左膈下间隙的肿瘤沉积较少见，因为左侧膈下区域被膈结肠韧带隔开。恶性细胞从肿瘤表面脱落到腹腔内，并沿着正常的腹腔循环路径扩散。在直立姿势下，它们首先会落入道格拉斯腔和盆腔的其他低洼部位；在仰卧姿势下，液体会流入结肠旁沟，最终到达膈肌。腹膜腔的液体更常流向右侧结肠旁沟，并沿着肝脏包膜和膈肌移动。腹膜腔的液体通常通过膈肌的淋巴管流向纵隔并经由内乳链淋巴结。当这些膈肌淋巴管被肿瘤细胞堵塞时，腹腔液体的吸收受阻，将导致恶性腹水的积聚。

卵巢癌肿瘤细胞的扩散也可以通过淋巴系统进行，可能是由于卵巢的淋巴通道直接吸收肿瘤细胞或膈肌吸收肿瘤细胞。卵巢有三条淋巴引流路径。主要的淋巴引流是沿卵巢静脉到达肾门水平的左侧腹主动脉旁和右侧腹腔静脉旁淋巴结，这些是最常见的淋巴结转移部位。阔韧带的淋巴管引流到盆腔淋巴结、髂外、髂内和闭孔链淋巴结。

当肿瘤通过圆韧带扩散时，可以观察到表浅和深层腹股沟淋巴结的转移。虽然血行扩散在初诊时较为罕见，但在尸检报告中高达50%的患者被发现有血行转移。血行转移最常见的部位是肝脏，其次是肺，脑、骨、肾上腺、肾脏和脾脏在内的其他部位也有报道。虽然大多数肿瘤可以通过这种方式扩散，但浆液性和透明细胞癌主要通过淋巴系统扩散。一些侵袭性肿瘤如绒毛膜癌和胚胎性癌通常通过血行扩散。

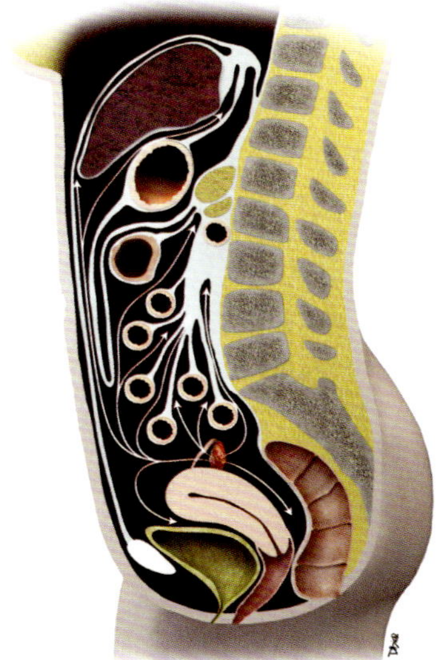

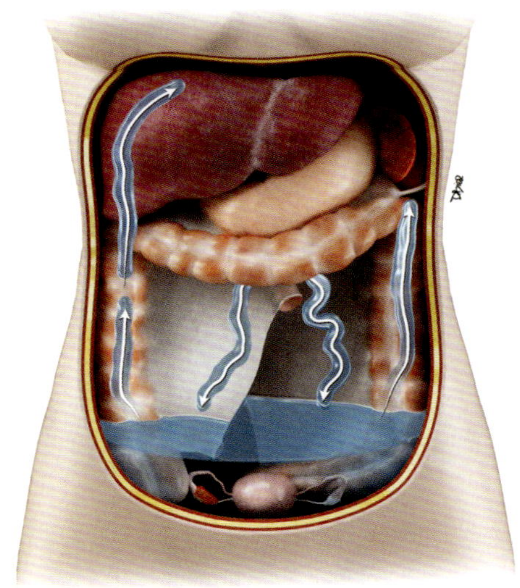

图27.2 左图，矢状面。腹膜腔内液体的流动示意图；右图，冠状面。流向左膈的血流受到膈结肠韧带的限制

分期

卵巢癌的总体预后较差，当这些肿瘤转移时预后将进一步恶化。然而，低恶性潜能的肿瘤，之前称为“交界性卵巢肿瘤”，预后较好。上皮性恶性肿瘤占卵巢恶性肿瘤的绝大多数，其他类型包括无性细胞瘤、未成熟畸胎瘤、卵黄囊瘤、颗粒细胞瘤及转移瘤。约2/3的患者在诊断时已是晚期。手术探查通常用于确定肿瘤的分期，同时根据FIGO分期标准、减瘤术和肿瘤组织学来进行判断。

目前临床上有两种分期系统：肿瘤-淋巴结-转移（TNM）系统和基于手术的FIGO分期系统，后者在全球范围内广泛使用，并于2014年进行了更新。FIGO分期系统在表27.1和图27.3、图27.4中展示。准确的分期通过开腹手术进行，包括全子宫切除术与双侧输卵管卵巢切除术、盆腔及腹主动脉旁淋巴结活检、网膜切除术、腹膜活检及冲洗。肿瘤分期是主要的预后因素。总体5年生存率取决于诊断时的肿瘤分期。5年生存率按分期依次为：Ⅰ期80%，Ⅱ期50%，Ⅲ期30%，Ⅳ期8%。几乎60%～65%的卵巢癌患者在诊断时为Ⅲ期，致使卵巢癌成为最致命的恶性肿瘤之一。其他几个因素也会影响预后，比如组织学类型、肿瘤分级、初次细胞减灭手术后的残留疾病量和患者特征（年龄及表现状态）。

如果未进行完整的分期开腹手术，患者可能会被低估分期。实际上，超过30%的患者在初次开腹手术时被低估分期。这些病例中，77%的肿瘤被认为局限于盆腔，但在进行完整的分期后发现为Ⅲ期。错误的分期可能导致关于治疗选择和预后的错误建议。常被忽略的发病部位包括盆腔腹膜组织、腹水、腹主动脉旁淋巴结和膈肌。

Ⅰ期

在Ⅰ期疾病中，肿瘤局限于卵巢，卵巢包膜完整；或肿瘤局限于输卵管，无扩展至卵巢或输卵管表面，且腹水或腹膜冲洗中无恶性细胞存在。一侧受累表示ⅠA期疾病，双侧受累为ⅠB期。如果术中肿瘤溢出、术前包膜破裂或腹水或腹膜冲洗中存在恶性细胞，肿瘤将被升级为ⅠC期。

Ⅱ期

在Ⅱ期疾病中，肿瘤局部扩展到骨盆并累及周围器官。原发性腹膜肿瘤也属于这一阶段。在这一阶段，肿瘤限于骨盆，未累及上腹部。ⅡA期疾病的特征是直接扩散，或在子宫和（或）输卵管，和（或）卵巢上有种

表27.1 2014年发布的国际妇产科联合会原发性卵巢癌分期

分期	描述
Ⅰ期（T1-N0-M0）	病变局限于卵巢或输卵管
ⅠA（T1a-N0-M0）	肿瘤局限于单侧卵巢（包膜完整）或输卵管，卵巢和输卵管表面无肿瘤；腹水或腹腔冲洗液未找到癌细胞
ⅠB（T1b-N0-M0）	肿瘤局限于双侧卵巢（包膜完整）或输卵管，卵巢和输卵管表面无肿瘤；腹水或腹腔冲洗液未找到癌细胞
ⅠC	肿瘤局限于单侧或双侧卵巢或输卵管，并伴有如下任何一项：
ⅠC1（T1c1-N0-M0）	手术导致肿瘤破裂
ⅠC2（T1c2-N0-M0）	手术前包膜已破裂或卵巢、输卵管表面有肿瘤
ⅠC3（T1c3-N0-M0）	腹水或腹腔冲洗液发现癌细胞
Ⅱ期（T2-N0-M0）	肿瘤累及单侧或双侧卵巢并有盆腔内扩散（在骨盆入口平面以下）或原发性腹膜癌
ⅡA（T2a-N0-M0）	肿瘤蔓延或种植到子宫和（或）输卵管和（或）卵巢
ⅡB（T2b-N0-M0）	肿瘤蔓延至其他盆腔内组织
Ⅲ期（T1/T2-N1-M0）	肿瘤累及单侧或双侧卵巢、输卵管或原发性腹膜癌，伴有细胞学或组织学证实的盆腔外腹膜转移或证实存在腹膜后淋巴结转移
ⅢA1	仅有腹膜后淋巴结转移（细胞学或组织学证实）
ⅢA2（T3a2-N0/N1-M0）	显微镜下盆腔外腹膜受累，伴或不伴腹膜后淋巴结转移
ⅢB（T3b-N0/N1-M0）	肉眼盆腔外腹膜转移，病灶最大直径≤2cm，伴或不伴腹膜后淋巴结转移
Ⅲc（T3c-N0/N1-M0）	肉眼盆腔外腹膜转移，病灶最大直径＞2cm，伴或不伴腹膜后淋巴结转移（包括肿瘤蔓延至肝包膜和脾，但未转移到脏器实质）
Ⅳ期（任意T，任意N，M1）	超出腹腔外的远处转移
ⅣA	胸腔积液细胞学阳性
ⅣB	腹膜外器官实质转移（包括肝实质转移和腹股沟淋巴结和腹腔外淋巴结转移）

引自：Prat J，FIGO Committee on Gynecologic Oncology. Staging classification for cancer of the ovary，fallopian tube，and peritoneum. Int J Gynaecol Obstet. 2014；124（1）：1-5

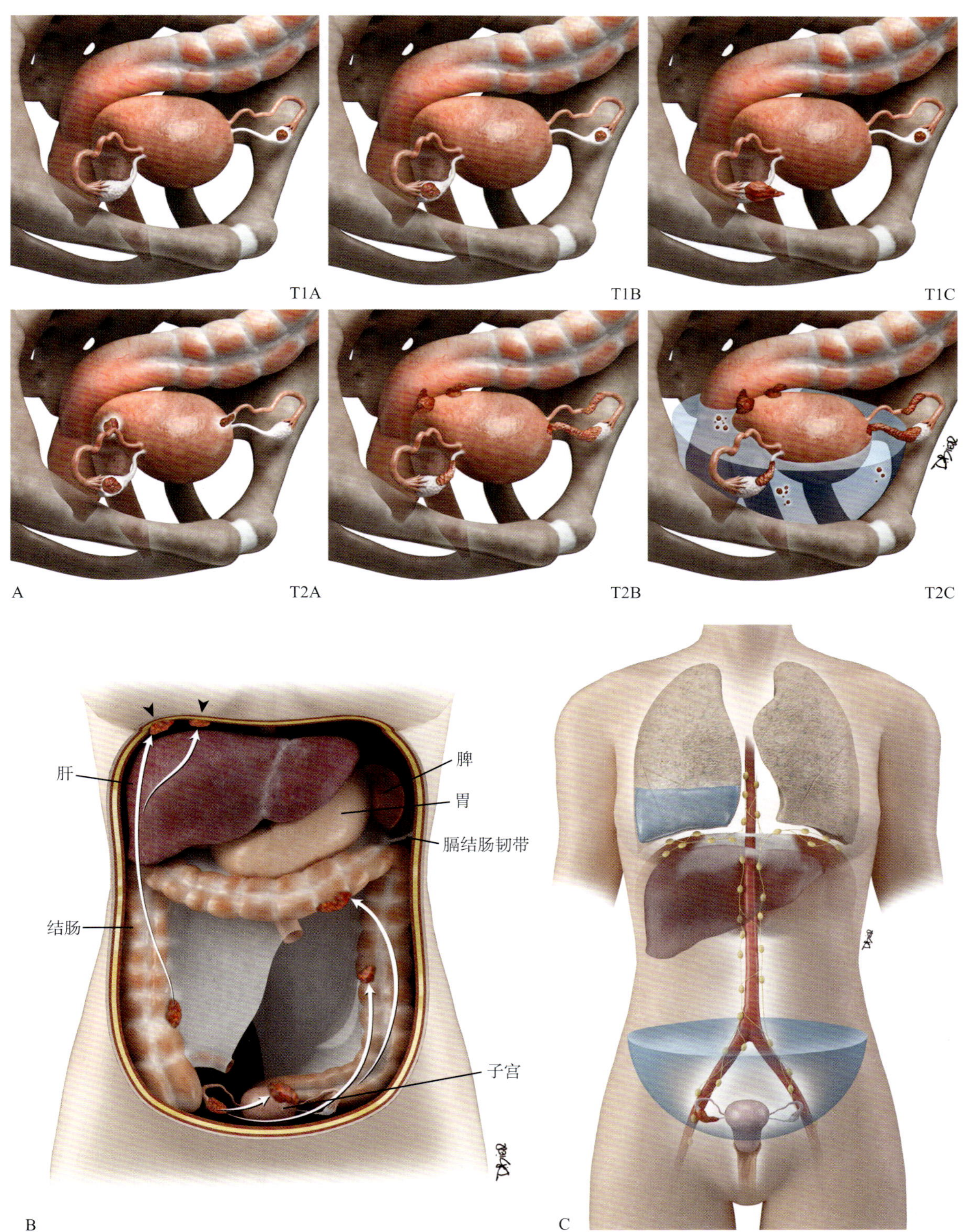

图27.3 A.左上：左侧卵巢肿瘤符合ⅠA期。中：双卵巢肿瘤符合ⅠB期。右：双侧卵巢肿块和恶性腹水符合ⅠC期。左下：卵巢肿瘤及累及卵巢外部位的肿瘤，局限于子宫，符合ⅡA期。右下：肿瘤累及卵巢并延伸至其他盆腔组织，如直肠，符合ⅡB期。B.肿瘤从骨盆外扩散到腹部，包括累及右半隔膜，被认为是Ⅲ期。肿瘤累及一侧或两侧卵巢或输卵管，或原发性腹膜癌，细胞学或组织学证实扩散至骨盆外腹膜和（或）转移至腹膜后淋巴结。C.实质转移和转移到腹外器官（包括腹股沟淋巴结和腹腔外淋巴结）被认为是Ⅳ期。肿瘤扩散到肺部，可能表现为胸腔积液，符合Ⅳ期

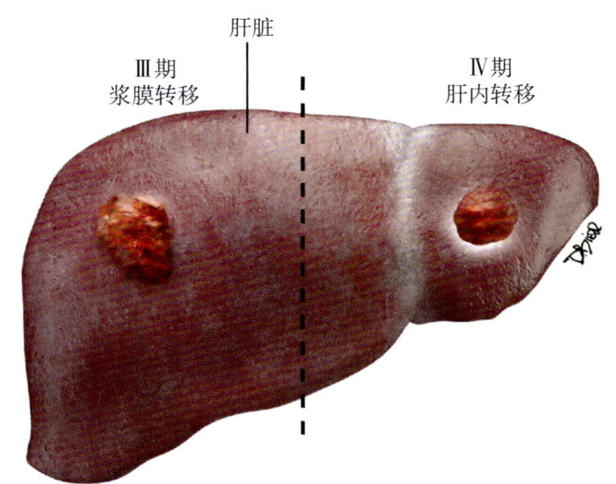

图27.4 肝包膜表面的种植转移符合Ⅲ期。然而，肝转移表明疾病处于Ⅳ期

植。ⅡB期疾病中，肿瘤延伸至周围的盆腔结构、直肠、膀胱和（或）腹膜。影像学上提示肿瘤局部扩散的迹象包括肿瘤与膀胱或结肠之间的组织平面消失、肿瘤与盆腔侧壁之间的距离＜3mm，以及髂血管的位移或包埋。由于软组织对比度分辨率较高，MRI比CT或超声更能清晰地显示直接侵犯。

Ⅲ期

在Ⅲ期病变中，肿瘤是单侧或双侧，但通过细胞学或组织学证实有扩散到盆腔外的腹膜和（或）转移到腹膜后淋巴结。肿瘤扩展到盆腔外被视为Ⅲ期病变，并伴有腹膜、网膜和肠系膜的种植。微小的腹膜结节可能在影像学中无法检测到，因此需要通过开腹手术来验证。

在解读影像学图像时，应仔细寻找腹膜增厚、结节或腹膜表面的强化，这些都是腹膜转移的迹象。卵巢癌中的腹水提示腹膜疾病，并有助于病灶显示。最常见的腹膜转移部位是网膜，这种转移可能是微观层面的，因此在影像学或手术探查中不可见，但可在组织病理学中被检测到（ⅢA2期）。在疾病早期，影像学中可能看到细小的网状结节影，但较细小，难以察觉。随着疾病进展，会有明显的增厚，导致网膜结块。此外，应仔细评估其他常见累及部位，如膈下间隙、肠系膜根部和结肠旁沟。冠状位重建图通常有助于评估膈下区域。

小肠在卵巢癌中是最常受累的器官，通过浆膜种植或直接肠壁侵犯，导致肠梗阻。这是最常见的发病原因，在尸检中约50%的病例中有报道。在影像学中，被累及的肠通常表现为肠壁增厚，导致腔狭窄。在Ⅲ期疾病中，腹膜后淋巴结病在27%～44%的病例中有报道，同时伴有腹膜疾病。

Ⅳ期

Ⅳ期疾病的特点是肿瘤远处扩散而非腹膜转移，包括肿瘤扩散到骨盆和肝脏等实质器官，以及转移到腹部以外的器官。对影像科医师来说，区分肝脏包膜上的种植（Ⅲ期）和真正的肝实质性转移（Ⅳ期）非常重要，因为它们的治疗方法不同，预后意义也不同（图27.4）。从外科角度看，肝脏包膜种植是可切除的，而实质性转移则不能。肝包膜肿块通常边界清晰，呈椭圆形，可压迫肝脏，但很少侵入肝脏。这些种植肿瘤可以沿着镰状韧带延伸，可能被误诊为实质性转移。真正的肝实质转移通常被肝实质包围，并且边缘不规则。根据原发性肿瘤的来源，种植在CT、MRI和超声上的表现可能有所不同。例如，黏液性腹膜种植在CT上表现为弥漫性低密度影，无钙化，可延伸到肠系膜、肠袢和实质器官之间，可与腹水相混淆。但它们会产生占位效应并导致肝包膜和实质器官的受压。肠袢的肠系膜侧会粘连，并且在CT上可能会看到微小的间隔。由于这些种植转移是胶状的，其延伸的特性使得完全切除相当困难。需要注意的是，伪黏液性腹膜病现在被认为起源于阑尾并转移到卵巢。因此，当怀疑伪黏液性腹膜病时，应进行彻底的评估和特殊的病理染色，以区分卵巢来源和胃肠道来源。

浆液性囊腺癌种植可有微钙化，称为砂粒体。这些种植转移可以在腹膜内侧出现钙化。据报道，33%的转移性浆液性肿瘤病例中存在这种情况。

在胃癌和结直肠癌的病例中，肿瘤细胞可能沉积在卵巢上，形成较大的卵巢肿块，这可能被误认为是原发性卵巢肿瘤（图27.5，图27.6）。这些肿瘤可能伴有腹膜癌，并可能与卵巢转移癌相混淆。影像学可能无法鉴别这些病变。在这种情况下，当双侧附件肿块和腹膜病变同时存在时，影像科医师应仔细寻找胃肠道的原发肿瘤，并在组织病理学上进行特殊染色，以区分这些病变。其他肿瘤如间皮瘤和腹膜的乳头状浆液性癌，也可能以类似方式出现。虽然罕见，但在相应临床背景下，结核性腹膜炎等感染性或炎性疾病也应作为鉴别诊断考虑。

要点 国际妇产科联合会卵巢肿瘤分期

- Ⅰ期肿瘤局限于卵巢或输卵管。5年生存率为73%。治疗方法为手术±术后化疗。
- Ⅱ期肿瘤累及盆腔内扩散或包括原发性腹膜癌。5年生存率为45%。治疗方法为手术＋术后化疗。
- Ⅲ期是肿瘤转移到腹膜后淋巴结和（或）扩散到骨盆外腹膜。它的5年存活率为30%。治疗方法为手术＋术后化疗。
- Ⅳ期肿瘤有远处转移。5年生存率为5%。治疗方法为新辅助化疗和（或）手术。

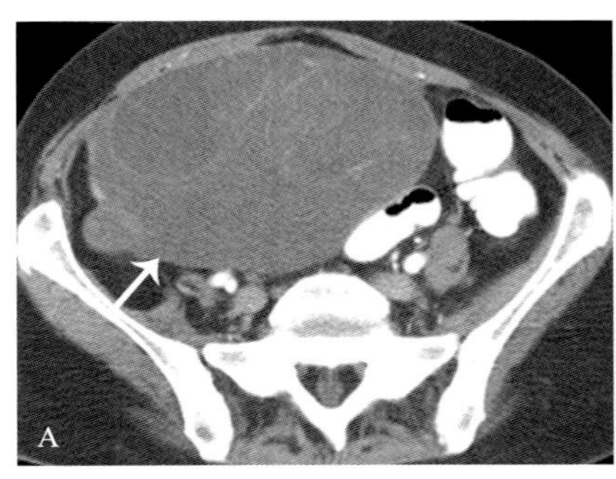

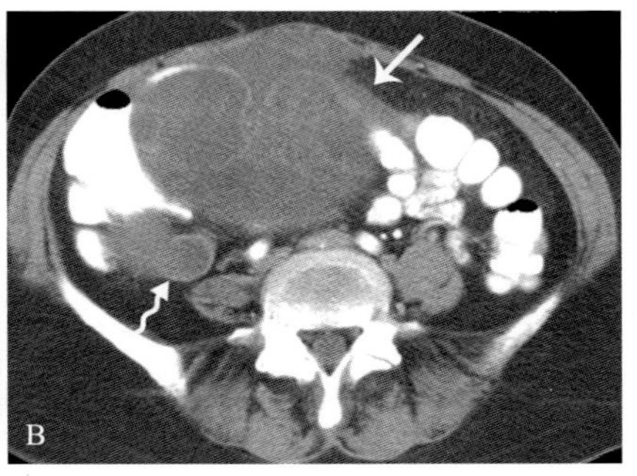

图27.5　55岁女性，发现腹部肿块。A.骨盆轴位CT显示较大的附件区复杂肿块（箭头），内有分隔；B.增强CT显示左侧附件肿块（直箭头）和阑尾增大的管状结构（波浪箭头），表明阑尾黏液囊肿并转移到卵巢。当附件肿块出现时，应仔细评估整个腹部和骨盆，以确保没有其他原发性肿瘤发生

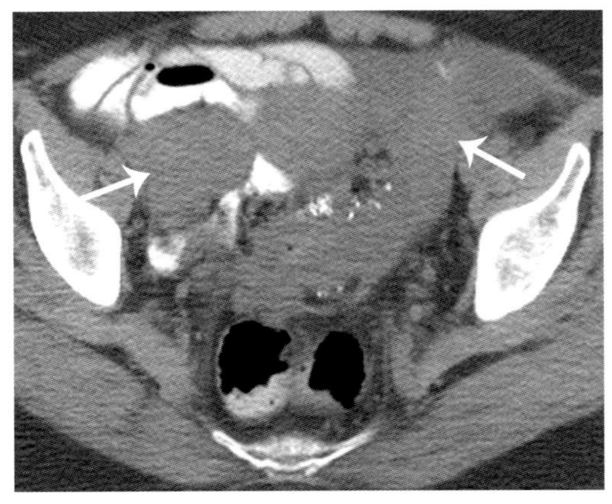

图27.6　62岁女性，诊断为原发不明的转移性印戒腺癌。骨盆轴位CT显示卵巢增大（箭头）和骨盆内少量游离液体，提示恶性肿瘤，代表Krukenberg肿瘤

影像学

影像学在原发性卵巢肿瘤诊断中的作用

原发性肿瘤

影像学有助于确定盆腔肿块的定位、病变起源并对其进行分类。影像学的主要作用是区分良性肿瘤和恶性肿瘤。临床上最常使用的影像学技术包括超声、MRI、CT和PET/CT。阴道超声可用于筛查高危卵巢恶性肿瘤患者，通常是确定临床怀疑的盆腔肿块起源和性质的首选检查方法。超声相对便宜且广泛可用。由于卵巢肿瘤来源于多种细胞，因此它们的影像学表现各不相同，这使得明确分类变得困难。其影像学特征可能会有很多重叠，使得组织亚型诊断必须依赖于病理检查。然而，一些影像学特征可能指向特定的诊断。

超声在初步评估可疑附件肿块中起着重要的作用。结合患者的绝经状态，CA125水平和影像学表现，有助于鉴别良性和恶性肿块。这被称为恶性风险指数（表27.2）。绝经前女性得1分，绝经后女性得3分，总分＞200时对诊断卵巢恶性肿瘤具有高度特异性。

上皮性肿瘤在影像学上通常表现为较大的囊性肿块。以下特征提示恶性肿瘤：间隔厚度＞3mm；壁结节或非脂肪性实性成分；均质实性肿块或具有囊性/实性区域的复杂肿块；直径＞10cm的囊性肿块。尽管这些特征有特异性，但通过超声或任何其他影像学技术来完全展现肿块的全部特性和预测组织学类型是不可能的。某些特征可能预测肿瘤的组织学类型，例如含有壁结节和增厚间隔的肿块提示囊性腺癌。浆液性囊性肿瘤通常是单房的，可能类似于生理性囊肿。然而，当这些单房囊肿在囊壁上显示出乳头状突起时，则应怀疑为恶性，这可以在超声、CT或MRI上显示（图27.7）。

黏液性肿瘤通常是多房的，可能由于肿瘤内部的黏液成分或出血而在超声中呈现回声增强，并可在MRI中显示出多房囊内的多变信号（“彩色玻璃”表现）。大多数这类肿瘤是良性的（图27.8）。Brenner肿瘤在超声图像上显示为低回声，可有钙化，与子宫肌瘤难以区分。畸胎瘤通常是囊性的，通常含有偏心的回声增强的脂肪结节，或者可能是完全囊性的，具有液液平面。灰阶成像提供的形态信息通过彩色多普勒技术得到补充。谐波和独特脉冲序列的引入提高了信噪比和组织结构清晰度，而使用超声静脉对比剂提高了检测和量化血管和血流的准确性。对比剂的使用可能显著提高超声的诊断能力，并有助于识别与早期卵巢癌相关的微血管变化。彩色多普勒预测恶性肿瘤的一些特征包括检测实性成分内的中央血流、低阻力指数（＜0.4）的波形和脉动指数为1，这是因为卵巢癌通常与肿瘤血管生成和动静脉分流的低阻力血流有关。然而，良性和恶性病变的血流特征之间存在一些重叠。研究表明，将彩色多普勒与灰阶成像信息结合，可以将超声检测卵巢恶性肿瘤的特异度从82%提高到97%，PPV从63%提高到97%。尽管超声有助于表征盆腔肿块，但其对癌症分期的准确性低于60%。卵巢肿瘤的CT表现因肿瘤的组织学类型不同而表现各异，CT对卵巢肿瘤的检测准确率接近95%，但在

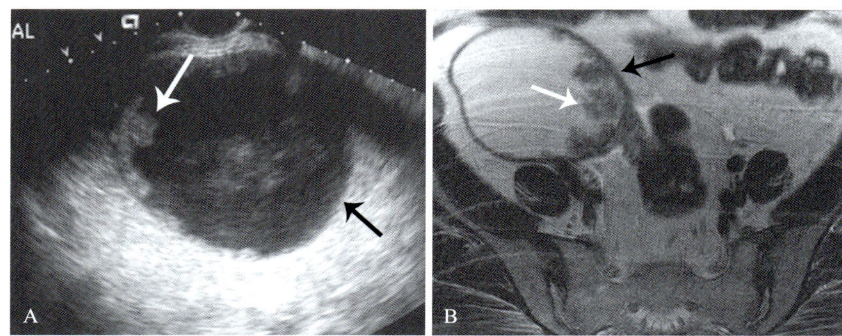

图27.7　50岁女性，体检发现下腹部饱满，CA125（3800 U/ml）升高。A.阴道内超声显示左侧卵巢低回声肿块（黑色箭头）伴壁结节（白色箭头）；B.轴位T2W MRI显示左侧卵巢（黑色箭头）单囊性肿块（白色箭头），壁结节提示浆液性囊腺瘤或癌

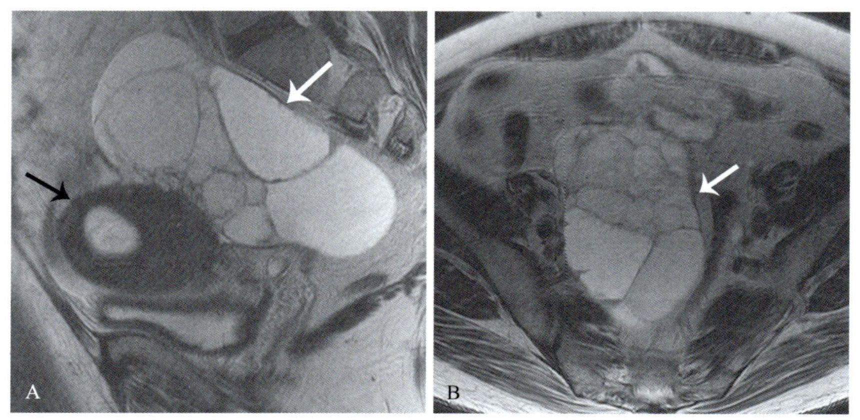

图27.8　55岁女性患有宫颈癌和盆腔肿块。A.矢状面T2W MRI显示左侧卵巢肿块，呈多房（白色箭头）改变，内信号强度不均，表现为典型的黏液囊腺瘤的"彩色玻璃"表现。子宫可见（黑色箭头）；B. T2W轴位图像显示多房肿块（箭头）

区分良性和恶性病变方面的特异度为66%～94%。超声的形态学表现如囊性肿块内的间隔、结节、赘生物或乳头状突起和实性肿块内的坏死往往提示恶性。然而，CT上的卵巢肿块影像学特征也不完全具有特异性。研究表明，薄层CT区分良性和恶性卵巢肿瘤准确率为89%。早期多项研究探讨了CT在卵巢癌术前分期中的价值，报道的准确率为70%～90%。

许多附件病变，特别是子宫内膜异位症和囊性畸胎瘤，尽管超声技术有进步，仍被归类为不确定性病变。在这些情况下，MRI可作为进一步检查的技术。MRI在显示软组织特性方面优于CT，同时能够检测脂肪和血液成分。MRI在区分良性和恶性卵巢肿块的总体准确率为83%～91%。MRI上的恶性特征，如囊壁不规则、壁内结节、乳头状突起、增厚的间隔、含实性和囊性成分的复杂肿块、大肿块以及动态对比增强中的早期强化，这些表现类似于CT和超声上看到的特征。辅助征象如腹水、腹膜疾病或淋巴结增大有助于确诊恶性肿瘤。

在CT成像上，MCT表现为囊内有脂肪密度，通常显示囊壁或囊内的钙化。在MRI上，MCT的皮脂成分在T1W成像上显示高信号强度，类似于皮下脂肪。在T2W成像上，皮脂成分的信号强度变化不定，可类似于脂肪（图27.9）。

无性细胞瘤

在影像学上，无性细胞瘤表现为分叶状的实性肿块，具有显著的纤维血管间隔。由于内部出血，其在T1W成像上可显示为高信号。

未成熟畸胎瘤

在影像学上，未成熟畸胎瘤呈现为大而复杂的肿块，含有囊性和实性成分，可有散在的钙化和小的脂肪灶。

单胚层畸胎瘤

单胚层畸胎瘤如卵巢甲状腺肿，表现出不同的影像学特征，这些特征随组织类型而异。它们可含有实性和囊性成分。囊性成分由于存在浆液或黏液在T1W和T2W成像上可显示为高信号。然而，由于甲状腺的厚胶状胶质，它们在T1W和T2W成像上可能显示低信号。同样，卵巢类癌的影像学表现不典型，但黏液类癌肿瘤可在T2W成像上表现为高信号。

绒毛膜上皮癌

绒毛膜上皮癌含有出血成分，在T1W成像上可能显示高信号。纤维瘤和纤维卵泡膜细胞瘤含有纤维成分，在T1W和T2W成像上显示低信号，类似于子宫肌瘤（图27.10）。

PET/CT在卵巢癌分期中的应用不广泛，其基于代谢活性判断卵巢肿块良恶性的能力具有争议。在绝经前女性，卵巢病变中的高代谢可能代表良性或生理性病变，而不是恶性病变，如黄体囊肿；然而，绝经后女性的卵巢摄取需要通过超声或MRI进一步评估。全身FDG-PET扫描并未常规用于卵巢癌的诊断和分期。早期研究显示其灵敏度和特异度分别为83%～86%和54%～86%。Rieber等的研究表明，与MRI和阴道超声相比，FDG-PET诊断卵巢癌的灵敏度和特异性较低。作者推测，这是由于存在高比例的低度恶性潜能肿瘤和早期卵巢癌，而先前的研究表明，高敏感度依赖于更大比例的晚期肿瘤。交界性肿瘤（低恶性潜能）和早期癌症可能不会表现为高代谢，因为只有少量转化/恶性组织存在葡萄糖摄取。

要点　影像学

- 盆腔超声有助于确定盆腔肿块的来源。
- 超声提供了可区分恶性和良性病变的影像学征象，但这两者之间有相当大的重叠，包括交界性肿瘤。
- 彩色多普勒超声是一种有价值的诊断工具，结合临床相关信息可帮助确定恶性肿瘤。
- MRI作为一种有效的成像技术，有助于进一步揭示病变特性。
- 浆液性囊腺瘤通常是单房的，类似生理性囊肿。然而，病变内的乳头状突起或壁结节往往提示恶性肿瘤。
- 黏液囊腺瘤表现为一个大的多房肿块，由于出血程度或蛋白质含量的不同，在MRI上表现出不同的信号强度。
- 颗粒细胞瘤、子宫内膜癌，以及少量卵泡膜细胞瘤或纤维卵泡膜细胞瘤与子宫内膜增生或癌症相关。

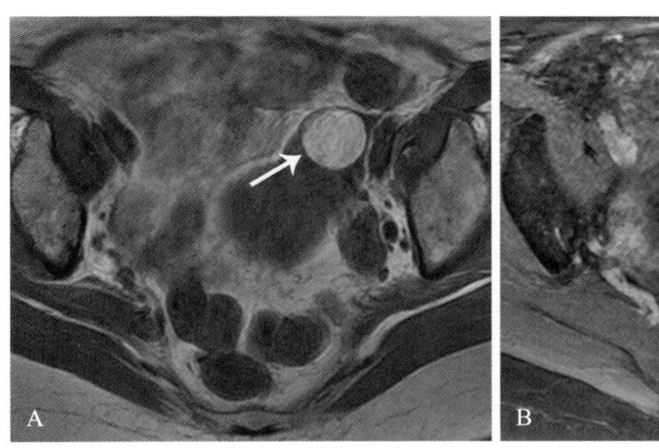

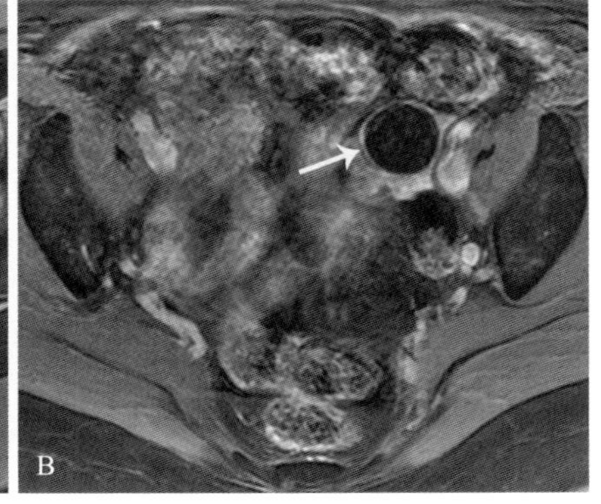

图27.9　57岁女性，下腹部胀痛。A.轴位T1W MRI显示左侧附件内边界清晰的高信号肿块（箭头），与脂肪相当；B.轴位T1W脂肪抑制增强MRI显示肿块（箭头）在脂肪抑制图像上信号减低，提示为皮样囊肿

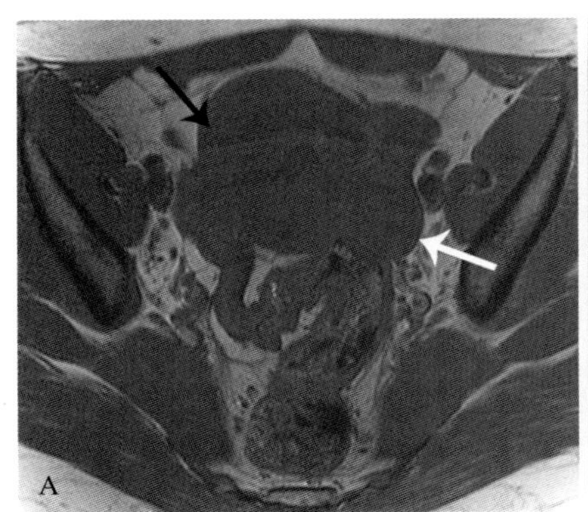

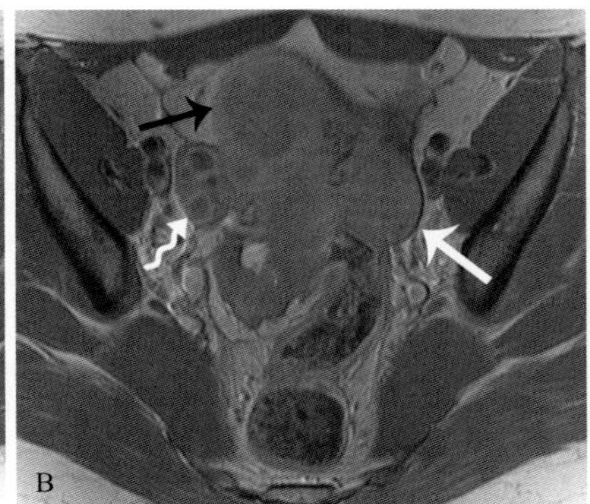

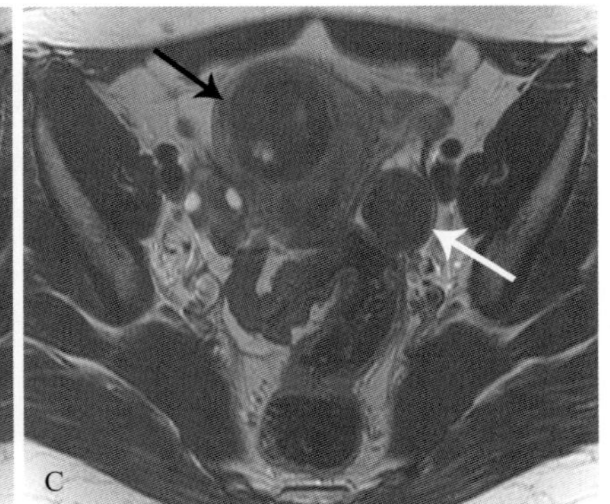

图27.10　37岁女性，诊断为右侧结肠腺癌和左侧附件肿块。图示子宫（黑色箭头）、纤维瘤（白色箭头）和右侧卵巢（波浪箭头）。A.通过盆腔的轴位T1W MRI显示左侧附件低信号强度肿块，与子宫肌瘤类似；B.轴位T2W MRI显示左侧附件低信号肿块，与子宫肌瘤类似；C.轴位T1W增强MRI显示强化的左侧附件肿块提示纤维瘤

- 纤维瘤和Brenner瘤在T2W MRI上表现为低信号强度，类似肌瘤。
- 子宫内膜癌或透明细胞癌很少由子宫内膜异位症引起，因此，应关注子宫内膜异位瘤。
- 畸胎瘤，无论是成熟型还是未成熟型，都可能含有脂肪。软组织成分和分散钙化的存在提示未成熟畸胎瘤。血清肿瘤标志物有助于进一步区分。
- 浆液性上皮肿瘤和转移性卵巢肿瘤可表现为双侧复杂的卵巢肿块。

表27.2 基于超声检查结果、CA125和绝经状态的恶性危险指数

变量	评分			
	0	1	2	3
壁结构	光滑＜3 mm		实性	乳头状＞3mm
阴影	有	无		
间隔	无/薄	厚		
回声	透亮的、低回声			混合的或高回声

淋巴结转移和腹膜病变的影像学

淋巴结转移

卵巢癌患者中的淋巴结转移是一个重要的预后特征。Ⅰ期或Ⅱ期疾病患者的淋巴结转移发生率接近17%，在晚期患者中增加到37%。在晚期卵巢癌患者中，约15%的患者检测到上纵隔淋巴结肿大，通常提示预后不良。然而，淋巴结转移的检测仍然是一项挑战。CT和MRI等成像技术的一个主要限制是它们依赖于淋巴结的大小作为确定淋巴结内转移的主要标准。较大的淋巴结转移可通过CT或MRI轻松检测到（图27.11）。淋巴结转移的整体检测准确率约为85%。尽管增大的淋巴结容易被检测，但在正常大小的淋巴结中无法排除转移的存在。使用短轴＞1cm的阈值来定义异常淋巴结，术前CT的淋巴结分期敏感度和特异度分别为50%和92%，而MRI的敏感度和特异度分别为83%和95%。

代谢成像，如FDG-PET或与CT（PET/CT）或MRI（PET/MRI）融合的分子成像，是检测盆腔恶性肿瘤患者中淋巴结转移和复发的替代方法。PET成像依赖于淋巴结中增加的代谢活性，可以检测到正常大小淋巴结中的转移。同时，PET的分辨率和检测能力可能会受到较小的结节/病变的限制。总体而言，PET检测淋巴结转移的敏感度为50%～82%，特异度为92%～95%。

腹膜病变

影像学可以判断哪些疾病可能导致复杂的减瘤手术或手术无法切除。通常，当病变侵入盆腔侧壁、直肠、乙状结肠或膀胱时；或当腹膜转移灶＞1cm时；或者当种植灶位于肝门、肝的间叶裂、网膜囊、小网膜韧带或膈下间隙、肠系膜根部或骶前间隙时，通常表明无法手术切除。肾上腺病变和（或）肝（实质）、胸膜或肺转移也无法进行手术。

计算机断层扫描

目前，CT是卵巢癌分期的首选方式。CT检查用于评估原发肿瘤部位和疾病的范围，以及腹膜种植灶、淋巴结转移和实质器官转移的潜在部位。CT可以显示腹部和盆腔中＞1cm的肿瘤种植灶（图27.11），其敏感度为85%～93%，特异度为91%～96%。然而，它的阴性预测值只有20%，其敏感度在检测1cm或更小的种植灶时下降到25%～50%。在CT检查中使用对比剂使胃肠道显影有助于区分腹膜种植灶和肠道，并有助于确定是否存在肠道侵犯。然而，需要注意的是，钙化转移可能被阳性肠对比剂遮盖，因此有人认为应使用水等阴性对比剂。

增强CT有助于明确腹部和盆腔中的实质器官，并可清楚地显示腹膜转移灶。腹膜肿瘤转移的检测在很大程度上取决于它们的位置和大小。腹水和骨盆及腹

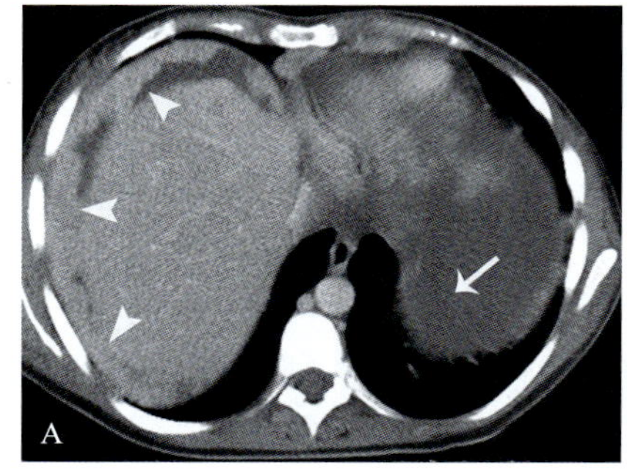

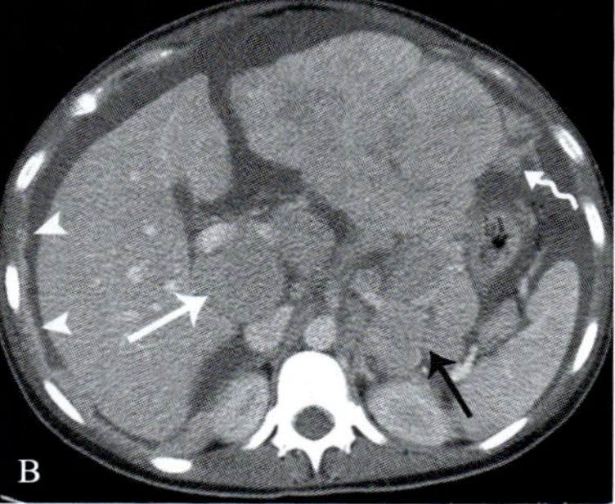

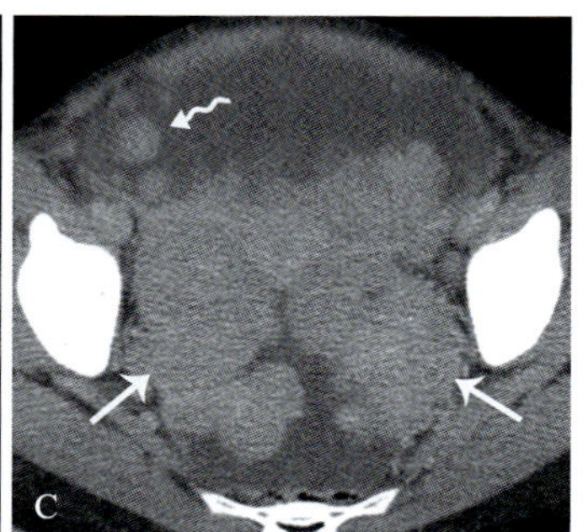

图27.11 27岁女性，卵巢透明细胞癌患者，腹痛不适。A.腹部轴位增强CT显示膈下结节（箭头）和腹水（箭头）；B.腹部轴位增强CT显示增大的门静脉区淋巴结（白色箭头）和沿脾静脉的淋巴结（黑色箭头）和腹膜结节（波浪箭头）和膈下结节（箭头）；C.骨盆轴位增强CT显示双侧附件肿块（直箭头）、腹膜结节（波浪箭头）和腹水

引自：Jeong YY，Outwater EK，Kang HK. Imaging evaluation of ovarian masses. Radiographics. 2000；20：1445-1470

膜后淋巴结通过CT可以很好地显示，腹水或钙化的存在可能增加转移的可能性。横膈的评估较为困难，轴位成像可能会遗漏小的斑块样种植灶。薄层成像数据可进行图像重建，图像可以重建为冠状面和矢状面，在这些平面上可以更好地观察到膈下病变。这些重建的图像还有助于从未充盈对比剂的肠袢中显示腹膜转移病变。孤立性脾复发的存在是一个重要发现，可以通过CT检测到。在这种情况下，应进行脾切除以改善长期生存率。

以往，通过腹膜内灌注碘对比剂进行的CT曾被用于提高腹膜疾病的检测敏感性。然而，这种技术无法检测到平整的腹膜转移，并且在有腹部手术史的患者中敏感性较低。目前已不开展此类研究。

DECT是CT技术的最新发展，可以在中等剂量方法中使用。它允许在多个能量水平上查看CT图像，并允许从获取的源CT数据中生成碘图像和虚拟平扫（仅水）CT图像。具有高对比噪声比的碘图可使病变更易观察，从而提升检测能力。在较低keV单能图像上能更好地看到微小的膈下种植灶，改善卵巢恶性肿瘤的检测和分期，对肿瘤减瘤手术产生潜在影响。DECT还可能有助于区分简单的卵巢囊性病变与卵巢恶性肿瘤，此外还可提高肝脏和骨骼肌转移的检测能力。

超声

超声检查依赖于操作人员的经验。肠气可能会掩盖病变，即使是经验丰富的超声医师也难以对腹膜受累的所有可能区域进行完整评估。MRI和CT优于超声，尤其是在评估膈下和肝脏表面的病变方面。Tempany及其同事进行的一项研究发现，晚期癌症（Ⅲ期和Ⅳ期）患者中在检测腹膜转移方面，彩色多普勒超声的敏感度较低，为69%，而MRI为95%，螺旋CT为92%。

磁共振成像

MRI在分期准确性上与传统CT和螺旋CT相似。MRI还可识别盆腔器官的侵犯情况，这归功于其优越的软组织对比度分辨率。技术优化包括使用口服和静脉注射对比剂来定位肠道，以及使用脂肪抑制技术。通过屏气、禁食和药物等方法进行的快速序列扫描可能有助于减少肠道运动。所有接受MRI评估卵巢癌的患者都应进行腹部和盆腔成像。推荐使用相控阵线圈，以最大化信噪比和盆腔成像的平面内分辨率；肥胖患者可以使用体线圈。

MRI可以检测到盆腔内的卵巢外肿瘤扩散。然而，由于MRI的实用性较低且成本较高，在评估腹部远处转移方面，MRI的使用频率低于CT。目前，随着并行成像技术的出现，MRI技术的改进显著提高了MRI的效率，并由于能够获取体积数据并可进行多平面重建，扫描时间大大减少。当MRI成像技术达到最佳时，可以检测到＞1cm的腹膜种植灶。

在确定Ⅲ期和Ⅳ期疾病中种植病变的位置、分布和大小方面，CT和MRI的准确性没有统计学差异。与螺旋CT相比，MRI能够检测到小的或不明确的腹膜种植病变。然而，肠系膜和肠壁种植病变可能通过CT更好地检测到，因为肠道运动在MRI上仍然是一个问题，而且钙化沉积物在CT上也更清晰。当存在腹水时，MRI的表现相比CT会下降。考虑到CT的更高可用性和易操作性，CT被认为是卵巢癌分期的首选方式。

口服钡剂可作为T1W成像中肠道的阴性对比剂，并且研究表明，稀释的钡剂与增强MRI结合使用时，在检测浆膜和网膜的种植方面优于增强CT。

呼吸门控快速自旋回波T2W成像有助于显示盆腔解剖结构。建议在所有病例中进行腹部三维动态成像，并在盆腔进行平扫和增强T1W脂肪抑制成像。增强扫描不仅有助于肿瘤的特征显示，还能改善对于腹膜和网膜种植的检出率。尽管腹膜增强和腹膜结节是检测腹膜恶性肿瘤的敏感特征，但其并不具有特异性。与平扫T1W成像和T2W成像序列相比，钆增强T1W成像更有助于识别腹膜表面和肠道浆膜上的小的种植灶。采用稳态采集序列的冠状位和轴位快速成像可以冻结肠道，更容易识别种植灶。

MRI技术的进步有助于提高检测腹膜转移的敏感性。例如，DWI是一种功能性MRI技术，具有检测腹膜小转移灶的潜力，在潜在早期恶性卵巢肿块病例中非常重要。DWI在鉴别肿瘤复发和早期治疗后或炎症变化方面也具有临床价值。DWI/MRI在显示原发肿瘤特征、检测手术相关的关键转移灶、检测浆膜和远处转移、进行总体分期、预测肿瘤是否能完全切除以及评估手术可操作性方面可能优于CT（图27.12）。全身DWI/MRI可以协助制订手术计划，并可有助于减少不必要的探查性剖腹手术。其他MRI技术如DCE-MRI、磁敏感加权或血氧水平依赖（blood oxygen level-dependent，BOLD）MRI和MRS可以分别用于评估肿瘤血管化、缺氧状态和代谢。DCE-MRI在检测腹膜癌变和鉴别良性卵巢/附件良恶性疾病方面具有临床价值。DCE-MRI可作为评估抗血管生成药物治疗反应的标志物，而DWI则适用于评估传统化疗药物对肿瘤坏死的反应。质子MRS可以定量评估肿瘤代谢物浓度，高胆碱/肌酸比率有助于鉴别恶性与良性附件区肿瘤。然而，MRS和磁敏感加权-BOLD MRI需要功能更强大的磁共振技术和扫描仪器，目前仍在研究阶段。

正电子发射断层扫描/计算机断层扫描

尽管PET/CT在诊断卵巢肿块方面的作用有限，但

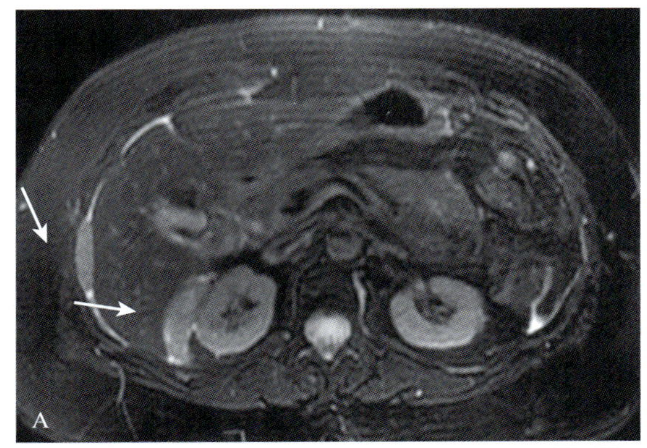

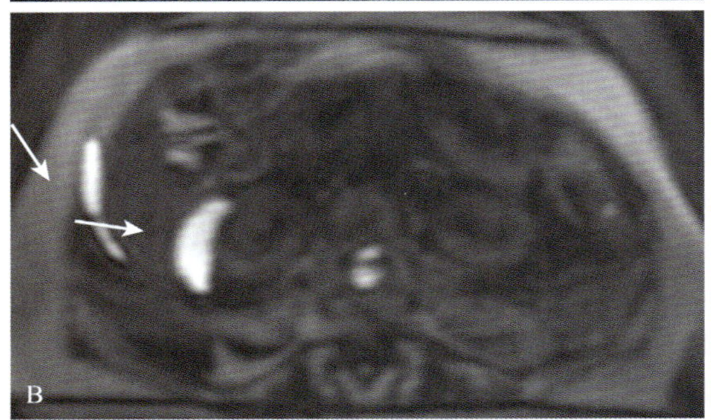

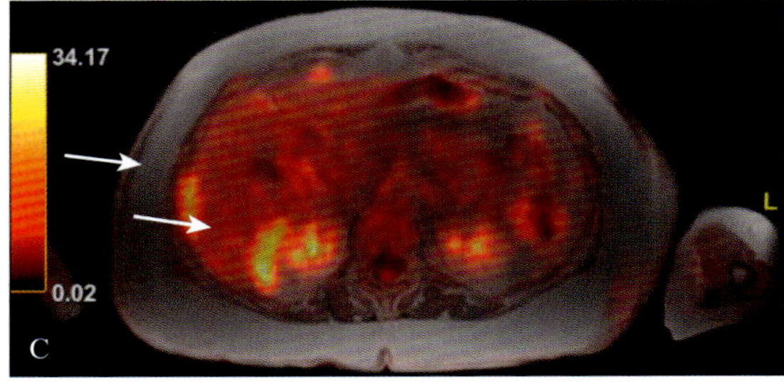

图27.12 女性，71岁。高级别浆液性卵巢癌的PET/MRI。A.轴位T2WI显示肝周和肝肾区有中等信号的种植灶（箭头）；B.由于扩散受限，这些病灶在DWI上更加明亮；C.病灶在彩色融合PET/MRI上显示为高代谢

在卵巢癌分期中非常有用。FDG-PET由于空间分辨率有限，对<1cm的肿瘤种植灶的显示能力有限。炎症过程、黄体囊肿和生理性胃肠活动可能导致假阳性结果。在CT和MRI阴性或不确定，但肿瘤标志物升高的情况下，FDG-PET和PET/CT可以用于复发性病变的检测。PET/CT在优化再分期方面优于单独的CT，并可以改变疑似卵巢癌复发患者的分期和临床管理。PET/CT可以帮助优化特定部位的治疗，包括放疗，并有助于选择最佳的手术患者。

PET/CT代谢参数包括SUV_{max}、肿瘤代谢体积和总病灶糖酵解量，有助于确定预后和评估治疗反应。最近，PET/MRI越来越受欢迎，因为它结合了MRI优秀的解剖评估和PET的代谢评估，同时避免了与CT相关的电离辐射。DWI、MRS和功能性MRI也可以与分子成像结合，提供额外的有价值信息并减少辐射暴露。然而，这些技术是否能带来准确性的提高或具备附加的临床价值，以及增加的成本，需要通过改善患者生存率来证明其合理性。

总体而言，尽管MRI具有最高的敏感性，而FDG-PET/CT具有最高的特异性，但在检测腹膜转移方面，MDCT、MRI和FDG-PET/CT之间没有显著性差异。因此，如果需要单一技术，MDCT是首选检查，因为CT是最快、最经济且最广泛可用的方法之一。如果结果不确定，可以使用PET/CT或MRI来辅助解决问题并提供额外帮助。全身FDG-PET/CT可能更准确地评估膈上转移。最新研究表明，术前FDG-PET/CT由于其假阳性率低，可有助于选择卵巢癌患者的手术方法或替代治疗方案。

要点 影像学的效用

- 影像学在鉴别良性和恶性病变及检测小转移方面有其局限性。尽管高级的成像技术在这种情况下显示出更大优势，但仍处于研究阶段。由于临床上重要的小微病灶的检测到目前为止仍然是一个挑战，阴性影像学结果并不能排除进行完全手术分期的必要性。
- CT可以可靠地检测到腹腔结节，是卵巢癌分期的首选检查方法。
- CT可用于评估疾病的程度，确定不能手术的病变部位，并确定可能受益于术前化疗而不是原发性细胞减灭术的病例。
- 影像学分期指导亚专科转诊。例如，对于Ⅲ期疾病，患者应直接转诊到妇科肿瘤学专业，以接受最佳的化疗方案。
- 绝经后妇女卵巢FDG摄取需要进一步评估以排除恶性肿瘤的可能性。
- 绝经前女性卵巢中FDG的摄取通常是生理性的。

复发性病变

计算机断层扫描

CT在检测复发性腹膜癌和淋巴结转移方面的敏感性较低。然而，它在复发性卵巢癌患者的术前评估中仍然可以发挥作用，因为它可以检测到不可切除的复发性病变。肿瘤不可切除的重要因素是肾盂积水和骨盆侧壁侵袭，而小肠梗阻、结节或肝周转移、腹水和CA125水平并不是肿瘤不可切除的指标。

磁共振成像

MRI在检测卵巢癌复发方面具有90%敏感度、88%特异度和89%准确率。研究表明，CT和MRI在检测卵巢癌复发方面没有统计学上的显著性差异。然而，由于

MRI具有更好的对比度分辨率，它在评估复发性疾病的可切除性方面可能表现更好（图27.13）。当发现局部种植灶时，影像科医师报告其与肠道、输尿管、主要血管和其他结构的邻近关系至关重要，以便相应地辅助手术计划。在这些情况下，MRI可能表现得更为优越。

单独正电子发射断层扫描和正电子发射断层扫描/计算机断层扫描

2002年，Makhija及其同事首次报道了使用PET/CT检测复发性卵巢癌的情况。PET在诊断复发性卵巢癌方面的敏感度、特异度和准确率分别为84.6%、100%和86.2%。在基于血清CA125水平升高，怀疑复发的患者中，这些参数可能更高。PET/CT可以帮助评估疑似复发中的代谢活动，特别是对于小体积的转移灶或浆液性肿瘤发展为钙化转移到腹膜或淋巴结的患者（图27.14）。

一项Meta分析表明，单独PET和PET/CT在检测

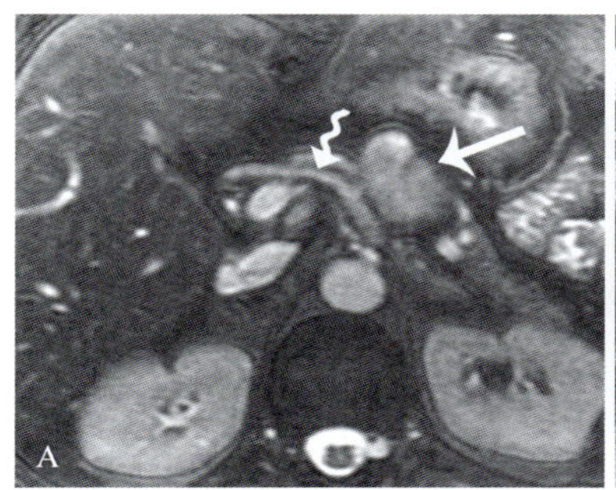

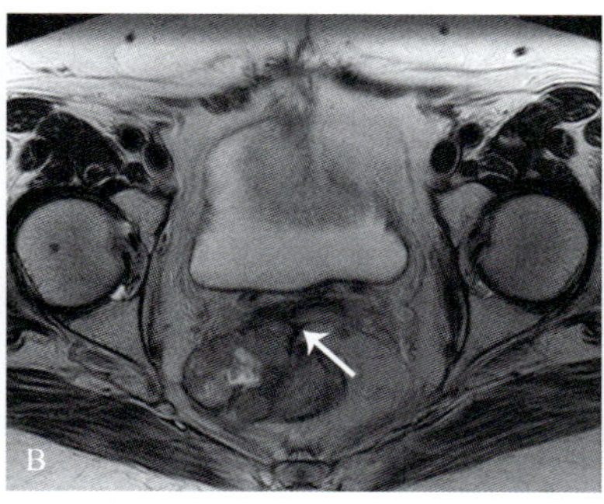

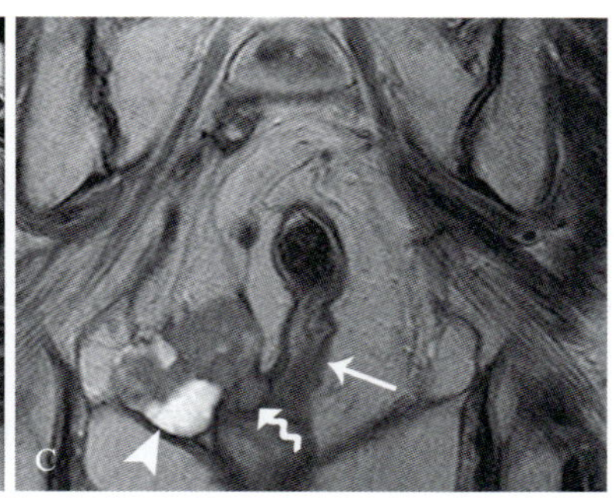

图27.13　68岁女性，患有低级别乳头状浆液性卵巢癌，经过最佳减瘤手术后，接受卡铂/紫杉醇化疗，现已复发。A.轴位T2W MRI序列显示植入物的下部范围（直箭头）紧邻腹腔动脉（波浪箭头）；B.骨盆的轴位T2W MRI显示左侧骨盆内有一个肿块（箭头），侵入左侧阴道穹窿和左侧直肠壁；C.骨盆的冠状位T2W MRI显示，异质信号强度的植入物（箭头）侵入（波浪箭头）直肠壁（直箭头）并累及提肛肌。这表明，如果患者需要再次手术，可能无法在腹部实现阴性切缘。患者可能需要盆腔清除术，这会增加发病率

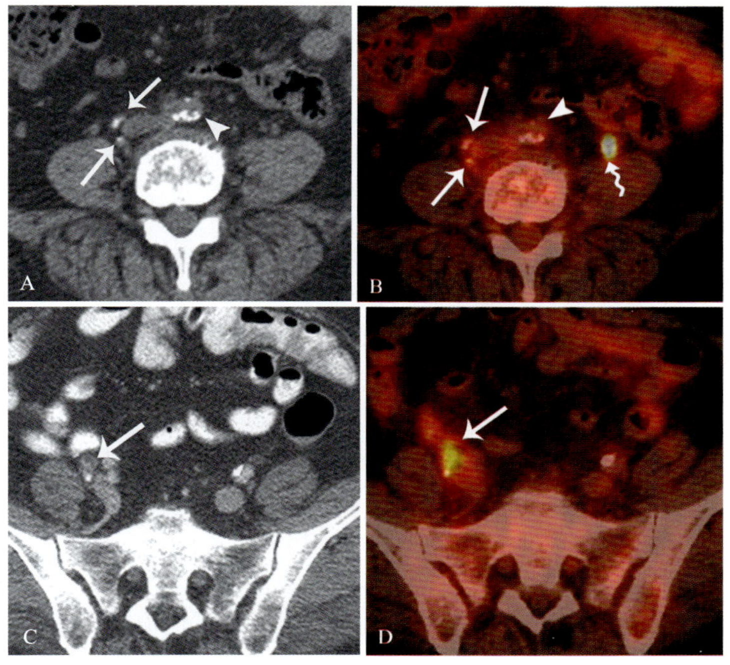

图27.14　72岁女性，有ⅢC期乳头状浆液性卵巢癌病史，经过最佳减瘤术和术后卡铂和紫杉醇化疗后，CA125（从12.2 U/ml到22.1 U/ml）水平升高。A.腹部轴位平扫CT显示右侧腹膜后7mm大小的淋巴结（箭头），伴有点状钙化，以及左侧腹膜后增大的淋巴结（箭头）；B.轴位PET/CT融合图像显示右侧腹膜后淋巴结的有一定的FDG摄取，SUV_{max}为2.5（箭头），输尿管内有FDG活性（波浪箭头），左侧腹膜后淋巴结无摄取（直箭头）；C.骨盆的轴位增强CT显示右侧髂总外侧1.2cm的淋巴结，有钙化（箭头）；D.轴向融合PET/CT图像显示轻度FDG摄取的右侧外侧髂总淋巴结（箭头），SUV_{max}为2.5。鉴于患者的乳头状浆液性癌病史和钙化的淋巴结，这些均为转移灶

复发方面的差异很小。PET/CT结合了形态学和功能信息的评估，并用于评估治疗反应。在作者所在机构，复发时进行PET/CT，随后在治疗过程中进行CT。如果在化疗期间病情稳定，可能会进行PET/CT以评估其功能状态。最终，如果疾病没有代谢活动，将停止化疗（图27.15，图27.16）。

> **要点　复发性疾病影像学**
>
> - CT，MRI和PET/CT成像技术有助于发现可疑的复发病灶和对治疗的反应，并有助于制订适当的手术计划。

监测

CA125表达于上皮细胞表面，这些细胞约在80%的上皮性卵巢癌中发现，可以用于卵巢癌的筛查。血清CA125广泛用于检测复发和监测卵巢癌病例的治疗反应，是一种敏感的肿瘤标志物。CA125水平升高超过正常上限（35U/ml）水平，提示可能复发，但在无症状患者中，CA125升高并不意味着需要开始治疗。血清CA125水平的升高可能在56%～94%的病例中早于临床复发检测，提前时间中位数为3～5个月。然而应记住，CA125升高并非特异性，可在复发或未复发的患者中均可出现。在3%接受过卵巢恶性肿瘤治疗的患者中，CA125可能升高，但不是癌症复发的证据。肝硬化、胰腺癌、子宫内膜异位症、盆腔炎症性疾病和其他恶性肿瘤患者也可出现CA125水平升高，而血清标志物筛查的阳性预测值仅为1%。CA125的绝对值与特定的复发模式无直接关联，其在没有临床或影像学复发证据的情况下意义尚未确定。在这种情况下可以使用CT、MRI和PET/CT。即使患者没有肿瘤标志物升高或无症状，这些成像方式也可能有助于发现复发的肿瘤。

许多性索间质肿瘤也会产生血清标志物。例如，颗粒细胞和卵泡膜细胞瘤释放雌激素，Sertoli-Leydig细胞瘤释放睾酮，卵黄囊瘤释放甲胎蛋白，而绒毛膜癌则释放β-hCG。

> **要点　监测**
>
> - CA125是用于监测卵巢上皮性肿瘤的肿瘤标志物。
> - 对于无症状的患者，不能仅基于肿瘤标志物的升高而没有放射学证据进行治疗。
> - 横断面成像应用于评估肿瘤标志物升高患者的复发性疾病。

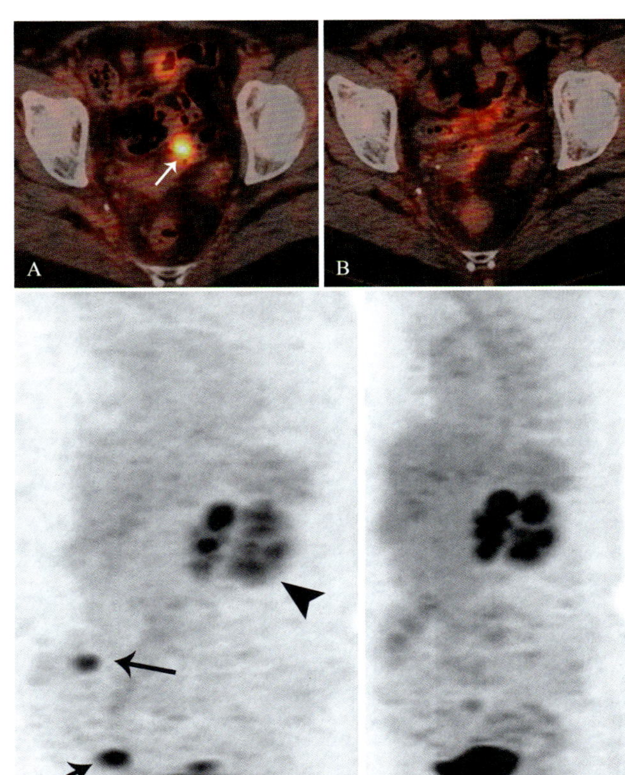

图27.15　70岁女性，有复发性高等级卵巢癌病史，疾病复发。她接受了新辅助化疗和最佳减瘤术，但出现复发。A. PET/CT融合图像显示与乙状结肠紧密相关的复发肿瘤（种植灶）（箭头）；B. PET/CT融合图像显示对治疗的完全代谢反应；C. 矢状位MIP图像显示腹部（直箭头）、肾脏（箭头）和膀胱（波浪箭头）的复发病变；D. MIP图像显示对治疗的完全代谢反应

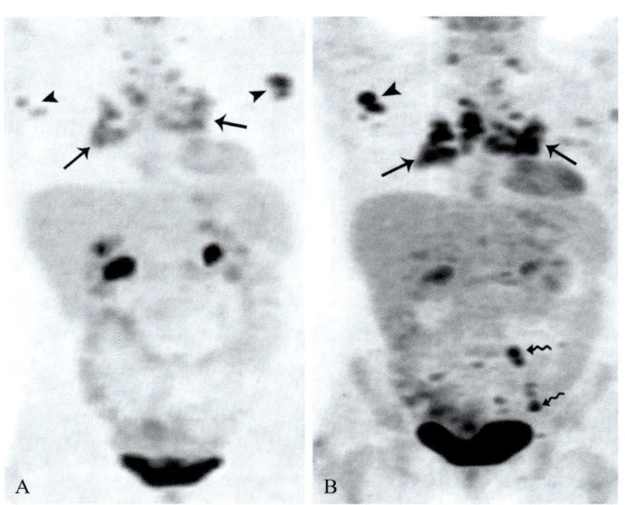

图27.16　患有ⅢC期高级别浆液性癌病史的57岁女性，接受Abraxane和Avastin治疗。A. 冠状位MIP图像显示纵隔（箭头）和双侧腋窝（箭头）复发性疾病；B. 冠状面PET显示纵隔淋巴结（直箭头），右侧腋窝淋巴结（箭头）和左侧盆腔淋巴结（波浪箭头）

治疗

手术

由于缺乏有效的筛查和早期检测工具，大多数卵巢癌患者在确诊时已是晚期。目前已经明确，晚期上皮性卵巢癌（Ⅲ期和Ⅳ期）的治疗方法是减瘤手术结合全身或腹腔内化疗。

对于大多数晚期卵巢癌患者，手术的目标是通过去除所有可见的肿瘤来实现最佳肿瘤减灭。这通常包括切除卵巢肿块、全子宫切除术、大网膜切除和其他肿瘤种植灶的切除。切除体积大的肿瘤可以缓解患者的症状。Munnel等最早提出，“最大程度的手术”较“部分切除”或“仅进行活检”显著提高了生存率（28% vs. 9%）。多年来，多项研究均表明，最佳减瘤手术对提高患者生存率具有显著优势。即使在接受了次最佳肿瘤切除（残留肿瘤＞1cm）的患者中，Hoskins及其同事的研究表明，残留疾病为1～2cm的患者比残留疾病超过2cm的患者有更好的生存率（$P<0.01$）。在Ⅳ期患者中，几份回顾性报告显示，残留肿瘤体积小的患者有显著的生存优势。最后，由经验丰富的外科医师进行的积极初级减瘤手术与较低的并发症发病率和死亡率相关。这些数据促使1994年国家卫生研究院卵巢癌共识发展会议得出结论，作为卵巢癌的初级管理，“积极”尝试手术切除将改善患者长期生存的机会。

化疗

然而，对于晚期卵巢癌患者，单独手术很少能治愈。目前，标准治疗包括紫杉醇和卡铂的联合治疗，这种治疗方案可以在门诊进行。 联合用药耐受性良好，少于2%的周期与4级血小板减少症或发热性中性粒细胞减少症相关，总体缓解率约为75%。由于PFS和OS的改善，一些研究组还主张在最佳肿瘤减灭术后使用腹腔化疗作为首选辅助治疗。

要点　手术和化疗

- 原发性肿瘤细胞减灭术是卵巢癌治疗的主要方法，包括全子宫切除术、双侧输卵管-卵巢切除术、大网膜切除术和肾门水平的淋巴结切除术。
- 膈下种植的存在会降低细胞减灭术的效果。
- 不可切除的特征包括肿瘤侵犯盆腔侧壁、直肠、乙状结肠或膀胱；肿瘤在肝门、肝裂、小网膜囊、胃脾韧带、膈下间隙、肠系膜根或骶前间隙种植灶＞1～2cm；肾上腺疾病；和（或）肝（实质）、胸膜或肺转移。
- 顺铂联合紫杉醇的腹腔化疗是最佳肿瘤缩小手术后患者的首选辅助治疗。

放射治疗

自20世纪60年代初以来，放射治疗在卵巢癌管理中的作用发生了巨大变化，并不断得到改进。在现代化疗药物问世之前，放射治疗在早期卵巢癌或完全切除肿瘤的患者治疗中起着重要作用。也有一些患者根据早期结果接受了腹腔内放射性磷的治疗，但这可能会导致肠道并发症。在20世纪80年代和90年代，随着更有效的化疗药物如顺铂和紫杉烷类药物的出现，许多临床医师放弃了在卵巢癌治愈性治疗中使用放射治疗。在此期间，一些研究者使用全腹部放射（whole abdominal radiation，WAR）作为对铂类化疗不完全响应者的治疗。然而，急性副作用（特别是血液学方面的）非常显著，大多数研究者报道了总体疾病控制率较差。尽管有零星的报道显示化疗后接受WAR治疗的患者能实现长期生存，但这种方法如今已不常采用。

尽管放射治疗在卵巢癌治愈性治疗中的作用相对较小，但对持续性或复发性盆腔或淋巴结疾病的局部放疗可以在仔细筛选的患者中实现长期无病生存期。现代放射治疗技术使得肿瘤剂量的合理施用得以实现，并将对邻近关键结构的风险降至最低。

放射治疗也是控制肿瘤相关症状（如未控制的局部疾病、疼痛性骨转移或其他症状性病变）的非常有效的手段。根据病变的性质和患者的预期寿命，可以使用多种放射治疗方案。在某些情况下，1～2次8～10Gy的治疗可以提供非常有效的缓解。如果给予两次治疗，通常间隔1个月。其他常见的分割方案包括5次20Gy或10次30Gy。在这些分割方案中，严重放射相关并发症的风险较低。

研究性治疗

在复发性卵巢癌的治疗中，临床上正在研究几种研究性药物。贝伐珠单抗是一种人源化抗体，可以识别并使血管内皮生长因子失活，这种因子通常由卵巢癌细胞分泌。作为单一药物，贝伐珠单抗在复发性卵巢癌患者中显示出18%反应率（无论对铂敏感还是耐药），并且39%患者在6个月时无疾病进展。贝伐珠单抗可能引起蛋白尿、高血压和出血，还可能导致其他少见但潜在致命的副作用，如动脉血栓栓塞、伤口愈合并发症和胃肠道穿孔或瘘管。在复发性卵巢癌治疗中使用贝伐珠单抗导致肠穿孔的风险可能与之前采用多种治疗方案、影像学显示肿瘤累及肠壁或肠梗阻有关。其他在铂敏感性（以及在较小程度上铂耐药性）疾病中显示出活性的研究性药物包括ET743（曲贝替定）、海葵素B、帕妥珠单抗和依托泊苷。HER-2/neu在卵巢癌中通常不表达，这限制了人源化单克隆抗体如曲妥珠单抗的使用。目前，这些药物尚未获得美国FDA批准用于治疗复发性卵巢癌患者，其临床意义需要进一步明确。

要点　放疗和化疗

- 放疗可用于治疗局部复发性疾病。
- 放疗也可用于治疗不受控制的局部疾病、骨转移疼痛或其他肿瘤相关症状。
- 贝伐珠单抗可引起肠穿孔、血栓栓塞和瘘管。
- 铂类化疗可引起恶心、呕吐和疲劳。

放射学报告

影像学检查并不能排除进行手术减瘤的必要性，但它可以预测手术切除的最佳和次优情况，这可能影响术前化疗的决定。因此，放射学报告应包括尽可能多的相关信息，以便外科医师决定治疗方案。报告应包括种植灶位置的详细描述，以及它们是否涉及膈肌，并且是否存在于可能阻碍最佳减瘤的位置。描述肿瘤与血管和肠道的关系对于确定是否需要肠道切除非常重要。报告中还应包括对肝脏或远处转移的完整影像学分期评估。治疗后，放射学报告中不仅需要写明残留疾病的证据，如果患者接受贝伐珠单抗治疗，还应包括有任何并发症的证据，如肠穿孔。

要点　放射学报告

- 种植灶的位置，以及是否累及膈膜，是否存在可能妨碍减瘤术的位置。
- 肾门以上或以下的淋巴结情况。
- 是否存在主动脉后肾静脉。

结论

卵巢癌通常是一种致命的疾病，通常在晚期才被发现。随着疾病分期的增加，患者的生存率下降。在本章中，我们回顾了这种恶性肿瘤的临床特征、病理学、放射学和治疗方法。管理这种恶性肿瘤需要团队合作。在MD安德森癌症中心，卵巢癌的临床管理需要放射科医师、妇科肿瘤学家、外科医师、放射肿瘤学家和病理学家的意见。这种团队合作有助于制订最佳治疗方案并提供更好的患者管理。不断更新的影像学技术和图像质量的改进，适当的患者管理将得到进一步加强。正在开发新的疗法以帮助治疗铂耐药患者的复发性疾病，并可能改善无进展生存期和总体生存率。

要点　卵巢癌综述

- 卵巢癌是导致女性妇科恶性肿瘤死亡的最常见原因，占癌症总死亡人数的5%。
- 危险因素包括激素水平、基因和环境。
- 卵巢癌具有不同的组织学类型，其年龄分布、传播途径、肿瘤标志物和预后各不相同。
- 上皮性肿瘤占卵巢癌的大部分，通常在晚期被发现。
- 性索间质瘤发生于生殖期或绝经后女性，根据其来源可产生雌激素或睾酮。
- 通常，卵巢癌产生CA125，而生殖细胞肿瘤产生甲胎蛋白和人绒毛膜促性腺激素。
- 卵巢上皮性肿瘤最常见的扩散方式是经腹膜播散。
- 卵巢肿瘤的分期依据国际妇产科联合会的标准，分期手术包括全子宫切除术、双侧输卵管-卵巢切除术、盆腔淋巴结切除术和网膜切除术。
- Ⅱ期和Ⅳ期疾病的减瘤手术可能相当复杂，在某些情况下可能会留下肉眼可见的残余病灶。更重要的是，粟粒状或微小种植灶不能通过手术移除，因此辅助化疗的作用至关重要。
- 超声、CT和MRI可以帮助鉴别附件肿块，尽管良性和恶性病变之间的影像学表现有相当大的重叠。
- MRI和CT在腹部和盆腔疾病的分期方面同样准确。
- CT是腹腔和盆腔疾病分期及检测复发的首选方法。
- PET/CT可以检测膈上疾病，并有助于评估治疗反应。
- 成像技术可以帮助评估初级细胞减灭手术后的残余疾病，并用于检测复发性疾病。

第28章

乳腺癌

Huong Le-Petross M.D.; R. Jason Stafford Ph.D.; Isabelle Bedrosian M.D.; Patrick B. Garvey M.D.; Wendy A. Woodward M.D., Ph.D.; Stacy L. Moulder-Thompson M.D.

引言

乳腺癌的治疗已经发展成为一个高度依赖多学科的工作，包括来自内科、放射肿瘤学、外科、放射学和癌症预防服务的专家。尽管与诊断和治疗相关的知识和技术取得了进步，但乳腺癌仍然是女性发病率的一个重要因素。我们正在努力改善对晚期病变的适当分期和有效治疗。然而，乳腺癌的早期发现与较好的预后相关。例如，导管原位癌（ductal carcinoma in situ，DCIS）是乳腺癌的早期阶段，无论采用何种治疗方法，DCIS的预后都非常好。因此，在乳腺癌研究中，相当大的努力也被投入到开发早期发现和治疗早期疾病患者的方法上。临床乳腺检查一直是筛查工作的核心，但在适合的情况下，使用数字乳腺X线摄影和超声检查结合MRI的乳腺影像学检查目前为乳腺癌的早期检测提供了最有效的筛查。此外，当将患者特异性风险评估与基于影像学的筛查相结合时，影像学的作用显著增强。因此，乳腺影像学检查在乳腺癌患者的管理中发挥了关键作用。高度专业化的成像方案，以及用于高度细致解读的标准化术语，有助于利用高级的影像学检查进行高度敏感的纵向筛查、活检指导、术前分期、疗效评估以及监测疾病扩散或局部复发的风险。在本章中，我们将讨论影像学在乳腺癌患者管理中这一不断发展的作用。

流行病学

在美国女性中，乳腺癌是最常见的癌症类型，也是女性癌症相关死亡的第二大原因。在世界范围内，乳腺癌仍然是大多数国家女性最常见的癌症。世界各地的乳腺癌生存率差异很大，从贫困或发展中国家的低于40%，到北美的80%以上。乳腺癌相关死亡率的这种差异很可能与各国之间筛查项目的差异、对症状的认识教育、治疗设施和医疗资源的缺乏或差异有关。1989—2016年随机临床试验已证明乳腺钼靶筛查可将乳腺癌特异性死亡率降低20%～30%，美国乳腺癌的总死亡率下降了40%。这种下降很可能与扩大治疗选择和实施1992年乳腺X线检查质量标准法案的实施等进展有关，该法案建立了一个国家筛查计划。国家和政府资助的乳腺X线筛查计划对许多国家来说过于昂贵，因为它需要大量的财政投资来建立长期维持该计划所需的医疗保健基础设施。然而，对预防性医疗的财政投资是值得的，因为在社区环境中进行乳腺X线筛查已被证明不仅在美国，而且在其他发达国家也可降低乳腺癌死亡率。

乳腺癌的发病率随着年龄的增长而增加。在美国，预计65岁及以上人群的乳腺癌发病率将上升。除了年龄和居住国之外，影响乳腺癌发病率和死亡率的其他因素包括种族和民族。居住在美国的非裔美国人和白种人女性的乳腺癌发病率高于居住在亚洲、南美洲或东欧的任何族裔女性。出生在西方的亚裔美国女性患乳腺癌的风险高于出生在亚洲的女性。这一发现提示，环境和行为因素，而非遗传易感性，是乳腺癌风险的促发因素。乳腺癌潜在可改变的危险因素的研究为具有平均至高危乳腺癌风险的女性提供了更好的乳腺癌预防机会。

筛查

乳腺X线检查

乳腺X线检查主要用于两个目的：①筛查无症状女性的乳腺癌；②评估乳腺问题或异常。虽然美国没有政府资助的筛查项目，但美国NCI推荐的筛查指南建议，年龄≥40岁、具有乳腺癌平均风险的女性应每1～2年接受一次筛查性乳腺X线检查。在乳腺X线检查筛查之后，美国不同年龄和种族女性的乳腺癌死亡人数均有所下降。一些研究人员将这种下降归因于乳腺X线检查，而另一些人则认为这与治疗的进步有关。2002年瑞典筛查试验报告称，乳腺X线检查筛查将乳腺癌死亡率降低了30%，这支持了乳腺癌死亡率的下降与乳腺X线检查使用有关的观点。如今，乳腺X线筛查的好处在50～69岁女性已被普遍接受，而对于40～49岁女性的筛查仍然存在争议，尽管统计数据显示这一措施显著降低了乳腺癌死亡率和提高了生存率。

乳腺X线检查包括每个乳腺的中外侧斜位和颅尾视图。在美国，美国放射学学院开发了一种解释乳腺X线检查的标准化术语，即乳腺成像报告和数据系统（breast imaging reporting and data system，BI-RADS），以促进不同机构间乳腺X线检查报告的一致性。

历史上，乳腺X线摄影研究是使用胶片屏幕或全视野数字乳腺X线摄影（full-field digital mammography，FFDM）技术进行的。FFDM技术逐渐取代了胶片屏幕乳腺X线检查，因为FFDM在大乳房中提供了更低的辐射剂量，提高了图像质量与对比度分辨率，缩短了检查时间，从而提高了患者吞吐量，消除了与胶片相关的成本，如胶片存储和处理，以及促进了乳腺X线摄影的远程放射学的应用。在过去的几年中，数字乳腺体层合成（digital breast tomosynthesis，DBT）已经成为护理的标准，它可以在FFDM混合设置中使用或完全替代乳腺X线检查。DBT已在临床试验中被证明可导致召回率降低和检出率增加。其他先进技术，如计算机辅助诊断算法和（或）增强乳腺X线摄影，是目前的研究领域，可能提高对小型早期癌症的检测，并降低假阳性召回率（图28.1）。

在一项多机构试验中，对医师实施超声检查作为乳腺X线检查辅助手段的潜在作用进行了评估，该试验显示广泛实施存在许多障碍，如高假阳性率和低报销率。在高危人群中，如有乳腺癌遗传易感性的女性，据报道，MRI在检测乳腺癌方面比超声或乳腺X线检查具有更高的敏感性。因此，在这些病例中，MRI是乳腺X线检查的一个更合适的辅助手段。

磁共振成像

在普通人群中使用乳腺X线检查已被证明可将与乳腺癌相关的死亡率至少降低24%。对于已知有遗传易感性而患乳腺癌风险高的女性应进行积极的监测和筛查。

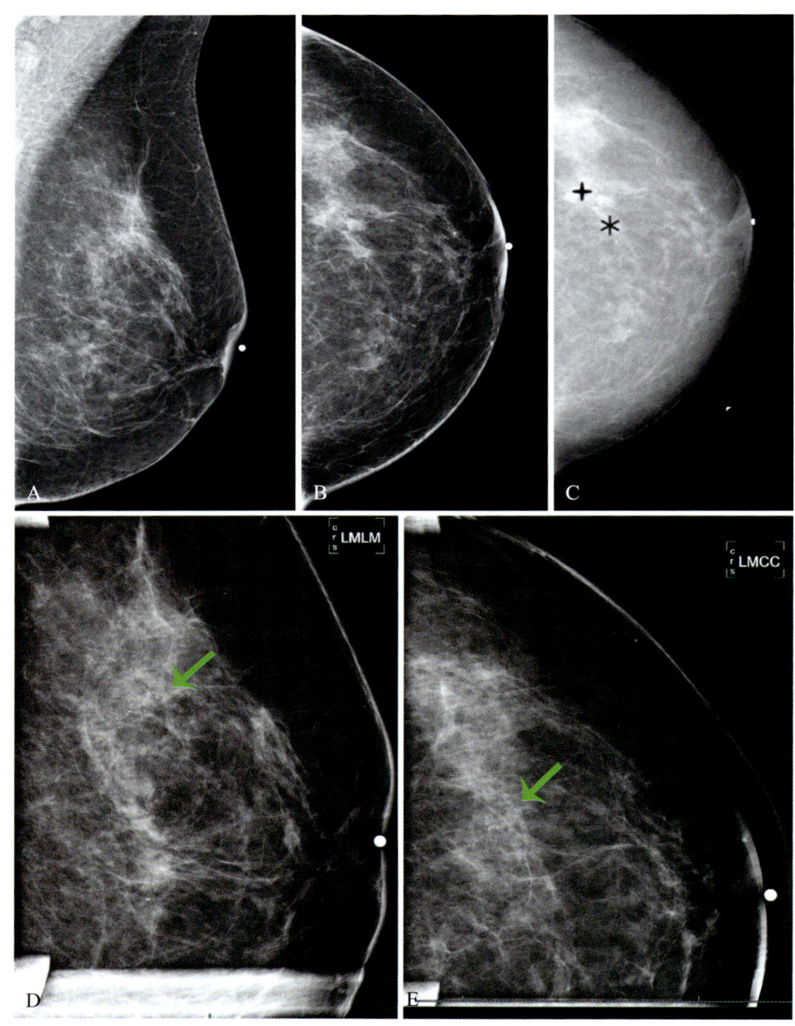

图28.1 一名53岁女性进行了乳腺X线筛查。A.头尾位切面；B.内外侧位切面，在左侧乳腺12～1点位置有一簇可疑的微钙化，大小为10mm；C.计算机辅助诊断软件对可疑钙化进行数字注释（*）；D和E.放大的内外侧位和头尾位视图证实了钙化（箭头）的可疑特征。立体定向引导活检证实，钙化代表1～2级导管内癌

由于家族性乳腺癌有可能早发，因此应在比一般人群更小的年龄开始筛查。目前针对携带*BRCA1*或*BRCA2*突变的女性的筛查方案建议，每6个月进行一次临床乳腺检查，每年进行一次乳腺X线检查和MRI检查。

多项研究表明，MRI检查在癌症检出率上高于乳腺X线检查，尽管差异没有统计学意义。尽管不同机构的乳腺癌筛查技术存在差异，但MRI的灵敏度（77%～100%）始终高于乳腺X线检查（25%～40%）。MRI成像在发现乳腺癌方面比乳腺X线检查或超声检查更有效。然而，MRI也始终显示出更高的假阳性率，因此比乳腺X线检查（2.3%）或超声检查（2.3%）有更高的活检率（8.2%）。MRI筛查发现的大多数乳腺癌表现出典型的明显形态学和动态增强模式（图28.2）。然而，在一项研究乳腺癌高危患者的试验中，MRI筛查中发现的乳腺癌中有20%表现为非肿块样强化，33%表现为良性病变的典型强化模式。这种缺乏与当前形态学和动力学MRI特征相关的特异性使得利用MRI检测高风险患者的乳腺癌具有挑战性。Kuhl及其同事进行的一项研究比较了529名研究参与者的临床乳腺检查、乳腺X线检查、超声检查和MRI结果。乳腺X线检查和MRI的结合产生了最高的敏感度（93%），这与其他已发表的试验结果一致。在这项试验中，MRI和乳腺X线检查具有相同的特异度（97%），而乳腺X线检查的特异性高于之前研究中报道的MRI。这种MRI特异性的提高可能是由于成像技术的改进。

尽管MRI在乳腺筛查项目中的作用不断发展，但现代MRI筛查技术对乳腺癌死亡率的全面影响仍不清楚。考虑进行MRI检查的患者应被告知MRI在乳腺癌检测中的现状，最好根据个人情况确定适当的管理策略。目前，对于MRI是否适合作为一般人群中乳腺X线检查的辅助手段，还没有达成共识。

要点　筛查

临床乳腺检查

- 20～39岁的女性，每3年检查一次。
- 40岁及以上的女性，每年检查一次。

乳腺X线检查

- 从40岁开始，每年一次，不设最高年龄限制。

磁共振成像

- 每年对乳腺癌高危人群进行MRI和乳腺X线检查，例高危人群如下：
- *BRCA1/2*突变携带者。
- *BRCA1/2*突变携带者的一级亲属，但未经检测。
- 乳腺癌终身风险为20%～25%或更高。
- 10～30岁受到过胸部辐射。
- Li-Fraumeni综合征和乳腺癌一级亲属。
- Cowden或Bannayan-Riley-Ruvalcaba综合征和乳腺癌一级亲属。

解剖学和病理学

解剖学

乳腺由15～20个乳晕下组织内开放的乳导管组成。乳晕组织和乳头包含平滑肌纤维、感觉神经细胞末梢、皮脂腺、汗腺和副乳晕腺体（又称蒙哥马利腺）。乳腺通过纤维结缔组织和被称为库珀韧带的悬浮结构与皮肤相连。乳腺组织的后部是乳腺后囊，位于浅筋膜深层和胸大肌深层之间。乳腺从第二或第三肋骨延伸到第六或第七肋骨。乳腺位于胸大肌、前锯肌和腹外斜肌以及直肌鞘的上部。乳腺生长受到雌激素、孕酮和肾上腺皮质激素水平的影响。在妊娠或哺乳期，乳腺的生长也受到催乳素（来自腺垂体）和促生长激素（来自胎盘）的

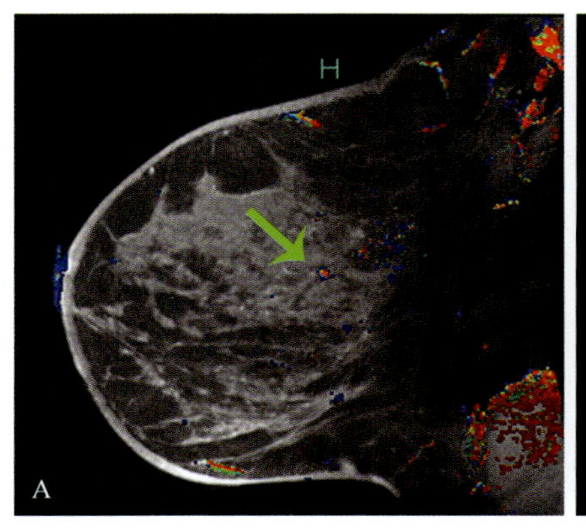

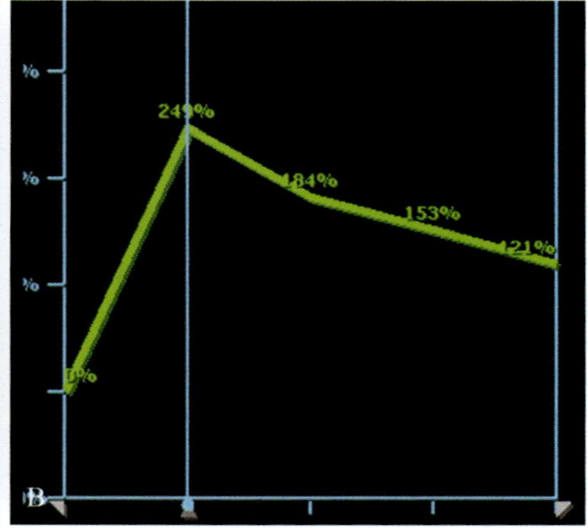

图28.2　49岁女性，在进行MRI筛查研究前3年曾因乳腺癌接受过右侧肺段切除术。最近的性乳腺X线筛查检查结果为癌症阴性。T1加权增强图像（A）和动力学曲线分析图像（B）显示一个6mm的浸润性导管癌（A中的箭头），早期快速强化伴延迟廓清模式

影响。

腋窝包含一些重要的结构，如血管、神经、结缔组织和淋巴结。腋窝的边界是4个壁、顶端和基部。4个壁是前壁（胸大肌、胸小肌及相关筋膜）、后壁（肩胛下肌、大圆肌、背阔肌及相关肌腱）、外侧壁（肱骨及肱二头肌沟）、内侧壁（前锯肌）。顶端是进入颈腋管的孔，其边界由锁骨、肩胛骨和第一肋骨组成。基底部由腋筋膜和皮肤组成。

病理学

乳腺癌是一种异质性疾病，传统上被归类为原位病变（DCIS和小叶原位癌）或浸润性癌症。原位或非侵入性疾病包括一系列病变，并不像最初的定义所暗示的那样简单。原位病变从正常乳腺组织向非典型导管增生、DCIS和浸润性癌症呈线性发展。DCIS主要起源于末端导管-小叶单位，并可延伸到小叶导管外。

浸润性乳腺癌的传统病理分型包括浸润性导管癌、浸润性小叶癌、管状癌、黏液癌、髓样癌、乳头状癌、化生性癌和其他较少见的类型。管状癌占所有浸润性乳腺癌的3%～5%，级别较低，预后良好，通常发生在老年女性。黏液癌或胶样癌在组织学检查中的特征是有细胞外的黏液蛋白池和低级别的肿瘤聚集物。单纯黏液癌的预后也很好，10年生存率为90%。髓质癌在影像学上常见为边界清楚的肿块，与病理上明显的光滑边界一致。髓样癌也有良好的预后，但比管状癌和黏液癌少见。这种类型的癌症包括比散发病例更高比例的*BRCA 1/2*相关乳腺癌，但在*BRCA 1/2*突变携带者中仍占少数。化生性癌具有上皮和间叶特征，并且表现出肉瘤样行为的侵袭性临床过程。炎性乳腺癌是一种罕见但侵袭性强的病变，预后差。临床上通常根据炎性症状进行诊断。除了乳腺癌的类型，癌症的受体或肿瘤标志物状态［雌激素受体（estrogen receptor，ER）、孕激素受体（progesterone receptor，PR）和人表皮生长因子受体2（human epidermal growth factor receptor 2，HER-2）］对于决定浸润性乳腺癌患者的治疗方案及考虑激素治疗都非常重要。

基于基因谱的分子分类将乳腺癌分为5种亚型：管腔A型、管腔B型、正常乳腺样癌、HER-2＋、基底样癌。管腔A型乳腺癌的特点是ER和PR高表达，分级较低，预后优于其他亚型。管腔B型乳腺癌不仅表达ER和（或）PR，而且还过表达HER-2。它们更具侵袭性，肿瘤分级较高。正常乳腺样型或未分类亚型是一种三阴性肿瘤，其分子特征与基底样癌相似。然而，正常乳腺样癌的预后优于基底样癌。HER-2＋亚型包括ER阴性型和ER阳性型，通常与DCIS相关。基底样乳腺癌缺乏ER、PR和HER-2的表达，因此通常被称为三阴性肿瘤。这些肿瘤显示出较高的*P53*突变率，并且在*BRCA1/2*突变携带者中很常见。三阴性癌往往更敏感，但预后较其他亚型差。然而，并非所有三阴性乳腺癌都是基底细胞样肿瘤。一些数据提示，76%的三阴性乳腺癌为基底细胞样肿瘤，77%的基底细胞样肿瘤为三阴性。随着更多分子特征的发现，这一分子分类可能会被进一步修改。未来的分类应该有助于预测特定肿瘤对靶向治疗的敏感性，从而改善治疗方法的选择。

要点　病理学

- 乳腺癌是一种异质性疾病，可以是原位癌、浸润性癌或两者兼有。
- 侵入性乳腺癌根据形态学分类，包括导管、小叶、管状、黏液、髓样、乳头状、化生等类型。
- 乳腺癌亚型由基因谱决定，分为管腔A、管腔B、正常乳腺样、人表皮生长因子受体2（HER-2）＋和基底样。
- 雌激素受体、孕激素受体、HER-2和淋巴血管浸润状态是复发的重要危险因素。

临床表现

在癌症的早期阶段发现癌症，可以降低与癌症相关的死亡率，并提高生存率。癌症的发现可以通过触诊或出现的症状，而不是通过影像学筛查，如乳腺X线检查或超声等影像学筛查。在一项针对41 000例乳腺癌患者的全国性调查中，约70%患者就诊时可扪及乳腺肿块。最近对592例乳腺癌病例进行的一项研究报道，43%患者是在筛查时通过触及肿块而被诊断，而不是在筛查时检出。研究者评估了乳腺自我检查作为一种筛查工具的作用，并报告说，与未进行乳腺自我检查的女性相比，进行乳腺自我检查的女性的乳腺癌死亡率并无显著降低。

乳腺癌在临床乳腺检查中的常见临床表现包括乳腺肿块、不对称增厚或结节、乳头内陷、乳头血性分泌物、皮肤凹陷和红斑。对于可触及的乳腺肿块，需要进行进一步的影像学评估，可能还需要进行芯针或细针穿刺活检。对于不对称性增厚或结节性增生，需要进一步的超声评估，并可能对30岁或以上的女性进行乳腺X线检查。对于非自发性乳头溢液和来自多根导管的溢液，乳腺癌的可能性低，建议患者避免压迫乳腺以诱发乳头溢液。对于自发性单侧或单管乳头溢液，或浆液性、血性或血清性乳头溢液，建议进行乳腺X线检查、超声、MRI或导管造影，以确定病因并排除恶性肿瘤

（图28.3）。40岁以上女性出现的皮肤变化会引起对感染性或炎性乳腺癌的担忧。皮肤变化可能包括橙皮或皮肤增厚、伴鳞屑的佩吉特病、湿疹或乳头剥脱。其他相关的临床症状包括淋巴结增大和体重减轻。

除了进行临床或体格检查外，许多医疗诊所还为要求这项服务的妇女提供风险评估分析。风险评估包括详细分析相关的个人和家族史（如家族成员患乳腺癌或卵巢癌），提供关于危险因素的咨询，进行基因检测，以及监测和化学预防方案。

分期分类

在乳腺癌的初步诊断时进行分期对于确定乳腺癌的程度和严重性、确定最佳治疗选择、评估预后以及确定符合临床试验条件的患者至关重要。最广泛使用的分期系统是解剖分期或肿瘤-淋巴结-转移（TNM）系统（表28.1），包括原发乳腺肿瘤大小、区域淋巴结累及情况和肿瘤是否向远处扩散。AJCC第八版分期系统在其前一个版本基础上做了重大改变。有两个阶段组选项：解剖阶段不考虑生物标志物（分级、ER、PR、HER-2），和预后阶段结合了TNM肿瘤分级，ER、PR和HER-2状态的信息。病理分期基于最终病理标本的肿瘤大小，用于手术切除为初始治疗时，在全身或放疗前使用。对于多个同步同侧原发癌，使用最大肿瘤大小来确定分期。一旦确定了肿瘤的大小、淋巴结状态和是否存在转移，就确定了5种乳腺癌分期中的一个。0期为癌前病变或原位癌，无局部或远处转移；这一阶段的治愈率接近100%。Ⅰ期是局限于乳腺癌的小癌症，这些患者的预后很好。Ⅱ期癌症有局部淋巴结转移，而Ⅲ期乳腺癌在最初诊断时涉及较大的肿瘤或局部晚期疾病。Ⅱ期和Ⅲ期与预后不良相关。Ⅳ期癌症有远处转移，并与较差的生存率相关（图28.4）。

表28.1 乳腺癌的TNM分期

分期	特征
T	原发肿瘤
Tx	不能评估原发肿瘤
T0	无原发肿瘤的证据
Tis	DCIS、LCIS、无肿瘤乳头佩吉特病
T1	肿瘤最大径≤20mm
T1mic	肿瘤最大径≤1mm
T1a	1mm＜肿瘤最大径≤5mm
T1b	5mm＜肿瘤最大径≤10mm
T1c	10mm＜肿瘤最大径≤20mm
T2	20mm＜肿瘤最大径≤50mm
T3	肿瘤最大径＞50mm
T4	任意大小的肿瘤，直接侵犯胸壁和（或）皮肤
T4a	侵及胸壁，但未累及胸肌
T4b	水肿
T4c	T4a和4b
T4d	炎性乳腺癌
N	区域淋巴结
pNx	无法评估区域淋巴结
pN0	组织学上未发现区域淋巴结转移
pN1	微转移，或1～3个腋窝淋巴结转移，伴或不伴内乳淋巴结
pN2	≥10个腋窝淋巴结或锁骨下淋巴结（Ⅲ区）或临床检出的内乳淋巴结或＞3个腋窝淋巴结和内乳淋巴结或同侧锁骨上淋巴结转移
pN3	≥10个腋窝淋巴结转移或锁骨下淋巴结转移（Ⅲ区）
M	远处转移
M0	无远处转移
cM0（i＋）	显微镜下血液循环中的肿瘤细胞或骨髓中肿瘤细胞；无临床或放射学远处转移证据
M1	远处转移

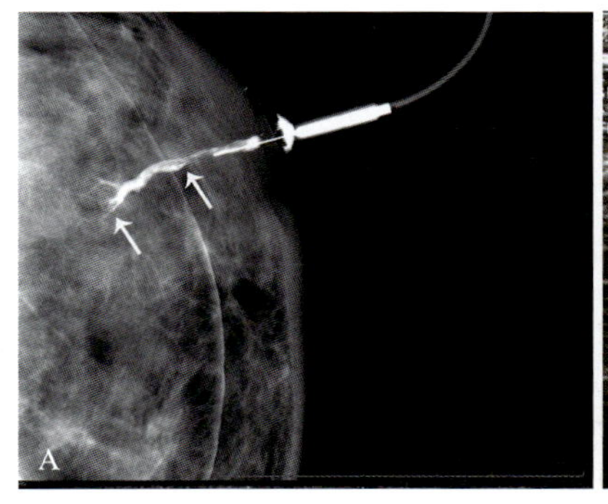

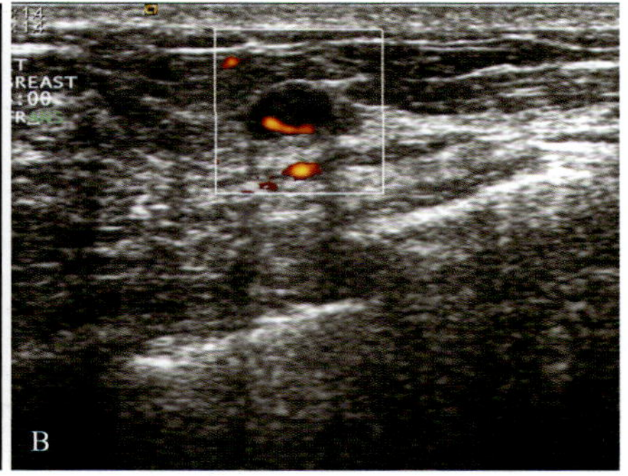

图28.3 53岁女性，有左侧乳腺血性乳头溢液病史。A.导管造影显示导管内的充盈缺损（箭头）；B.同一导管的超声显示一个边界清楚的实性结节，内部有血管。手术切除中央导管，最终病理证实为导管内乳头状瘤

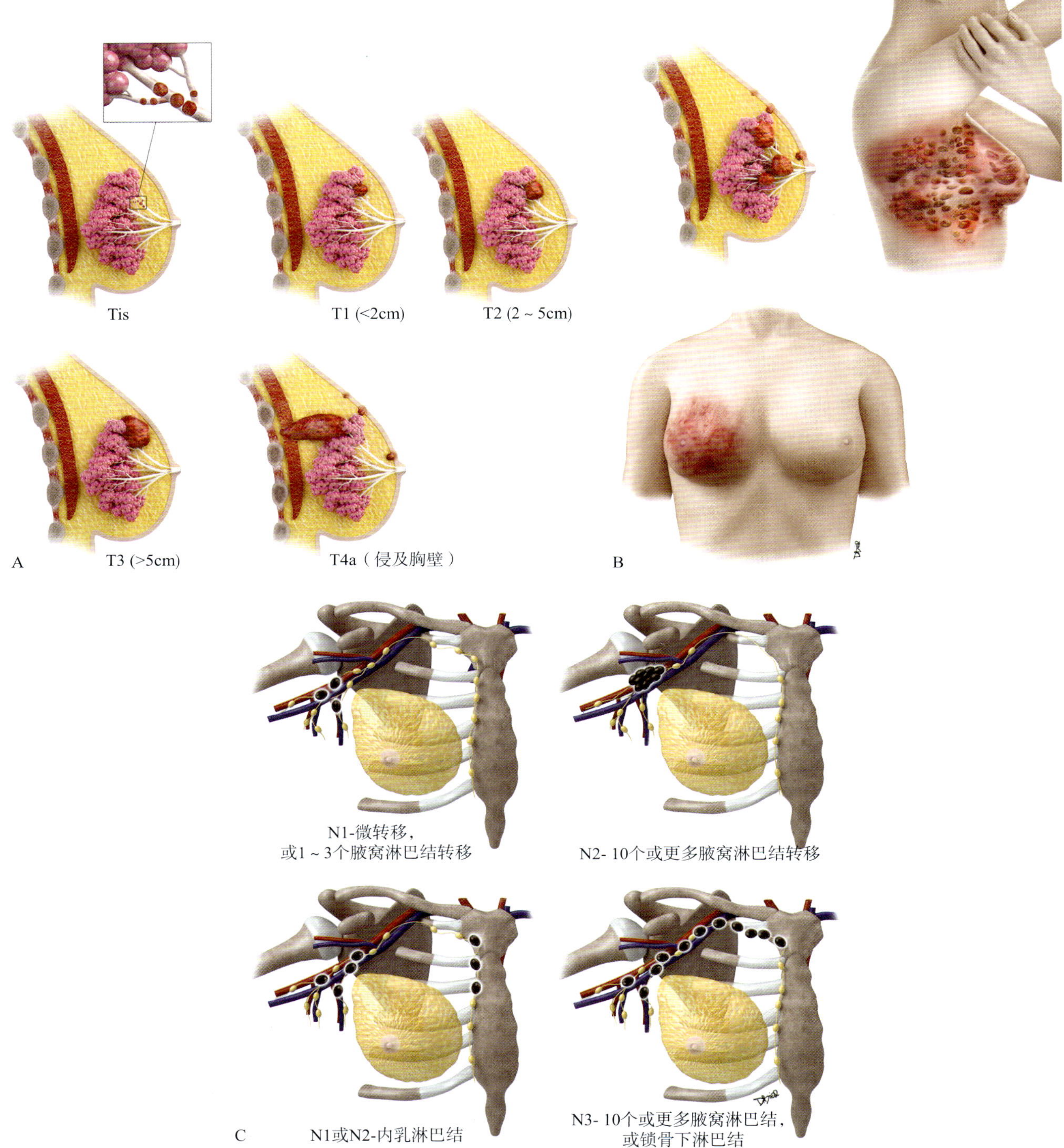

图28.4 乳腺癌分期。A和B. 原发肿瘤（T）；C. 淋巴结（N）

肿瘤扩散的模式

当癌细胞在治疗后残留或扩散到乳腺和腋窝淋巴结以外时，就会发生复发和远处转移，这是乳腺癌患者疾病进展的主要原因。乳腺癌细胞可通过淋巴系统扩散到区域淋巴结，首先累及Ⅰ区腋窝淋巴结，然后是Ⅱ区和Ⅲ区。Ⅰ区淋巴结位于胸小肌外侧缘的外侧。Ⅱ区淋巴结位于胸小肌内侧和外侧边界及胸间淋巴结（Rotter 淋巴结）之间。Ⅲ区淋巴结位于胸小肌内侧边缘内侧，锁骨下方。标准的腋窝淋巴结清扫通常包括切除Ⅰ区和Ⅱ区腋窝淋巴结。约20%的患者累及内乳腺链，通常是位于内侧的大而深的乳腺癌，并往往与广泛的转移相关。

肿瘤细胞可通过淋巴系统或循环系统扩散到远处。远处转移的4个主要部位是骨骼、肺部、大脑和肝脏。骨是大多数乳腺癌亚型最常见的转移部位，骨髓中肿瘤细胞的存在是远处转移的一个强有力的预测因子。皮肤转移并不常见，但乳腺癌是最常引起皮肤转移的原发性恶性肿瘤，占所有皮肤转移的24%。肿瘤的扩散模式不是一个随机的过程，更好地理解这一过程并采取合理的方法来预防这一系列的选择性事件，对于提高转移性乳腺癌患者的生存率至关重要。

要点　转移瘤

- 可发生在局部、区域或远处。
- 可以通过淋巴或血行播散。
- 最常发生于骨和内脏器官。
- 具有与癌症亚型和生存率相关的独特模式的非随机过程。

影像学

几种可用的乳腺成像方式包括乳腺X线检查、超声检查、导管造影和MRI。一旦女性被诊断患有乳腺癌，通常会使用CT、PET、MRI或骨显像（bone scintigraphy）对身体的其他部位进行成像。在大多数情况下，联合使用不同的成像模式对乳腺癌的准确分期是至关重要的。本文概述了影像学在这种常见病的诊断和分期中的作用。

原发肿瘤

乳腺影像学检查用于检测原发性或复发性乳腺癌，确定疾病范围，评估淋巴结受累，以及识别远处转移。受累乳腺内的癌症可以被描述为单灶性（图28.5）、多灶性［同一象限的两个或多个病灶（图28.6）］或多中心性［两个或多个象限的病灶（图28.7）］。目前，乳腺X线检查、超声检查和MRI检查是乳腺癌检测和分期的主要手段。

乳腺X线检查

当患者出现可触及的肿块或通过筛查性乳腺X线检查发现可疑病灶时，可进行诊断性乳腺X线检查。在进行乳腺X线检查之前，将可疑区域直接放置不透光的BB或皮肤标记物。除了中外侧斜位和颅尾（craniocaudal，CC）位外，还需要其他位置图像来正确评估异常。一个90°的侧位片有助于对异常进行三角测量。点压迫CC位和侧位图可评估可能的肿块、不对称密度或正常乳腺实质的叠加。放大CC或横向位图有助于显示微钙化。随着DBT成为乳腺X线摄影常规或代替，点压迫DBT可能增加乳腺X线摄影在癌症检测和诊断中的敏感性和特异性。迄今为止的研究已经证明，DBT在诊断环境中的效果相当于乳腺X线检查，并在筛查环境中提高了癌症检测率。

乳腺X线检查或DBT也被用于指导活检（使用真空辅助设备的立体定向引导的核心活检）和指导病变的术前病变定位。切除目标病灶后，可在患者仍在麻醉状态下对活检或切除标本进行成像，以确认手术边缘。这种“标本X线摄影”为术前化疗有完全反应的患者提供了额外的信息，因为图像上唯一可检测的发现通常是首次活检时放置的活检夹，或残余钙化灶（图28.8）。

乳腺超声

乳腺超声被广泛用作在乳腺X线摄影或临床检查中发现病灶的筛查或诊断工具，以及对新诊断的乳腺癌进行分期。在乳腺超声检查的报告结果中，应遵循BI-RADS风险评估分类。进行超声检查时，应使用线性阵列传感器进行检查，使用可能能穿透胸壁的最高中心频率（7.5～15MHz）。纵向和横向平面通常被用来表征结果。然而，径向和正交的反径向检查模式更有优越性，应作为首选。乳腺肿瘤多为低回声实性肿块，边缘不规则，彩色多普勒成像可见声影，内部血管分布（图28.9）。所有新诊断的乳腺癌病例均应行同侧腋窝超声检查，以评估形态学异常淋巴结，并通过超声引导同心活检或细针穿刺活检。在超声引导下进行乳腺或淋巴结活检时，放射学标记物的放置有助于后续确认适当的淋巴结恢复，或确保完成新辅助化疗后消失的乳腺癌完全

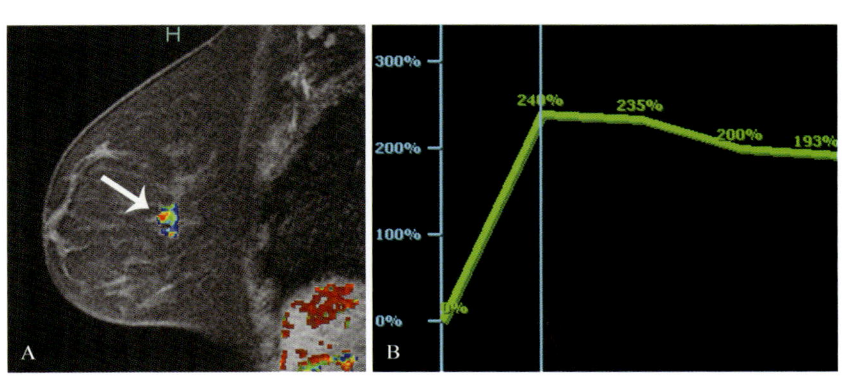

图28.5　A.52岁女性，新诊断右侧乳腺单灶浸润性导管癌（箭头），直径1.8cm；B.动态增强曲线呈恶性肿瘤的典型特征，即早期快速强化伴延迟廓清

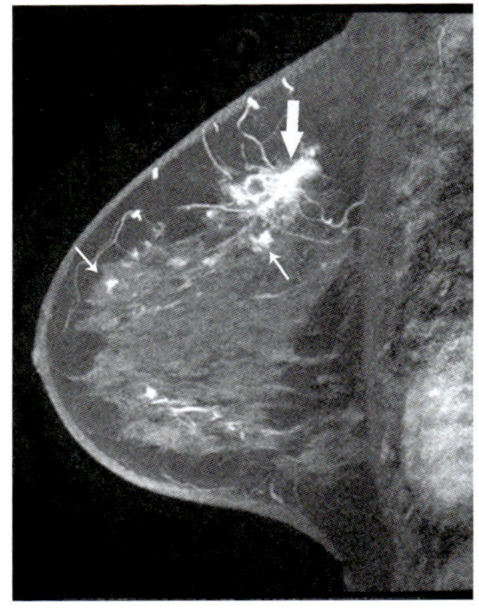

图28.6　46岁女性，乳腺X线摄影和超声检查新发现左乳腺3.2cm的浸润性导管癌。左乳矢状面增强脂肪抑制T1W梯度回波可见已知的多灶性癌（粗箭头）和向乳头延伸的分布在导管中额外的强化灶（细箭头）。下乳导管内T1W高信号与纤维囊性变有关。术后病理检查未见恶性肿瘤

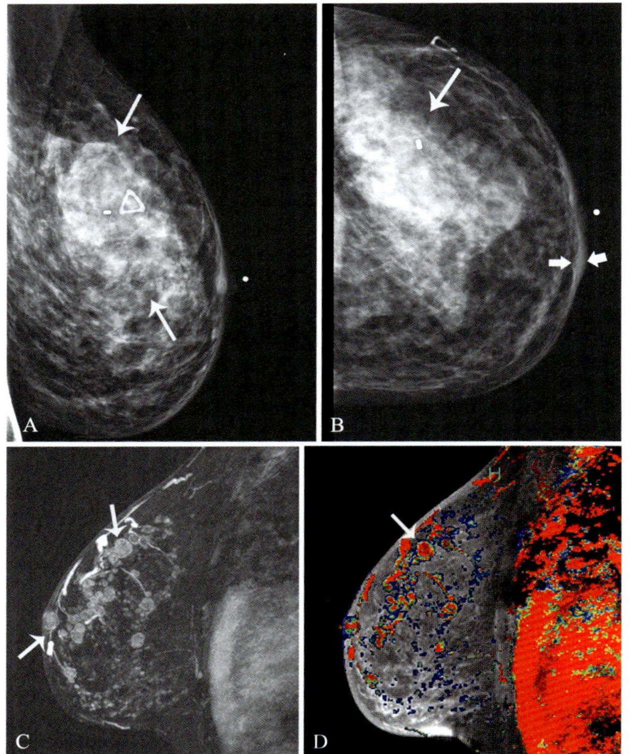

图28.7　45岁女性，新诊断为左乳腺多中心浸润性导管癌。乳腺内外侧（A）和头尾（B）X线片显示左乳腺多发模糊肿块，至少7.7cm（细箭头），整体皮肤增厚（粗箭头）；C和D.增强后MIP和彩色MRI显示左乳腺所有4个象限有多个边缘强化的肿块（箭头），符合局部晚期多中心癌

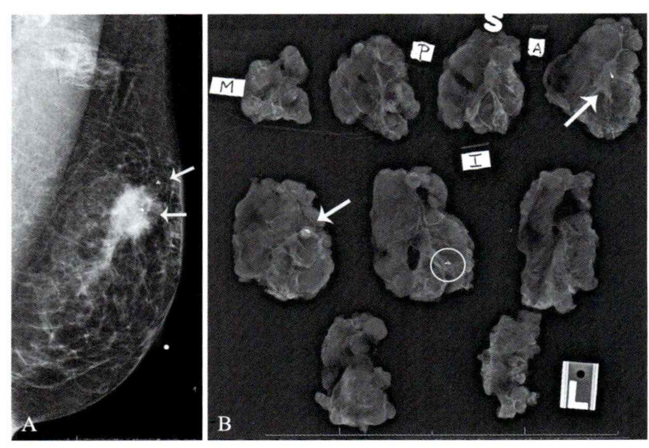

图28.8　37岁女性，左乳腺多灶性浸润性导管癌。A.在治疗前的乳腺X线片的内外侧位图，两个活检夹与2.5cm的毛刺肿块和卫星病灶（箭头）相关联。新辅助化疗后，肿块缩小。B.左肺段切除标本的X线片证实靶向活检夹切除并伴有残留的亚厘米结节（箭头）。第三个活检夹（圆圈）与超声引导下定位的卫星病灶活检相关

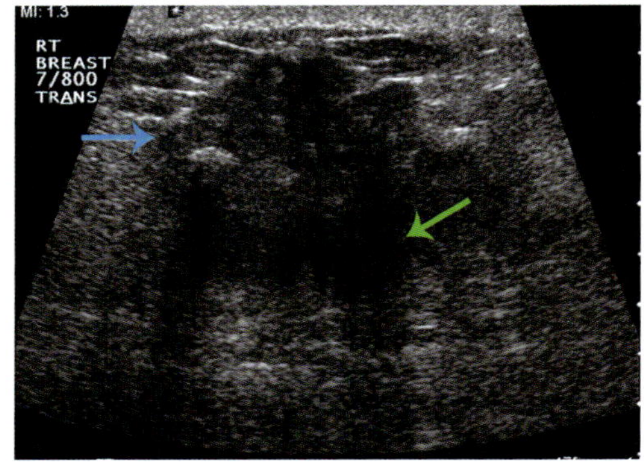

图28.9　41岁女性，新诊断为浸润性导管癌。右乳腺超声显示边界不清的低回声肿块，边缘不规则（蓝色箭头），后方有声影（绿色箭头）

切除。在我们的机构，对所有新发乳腺癌病例进行超声分期检查时，还会评估锁骨下（Ⅱ区）和内乳区淋巴结（图28.10）。

磁共振成像

乳腺MRI是由患者在1.5T或更高的磁场强度扫描仪中以俯卧位进行的。必须使用乳腺专用的多相阵列线圈，以确保足够的空间分辨率。该检查通常使用双侧成像技术，原因有几个，包括能够评估乳腺间的不对称性强化，以及评估新诊断乳腺癌患者的对侧癌。标准检查的常见序列包括平扫T1W脉冲序列，用以区别病变或淋巴结中分辨的成分，有或没有脂肪抑制的平扫T2W脉冲序列，用以区别囊肿与大多数实性肿块，增强T1W序列的时间序列，以检测增强的乳腺肿块，或动态对比增强序列。该系列通常包括在静脉注射对比剂后6～8min至少3个时间点。美国放射学会推荐的动态采集的最低成

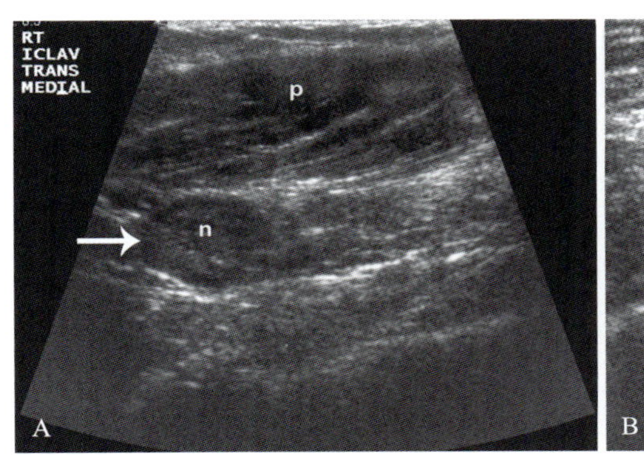

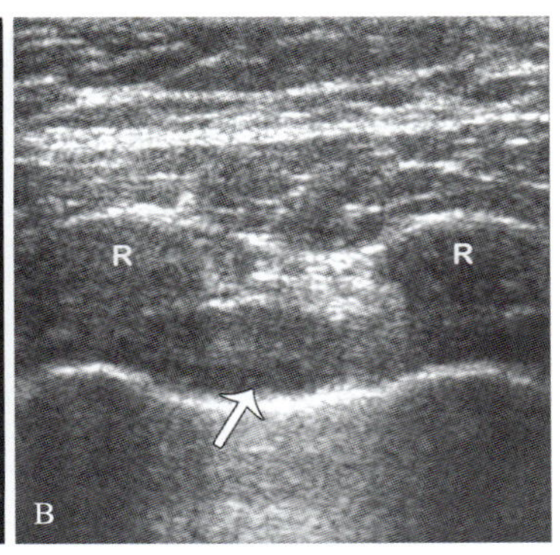

图28.10　A.活组织检查证实的锁骨下恶性淋巴结的灰度级超声图像（n；箭头），诊断于一名新诊断为右侧乳腺浸润性黏液癌的44岁女性分期超声检查。淋巴结深至胸肌（p）；B.41岁女性右乳局部晚期浸润性导管癌和导管原位癌，灰度级超声图像显示增大的转移性乳腺内淋巴结（箭头）。R.肋骨

像参数要求层厚≤1mm，面内分辨率≤1mm，以便于评价基本形态学细节，如病变边缘、毛刺和内部强化情况。图像解释基于BI-RADS MRI词典中的术语。

术前乳腺MRI在新诊断乳腺癌分期中的应用仍然是一个值得讨论和研究的问题。MRI与计算机辅助检测软件结合使用有助于确定原发性乳腺癌的范围和大小，并已用于检测高达16%患者的同侧乳腺内其他恶性病灶，以及高达4%患者的对侧乳腺内未被乳腺X线检查发现的恶性肿瘤。一项对19项研究的Meta分析和一项前瞻性随机对照试验显示，MRI对再手术率没有好处，但确实会导致更广泛的乳腺手术。另一项对50项研究的Meta分析报告指出，在2/3的研究中，67%的额外MRI发现是恶性的，但仅对20%的患者治疗计划产生了影响。不幸的是，通过MRI检测到的其他疾病并没有转化为改善的结果。术前基于MRI的决定对减少复发性疾病的影响并不显著。术前MRI不一定适用于每例患者，但不应忽视MRI检测到通过体格检查或乳腺X线摄影未检测到的其他肿瘤病灶和对侧癌症的能力。

对于较不常见和更具侵袭性的乳腺癌，如浸润性小叶癌或炎性乳腺癌，MRI可以提供关于肿瘤扩散及与皮肤、乳头或胸壁有关的有用信息。由于浸润性小叶癌的弥漫性浸润性生长模式，活检前MRI可能有助于准确定位疾病，促进更有效的活检和手术计划（图28.11）。对于未被诊断为原发癌的腋窝淋巴结转移的患者，MRI已被证明有助于识别原发肿瘤。当可以检测到原发性乳腺癌时（图28.12），可以进行适当的分期，促进靶向治疗或考虑非手术治疗结合放疗，这取决于癌的分期。

DCIS是一种非侵入性恶性肿瘤，患者通常无症状。然而，DCIS与浸润性癌的风险增加相关，可能涉及多个部位。随着乳腺X线检查的引入，美国DCIS的诊断率有所增加，目前占所有报告乳腺癌的25%～30%。乳腺X线检查往往低估了DCIS的大小和范围。相反，MRI对DCIS检测的敏感度为67%～100%，而乳腺X线摄影的敏感度为70%～80%。DCIS在MRI上的常见特征包括线性、导管或节段分布的聚集或不均匀强化（图28.13）。MRI可能对乳腺X线检查、超声检查和临床表现不确定且没有局灶性发现的病例有用。目前，约95%的DCIS病例是通过乳腺X线检查发现的钙化进行诊断的。

非常规乳腺成像

传统的乳腺成像工具（乳腺X线摄影、超声和MRI）主要关注解剖和形态学细节。与之相反，许多分子成像技术关注正常组织和癌组织之间的功能差异。例如，正电子发射乳腺X线摄影（positron emission mammography，PEM）显示葡萄糖类似物FDG被代谢活跃的细胞（如肿瘤细胞）摄取。PEM已被美国FDA批准用于乳腺成像（图28.14），据报道其灵敏度与MRI相当，但特异性更高。乳腺MRS可检测可疑病变内的代谢副产物，如胆碱，因为胆碱浓度升高往往指示恶性过程。作为乳腺MRI的辅助工具，MRS可以提高MRI的特异性。有限的分辨率和一次只能成像一个病灶限制了MRS的实际应用（图28.15）。其他有前途的技术，如专用乳腺CT和光学相干断层扫描目前仍在研究中，尚未广泛使用（图28.16）。

淋巴结转移

局部区域淋巴结的评估是初诊乳腺癌患者的关键预后因素之一。在越来越多的情况下，这种评估最初是通过无创超声检查进行的。在一项对16项选定研究的Meta分析中，腋窝超声联合针穿刺活检诊断腋窝转移的特异度为88.5%～98.3%。而敏感度更为不一，范围为43.5%～94.9%。

重要的是，对区域淋巴结进行的这种无创评估应包括腋窝和内乳淋巴结，特别是对于位于乳腺内象限的癌症，因为该疾病倾向于累及两个淋巴链。此外，乳腺

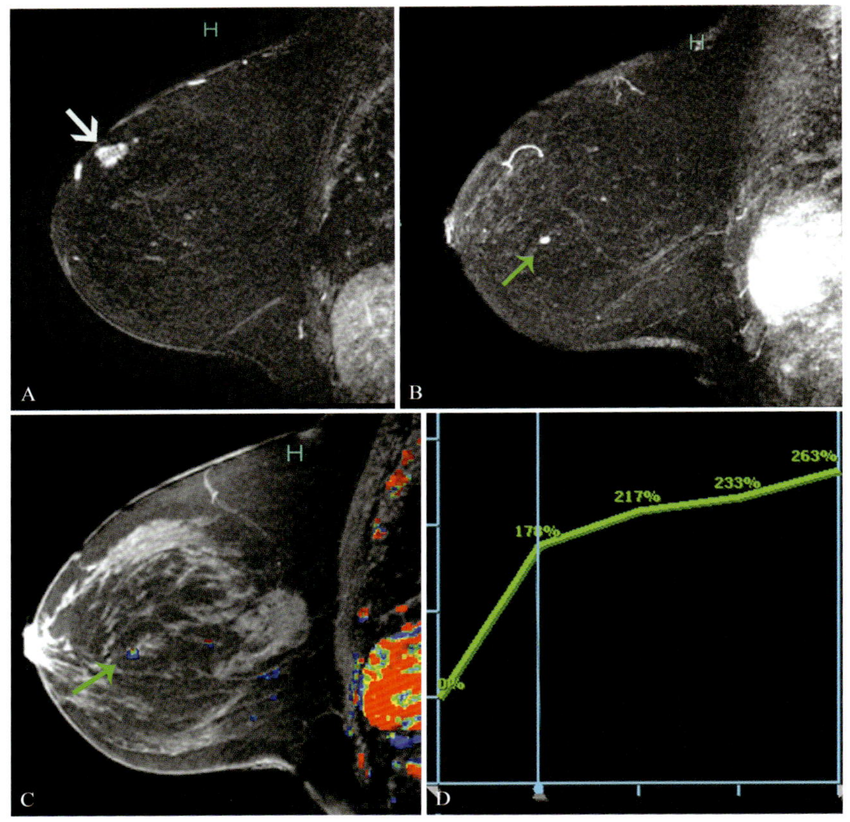

图28.11 60岁女性，新诊断为右乳腺浸润性导管癌，术前进行了分期MRI研究。A.右乳矢状MIP MRI显示一不规则的21mm癌（箭头）；B.左乳腺矢状面MIP MRI显示6mm强化灶（箭头）；C和D.动态增强曲线（D）显示左乳腺病灶有快速早期强化和延迟渐进性强化模式。MRI引导下活检证实左乳病变（C.箭头）为对侧浸润性导管癌

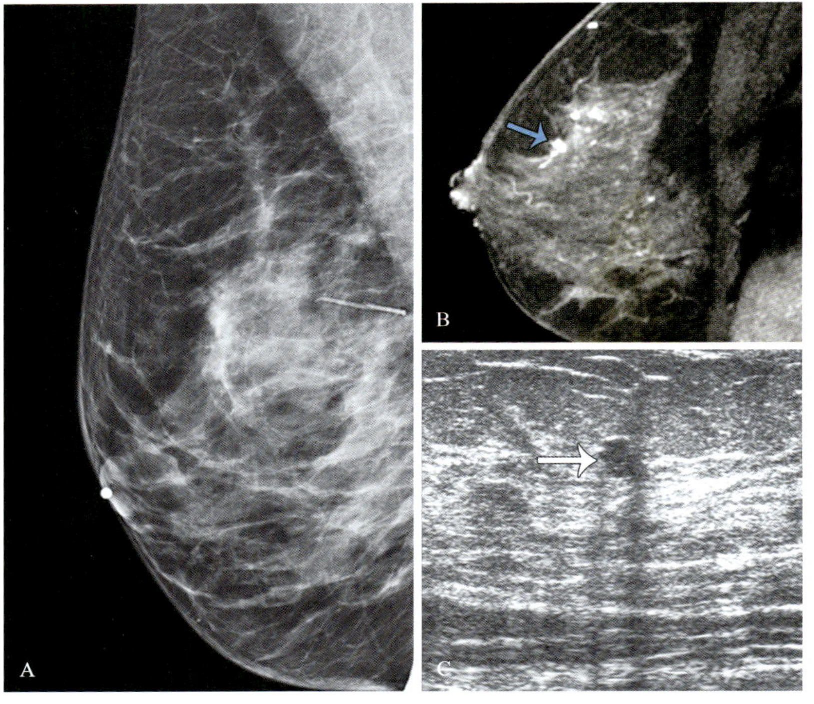

图28.12 通过切除活检诊断为腋窝淋巴结转移的40岁女性。A.乳腺X线片（内外侧位图）和最初的乳腺超声检查没有发现可疑的恶性肿瘤；B.右乳腺增强矢状T1W MRI显示一个4mm不规则强化灶，向乳头呈线性强化（箭头）；C.MRI检查后进行乳腺超声检查，发现一个4mm的低回声肿块（箭头）。行同心针活检，证实为浸润性导管癌

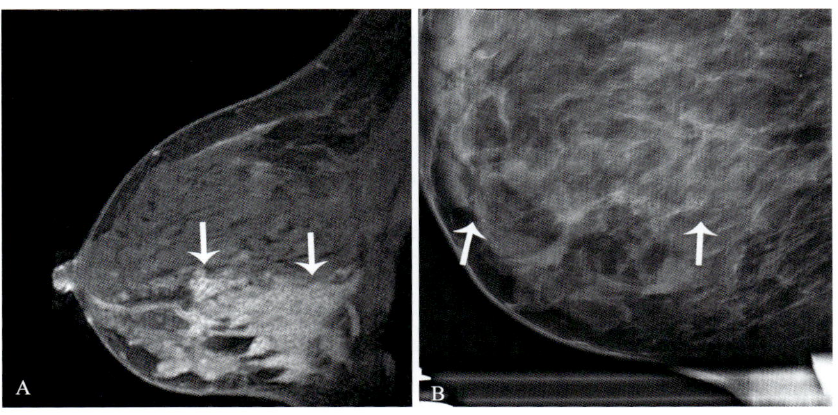

图28.13 42岁女性，新诊断为左乳腺癌晚期，接受了MRI检查进行分期评估。A.矢状面增强T1W MRI显示对侧或右乳导管原位癌（DCIS）的节段性分布（箭头）非肿块样和导管强化；B.相应的乳腺X线片显示在MRI上异常强化的区域有一些小的微钙化簇（箭头）。整个异常强化区域对应于手术时的高级别DCIS

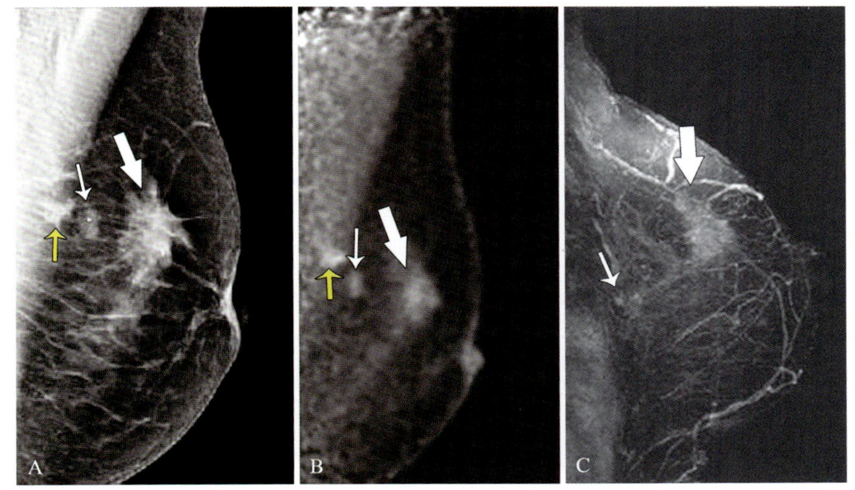

图28.14 正电子发射乳腺X线摄影术。A～C. 58岁女性，经活检证实左乳腺浸润性导管癌，如图两侧活检夹（白色箭头）所示。正电子发射乳腺X线摄影证实了乳腺X线摄影怀疑的另一个病变的存在，但在矢状位MRI上不明显（黄色箭头）

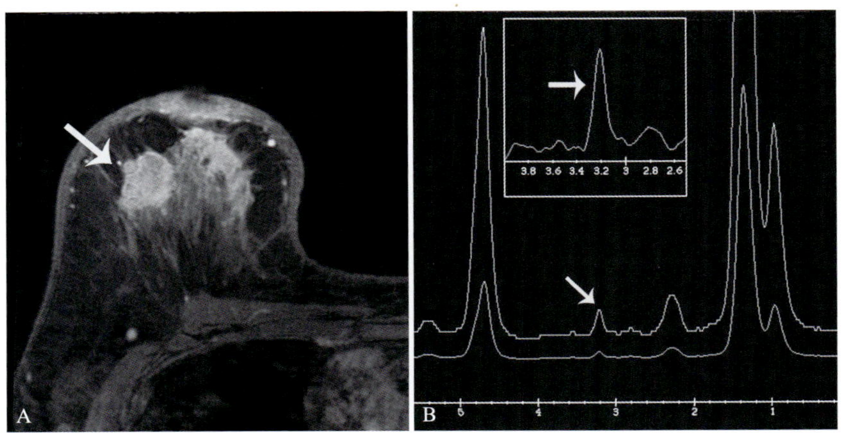

图28.15 A和B. 44岁女性，患有局部晚期右乳浸润性导管癌和导管原位癌，整体皮肤增厚和整体乳腺肿大。对右侧乳腺外侧（A中箭头）最大的乳腺肿块进行磁共振波谱分析，发现存在胆碱峰（B中箭头）

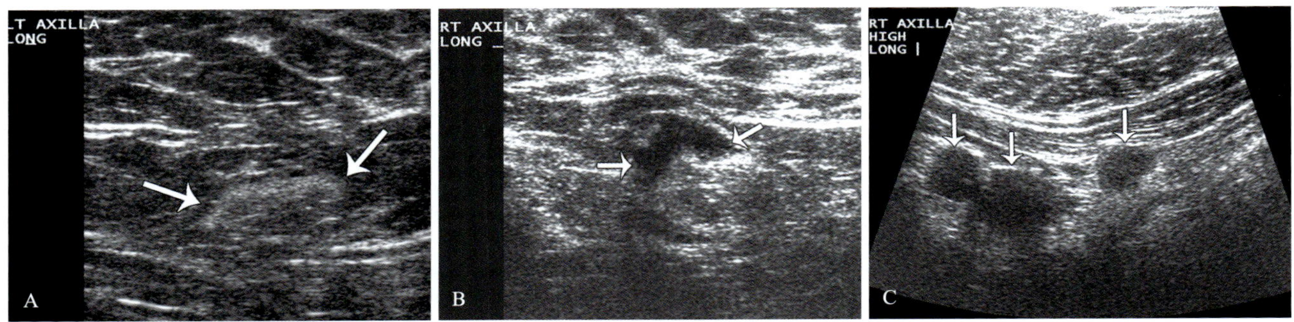

图28.16　A.正常淋巴结的频谱表现包括薄的皮质（箭头）和强回声的淋巴结门。继发于肿瘤浸润或淋巴结被转移性疾病取代的异常淋巴结可有多种超声表现，如皮质增厚（B）和不规则（B.箭头）或淋巴结完全纵隔闭塞和变圆（C中的箭头）

内淋巴结受累严重影响分期，并影响辅助放疗范围的决定。对于超声评估阴性的女性，前哨淋巴结活检已经取代了传统的腋窝淋巴结清扫方法，多中心试验证实了这种更有限的手术技术的高总体准确性。这种向更小的腋窝手术的转变最近已扩展到那些通过前哨淋巴结活检确定淋巴结转移有限的女性。随着美国外科医师学会肿瘤组Z0011试验结果的发表，许多这样的女性现在能够避免完整的腋窝淋巴结清扫，而对长期复发和生存率没有影响。

对于经超声检查发现有淋巴结转移的女性，腋窝的治疗更具挑战性。其中许多患者将接受新辅助化疗，25%～50%的妇女腋窝淋巴结可能会达到完全缓解。开发微创外科技术（如前哨淋巴结活检）以识别那些能够达到病理完全缓解的患者，从而无须进行腋窝淋巴结清扫，但这种努力只取得了有限的成功。一些试验表明，在这一人群中，前哨淋巴结活检具有不可接受的高假阴性率，超出10%。改进手术技术的努力主要集中在将前哨淋巴结活检与切除超声和针活检确定的已知转移淋巴结相结合（通常通过放置活检夹来标记）。这些早期研究很有希望，显示新辅助化疗后腋窝检测的准确性显著提高。仍需更大规模的研究和长期数据来验证这些早期结果。尽管如此，这些早期数据强调全面评估区域淋巴结进行穿刺活检以确定异常淋巴结的组织学状态和标记阳性淋巴结的重要性。

我们机构的淋巴结超声评估包括腋窝Ⅰ、Ⅱ、Ⅲ级和内乳区域。对淋巴结的大小和形态进行评估。有学者建议将短轴或最小直径＞10mm作为诊断淋巴结异常的阈值标准。然而，许多正常淋巴结的测量值可能超过10mm，而恶性淋巴结的测量值可能小于10mm。因此，淋巴结的形态学表现对于准确诊断至关重要。提示恶性淋巴结的形态学表现包括弥漫性或局灶性低回声和≥3mm的皮质增厚，部分或完全的肺门受压或移位，以及结周侵犯（图28.17）。如果发现可疑的淋巴结，可以使用皮下注射针头（21～23号连接到10ml注射器）进行活检。乳腺内淋巴结的管理仍存在争议，许多医疗中心由于担心发病率和缺乏对生存影响的证据，没有进行超声引导或手术经皮活检。

转移性疾病

乳腺转移性疾病是一种异质性疾病，范围从单发转移到多器官的弥漫性疾病。约30%的早期乳腺癌患者会出现远处转移。寡转移性疾病是指一个器官内的少数转移病灶，当采用强化的多学科治疗方法时，其预后比弥漫性疾病的病例更乐观。目前，我们对播散模式或特定复发部位尚未有明确了解。全身成像的进展可能有助于早期发现转移，并有助于更好地理解乳腺癌在接受治疗的情况下扩散的途径和原因。

骨转移

约69%的乳腺癌患者发生骨转移，骨骼是乳腺癌最常见的远处转移部位。通常用于检测和治疗骨转移的成像技术包括X线片、骨显像、CT、MRI、PET、SPECT

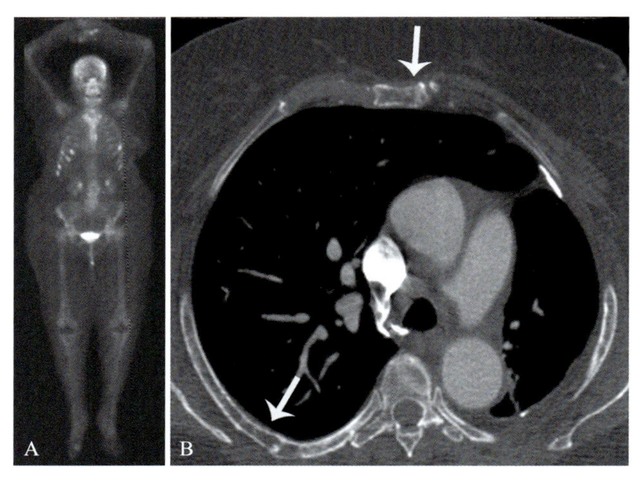

图28.17　新诊断为乳腺癌的83岁女性的异常骨扫描。A.骨扫描显示双侧肋骨、胸骨、椎体和髂骨的多个放射性示踪剂锝-99m甲基二膦酸盐摄取增加的病灶；B.胸部CT显示肋骨和胸骨有相应的溶骨性病变（箭头）

以及PET/CT、双模单光子发射CT和全身MRI等组合技术。对于没有骨骼症状的新诊断乳腺癌患者，骨显像是筛查骨转移的首选方式（图28.18）。如果出现局灶性骨症状，对有症状区域进行X线检查将有助于显示骨骼解剖结构。如果X线检查不能发现骨溶解，CT检查可以评估皮质和相关的软组织钙化。对于肋骨病变，CT优于MRI。当需要评估骨髓或软组织时，高对比度的MRI是首选的成像方式。MRI具有能够区分转移性乳腺癌与骨质疏松性压缩性骨折的优势（图28.19）。如果临床症状高度可疑，而X线检查、CT或MRI研究结果不一致，则需要进行PET/CT检查。

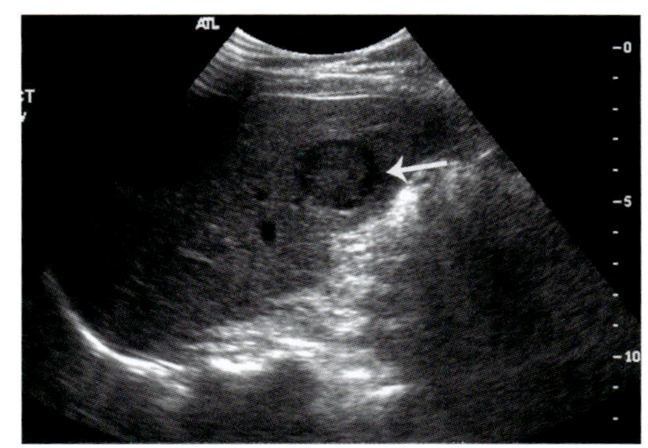

图28.18 一名有右乳腺浸润性导管癌病史，随后发生肝转移的61岁女性患者的超声检查。超声图像显示一个2.5cm等回声的肝脏肿块，伴有低回声晕（箭头），符合转移瘤表现

肝转移

乳腺癌肝转移虽然比骨转移少见，但在乳腺癌患者的尸检中，肝转移的发生率高达55%～75%。常见的临床表现包括肝大和肝功能检查结果的异常升高。影像学检查通常用于调查这些临床症状，包括腹部超声和增强CT、MRI和PET检查。

超声是最便宜和最广泛使用的检查方法，据报道，对于大于2cm的肝脏病变，超声的灵敏度为94%，对于较小的病变，超声的灵敏度为56%。与正常肝实质相比，肝转移瘤通常表现为低回声的局灶性病变，也可能具有“靶征”，表现为被低回声晕环包围的强回声中心（图28.20）。超声主要用于进一步确定肝脏病灶的特征和指导活检，但不作为监测工具。对于CT或MRI对比剂过敏或有禁忌证的患者，超声是一种强有力的替代选择。

与超声不同，CT不依赖于操作人员的技术水平，易于重复，并且可以检测亚厘米级肝脏病变。乳腺癌肝转移瘤在CT平扫图像和门静脉期通常表现为不规则、边界不清的低密度肿块。肿块周边可轻度强化。在肝脂肪变性的背景下，CT上很难发现肝转移，而MRI则是一种更好的检查方法。由于与门静脉周围纤维化相关的弥漫性疾病，肝脏可能会缩小或有肝硬化的表现。肝脂肪变性也可能是他莫昔芬或细胞毒性药物治疗后的表现。由于CT在病变检测中的有效性和在临床上的普及，

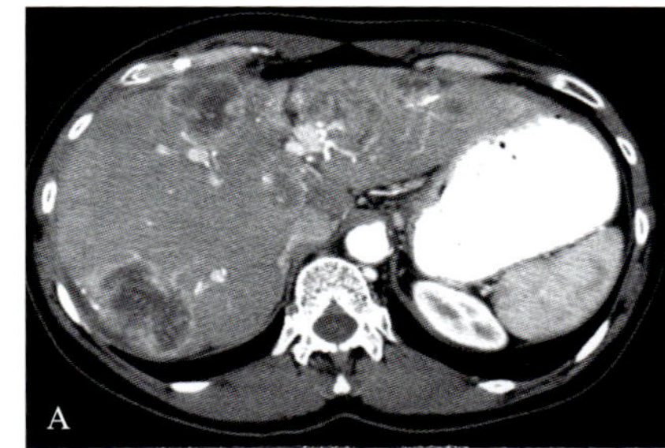

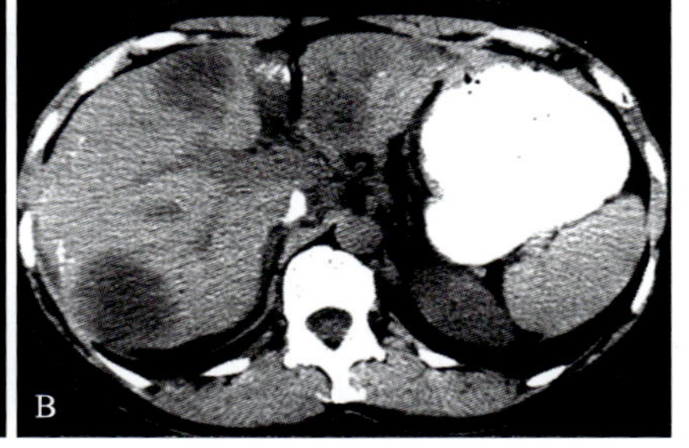

图28.19 一名57岁女性，有左侧乳腺癌病史，3年后发生肝转移。A.腹部CT显示平扫图像上有多个不规则的低密度肝肿块，这是典型的乳腺癌肝转移；B.增强后图像上，病变沿着周边轻度强化

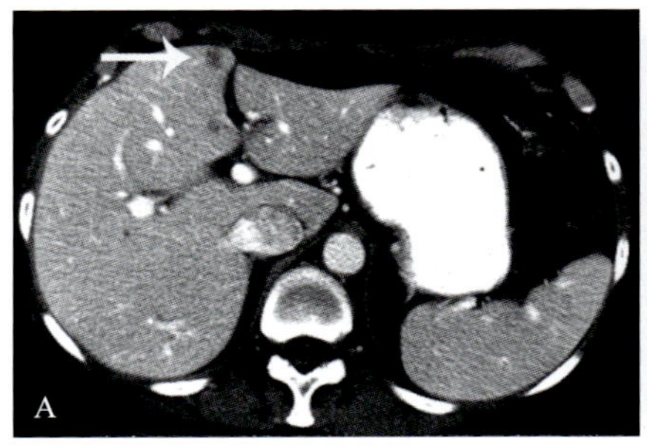

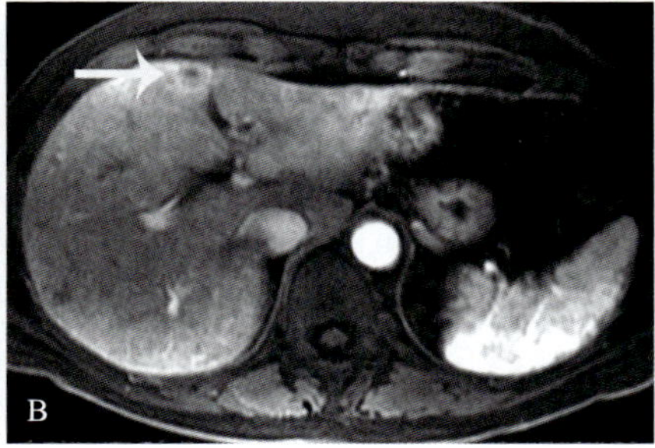

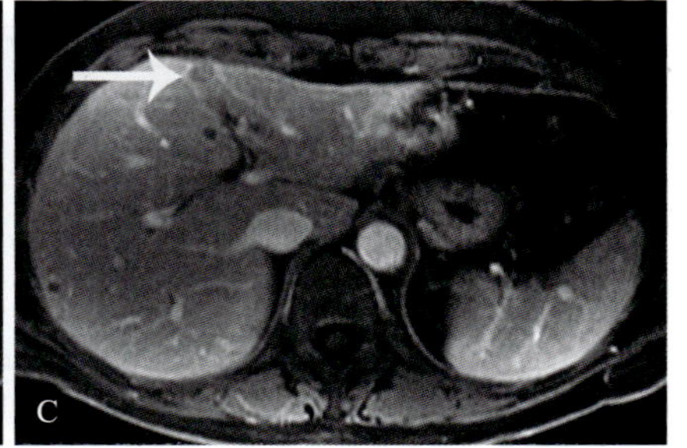

图28.20 58岁女性，有左侧乳腺浸润性导管癌病史。A.腹部分期CT显示一个明确的低密度肝脏病灶（箭头）和几个肝囊肿；B和C.为进一步确定组织特征而进行的MRI研究显示肝脏低信号病变（箭头），在延迟期成像中周围有强化和廓清

它也被用来指导可疑病变的活检。对于CT上非特异性肝脏发现，MRI可能有助于确认肝脏病变的存在和进一步表征病变。

乳腺癌在MRI上有多种表现，从环状强化肿块到融合的节段性异常。转移瘤是典型的不含库普弗细胞的富血供肿瘤。因此，对比剂不会在这些病变中积累，与延迟期的肝实质相比，转移灶往往表现为低信号。无论采用何种成像方式，从转移性肝脏病变的成像中获得的信息包括每个肝脏病变的数量和大小、病变的特征，以及病变的可切除性或与重要血管的关系。

胸部转移

胸腔是常见的转移部位，涉及肺、胸膜或纵隔及气道。肺转移可能是单个肺肿块、多个肺结节、气腔型转移、淋巴管转移或支气管内转移（图28.21）。转移性肺结节或肿块可以是不规则的或局限性的病变，并且往往位于肺的外周。中心或纵隔转移瘤可能会侵及支气管壁，导致支气管内转移。肺转移瘤很少出现空洞或实变或空泡样改变，这些改变与肺炎相似。乳腺癌细胞可以扩散到肺淋巴系统，导致淋巴管转移。这种扩散模式表现为小叶间隔或Kerley B线增厚和结节化。单侧肺转移比双侧肺转移更为常见。其他胸内转移包括胸腔积液、胸膜增厚或胸膜肿块。渗出液胸腔积液通常为单侧且与同侧原发性乳腺癌有关。胸膜转移被认为是由乳腺癌的淋巴转移引起的。大多数患者在初始分期评估时接受胸部X线检查，尽管CT能更好地描绘转移性肺病变、支气管内病变和胸膜结节。

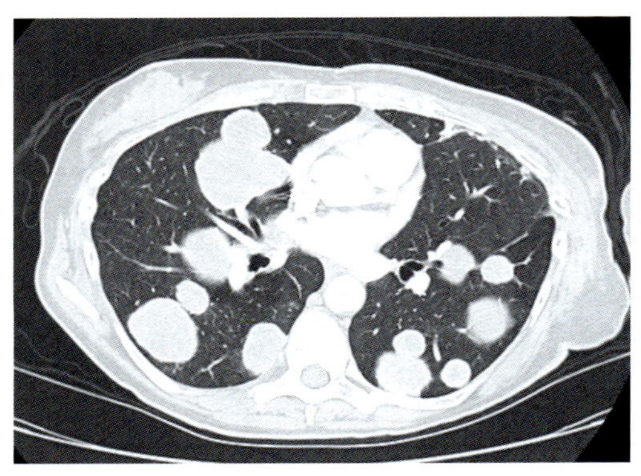

图28.21 一名51岁女性，患左乳腺三阴性（雌激素受体阴性、孕激素受体阴性、人表皮生长因子受体2阴性）浸润性导管癌，1年后发生肺转移。肺部CT显示双肺多发肿块，符合肺转移

脑转移

脑转移是最常见的颅内恶性肿瘤，肺癌和乳腺癌是最常见的原发癌。乳腺癌细胞通过血流扩散到大脑，转移部位与颅内血流分布一致，大脑半球是最常见的转移部位。转移也可累及脑膜、颅骨和硬脑膜。脑转移可能表现为单发病灶或寡转移。在MRI上，T1W图像上，转移灶呈低至等信号，T2W图像上则多是高信号的瘤周水肿。在T1W增强图像上，转移病灶通常为中度至明显结节状强化或环形强化伴中央无强化的病灶。据报道，单个颅内转移病灶经手术治疗后再进行全脑放疗可以改善生存。

腹部转移

除肝脏外，乳腺癌细胞可扩散的其他器官包括脾脏、肾上腺、淋巴结和腹膜（图28.22）。脾转移往往是显微镜下发现，而不是肉眼可见的疾病，CT表现可能为不规则、边界不清的低密度病灶。如有弥漫性病变，也可有脾大。肾上腺转移比转移到其他内分泌器官（如甲状腺或垂体）更常见。肾上腺转移瘤表现为不规则、边界不清的低密度病灶，可单侧或双侧，但发现新发病灶时需警惕转移。腹腔淋巴结转移可累及膈肌脚后、主动脉旁、腹膜后和盆腔内淋巴结。腹水和腹膜扩散至肠壁、肠系膜和大网膜的情况并不少见，尤其是浸润性小叶癌。其他可能受累的远隔部位包括肾脏、卵巢和子宫，但子宫转移并不常见。

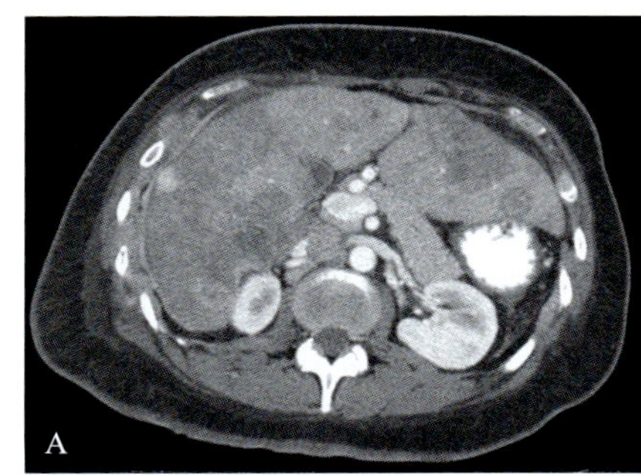

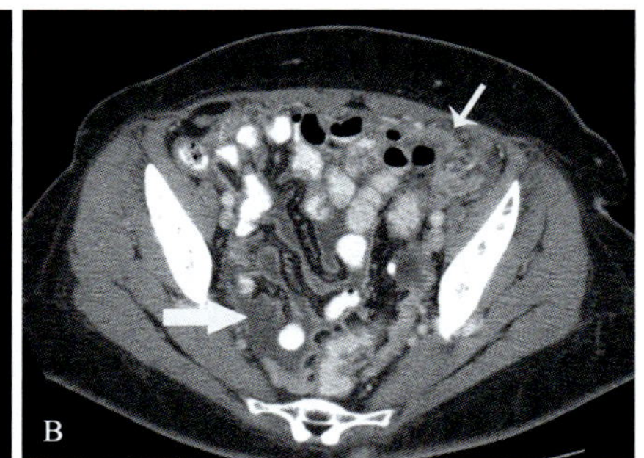

图28.22 一名48岁女性，既往有右侧乳腺浸润性导管癌和导管原位癌病史，3年后出现肺转移。A.肝转移；B.恶性腹水（粗箭头）和腹膜癌病（细箭头）

要点 放射学报告

外科医师需要知道的

- 肿瘤的大小、数量和需要整块切除的总体积。
- 肿瘤的位置。

肿瘤内科医师需要知道的

- 肿瘤大小，皮肤或胸壁是否受累，有无区域淋巴结受累。
- 转移性疾病：转移的部位，疾病的扩散范围，与转移相关的并发症。

放射肿瘤学家需要知道的

- 现有病变和已切除病变的位置。
- 邻近重要结构的位置，如颈动脉或甲状腺。
- 恶性淋巴结的位置。

治疗

外科治疗

乳腺癌的手术治疗包括精确切除原发肿瘤，以及评估区域淋巴结。国家外科辅助乳腺和肠道项目B-4和B-6试验明确表明，较有限的手术与更广泛的手术一样有效，这为保乳治疗打开了大门。因此，大多数乳腺癌患者可以选择保乳手术作为治疗原发肿瘤的一种方式。目前，因肿瘤学原因而不能接受保乳手术的患者包括炎性乳腺癌、多中心乳腺癌和累及皮肤的T4期肿瘤。保乳手术需要完全切除所有肉眼和显微镜下可见的疾病，确保阴性切缘。手术后，患者必须接受乳腺放疗。阳性边缘的切除增加了局部复发的风险，这可能会影响长期生存。

乳腺癌外科治疗的第二个组成部分是区域淋巴结的评估，以提供准确的区域分期和预后数据。传统上，这是通过腋窝淋巴结清扫术及其伴随的并发症（特别是淋巴水肿和感觉异常）来完成。然而，在1994年，前哨淋巴结活检作为一种准确且并发症较低的腋窝分期方法被引入，现在已成为标准做法。对于有前哨淋巴结转移的女性是否需要完全清扫术，目前仍有相当大的争议，因为许多患者在前哨淋巴结转移后将不再出现转移。这场辩论的基本问题之一是，除提供预后信息外，腋窝清扫术是否还有治疗价值。关键的一点是，即使无法证明完全淋巴结清扫带来的生存获益，但如果不进行完全淋巴结清扫会增加淋巴盆内的复发率。从理论上讲，未能切除额外的非前哨淋巴结病灶也可能导致患者分期不足，并可能导致治疗不足。尽管仍存在争论，但值得注意的是，尽管在个别病例中可能决定放弃完全淋巴结清扫，但美国临床肿瘤学会建议对所有前哨淋巴结微转移或大转移的女性进行淋巴结清扫。

对于需要接受乳腺切除术的女性，提供乳腺重建手术可以改善身体外观并减轻心理社会影响。乳腺重建分为两大类：基于假体的乳腺重建和基于自体组织的乳腺重建。乳腺重建的类型见表28.2。

对于基于植入物的乳腺重建，外科医师首先在乳腺切除后的皮肤袋内放置假体或组织扩张器，延伸到胸大肌，从而创建一个乳腺丘。由于输注口存在金属，使用组织扩张器的患者应避免进行MRI检查。使用硅胶或盐水填充植入物的决定主要取决于患者的偏好。硅酮植入物提供了更自然的外观和感觉，而生理盐水植入物被认为是一个更安全的选择，尽管研究并没有显示两种类型的植入物在安全性方面有差异。

以自体组织为基础的乳腺重建，也称为皮瓣重建，是乳腺重建的第二大类。皮瓣根据其动脉血供来源和转移方法进行分类（表28.2）。带蒂皮瓣需要血管链仍然附着于其源血管的情况下转移皮肤和皮下脂肪。当组织的血管供应从源血管分离时，就可以创建游离皮瓣，并在显微镜下将血管与远端受体血管吻合。

化疗

乳腺癌的化疗治疗策略取决于疾病分期、患者症状和肿瘤特征，如受体状态和分级。化疗可在手术切除后进行（辅助治疗），以降低高危患者发生转移性疾病的风险。辅助治疗将乳腺癌复发的风险降低30%～50%。手术切除前给予的化疗（新辅助治疗）与辅助治疗具有相同的生存获益，通常适用于局部晚期乳腺癌患者，以缩小肿瘤大小，从而可能减少手术范围。化疗也可用于缓解转移性乳腺癌患者的症状。

许多化疗药物对乳腺癌有效（表28.3）。蒽环类药物，如多柔比星和表柔比星，通常用于治疗乳腺癌，并通过抑制拓扑异构酶Ⅱ发挥其作用。拓扑异构酶Ⅱ是一种缓解DNA复制和转录过程中的扭转应力的酶。为了增加细胞毒性，以蒽环类药物为基础的方案通常包括含或不含氟嘧啶的环磷酰胺，如5-脱氧氟吡啶（5-FU）。紫杉类药物，如紫杉醇、多西他赛和白蛋白结合型紫杉醇（白蛋白结合型紫杉醇，可减轻超敏反应），通过与α-微管蛋白结合、稳定微管形成和阻断有丝分裂进展来发挥细胞毒性作用。伊沙匹隆等埃博霉素也可与α-微管蛋白结合，但已在紫杉烷耐药细胞系中显示出活性。长春花生物碱（如长春瑞滨）通过对微管组装产生影响来干扰有丝分裂。核侧类似物，如5-FU、卡培他滨和吉西他滨，通过其对DNA复制的影响诱导细胞凋亡。烷基化剂，如环磷酰胺，或铂盐，如顺铂和卡铂，通过交联DNA链诱导细胞凋亡。

表28.3列出了与用于治疗乳腺癌的化疗药物相关的

表28.2 乳腺重建类型

类型	描述	并发症	影像
移植物			MRI超声
单腔生理盐水 单腔硅胶 双腔	硅胶外壳中的盐水 硅胶外壳中的硅胶 外部：生理盐水 内部：硅胶	• 破裂 • 包囊挛缩错位 • 挤出 • 假体周围血清肿/血肿 • 感染	
自体移植物	（基于动脉源）		
带蒂腹横直肌/背阔肌	腹壁上动脉 胸背动脉	• 部分或全部皮瓣坏死 • 脂肪坏死 • 血肿/血清肿 • 感染 • 腹疝 • 虚弱/肿胀	
游离皮瓣			CT，MRI，超声
TRAM DIEA SGAP IGAP TUG	（基于动脉源） 腹壁下动脉 臀上动脉 臀下动脉 旋股内侧动脉升分支	• 部分或全部皮瓣坏死 • 脂肪坏死 • 血肿/血清肿 • 感染 • 腿部无力或麻木	

TRAM. 腹横直肌；DIEA. 腹壁下深动脉；SGAP. 上级臀动脉穿支；IGAP. 臀上动脉穿支；TUG. 上股薄肌横突

表28.3 常用的乳腺癌化疗药物及其相关毒性

药物	单药反应率	毒性
蒽环		
多柔比星	10% ~ 50%	骨髓抑制、恶心/呕吐、脱发、疲乏、心肌损伤/充血性心力衰竭、腹泻、黏膜炎
表柔比星	13% ~ 48%	骨髓抑制、恶心/呕吐、脱发、疲乏、心肌损伤/充血性心力衰竭、腹泻、黏膜炎
脂质体多柔比星	10% ~ 50%	骨髓抑制、恶心/呕吐、疲乏、心肌损伤/充血性心力衰竭（少于其他蒽环类药物）、腹泻、黏膜炎
影响微管的药物		
多西他赛	18% ~ 68%	骨髓抑制、神经病变、超敏反应、脱发、疲乏、恶心、腹泻
紫杉醇	16% ~ 62%	骨髓抑制、神经病变、超敏反应、脱发、疲乏、恶心、腹泻
白蛋白结合型紫杉醇	33% ~ 48%	骨髓抑制、神经病变、脱发、疲乏、恶心
阿比特龙	12% ~ 57%	骨髓抑制、神经病变、脱发、疲乏、恶心
长春瑞滨	25% ~ 50%	骨髓抑制、神经病变、疲乏、恶心
核苷类似物		
卡培他滨	20% ~ 35%	骨髓抑制、疲劳、腹泻、手足综合征
吉西他滨	12% ~ 37%	骨髓抑制、疲乏、恶心
铂盐类		
顺铂/卡铂	9% ~ 51%	骨髓抑制、神经病变、疲乏、恶心/呕吐、超敏反应、肾功能不全/衰竭

常见毒性。蒽环类药物和（或）紫杉烷类药物是最常用的新辅助化疗和辅助化疗方案，也可用于治疗转移性疾病患者。紫杉烷、核苷类似物、长春花生物碱和铂盐通常与靶向药物联合使用，如曲妥珠单抗、贝伐珠单抗或拉帕替尼，以增强其细胞毒性作用。

放射治疗

几乎所有患者在乳腺肿瘤切除术后都需要辅助放射治疗，这一建议是基于一项Ⅲ期随机试验的数据。据报道，70岁以上患有小型、低级别、ER阴性的侵袭性肿瘤的女性，在服用他莫昔芬后，无须放射治疗其复发风险已经足够低，这表明可以考虑观察。接受部分乳腺切除术的早期乳腺癌女性现在有几种辅助放射治疗选择，包括对整个乳腺进行较短的放射治疗（日剂量高于标准5 ~ 6周方案）和部分乳腺加速放射治疗（仅对乳腺肿瘤切除腔附近的组织进行高剂量的治疗，每日2次，持续1周）。后者在患者选择和技术方面仍在研究中，因此在决策时应仔细考虑。乳腺切除术后的辅助放疗可降低2/3的局部复发风险，应提供给所有Ⅲ期乳腺癌患者和Ⅱ期乳腺癌高危淋巴结阳性患者。常见毒性总结见表28.4。对接受新辅助全身治疗患者的辅助放疗尚未得到广泛研究，但通常建议对Ⅲ期患者进行放疗，无论反应如何，以及对有残留疾病的Ⅱ期患者，特别是淋巴结阳性的患者。辅助放射治疗已被证明可以通过防止局部区域复发来提高生存率。21基因表达特征最近被证明可以预测局部复发，未来可能有助于更好地选择局部复发风险最高的患者。

表28.4 放疗和毒性

放疗	毒性
短期	
治疗期间	疲劳
治疗后1～2个月	放射性皮炎
长期	软组织纤维化
	软组织挛缩
	毛细管扩张
	肺炎
	心血管疾病

要点 治疗

治疗方法

- 新辅助化疗：缩小肿瘤体积，提高保乳手术的可能性。
- 手术：切除原发乳腺肿瘤和淋巴结；乳腺重建。
- 术后化疗：降低转移风险；治疗姑息性症状。
- 放疗：提高保乳手术后的总生存率。

并发症

- 外科：感染、淋巴水肿、感觉异常。
- 化疗：骨髓抑制（最常见）。
- 放疗：放射性皮炎、挛缩。

监测

监测肿瘤缓解情况

新辅助化疗越来越多地用于治疗局部晚期和炎性乳腺癌、T2期肿瘤（2～5cm）以及三阴性或HER-2＋乳腺癌。早期启动全身性治疗可以改善患者的总生存期和无病生存期。通过降低原发肿瘤的分期，新辅助化疗可以使手术或保乳治疗成为那些最初被认为不能进行手术的癌症患者的一种选择。40%的淋巴结阳性患者可根除淋巴结疾病，而且随着靶向治疗（如曲妥珠单抗联合化疗）的改进，这一比例可能会增加。因此，在病程的早期确定哪些患者最有可能对新辅助化疗有反应是很重要的。

体格检查、数字乳腺X线摄影、数字乳腺断层摄影、超声和MRI都被用于评估对新辅助化疗的反应。这些技术的主要价值是根据肿瘤的形态学变化来测量残留病变的大小。治疗诱导的纤维化或炎症可能导致对残留疾病的高估或低估，这意味着对治疗的真实反应并没有反映在这些成像测试中。增强MRI和高级MRI技术为评估肿瘤的形态学变化、肿瘤血管分布、肿瘤细胞数量和代谢特征提供了新的机会。MRI和分子乳腺成像提供了关于肿瘤血管分布和代谢等因素的额外功能信息，与传统的体检、乳腺X线检查和超声方法相比，是一种评估肿瘤反应评估的有前途的成像方式。

复发的检测

乳腺癌患者在乳腺切除术或保乳手术后可能会出现局部、区域或远处复发。局部区域复发性疾病是指原乳腺癌在治疗后的乳腺内皮瓣、乳腺切除术后瘢痕或同侧胸壁再次出现。区域复发性疾病是指乳腺癌在治疗侧乳腺的区域淋巴系统内复发，如同侧腋窝Ⅰ/Ⅱ/Ⅲ、锁骨上或内乳淋巴结。复发性疾病可以表现为一个孤立的小肿瘤或可触及的病变，也可以表现为累及整个胸壁或区域淋巴结的弥漫性疾病。大多数复发发生在原发性乳腺癌诊断后的前10年，在初次诊断后的2年和5年分别出现一个复发高峰。因此，治疗后强化监测计划的目标是发现潜在的可治愈的复发或继发性原发肿瘤。

美国临床肿瘤学会（American Society for Clinical Oncology）2016年临床指南推荐的监测模式包括临床病史、乳腺自我检查和乳腺X线摄影。然而，常规的实验室检查和影像学检查（如乳腺MRI、放射性核素扫描、CT或PET扫描）不被常规推荐。在18年的随访期间，高达49%的病例出现局部区域复发（伴或不伴远处转移）。至少50%的局部区域复发患者会发生远处转移。与局部区域复发风险增加相关的一些预后因素包括肿瘤直径＞5cm、疾病阳性淋巴结以及初始疾病累及皮肤或筋膜。超过一半的局部区域复发患者将在5年内发生远处转移，其中约2/3的患者将在10年内发生远处转移。

结论

乳腺癌的早期发现和治疗大大降低了乳腺癌的发病率，而乳腺影像学检查，特别是通过统一的影像学标准和解读，在降低发病率方面发挥了不可或缺的作用。特异性有所提高的新型影像学检查可能会减少不必要的干预。高级影像学技术及临床实践和研究中的多学科团队方法，对于建立现有和新兴的影像学技术，提高乳腺癌的检出率和改善患者的生存至关重要。

乳腺癌筛查

注：该方案适用于未接受预防性乳腺切除术的女性。只要一个女性有10年的预期寿命，没有限制诊断评估或任何确定的问题的治疗的合并症，乳腺癌筛查可以继续进行。女性要了解乳腺X线检查的好处、风险和局限性。

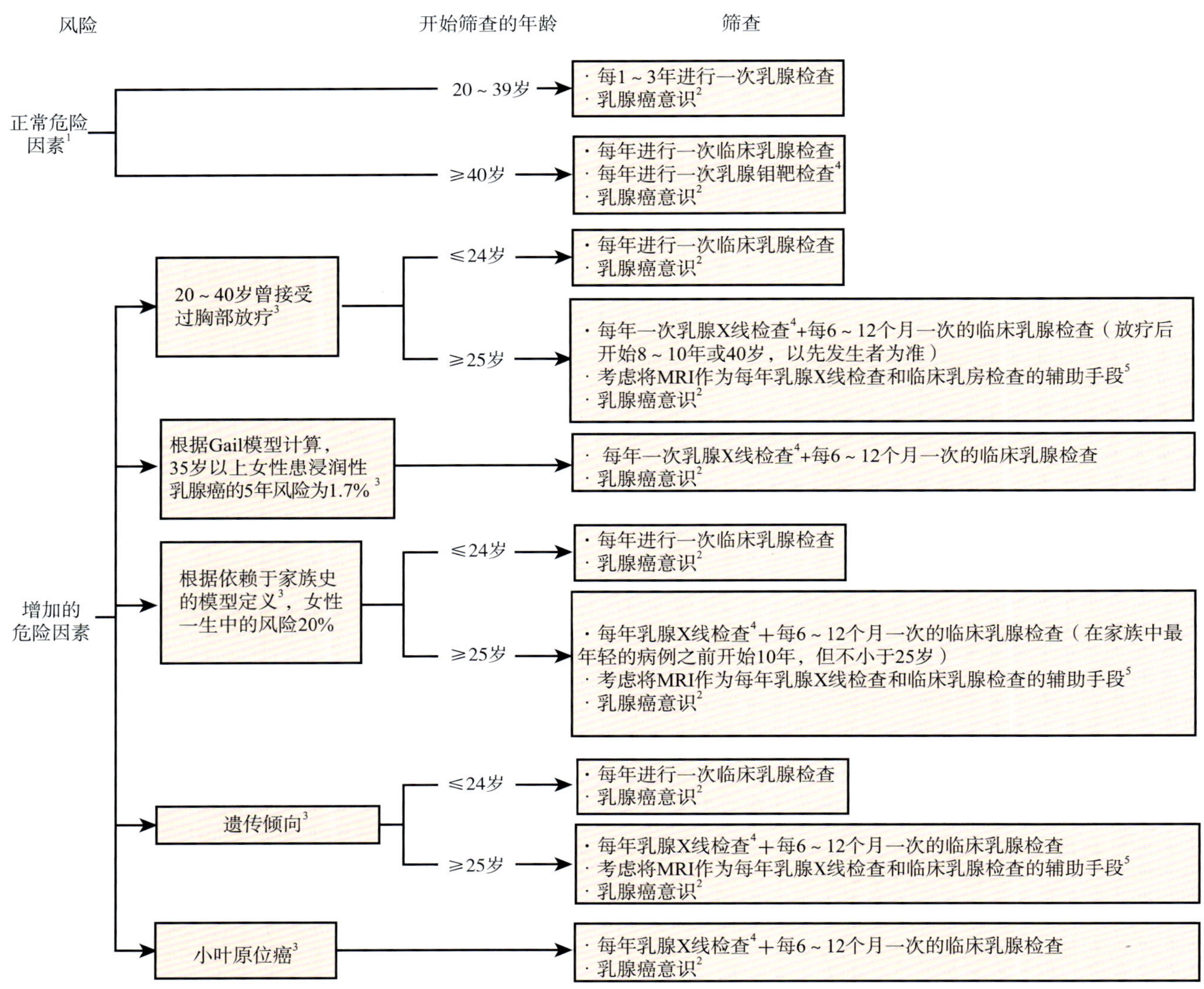

1.不符合增加的风险类别之一的女性
2.女性应该熟悉自己的乳腺，并及时向医疗保健提供者报告变化
3.对于风险增加的女性，请参阅风险降低方案（目前正在开发）
4.隆乳需要额外的图像进行完整评估
5.目前在MD安德森癌症中心将每6个月交替进行一次乳腺X线检查或乳腺MRI检查。虽然没有数据表明这是最佳方法，但这样做的期望是可以更早地发现间隔期癌症。其他筛查方案，如在每年乳腺X线检查时同时进行乳腺MRI检查，也是可以接受的

该实践方案是专门为MD安德森癌症中心使用多学科的方法而开发的，并考虑到MD安德森癌症中心特定的情况下，包括以下：MD安德森癌症中心特定患者人群；医学博士 MD安德森癌症中心的服务和结构；和MD安德森癌症中心的临床资料。此外，该方案并不旨在取代医师或其他医疗保健提供者的独立医疗或专业判断。该方案不用于治疗孕妇

乳腺癌-侵袭性治疗

注：考虑将临床试验作为合格患者的治疗选择

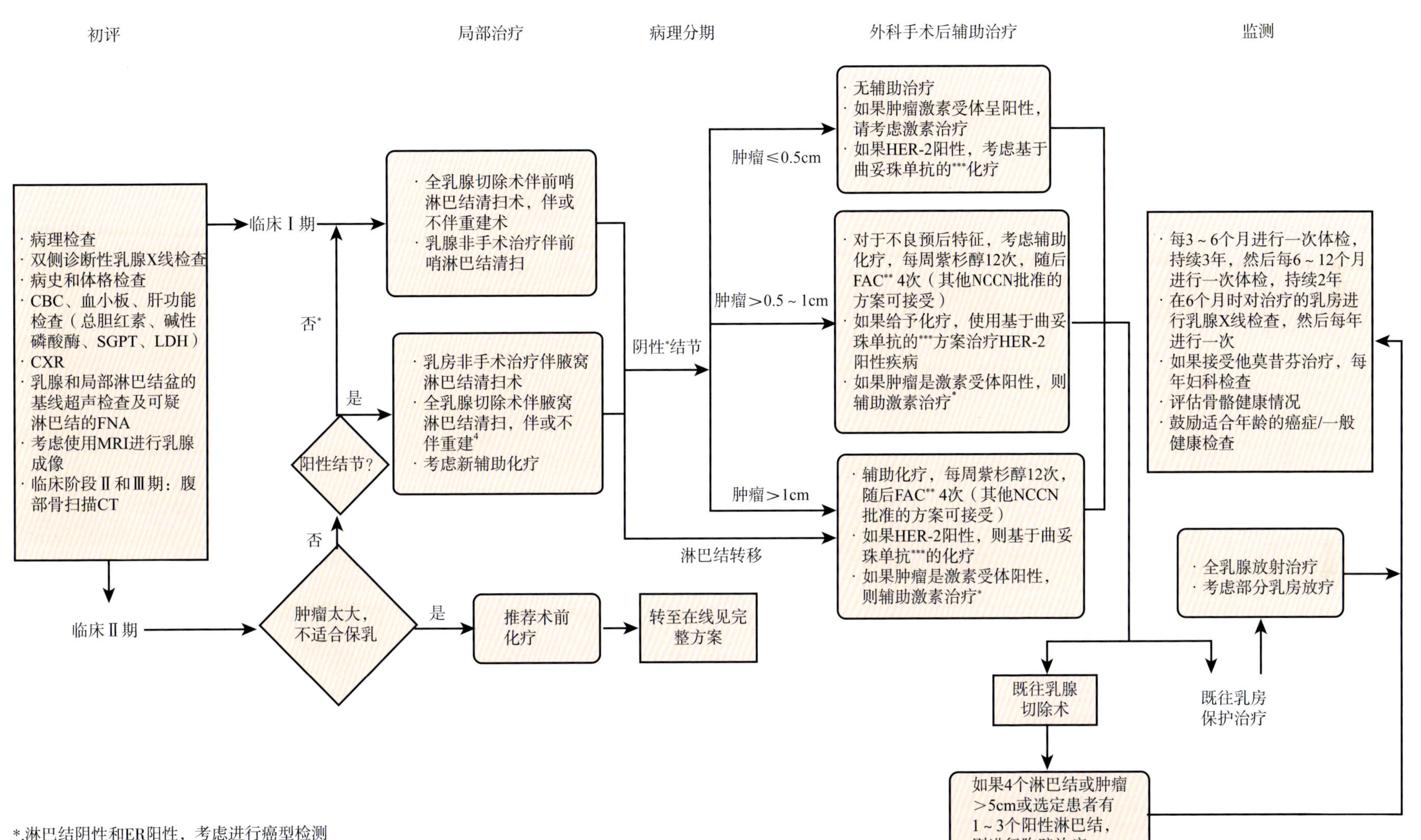

*.淋巴结阴性和ER阳性，考虑进行癌型检测

**.如有指征，基线时进行心脏评估

***.基线、治疗期间和治疗后及临床指征时的心脏评价

该实践方案是专门为MD安德森癌症中心使用多学科的方法而开发的，并考虑到MD安德森癌症中心特定的情况下，包括以下：MD安德森癌症中心特定患者人群；医学博士MD安德森癌症中心的服务和结构；MD安德森癌症中心的临床资料。此外，该方案并不旨在取代医师或其他医疗保健提供者的独立医疗或专业判断。该方案不用于治疗孕妇

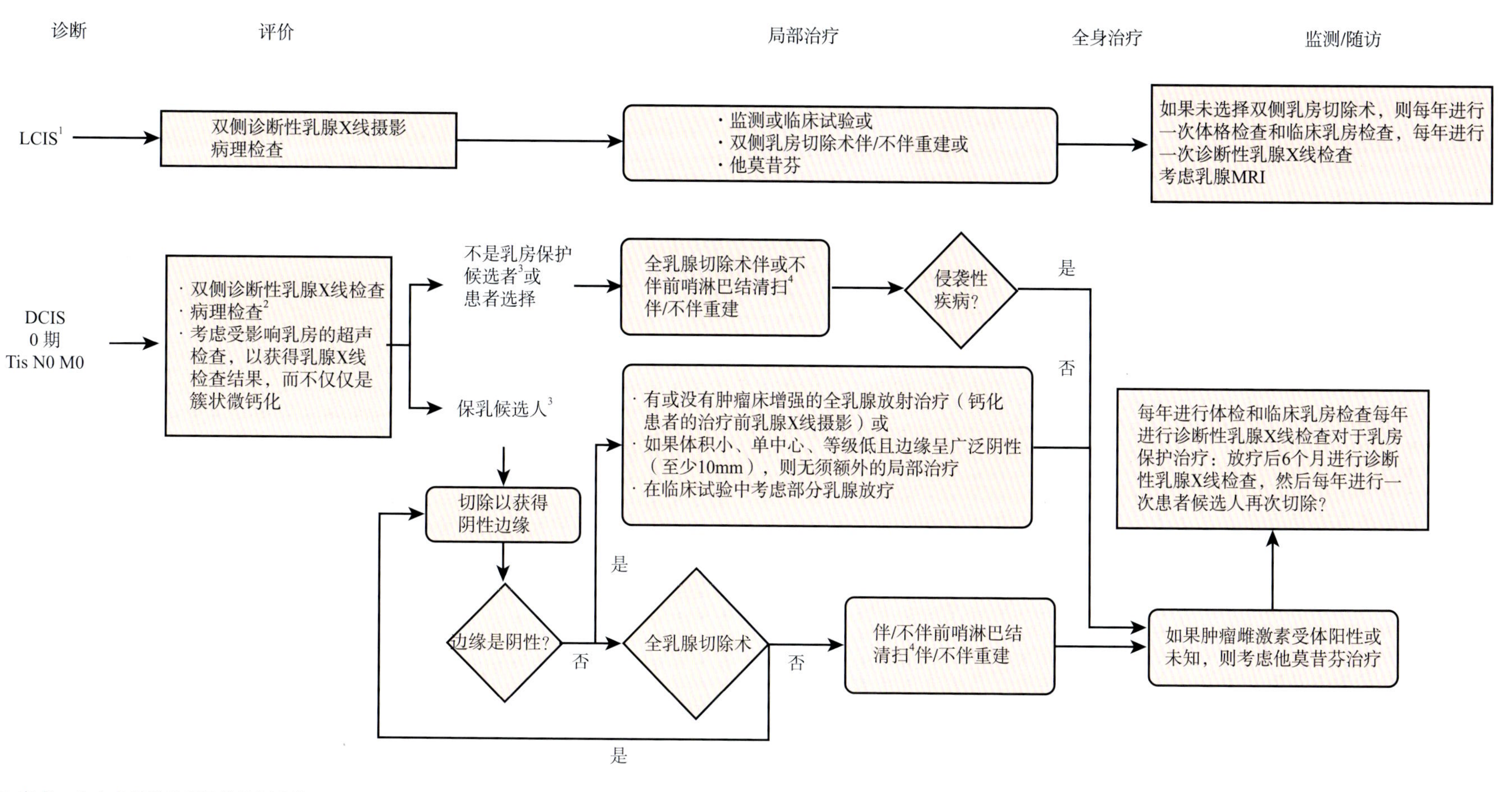

1. 考虑一个未来患乳腺癌风险的标志物。
2. 病理检查包括：
· 肿瘤大小
· 排除侵入性成分
· 淋巴结状态，如果进行淋巴结手术
· 边缘状况
· 细胞核分级
· 组织学类型/坏死
· 雌激素受体和孕激素受体
3. 乳房保护治疗的候选人：
· 单中心疾病
· 尝试边缘2mm
· 无放疗禁忌证
4. 不建议进行DCIS淋巴结评价，除非患者进行了全乳腺切除术，如果最终病理检查发现浸润性疾病，则无法在以后进行标测
· 肿瘤与乳房大小的比例允许可接受的美容效果
· 在乳腺，X线检查中没有弥漫性微钙化的证据

该实践方案是专门为MD安德森癌症中心使用多学科的方法而开发的，并考虑到MD安德森癌症中心特定的情况下，包括以下：MD安德森癌症中心特定患者人群；医学博士 MD安德森癌症中心的服务和结构；MD安德森癌症中心的临床资料。此外，该方案并不旨在取代医师或其他医疗保健提供者的独立医疗或专业判断。该方案不用于治疗孕妇

第8部分
淋巴瘤与血液系统肿瘤

第29章
骨髓瘤与白血病

Sameh Nassar，M.D.；Gregory P. Kaufman，M.D.；Ahmed Taher，M.D.；John E. Madewell，M.D.；Bilal Mujtaba，M.D.

引言

骨髓瘤和白血病作为血液系统恶性肿瘤有着共同的起源。两者通常是全身性的多发病变，尽管偶尔浆细胞瘤可作为孤立性病变出现而不累及全身。两者之间以及与其他相关恶性肿瘤之间的界限也不明确。例如，浆细胞白血病通常被归类为骨髓瘤家族，而非白血病家族。尽管病理学家可能会争论患者是否患有含浆细胞成分的淋巴瘤或骨髓瘤。许多用于治疗其中一种疾病的化疗药物对其他疾病也可能有一定的疗效。

尽管骨髓瘤和白血病之间有相似之处，但它们是一系列具有不同表现、治疗和预后的疾病。在这两大类恶性肿瘤之间，影像学技术的使用有很大的不同。在骨髓瘤中，影像学技术主要作为分期评估的一部分，用于监测治疗反应，并寻找疾病进展的证据。然而，在白血病中，影像学在诊断和分期中的作用很小，通常用于诊断治疗过程中出现的相关并发症。

骨髓瘤

流行病学和危险因素

多发性骨髓瘤（multiple myeloma，MM）是一种恶性疾病，其原因是骨髓浆细胞的克隆性增殖，通常导致血清或尿液中产生单克隆性免疫球蛋白。在美国，MM是第二常见的血液系统恶性肿瘤，每年约有32 110例患者确诊，12 960人因此病死亡。男性较女性更常见（1.3∶1）。非裔美国人的MM发病率是白种人的2～3倍。这种差异的确切原因尚不清楚，可能与黑种人中意义未明单克隆丙种球蛋白血症（monoclonal gammopathy of undetermined significance，MGUS）较高的患病率相关。好发年龄为70～90岁；只有2%的患者确诊时年龄在40岁以下。

骨髓瘤的确切危险因素尚不明确，但与电离辐射或在造纸、纸浆和皮革制革行业的工作以及其他化学暴露有关。有许多长期暴露在低剂量电离辐射下骨髓瘤的报告，包括早期未采取屏蔽措施的放射科技术人员/内科医师和镭表盘油漆工。也许最好的证据是广岛原子弹幸存者的初步报告，但这份报告的后续未能证实这些初步发现。同样，曾经认为苯也与此有关，但对现有报告的回顾性分析排除了这一危险因素。遗传因素之前未认为是MM的显著危险因素，但最近的报告表明，至少在某些人群中，MGUS或骨髓瘤的发生率可能与家族史或基因有关。

病理学

骨髓瘤起源于恶性浆细胞的克隆性增殖，通常CD38、CD138和单克隆性胞质免疫球蛋白阳性，带有克隆性轻链kappa或lambda。这些细胞通常具有位于大型细胞质中的偏心核，并且通常有一个中央透明的区域，对应于胞质内的免疫球蛋白。浆细胞起源的细胞通常对B细胞系的其他标记物如CD19和CD20呈阴性表达。最新的研究表明，不同类型的骨髓瘤可能会产生不同的结局。下列描述了在患者中发现的一系列不同的细胞遗传学异常。染色体13或17p的缺失、14号染色体的某些易位，t（4；14）存在约11%的患者中，t（14；16）存在约3%的患者中，以及1号染色体的异常预示着生存时间的缩短。相比之下，t（11；14）在约14%的患者中被发现，通常与预后一般/改善有关，很少有报道预后不良的亚群。t（4；14）患者从冒烟性骨髓瘤（smoldering multiple myeloma，SMM）进展到MM的中位时间比t（11；14）患者短，分别为28个月和55个月。

异常克隆性增殖通常导致血清和（或）尿液中产生单克隆性免疫球蛋白：免疫球蛋白（immunoglobulin，Ig）G分泌约60%，IgA分泌约20%，IgD分泌约2%，IgE分泌不足1%，而双克隆分泌很少。以前，3%的患者被发现患有非分泌性疾病；随着血清游离轻链检测（检测血清中的游离kappa、游离lambda和游离kappa/lambda比）的出现，这一比例有所下降。

要点

单克隆性浆细胞增殖

细胞通常表达：

- CD38和CD138阳性。
- CD19和CD20阴性。
- kappa或lambda轻链阳性。

可能存在大量的染色体异常

生存时间缩短：

- 13号染色体核型缺失。
- 17p号染色体核型缺失。
- 14号染色体易位t（4；14）、t（14；16）或t（14；20）。
- 1号染色体异常。

预后一般或改善

- 14号染色体易位t（11；14）。

细胞通常产生单克隆性免疫球蛋白

- IgG占60%。
- IgA占20%。
- IgD占2%。
- IgE占不到1%。
- 轻链仅占18%。

临床表现

MM患者可能会出现一些典型的临床特征和并发症，如骨髓渗透（贫血）、随后的骨质破坏（溶骨性病变、骨折、骨痛和高钙血症）、单克隆蛋白并发症，或未受累的免疫球蛋白和（或）轻链减少（高黏滞性、感染增加和肾衰竭）。MM患者最常见的症状是疲劳和骨痛，并伴有贫血，这会导致疲劳，约75%的患者会发生贫血。

骨病变发生在近70%的新诊断的MM患者中，部分原因是核因子κB受体活化因子配体（receptor activator of nuclear factor-κB ligand，RANKL）的过度表达和OPG的抑制导致破骨细胞过度激活。其他细胞因子如IL-1β、IL-6和肿瘤坏死因子-α也在溶骨性疾病中发挥作用。进行性骨破坏导致约20%的新诊断MM患者出现高钙血症。

在大多数未经治疗的骨髓瘤患者中，浆细胞的骨髓浸润会导致正常红细胞性、正常色素性贫血。最新的研究发现，骨髓瘤患者hepcidin mRNA表达上调，这可能是导致这一并发症的原因之一。在单抗血清蛋白水平较高的患者中，可能会发生红细胞在外周血涂片上堆积，称为红斑形成。

近50%的患者会在疾病过程中发生肾衰竭。管型肾病是引起这种并发症的最常见原因。管型肾病是由于轻链聚集在远端小管中，它们可以与TAMM-Horsfall尿糖蛋白结合形成阻塞性管型。此外，高钙血症、脱水、高尿酸血症以及伴随的情况，如淀粉样变性和轻链或重链沉积病，也可能是致病因素。

在骨髓瘤患者中也可能发现频繁的细菌感染，这是由于MM患者免疫反应受损，免疫球蛋白受到抑制，抗体反应降低。

尽管很难用固定的标准诊断骨髓瘤，但国际骨髓瘤工作组（international myeloma working group，IMWG）已经修订了MGUS、SMM和MM的诊断标准。术语MM是指需要治疗的MM，基于血清单抗蛋白水平的测量、骨髓的评估，以及是否存在骨髓瘤定义事件（myeloma-defining events，MDE）。MDE包括“CRAB”（高钙血症、肾衰竭、贫血、骨骼病变）和以下一种或多种恶性肿瘤生物标志物的存在：克隆性骨髓浆细胞（BMPC）百分比大于或等于60%。受累情况：未受累的血清游离轻链比率大于或等于100，或MRI上存在2个或2个以上局灶性病变。CRAB特征被用来确定是否有终末器官损伤，从而将患者归类为有症状一类并开始治疗。这些特征包括血钙水平高于正常上限1mg/dl以上（或血钙水平＞11mg/dl），肾功能不全（内生肌酐清除量＜40ml/min或血肌酐水平＞2mg/dl），贫血（血红蛋白水平＞20g/L低于正常下限或＜100g/L），骨损伤（通过常规放射学、CT或PET/CT发现一个或多个溶骨性病变，或骨质疏松伴压缩骨折），或其他并发症（高黏度、淀粉样变性和轻链沉积病）。

MM与其他相关浆细胞病，如MGUS、SMM、孤立性骨浆细胞瘤（solitary bone plasmacytoma，SBP）或髓外浆细胞瘤（extramedullary plasmacytoma，EMP）的鉴别非常重要。MGUS的诊断依赖于患者存在低于10%的克隆性BMPC浸润和血清单克隆蛋白水平低于30g/L，且患者没有证据表明终末器官/组织损伤，包括贫血、高钙血症、肾衰竭或可归因于骨髓瘤的溶骨性病变，也没有证据表明B细胞增殖障碍。诊断SMM需要存在10%～60%的克隆性骨髓浆细胞浸润和（或）血清单抗蛋白水平大于或等于30g/L，且没有MDE或淀粉样变性。当检测到单个经活检证实的克隆性浆细胞病变而没有其他疾病的证据时，诊断为SBP或EMP，包括脊柱和骨盆的MRI阴性（原发孤立病变除外），并且没有可归因于骨髓瘤的终末器官损害，骨髓浆细胞增多症不存在或很少（克隆性浆细胞＜10%）。识别这些患者尤其重要，因为他们在3年内约有10%的概率进展为MM，其中35%～65%的患者可能通过放疗治愈。

要点

意义未明的单克隆丙种球蛋白病

- 克隆性骨髓浆细胞＜10%。
- 血清单抗蛋白水平＜30g/L。
- 无高钙血症、肾衰竭、贫血、骨损害（CRAB）特征或下列任何并发症（可归因于骨髓瘤）。

孤立性浆细胞瘤

- 经活检证实的单个克隆性浆细胞病变，无骨髓瘤的其他证据，包括脊柱和骨盆的MRI阴性，骨髓浆细胞增多症阴性或轻微（克隆性浆细胞＜10%）。

冒烟性多发性骨髓瘤

- 10%～60%的克隆性骨髓浆细胞浸润率。
- 和（或）血清单抗蛋白水平为30g/L或更高。
- 无骨髓瘤标志性事件（MDE）或淀粉样变性。

多发性骨髓瘤

- 克隆性骨髓浆细胞百分比为10%（或以上）或经活检证实的骨性或髓外浆细胞瘤。
- 存在一个或多个MDE。

骨髓瘤定义事件

- CRAB特征。
- 克隆性骨髓浆细胞百分比为60%或以上。
- 受累/非受累血清游离轻链比例大于或等于100。
- MRI上有两个或多个局灶性病变。

骨髓瘤并发症

- 血钙升高。
- 肾功能不全。
- 骨骼病变。
- 血清高黏滞性。
- 淀粉样变性。
- 12个月内两次以上细菌感染。

分期

决定骨髓瘤患者预后的因素有很多。20世纪70年代，Durie和Salmon提出了一种基于贫血程度、副蛋白水平、有无高钙血症、溶骨性损害和肾功能不全的分期系统，随后成为数十年来骨髓瘤的标准分期（表29.1）。尽管该分期可以预测骨髓瘤的程度，但有几个部分是不准确的，例如骨损害的程度，以及贫血、高钙血症和肾功能等因素的考量，这些因素可能会受到骨髓瘤浸润以外的其他因素影响。随后出现了多种新的预后因素，包括浆细胞亚二倍体、C反应蛋白、LDH、标记指数、细胞遗传学异常和$β_2$微球蛋白（$β_2$ microglobulin，$β_2$M）。

2005年，Greipp和他的同事提出了国际分期系统（International Staging System，ISS），该系统根据血清白蛋白和$β_2$M水平将患者分为3个阶段。通过对10 750名患者的数据进行了单变量和多变量分析，该系统使用了50%的数据集进行回顾性分析，并在另50%人群中进行了验证（表29.2）。该系统有效地识别了中位生存期较短的患者（$β_2$M≥5.5mg/L，Ⅲ期）、中位生存期较长的患者（$β_2$M＜3.5mg/L，白蛋白＞35g/L，Ⅰ期）和中等生存期（Ⅱ期）的患者。尽管数据集中一些患者已经接受了沙利度胺治疗，但包括波特佐米、来那度胺和使用这两种药物的多种组合在内的新型药物均可导致ISS定义的一个或多个阶段的中位生存期改善。希腊骨髓瘤研究小组也证实了ISS在新药时代的有效性。ISS随后成为骨髓瘤患者的标准分期系统。

尽管Durie-Salmon分期和ISS均能有效地将患者分为不同的生存类别，但染色体异常（chromosomal abnormality，CA）对预后的影响是显著的，一些学者甚至建议对骨髓瘤进行分子分类。涉及14号染色体［t（4；14），t（14；16）］的易位和13号染色体的缺失曾预示着预后不良，但用Bortezomib等新型药物治疗似乎部分改善了这些异常的预后，而来那度胺的疗效还需随时间的推移进行验证。即使在新药物时代，染色体17p的缺失仍然具有预后意义。其他考虑因素包括1号染色体异常的不良预后以及t（11；14）改善预后的可能性。

表29.1 多发性骨髓瘤的Durie-Salmon分期

分期	标准	瘤细胞数（$\times 10^{12}/m^2$）
Ⅰ	血红蛋白＞100g/L 血钙水平：正常或≤12 mg/dl X线显示正常骨或孤立性浆细胞瘤 低M蛋白量IgG＜50g/L IgA＜30g/L 尿轻链＜4g/24h	＜0.6（低）
Ⅱ	不符合Ⅰ期和Ⅲ期的所有患者	0.6～1.2（中等）
Ⅲ	血红蛋白＜85g/L 血清钙＞12mg/dl 骨骼X线显示溶骨性病灶＞3个高M蛋白量 IgG＞70g/L IgA＞50g/L 尿轻链＞12g/24h	＞1.2（高）
亚型	标准	
A	血清肌酐浓度＜176.8μmol/L（＜2mg/dl）	
B	血清肌酐浓度≥176.8μmol/L（≥2mg/dl）	

引自：Durie BG，Salmon SE. A clinical staging system for multiple myeloma：correlation of measured myeloma cell mass with presenting clinical features，response to treatment，and survival. Cancer. 1975；36：842-854

表29.2 多发性骨髓瘤国际分期系统（ISS）

分期	分期标准	中位生存期（月）
Ⅰ	$β_2$M＜3.5mg/L以及白蛋白≥35g/L	62
Ⅱ	无论血清白蛋白水平或$β_2$M＜3.5mg/L和白蛋白＜3.5g/dl，$β_2$M均为3.5～5.5mg/L	44
Ⅲ	$β_2$M≥5.5mg/L	29

$β_2$M. $β_2$微球蛋白

引自：Greipp PR，San Miguel J，Durie BG，et al. International staging system for multiple myeloma. J Clin Oncol. 2005；23：3412-3420

2015年，Palumbo等对ISS进行了修订，纳入了CA和血清LDH水平，以此来预测新诊断的MM患者的预后和OS。他们汇集了涉及4445例患者的11项国际试验的数据。CD138浆细胞纯化后间期荧光原位杂交检测到的CA将患者分为是以高危CA存在为特征的高危组，包括17号染色体（17p）缺失、t（4；14）和t（14；16）易位；血清LDH水平分为高或正常：高LDH定义为血清LDH水平高于正常范围上限，而正常LDH定义为低于正常范围上限。随后，他们评估了每组的预后和5年OS率（表29.3）。

表29.3 修订的多发性骨髓瘤国际分期系统（R-ISS）

分期	分期标准	患者比例	5年生存率
Ⅰ	国际分期系统（ISS）Ⅰ期和标准风险（无高风险）CA和正常LDH	28%	82%
Ⅱ	非R-ISS Ⅰ或Ⅲ期	62%	62%
Ⅲ	ISS Ⅲ期和高危CA或高LDH	10%	40%

CA.染色体异常；LDH.乳酸脱氢酶

引自：Palumbo A，Avet-Loiseau H，Oliva S，et al. Revised international staging system for multiple myeloma：a report from International Myeloma Working Group. J Clin Oncol. 2015；33：2863

影像学

目标

MGUS、浆细胞瘤和MM的成像策略略有不同。MGUS是一种良性疾病，每年进展为MM或偶尔发展为其他恶性肿瘤的可能性很低（1%）。在这种情况下，影像学检查仅限于评估疑似骨髓瘤患者的症状，并进行分期以鉴别骨髓瘤。

当患者可疑为孤立性浆细胞瘤时，影像学检查起到两个作用。第一个作用类似于它在任何局灶性实体肿瘤中的作用，即确定肿瘤的解剖结构及其与周围结构的关系，以帮助制订局部治疗计划，这通常是具有治疗目的的放射治疗。第二个是确定孤立性浆细胞瘤是否为单一部位，还是应该归为多发性骨髓瘤的一部分。为此，需要在多系统的成像方式中权衡和选择，这一点稍后讨论。如果在其他部位没有发现肿瘤，并且患者仍然被归类为孤立性浆细胞瘤，那么后续成像也有两个目的：一是评估原发疾病的位置，以寻找治愈或复发或进展的证据（图29.1）；二是监测MM的发展。

对于MM患者，成像在最初的评估中有助于区分那些冒烟性或无症状的骨髓瘤，因为他们常无明显的骨病变。一旦患者被归入有症状或冒烟性组，就可以使用成像来评估疾病的稳定性和进展情况。

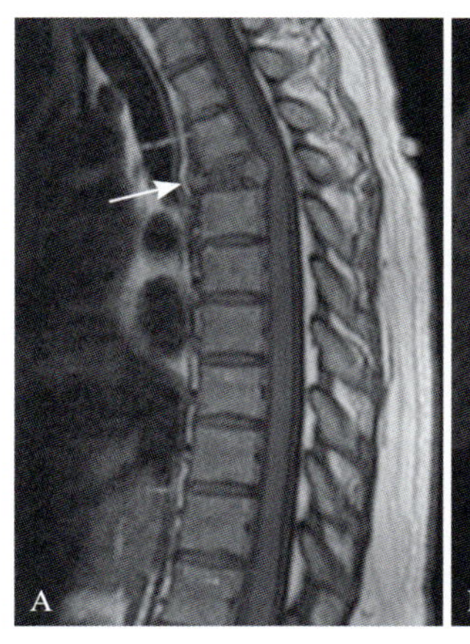

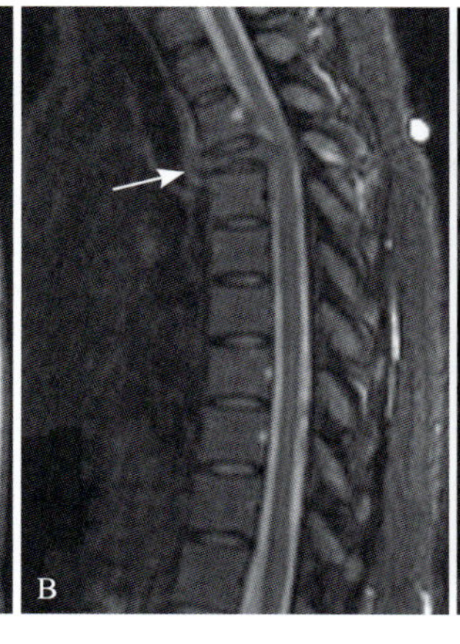

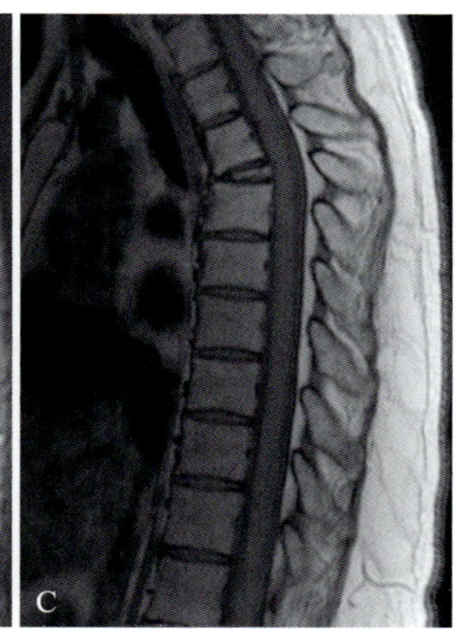

图29.1　46岁女性患者，T4压缩骨折（浆细胞瘤）。胸椎是孤立性骨浆细胞瘤最常见的部位。矢状位T1WI（A）和矢状位STIR MRI（B）显示椎体压缩（箭头），皮质后缘中央部分轮廓凸起，这种形态在病理上比在创伤性或骨质疏松性压缩骨折中更常见。STIR图像是不典型的，因为塌陷椎体中的信号与附近其他椎体的信号相似，而不是更高的信号强度。活组织检查发现浆细胞瘤，没有其他局灶性病变的证据，因此诊断和治疗浆细胞瘤具有治疗意义。C. 4.5年后行矢状位T1WI MRI，皮质缘膨大已消失，塌陷的T4椎体内的骨髓信号与其他椎体一致

要点　影像学报告

- 确定和描述局灶性骨病变：数量、位置和大小。（对于多个病变，单独讨论每个病变通常是不切实际的）。
- 明确提示骨病变是否由骨髓瘤以外的疾病引起的，例如由于退行性关节疾病引起的软骨下囊肿或囊性病变（Geode）。
- 讨论引起病理性骨折风险显著增加的特定病变。
- 评估主观骨矿化：正常、绝对减少、与年龄和性别相关的减少。
- 寻找并讨论脊柱是否存在压缩性骨折。
- 随访：明确疾病状态是否稳定、进展或有治愈迹象；包括PET FDG摄取情况或MRI上强化减低。

影像技术

常规检查

几十年来，X线检查一直是MM和相关疾病的主要成像手段，并纳入了最初的Durie和Salmon分期系统中。它们由一系列图像组成，目的是包括所有可能发展为MM的有明显迹象的骨骼。不同机构的X线检查包含的骨骼会有所不同。根据我们自己的临床经验，以及对从外部机构获得的各种图像的观察，之后在我们机构内进行审查，我们认为合理囊括最小的骨骼数目和类型应包括：侧位颅骨、侧位颈椎、正位及侧位胸腰椎、正位胸或肋骨、正位骨盆以及每侧肱骨和股骨。共有12幅图像。IMWG建议的图像分类将在稍后的要点框中列出。全身X线检查已被建议作为替代方案。

X线检查的优点是成本低廉，临床便于广泛使用。它们足以发现溶骨性病变，以及识别达到一定程度的穿透性病变（一般为30%～50%的骨矿化损失）。对于单个病变，其显示能力很大程度上取决于受累部位以及病变在骨中的位置。例如，如果股骨病变位于骨骼的外侧或内侧边缘，它将侵蚀骨皮质的内表面，并产生扇形边缘。假设骨骼在前位成像，则该边缘将比位于前面或后面的类似大小的病变更早被注意到。骨盆和骶骨的病变通常必须达到几厘米大小才能被注意到，因为覆盖肠道的气体可能会掩盖它们。在颅骨中，静脉窦透光度的存在会使人们很难确定特定的透亮区是正常还是异常。

骨骼X线检查是MGUS或疑似SBP患者初步诊断工作的一部分，因为意外发现的溶骨性病变需要重新分类，可能是MM。骨髓瘤患者也可以进行骨骼X线检查，以确定疾病的分期。如果骨骼X线显示溶骨性病变，可能不需要更先进的成像方式。骨骼X线检查对于监测治疗后的疾病进展也很有用。

骨骼X线和其他传统的X线片可以揭示疾病的进展，但在评估治疗反应方面作用有限，因为溶骨性病变愈合非常缓慢。因此，即使有治疗反应或变化，X线检查也很少表现出明显的变化（图29.2，图29.3）。

传统射线照片的另一个用途是评估病理性骨折的风险，特别是当通过任何方式确定为溶骨性病变时。为此，通常需要有关部位的正位和侧位图像（图29.4）。

传统放射检查的局限性包括灵敏度低、特异度有限、脊柱和骨盆的可视化受限、诊断骨髓瘤相关性骨质疏松的能力有限、不能发现骨外病变及在评估治疗反应方面的局限性。

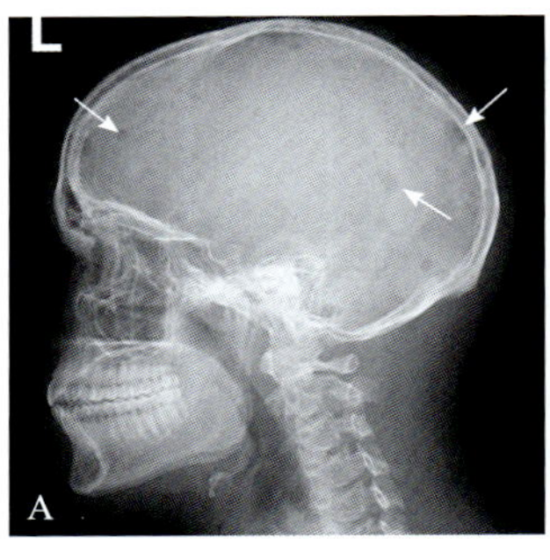

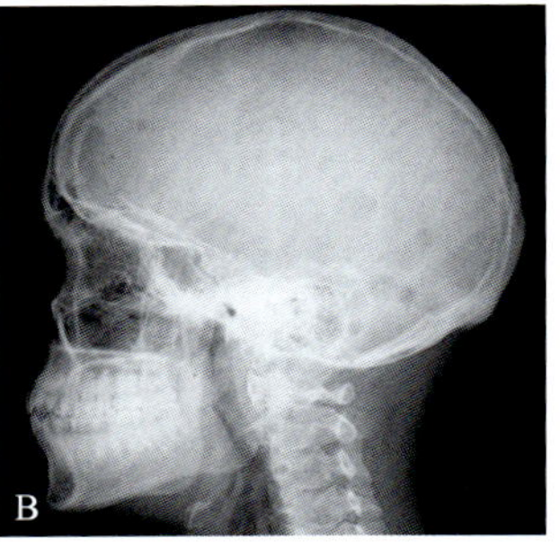

图29.2 稳定的溶骨性病变。A. 23岁多发性骨髓瘤患者常规头颅侧位X线片。显示多个典型的、边界清晰的溶骨性病变（箭头）。B. 8个月后，常规头颅侧位X线片显示，尽管患者对化疗和骨髓移植反应良好，但由于成像技术和病变位置上的微小差异，骨髓瘤的溶骨性病变仍未改变

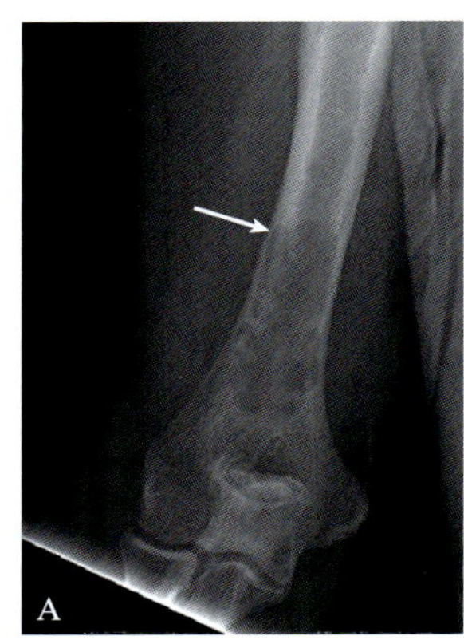

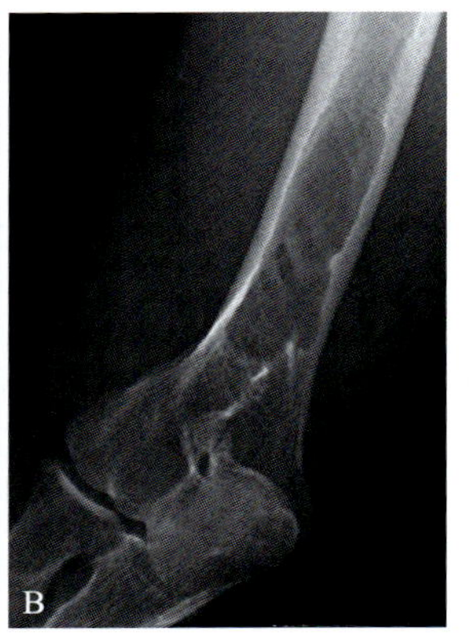

图29.3 正在愈合的溶骨性病变。A. 48岁男性，新近诊断为骨髓瘤，右臂正位X线片。显示明确的肱骨远端溶骨性改变，使皮质内侧和外侧狭窄约80%（箭头显示正常与侵蚀皮质外侧的交界处）。因为病变是透明的，所以它明显使前皮质和后皮质变窄。B. 5年4个月后拍摄的右侧肱骨远端的AP片再次显示清晰的溶骨性改变，但外侧和内侧皮质均已增厚。外侧皮质接近正常厚度，而内侧皮质缩小了约30%

要点 X线骨骼检查

建议将以下项目列入国际骨髓瘤工作组X线检查标准

- 颅骨前后位（AP）和侧位影像。
- 颈椎AP、开口位和侧位影像。
- 胸椎AP和侧位影像。
- 腰椎AP和侧位影像。
- 骨盆AP影像。
- 胸部AP影像。
- 股骨AP和侧位影像。
- 肱骨AP和侧位影像。

总共包含15幅图像，但股骨通常需要分别覆盖近端和远端两个视图，因此可能需要17幅图像。

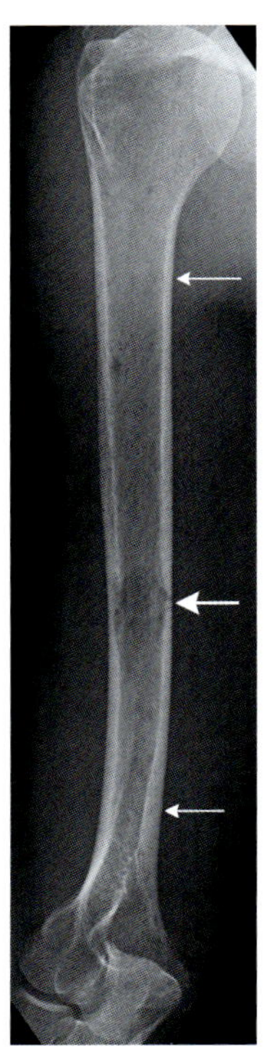

图29.4 骨折风险增加。常规的右肱骨外旋转X线片显示长骨中有许多微小的透亮区，延伸到骨干上下两个小箭头之间，中心区域有更多的局灶性破坏（大箭头）。这块骨的破坏程度增加了病理性骨折的风险

计算机断层扫描

CT可提供人体的横断面影像，用于多种用途。骨髓瘤最常见的异常表现在骨骼。CT可以显示比常规X线片更小的溶骨病变，并且像常规X线一样可以评估病理性骨折的风险（图29.5）。注意肿瘤（水密度）和骨髓（脂肪密度）之间的密度差异，CT还可以显示骨髓受累。尽管已建议低剂量全身CT作为骨骼测量的替代方案，但CT并不常用于骨髓瘤的评估。全身CT的敏感性优于全身X线，特别是对于位于肋骨、脊柱或骨盆的病变。CT也非常有助于检测和定性骨髓瘤的罕见软组织表现或其与治疗相关的并发症。

磁共振成像

MRI也是一种断层成像技术，与CT不同，它具有固有的较低的空间分辨率但较高的对比度分辨率，这对于骨髓成像具有优势。与其他成像方法相比，MRI对于在骨髓瘤相关骨破坏发生之前早期发现骨髓瘤细胞的骨髓浸润具有高度的敏感性。正因为如此，MRI通常用于骨髓瘤的分期评估。骨髓瘤可以累及骨骼的任意部位，而脊柱MRI常用于评估骨髓情况。随着适合大面积成像的线圈新技术的进步，从颅底到大腿近端的成像都可以完成，包括在一次扫描中评估整个身体的骨髓状况。这种全身磁共振检查以牺牲一定的空间分辨率为代价提供

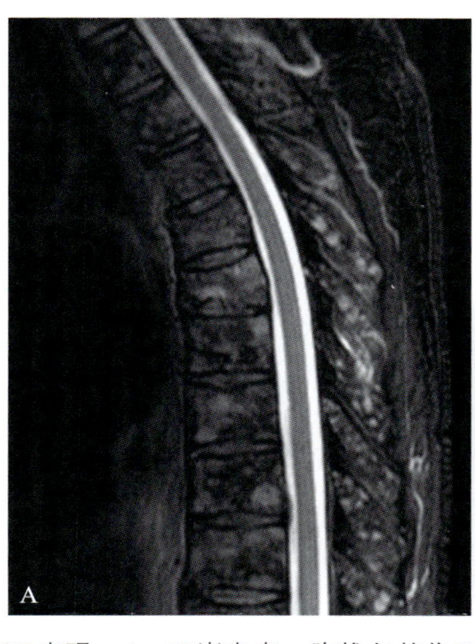

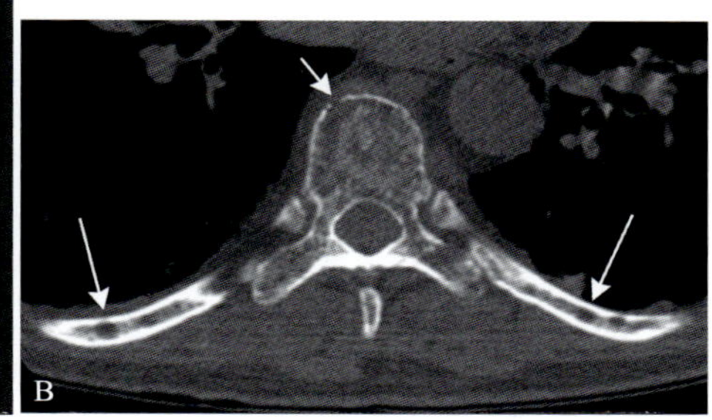

图29.5　骨髓瘤的CT表现。A. 47岁患者，胸椎矢状位T2WI MRI显示数个圆形异常高信号，大小从几毫米至1厘米。所有的脊椎节段都受累及。这些表现都与骨髓瘤相符；B. 同一患者的T9椎体轴位CT图像，清楚地显示椎体和两侧肋骨（长箭头）的多个小的溶骨性病变。每一幅图像的骨中都有类似发现。在椎体的前方显示，皮质已穿透（短箭头）。这些皮质破坏在CT上比在MRI上更明显。然而，在椎体的骨松质中，异常主要表现为超出正常的混杂密度，并不像MRI上那样容易区分

了非常广泛的骨髓状况。全身MRI最近已成为浆细胞瘤分期的一种方法。Ghanem及其同事比较了骨髓瘤或MGUS患者的全身MRI和骨骼X线检查。在54例患者中，全身MRI发现10例X线检查阴性的患者骨髓受累。Walker和他的同事还发现MRI在检测局灶性骨病变方面比X线检查更敏感。Bäuerle及其同事评估100例MGUS或骨髓瘤患者，比较了脊柱MRI和全身MRI，发现9例患者在全身MRI发现了孤立的轴外病变。

骨髓瘤通常在T1WI上表现为低信号，在T2WI和STIR图像上表现为高信号，并且增强后可见强化。

在MRI上，骨髓瘤的异常改变有5种类型：正常（不排除骨髓瘤细胞的轻度浸润），局灶性改变（直径≥为5mm的病变）（图29.6），弥漫均匀改变（图29.7），弥漫性与局灶性混合异常改变，以及骨髓内脂肪和骨髓瘤微小区域的异质性，形成“盐和胡椒”样表现。低肿瘤负荷通常与正常的MRI表现有关，而高肿瘤负荷通常与T1WI上的弥漫性低信号和T2WI的弥漫性高信号有关。与正常骨髓或异质性受累相比，弥漫性和局灶性疾病的疾病进展时间更短，治疗反应也更差。在有效治疗后，骨髓信号逐渐趋于正常。

所有冒烟性或无症状的骨髓瘤患者都应接受全身MRI检查。如果没有条件进行全身MRI检查，则应进行脊柱和盆腔MRI检查。如果MRI检测到多个直径＞5mm的局灶性病变，患者应被诊断为有症状的骨髓瘤，并需接受治疗。对于可疑的小病变，应在3～6个月后再次进行MRI检查以发现任何疾病进展。

MRI的其他优势包括能够区分椎体骨折的良性（如骨质疏松）和恶性（如骨髓瘤）原因，以及诊断任何伴随的脊髓和（或）神经根受压。局限性包括成本高，不适合体内有金属装置的患者，以及扫描时间相对较长，使得病患和幽闭恐惧症患者难以接受治疗。

MRI的一个缺点是，正常骨髓的外观可能因人而异，在个别病例中，可能很难确定其表现是否在正常变异范围内，或者是否表明存在骨髓瘤。根据我们的经验，使用钆剂对比剂有助于这种辨别，因为红色骨髓岛不会像骨髓瘤那样明显强化。

正电子发射断层扫描

PET成像可以用不同的放射性药物进行显像，但最常用的是FDG，它的功能类似于糖类化合物。由于骨髓瘤细胞在代谢上高度活跃，FDG摄取量比正常组织更多，然后进入糖酵解途径并在那里磷酸化，产生FDG-6磷酸。然而，由于一个异常的己糖-磷酸途径，FDG-6磷酸不能进一步代谢。因此，它被困在恶性细胞中，并被PET/CT检测到。为了克服核医学研究固有的低分辨率问题，如今PET扫描与CT联合进行。CT用于衰减校正，然后CT图像与PET图像融合，既提供良好的解剖定位，又提供了CT中的重要解剖信息。

根据骨髓瘤的不同阶段，PET/CT检查的目的也不同。在新诊断的患者中，它有助于找到疾病的部位，包括骨组织和软组织，这些部位可能是传统放射学所无法发现的。Kim等发现，在已知的14个浆细胞瘤中，有13个在PET检查中呈阳性，在21例疑似SBP患者中，PET

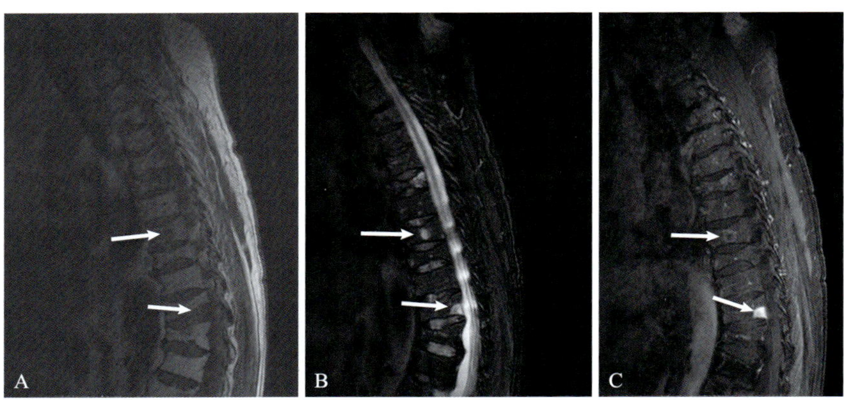

图29.6 局灶性骨髓瘤。55岁男性，复发性难治性多发性骨髓瘤。A.矢状位T1WI MRI显示胸椎局灶性病变，信号减低（箭头）；B.同一区域病变在矢状位T2WI MRI（箭头）上呈高信号；C.静脉注射钆剂后，病灶（箭头）强化

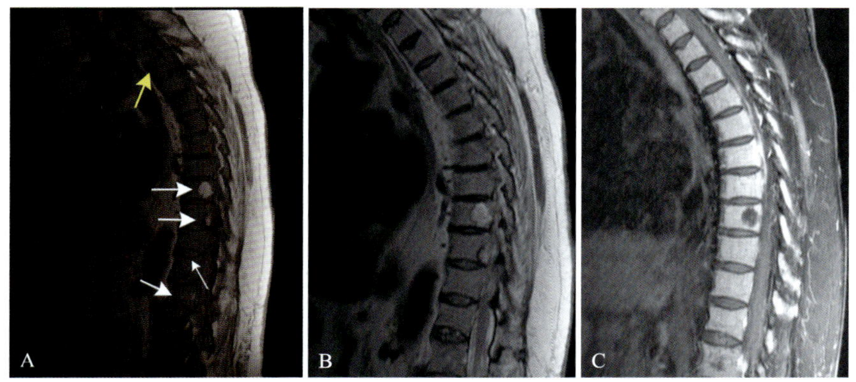

图29.7 弥漫性骨髓瘤，66岁女性。A.矢状位T1WI MRI看起来胸椎正常，没有预期的那样的低信号灶区。然而，骨髓呈弥漫性地低信号，与椎间盘中的信号一样低或更低。3个血管瘤（白色大箭头）的脂肪和皮下脂肪是明亮的，脊柱剩余部分的骨髓中的脂肪也应该接近脂肪信号。其他细微的异常线索是下胸椎上终板略有过度凹陷（细小白色箭头）、Schmorl结节（黄色箭头）和曲度后凸。然而，这些细微异常是非特异性的，可能会在许多没有骨髓瘤的人身上看到。B.矢状位T2WI MRI胸椎看起来也相对正常，但这一图像是在脂肪饱和的情况下获得。请注意，皮下脂肪现在变暗了，但骨髓信号并没有明显变暗。事实上，它可能只是比它在T1WI图像上更亮一点。C.注射钆剂后，矢状位压脂T1WI MRI上，胸椎骨髓呈弥漫性高信号。由于脂肪饱和，血管瘤中的脂肪呈深色，这大致就是所有骨髓正常情况下的样子。由于图像断层的差异，中间位置的血管瘤在这张图像上未显示

成像显示出额外的病变，导致疾病升级为MM。与MM相比，MGUS患者的PET通常为阴性。PET/CT通常至少覆盖头部、躯干、肱骨近端和股骨，并且它有可能真正能够包括整个身体，因此，就像全身MRI一样，这是一种比X线检查更敏感地对身体大部分或全部进行筛查的方法。在接受治疗的骨髓瘤患者中，PET/CT用于确定疾病进展的部位，并区分在解剖学上仍然明显但不再代谢活跃的骨性病变与那些耐药并保持活跃的病变（图29.8）。PET表现为治疗后完全抑制可能与较长的PFS有关。PET可以定量评估病变对FDG的摄取程度，这一指标称为SUV。许多研究表明，SUV值越高，疾病进展越严重，预后越差。与MRI相比，PET/CT对弥漫性骨髓浸润的敏感性较低，但对局灶性病变更敏感。

MRI和PET/CT都比传统影像学检查更敏感，但它们都有局限性。Shortt等将全身MRI和PET/CT与骨髓穿刺进行了比较。骨髓穿刺被视为金标准，尽管如果骨髓瘤细胞的分布呈斑块状，而不是相当广泛地分布在骨髓中，穿刺结果也可能受到抽样误差的影响。在24名患者的34组MRI和PET/CT配对研究中，MRI的总体准确率为65%，而PET/CT的总体准确率为74%。当MRI和PET/CT结果均为阳性或阴性时，联合诊断的准确率达81%。考虑到这两种检查的成本，常规使用这两种检查是不合理的。

一种有前景的技术是将PET和MRI相结合，其中PET用于检测活动性局灶性病变的存在，而MRI提供关于病变位置和骨髓瘤细胞浸润的信息。这项技术在完全缓解的患者中尤其有用，以确定残留疾病活动的位置，从而指导治疗。

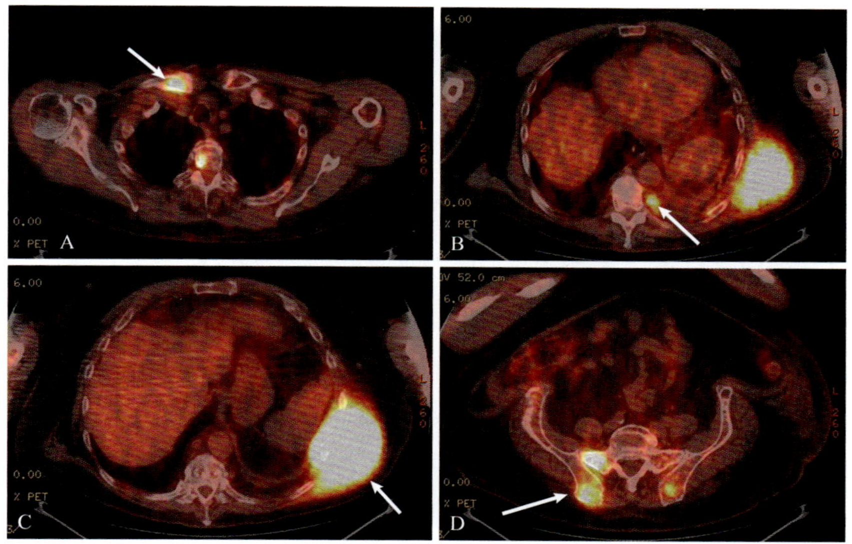

图29.8 骨髓瘤的正电子发射断层扫描（PET）。61岁男性，MM患者的融合PET/CT图像显示骨骼内大量FDG阳性病变。A. PET/CT显示右侧锁骨小头FDG亲和力强，SUV为8.7（箭头）。B.第十肋椎交界处大小为1.6cm×2.8cm、SUV为6.4的软组织结节。左后外侧第九肋病变的巨大软组织肿块，大小为11.2cm×8.4cm，SUV为16.1（箭头）。右后髂骨的FDG摄取增加，SUV为8.1（箭头）

局灶性溶骨性病变的存在和数目，特别是那些FDG阳性并在诱导治疗后仍有效的病变，对预后有重要意义。Bartel等发现，存在3个以上的溶骨性病变与较差的存活率相关，而在诱导治疗期间FDG摄取的完全抑制与治疗效果改善相关。此外，FDG-PET/CT被认为是比较治疗前后病变的代谢活动以评估和监测治疗反应的金标准。

要点 多发性骨髓瘤的成像

- 从骨骼X线检查开始（全身X线成像或低剂量CT可以作为替代方案）。
- 如果X线检查结果阳性，则对可能存在病理性骨折风险的区域进行局部成像。考虑将PET/CT或脊柱MRI或全身MRI作为基线检查，以用来监测治疗反应。
- 如果X线检查结果为阴性，则进行脊柱MRI检查（如条件允许，也可进行全身MRI检查或PET/CT检查），以寻找放射学上隐蔽的骨髓浸润或局灶性病变。

治疗

约20%的MM患者在无症状期被偶然诊断。对于这些没有CRAB症状的患者，医疗原则是观察并随访，而不是治疗。然而，对于高危SMM患者，早期治疗会延长进展为MM的时间。在一项随机临床试验中，早期使用来那度胺和地塞米松治疗高危SMM的患者，在中位随访40个月后，与仅接受观察的患者相比，发展为MM的中位时间显著延长。这项研究纳入的患者根据更新的标准，被归类为活动的MM，尽管他们没有出现活动性的经典终末器官损害。然而，随后的一项随机研究E3A06也显示，高危SMM患者的疾病进展时间有所改善。然而，考虑到有限的随访和长期结果的不确定性，治疗相关问题仍然存在。

MM的第一种治疗策略是确定患者是否有资格接受自体干细胞移植（autologous stem cell transplantation，ASCT），因为一些药物，如马法兰，可以扰乱造血干细胞的聚集。几十年来，马法兰和泼尼松诱导治疗及长春新碱-多柔比星-地塞米松（VAD）治疗复发的MM，仍然是有症状患者的标准治疗。在20世纪90年代，ASCT的清髓治疗首次显著改善了骨髓瘤患者的存活率，并随后成为符合条件患者的标准治疗。

1999年，沙利度胺被引入骨髓瘤的治疗，不仅为骨髓瘤患者提供了新的治疗途径，而且也为研究这种疾病的新途径和作用机制提供了动力。不久，包括硼替佐米和来那度胺在内的新药改变了治疗的格局，并开启了骨髓瘤治疗的“新药”时代。蛋白酶体抑制剂bortezomib或免疫调节衍生物来那度胺与地塞米松联合诱导的总应答率约为80%，完全缓解率为10%～20%。然而，与波替佐米或来那度胺联合地塞米松治疗相比，波特佐米和来那度胺联合地塞米松（VRD方案）治疗MM患者的缓解率、缓解深度、PFS和OS均有所改善。因此，VRD现在成为MM诱导治疗的主要治疗并不出人意料。其他诱导组合，包括bortezomib-环磷酰胺-地塞米松（VCD），在一些国家，bortezomib-沙利度胺-地塞米松，仍然是新诊断症状性疾病的标准考虑因素。总体而言，这三种药物方案将诱导治疗的总体应答率提高到85%～100%，完全缓解率提高到25%～45%。增加第4种药物的目标是加深对诱导治疗的反应，同时平衡毒性和考虑患者的长期结果，事实证明具有挑战性。EVOLUTION研究表明，在VRD方案的多次给药策略中添加环磷酰胺并没有显著改善结果，反而增加了毒性。类似地，CLONE试验显示包括卡非佐米、沙利度胺、环磷酰胺和地塞米松在内的4种药物联合治疗与三种药物联合治疗相比没有实质性优势。同样，Ludwig和Associates的第二阶段随机试验显示，与VTD联合使用三种药物（bortezomib、沙利度胺和地塞米松）相比，VTD加环磷酰胺的疗效相似，但严重不良事件的发生率增加。耐受性良好的单抗的发展重新打开了4种药物诱导组合的大门。目前正在进行几项试验，以评估三联方案（VRD、VTD、VCD）与CD38单抗daratumumab或elotuzumab的疗效，特别是在具有高危特征的患者中，初步结果是令人振奋的。

对于有资格接受ASCT清髓治疗的患者，随机试验表明，与单独化疗相比，OS有所改善；在首次复发和原发难治性疾病患者中也有类似的结果。然而，在当前的新药时代，关于ASCT的作用以及使用这些新药的随机试验是否会获得相同的结果，存在越来越多的争议。在ASCT之后使用新型药物诱导治疗的方案已经产生了一些迄今为止最高的完全缓解率。值得注意的是，IFM/DFCI研究显示，早期ASCT作为VRD诱导的前期巩固治疗,PFS有了改善，尽管长期后续治疗和OS仍不确定。ASCT是多步骤治疗策略的重要组成部分。几项试验的荟萃分析显示，与单独使用ASCT相比，在ASCT后接受来诺度胺维持治疗患者的OS有所改善。对于不符合清髓治疗条件的患者，治疗方法应该根据患者情况进行调整，如年龄、基础情况和合并疾病等。在Vista试验中，bortezomib-melphalanprednisone联合疗法即使在高危CA的患者中也显示出极好的缓解率和PFS/OS改善。在一项试验中，与接受马法兰、泼尼松和沙利度胺治疗的患者相比，接受来那度胺和地塞米松治疗的患者可以改善PFS和OS。因此，它被认为是对更年长和更孱弱患者的极佳治疗策略。根据Southwest肿瘤组S0777试验的结果，三重VRD或称为VRD“lite”的改良版本通常被认为适用于不适合接受ASCT的患者，因为与仅使用未进行ASCT的RD相比，三重方案VRD具有OS优势。

长期使用马法兰治疗可能会损害造血干细胞聚集，在移植候选患者中应避免使用。出于类似原因，也应避免对大范围骨髓的照射。来那度胺长期治疗后，干细胞采集也可能受到损害。因此，对于符合移植条件的患者，干细胞采集应在该制剂治疗过程的早期进行（如果稍后进行，则可使用环磷酰胺动员或普利沙福）。

要点　治疗

意义未明的单克隆丙种球蛋白病

- 无特定治疗方法。
- 监测骨髓瘤进展。

孤立性骨浆细胞瘤

- 有治疗意图的放射治疗。

无症状冒烟性多发性骨髓瘤

- 观察并定期随访是标准。
- 高危患者可以考虑接受治疗

症状性骨髓瘤

- 联合化疗（波特佐米-来那度胺-地塞米松、波特佐米-环磷酰胺-地塞米松和卡菲佐米-来那度胺-地塞米松是美国最常用的组合，而波特佐米胺-地塞米松在欧洲和澳大利亚仍普遍使用）诱导缓解，如有可能，随后进行清髓治疗和自体干细胞移植。
- 选择性症状性局灶性病变应进行放射治疗（在适合干细胞移植的患者中，尽可能避免使用广泛区域照射）。
- 对于溶骨性疾病的患者，双膦酸类药物治疗2年。如果骨病变有进展，将再次治疗。

监测

骨髓瘤的治疗评估标准在机构和研究人员之间往往不同，这促使欧洲骨髓移植小组提出了统一的反应评估标准，后来经IMWG进行了修订。在修订后的标准中，PR定义为血清骨髓瘤蛋白至少减少50%，尿本周蛋白至少减少90%，以及满足特殊情况下的额外标准。CR定义为免疫固定法血清和尿单抗蛋白完全消失以及骨髓浆细胞低于5%，并需满足特定情况下的标准。其他包括严格CR，包含：通过免疫组化或免疫荧光检测到额外的正常游离轻链和克隆骨髓浆细胞的缺失；以及非常好PR（very good PR，VGPR），在这种情况下，通过免疫固定法可以在血清和尿液中检测到M蛋白，但不能通过电泳检测到M蛋白，或者血清M蛋白下降至少90%，同时尿M蛋白水平＜100mg/24h。在获得PR或更好的效果后，患者将面对维持治疗的问题。

在符合移植条件和不符合移植条件的患者中，维持治疗或持续治疗已变得普遍。一项对多项Ⅲ期试验的荟萃分析显示，在ASCT治疗后，来那度胺维持治疗可改善PFS和OS。因此，对于中等风险和高危患者使用硼替佐米后，ASCT后的维持治疗目前被认为是标准治疗方法。然而，来那度胺维持治疗的利弊应仔细权衡，因为有证据表明持续使用来那度胺可增加原发性恶性肿瘤复发风险。因此，来那度胺维持治疗被推荐用于耐受来那度胺诱导治疗且在ASCT后未达到VGPR的标准风险患者。在非移植患者中，对几项Ⅲ期研究的分析显示，与固定疗程治疗相比，持续来那度胺治疗可改善PFS和OS。然而，一些研究人员注意到，在17p缺失的患者中，沙利度胺维持治疗的生存率更差。维持治疗的问题仍未解决，尽管对于低于VGPR的患者，维持治疗似乎是基于生存改善，并且可以根据反应评估效果和PFS改善程度在所有患者中应用。维持疗法对没有接受ASCT的患者的益处不太清楚，尽管最近有报道显示了存在相似的改善。

患者应每2～3个月进行一次监测（如果继续接受维持治疗，监测频率可能会更高），直到复发。监测内容包括血清和尿蛋白电泳、血清游离轻链分析、常规化学和血细胞计数，特别是血红蛋白和肌酐水平，以及每年或持续疼痛时的骨X线检查。IMWG还提出了复发的标准，包括副蛋白复发、骨髓浆细胞增多5%或以上、CR和VGPR复发的进展和（或）新的溶骨性病变；单抗蛋白增加25%；骨髓浆细胞增多10%或以上伴相似骨病变；单抗血清蛋白绝对值上升5g/L或更高；以及尿本周蛋白绝对值上升至少200mg/d。

患有骨病变的患者应在进行牙科检查以评估颌骨骨坏死（osteonecrosis of the jaw，ONJ）的易感因素后接受双膦酸盐治疗。监测ONJ和肾功能（适当减少剂量）是必要的，如果发生并发症，应进行双膦酸盐治疗。denosumab治疗也是美国FDA批准的方法，广泛用于肾功能受损患者的双膦酸类药物替代治疗。双膦酸盐治疗的理想时间尚不清楚，但有研究小组建议治疗两年，之后在骨病变有进展的情况下再恢复双膦酸盐治疗。符合条件的有脊椎压缩的患者可以进行椎体成形术或后凸成形术。要重点注意，压缩性骨折可能发生在缓解后、疾病没有进展时。放射治疗对于缓解与脊椎骨折相关的疼痛也是有用的。

对于沙利度胺或硼替佐米及来那度胺的继发性神经病患者，通过减少剂量或（如果情况严重）停用致病药物并开始使用症状控制药物，如加巴喷丁、普瑞巴林、度洛西汀或乙酰-L-卡尼汀，症状会得到缓解。由于带状疱疹发病率增加，建议接受基于蛋白酶体抑制剂治疗的患者和接受ASCT治疗的患者预防性使用阿昔洛韦/万乃洛韦。根据IMWG指南，建议服用沙利度胺或来那度胺的患者使用阿司匹林、华法林或低分子肝素进行预防性抗凝，特别是与类固醇和（或）蒽环类药物联合使用。

要点 监测病情进展

- 确认疾病复发或进展的指标：
  - 尿液或血清副蛋白水平升高。
  - 骨髓浆细胞增多。
  - 出现新的溶骨性病变。
  - 既往溶骨性病变扩大。
- 考虑疾病复发或进展：
  - PET/CT上骨骼出现新发或FDG摄取增高的病灶。
  - MRI出现新的或增加的骨髓浸润。
  - 贫血加重。
  - 肌酐升高。

治疗前景

最终，几乎所有的骨髓瘤患者都会复发。根据缓解时间的长短，可能会重复相同的初始方案。然而，如果缓解期相对较短，应该开始新的方案或前面讨论的药物的组合。此外，几个新兴的药物为未来治疗带来了希望。

可逆蛋白酶体抑制剂硼替佐米的成功促使人们进一步研究泛素-蛋白酶体系统中更特异的和（或）其他靶点。卡非佐米是一种第二代不可逆蛋白酶体抑制剂，具有较高的凝乳酶样活性和较低的对蛋白酶体内半胱氨酸蛋白酶和胰蛋白酶样结合位点的亲和力。由于与蛋白酶体结合位点亲和力的差异，与波特佐米相比，存在毒性和疗效方面的差异。与波特佐米相比，卡非佐米的神经毒性风险较低，但约5%的患者可能会发生严重的心脏不良事件。基于卡非佐米的联合治疗目前是治疗复发性MM的重要策略。在Ⅲ期试验中，卡非佐米-来那度胺-地塞米松（KRD）联合使用与更好的应答率、PFS和OS有关。在新诊断的患者中，KRD方案与正在进行的临床试验中的VRD方案进行了积极的比较。由于蛋白酶体抑制为骨髓瘤患者提供了如此成功的新治疗途径，自然会考虑为这些药物提供更方便的口服给药途径。伊沙佐米是一种口服蛋白酶体抑制剂，已在美国被批准用于治疗复发、难治性和新诊断的MM。

在引入沙利度胺和来那度胺作为骨髓瘤的活性药物后，很明显，副作用如神经病变和血栓栓子事件频繁发生。ImiD泊马度胺与地塞米松联合使用显示出显著的活性，并已被批准用于治疗复发和难治性MM，即使在来那度胺或来那度胺加硼替佐米无效的患者中也是如此。毒性包括骨髓抑制，1例血栓形成事件（患者服用阿司匹林），30%的轻度神经病变，但只有1例患者出现3级或更高的神经病变。

帕比司他是2015年批准用于治疗复发和难治性MM的另一种药物。帕比司他是一种泛组蛋白脱乙酰酶抑制剂，通过阻断侵袭体途径发挥作用，这是细胞绕过蛋白酶体抑制的另一种方式。因此，帕比司他和硼替佐米联合使用会同时阻断蛋白酶体和侵袭体途径。帕比司他的使用应该谨慎，因为在约25%的患者中，它可能导致3级腹泻。

单抗在治疗复发性和难治性MM方面显示出良好的效果。达雷木单抗是一种针对CD38的单抗，已被批准用于治疗复发性和难治性MM，并正在进行早期治疗。埃罗妥珠单抗是另一种针对信号转导淋巴细胞激活分子F7的单抗，也已被批准用于复发性MM的治疗。埃罗妥珠单抗与RD或来那度胺/泊马度胺-地塞米松联合使用时，在PFS方面具有协同效应。其他疗法，包括双特异性抗体和嵌合抗原受体T细胞疗法，目前正在研发中。

白血病

虽然其他疾病也包括在白血病的血液系统恶性肿瘤家族中，但本次讨论仅限于4种主要类型：急性淋巴细胞白血病（acute lymphoblastic leukemia，ALL）、慢性淋巴细胞白血病（chronic lymphoblastic leukemia，CLL）、急性髓系白血病（acute myeloid leukemia，AML）和慢性髓系（或髓细胞性）白血病（chronic myeloid leukemia，CML）。

流行病学和危险因素

急性淋巴细胞白血病

急性淋巴细胞白血病（ALL）是最常见的恶性肿瘤之一，也是儿童中最常见的白血病形式，约占儿童所有癌症的30%，约占所有儿童白血病的80%。发病率随年龄增长而下降，即使在儿童中也是如此。在美国，每年约有6000例确诊病例，其中约80%发生在儿童中。ALL的发病率呈双峰分布，第一个高峰出现在儿童（3～5岁），另一个高峰出现在50岁左右的人群中。病因不明，尽管有许多因素，包括遗传学（如唐氏综合征）、暴露于电离辐射、某些病毒感染（如Epstein-Barr病毒和HIV）、农药和毒素等，这些因素正在研究中。ALL的发生是先前健康个体新发生恶性增殖的结果。临床表现通常很严重，最常见的症状包括发热、疲劳、骨痛、关节痛、感染和出血。

急性髓系白血病

AML是成人中最常见的一种急性白血病。2019年，美国AML的发病人数约为21 450例。确诊的高峰期年龄约为67岁，因此它主要是一种老年性疾病。AML也可以发生在儿童，通常发生在婴儿。唐氏综合征患者的风险明显增加，约1%的唐氏综合征儿童发展为白血病。这种白血病与AML其他亚型有很大的不同，可以被称为唐氏综合征的髓系白血病。患有唐氏综合征的儿童也有更高的ALL风险。

慢性淋巴细胞白血病

在美国，CLL是仅次于AML的第二种常见白血病类型，2019年估计新发病例约为20 720例。诊断CLL，患者的B淋巴细胞绝对值必须达到5000/ml或以上，持续时间至少3个月。这种细胞增殖可在对无症状个体进行常规实验室检测中发现。出现症状的患者可能主诉无痛性淋巴结，或偶尔出现典型的B症状，如虚弱、盗汗、体重减轻或发热。一些患者会出现免疫功能障碍的症状，特别是感染或自身免疫综合征。

慢性髓系（或髓细胞性）白血病

CML的发病率因人群而异。据估计，2019年美国的发病人数为8990例，男性略占优势。确诊时中位年龄为57～60岁。CML由单个癌基因*BCR-ABL1*引起，该基因是由于干细胞获取费城（Ph）染色体而形成的，而该基因又是第9和第22号染色体长臂之间的特征性易位的产物，导致断裂点聚集区基因和Abelson小鼠白血病酪氨酸激酶原癌基因之间的融合。由此产生的癌基因*BCR-ABL1*产生一种蛋白质，起到酪氨酸激酶的作用。对于原因不明的持续性细胞增多，诊断需要通过细胞遗传学、聚合酶链式反应或蛋白质印迹试验证实这一易位特征。

分期

急性淋巴细胞白血病

1997年，ALL被分为3种类型：前体B细胞ALL、成熟B细胞ALL（Burkitt ALL）和T细胞ALL。然而，在2008年修订的WHO对白血病的分类中，Burkitt细胞白血病被删除，并根据细胞类型将ALL分为T淋巴细胞白血病和B淋巴细胞白血病（B-ALL）。B-ALL被进一步分为两个亚组：B-ALL伴有复发性遗传异常和B-ALL无特殊指定。除了基于细胞类型的分类外，患者还可以根据是否存在危险因素而分为不同预后。年龄是影响预后的最重要的风险因素。儿童患者的长期治愈率超过80%，但成人的长期治愈率只有40%～50%。不仅儿童的预后显著优于成人，而且年轻人的预后也好于老年人，60岁以上患者的预后尤其不佳。老年患者的不良预后可能与年龄本身没有直接关系，而是与老年人更倾向于出现不良染色体状态有关。例如，20%～30%的成人ALL患者中发现费城染色体，与没有这种突变的患者相比，费城染色体与预后更差有关。其他可能导致预后恶化的因素包括高白细胞计数、肿瘤细胞CD20表达以及达到初始完全缓解所需的时间较长。国际儿童ALL研讨会建议将儿童患者分为4个预后组（低风险、标准风险、高风险和极高风险），而成年患者通常只分为两类：低风险或标准风险和高风险。这些类别适用于新诊断的患者和已完成一线治疗并有望得到缓解的患者。一旦患者复发，预后取决于先前缓解的时间长短以及是否有合适的捐赠者进行异基因干细胞移植。

慢性淋巴细胞白血病

CLL使用两个分期系统：Rai分期系统和Binet分期系统，这两个系统都是以最初发表这些分类的第一作者的名字命名的。Rai分期系统将疾病分为5个阶段（0～Ⅳ），而Binet系统则分为3个阶段（A、B和C阶段）。后来，在1987年，Rai分期系统进行了修改，将预后类别从5个减少到3个（低、中、高风险）。然而，有一些影响预后的因素没有包括在这两个分期系统中。约50%的CLL病例带有免疫球蛋白重链可变区基因的突变。带有这种突变的患者与没有这种突变的患者相比预后更好。ZAP-70和CD38这两种蛋白可能与更具侵袭性的疾病和更差的预后有关。因此，基于3472例初治患者的临床、生物学和遗传数据，开发了一种名为CLL国际预后指数的国际评分系统，从而制定了更准确的预后评分。此评分系统将CLL患者分为4组：低风险、中风险、高风险和极高风险。

急性髓系白血病

与白血病细胞群体相关的遗传异常构成了AML最重要的预后因素，细胞遗传学风险组可分为有利、中等和不利三个层次。对这些风险组的划分不仅有助于预测结果，还有助于为个别患者量身定制治疗方案。在2008年，WHO将AML分为四大类：伴有重现性遗传异常的AML、伴有骨髓发育不良相关变化的AML、与治疗相关的AML及未分类的AML。

慢性髓系（或髓细胞性）白血病

使用Sokal公式可以将CML患者分为与预后相关的类型。该方法使用包括年龄、脾大小、血小板计数和外周血中原始细胞百分比在内的危险因素来获得Sokal评分。根据这一评分，患者被分为低、中、高风险组，这些组与发生长期PFS缓解的分层趋势相关。1998年，随着IFN-α的引入，一种新的预后评分系统（Euro风险评分）被开发，以评估接受IFN-α治疗的CML患者的生存情况。此评分系统所采用的变量：年龄、脾大小、原始细胞计数、血小板计数、嗜酸性粒细胞计数和嗜碱性粒细胞计数。后来，随着TKI的引入，仅使用两个变量：脾大小和嗜碱性粒细胞计数，开发了一种新的预后评分（EUTOS预后评分）来预测接受伊马替尼治疗的CML患者的完全细胞遗传学反应、PFS和OS。

影像表现及治疗后复发

影像学在白血病的诊断中发挥作用，这通常是因为白血病是在评估其他症状时被意外发现。例如，白血病可能表现为关节疼痛。如果关节疼痛仅限于一个或几个关节，医师可能会建议进行MRI以评估关节疼痛的原因，如解剖结构错位。急性白血病可能会用异常信号取代正常的脂肪骨髓，在T1WI上表现为低信号，在T2WI为高信号，并且可能出现强化现象（图29.9）。然而，这种表现并无特异性，因为包括弥漫性骨髓瘤在内的其他骨髓异常病变也可能有相同的表现。白血病的另一个常见的偶然影像表现是在接受乳腺X线筛查检查的白血病患者中发现腋窝异常淋巴结（图29.10）。

白血病的骨髓受累通常是通过临床而不是影像来评

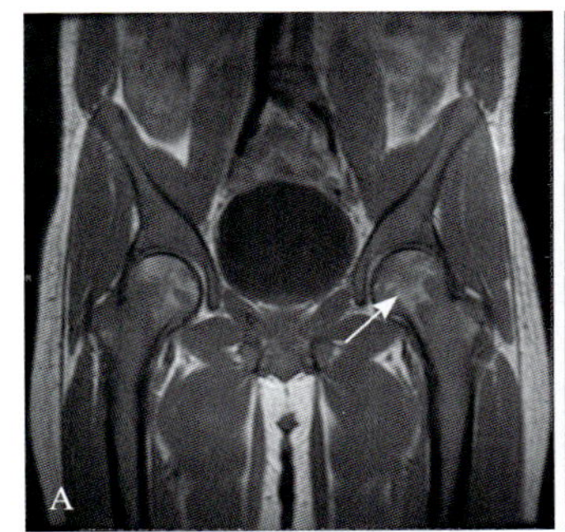

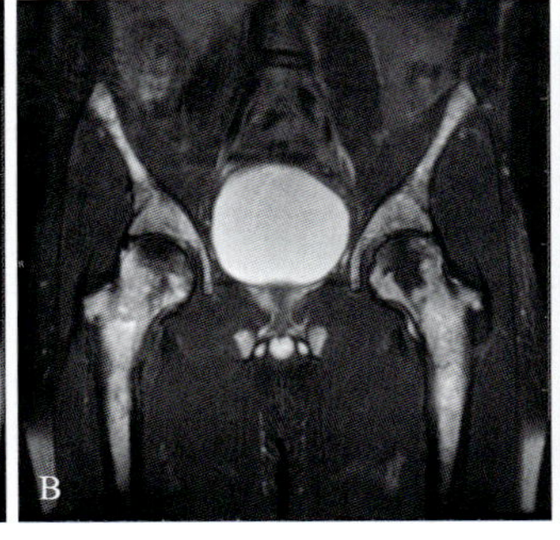

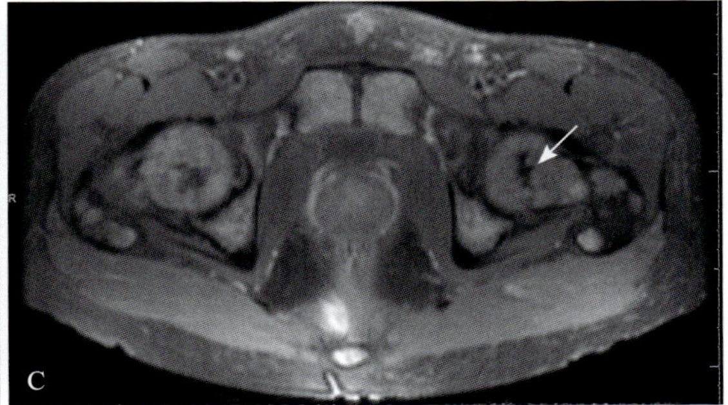

图29.9 慢性髓细胞性白血病加速期23岁男性患者的骨髓置换治疗。A.冠状位T1W MRI显示脂肪信号几乎完全替换为异常低信号，与白血病细胞的骨髓渗透一致。仅在部分股骨头、股骨颈和股骨大转子可见正常的高信号的骨髓。箭头指示信号正常的骨髓。B.抑脂冠状位T2WI MRI显示正常骨髓的小岛为低信号，白血病的浸润区为高信号。C.抑脂增强轴位T1WI MRI显示股骨头的大部分为异常高信号，少数正常、低信号的骨髓岛状残留在股骨头内（箭头）

估的。然而，Za等建议，脊髓动态增强MRI可能对评估白血病的骨髓损伤有帮助。在26例患有混合血液系统恶性肿瘤的患者中发现低水平的骨髓浸润（5%～25%），增强达到峰值的时间也显著缩短，时间-增强曲线的斜率明显大于正常对照组。不同浸润级别之间存在统计学上的显著差异，但由于不同类别之间的大量重叠，这在个别患者中对诊断可能没有实际参考价值。

绿色瘤（粒细胞肉瘤）是白血病细胞的髓外肿块，在最初的评估中并不常见，但在异基因干细胞移植后复发的患者中可高达21%，尤其是髓系白血病。这种局部复发有可能通过放疗治愈。PET/CT在确定临床上无法发现的髓外病变部位方面发挥着重要作用，这将影响未来的治疗。这些肿块形态的影像学表现是非特异性的，经常需要活检来与继发性癌症或机会性感染的病灶区分开来。在成功治疗后，FDG摄取增高灶消失。同样，骨髓内的病灶区域也没有特殊的影像学表现，通常也需要通过活检才能诊断（图29.11）。

中枢神经系统是白血病的“庇护所”。该区域的复发可能表现为CT或MRI上可见的局灶性肿块，也可表现为软脑膜疾病（白血病脑膜炎）。软脑膜受累是由在大脑和（或）脊髓表面的肿瘤细胞引起的。在颅内，肿瘤细胞渗入脑沟，可能模拟软脑膜出血或感染性脑膜炎的表现。在椎管内，它们在脊髓表面形成一层强化的团块，主要需要与脊髓表面的血管区分开来。Ulu等报道了15名儿童白血病患者中有5名患有软脑膜疾病，所有这5名患者都患有ALL。

CLL是成人最常见的白血病类型，有时还可能出现广泛性的淋巴结肿大（图29.12）。尽管与其他类型的白血病相比，在CLL的分期和疾病监测方面影像学可能有更大的作用，但它通常不会改变这种疾病的治疗方案。在CLL中，成像主要用于监测疾病的并发症，包括确定患者由于疾病本身和（或）治疗导致的免疫系统异常而易发生的感染，或者是为严重的Richter's综合征，在这种情况下，CLL进展为其他更具侵袭性的肿瘤，最常见的是大B细胞淋巴瘤。通过形态学影像表现很难将CLL相关的淋巴结炎与Richter综合征区分开来。然而，由于累及CLL的淋巴结中的FDG活性较低，而大B细胞淋巴瘤中的FDG活性较高，因此使用FDG-PET进行成像似乎是理想的。事实上，在对37例CLL白血病患者的

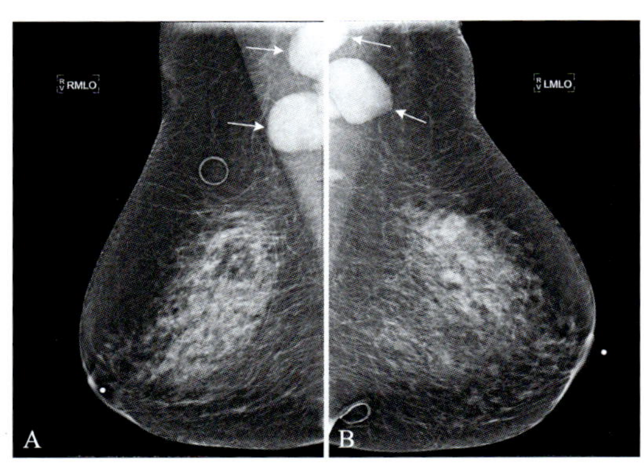

图29.10 乳腺X线摄影时的腋窝淋巴结。右（A）和左（B）为71岁慢性淋巴细胞白血病患者的筛查乳腺内斜位X线片。肿大而致密的双侧腋窝淋巴结（箭头）与患者的白血病病史相一致，在接下来的两年中，随着患者对治疗的反应而消失。如果淋巴结肿大是单侧的，而不是双侧的，隐匿性乳腺癌将是一个更紧迫的问题。根据我们的经验，与慢性淋巴细胞白血病相比，在慢性粒细胞白血病中的腋窝淋巴结异常更有可能是白血病所致

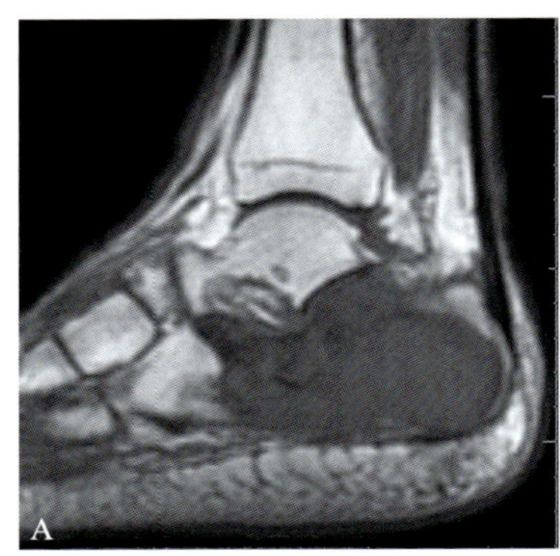

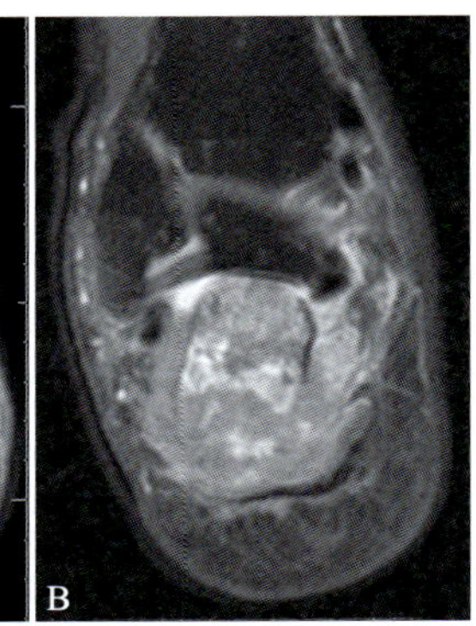

图29.11 慢性粒细胞白血病（CML）局灶性复发1例。46岁男性慢性粒细胞白血病完全缓解期患者，右足疼痛1年，在前2个月疼痛加重。A.矢状位T1W MRI显示跟骨信号异常减低，皮质边界不清，并渗透到邻近软组织，最明显的是在骨的足底表面；B.足部抑脂增强冠状位T1WI MRI显示两侧骨骼约15 mm的跟骨和浸润性软组织强化。骨髓抽吸结果为阴性，但跟骨活检显示慢性粒细胞白血病处于髓系原始细胞阶段。患者接受了局部放疗和达沙替尼治疗

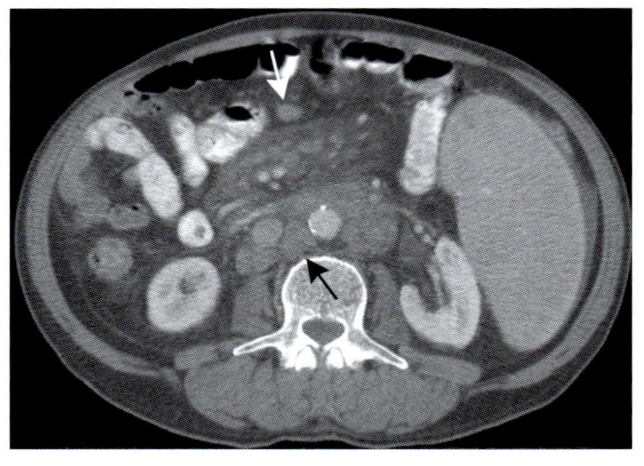

图29.12 伴有淋巴结肿大的慢性淋巴细胞白血病。71岁慢性淋巴细胞白血病男性患者的腹部轴位CT图像。广泛的腹膜后和肠系膜淋巴结肿大（白色箭头显示肠系膜结节；黑色箭头显示腹主动脉-腔静脉间结节）。可见脾脏的增大

研究中发现，PET/CT对Richter's综合征的检测敏感度为91%，特异度为80%。如果将Richter综合征、CLL加速期的转化或发展为任何一种新的恶性肿瘤都视为阳性结果，则灵敏度和特异度分别提高到94%和90%。虽然PET/CT在检测Richter综合征方面非常有价值，但它不能取代组织活检。相反，PET/CT可以指导临床疑似患者的活检需求和部位，以确定诊断。

并发症的影像学表现

白血病患者的免疫功能受到抑制，这种抑制既来自疾病本身，也来自用于治疗该疾病的化疗。肺部感染是这些患者常见的并发症，因此，当白血病患者出现发热时，成像通常从X线片开始评估肺炎，并针对特定症状进行其他部位的影像学检查。除了普通的社区获得性细菌感染外，白血病患者还容易受到侵袭性真菌感染，这些真菌感染可能涉及身体的任何部位，通常是肺部和鼻窦。在真菌感染中，侵袭性肺曲霉菌病是最常见的。侵袭性肺部真菌感染，无论是由于曲霉病、毛霉病、念珠菌病还是丝孢菌病，都会导致肺部局部梗死。在影像学方面，它们不同于其他细菌和病毒感染，因为它们会产生大的（＞1cm）肺结节。因此，在白血病发热患者中，发现肺结节或肿块应高度怀疑侵袭性真菌性肺炎，除非证明并非如此。这些结节状病变可以是实性的或混合实性的，或者周围有一圈磨玻璃，由周围出血引起，也就是所谓的晕征。这些侵袭性真菌性肺炎的死亡率高于50%，早期应用抗真菌药物进行CT识别可提高存活率。对于中性粒细胞减少的患者，侵袭性肺曲霉菌病治疗通过早期胸部CT扫描和手术得到改善（图29.13）。在肝脏，真菌感染尤其是由念珠菌感染，通常表现为多个小的、均匀的、低密度的区域，边缘强化（图29.14）。

白血病患者的另一个常见并发症是骨坏死。类固醇是白血病化疗方案的一部分，也可能在干细胞移植后抑制移植物抗宿主病方面发挥作用，但它容易导致骨坏死，白血病本身也可能引起这一并发症。骨坏死最常发生在股骨头，其次是肱骨头，但也可见于其他多个骨骼中。在X线片上，它可能是隐匿的。之后变为可见，通常是在股骨头或肱骨头上的一个模糊的硬化区。在长骨中，它通常被称为骨梗死区域，它可能表现为一个锯齿状的硬化区，很难与软骨瘤区分开来。然而，骨梗死更倾向于在周围钙化而不是中心钙化，而内生性软骨瘤则相反。最终，骨坏死可能会使骨骼变得足够脆弱，导致邻近皮质骨折。这通常发生在股骨头，首先表现为关节面下有一薄而透明的边缘，然后关节面塌陷（图29.15）。在MRI上，骨坏死通常表现为与附近的脂肪骨髓相似的信号。在外围，骨坏死区域被一条狭窄、清晰的对比信号带包围，T1WI上一般为低信号，T2WI上为高信号，与儿童涂色书中的轮廓类似（图29.16）。

白血病患者也可能因凝血机制异常而继发出血。如果怀疑有颅内出血，CT是合适的检查手段（图29.17）。

要点　影像学检查在白血病中的主要作用

- 识别Richter综合征：PET具有显著效用。
- 利用计算机生成的图像识别真菌感染。
  - 如果出现以下情况，则高度怀疑：
    - ＞1cm的结节。
    - 肿块存在。
    - 晕征表现。
    - 反晕征表现。
- 确定其他并发症：
  - 细菌感染。
  - 绿色瘤。
  - 血肿。

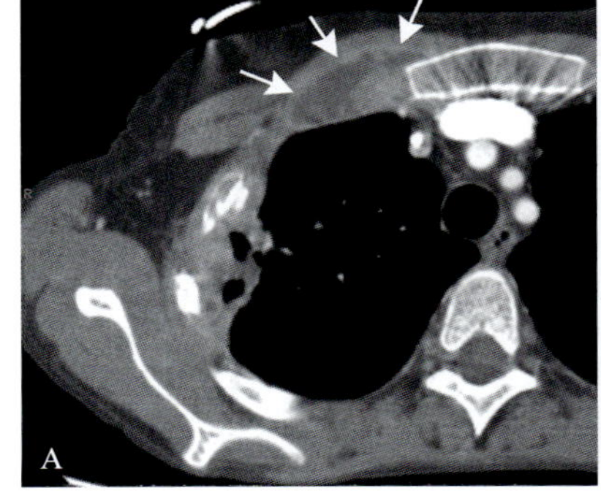

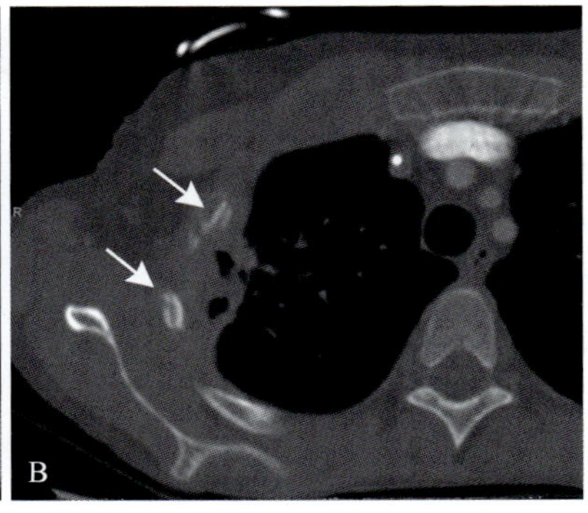

图29.13　胸壁毛霉病。软组织（A）和骨窗（B）显示一例25岁复发/难治性急性髓细胞性白血病女性患者的胸部轴位CT图像。表现为右侧胸壁肿块侵蚀肋骨（B.箭头），并在前方形成液体密度脓肿（A.箭头）。接合菌是从颈部类似的液体收集中培养出来的。患者接受了三联抗真菌药物治疗，并接受了骨髓移植

治疗

白血病治疗主要采用化疗方法，不同类型的白血病治疗方案各有不同。放射治疗也可以发挥作用，例如，中枢神经系统放射治疗已被用来降低儿童ALL复发的可能性，辐射带来的副作用使得对放疗的使用降至最低，转而采用其他治疗方法，如鞘内化疗。干细胞移植通常仅适用于特定情况，并不是大多数患者的标准治疗方法。

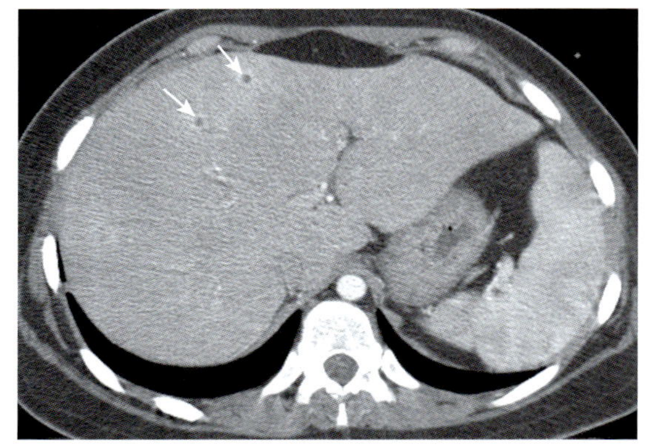

图29.14 一名复发性急性髓系白血病患者，18岁，发热38.9℃，肝脏念珠菌感染。肝脏多个小的透明带强化的边缘（箭头）是典型的念珠菌感染，患者接受抗真菌药物治疗

急性淋巴细胞白血病

ALL的治疗可分为3个阶段：诱导、巩固和维持。初始化疗的目标是尽可能快地诱导完全缓解。长春新碱、皮质类固醇（地塞米松或泼尼松）和蒽环类药物的联合应用可使72%～92%的患者获得缓解。超分割环磷酰胺、长春新碱、多柔比星和地塞米松（HCVAD）与甲氨蝶呤和大剂量阿糖胞苷交替使用最近也被使用。在儿童中，L-天冬酰胺酶在初始治疗中发挥着重要作用。由于在10%～16%患者中，中枢神经系统可能是复发的地方，因此根据预先确定的中枢神经系统疾病的风险，可能需要进行鞘内化疗以预防中枢神经系统疾病。HCVAD方案显示出92% CR率和32% 5年无瘤存活率。在诱导后，符合条件的患者可以继续进行同种异基因干细胞移植，而其余的则继续进行巩固和维持治疗。

巩固治疗方案各不相同。对于携带费城染色体的患者，建议进行同种异基因干细胞移植，长期存活率可提高到35%～55%。然而，由于匹配供者的有限，TKI的

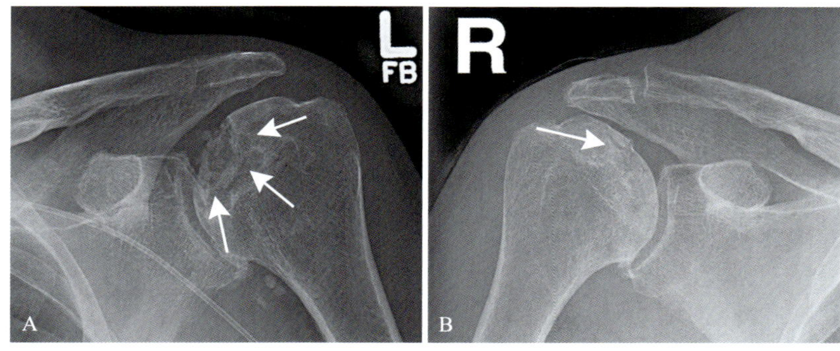

图29.15 59岁男性患者，慢性淋巴细胞白血病发生肱骨近端骨坏死。左肩X线片显示新月形骨骺侧（箭头）混杂密度。右肩X线片显示关节皮质下有细长的透亮影（箭头），表示皮质下骨折；关节皮质失去其通常光滑、圆形的轮廓，并在肩关节边缘有骨刺，提示继发性骨关节炎。左肩有更严重的关节塌陷

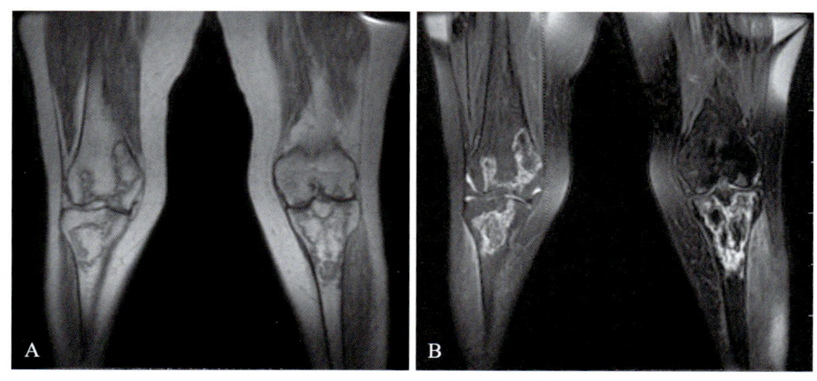

图29.16 骨梗死1例。18岁女性急性淋巴细胞性白血病患者双膝的冠状位T1WI（A）和T2W MRI（B）显示双膝多发性骨梗死的典型表现。在中央，病变的信号与其他正常的脂肪骨髓区域相似。在周边，它们被一条清晰的锯齿状异常信号线包围，T1WI为低信号，T2WI为高信号

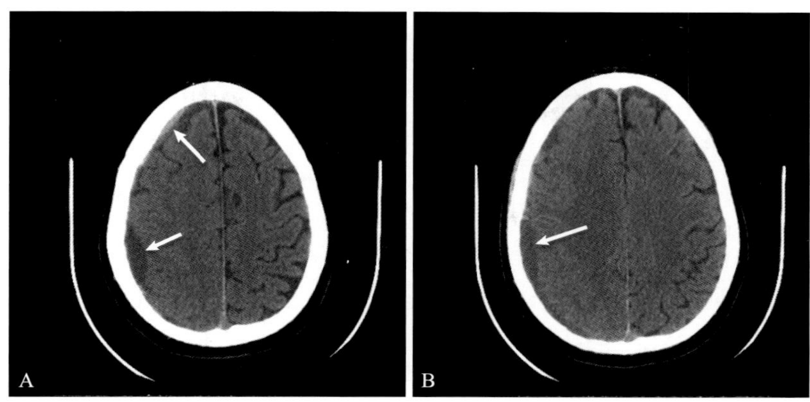

图29.17　26岁急性淋巴细胞白血病患者发生颅内出血，主诉持续头痛。头颅CT显示右侧大脑半球有亚急性硬膜下出血，右侧颅板下（箭头）有急性硬膜下出血，并有轻微的占位效应，但无明显中线移位（仅1～2mm）

出现成为费城染色体阳性ALL治疗的一个转折点。在一项研究中，伊马替尼联合传统的HCVAD导致3年OS率从15%增加到54%。然而，尽管有这些令人振奋的结果，一些患者，特别是那些伊马替尼渗透性有限、出现耐药性或复发的中枢神经系统疾病患者，可使用达马替尼，这是一种对血脑屏障具有更好穿透性的第二代ABL激酶抑制剂，以替代伊马替尼。在一项多中心试验中，达沙替尼联合HCVAD在60岁以下成年患者中实现了3年OS率71%。对于费城染色体阴性患者，巩固治疗是通常用于诱导和偶尔用于预防中枢神经系统病变的同一药物的改良延续。

维持治疗通常持续2～3年，包括6-巯基嘌呤每日一次、甲氨蝶呤、长春新碱每周一次和每3个月一次的5d泼尼松冲击。干细胞移植可用于难治性或复发性ALL。

慢性淋巴细胞白血病

对无症状的早期CLL患者进行疾病进展监测，但除非有证据表明疾病进展迅速，否则不进行治疗。早期治疗并不意味着改善结果，而且由于一些患者永远不需要治疗，避免不必要的治疗副作用是有益的。

对于有症状和身体状况良好的患者，应提供标准的一线化学免疫治疗：嘌呤类似物，通常是氟达拉滨与利妥昔单抗、鼠抗CD20单抗和环磷酰胺的组合。然而，65岁以上患者可能受益于另一种治疗方案：苯达莫司汀和利妥昔单抗的联合治疗。身体活动受限的患者应该联合使用氯氨丁尼和抗CD20抗体（特别是obinutuzumab）或单用伊布鲁替尼治疗。目前，没有强有力的证据支持使用单一种方案。

急性髓系白血病

AML患者接受标准化疗以实现缓解，这包括阿糖胞苷与蒽环类药物或蒽二酮类药物的联合使用，然后再单独或联合使用额外的阿糖胞苷进行巩固。60岁或以下患者中有60%～85%的患者实现了CR，而60岁以上患者中这一比例为40%～60%。在儿童和较年轻的成年人中，可以进行强化阿糖胞苷治疗，以达到治愈的目标。异基因干细胞移植通常用于缓解，主要用于细胞遗传学中等或不良风险的患者，以延长复发时间并可能实现治愈。事实上，AML是干细胞移植最常见的适应证。

在构成AML患者主体的老年人中，复发率高，结局差，生存期通常以周计算。这些人的治疗决策既涉及对积极治疗可能导致的延长寿命的估计，也涉及对患者生活质量的考虑，如果采用较小的积极治疗，可能会更好。

细胞遗传学检测和风险分层可以帮助对化疗方案进行一些调整。例如，具有良好细胞遗传学的AML的一个亚型是急性早幼粒细胞白血病。如果在诱导化疗中加入全反式维A酸和砷，这个亚型有很好的预后。Chen等提出，脊髓动态增强MRI可能通过识别缓解后复发风险高和低的患者来帮助分层治疗。

慢性髓系（或髓细胞性）白血病

由于CML是由单个癌基因及其产生的蛋白引发的，因此非常适合于特定的、靶向的治疗，且明显比普通化疗更有效。该病产生的蛋白是一种酪氨酸激酶，因此TKI对CML具有活性。有三种TKI可用于一线治疗：伊马替尼、达沙替尼和尼洛替尼。几乎所有患者都将通过一线治疗进入缓解阶段，继续治疗可能会产生较长时间的PFS。在一项试验中，61%患者在6年后仍然没有疾病进展。

如果患者出现复发，治疗选择包括继续使用更大剂量的伊马替尼治疗或尝试另一种TKI，如达沙替尼或尼洛替尼。如果这些治疗无效，或者疾病失去控制，那么异基因干细胞移植可能是有帮助的。

在耐药性出现和一线治疗失败的情况下，第二代或第三代TKI的抢救治疗是指征。第二代或第三代TKI

药物的选择取决于疾病阶段、细胞遗传学和患者的合并症。

当CML进展时，它可能会陷入风暴危机，在那个阶段，TKI效果有限，应尝试异基因干细胞移植。

前景治疗

大多数类型的白血病最初对治疗有反应，患者可能会达到PR或CR。这之后是一段微小的残留疾病时期，然后最终将发生难治性复发，患者可能因此死亡。难治性复发可能是由一小群白血病干细胞持续存在引起的。这些细胞对治疗具有抵抗力，因为它们的新陈代谢活动水平相对较低，而且具有显著的保护机制。它们还倾向于迁移到保护它们免受治疗的避难所，并将自己固定在避难所。虽然最初在AML中发现了白血病干细胞，但现在在所有主要形式的白血病中都发现了白血病干细胞。

白血病的最终治愈需要消除白血病干细胞，因此目前的研究针对的是攻击白血病干细胞的方法，同时保留患者正常的干细胞。一种方法是以细胞表面抗原为靶点。目前还没有发现白血病干细胞特有的抗原，但已发现一些抗原在白血病干细胞中比正常细胞中更活跃，其中之一是CD33，主要表达在髓系细胞中。目前正在测试几种针对CD33的试验性疗法。例如，一种是getuzamab ozogamicin，另一种是与calicheamicin（一种细胞毒性抗肿瘤抗生素）结合的抗CD33单抗。抗体附着在细胞膜上，进入细胞内，释放出细胞毒性抗生素。抗生素随后进入细胞核，在那里它会导致双链DNA断裂，从而导致细胞凋亡。这种疗法已经得到美国FDA的批准，适用于60岁以上的AML患者，这些患者不适合常规化疗，在一项试验中产生了26%的缓解率。另一种正在研究的方法侧重于靶向CD123，这是IL-3受体的跨膜α链，优先表达于白血病干细胞。在CML中，人们对研究攻击白血病干细胞的方法也非常感兴趣。

由于对一种血液系统恶性肿瘤有效的药物通常对其他疾病也有效，因此关于已知对其他疾病有用的药物在新环境下的应用研究也在进行中。例如，在CML中，沙利度胺和来那度胺都被认为对治疗骨髓瘤有效，已被测试作为复发或难治性疾病的潜在挽救疗法。因为它们的作用之一是支持免疫系统，所以人们希望它们能刺激免疫系统与疾病做斗争，同时还可以避免许多因化疗所致免疫妥协而引发的感染。

结论

综上所述，影像学在骨髓瘤和白血病中的作用是不同的。在骨髓瘤中，影像学检查有助于分期评估和监测疾病进展迹象。它有助于在疑似患有MGUS或SBP的患者中找到骨髓瘤的证据。在白血病的诊断或分期中，影像学只起到很小的作用。它可能有助于评估绿色瘤的局灶性肿块，并且在评估并发症方面起着关键作用，并可用于识别和指导CLL患者的放射治疗活检。

第30章

血液系统恶性肿瘤：淋巴瘤

Sarah J. Vinnicombe，M.R.C.P.，F.R.C.R.；Naveen Garg，M.D.

引言

淋巴瘤是一组多种多样的血液肿瘤，主要起源于淋巴结。它们的发病年龄、临床病程和预后方面差异很大。霍奇金淋巴瘤（Hodgkin lymphoma，HL）最早是由Thomas Hodgkin于1832年描述，自20世纪90年代初以来，治疗的进步飞速发展，以至于现在大多数患者都可以治愈。NHL在临床病程中的变异性很大，可能会快速致命。与HL一样，NHL生存率的改善很大程度上归功于治疗的进步，现代形态学和功能成像研究也产生了重大影响。疾病范围的准确描述和风险因素的识别有助于最佳的、个性化的、风险适应的治疗，从而带来生存益处。准确的成像对于在诊断和分期选择最合适的治疗、监测治疗反应和检测复发至关重要。

初始分期的目标有两个：确定临床显性疾病的局部范围，以及在了解肿瘤可能扩散的情况下，寻找隐匿病变。初步成像应确定不良预后特征和可能影响治疗效果的因素（例如中心静脉闭塞）。选择最合适的成像方法需要了解特定部位受影响的可能性、为调查这些部位而选择的特定检查的准确性，以及对后续治疗可能产生的积极影响。

流行病学

发病率

淋巴瘤是西方世界和美国第五大常见的恶性肿瘤。在美国，每年NHL占男性新患癌症的5%，占女性新癌症的4%。据估计，2021年将有81 560例新诊断NHL病例和20 720例死亡。HL约占所有淋巴瘤的15%。据估计，2021年将有8830例新病例和1000例死亡。男性比女性受到的影响更大：对于HL，男性与女性的比例为1.4∶1；对于NHL，这一比例为1.1∶1。

多年来，HL的发病率一直保持稳定，但自1960年后，美国NHL的发病率上升了约60%，尽管现在似乎正在企稳。这一点对所有年龄段都很明显，尤其是对老年人。NHL在男性和白种人人群中更常见。NHL的发病率因地域而异，在东北部和中西部更为常见，但在美国所有地理区域都观察到了发病率的增加。在过去的几十年里，NHL的总死亡率也有所上升，特别是在老年患者中，这反映了发病率的增加。尽管随着治疗的进步，每个亚型的NHL的存活率都有所提高。

发病率上升的原因只部分被人们所理解。有些可能是人为因素，因为新的淋巴瘤分类导致原本可能被诊断为其他疾病的患者被归类为NHL，在高达15%的病例中，包括HL。20世纪80年代末以来，发病率的大部分增长是由于与免疫缺陷有关的淋巴瘤发病率增加，特别是继发于HIV感染。然而，自从采用高效的联合抗反转录病毒疗法（combined antirectroviral therapy，CART）以来，一些与艾滋病毒相关的非霍奇金淋巴瘤的发生率已经开始下降。

HL的发病率呈双峰形分布，第一个峰值在生命的第三个10年，第二个小的峰值在50岁以上患者。NHL主要是老年人的疾病，确诊时的中位年龄为65岁。

淋巴瘤约占儿童恶性肿瘤的11%，而HL占所有儿童淋巴瘤的近50%。

要点　发病率与病因学

- 自20世纪60年代以来，美国和英国的非霍奇金淋巴瘤（NHL）发病率上升了60%。
- 霍奇金淋巴瘤（HL）发病率在20～40岁达到了第一个高峰，50岁以上人群是第二个高峰。
- NHL多见于儿童和50岁以上人群。
- Epstein-Barr病毒与淋巴瘤，特别是伯基特淋巴瘤和HL之间存在关联。
- 感染性因素也与NHL的发生有关。

病因学

EBV与HL之间存在关联，但该病毒确切的致病作用尚不确定。HL患者有较高的EBV病毒膜抗原抗体效价，患有传染性单核细胞增多症的患者患HL的风险增加了2倍。恶性HL细胞中也可检出EBV。因此，它被国际癌症研究机构列为HL的病因之一。其他感染性因素，如HIV-1，与经典型HL的混合细胞型亚型有关，也与该病的发展有关。感染性因素也与某些亚型NHL的发生有关。在几乎100%的非洲地方性Burkitt淋巴瘤（Burkitt lymphoma，BL）病例中发现了EBV；在散发形式中，发病率为15%～30%。少见的原发渗出性淋巴瘤与人类疱疹病毒8型有关，一些罕见的弥漫性大B细胞淋巴瘤（diffuse large B-cell lymphomas，DLBCL）也是如此。幽门螺杆菌感染是胃MALT型淋巴瘤发生发展的必要条件。嗜人T淋巴细胞病毒（human T-cell lymphotrophic virus，HTLV-1）与成人T细胞白血病/淋巴瘤有因果关系，就像在日本南部和加勒比地区看到的那样。这种疾病被认为是HTLV-1感染的T淋巴细胞克隆性扩张。此外，伯氏疏螺旋体感染与皮肤MALT淋巴瘤有关。

遗传因素在HL的病因中的重要性有限，只有约5%的病例是家族性的，而NHL的家族聚集性是公认的。

在NHL中，免疫抑制是一个非常重要的病因。在获得性免疫缺陷综合征患者和长期接受免疫抑制治疗（例如肾移植后）的患者中，发病率大大增加。多达25%的先天性免疫缺陷综合征患者，包括共济失调-毛细血管扩张症、Wiskott-Aldrich综合征和X连锁免疫缺陷，可能会发展为恶性肿瘤，其中淋巴增生性疾病占50%以上。非器官特异性自身免疫性疾病（如类风湿关节炎、系统性红斑狼疮）与HL和DLBCL有关，而器官特异性自身免疫性疾病易在受影响器官（如甲状腺和唾液腺）内发展MALT型淋巴瘤。最后，职业性接触某些化学物质，如杀虫剂和有机溶剂，可能是发展为NHL的风险因素。

病理学

过去有几种淋巴瘤的病理分类，然而，淋巴的功能解剖是理解淋巴瘤病理分类的关键（图30.1）。

非霍奇金淋巴瘤

西方国家90%以上的NHL来源于B细胞。一般来说，生长在淋巴结生发中心内发育阶段的结节具有滤泡状或结节状结构，而生发中心外生长的结节具有弥漫形态。对NHL的发病机制在细胞和免疫学角度的新的认识，导致了1994年欧美淋巴肿瘤分类的修订。这反过来又导致1995年WHO通过了关于造血和淋巴组织肿瘤的最终分类，最近一次修订是在2016年（表30.1）。

WHO分类是由形态、免疫表型以及遗传和临床特征来定义不同疾病实体的组合。它根据髓系、淋巴系和组织/树突状细胞谱系对肿瘤进行分层，并识别出3种主要的淋巴系肿瘤：B细胞、T细胞/自然杀伤细胞和HL。前体肿瘤对应于分化的早期阶段，包括淋巴母细胞性白血病和淋巴瘤，与较成熟的或外周型肿瘤相区分。例如，CLL是小淋巴细胞性淋巴瘤的循环形式，是一种成熟的B细胞肿瘤，并被归类为CLL。

这一综合方法显著提高了淋巴瘤分类的一致性。因此，如果提供足够的样本，血液病理学家可以对95%以上病例中就实体分类达成一致。进一步的改进借鉴了基因表达谱的研究结果，并促进了患者的合理化管理。例如，DLBCL的基因表达谱能够识别具有独立预后意义的离散亚群（生发中心B细胞型和活化B细胞型）。其他变化包括将单克隆性B细胞淋巴细胞性分离为低计数和高计数变体，这是一种具有IRF4重排的大B细胞淋巴瘤的新的临时实体，将原位滤泡性淋巴瘤（follicular lymphoma，FL）重新命名为原位滤泡性肿瘤，并将老年EBV阳性DLBCL重新分类为“非特殊（EBV＋DLBCL，NOS）”。组织学分类也可以影响治疗决策。例如，FL根据每个高倍视野中中心母细胞的数量进行分级，而Ⅲ级FL可能需要更密集的化疗。

霍奇金淋巴瘤

研究证明，HL是一种真正的淋巴瘤；因此，术语霍奇金淋巴瘤比“霍奇金病”更受欢迎。事实上，HL和NHL之间的区别并非总能完全分开，还存在一些复合性病例。诊断依赖于以非肿瘤性炎症细胞背景下识别恶性Reed-Sternberg和Hodgkin细胞。WHO的分类确认了两种在临床特征、行为、形态和免疫表型上不同的实体：经典型HL（classical HL，CHL，占95%）和以结

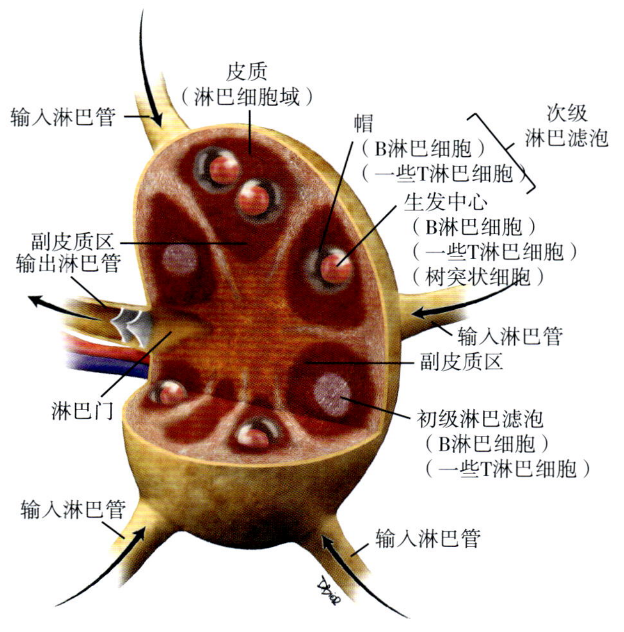

图30.1　淋巴结的功能解剖图

表30.1 世界卫生组织淋巴组织肿瘤分类概要。主要细分部分列出了常见肿瘤

前体淋巴组织肿瘤	
B淋巴母细胞白血病/淋巴瘤，非特指性	
B淋巴母细胞白血病/淋巴瘤，伴遗传学异常，如BCR-ABL	
T淋巴母细胞白血病/淋巴瘤	
成熟B细胞肿瘤	**成熟T细胞和NK细胞肿瘤**
慢性淋巴细胞白血病/小淋巴细胞性淋巴瘤	T细胞幼淋巴细胞白血病
脾B细胞边缘区淋巴瘤	T细胞大颗粒淋巴细胞白血病
毛细胞白血病	侵袭性NK细胞白血病
淋巴浆细胞性淋巴瘤，Waldenström巨球蛋白血症	儿童系统性EBV阳性T细胞淋巴瘤
重链病（Mu、Gamma、Alpha）	成人T细胞白血病/淋巴瘤
浆细胞瘤：非IgM单抗疾病、骨髓瘤、骨孤立性浆细胞瘤、骨外浆细胞瘤、单克隆免疫球蛋白病	结外NK/T细胞淋巴瘤，鼻型
	肠病相关T细胞淋巴瘤
黏膜相关淋巴组织结外边缘区淋巴瘤（MALT）	肠道T细胞淋巴瘤，非特指性
结节性边缘区淋巴瘤	肝脾T细胞淋巴瘤
滤泡性淋巴瘤（FL）	皮下脂膜炎样T细胞淋巴瘤
儿童型滤泡性淋巴瘤	真菌样肉芽肿
原发性皮肤滤泡中心淋巴瘤	Sézary综合征
套细胞淋巴瘤	原发性皮肤CD30阳性T细胞淋巴增生性疾病
弥漫性大B细胞淋巴瘤，非特指性：生发中心B细胞和活化B细胞亚型	原发性皮肤γ/δ T细胞淋巴瘤
富含T细胞/组织细胞的DLBCL	外周T细胞淋巴瘤，非特指性
中枢神经系统的原发DLBCL	血管免疫母细胞性T细胞淋巴瘤
原发性皮肤DLBCL，腿型	滤泡性T细胞淋巴瘤
EBV阳性DLBCL，非特指性	间变性大细胞淋巴瘤：ALK阳性和ALK阴性
DLBCL与慢性炎症相关	乳房假体相关间变性大细胞淋巴瘤
淋巴瘤样肉芽肿病	
原发性纵隔大B细胞淋巴瘤	
血管内大B细胞淋巴瘤	
ALK阳性大B细胞淋巴瘤	
浆母细胞性淋巴瘤	
原发性渗出性淋巴瘤	
多中心Castleman病	
HHV8阳性DLBCL	
伯基特淋巴瘤	
高度恶性B细胞淋巴瘤	
B细胞淋巴瘤，不能分类，具有DLBCL和HL中间特征	
组织细胞和树突状细胞肿瘤	**霍奇金淋巴瘤（HL）**
组织细胞肉瘤	结节性淋巴细胞为主的HL
朗格汉斯细胞增生症	经典型HL
朗格汉斯细胞肉瘤	● 结节硬化型经典型HL
Erdheim-Chester病	● 富淋巴细胞的经典型HL
	● 混合细胞型经典型HL
	● 淋巴细胞耗竭型经典型HL
免疫缺陷相关疾病	
移植后淋巴细胞增殖性疾病	
-多形性	
-单形性	
-经典型HL	
其他医源性免疫缺陷相关淋巴组织增生性疾病	

修订自：Swerdlow SH，Campo E，Pileri SA，et al. The 2016 revision of the World Health Organization classification of lymphoid neoplasms, 2016. Blood. 2016；127（20）：2375-2390

节性淋巴细胞为主的HL（NLPHL，占5%）。根据淋巴细胞与恶性细胞数量的比例和结缔组织背景，CHL又被分为4个亚型（表30.2）。所有CHL亚型的恶性细胞均表达CD30这一共同的免疫表型。

表30.2 霍奇金淋巴瘤的分类及比例

组织学分类	占比（%）
结节淋巴细胞为主的霍奇金淋巴瘤（HL）	5
经典型HL	95
● 富淋巴细胞经典型HL	5
● 结节硬化型经典型HL	70
● 混合细胞型经典型HL	20
● 淋巴细胞耗竭型经典型HL	5

在结节硬化型HL中，淋巴组织的结节被致密的胶原隔开。这种形式的HL约占CHL的70%，是唯一一种没有男性优势的HL形式。前纵隔疾病发生在80%的病例中，而重大病变的发生率约50%。混合细胞型HL占CHL的20%～25%，在HIV感染患者和发展中国家更为常见。晚期HL是常见的疾病。EBV阳性也很常见。富含淋巴细胞的经典型HL占所有HL的5%；70%的病例为男性，中位年龄较高。Ⅰ期或Ⅱ期周围结节病是典型的表现。淋巴细胞耗竭的CHL是最罕见的亚型，占病例的不到5%，发病时的中位年龄为35～40岁。它与艾滋病病毒感染有关，更多地发生在发展中国家。临床表现为晚期疾病的情况常见（占70%），常累及腹部器官、腹膜后结节和骨髓。过去大多数NLPHL可能被误诊为富淋巴细胞的HL。恶性细胞（因为它们惊人的核卷曲而被称为爆米花细胞）表达CD20，而不是CD30。患者多为男性，年龄在30～50岁，表现为累及一个或两个结节组（腋窝、颈部或腹股沟）的周围性淋巴结肿大。

要点 淋巴瘤分类

- 世界卫生组织的分类体系根据髓系、淋巴系或组织细胞/树突状细胞系对淋巴瘤进行分类，并提供不同疾病实体之间的区别。
- HL由两个不同的实体组成：CHL（占95%）和非经典型HL（占5%）。
- 慢性淋巴细胞白血病包括4种不同表现的亚型：结节硬化型（70%）、混合细胞型（20%～25%）、富淋巴细胞型（5%）和淋巴细胞耗竭型（＜5%）。

临床特征

HL和NHL均以淋巴疾病为主，可表现为累及单个淋巴结或器官的局限性病变或广泛播散性疾病。然而，这两种疾病的临床表现有明显的差异（表30.3）。

霍奇金淋巴瘤

大多数HL患者表现为无痛性不对称性淋巴结肿大，约40%的患者可能伴有出汗、发热、体重减轻（B症状）和瘙痒。B症状在晚期疾病中更为常见，因此在混合细胞型和淋巴细胞耗竭型的CHL中也更常见。酒精引起的疼痛是一个罕见的症状。

颈部淋巴结受累的比例为60%～80%，腋窝淋巴结受累的比例为6%～20%，腹股沟/股淋巴结受累的比例为6%～15%。诊断时，只有不到10%的患者会发生单纯的膈下淋巴结肿大。约30%的患者在临床检查中发现脾大。约80%的患者存在早期疾病，脾脏或骨髓受累的发生率很低，尽管这一情况因组织学亚型而异。

非霍奇金淋巴瘤

虽然大多数NHL患者表现为淋巴结增大，但结外

表30.3 霍奇金淋巴瘤与非霍奇金淋巴瘤临床特征的主要区别

	霍奇金淋巴瘤		非霍奇金淋巴瘤
年龄	年轻的成年人		常见年龄40～70岁
B症状	40%		20%
扩散	多为连续的淋巴结组		经常涉及多个远处淋巴结点
分期	＞80%的早期Ⅰ期和Ⅱ期		＞85%的晚期Ⅲ期和Ⅳ期
淋巴结组	胸部	65%～85%	25%～40%
	主动脉旁	25%～35%	45%～55%
	肠系膜	5%	50%～60%
淋巴结外疾病	中枢神经系统	＜1%	2%
	胃肠道	＜1%	5%～15%
	泌尿生殖系	＜1%	1%～5%
	骨髓	5%	20%～40%
	肺实质	8%～12%	3%～6%
	骨	＜1%	1%～2%

疾病远比HL更常见，骨髓受累也是如此，根据亚型的不同，超过80%的患者在确诊时已是晚期疾病。尽管如此，与HL相比，B症状在确诊时较少出现，约20%的患者会出现B症状。

所谓的惰性淋巴瘤占NHL的35%，淋巴结肿大可能是间歇性的。FL是典型的惰性淋巴瘤，占所有新诊断NHL的25%～30%。它通常在第六个十年被诊断出来。相反，DLBCL被认为是侵袭性的，但通常对治疗反应良好。DLBCL占所有NHL的35%，是最常见的B细胞型NHL，通常表现为淋巴结迅速增大。

要点 临床

- 大多数霍奇金淋巴瘤（HL）和非霍奇金淋巴瘤（NHL）患者表现为一组无痛性淋巴结肿大。
- 在HL中，大多数患者在诊断时为Ⅰ期或Ⅱ期；在NHL中，大多数患者在确诊时为Ⅲ期或Ⅳ期。
- 系统性症状在HL患者中的发生率是NHL患者的2倍。

分期和预后

由于淋巴瘤主要是淋巴组织的肿瘤（无论是结内还是结外），TNM分期系统并不适用。1970年引入了霍奇金淋巴瘤的Ann Arbor分期系统，该系统考虑了结节内病变程度和结外侵犯的存在。越来越多的人认识到肿瘤体积作为每个阶段的独立预后指标的影响，以及20世纪80年代CT的常规应用，导致1989年对分类进行了修改，Cotswold分类直到几年前才常规使用。它类似于最初的Ann Arbor分类，但将Ⅲ期进一步细分，额外的限定符“X”表示大块病变（表30.4）。

HL的预后取决于许多因素，包括：

- 年龄。老年患者预后更差（对于早期疾病，65岁以上患者的5年生存率为45%，而年轻患者的5年生存率超过90%）。
- 肿瘤亚型。混合细胞型和淋巴细胞耗竭型HL预后较差。
- 红细胞沉降率升高。
- 涉及多个节点（超过3个或4个节点）。
- 大块纵隔病变。
- 全身B症状。

2014年，Cotswold对Ann Arbor系统的修改被Lugano分类取代。这里的关键区别是对有限或早期疾病与晚期疾病的区别（表30.5）。

表30.4 淋巴瘤的分期（Cotswold分类）

分期	累及范围	
Ⅰ	一个淋巴结区或结外部位	
Ⅱ	横膈膜同侧的2个或2个以上的淋巴结区	
Ⅲ	累及横膈膜两侧的淋巴结区域或结构，细分为 1.累及脾和（或）脾门、腹膜和门静脉 2.腹主动脉旁、髂骨或肠系膜结节	
Ⅳ	指定“E”以外的结外部位	
其他限定	A	无症状
	B	发热、出汗、体重减轻（至体重的10%）
	E	累及单个结外部位，邻近已知的淋巴结部位
	X	大肿块＞10cm，最大尺寸
	CS	临床分期
	PS	病理分期；以限定部位的下标表示（M.骨髓；H.肝；L.肺；O.骨；P.胸膜；D.皮肤；S.脾）

改编自：Lister TA，Crowther D，Sutcliffe SB，et al. Report of a committee convened to discuss the evaluation and staging of patients with Hodgkin's disease：Cotswolds meeting. J Clin Oncol. 1989；7：1630-1636

表30.5 Lugano分期分类[a]

分期	侵犯范围
局限期	
Ⅰ	仅侵及单一淋巴结区域（如淋巴结、脾、Waldeyer环）[b]
ⅠE	侵及单一结外器官不伴有淋巴结受累
Ⅱ	侵及横膈肌一侧≥2个淋巴结区域
ⅡE	邻近淋巴结外±横膈同侧其他淋巴结区域累及
Ⅱ伴大包块[c]	根据组织学和预后因素，可以是局限性或晚期 测量最大肿块的最大直径 HL：肿块＞10cm或CT上＞1/3胸部直径 FL：肿块＞6cm DLBCL：肿块＞10cm
A	不再需要PA CXR
进展期	
Ⅲ	侵及横膈肌上下淋巴结区域，或横膈肌以上淋巴结区受侵伴脾脏受侵。不再区别ⅢE和ⅢS
Ⅳ	弥漫性/播散累及≥1个结外器官±淋巴结受累或非邻近的结外受累伴Ⅱ期淋巴结病变或Ⅲ期结外器官受累
NB：包括脑脊液、骨髓、肝脏或肺的任何受累，除外ⅡE期的直接侵犯[d]	

a.描述了Cotswolds分类系统和Lugano分类系统之间的主要区别
b.Waldeyer's环、胸腺和脾被认为是淋巴结或淋巴引流部位
c.不再使用“X”下标
d.任何因连续或非连续扩散而累及肝脏的疾病应被视为Ⅳ期
“B”症状仅用于HL
HL.霍奇金淋巴瘤；FL.滤泡性淋巴瘤；DLBCL.弥漫性大B细胞淋巴瘤；PA CXR.正位X线片。
改编自：Cheson BD，Fisher RI，Barrington SF et al. Recommendations for the initial evaluation，staging and response assessment of Hodgkin and non-Hodgkin lymphoma：the Lugano classification. J Clin Oncol. 2014；32：3059-3068

虽然应用了改良的Ann Arbor分类，但它从来没有像在NHL中那么有用，因为NHL的预后更多地依赖于组织亚型、肿瘤体积和特定器官的受累，而不是分期。在NHL中，关键问题是疾病是否局限于特定区域，疾病对终末器官如骨髓的影响，以及症状学。由于NHL的扩散比HL更随机，Cotswold分期系统对确定预后亚组的帮助较小。卢加诺分类也适用于NHL，大病定义取决于亚型（表30.5）。

大量研究已应用于开发NHL的稳健预后指数，这些指数既简单又有区别。这些指数不仅有助于对单个患者的管理，而且有助于对临床试验结果进行有意义的比较。国际预后指数（international prognostic index，IPI）由一个国际合作组织开发。对于DLBCL，有5个因素对预后有意义：年龄＞60岁、LDH升高、美国东部肿瘤协作组行为状态评分＞1（即非卧床）、Ⅲ期或Ⅳ期，以及结外累及部位数目＞1个。

根据存在的不良预后特征的数量，可识别四个风险组。在单抗时代之前，低风险组（没有或存在一个预后因素）患者的5年生存率超过70%，而高危组（存在4个或5个因素）患者的5年生存率仅为25%。最近，个别亚型NHL的基因表达对预后的重要性已经变得明显，正如之前在DLBCL中所描述的，其中亚型生发中心型比活化B细胞亚型预后更好，这与IPI无关。在初始指标中，预后因素包括年龄超过60岁、血清LDH升高、血红蛋白低于12g/dl、疾病Ⅲ期或Ⅳ期以及有4个以上的结节累及部位。最新修订的评分系统（FLIPI 2）包括血清$β_2$微球蛋白升高和淋巴结最长径超过6cm。

就该指数而言，共识别了9个结节部位（右颈和左颈；右侧腋窝和左侧腋窝；纵隔；主动脉旁；肠系膜；以及右侧和左侧腹股沟）。组织学因素也很重要；Ⅰ级、Ⅱ级和Ⅲa级FL的治疗方式相似，而Ⅲb级FL现在被视为DLBCL。最近研究表明，基因表达在FL中提供了重要的预后信息。在其他NHL亚型中，其他预后因素也很重要。在套细胞淋巴瘤（mantle cell lymphoma，MCL）中，Ki-67增殖指数比任何其他组织学或临床标准具有更大的预测价值，且预后通常很差。

儿童淋巴瘤的临床症状与成人淋巴瘤不同，结外受累更为常见，尤其是胃肠道，包括肾脏和胰腺在内的实质脏器，以及头颈部等结外部位。在这些情况下，采用St. Jude或Murphy分期更为合适，因为它考虑到结外疾病增加的发生率（表30.6）。

对于原发结外淋巴瘤（见后文），可以使用改良的Ann Arbor分期。其他正在使用的分级系统包括用于小淋巴细胞淋巴瘤（small lymphocytic lymphoma，SLL）/CLL的Rai或Binet系统。

表30.6 儿童非霍奇金淋巴瘤Murphy分期系统

分期	侵及范围
Ⅰ	单个肿块（结外）或单个淋巴结区域，除外纵隔和腹部起源
Ⅱ	单个肿块（结外），伴有区域淋巴结浸润
	横膈同一侧病变，≥2个淋巴结区域
	2个单独的（结外）肿块，有或没有累及膈膜同一侧的淋巴结区域
	可完全切除的原发于胃肠道肿块（通常在回盲部），伴或不伴相关肠系膜淋巴结累及，大体全部切除
Ⅲ	横膈两侧的单发肿瘤（结外）
	横膈上方及下方的2个及2个以上淋巴结区域
	所有原发于胸腔的病变（纵隔、胸膜、胸腺）
	所有广泛的未完全切除的原发腹腔病变，未切除
	所有椎旁或硬膜外肿瘤，无论其他肿瘤部位如何
Ⅳ	上述任何一种疾病最初累及中枢神经系统和（或）骨髓

肿瘤扩散模式

HL倾向于以可预测的方式通过淋巴引流路径从一个淋巴结组或区域扩散到下一个相邻的组。因此，在CT分期时，颈部淋巴结受累应仔细检查前纵隔和中纵隔淋巴结组。同样，在存在巨大的纵隔病变时，应注意上腹膜后、腹膜、门脉和脾门部位。淋巴结转移通常是疾病的唯一表现。原发性结外HL非常罕见，是一种排除性诊断，尽管HL累及毗邻器官并不罕见。例如，巨大的前纵隔疾病可以累及邻近的肺实质或胸壁，但这不影响疾病的分期或预后，在分期时将其命名为“E”。相反，周围胸膜下肺结节与纵隔肿块不毗邻，则提示血行播散和播散性疾病，这将被归类为Ⅳ期。随着疾病的进展或复发，内脏受累，肝、脾、肺和骨骼可见肿瘤浸润。

NHL通常是一种播散性疾病，通过血行播散累及淋巴结组，可累及多个器官，包括骨髓。因此，在CT上可以看到颈部和骨盆的淋巴结增大，胸部或腹部没有淋巴结异常，而这种分布在HL中最为罕见。这种不可预测性使得全身分期技术势在必行。然而，NHL的个别亚型与某些疾病类型有关。明显脾大是脾边缘区淋巴瘤和MCL的特征，后者常合并肠道受累。巨大的前纵隔肿块伴中心静脉阻塞和肝、肾或肾上腺病变，但很少或没有淋巴结病变，使原发性纵隔大B细胞淋巴瘤（primary mediastinal large B-cell lymphoma，PMBL）成为最可能的诊断。而表现为广泛的腹膜病变，累及内脏和女性生殖系统，提示为BL。某些类型的非霍奇金淋巴瘤与中枢神经系统或脑膜病变密切相关，尤其是睾丸和头颈部淋巴瘤，这种相关性可能需要筛查颅脑-脊髓轴或预防性鞘内治疗。随着疾病的发展，结节淋巴瘤可能会扩散到邻近结构。在腹膜后，这可能会影响椎旁和椎旁结构，从而导致神经压迫。在肠系膜，扩散到相邻肠环是常见的，从而导致移位、包绕或压迫。随着疾病的进展，可能发生腹膜受累，在放射学上与腹膜癌无法区分。

通常，CT上的病变表现可能会为诊断提供线索。因此，累及颈部淋巴结和Waldeyer环的组织提示NHL而非HL。前纵隔和中纵隔的淋巴结增大提示为NHL，而肠系膜病变，无论是否伴有肠道受累，都强烈支持NHL的诊断（表30.3）。

影像学

淋巴结病变

断层成像

一段时间以来，CECT一直是淋巴瘤分期和随访的首选方法。它能够为经皮引导活检提供最合适的病变定位。超声在分期中的价值有限，因为受累的淋巴结无特异性表现，尽管多普勒超声上结节的血流灌注模式可提示诊断。超声的主要价值在于为活检提供影像学指导。虽然MRI在检测淋巴结肿大方面与CT一样准确，但它的作用基本上是辅助性的。与CT和超声一样，受累的淋巴结不能仅通过大小标准来诊断（图30.2）。包括高场强MRI在内的扫描技术进步使全身MRI研究成为可能。在过去的十年里，有许多研究将这些技术用作分期工具，特别是在需考虑辐射剂量的儿科患者中。淋巴瘤的全身DWI可能在淋巴瘤与其他原因引起的恶性淋巴结肿大中起到鉴别作用。

正电子发射断层扫描和正电子发射断层扫描/计算机断层扫描

断层成像不能发现正常大小的异常淋巴结，也不可能区分继发于淋巴瘤的淋巴结增大和反应性增生。功能性放射性核素可以发现其中差异。FDG-PET已经取代了镓（^{67}Ga）-柠檬酸核素扫描。在大多数淋巴瘤中，葡萄糖代谢增加导致细胞对FDG摄取增加，在检测淋巴结和结外疾病方面的准确性等同于或优于CT。PET/CT在高达40%的患者中可以进行提前分期，因此改变治疗在HL中比在NHL中更常见。在NHL中，FDG-PET为显示肿瘤负荷以及是否存在结外病变提供了重要信息（图30.3）。除了少数恶性T细胞淋巴瘤、皮肤淋巴瘤和小淋巴细胞性淋巴瘤外，大多数NHL表现为FDG摄取增加。在FL中，特定淋巴结组较高的FDG摄取可能提示组织学转变，这可以通过经皮活检来证实。PET/CT可以准确定位形态异常及其相关的功能改变。关于是否有必要进行全面诊断性CT增强作为PET/CT研究的一部分，或者衰减校正的低剂量CT是否足够的问题，争论仍在继续。目前的指南建议在确诊时进行诊断性增强CT，之后如果没有贡献则可以省略。增强CT也被推荐用于临床试验和放射治疗计划中的淋巴结计数。在这些指南中，最大直径＞1.5cm的淋巴结认为是增大，建议最多使用6个可在2个垂直直径内测量的淋巴结作为治疗靶点。

要点 淋巴结成像：常规

- CT和MRI对淋巴结病变的识别仅取决于淋巴结的大小。
- CT和MRI在膈肌以下的区域具有同等的敏感性。
- 超声检查在解决问题和指导活检方面发挥了重要作用。
- FDG-PET/CT可以在正常大小的淋巴结中识别出病变。
- 淋巴瘤可累及身体任何解剖部位的淋巴结。

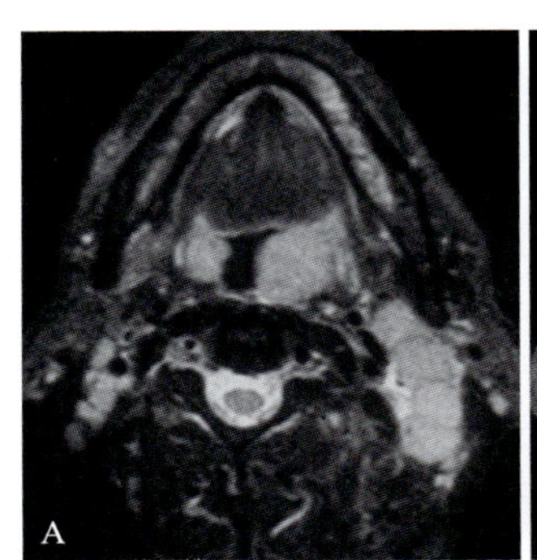

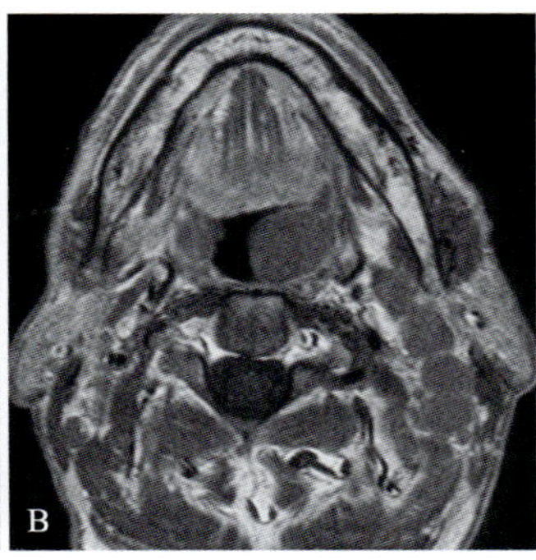

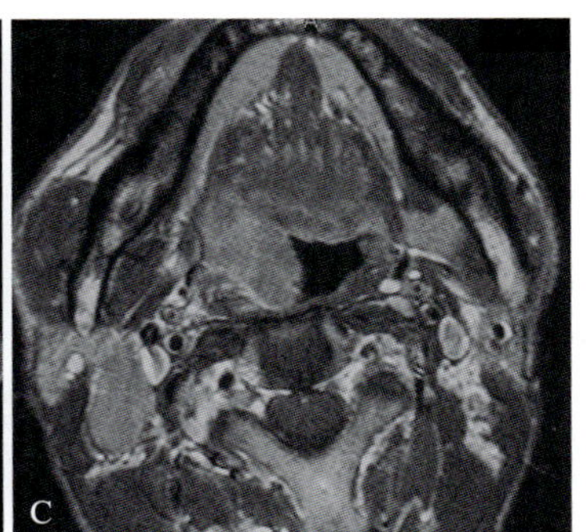

图30.2 A.轴位T2WI显示双侧扁桃体区淋巴瘤受累，左侧有增大淋巴结呈长T2信号。在多个正常大小的右侧2级淋巴结中可见高T2信号；B.相应的T1WI显示受累淋巴结内均匀的低信号；C.同一患者。注射对比剂后，右侧2级淋巴结和右侧扁桃体区肿块均匀中等强化

颈部

60%～80%的HL患者会出现颈部淋巴结肿大。它通常最初累及颈内静脉旁淋巴结链，并进一步扩散到脊柱附件和横向颈淋巴结链。NHL的受累模式比HL更随机（图30.2）。注射对比剂后的强化通常是轻到中度，淋巴结内的中央坏死很少见。MRI对确定下颈部和锁骨上窝淋巴瘤的范围可能特别有用。

胸部

60%～85%的HL患者和25%～40%的NHL患者出现胸腔内淋巴结肿大。结节硬化型HL患者几乎都有前纵隔病变。纵隔的淋巴结累及包括血管前和气管旁（占84%；图30.4A）、肺门（占28%）、隆突下（占22%）和其他部位（占5%），包括肺、内乳和前纵隔（图30.4B、C）。在NHL中发生率各不相同，但可能包括上纵隔（占34%）、肺门（占9%）、隆突下（占13%）和其他部位（≤10%）。

大多数HL病例表现为两个或多个淋巴结组增大，而多达50%的NHL病例只有一个淋巴结组受累。肺门淋巴结肿大在无纵隔受累的情况下很少见，尤其是在HL。尽管胸廓内动脉旁和心旁区的淋巴结在初次时很少受累，但它们作为复发部位变得很重要。回顾这些淋巴结很重要，因为稍增大的淋巴结很容易被忽视。

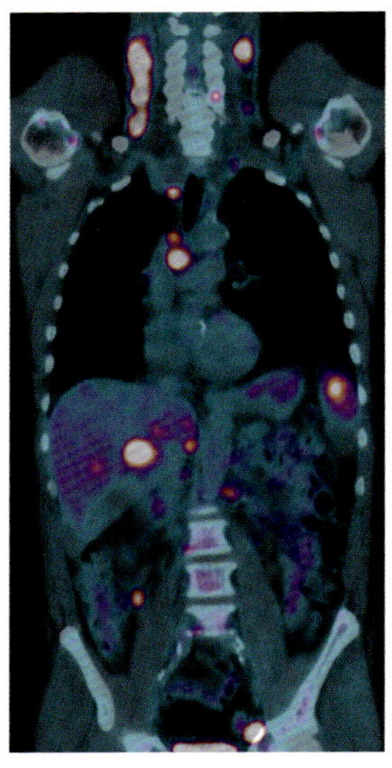

图30.3　常规CT上Ⅱ期HL患者的冠状位融合PET/CT图像。肝、脾和骨中有FDG摄取增加的区域，提示为Ⅳ期疾病

治疗前淋巴结出现钙化是很罕见的。囊性变可见于HL和NHL，尤其是伴有较大的前纵隔肿块的情况下，这是PMBL的一个特征（图30.5）。在HL和NHL中均可见胸腺浸润性病变，常与前纵隔结节病变难以鉴别。较大的前纵隔肿块是HL的不良预后因素。HL和NHL的腋窝淋巴结在CT上也很常见（图30.4B）。保留正常的脂肪门有助于鉴别良性反应性增生和淋巴瘤。

要点　膈肌上淋巴结病变

- 60%～80%的霍奇金淋巴瘤（HL）患者颈淋巴结增大，这也是非霍奇金淋巴瘤（NHL）的常见表现。
- 60%～80%的HL患者和25%～40%的NHL患者在确诊时有先天的血管和气管旁淋巴结病变。
- 较大的前纵隔肿块可能是胸腺区域淋巴瘤浸润性病变的表现。

腹部和盆腔

在临床表现上，25%～35%的HL患者和45%～55%的NHL患者有腹膜后淋巴结受累。超过50%的NHL患者有肠系膜淋巴结受累，而HL患者的肠系膜淋巴结受累比例不到5%。与NHL相比，HL在腹腔内其他部位的受累较少见。考虑到HL的扩散方式，膈肌角淋巴结受累时，应仔细检查腹主动脉淋巴结。约33%的患者会出现腹腔、脾门和肝门淋巴结受累，而受累的脾门淋巴结几乎总是与弥漫性脾浸润有关。门静脉和下腔静脉之间的Winslow孔（门腔间隙）的淋巴结应该仔细评估，该处淋巴结增大很容易被忽视（图30.6）。

在NHL中，淋巴结受累通常是不连续的大块状，

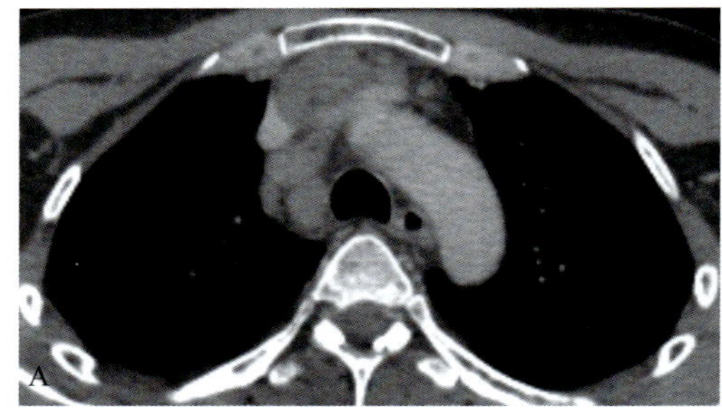

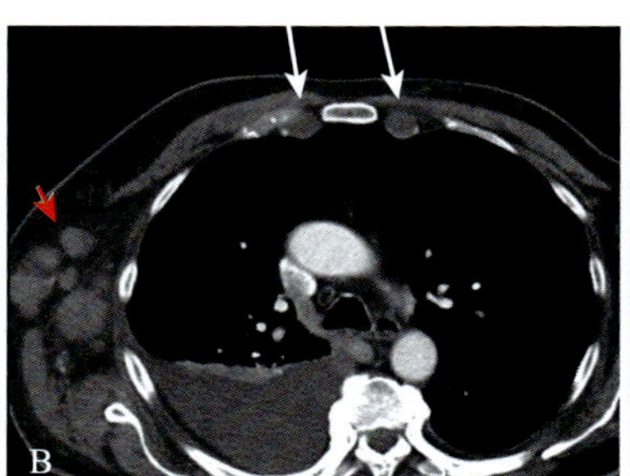

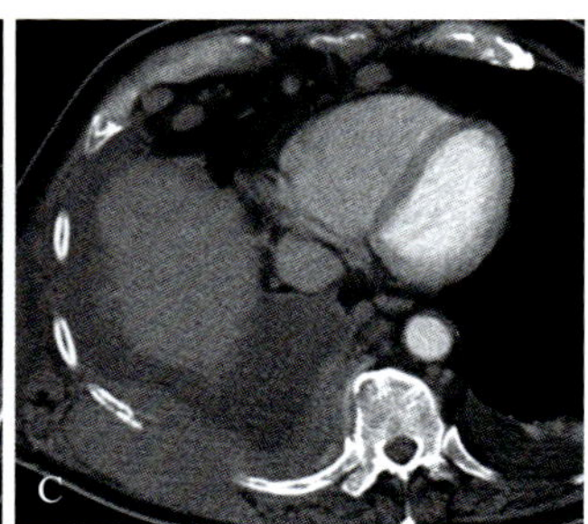

图30.4　A. HL患者的前纵隔和中纵隔淋巴结肿大；B. 双侧胸廓内（白色箭头）和右腋窝淋巴结（红色箭头）肿大伴右侧胸腔积液；C. 多发横膈和心包旁淋巴结。右侧膈肌角后淋巴结异常，后胸壁肿块较大，并累及胸膜前部和胸壁肌肉组织

并且经常与结外疾病有关（图30.7A）。可见散在的肠系膜淋巴结增大或肿块，可伴有或不伴有腹膜后淋巴结增大。原发性结外淋巴瘤累及腹部脏器时，常可观察到区域性淋巴结受累。在淋巴瘤患者中，多个正常大小的肠系膜淋巴结的存在可能提示受累（图30.7B）。肠系膜出现小结节和条片状病变需警惕，淋巴瘤是导致肠系膜浑浊的原因之一。在HL和NHL患者中，任何盆腔淋巴结群均可受累。临床表现为腹股沟/股淋巴结肿大的病例在HL中不到20%。

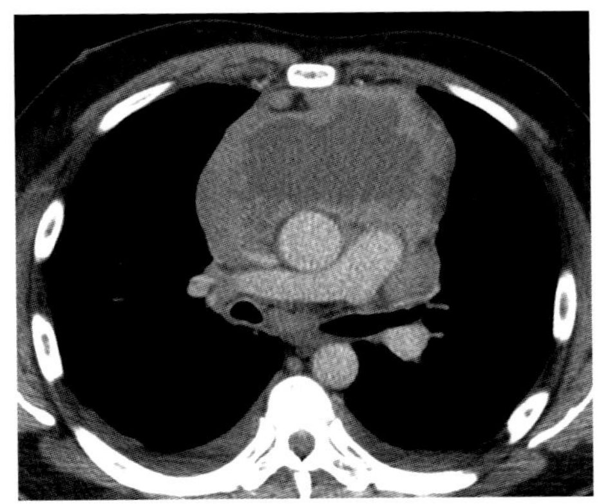

图30.5 原发性纵隔大B细胞淋巴瘤。轴位增强CT显示大的前纵隔肿块取代了正常胸腺。注意肿块内的低密度，提示囊变坏死

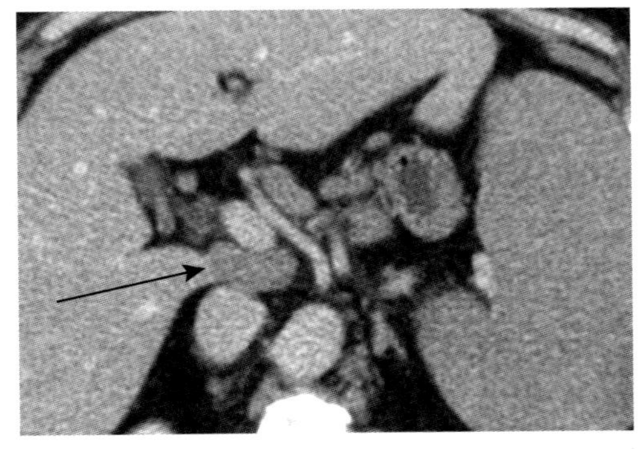

图30.6 轴位增强CT。HL患者增大的门腔间隙淋巴结（黑色箭头）

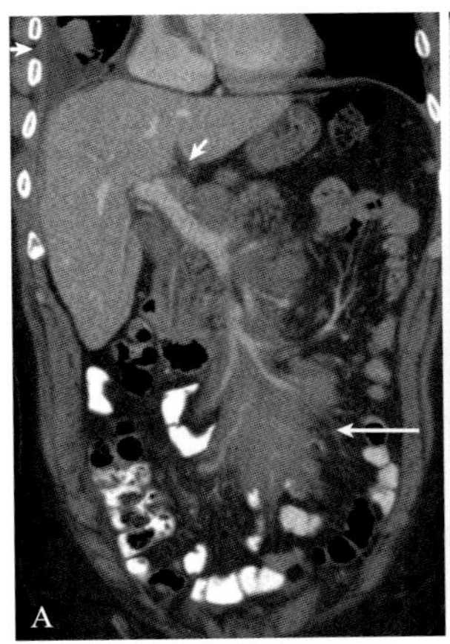

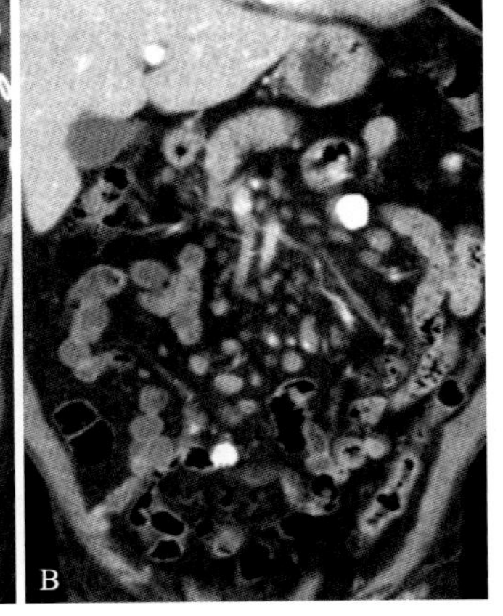

图30.7 A.冠状位重建CT显示淋巴瘤累及肠系膜（长箭头），并伴有肝门部淋巴结增大（短箭头）；B.在另一位NHL患者中，多个微肿大的肠系膜淋巴结和模糊的肠系膜

要点 腹部淋巴结病变

- 腹膜后淋巴结病变在非霍奇金淋巴瘤（NHL）中比在霍奇金淋巴瘤（HL）中更常见。
- 超过50%的NHL病例出现肠系膜淋巴结病变。
- 约30%的HL患者的腹膜、脾门和肝门淋巴结受累。

结外病变

约30%的NHL病例主要发生在除脾或骨髓以外的结外部位。结外受累最常见的病理亚型是DLBCL、MALT和FL，最常见的受累部位依次是Waldeyer环、胃和小肠、软组织和眼眶。淋巴瘤是由于淋巴结病变扩散到邻近的结构和器官或作为广泛播散的一部分而发生的。虽然后者是IPI的不良预后因素，但IE期或IIE DLBCL的预后不像Ⅳ期疾病那样差，除非它发生在睾丸。结外NHL的发病率明显增加，尤其是在胃肠道和中枢神经系统。内脏淋巴瘤可以类似许多其他疾病，重要的是要认识到它多变的放射学表现。

在结外病变的分期方面，FDG-PET通常比CT更敏感，这主要是因为它能够显示骨髓受累。FDG-PET/CT在确定器官受累方面也比CT更敏感，灵敏度高达85%，而CT的灵敏度仅为37%（图30.3）。使用PET或PET/CT可导致高达40%的病例被发现。然而，在一些低度恶性NHL中，CT更为敏感。

胸部

继发性肺实质受累最常见的是累及肺门或纵隔淋巴结。胸部X线片显示，肺实质受累在HL中的发生率（12%）是NHL的3倍。在NHL中，除非有过纵隔放疗，否则实质受累几乎总是伴有胸腔内的淋巴结增大，而在NHL中，高达50%的病例肺或胸膜病变是单独发生的。HL和NHL的X线改变各不相同。最常见的模式是一个或多个类似原发癌或转移的离散淋巴结，可能形成空洞（图30.8）。原发（或孤立的）肺淋巴瘤并不常见（占所有结外表现的1%），通常被认为是NHL，特别是低度恶性B细胞淋巴瘤，如MALT淋巴瘤，DLBCL占其余15%～20%。恶性T细胞淋巴瘤通常无痛、大结节，或有实变，随着时间的推移而稳定。DLBCL更具侵袭性，具有公认的快速增长和空洞。肺淋巴瘤的多样表现给诊断带来了特别的挑战，因为许多患者可能存在其他导致肺部疾病的因素。

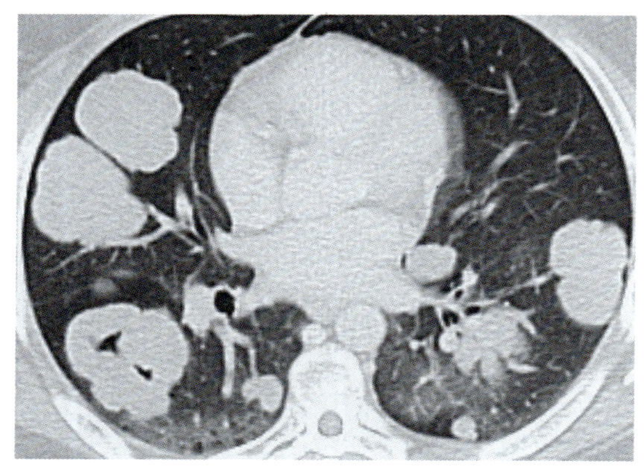

图30.8 一名移植后淋巴增生性疾病患者的胸部轴位CT显示两肺内多发大小不等的结节影

胸腔积液几乎总是伴有纵隔淋巴结肿大，CT检查显示超过50%的纵隔淋巴结病变患者出现胸腔积液（图30.4B）。大多数胸腔积液是来自静脉或淋巴阻塞的单侧渗出，而不是直接肿瘤浸润。胸壁受累通常是由于前纵隔肿块直接延伸所致。较少见的是，NHL可能发生在胸壁，而骨质破坏相对少见。6%的HL患者在发病时可在CT上看到心包积液，并伴有毗邻心包的巨大纵隔淋巴结肿大。心脏内肿块可与T细胞淋巴瘤和侵袭性淋巴瘤一起发生，尤其是在艾滋病相关淋巴瘤（AIDS-related lymphomas，ARL）的情况下。

胸腺受累出现在30%的新诊断的HL患者中，这是PMBL的一个特征（图30.5）。由于胸腺被视为淋巴组织，胸腺受累不影响分期。CT和MRI复查时，胸腺内可见囊肿和钙化。化疗结束后的良性胸腺反应性增生很难与复发相鉴别。

要点

- 继发肺实质受累在霍奇金淋巴瘤（HL）中的发生率是非霍奇金淋巴瘤（NHL）的3倍。
- HL的肺部受累几乎总是与纵隔淋巴结病变有关。
- 大多数原发于肺的低度恶性淋巴瘤是黏膜相关淋巴组织（MALT）或支气管相关淋巴组织肿瘤。

乳腺原发淋巴瘤非常罕见，在所有乳腺肿瘤中所占比例不到1%，在所有淋巴瘤中所占比例约为2%。肿块通常是孤立的，但文献中也有同时期的双侧疾病和不同时期的对侧疾病的描述。在继发性淋巴瘤中，可能有多个肿块伴发巨大的腋窝淋巴结病变。乳房假体相关的间变性大细胞淋巴瘤是一种新的暂时性实体病变，表现为在生理盐水和硅胶假体周围的包膜内复发性浆液性积聚。

腹部

脾、肝

约30%的HL患者的脾受累，通常伴有膈膜上下的淋巴结病变。在分期中，脾被视为一个淋巴结，但在HL中，脾增大并不是疾病的进展可靠指标。断层成像在检测脾受累方面是不可靠，因为浸润性病变通常是微观的。有时在断层影像上可见大于1cm的局灶性脾结节（图30.9）。然而，由于早期疾病和隐匿性脾浸润的患者将接受多药化疗，而且FDG-PET/CT很好地显示了病变的受累情况，所以常规影像未能发现HL的脾浸润在临床上并不那么重要。

高达40%的NHL患者在不同阶段有脾受累。这是MCL和脾边缘区淋巴瘤的一个特殊特征，可发生巨大的脾大。原发性脾淋巴瘤通常表现为一个或多个肿块，而不是单纯的脾大，也可见粟粒结节。脾大通常提示弥漫性浸润性病变，梗死是常见的并发症。如果CT上脾的头尾长度≥13cm，则定义为脾大。

在HL中，约5%的患者在疾病表现时有肝脏受累，几乎总是伴有脾受累。在NHL中，约15%的患者有肝脏浸润，在儿科人群中发病率较高。肝脏原发淋巴瘤是一种极其罕见的疾病，在放射学上与其他形式的肝脏恶性肿瘤难以区分。

与脾的其他疾病一样，肝淋巴瘤通常表现为门静脉周围的微小浸润性病变，虽然CT可见门静脉周围低密度影，但横断面成像通常难以发现。肝大提示存在浸润性病变。较大的受累病灶仅见于5%～10%患者，类似于其他来源的转移性疾病（图30.9）。

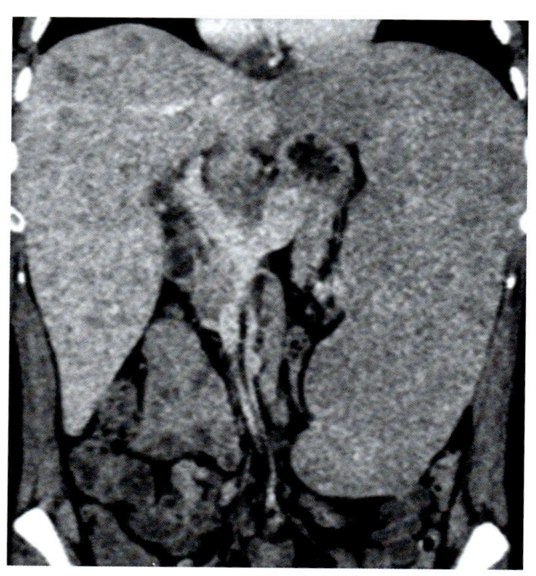

图30.9 一名非霍奇金淋巴瘤患者冠状位增强CT显示巨脾和局灶性肝、脾结节

要点　脾、肝受累

- 在10%霍奇金淋巴瘤（HL）中，脾是唯一受累的横膈下病变。
- 脾大不是HL疾病的可靠指标。
- 肝脏受累几乎总是与脾浸润有关。
- 只有5%～10%肝病变患者在横断面成像上可发现局灶性病变，类似于转移瘤。
- 肝大是淋巴瘤浸润性病变的强烈征兆。

胃肠道是原发性结外淋巴瘤最常见的发生部位，约占胃肠道肿瘤的1%，在5%～10%的成人患者中是最初受累的部位。原发性胃肠道淋巴瘤通常是单灶性的。由于淋巴瘤多起源于肠系膜或腹膜后，继发性受累较为常见。通常涉及多个淋巴结区域。在原发性和继发性病变中，胃是最常见的受累器官（占50%），其次是小肠（占35%）、大肠（占15%）和食管（＜1%）。在儿童中，这种疾病几乎完全发生在回盲部。

胃原发性淋巴瘤占胃肿瘤的2%～5%，常见的影像学表现为多发结节，有些伴有中心性溃疡；大的真菌样病变；弥漫性浸润性病变，壁层明显增厚，有时延伸至十二指肠；以及局限性息肉样变。CT通常显示广泛的胃壁增厚，以及相关的淋巴结病变（图30.10A）。扩散到邻近器官的情况各异。在确诊时胃MALT淋巴瘤通常是局灶性的，导致轻微的胃壁增厚，即使是专门的CT检查也可能无法识别，但可以通过内镜超声识别。欧洲医学肿瘤学会建议建立一种考虑壁层侵袭深度的分期系统，因为这与预后更密切相关。多达25%的患者发生多器官受累，因此可能需要大范围的成像来进行分期。

淋巴瘤占所有原发小肠肿瘤的50%，最常发生在回肠末端，近端较少发生。肠壁增厚导致肠段狭窄并伴有梗阻症状，这种症状在临床上很常见（图30.10B）。扩张和收缩的交替区域是最常见的表现。有时，可见大小不同的多发性黏膜下结节或息肉，主要位于回肠末端。这种形式容易发生肠套叠（通常是回盲部或回肠）。

原发性淋巴瘤仅占所有结肠肿瘤的0.05%，通常累及盲肠和直肠，而继发性淋巴瘤通常分布广泛且多中心。最常见的表现是弥漫性或节段性分布的黏膜下结节，直径0.2～2cm，可见局限性外生性息肉样肿块，通常位于盲肠，除非同时累及末端回肠，否则无法与结肠癌区分。

原发于胰腺的淋巴瘤导致孤立性肿块或弥漫性浸润性病变罕见，仅占胰腺恶性肿瘤患者的1.3%，占NHL患者的2%。继发性胰腺受累最常见的原因是邻近淋巴结病变的直接浸润，可能是局灶性或块状（图30.11）。

要点　胃肠道

- 胃是胃肠道淋巴瘤最常见的部位，可能是原发的，也可能是继发性的。
- 淋巴瘤占所有原发性小肠肿瘤的50%，其中50%的病例是多灶性的。
- 结肠和直肠受累仅占结肠肿瘤的0.5%。

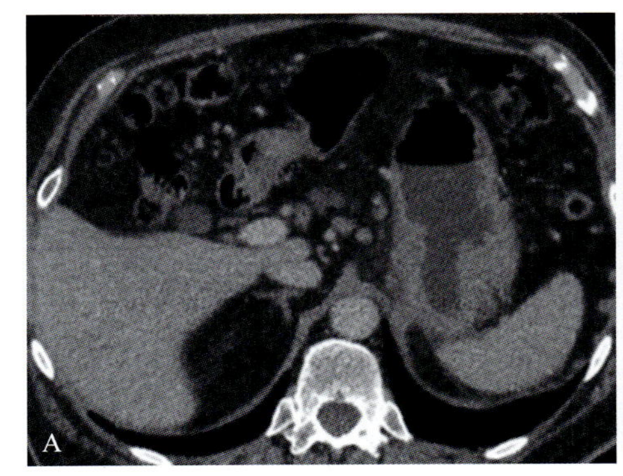

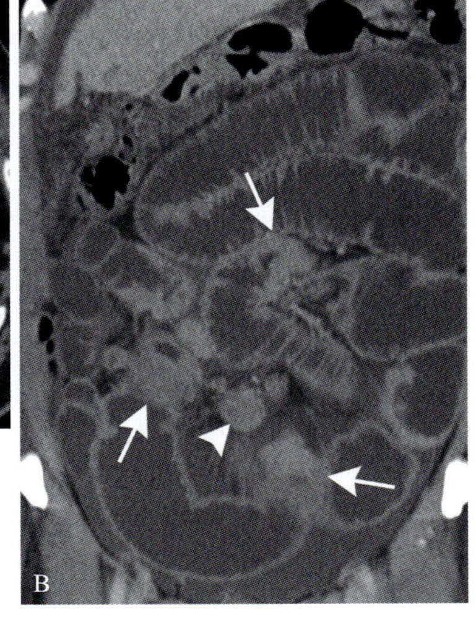

图30.10　A.胃弥漫性大B细胞淋巴瘤。胃底周围有明显的胃壁增厚，延伸至近端的大小弯，伴有多个病理性胃肝淋巴结。B.冠状位重建CT显示广泛的小肠淋巴瘤，伴有多个区域的肠壁增厚，导致部分梗阻（长箭头）并伴有肠系膜淋巴结肿大（短箭头）

泌尿生殖系统

虽然发病时不常累及泌尿生殖道，但在终末期疾病中，超过50%的病例会累及泌尿生殖道的一部分。睾丸是最常见的受累器官，其次是肾脏和肾周间隙。膀胱、前列腺、子宫、阴道和卵巢的受累较为罕见。

近90%的肾脏病例为高度恶性非霍奇金淋巴瘤（DLBCL，BL）。在超过40%的患者中，疾病仅在复发时发生，5%的病例在CT分期时可见肾脏受累。最常见的表现是多发性肿块（60%），其次是单发肿块（10%～20%），以及从腹膜后直接侵入肾门和肾窦（25%）。在超过50%的病例中，CT上未显示伴有腹膜后淋巴结肿大。通常，肾周间隙可见软组织肿块，偶见肾包绕，CT上未见实质侵犯的证据。弥漫性肾脏浸润伴全肾增大是一种罕见的表现。静脉注射对比剂后的表现多种多样，但通常均匀的低强化组织取代了正常的强化实质（图30.12）。一种特别罕见的疾病是孤立性输尿管周围淋巴瘤，在NHL和HL中都有描述。

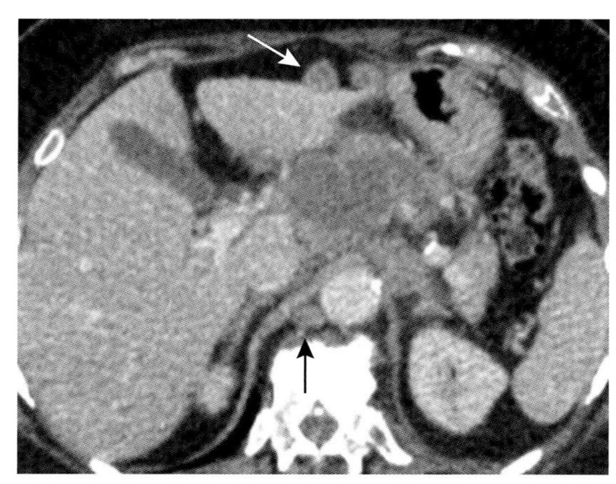

图30.11 胰腺弥漫性大B细胞淋巴瘤患者的增强轴位CT。胰腺头部和胰体内有一不规则的、边界不清的相对低密度肿块。注意腹膜局灶增厚（白色箭头）和病理性膈肌角后淋巴结（黑色箭头）

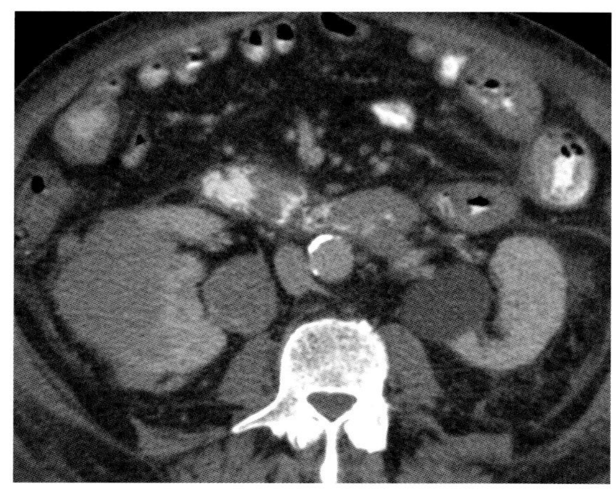

图30.12 轴位增强CT显示右肾淋巴瘤性浸润性病变。肾周间隙外侧可见一散在淋巴结，肾后间隙可见斑块状浸润性病变。还要注意非霍奇金淋巴瘤患者的多灶性小肠受累

膀胱原发淋巴瘤极为罕见，尽管在尸检中发现10%～15%淋巴瘤患者会发生继发性膀胱癌。CT和MRI表现无特异性，可见弥漫性广泛增厚的膀胱壁或大的结节状肿块，两者与移行细胞癌难以区分。惰性MALT淋巴瘤多见于老年妇女，通常有频繁的膀胱炎病史。

肾脏排泄物中的FDG限制了PET/CT在肾路淋巴瘤诊断中的应用。

原发性前列腺淋巴瘤的预后很差。在大多数病例中，弥漫性浸润性累及整个前列腺和前列腺周围组织。继发性腺体受累要常见得多。从盆腔淋巴结直接延伸至前列腺的情况常见于非常严重病变。

睾丸淋巴瘤是60岁以上人群中最常见的睾丸肿瘤，但仅占所有睾丸肿瘤的5%。有1%～2%的男性非霍奇金淋巴瘤患者会出现这种情况。在临床表现上，80%的病例位于睾丸和腹盆腔淋巴结。这与Waldeye环、中枢神经系统和皮肤的淋巴瘤有关。在超声上，病变通常具有非特异性的表现，局灶性回声降低。一种公认的模式是整个睾丸反射率的弥漫性降低。10%～25%的病例为双侧受累。

在晚期、广泛性淋巴瘤中，女性生殖器常继发受累。孤立的淋巴瘤受累是罕见的。肿瘤主要起源于子宫颈，CT和MRI可能显示为大肿块（图30.13）。子宫体受累通常会导致弥漫性增大，具有类似于子宫肌瘤的分叶轮廓，尽管肿瘤很大，但在所有序列上的MRI信号强度相对均匀，保留了上皮细胞的特征（图30.13）。同

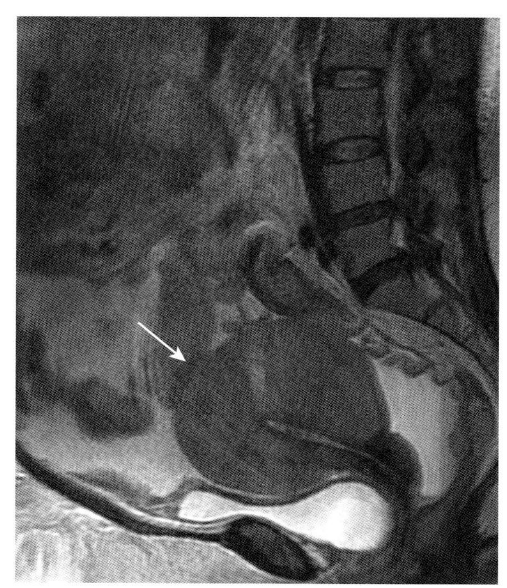

图30.13 子宫体淋巴瘤。矢状位T2WI显示子宫体整体增大（箭头），均匀的中间T2信号取代了正常的低信号肌层

样，宫颈和（或）阴道的原发淋巴瘤的特点是有一个巨大的外生性肿块。卵巢淋巴瘤不太常见，预后也较差，因为肿瘤在发现时通常是更晚期。与原发性卵巢上皮癌一样，受累通常是双侧的，横断面影像上的表现是相同的。DLBCL和BL型是影响卵巢的最常见的亚型。

要点　泌尿生殖系统

- 睾丸是生殖道淋巴瘤最常见的受累部位，尽管只占所有睾丸肿瘤的5%。
- 肾脏的淋巴瘤受累通常与肾损害无关。
- 前列腺淋巴瘤预后较差，而膀胱淋巴瘤预后较好。
- 女性生殖道原发性淋巴瘤罕见，在MRI上的表现最为显著。

原发性肾上腺淋巴瘤很少见，通常发生在60岁以上男性。肾上腺的继发性受累通常在常规腹部CT上用于分期（在≤6%病例中可见），肾上腺功能不全极为罕见。受累通常是双侧的，与转移瘤很难区分，尽管它很容易与腺瘤相鉴别。

中枢神经系统

原发性中枢神经系统淋巴瘤（primary central nervous system lymphoma，PCNSL）最初局限于中枢神经系统。它几乎完全发生在大脑而不是脊髓，最常见于40～60岁人群，在10岁有一个单独的高峰。几乎所有的PCNSL都是DLBCL。20世纪90年代艾滋病发病率的显著增加现在已经开始随着CART的出现而逆转。在CT或MRI上，超过50%的病变发生在大脑白质内，靠近或在胼胝体内（图30.14）。大多数发生在脑室的室管膜表面。约15%的病例累及基底节和丘脑的深层灰质。在10%的病例中，淋巴瘤发生在颅后窝，20%的病例为多发性。在与艾滋病相关的PCNSL中，多灶性要常见得多，高达50%的病例可见。在CT平扫上表现为密度增加，静脉注射对比剂后均匀强化是典型表现；只有大约10%的病变不显示强化。钙化非常罕见，周围血管源性水肿相对较轻。在MRI上，典型的表现为T2WI上相对于周围正常组织呈高信号或等信号的肿块。DWI可见弥散受限，注射钆对比剂后，通常有均匀的强化（图30.14）。环状强化是艾滋病相关PCNSL的一个特征。PCNSL通常具有明显的FDG亲和性，这有助于与弓形虫病等感染性病变的鉴别诊断。

10%～15% NHL患者在病程中的某个时间会发生继发性大脑受累。患有睾丸、眼眶或鼻窦疾病的患者风险增加，结外多部位病变的患者也是如此。继发性脑损害在HL中是非常罕见的，因此，对于已知HL患者出现大脑占位性病变应该进行重新诊断。继发性淋巴瘤在某种程度上与原发性淋巴瘤不同，因为它倾向于累及脑外间隙（硬膜外、硬膜下和蛛网膜下腔；图30.15A）以及脊髓硬膜外和蛛网膜下腔。MRI通常显示为脑外硬膜下或硬膜外间隙内有块状肿瘤沉积，在增强T1WI上表现更为明显。CT的敏感性较低，无论在发现脑外病变方面还是在显示脑神经周围的软脑膜病变方面，尤其是在脑神经瘫痪的情况下。

增强MRI在显示脊髓软脊膜和神经根受累方面相对敏感。硬膜外肿瘤从椎旁结节向椎管内扩散也可在MRI上清楚地显示（图30.15B）。淋巴瘤引起的脊髓或马尾神经受压是淋巴瘤的晚期表现，但通常是NHL的早期表现。在这两种情况下，常见的原因是病变通过椎间孔扩散，肿瘤压迫硬脑膜。但硬脑膜通常是阻止肿瘤在鞘内扩散的有效屏障。

NHL是成人最常见的原发眼眶恶性肿瘤，占眼眶肿块的10%～15%，约占所有原发结外NHL的5%。原发性眼眶淋巴瘤常见于40～70岁患者。它们可以来自结膜、眼皮、泪腺或球后组织。高达50%的患者发现有中

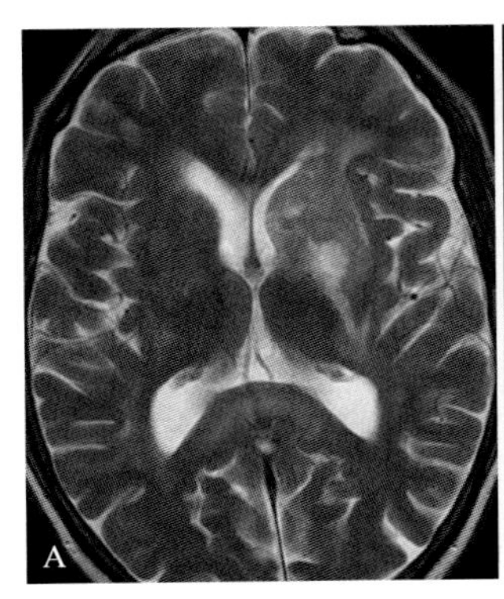

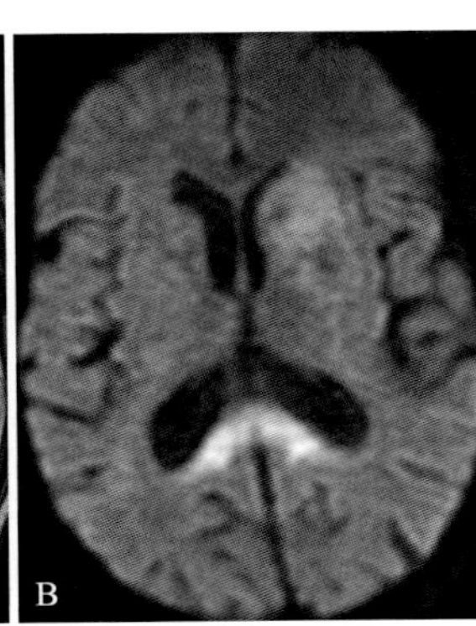

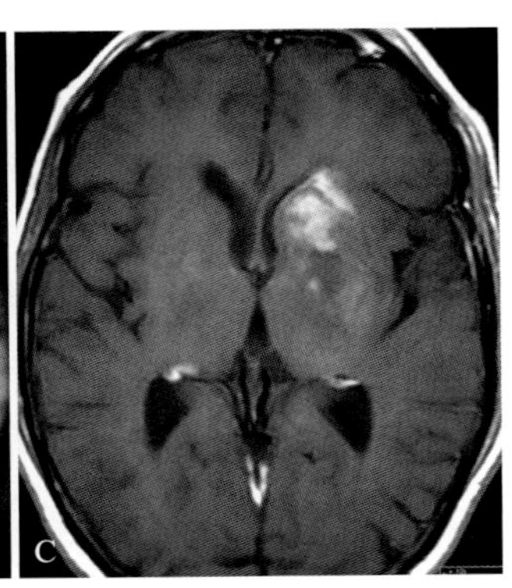

图30.14　原发性中枢神经系统淋巴瘤。A.轴位T2W MRI；B.轴位高b值DWI；C.轴位增强T1WI。尾状核内有中等强化肿块，延伸至内囊并与左侧脑室毗邻，伴有轻微的血管源性水肿。注意弥散受限在团块中，也在胼胝体压部。注射对比剂后，肿块明显不均匀强化

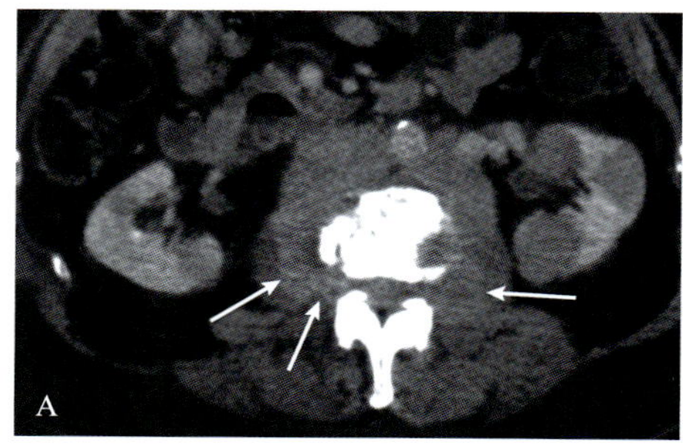

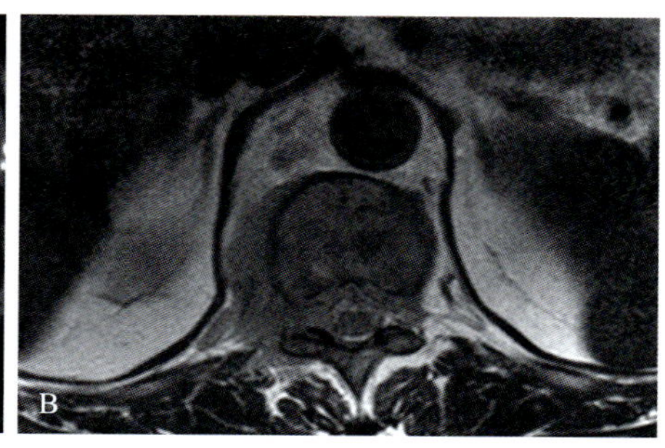

图30.15 A，轴位增强CT显示腹膜后强化的椎旁肿块通过两个椎间孔（箭头）向后延伸至椎管内；B. 轴位T2W MRI清晰地显示淋巴瘤从右侧膈肌脚后区域向椎管内浸润

枢神经系统之外的原发部位。继发性眼眶受累占NHL的3%～5%。超过20%的病例双侧泪腺受累。眼睑和结膜下间隙的受累很容易通过临床检查来评估，而MRI作为最佳影像学方式描述了任何颅内侵犯的位置和范围。

要点 中枢神经系统

- 原发性中枢神经系统淋巴瘤几乎总是累及脑白质。
- 继发性淋巴瘤主要累及脑外间隙、硬膜外和蛛网膜下腔。
- 非霍奇金淋巴瘤（NHL）是成人最常见的原发眼眶恶性肿瘤。

在HL中，真正的结外累及头部和颈部是非常罕见的。在NHL中，10%的患者出现结外头颈部受累，而NHL约占头颈部恶性肿瘤的5%。Waldeyer环是最常见的病变部位，与肠道受累有明显联系，这种联系可能是同时发生的，也可能是不同时间发生的。周围受累或多灶性可提示NHL的诊断（图30.2）。显著的FGD摄取是常见表现，尤其在中年女性中。

NHL占鼻窦肿瘤的8%。在西方国家，这种疾病主要影响中年男性，最常见的是上颌窦，几乎总是DLBCL类型，而侵袭性T细胞类型在亚洲年轻患者中较为常见，并与EBV有关。这些肿瘤具有侵袭性，可以越过正常的解剖屏障，因此高达40%的病例可以看到肿瘤通过颅底向颅内扩散。MRI是首选的成像技术。静脉注射钆对比剂前后脂肪抑制的T1WI序列最有帮助。

NHL占甲状腺恶性肿瘤的2%～5%。桥本氏病与该病有关，往往发生在60岁以上女性，表现为MALT型。然而，DLBCL也会发生，这些患者出现快速增长的肿块，累及邻近结构，导致梗阻症状。在CT上，这些肿块的密度通常低于正常腺体，静脉注射对比剂后可见周边强化。PET/CT可以排除其他地方同步疾病的存在。

要点 头颈部

- 结外非霍奇金淋巴瘤（NHL）约占所有头颈部恶性肿瘤的5%。
- 沃尔德耶环是头颈部淋巴瘤最常见的部位
- NHL占所有恶性甲状腺肿瘤的5%。是成人最常见的原发眼眶恶性肿瘤。

骨与骨髓

HL和NHL均可累及骨骼。由于骨髓是网状内皮系统不可或缺的一部分，淋巴瘤可能会作为真正的原发病出现在骨髓内。然而更多的时候，骨髓是播散过程的一部分（Ⅳ期疾病）。骨和骨髓是疾病复发的重要部位。骨质受累并不一定意味着骨髓受累，骨骼X线片在确定骨髓受累方面也没有预测价值。邻近软组织肿块的直接侵袭也可能导致骨的浸润破坏。在适当的情况下，疾病分期加上后缀"E"以明确区分骨质受累与骨髓弥漫性受累。

原发性骨淋巴瘤几乎完全是由NHL引起的。原发淋巴瘤的诊断标准要求病变仅累及单个骨骼，有明确的淋巴瘤组织学证据，确诊时其他疾病仅限于局部区域，原发肿瘤至少比转移病变早6个月。大多数患者出现在50～60岁。男性比女性更多见。继发性骨骼受累在5%～6% NHL患者中存在，但在NHL儿童中更常见。系统性（继发性)NHL累及中轴骨比累及附件骨更常见。

原发于骨的NHL在放射学上与继发性淋巴瘤或其他骨肿瘤难以区分。然而，尽管NHL（原发或继发性）的骨损害通常是渗透性溶骨性（77%）或混合性溶骨性/硬化性（16%），而HL的骨受累通常呈现硬化性或混合性（86%），且很少溶解。在HL中，软组织疾病通常会累及邻近的骨骼。一个经典的发现是硬化性象牙脊椎。MRI是分期和随访的首选影像检查方法（图30.16）。与FDG-PET或PET/CT相比，骨闪烁成像的用处有限，而且也有一些证据表明，FDG-PET可以比包括MRI在内的常规检查更早和更准确地显示治疗反应。

骨髓受累提示为Ⅳ期疾病。该病在HL中罕见，但在20% ～ 40% NHL患者中可见，其预后比累及肝脏、肺或骨组织的患者更差。在HL病程中，5% ～ 15% 患者发生骨髓受累。骨髓活检可能不是早期HL初始分期的一部分，但NHL的高发病率证明在许多情况下将其用作分期是合理的。FL的骨髓受累通常是小梁旁的，而在其他亚型中更有可能是弥漫性的。

MRI对显示骨髓受累极为敏感（图30.17）。在T1WI上表现为低信号，STIR序列为高信号。T1W自旋回波序列是最敏感的。在髂骨活检阴性的患者中，高达33%的MRI可以发现病变（图30.17）。

PET/CT的准确性取决于亚型。因此，在HL中，如果分期PET/CT为阴性，则不需要进行骨髓活检。类似地，在DLBCL中，如果有明显的PET/CT阳性，则不需要进行骨髓活检。在惰性淋巴瘤中，PET可能呈假阴性，通常是PET阴性或伴有显微镜下的浸润性，而骨髓反应性增生降低了特异性。

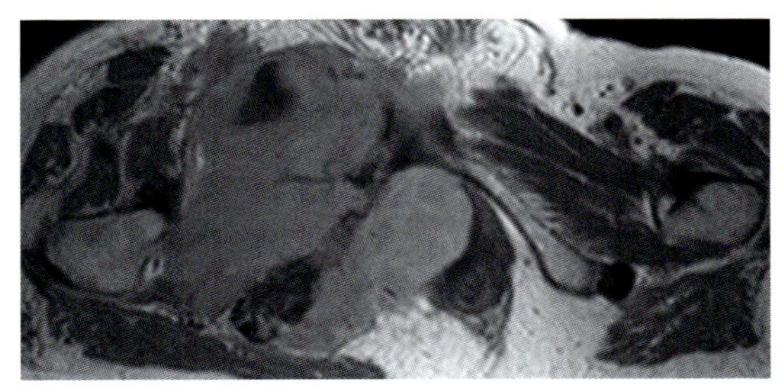

图30.16 增强轴位T1W MRI显示一个巨大的淋巴瘤性肿块，起源于右耻骨下支，浸润邻近的肌肉组织、坐骨切迹和骨盆底，伴尿道和阴道口变形和移位

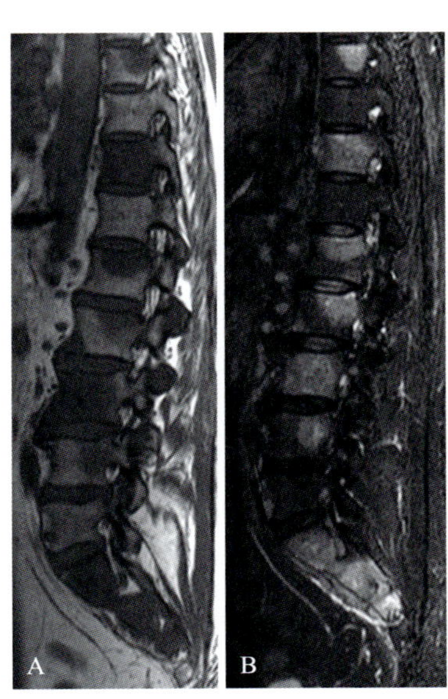

图30.17 脊柱骨髓受累。矢状位T1W序列（A）和矢状位短tau反转恢复（B）序列显示多个浸润灶，T1信号低，T2信号高，肿瘤和周围脂肪骨髓之间的对比度良好

要点 骨和骨髓

- 原发性骨淋巴瘤仅占所有非霍奇金淋巴瘤（NHL）病例的1%；继发性受累的病例占5% ～ 6%。
- 20%霍奇金淋巴瘤（HL）患者有继发性骨破坏。原发性HL导致的骨破坏极为罕见。
- 在HL中，软组织疾病可以侵犯邻近的骨骼，但在NHL中这种情况很少见。
- 骨髓受累提示为Ⅳ期疾病，20% ～ 40% NHL患者在发病时就有骨髓受累。
- NHL骨髓活检可将高达30%病例的疾病分期提高（通常是从Ⅲ期升高到Ⅳ期）。
- 在HL中，5% ～ 15%患者在病程中发生骨髓受累。
- 虽然PET/CT比增强CT或骨显像更敏感，但假阴性通常与显微镜下浸润病变和惰性淋巴瘤有关。

免疫功能低下的淋巴瘤

WHO分类确认了与淋巴瘤和淋巴增殖性疾病发病率增加有关的四大类疾病：原发免疫缺陷综合征、与艾滋病毒感染相关的淋巴瘤、移植后淋巴增殖性疾病（posttransplant lymphoproliferative disorder，PTLD）及其他医源性免疫缺陷相关淋巴增殖性疾病。在这些环境中淋巴瘤的发展似乎在很大程度上与免疫监测缺陷有关，无论是否有长期的抗原刺激。

获得性免疫缺陷综合征相关淋巴瘤

在HIV病毒患者中，所有亚型NHL的发病率都增加了60 ～ 200倍。尽管ARL的风险在CART时代已经降低，但它现在更多的是HIV定义的第一种疾病，占患者总数的10%。HL的发病率增加了8倍，在CART时代还在进一步增加。NHL有不同的组织学亚型：发生在正常人群中的那些（BL、DLBCL和PCNSL），以及在HIV人群中更常见的其他亚型（例如，口腔的原发渗出性淋巴瘤和浆母细胞淋巴瘤）。根据确切的形态变异，EBV阳性的发生率高达70%；PCNSL与EBV有关的病例超过90%，与HIV相关的HL一样。

大多数ARL是侵袭性的，表现为晚期、包块样的疾病，并明显倾向于累及结外部位，特别是胃肠道、中枢神经系统（随着HAART的出现而较少发生）、肝脏和骨髓。超过75%病例可见多个结外受累部位。在引入CART之前，仅有30%患者出现外周淋巴结肿大，但现在这一比例高达50%。在胸部，NHL通常表现为结外疾病；胸腔积液和肺部疾病很常见，通常伴有结节、肺腺泡和间质的浑浊。鉴别诊断包括很多疾病，特别是与分枝杆菌感染的鉴别。在腹部，常累及胃肠道、生殖系统和主要内脏器官。对于PCNSL，边缘强化和多灶性等特征比免疫功能正常人群更为常见。鉴别诊断包括脑弓形虫病，尽管PCNSL位于深部白质的位置具有提示意义。定量FDG-PET/CT摄取有助于PCNSL、弓形虫病和进行性多灶性白质脑病的鉴别，前者摄取更高。磁共振波谱和^{201}Tl SPECT也可能有助于诊断。

移植后淋巴增殖性疾病

根据移植类型的不同，实体器官移植受者中PTLD的发生率为2%～4%，肾移植受者的PTLD发生率最低（1%）。接受同种异体骨髓移植的风险较低（＜1%）。大多数PTLD似乎代表EB病毒诱导的单克隆性或更罕见的多克隆性B细胞或T细胞在免疫监视减少的情况下的增殖。临床表现多种多样，与同种异体移植物类型和免疫抑制类型相关。在所有病例中，结外疾病都很常见。在接受硫唑嘌呤治疗的患者中，异体移植物本身和中枢神经系统经常受累，而在接受环孢素A治疗的患者中，胃肠道受累更为显著，常累及骨髓、肝脏和肺。在肺部，肺结节或间质增厚和胸腔积液是常见的，合并或不合并纵隔淋巴结肿大（图30.8）。腹部PTLD的特点是多发结外病变。多个肠段可能与同种异体移植物本身一起受到影响。

要点　免疫功能受损的淋巴瘤

- 与人类免疫缺陷病毒（HIV）相关的淋巴瘤倾向于侵犯结外部，特别是胃肠道、中枢神经系统、肝脏和骨髓。
- 大多数肿瘤是侵袭性的，伴有晚期的大肿块。
- 移植后，2%～4%的实体器官和1%的同种异体骨髓移植受者会发生淋巴增殖性疾病，通常会导致单发或多发肺结节。在腹部，这种疾病的特点是累及胃肠道和肝脏。

放射科医师的报告

淋巴结病变

- 列举所涉及的节点区域的数量。
- 对每个受累部位的淋巴结进行二维测量。
- 有或没有团块疾病（＞10cm）。
- 滤泡性淋巴瘤可见长径＞6cm的单发结节。
- 有无“E”型病变。

结外病变

- 主要脏器：脾大，灶性病变；肝大，灶性病变。
- 涉及其他内脏。
- 肺部。
- 仔细检查区域：骨骼和硬膜外间隙。

疾病的局部并发症

- 中心静脉闭塞。
- 肾盂积水。

结论

- CT分期。
- 是否存在不良预后特征（团块病变、结外病变部位数）。
- 合适的活检部位。

治疗

霍奇金淋巴瘤

在过去的40年里，HL的存活率有了显著的改善，死亡率自1975年以来下降了50%以上。目前，男性和女性的死亡率约为每千人中有0.3人。早期疾病的5年存活率超过90%。除NLPHL外，组织学亚型通常不会影响治疗决定。

传统HL患者被分为2～3个预后组，每个组都有一个标准的治疗策略；但近年来，随着更有效的化疗的发展和对放射治疗后期疗效的认识，治疗方法发生了显著的变化。

多年来，斗篷式放射治疗是治疗颈椎病的首选方法。它包括对颈部、锁骨上、腋窝和纵隔淋巴结的照射，直到T10椎体的下缘。然而，随着大多数HL患者生存期的延长，这种治疗的长期副作用已经变得明显，包括采用斗篷式放射治疗的女性乳腺癌、男性和女性甲状腺癌。在50岁以下接受治疗的早期疾病患者中，绝对超额死亡率实际上随着时间的推移而增加，因为治疗后心脏疾病和第二肿瘤的发生率增加。因此开发了新的化疗方法，目的是在保持疗效的同时减少毒性。在NLPHL中，通常表现为Ⅰ期疾病，目前才会考虑进行受累野放射治疗或单纯手术切除。两者都取得了很好的结果，长期PFS超过80%。

HL对化疗敏感，化疗加或不加放疗取决于疾病是早期（有或没有不利因素）还是晚期。不同中心对预后分组的准确定义各不相同，但通常情况下，被划分为有利早期阶段（CS Ⅰ、Ⅱ A、无大包块）的患者可以接受短程联合化疗，包括或不接受受累野放射治疗。对于早期HL，肿块＞7cm的患者如果给予放射治疗，预后较好。被认为是不利的早期阶段（CS Ⅱ B，散发性疾病）通常需要更高强度的化疗加放射治疗，而晚期疾病则通过强化化疗加或不加放疗针对大块性疾病或残留肿块部位进行治疗。

根据PET/CT的评估，化疗的持续时间和强度越来越适应疗效反应。最常见的化疗方案是多柔比星、博来霉素、长春碱和达卡巴嗪（ABVD）。它的耐受性很好，博来霉素的肺毒性是一个需要注意的问题。因此，如果中期PET/CT显示良好的反应，博来霉素可以在随后的周期中省略。在病情较严重、接受ABVD治疗的患者中，30%～50%患者将在5年内复发。因此，对于风险较低的患者（CS ⅡB、Ⅲ期和Ⅳ期），强化化疗方案是合理的，尽管其毒性增加，包括博来霉素、依托泊苷、多柔比星、环磷酰胺、长春新碱、丙卡巴肼和泼尼松龙（BEACOPP）方案。斯坦福Ⅴ方案使用多药方案，对所有最初＞5cm的部位进行低剂量小范围放疗或脾照射。然而，像BEACOPP这样的方案毒性很大，因此，风险适应治疗霍奇金淋巴瘤试验已经根据反应评估了使用临时PET/CT来升级或降低治疗的使用。初次化疗失败的晚期HL患者预后较差，但对于复发或难治性HL患者，大剂量挽救化疗和ASCT已越来越多地被采用。

在过去的10年中，已经开发了许多具有抗HL活性的新型生物疗法，例如，布妥昔单抗维多丁，一种与抗微管剂维多丁偶联的抗CD30抗体。这对ASCT后复发的患者是有效的，并且已被英国国家临床卓越研究所（National Institute of Clinical Excellence，NICE）推荐使用。

霍奇金淋巴瘤治疗后继发恶性肿瘤

在接受斗篷式放射治疗的HL幸存者中，除了心血管疾病、乳腺癌和甲状腺癌的风险外，治疗的最严重的长期并发症是第二种恶性肿瘤的发展。最常见的是AML和非霍奇金淋巴瘤（DLBCL或BL样）。AML通常在治疗成功后2～5年发生。NHL的风险相对较低（CHL为2%），但综合治疗后风险增加。DLBCL可以发生在NLPHL之后，这可能代表着原始恶性肿瘤的克隆性扩张，因为出现了复合型。

非霍奇金淋巴瘤

如前所述，NHL的预后和治疗因组织学亚型的不同而明显不同。FL被认为是一种惰性淋巴瘤。FL患者的10年总存活率现在超过70%。随着时间的推移，FL可能会经历组织学上的转化，受累淋巴结中的原始细胞数量会增加。这种转变具有严重的不良预后，在高达70%的病例中可能是晚期事件。

在单抗时代之前，40%的DLBCL患者接受了以蒽环类药物为基础的联合化疗，低风险组（IPI 0或1）的CR率为87%，5年生存率＞70%，而高危组（IPI 4或5）的患者5年生存率仅为25%。

组织学亚型也决定了治疗的开始时间。对于无症状的FL患者，单独监测可能是合适的，直到症状发展或转化。相比之下，表现为DLBCL的患者通常需要立即接受含有蒽环类药物的多药化疗。现在对DLBCL的标准治疗包括环磷酰胺、多柔比星、长春新碱和泼尼松（CHOP）化疗联合利妥昔单抗，后者是一种抗CD20的嵌合单抗，95%以上的B细胞NHL都表达这种抗体；这种组合被称为CHOP-R。大多数复发发生在治疗后的前两年内。一旦复发，特别是如果缓解时间很短，无论有没有免疫治疗，对挽救化疗的进一步反应都是难以维持的，而大剂量治疗由ASCT支持，因为巩固二次缓解提供了最好的治愈机会。然而，新的靶向治疗方法的发展为复发性疾病患者提供了更多的选择。

B细胞淋巴瘤表达几种表面抗原，并针对这些抗原产生抗体，其中一些现在已经获得了美国FDA和NICE的批准。最著名的利妥昔单抗可以单独用于治疗无痛的NHL，但主要用于化疗，如CHOP-R。对于需要化疗的FL，利妥昔单抗联合苯达莫司汀似乎有效。

单抗也可以与放射性核素结合，形成放射免疫偶联，抗体将核素输送到肿瘤细胞。抗CD20抗体Tositumomab联合^{131}I治疗FL已获成功。它是一种伽马发射器，既可以用于成像，也可以用于治疗。Ibritumomab联合Yttrium-90［ibritumomab tiuxetan（Zvalin）］也用于FL治疗。这种β发射器具有更高的能量，对较大的肿瘤更好，而且在门诊使用是安全的。这两种药物都有很高的应答率，并能改善PFS。然而，复发仍然是一个问题，而且越来越多地使用利妥昔单抗来维持缓解，尽管利妥昔单抗难治性疾病的发展是众所周知的。

与HL一样，NHL对辐射非常敏感。放射治疗仍然在一些恶性T细胞淋巴瘤和Ⅰ期或Ⅱ期FL的罕见病例中发挥作用，在这些病例中，局部或累及野放射治疗可能实现治愈。然而，80%的NHL在确诊时普遍存在，这使得初次放射治疗不切实际，尽管它经常被用作巩固，以达到姑息治疗的目的。

试验性疗法

如今，研究的目标是开发针对特定分子和细胞途径的新型治疗剂，如蛋白酶体抑制剂bortezomib。bortezomib被批准用于治疗MCL，并且在FL中也有效，无论是否联合利妥昔单抗。沙利度胺和来那度胺具有抗血管生成和免疫调节特性，对一些惰性和侵袭性淋巴瘤有一定的活性。新型bcl2抑制剂，如反义寡核苷酸，可以阻止bcl2诱导的细胞凋亡抑制，也引起了人们的极大兴趣。其中一种抑制剂venotclax最近被证明与Bruton的S酪氨酸激酶抑制剂ibrutinib联合使用是治疗CLL的有效方案。其他正在开发的药物包括组蛋白脱乙酰酶、蛋白激酶C和其他可以调节细胞增殖、分化和凋亡的抑制剂。

要点 治疗

- 在霍奇金淋巴瘤（HL）的治疗中，疾病分期是最重要的预后因素，决定了治疗的强度和性质。
- 在绝大多数情况下，HL是可治愈的。
- 在非霍奇金淋巴瘤（NHL）中，组织学亚型是决定治疗策略的主要因素。
- 矛盾的是，治愈通常发生在更具侵袭性的大细胞淋巴瘤中。

监测

FDG-PET/CT的出现导致了淋巴瘤反应评估的模式转变，尽管横断面成像仍然发挥着至关重要的作用，特别是在非FDG敏感的淋巴瘤中，大多数临床试验仍然使用CT。

监测对治疗的反应

治疗后获得完全缓解是延长淋巴瘤患者生存时间的最重要因素，治疗完成后的最终疗效评估至关重要。大多数中心在治疗完成后约1个月对患者进行评估，但如果使用FDG-PET/CT，则需要更长的间隔（6～8周）。

只有在先前病变部位未见异常时，才能记录影像学上的CR。评估疗效需要在治疗前后测量一些标志性病变，特别是在临床试验中。CT可以准确、可重复地测量清晰的肿块，但对于边界不清的肿块，观察者之间存在显著性差异。

放射学预测指标

许多中心倾向于在几个周期的化疗后进行临时CT检查，以确认治疗反应。但最近许多研究表明，临时FDG-PET/CT可以提供更多的预后信息，特别是在HL中。与其他预后指标相比，侵袭性NHL的早期PET/CT是预测PFS和OS的更准确的指标。在HL患者中也显示出类似的相关性，即使仅在一个疗程后（图30.18）。因此，对于HL来说，临时的PET/CT是反映适应治疗的一个组成部分。这项快速试验证明，早期HL患者经过3个周期的ABVD治疗后，如果中期PET呈阴性，可以避免放射治疗（尽管对长期生存的影响尚不清楚，需要更长的随访时间）。相反，在晚期HL，临时PET可用于降低治疗强度（通过省略博来霉素）或强化治疗（通过升级到BEACOPP或类似）。然而，对于侵袭性NHL，现有数据存在差异，因此中期扫描只应在大型临床试验中进行，特别是因为有证据表明，在利妥昔时代，中期扫描对NHL的PPV已经降低。

肿瘤残余与功能成像

虽然经过治疗的淋巴瘤肿块可以完全消失，但在HL和NHL治疗后达到临床CR的患者中，残留的纤维无菌肿块可能会持续存在，比例高达40%～50%。在PET/CT出现之前，确定残留肿块的性质是肿瘤放射科医师面临的主要挑战。治疗策略包括连续CT、MRI和镓核素扫描。为认识到这一问题，召开了一次国际讲习班，以标准化NHL的应答标准。1999年发表的由美国国家癌症研究所赞助的国际工作组标准（International Working Group Criteria，IWC）包括完全缓解，未证实（complete response，unconfirmed，CRu）类别，包括那些临床和生物学完全缓解且持续残留肿块＞1.5cm（最大横径），但减小超过最大直径总和75%的患者。

然而，随后的大量研究表明，FDG-PET/CT在区分活动性肿瘤和纤维化方面具有非常高的PPV（图30.19）。事实上，治疗结束时PET/CT阳性对于早期复发有较高的PPV，即使在CT上没有残留肿块。有证据表明，接受利妥昔单抗治疗的患者的PET/CT的PPV可能较低。因此，在解释FDG-PET结果时，临床相关性是必不可少的。

功能成像和反应评估

21世纪初，纳入治疗结束时的PET/CT结果对疗效反应分类有深远影响，这一点变得更加突出。在一项研究中，PET阴性的标准IWC部分应答的患者与IWC和IWC＋PET完全缓解的患者一样。因此，在2007年，成立了一个国际协调项目来修订IWC，以包括PET/CT、骨髓评估和流式细胞术。国际协调项目指南支持将PET/

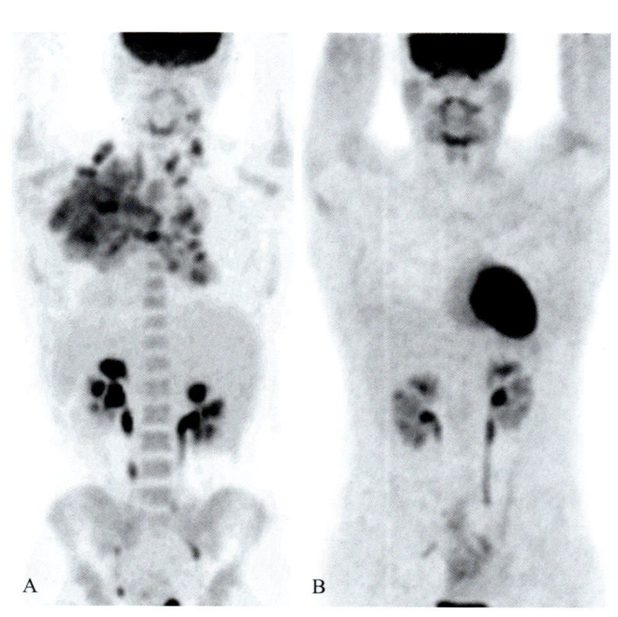

图30.18 霍奇金淋巴瘤患者接受多柔比星、博来霉素、长春新碱和达卡巴嗪化疗前（A）和化疗后（B）的FDG-PET冠状位MIP图像。颈部、锁骨上窝和纵隔多个异常摄取的病灶已完全消失

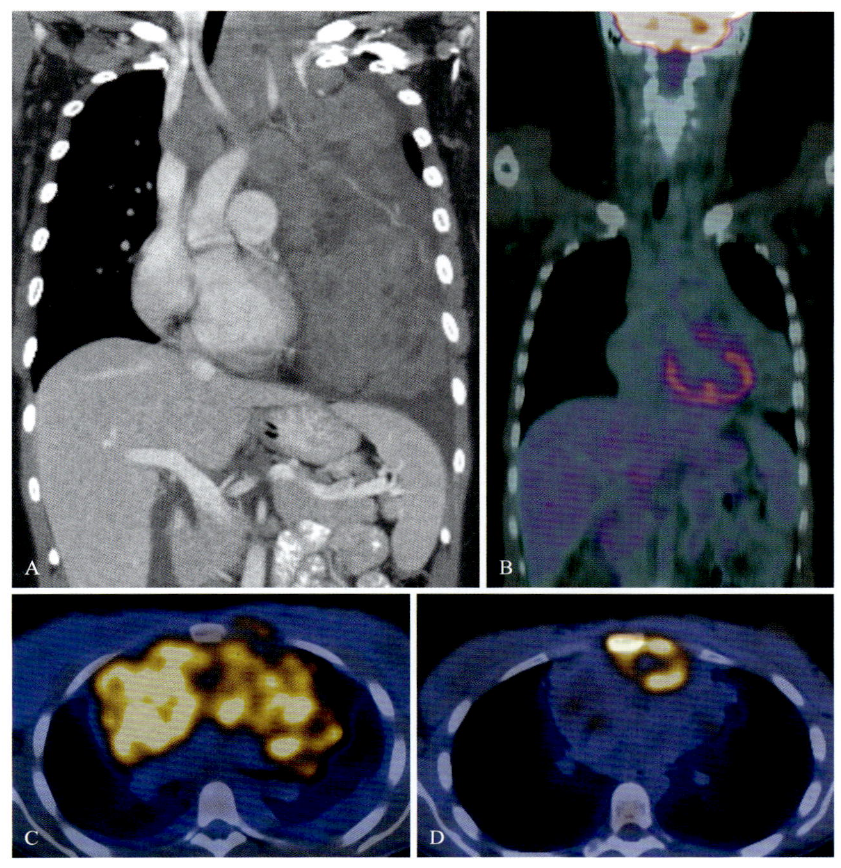

图30.19 残留肿瘤的评估。A和B.霍奇金淋巴瘤患者的冠状位重建CT。有一个巨大的纵隔肿块填满了左半胸的大部分，包裹着大血管并向上延伸到颈部根部；B.冠状位PET/CT融合图像。治疗后，有一个残留的肿块覆盖在左心室，没有代谢活性，表明完全缓解；C和D.不同的霍奇金淋巴瘤患者。治疗前，轴位融合的PET/CT图像显示一个巨大的前纵隔肿块累及胸壁并伴有强烈的代谢。治疗后，肿块的大小显著缩小，但有一个持续代谢活动的焦点，表明残留病变，为部分缓解

CT用于DLBCL和HL的治疗结束反应评估，而不是用于其他NHL。在修订的标准中，残留的PET阴性肿块的患者定为CR，前提是肿块在治疗前是或本可以预期是PET阳性的。当至少一个之前参与的部位有残留的FDG-PET阳性时，定为PR。

Lugano分类

前面描述的最初指导方针没有解决几个关键问题。对于可测量的疾病，没有定义的界限，也没有定义合格病变的最小尺寸，没有确定用于随访的固定病变数量。此外，一个病变的大小增加25%被用来表示疾病进展，但这一变化可能在测量误差范围内。

2011年6月，在瑞士Lugano举行的第11届国际恶性淋巴瘤会议上举办了一次研讨会，以改进HL和NHL的分期和治疗标准。根据Lugano分类，PET/CT是确定恶性淋巴瘤（如HL、DLBCL、FL和MCL）结内和结外靶病变的首选成像手段。与活检相比，PET/CT也是评估骨髓受累的首选方法。

CT是非FDG摄取淋巴瘤的首选影像检查方法。在这种情况下，可测量的疾病被定义为最长直径＞1.5cm的淋巴结或长度＞1cm的结外病变。多达6个最大的病变被选为后续的目标病变。剩下的病变，以及无法测量的疾病，如胸腔积液，被认为是非靶向病变。

基于PET/CT的反应评估使用五点量表（five point scale）或多维尔评分标准（Deauville criteria）。五点量表最初被开发为一种易于重复的方法，用于根据病变与参考组织的FDG摄取情况对治疗反应进行评分。该量表由在法国多维尔举行的首届淋巴瘤PET国际研讨会设计，作为评估中期和治疗后反应的首选方法（多维尔标准）。多维尔标准适用于HL、DLBCL和FL时重复性最好，现已在国际上采用。该量表允许根据临床问题使用不同的阈值来定义FDG阳性。

首次发病摄取最显著部位的情况如下：

1. 无摄取。
2. 摄取小于或等于纵隔。
3. 摄取大于纵隔但小于或等于肝脏。
4. 摄取略高于肝脏。

5.摄取明显高于肝脏（2～3倍以上）和（或）新的病变。

6.新的摄取区域，不太可能与淋巴瘤有关。

表30.7总结了Lugano分类、基于PET/CT的反应评估和基于CT的反应评估。值得注意的是，在这种分类中不再使用术语CR_U，如果存在残余，则应指定为部分反应。

FDG-PET也可以在大剂量治疗前预测结果。接受大剂量治疗的患者，如果在治疗前PET扫描呈阳性，其预后要差得多。

经皮活检在确定淋巴瘤软组织肿块的性质方面具有价值，并可以指导高达90%病例的适当处理。它可用于确定治疗后残留肿块的性质，检测NHL向更高级别的转化，以及在出现异常疾病表现患者中建立初步诊断。一般来说，如果有PET/CT研究，代谢最活跃的病变应作为活检的目标。

慢性淋巴细胞白血病国际研讨会

对CLL管理的已经制定了具体标准，特别是在进行临床试验时。最初是由国家癌症研究所赞助的一个工作组于1988年创建。2018年国际慢性淋巴细胞白血病（international workshop on chronic lymphocytic leukemia，iwCLL）指导方针的最新更新纳入了基因组学方面的最新发现和最新的评估方法。这些指导方针不仅指导临床试验的设计和进行，而且还提供了一般管理的标准。总体而言，iwCLL指南在很大程度上依赖于体检和实验室检查。疾病的初始分期是使用Rai或Binet分期系统进行的，这两种系统都不包括成像。

iwCLL在评估治疗反应时使用了7个参数：淋巴结大小、肝/脾大小、体质症状、血液淋巴细胞计数、血小板计数、血红蛋白和骨髓评估。尽管如此，成像在评估淋巴结病和器官肿大方面仍然很有价值，特别是在需要客观测量的临床试验中。由于CLL是SLL的白血病对应物，因此可以使用Lugano反应标准（表30.7）。对于肝大的客观测量尚无共识，因此，肝脏受累取决于肝结节的存在与否。

要符合淋巴结进展性疾病的标准，必须有新的肿大的淋巴结（最长直径＞1.5cm）或先前选择的淋巴结最长直径增加超过50%。脾内PD的定义是脾脏大小超过基线的50%，或者如果基线没有脾大，则脾脏大小增加2cm或更大。

复发监测

在最初治疗取得满意应答后，10%～20%的HL患者和高达50%的NHL患者会复发。在HL中，复发通常发生在治疗后的前2年内，在此期间应对患者进行密切

表30.7 Lugano疗效评价标准

A.基于PET/CT疗效评估		
疗效	五点量表（5PS）	骨髓
CR	评分1、2或3，无论有无残留；之前摄取增加的病变与背景摄取相同	无骨髓浸润
PR	评分4或5，摄取＜基线和治疗期间任何大小的残余肿块[a]	残留病灶摄取＜基线[b]
SD	评分4或5，与基线相比，病变摄取没有变化	与基线相比没有变化
PD	评分4或5，摄取＞基线和（或）符合淋巴瘤新发高FDG摄取病变	新发或复发FDG摄取

a.如果这些发现在治疗结束时出现，表明有病变残留

b.弥漫性摄取与化疗反应改变相符，是一种正常表现。如果在此之上有灶性摄取，则应考虑进一步的磁共振成像评估或间隔扫描

B.基于CT疗效评估			
疗效	靶病灶	非靶病灶	脾大（垂直长度＞13cm）
CR（所有条件）	最大截面直径≤1.5cm 无结外病变	无	无
PR（所有条件）	SPD缩小≥50%[a]	无或减小	减少＞50%[b]
SD（所有条件）	SPD较基线下降＜50%，无进展病变	无进展	无进展
PD（满足任意一个条件）	单个病变： PPD增加≥50%，LD或SD增加：≤2cm病变增加0.5cm；＞2cm病变增加1cm；新发病变或之前受累病变复发	明确进展 新发或复发骨髓浸润	既往有脾增大＞50% 基线时没有脾大，增大≥2cm

CR.完全缓解；PR.部分缓解；SD.稳定疾病；PD.进展性疾病；FDG.2-［^{18}F］氟-2-脱氧-D-葡萄糖。PPD.垂直直径的乘积；SPD.垂直直径的乘积之和；LD.最长径；SD.垂直于最长直径的短径

a.如果病变太小而无法测量，则记录为5mm×5mm。如果看不到病变，则将其记录为0mm×0mm

b.如果在基线时脾脏大小为15cm，比正常大小13cm大了2cm。必须至少有1cm的减小（2cm的50%）才能被认为是部分缓解

跟踪，但无须延长监测时间。对于获得CR的HL或侵袭性NHL患者，常规影像监测的证据很少。常规随访，包括CT检查，在患者出现症状之前很少发现复发。

FDG-PET/CT可以在没有任何临床证据之前发现复发，但假阳性率很高，PPV甚至比增强CT更低，临床益处似乎很小。因此，大多数肿瘤学会不建议将FDG-PET/CT成像作为常规监测。另一方面，在临床怀疑复发的病例中，PET扫描阳性具有高度提示性，并有助于FDG图像引导下对可疑病变的经皮活检。

治疗并发症

治疗并发症分为短期和长期结果。短期并发症通常与联合化疗的副作用或由此导致的免疫抑制有关。肺部是特别易受影响的部位。长期后果主要与化疗和大剂量治疗的副作用有关。随着IMRT技术的进步，放射性肺炎已很少见，但FDG-PET/CT在确定肿瘤体积方面的作用需要进一步研究，以减少对正常结构的毒性和辐射诱发的恶性肿瘤的风险。主要的并发症显示在文本框中。

要点　治疗并发症

短期

- 药物所致肺毒性（弥漫性肺泡损伤、机化性肺炎、肺出血、非特异性间质性肺炎）。
- 机会性肺部感染（肺孢子虫、病毒性肺炎、侵袭性真菌感染、肺结核）。
- 中性粒细胞减少性败血症。
- 小肠结肠炎、假膜性结肠炎、中性粒细胞减少性伤寒。
- 可逆性后部白质脑病综合征。
- 肿瘤溶解综合征。
- 免疫治疗相关不良事件。

长期

- 肺纤维化（辐射和药物所致）。
- 继发性恶性肿瘤（血液病、放射诱发性肉瘤、乳腺癌、甲状腺癌）。
- 移植物抗宿主病。

结论

淋巴瘤是一组多样化的血液系统恶性肿瘤，主要侵犯淋巴结。HL患者通常表现为早期恶性病变，累及膈上淋巴结。治疗是分阶段进行的，大多数患者可以得到治愈。NHL的发病率逐年上升，大多数患者表现为晚期病变，通常累及结外部位。预后主要取决于肿瘤亚型。在这两种情况下，影像学监测在患者管理的每个阶段都至关重要，而PET/CT为淋巴瘤患者的评估提供了一个新的视角。

第 9 部分 肿瘤转移性病变

第 31 章 胸部转移性病变

Girish S. Shroff M.D.；Chad D. Strange M.D.；Jitesh Ahuja M.D.；Bradley S. Sabloff M.D.

引言

转移性病变是最常见的胸部恶性肿瘤，胸部比任何其他系统更容易出现转移。在尸检病例中，20% ～ 54%的原发性恶性肿瘤患者存在肺转移。最常见的转移至胸部的非胸部恶性肿瘤包括乳腺癌、胃肠道恶性肿瘤（结肠癌、胰腺癌和胃癌）、黑色素瘤、头颈部肿瘤和RCC。在极少数情况下，转移性病变可能是恶性肿瘤的首发表现。肿瘤向胸部扩散可以通过血行、淋巴或支气管内途径发生。胸部X线和CT是评估胸部转移性病变的主要检查方法。其他目前起辅助作用的检查方法包括MRI、超声波和PET/CT。本文还涉及肺、胸膜和心脏转移性病变的CT成像技术及其典型和非典型表现。

技术

在评估原发性肿瘤患者时，影像学旨在对患者进行分期并检测或排除转移性病变。通过适当的技术实现这一目标至关重要。胸部X线（前后位和侧位）通常用作可能存在转移性病变的患者的初始评估工具。对于X线片显示明显转移性病变的患者，可能不需要额外的影像学模式，X线随访可能足够。然而，胸部X线缺乏敏感性，CT已被证明在检测肺结节方面优于X线，目前已成为检测和诊断胸腔内转移性病变的最优检查方法。CT之所以成为肺部标准检查，其演变始于CT几项技术的改进：更薄的层厚和螺旋扫描，以及MDCT扫描仪的发展。更薄的层厚使高分辨率CT的发展成为可能，用于评估弥漫性肺疾病，并改善了对小病变的解剖学评估和表征。当前的MDCT扫描仪可以获取连续容积，从而减少了层面之间的错位伪影，并通过消除层面间隙提高了结节检测率。这有助于评估弥漫性肺疾病，增加对肺小结节检出的敏感性，并改善了多平面重建成像质量。CT的其他好处包括其在可能的转移瘤切除病例中，可以量化评估转移瘤以及评估转移瘤对治疗的反应，并提供详细的指导生物学检查的路线图。

我们目前用于评估可能存在转移性病变者的胸部CT方案包括MDCT扫描参数，允许在2.5mm和1.25mm图像层厚下，使用标准和肺部算法进行图像浏览，并在冠状和矢状平面上重建图像，在具有电影模式功能的工作站上进行浏览。

静脉对比剂（100ml）用于无CT增强禁忌证的患者，以3ml/s的速度注射，延迟30s后开始扫描。静脉对比剂CT增强的应用理由包括：

1.增强CT有助于更好地显示纵隔和支气管门区域，也有助于检测微小的胸膜转移性病变。

2.原发性恶性肿瘤患者患肺栓塞的风险增加。在肿瘤患者CT的回顾性审查中，3.3% ～ 4.0%的患者偶然发现肺栓塞，住院患者、晚期疾病、妇科恶性肿瘤和黑色素瘤患者的风险更高。

3.接受化疗的患者常需留置导管，这可能导致血管血栓性闭塞和侧支血管形成。

尽管CT在评估转移性病变时具有高灵敏度，但其缺乏特异性。假阳性结节通常由肺实质内淋巴结和非钙化性肉芽肿引起。图像后处理可以改善图像解释性。最大强度投影图像可以区分血管结构（管状分支）和肺结节，从而提高了CT对检测肺小结节的敏感性。

其他模式，如超声波、MRI和PET，在评估胸部转移性病变中起到辅助作用。心电门控心脏磁共振成像（cardiac MRI，CMRI）在评估心脏及其周围结构方面非常有用，可以检测出可能提示转移性病变的CT或超声心动图的结果。CMRI是一种心脏门控研究，可以消除心脏运动，具有优异的时间分辨率和优异的软组织对比度。心电门控CT是CMRI的替代方案，用于评估无法接受CMRI患者的心脏肿瘤，例如，那些置入了铁磁性装置或在MRI床上长时间躺着会感到不适的患者。

要点 技术

- CT是评估胸部转移性病变的金标准。
- 电影模式浏览、薄层图像和图像后处理提高了检测的灵敏度。
- 心电门控心脏磁共振成像（CMRI）和CT对于诊断心脏肿瘤非常有用。

转移性病变的生长方式

单纯结节

大多数胸部转移性病变是通过血液播散的。这些转移性病变的特征外观包括多发性的双侧球形或卵圆形的边缘锐利结节，大小不一，主要影响肺部外周和下叶（大部分血流流向此处）（图31.1A）。转移性病变清晰锐利边缘的典型表现有助于将这些肿瘤与原发性肺癌区分开来。原发性肺癌的特征为不规则的、具有向邻近肺实质延伸的边缘毛刺。转移性病变的生长极其不稳定，根据文献报道，有的体积倍增时间（结节直径增加26%）为1～2周，如肉瘤、黑色素瘤和生殖细胞瘤等这些快速生长的病变，有的需要数月，如甲状腺恶性肿瘤。血行转移瘤可以表现为粟粒状形式，典型代表为髓样甲状腺恶性肿瘤的肺转移。偶尔，增强CT中转移瘤会显示出增强区域，伴有扩张、扭曲、管状增强血管。这一特征可见于肉瘤转移，特别是腺泡状软组织肉瘤或平滑肌肉瘤（图31.1B）。

良性肿瘤很少发生转移，能转移到肺部的良性肿瘤包括子宫平滑肌瘤、葡萄胎、骨巨细胞瘤、软骨母细胞瘤、唾液腺多形性腺瘤和脑膜瘤。这些实性良性结节的生长缓慢，但外观与其他恶性转移性结节难以区分。

随访检查中保持稳定的转移结节可能代表已灭活的转移性病变。这些残余结节在CT上与活性肿瘤无法区分，活检组织显示为坏死区域和（或）纤维化区域。睾丸癌、乳腺癌和绒毛膜癌就常表现为这种形式。在某些情况下，跟踪血清标志物，如β-hCG或AFP，或者通过PET扫描，可以帮助跟踪和评估肿瘤活性。此外，具有阴性血清标志物的转移性非精原生殖细胞肿瘤经常转变为良性成熟畸胎瘤的生长形式。

带有磨玻璃“晕”的结节

转移灶周围的出血可产生“晕”征，即实性结节周围环绕着磨玻璃边缘。可以呈现这种征象的转移瘤包括绒毛膜癌和血管肉瘤（图31.1C）。“晕”征并非转移瘤的特异征象，也可以在其他出血性病变中见到，包括感染性疾病，如侵袭性曲霉菌病（免疫受损患者中“晕”征最常见的情况）和炎性病变如Wegener肉芽肿。此外，原发性恶性肿瘤也可以出现类似征象，例如，最常见的情况是微小侵袭性腺癌（在免疫健康患者中最常见）和淋巴瘤。

空洞结节

转移瘤中的空洞形成比原发性肺癌少见。转移性鳞状细胞病变，无论原发部位如何，均被认为具有最高的空洞发生率，约为10%。然而，一系列转移性腺癌病例中也显示出了类似的空洞发生率。典型的空洞性转移瘤

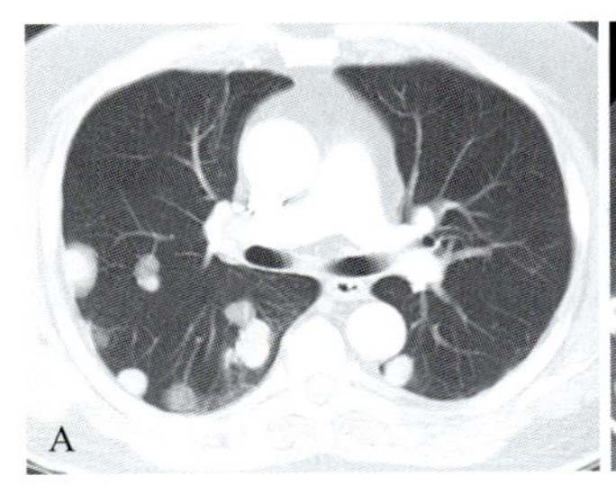

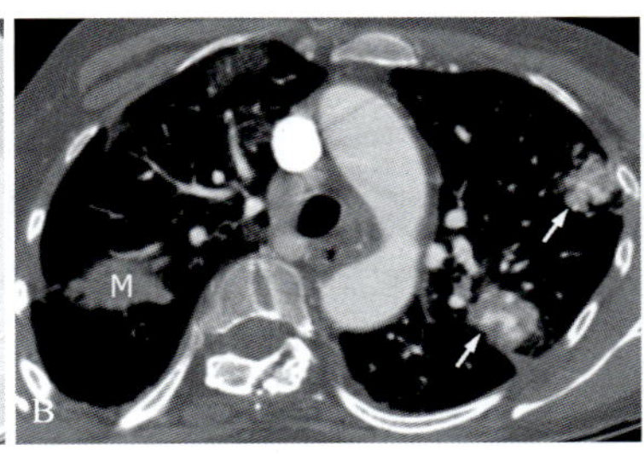

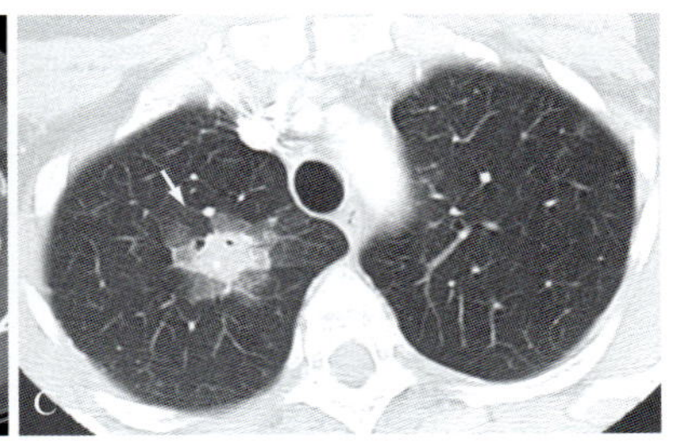

图31.1 实性结节。A.血源性转移性病变传播的典型形式。非精原细胞生殖细胞瘤患者的CT显示肺外周区域为主的多个软组织密度结节，边界清晰。B.血管结节。肾上腺癌患者增强CT图像显示两肺内肿块，左侧的两个病变（箭头）可见穿过病变的管状分支血管。右侧的病变（M）为实性。C.带“晕”的结节。右上肺叶的实性结节周围有一圈磨玻璃密度，称为“CT晕环征”（箭头）。这种表现源于肿瘤脆弱的新生血管床破裂而继发的病变周围出血

具有厚且不规则的壁（图31.2A）；在较少情况下，它们可以为薄壁，特别是在转移性腺癌或肉瘤患者中。化疗可以诱导空洞形成，这在肉瘤转移性病变中比其他癌更为常见（图31.2B、C）。

钙化结节

钙化通常被认为是良性的迹象，代表着肉芽肿或错构瘤；然而，偶尔钙化可以通过不同机制发生在各种转移瘤中。最常见的是，转移性病变中钙化与原发肿瘤的基质形成相关，如骨肉瘤和软骨肉瘤（图31.3A）。产生黏液的肿瘤，包括胃肠道癌和乳腺癌等肿瘤，可以产生伴钙化的转移灶（图31.3B）。转移性甲状腺癌、滑膜肉瘤和巨细胞瘤等疾病中，可以看到营养不良性钙化，同时在治疗后的坏死区域也可能发生。除了良性钙化的四种特征性表现形式（弥漫性、中心性、爆米花状和层状），CT不能可靠地区分其他钙化形式是良性还是恶性病变。

气腔结节，气腔病变

类似于肺炎，气腔生长形式的病变，可见于转移性病变。这些病变可以是磨玻璃、实变，或是混合密度，并可能有含气支气管征。胃肠道腺癌和乳腺癌可以转移到肺部，然后沿着肺支架结构（附壁）生长，形成这种表现。在一项关于转移性胃肠道肿瘤的研究中，约10%的患者出现了这种以气腔转移为特征的病变的生长方式。附壁生长方式是分化较好的原发性肺腺癌的特征。

要点　结节形式

- 结节是转移性病变最常见的表现形式。
- 转移性病变中可能出现钙化，但与良性病变中的钙化形式有重叠。
- 转移性结节可能类似于非恶性疾病的表现形式，包括实性结节（肉芽肿）、气腔结节（肺炎）、带有“晕”征的结节（包括侵袭性曲霉病）。

分支型转移性病变

网状与结节性密度增高影（癌性淋巴管炎）

癌性淋巴管炎可以在肺部形成网状与结节性密度增高。癌性淋巴管炎通常是由于恶性肿瘤经血液传播到肺部并继发侵犯淋巴系统引起的。较少见的情况是，癌性淋巴管炎可能是由从纵隔和肺门淋巴结的直接扩散引起。只有50%的癌性淋巴管炎病例中存在肺门淋巴结转移，这一点支持血源性转移机制作为淋巴管肿瘤扩散的

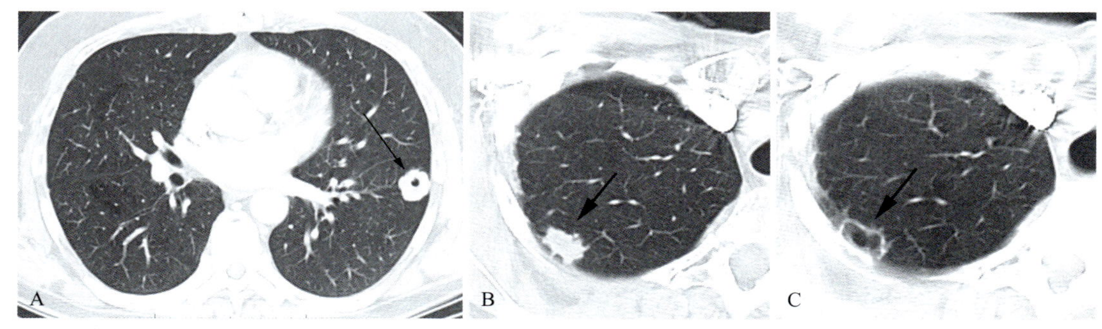

图31.2　含空洞结节。A.典型的含空洞转移。头颈部鳞状细胞癌（梨状窦）患者的CT显示左下肺叶有一个边界清晰的厚壁空洞结节（箭头）。转移性乳腺癌患者的治疗引起的空洞。B.右上肺叶的实性软组织密度结节（箭头）。C.在6周治疗后形成薄壁空洞

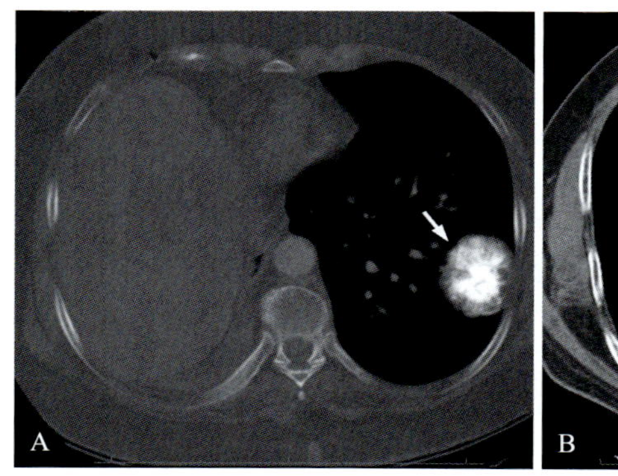

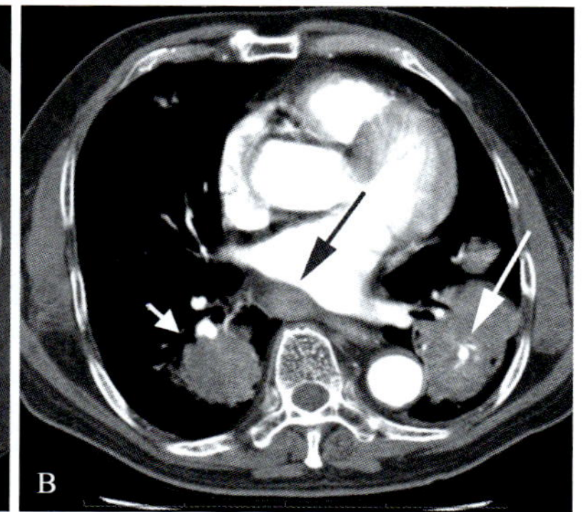

图31.3　钙化结节。A.一名曾经接受过右侧肺切除手术的股骨远端骨肉瘤患者。CT骨窗显示了一个具有小梁结构的钙化性肿块，符合骨化的转移瘤（箭头）；B.转移性结肠癌患者。左下肺叶部分钙化的转移瘤与黏液生成有关（长白色箭头）。其他转移病变部位包括右下肺叶的肿块（短白色箭头）和食管旁淋巴结转移（黑色箭头）

主要方式。癌性淋巴管炎通常由以下肿瘤扩散引起：肺癌、乳腺癌、上消化道恶性肿瘤（包括胰腺和胃癌）、前列腺癌、子宫癌、宫颈癌或甲状腺癌，以及原发部位不明的腺癌。这个过程可能是局部的、单侧的或弥漫的双侧，且在60%的病例中与胸膜积液相关。癌性淋巴管炎的X线表现包括网状结节性密度增高和肺间隔增厚。典型的CT特征包括支气管血管束增厚和光滑或串珠样间隔增厚。光滑的外围间隔增厚需与肺水肿的Kerley-B线相鉴别，后者通常是双侧对称的。与其他如纤维化的网状实质过程不同，癌性淋巴管炎中二级肺小叶的结构保持完整（图31.4A）。

血管内转移

存在另外两种形式的分支型结节性转移病变：一种是肺动脉的病变，称为肿瘤栓子，另一种是气道的病变，或称为支气管内转移。肿瘤栓子在扩散方式上与血源性转移性病变相似，但区别在于它们仅在血管内增殖。在尸检中，多达26%的实体恶性肿瘤患者可见微观肿瘤栓子。CT表现包括动脉的多灶性扩张和一般影响中到小型肺动脉的串珠样改变（图31.4B）。不常见的情况下，中心大血管也会受累。外周肺部的气腔病变可由梗死引起。肿瘤栓子最常与以下肿瘤相关：肝细胞癌、乳腺癌、肾癌、前列腺癌、胃癌和绒毛膜癌。

支气管内转移

支气管内转移并不常见，在尸检中见于＜2%～4%的患者。转移病变传播到支气管的途径包括：①直接沉积，即吸入肿瘤细胞或通过淋巴或血液传播；②从邻近肺部或淋巴结的肿瘤直接侵入。支气管内转移在X线图像中很少可见，通常表现为梗阻后肺不张。在CT上，支气管内转移表现为气道中的小软组织填充缺损、狭窄或阻塞（图31.4C）。症状可包括呼吸困难、咳嗽和咯血。一般而言，支气管内转移是疾病的晚期表现，诊断后的中位生存期为9～18个月；它们最常与肾脏、乳腺和结直肠原发性恶性肿瘤相关。有时很难区分支气管内转移和血管内转移。通常在电影模式下，通过连续的薄层影像浏览，可以帮助区分正常的肺动脉或支气管与转移累及的结构。

要点　分支型转移形式

- 分支型转移性病变包括癌性淋巴管炎及支气管内和血管内转移。
- 淋巴管癌可以是光滑的或串珠样的，次级肺小叶的结构不受累。
- 通过连续薄层图像的检查有助于确定分支型转移性病变的起源。

淋巴结病变

转移性胸内淋巴结病变

转移性胸内淋巴结病变可见于所有淋巴结群。通常，转移性淋巴结病变伴随肺实质的转移，但有时也可单独发生。非肺癌肿瘤引起的转移性胸内淋巴结病变最常见于泌尿生殖系统癌症、头颈部肿瘤、乳腺癌和黑色素瘤。

纵隔和肺门的淋巴结增大也可能是由于肉芽肿病或类肉芽肿反应的继发性改变。在这些情况下，活检显示非干酪样坏死，且没有恶性病变的证据。

要点　淋巴结病变

- 任何淋巴结群都可受到影响。
- 有时在恶性肿瘤的患者中，淋巴结可能因类肉芽肿反应而增大。活检显示非干酪样坏死。

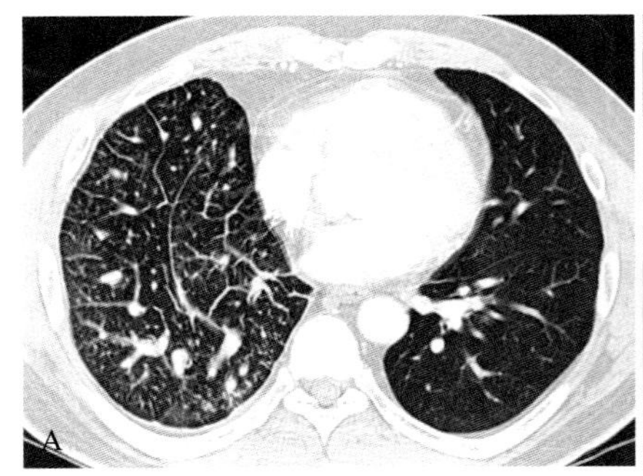

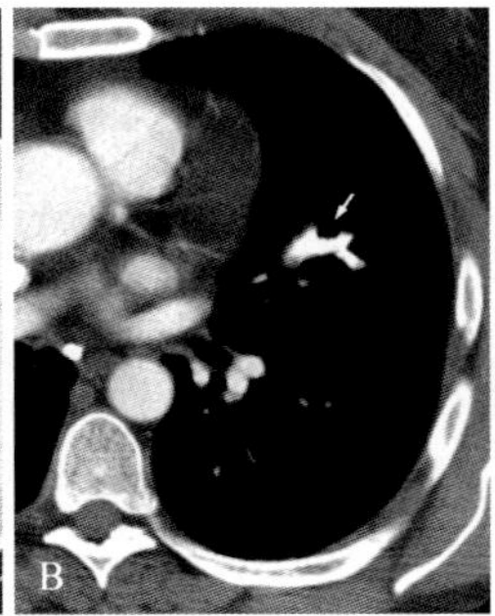

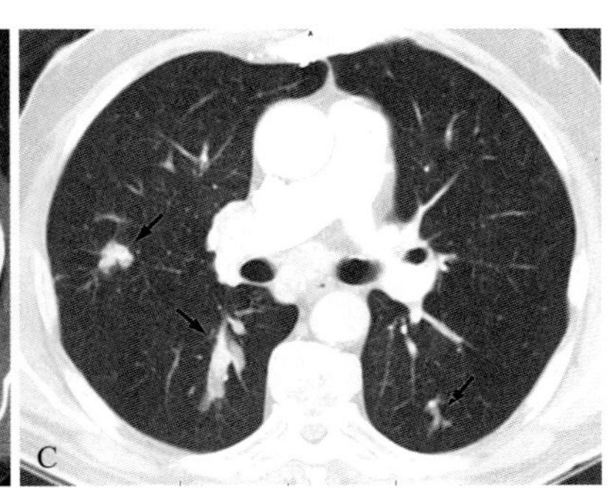

图31.4　分支型转移。A.癌性淋巴管炎，原发肺腺癌。右肺的次级肺小叶间隔弥漫性均匀光滑增厚，增厚的间隔线延伸至外围，次级肺小叶结构不受累。在次级肺小叶的中心的"点"代表中央淋巴管的增粗。B.骨肉瘤患者的血管内转移。左肺的分支状钙化转移性病变显示为受累肺动脉增宽并有密集钙化（箭头）。该病变在连续的CT层面中有增大。C.肾细胞癌患者的支气管内转移。双侧肺部有多个分支状异常密度（箭头）。区分支气管内转移和血管内转移比较困难，需要通过连续的薄层CT图像来将正常的肺动脉或支气管与转移累及的结构分离

转移性疾病的胸膜表现

胸膜转移

胸膜转移通常与转移性腺癌相关，常见于肺、乳腺、胰腺和胃的肿瘤。胸膜转移最常见于血源性扩散，也见于淋巴道播散，或与肝脏转移相关。胸膜转移可以表现为积液，或者表现为光滑或结节状胸膜增厚（图31.5A）。在没有不规则或结节状胸膜增厚的情况下，很难区分良性与恶性胸腔积液。有时，弥漫性增厚可类似间皮瘤，这种形式通常与肾细胞癌和淋巴瘤的转移相关。

与转移性病变相关的气胸

气胸可由转移性病变引起。可能的发生机制包括毗邻胸膜的转移性结节发生空洞，或者是侵袭性肿瘤导致支气管胸膜瘘。与转移性病变相关的气胸常见于骨肉瘤，但也可见于其他肉瘤或侵袭性肿瘤（图31.5B）。在骨肉瘤患者中，气胸的发生率估计为5%～7%。当气胸作为转移性病变的继发症状出现时，患者通常已知有其他转移性病变。偶尔，气胸可能是转移性病变的首发表现。在出现气胸的人群中，不到1%的人会有潜在的恶性肿瘤。

要点　胸膜病变

- 胸膜转移的表现包括积液或光滑或结节状胸膜增厚。
- 胸膜转移最常见于腺癌。
- 少数情况下，气胸是胸膜转移所致，最常见于骨肉瘤。

心脏转移

心脏和心包的转移性病变是心脏原发性肿瘤的22倍。在对原发性恶性肿瘤患者进行的回顾性尸检中，发现10.7%的患者有心脏转移，其中大多数转移来自肺癌（36.4%）。非实体原发性肿瘤（如淋巴瘤、白血病和卡波西肉瘤）也相对常见。在细胞类型中，腺癌占心脏转移的最大比例；然而，黑色素瘤对心脏的侵犯比率最高，约有50%的病例发生心脏转移。大多数病变位于心包和心外膜，其次是心肌和心内膜。约1/3的心外膜病变伴有心包积液。大多数心脏转移在临床上是无症状的。

心脏转移的典型影像学表现包括多个结节或肿块，但也可以是弥漫性浸润（图31.6）。在许多情况下，心脏转移的表现具有相对非特异性。CMRI是评估这些病变的首选方法，大多数病变显示T1低信号和T2高信号。偶尔，在转移性黑色素瘤患者中，CMRI的特征有助于区分转移与其他病变，在这些病变中，T1信号可能较高，通常呈不均匀强化。CT影像也是非特异性的，显示为软组织病变。

要点　心脏

- 心脏的转移瘤是心脏原发性肿瘤的22倍。
- 超过1/3的心脏转移来自肺癌。
- 黑色素瘤是与心脏转移关联最高的肿瘤。
- 心外膜最常受累，其次是心肌和心内膜。

鉴别诊断

通常，当在已知原发恶性肿瘤的患者中检测到胸部多发结节时，可以认为这些结节为转移瘤，不再需要进一步的诊断性测试。在拥有多个已知原发病灶的患者中，出现多个结节的情况比较复杂，可能需要进行组织活检以做出更具体的诊断并实施适当的治疗。同样复杂的是在有胸部以外原发恶性肿瘤的患者中检测到孤立性肺结节。在这些情况下，区分原发性和继发性恶性肿瘤非常重要。在一系列乳腺癌患者中，第二原发性肺癌的发生率高于转移性病变。第二原发性肿瘤的发生率在最初原发头颈部癌的病例中最高，但在肺、乳腺、前列腺

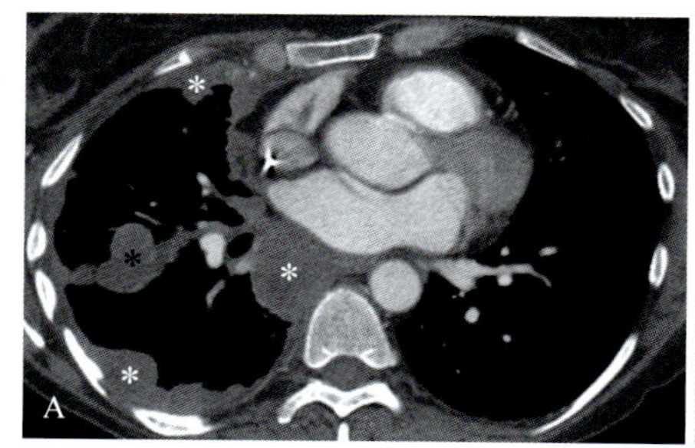

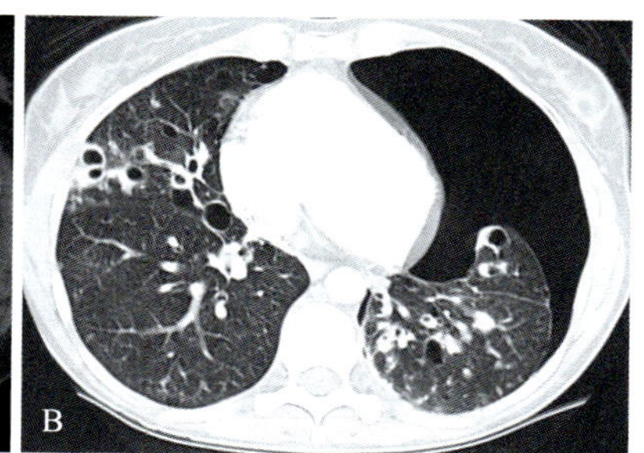

图31.5　胸膜病变。A.转移性子宫内膜癌患者。典型的胸膜转移表现：外周胸膜的弥漫性增厚（白色星号）和沿斜裂胸膜增厚（黑色星号）。B.胎盘滋养细胞瘤患者。左侧大量气胸与转移性疾病相关。气胸可能与多个薄壁空洞性转移瘤之一或多个胸膜下转移瘤之一有关。临床上，该患者在病程中有过双侧气胸

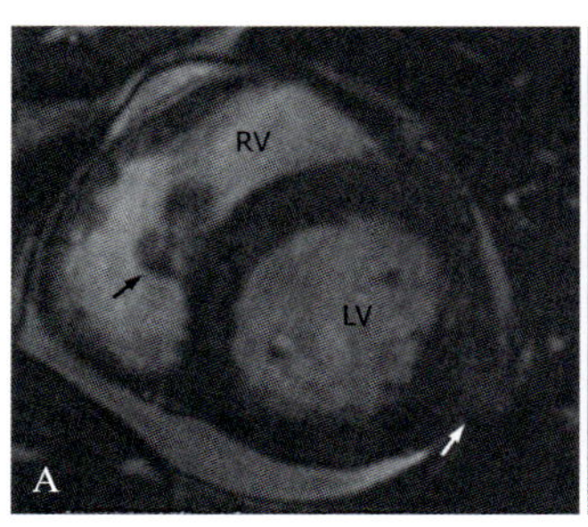

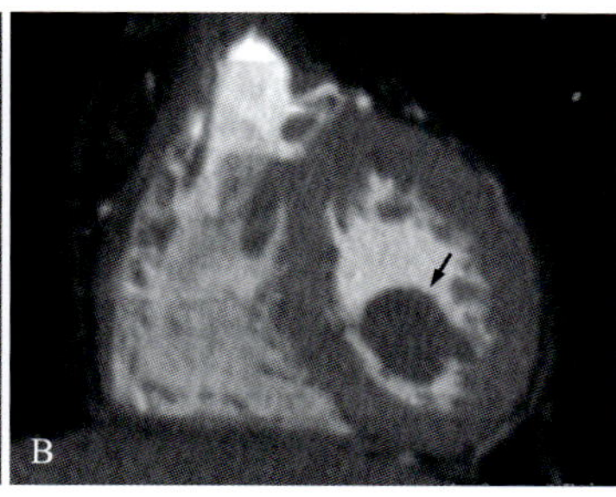

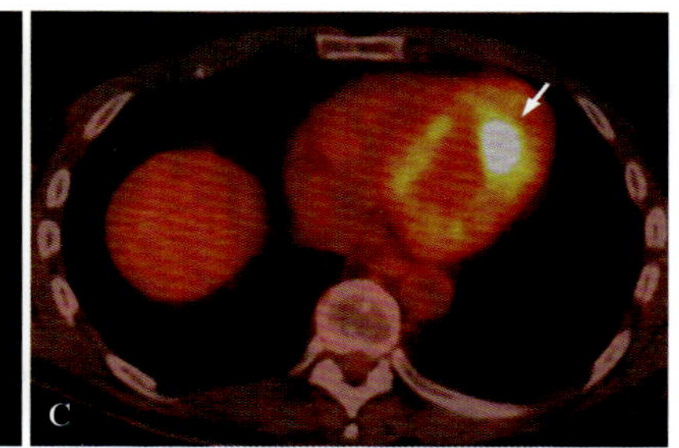

图31.6　心脏转移。A.舌部鳞状细胞癌。短轴心脏MRI显示两个转移灶：一个位于左心室侧壁的心外膜表面（白色箭头），另一个位于右心室心内膜表面（黑色箭头）。B和C.黑色素瘤转移；B.短轴门控心脏CT显示左心室有一个通过蒂附着于侧壁的肿块（箭头）。C. PET/CT轴位图像显示该肿块FDG的摄取增加（箭头）

或胃的原发性肿瘤中也很常见，尤其是在吸烟者中。相反，患有黑色素瘤和肉瘤的患者中孤立性肺结节更可能是转移性而非原发性肺恶性肿瘤。

在对原发恶性肿瘤患者进行可能的转移性疾病评估过程中，经常出现的一个难题是CT检测到的小结节。应强调，即使在已知有胸外部原发恶性肿瘤的患者中，大多数＜4mm的实性非钙化结节在CT中发现的都是良性的，通常是肉芽肿病的后遗症。尽管如此，当前的建议是监测这些结节以排除转移性疾病。根据我们的经验，绝大多数转移性结节在3个月的随访中会显示出变化。

结论

胸部转移性疾病的形式多样。血源性扩散是最常见的传播方式，这也是为什么胸部比其他任何解剖区域更易获得转移的原因。一些转移形式类似非恶性过程，需要进行区分。CT是评估胸部转移性疾病的金标准。CT是一种敏感但非特异性的手段，其他成像方式具有补充作用。

第32章

腹盆部转移性病变

Silvana Castro Faria，M.D.，Ph.D.；Wen-Jen Hwu，M.D.，Ph.D.；Steven A. Curley M.D.，F.A.C.S.

引言

转移是一个复杂的过程，涉及肿瘤细胞离开疾病的原始发病部位（即原发肿瘤），播散到身体的其他部分。癌细胞可以从原发肿瘤脱落，进入血管，通过血液循环，在远离原发肿瘤的其他器官中沉积。当肿瘤细胞转移到远处器官时，新的肿瘤称为继发性或转移性肿瘤。

流行病学

大多数肿瘤都能转移。实体肿瘤最常见的转移部位是肺、肝和骨骼。然而，转移的发生率、部位和形式取决于原发肿瘤的类型。某些肿瘤很少发生转移，而某些癌症倾向于比其他癌症更早转移。转移性病变的发生也可能与肿瘤的组织学特征有关。相对于分化良好和低级别肿瘤，未分化、间变性和高级别肿瘤更容易发生转移。转移性肿瘤中的细胞与原发肿瘤中的细胞相似。然而，当转移性肿瘤为未分化时，病理学家可以使用几种辅助技术，如免疫组化，来尝试通过转移性肿瘤来确定原发肿瘤的发生部位。在罕见的情况下，患者会有转移性病变，但找不到原发肿瘤，这些患者被认为患有未知原发肿瘤的恶性病变。

临床表现

转移性病变通常出现在癌症的晚期阶段。然而，当疾病早期就出现转移时，症状的表现形式和发生概率将取决于转移病变的位置和大小。例如，出现黄疸和肝大的肝功能损害症状可能表明癌症已转移到肝脏，头痛和癫痫等神经症状可能表明存在脑转移，而骨转移通常表现为骨痛。

诊断

转移性病变的诊断是对癌症患者进行分期的最重要步骤之一。检测转移性病变在癌症患者的预后和治疗中扮演重要角色。在评估转移性病变的存在时，可以使用多种成像方式，包括超声、CT、MRI及FDG-PET/CT。其中，超声具有无创性、易于获得及相对低成本等优点。CT是最常用于肿瘤患者初步分期的成像方法，包括检查胸部、腹部和盆腔，因为CT的可用性广泛，且是一种无创性的诊断工具。MRI是一种无电离辐射的成像技术，对于对碘化对比剂过敏的患者非常有帮助，且具有固有的多平面成像能力，并具有高软组织对比分辨率，它在检测转移性病变方面具有更高的敏感性。PET和CT（PET/CT）可以一次性完成对肿瘤患者的分期。FDG摄取是评估潜在恶性细胞的一个重要区分因素。此外，新开发的PET放射性核素正在用于成像神经内分泌肿瘤和前列腺癌等。最近，同时进行的PET和MRI（PET/MRI）结合了MRI的解剖和定量优势以及从PET的生理信息，已被用于检测和判断转移性病变。

治疗

转移性病变的治疗通常取决于多个因素，包括转移病灶的大小和位置、患者的年龄和整体健康状况，以及患者过去接受的治疗类型。对于只有单个转移病灶或单一转移部位的患者，需要评估可能的根治性治疗，通常采用手术切除。然而，当存在多个转移灶时，可能需要系统性治疗，如化疗，有时还包括放疗和临床试验或这些治疗的组合。近期癌症的免疫疗法取得了激动人心的发展，包括激活宿主的自然免疫防御来识别、定位并有效销毁癌细胞，以及在靶向治疗方面的进展，这些都为治疗转移性病变提供了新的希望。

肿瘤扩散模式

肿瘤扩散的3个主要途径包括血液、淋巴和局部侵袭。本章的目的是回顾血源性腹部和盆腔器官的转移。我们将按照单个器官划分本章内容。

要点　一般性原则

- 转移是一个复杂过程，涉及肿瘤细胞离开原始发病部位扩散到身体的其他部分。
- 实体肿瘤最常见的转移部位是肺、肝脏和骨骼。
- 转移性病变的诊断是患者分期的最重要步骤之一。
- 肿瘤扩散的3个主要途径是血源性、淋巴性和局部侵袭。
- 在分期中可使用多种成像方式，包括超声、CT和MRI。

要点　外科医师、放射肿瘤医师和医学肿瘤医师想了解的转移

- 外科医师希望了解转移是否存在、转移病变的数量和大小、是否多发以及血管受累情况，以便规划切除手术。
- 放射肿瘤医师需要了解肿瘤的位置、大小，与放射敏感器官的关系，以规划放疗区域。
- 医学肿瘤医师希望了解基线研究中病变的数量、位置和大小，以及影像学随访中病变对化疗的反应。

肝脏

肝脏是转移性病变最常累及的实体器官。有50%～60%的癌症死亡患者在尸检时发现有肝转移。最常转移到肝脏的肿瘤包括肺肿瘤、乳腺肿瘤、胃肠道肿瘤（如食管、胃和结直肠肿瘤）、胰腺肿瘤和黑色素瘤。肝转移通常表现为多发性实性病灶；然而，在某些情况下，它们可能表现为单个病灶、融合性肿块或浸润性病变，这些表现可能类似于肝硬化。各种成像方式可用于评估肝转移的存在。

在超声检查中，肝转移可能呈现多种不同的表现。通常，大多数肝转移表现为多发性实性低回声病灶，这些通常来自于乏血供肿瘤，如乳腺癌和肺癌（图32.1）。它们可能表现为周边低回声环，称为晕征，这已被证明代表增殖中的肿瘤区、假包膜和（或）被压迫的肝实质。其他肝转移可能呈现等回声或高回声，并带有无回声的囊性成分。高回声病变常与胃肠道原发肿瘤、RCC或肝细胞癌相关（图32.2）。囊性转移可表现为壁内实性结节或厚的间隔。钙化转移呈现后方声影，通常见于胃肠道和泌尿生殖道的黏液腺癌。

虽然超声被广泛用于检测肝转移，但在检测肝转移方面，超声的敏感性低于CT或MRI。Wernecke等报道称，超声在检测肝脏肿块方面的敏感度为53%。使用微泡静脉对比剂可以改善转移病变与肝实质之间的区分度，提高超声在检测肝转移方面的敏感性，尽管其使用仍限于某些医疗中心。超声的其他局限性包括操作者依赖性、不可复制性，以及受腹部气体和患者体型的限制。

在平扫CT上，大多数肝转移呈现为与周围肝实质相比低密度的病变（图32.3）。原发灶为胃肠道或卵巢黏液分泌肿瘤的转移瘤以及化疗后的转移瘤，可能会看到钙化（图32.4）。使用静脉对比剂有助于区分局灶性病变与背景肝实质，提升肝病变的检出和病变特征。在增强CT上，肝转移的影像学特征将取决于原发肿瘤。最常见的肝转移与邻近肝脏相比是乏血供的，当周围正

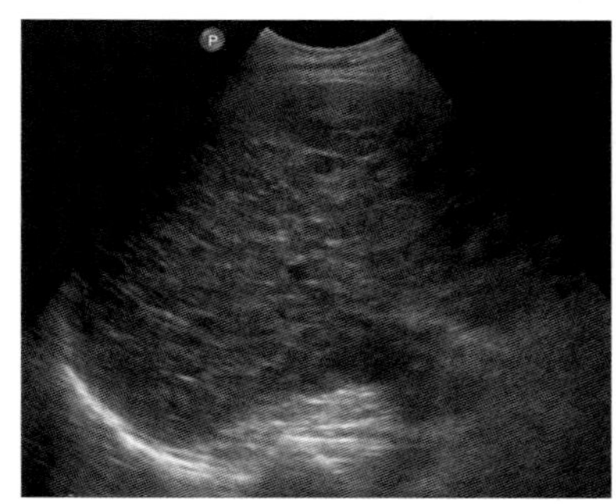

图32.1　女，69岁，肺癌患者。灰阶超声图像显示肝实质多发小圆形实性低回声病灶，符合转移瘤

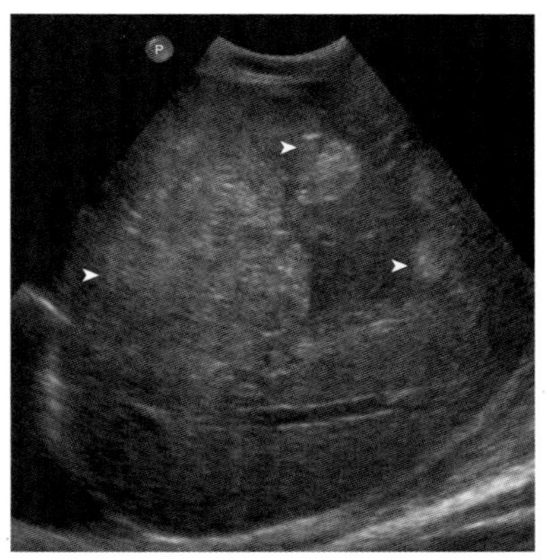

图32.2　男，65岁，结肠癌患者。灰阶超声图像显示肝实质多个强回声实性结节（箭头），符合转移瘤

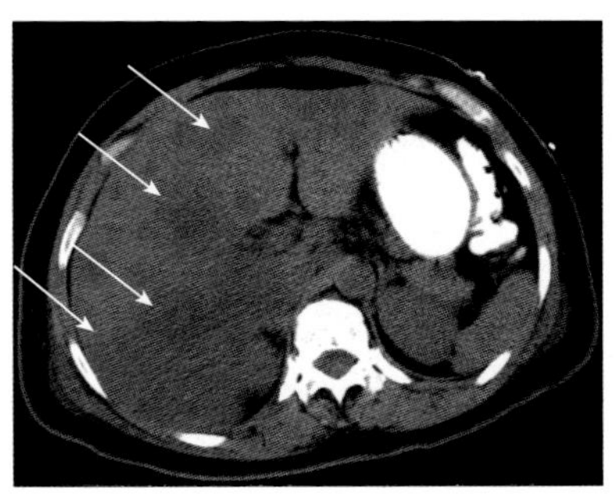

图32.3　女，56岁，黑色素瘤患者。轴位平扫CT图像显示肝实质多发实性低密度病灶（箭头），符合转移瘤

常肝脏处于增强的高峰时，它们在门静脉期成像上表现为相对低密度病变（图32.5，图32.6）。当肿瘤生长速度超过新生血管形成速度时，肝转移也可能呈现低密度晕环及出血和坏死区域（图32.7～图32.9）。乏血供转移通常源于胃肠道（包括结肠、直肠、食管和胃）等原发肿瘤，以及肺、胰腺和前列腺等其他部位的原发肿瘤。

另一方面，与正常肝脏组织相比，具有动脉血供的肝转移，在增强动脉期最容易以富血供病变而被发现。此外，它们可能在延迟成像上显示强化廓清而变成低密度（图32.10）。富血供转移通常来源于RCC和神经内分泌肿瘤。其他可能表现为富血供肝转移的原发肿瘤包括髓质甲状腺癌、黑色素瘤和胃肠道间质瘤。

根据对结直肠癌患者的研究，CT在检测肝转移方面的准确率范围为75%～96%。CT的局限性包括辐射

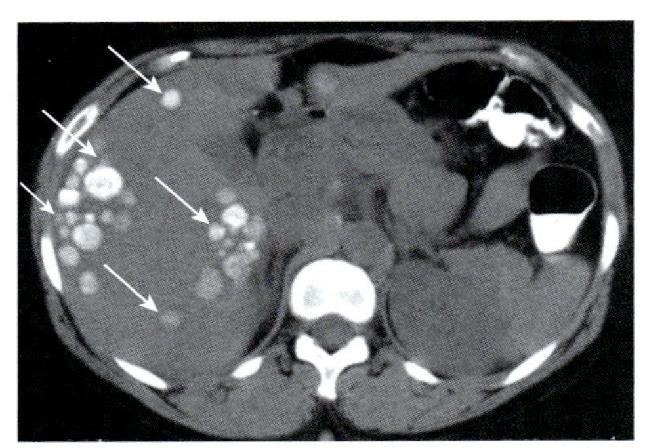

图32.4 女，44岁，胃食管连接区中分化腺癌患者。轴位平扫CT图像显示肝脏多发高密度钙化灶（箭头），符合转移瘤

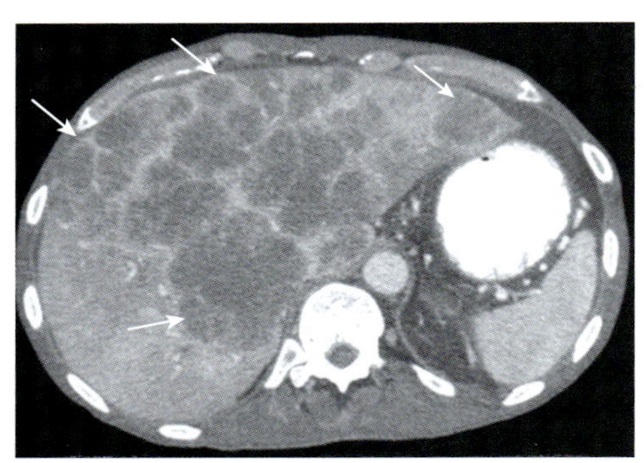

图32.5 男，65岁，结肠癌患者。轴位门静脉期增强CT显示相对于肝实质多发实性低密度病灶（箭头），符合转移瘤

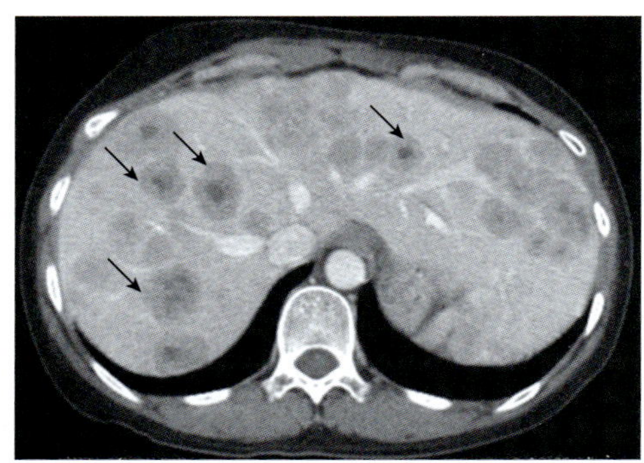

图32.6 女，41岁，乳腺癌患者。轴位门静脉期增强CT显示肝脏多发实性低密度灶（箭头），符合转移瘤。注意有些病灶中心表现为更低密度，可能为坏死

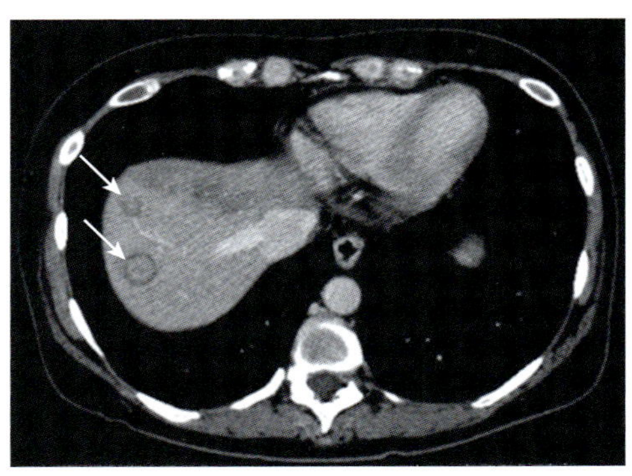

图32.7 女，53岁，胰腺胰岛细胞瘤患者。轴位门静脉期增强CT显示两个实性病灶，边缘可见薄的低密度“晕环”，中心呈相对明显的类圆形强化

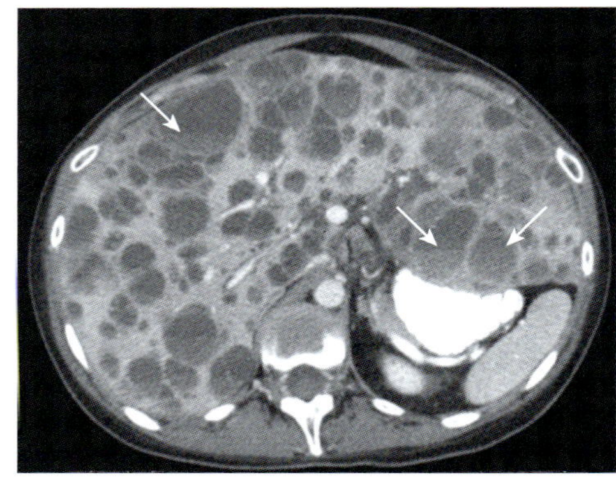

图32.8 女，33岁，黑色素瘤患者。轴位门静脉期增强CT显示肝脏弥漫多发低密度病灶，符合转移瘤。注意有些病灶内可见液平面，提示可能存在出血（箭头）

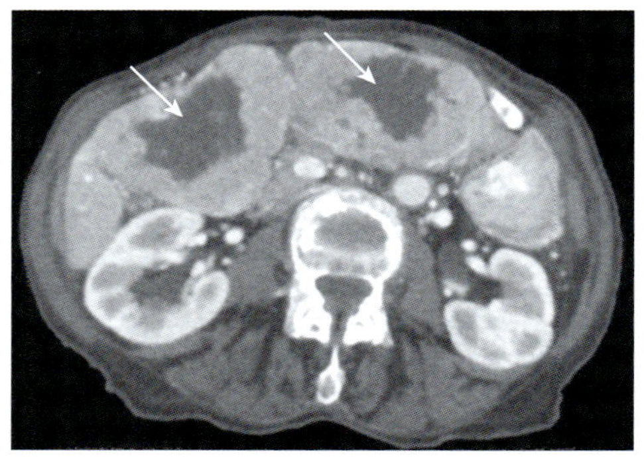

图32.9 女，56岁，卵巢癌患者。轴位门静脉期增强CT显示两个大的肝脏转移瘤，周边为强化的实性部分，内部低密度区提示坏死

暴露和使用静脉对比剂可能引起不良反应的风险。

肝转移在MRI上可能有不同的表现。然而，大多数肝转移在平扫T1W MRI上表现为低信号。有些肿瘤，如黑色素瘤和脂肪肉瘤的转移，含有黑色素或脂肪的肿瘤可能在T1W图像上表现为高信号。出血性转移也可能在T1W图像上表现为高信号。在T2W MRI上，大多数肝转移表现为高信号（图32.11）。中心坏死或囊性转移的病变在T2W MRI上可能导致更高的信号，而钙化病变在T2W MRI上可能是低信号。

经静脉注射钆对比剂后，大多数肝转移表现为周边环状增强，在门静脉期中，与周围强化的肝实质相比，呈低信号病变（图32.11）。较大的病变可能表现为菜花样强化。富血供转移在动脉期时表现为强化程度明显高于背景肝实质的增强灶（图32.12）。延迟增强图像上，病变强化廓清应高度可疑为恶性。MRI在评估疑似肝转移方面的敏感度为80%～99%。MRI的局限性包括只限于大型医疗中心使用和对置入心脏起搏器或铁磁性置入物的患者禁忌。

要点　肝脏

- 肝脏是转移性病变最常累及的实体器官。
- 有50%～60%的癌症死亡患者在尸检时发现有肝转移。
- 肝转移可能有多种表现，其特征取决于原发肿瘤的类型。
- 最常见的肝转移是乏血供的，在增强扫描的门静脉期，与邻近肝实质相比，病变表现为低密度。
- 有些肝转移是富血供的，相对于正常肝组织呈现增加的动脉血供，在增强扫描的动脉期最容易被观察到。

脾脏

脾脏是肿瘤转移的罕见部位，通常出现在癌症晚期，作为病变广泛扩散的表现之一。在尸检研究中，脾脏转移瘤的发生率根据原发肿瘤的类型和扩散程度不同，范围为0.3%～33%。脾脏转移性病变相对较少的理论推断有：脾脏缺乏肿瘤传入的淋巴管、脾动脉起源处的急

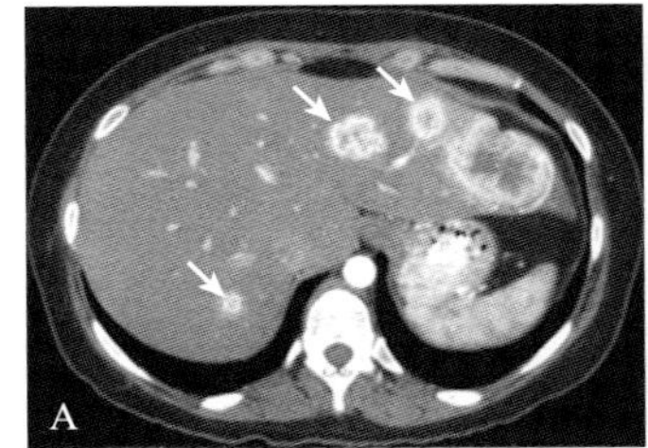

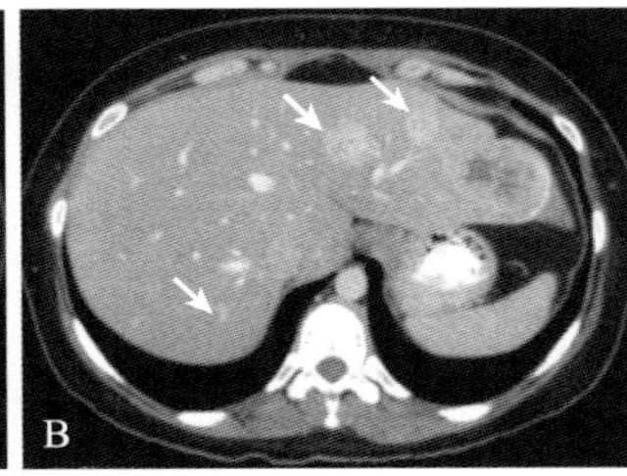

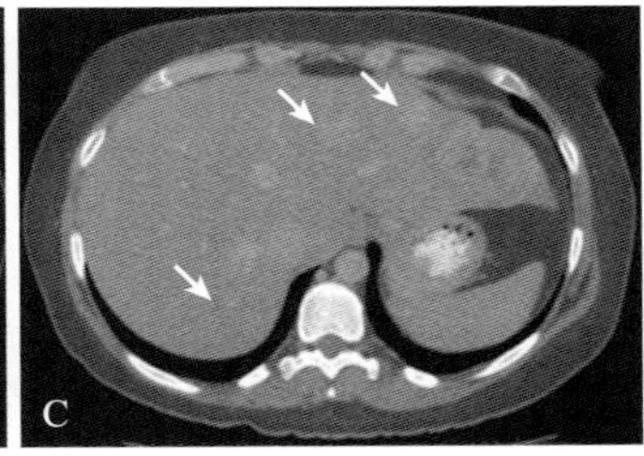

图32.10　女，54岁，胃类癌患者。A.轴位动脉期增强CT显示部分病灶呈相对于肝实质的早期明显强化，为富血供转移瘤征象（箭头）；轴位门静脉期（B）和延迟期（C）增强CT显示相对于肝实质，病变强化程度进行性下降

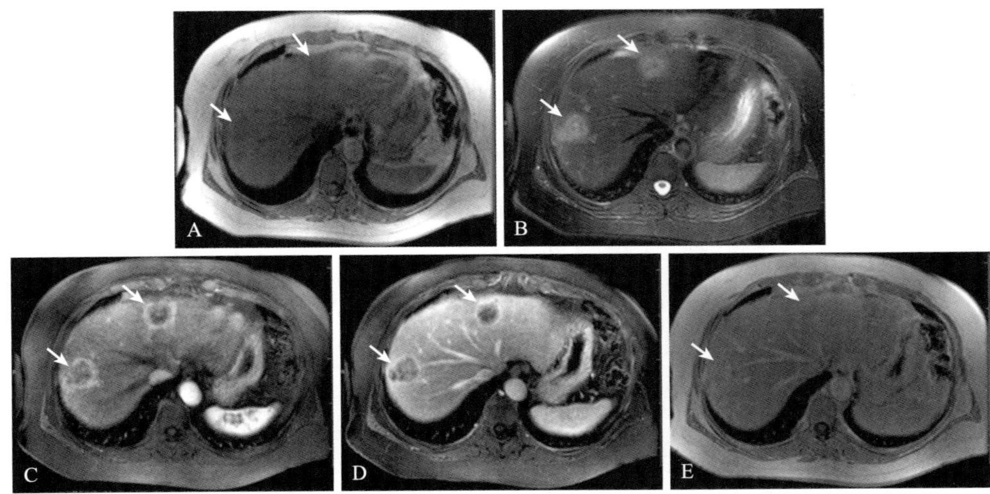

图32.11　女，62岁，结肠癌患者。A.轴位T1WI MRI显示肝脏中两个主要的低信号病变（箭头）；B.轴位T2WI显示这两个转移灶呈高信号（箭头）；C～E.在静脉注射MRI对比剂后，轴位T1WI动态增强扫描动脉期（C）、门静脉期（D）和延迟期（E）图像显示病灶早期边缘强化（C.箭头），门静脉时相对于肝实质背景病灶呈低强化信号（D.箭头），随后的延迟期，病灶边缘强化廓清，病灶中心对比剂逐渐填充（E.箭头）

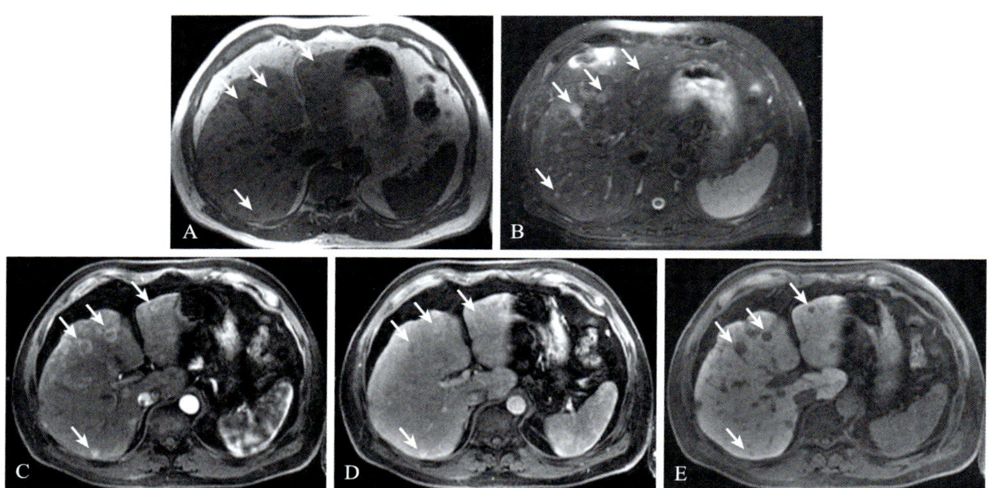

图32.12 男，63岁，胰腺胰岛细胞瘤患者。A.轴位T1WI MRI显示肝脏一些小的低信号病灶（箭头）；B.轴位T2WI显示这些转移灶呈高信号（箭头）；C.静脉注射MRI对比剂后，轴位T1WI动态增强扫描动脉期显示一些病灶表现为环形强化，而更小的病灶表现为更为均匀的早期强化（箭头）。注意，门静脉期（D）和延迟期（E）病灶呈进行性强化廓清（箭头）

角、脾脏的收缩性以及脾网状内皮系统的抑制作用等。

最常见的导致脾脏转移的原发肿瘤包括乳腺癌、肺癌、卵巢癌、黑色素瘤、结直肠癌和胃癌。在孤立脾脏转移病例中，卵巢癌和结直肠癌是最常见的原因。脾脏转移大多数是通过血行侵犯导致实质性瘤灶。表面/包膜病变通常与腹膜扩散有关，通常源于卵巢癌，而直接脾脏侵犯在胃癌和左侧RCC中更为常见。

脾脏转移的患者通常无症状，通常通过常规影像学检查发现。最终，患者可能表现为腹痛、脾大或可触及的肿块。在罕见的情况下，它可能表现为脾脏的自发性破裂。

脾脏实质转移通常在超声上表现为多个圆形实性低回声病变。在某些情况下，它可能是单个低回声病变。脾脏表面侵犯在超声上也呈现为低回声。

在CT中，脾脏转移通常表现为较正常脾实质密度轻度减低的实性圆形病灶（图32.13）。包膜转移导致脾脏表面凹陷。黑色素瘤和卵巢癌也可能导致囊性脾脏转移，卵巢转移性病变可能会有钙化（图32.14和图32.15）。

在MRI上，脾脏转移通常在T1WI上表现为低至等信号，在T2WI上表现为高信号。脾脏转移通常在静脉

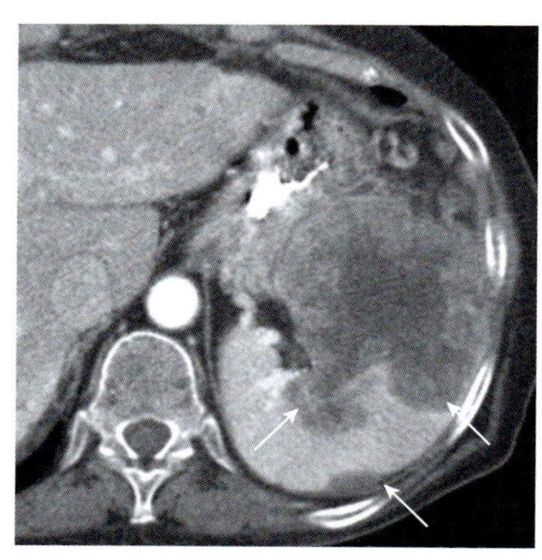

图32.14 女性，56岁，卵巢癌患者。轴位门静脉期增强CT显示脾脏受到腹膜种植性肿瘤的侵犯，表现为脾表面的压痕（箭头），符合转移瘤

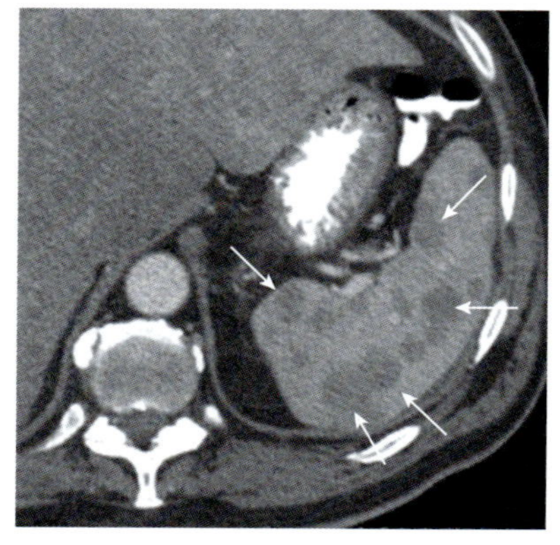

图32.13 男性，69岁，黑色素瘤患者。轴位门静脉期增强CT显示脾脏多发实性低密度病灶（箭头），符合转移瘤

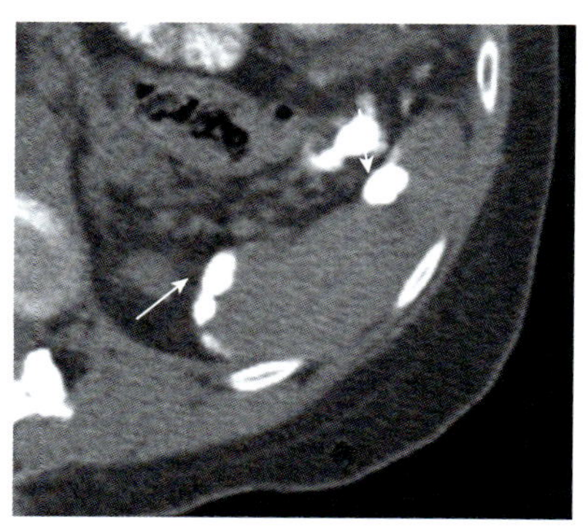

图32.15 女，60岁，卵巢癌患者。轴位平扫CT显示钙化的腹膜种植性肿瘤累及脾脏表面（箭头），符合转移瘤

注射MRI对比剂后出现强化。

要点 脾脏

- 根据原发肿瘤的类型和尸检研究中原发肿瘤的扩散程度，脾脏转移瘤发生率为0.3% ～ 16%。
- 脾脏转移最常见的原发病变来源有乳腺癌、肺癌、卵巢癌、黑色素瘤、结直肠癌和胃癌。
- 脾脏转移可能为实质性的病灶、表面/包膜病灶或原发肿瘤的直接侵犯。

胆囊

在临床实践中，胆囊转移是罕见的。尽管如此，文献中仍有报道显示某些原发性癌症如黑色素瘤、RCC、肺癌、乳腺癌和胃癌会转移到胆囊。在这些文献中，恶性黑色素瘤被报道为胆囊转移最常见的来源，占胆囊转移案例的50% ～ 60%。根据Shimkin等的研究，恶性黑色素瘤在4% ～ 20%的病例中可以转移到胆囊。胆囊转移通常不引起临床症状，通常是尸检后偶然发现的。然而，在有症状的病例中，最常见的表现是急性胆囊炎。Nassenstein报道了一例45岁男性，由于非小细胞肺癌转移到胆囊壁引起急性胆囊炎的症状。评估胆囊原发性和转移性病变最常用的方法是超声。超声可以显示胆囊壁的局部增厚、腔内息肉状肿块或外生的回声性肿块。通常与原发性胆囊恶性肿瘤中的结石无关。CT也可能显示胆囊壁的局部增厚、腔内息肉状肿块或通常在注射对比剂后增强的外生肿块。一些病例可能涉及胆管系统，导致胆管扩张（图32.16）。在MRI上，胆囊的转移性病变可能在T2WI上表现为高信号，在T1WI上表现为低至等信号，并通常在静脉注射对比剂后出现强化。

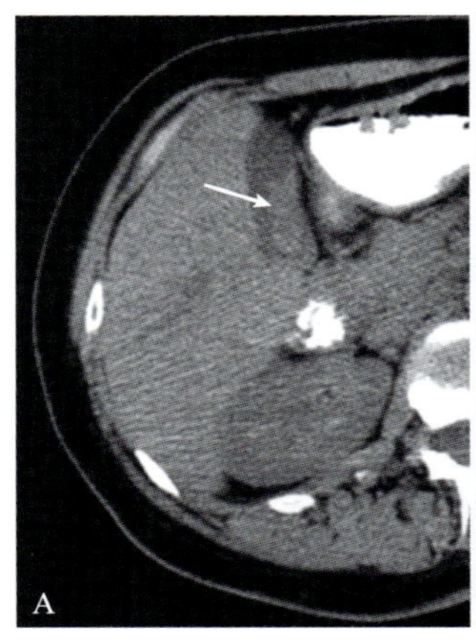

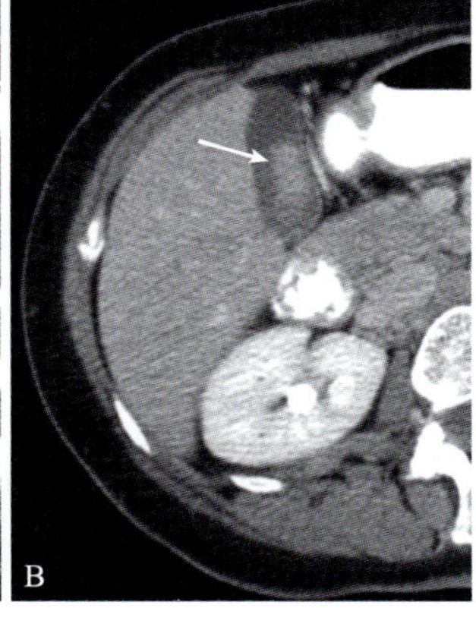

图32.16 男，50岁，黑色素瘤患者。轴位平扫CT显示胆囊内软组织密度灶（A），增强扫描可见强化（B），符合转移瘤（箭头）

要点 胆囊

- 在临床实践中，胆囊转移罕见。
- 尽管不常见，一些原发性肿瘤，如黑色素瘤、肾细胞癌、肺癌、乳腺癌和胃癌，可能会转移到胆囊。

胰腺

胰腺很少成为转移性病变的部位，在扩散性恶性疾病患者的尸检中，胰腺转移瘤的发生率为3% ～ 12%。在单发胰腺转移中，最常见的原发肿瘤是RCC。其他可能转移到胰腺的原发性恶性肿瘤包括肺癌、胃癌、乳腺癌、结肠癌和食管癌，以及黑色素瘤和淋巴瘤。根据Thompson和Heffess的研究，RCC转移到胰腺的情况可能在肾切除多年后发生，平均时间为8.4年（范围为0.5 ～ 27年），这些病变通常有手术治疗的可能。因此，必须密切随访患者，因为大多数患有胰腺转移的患者无症状，这些病变通常在随访CT中偶然发现。另外，有症状的患者可能表现为腹痛、背痛、恶心、体重减轻和黄疸。在罕见的情况下，RCC转移到胰腺可能引起急性胰腺炎。

胰腺转移瘤可表现为没有特定部位倾向的孤立性局灶肿块，或者为胰腺内的多个结节，或者为胰腺的弥漫性增大。在超声上，单发或多发实性转移瘤回声通常比胰腺实质更低。在平扫CT图像上，与正常胰腺实质相比，局灶性转移瘤可能表现为等密度或更常见的略低密度。在静脉注射CT对比剂后，大多数胰腺转移瘤表现为单发或多发增强的低密度病变（图32.17）。大的病变可能观察到环状增强和中央低密度区，而较小的病变增强更为均匀（图32.18）。相反，来自RCC的转移表现为明显的强化，因此在增强动脉期更容易识别（图32.19）。此外，应注意在CT随访RCC患者时使用的扫描参数。根据Ng等的研究结果，直径在0.6 ～ 11cm的较小胰腺转移，在注射对比剂后25s的动脉增强早期病变强化最为明显。在60s的门静脉期图像上病变增强不明显，甚至可能在120s延迟期图像上无法观察到病变。在MRI上，胰腺

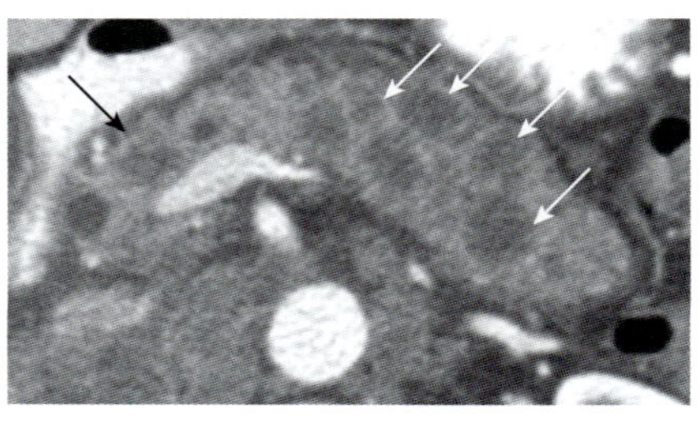

图32.17 女，52岁，小细胞肺癌患者。轴位门静脉期增强CT显示胰腺实质（黑色箭头）内多个圆形低密度病变（白色箭头），与转移瘤相符

转移瘤通常在平扫T1WI上呈低信号，在T2WI上呈中度高信号，并在静脉注射MRI对比剂后出现强化。

要点 胰腺

- 在尸检中，3% ～ 12%的扩散性恶性疾病患者可发现胰腺转移性病变。
- 导致胰腺转移的最常见原发性肿瘤包括肺癌、肾细胞癌、胃癌、乳腺癌、结肠癌、食管癌、黑色素瘤和淋巴瘤。

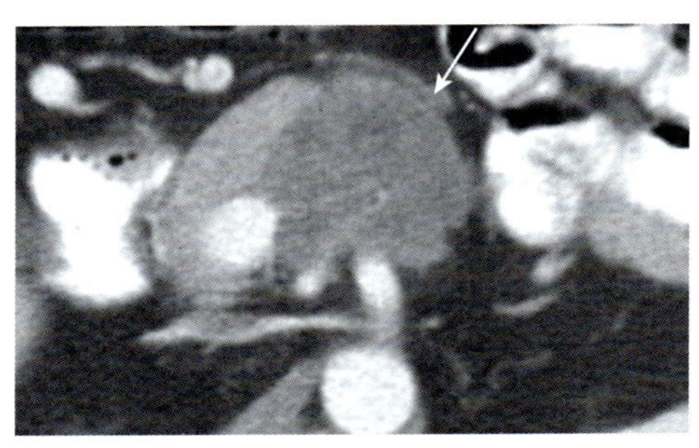

图32.18 男，60岁，黑色素瘤患者。轴位门静脉期增强CT显示胰腺颈/体部不均匀低密度为主的病变（箭头），与转移瘤相符

肾上腺

肾上腺是转移性病变的常见部位，仅次于肺、肝和骨之后，是第四个最常见的转移部位。在尸检中，高达27%死于上皮性恶性肿瘤的患者发现有肾上腺转移。肾上腺转移的常见原发肿瘤来源包括肺癌、乳腺癌、胃肠道肿瘤、肾脏肿瘤、胰腺癌、甲状腺癌和黑色素瘤。

转移性病变是累及肾上腺的最常见恶性病变。在已知有潜在恶性肿瘤的患者中，肾上腺肿块可能是转移病变，但也可能是无关的良性病变。影像学检查可能有助于区分它们。肾上腺转移的患者通常在临床上无症状。然而，在某些情况下，肾上腺转移可能表现为肾上腺功能减低。

肾上腺转移的影像学表现不具特征性。它们可能是单侧或双侧的，可大可小。小于2cm的肾上腺转移通常难以通过超声诊断。此外，超声在区分良性和恶性肾上腺肿块方面也有限。

在CT上，小的肾上腺转移通常是边界清晰的圆形或椭圆形病变，带有薄壁边缘、密度均匀。相反，较大的肾上腺转移可能是分叶状或不规则形状，由于出血、坏死或钙化而呈异质性表现（图32.20，图32.21）。肾上腺肿块中脂肪的存在有助于鉴别肾上腺腺瘤和肾上腺转移，后者不含脂肪。平扫CT中以10HU为阈值，对于

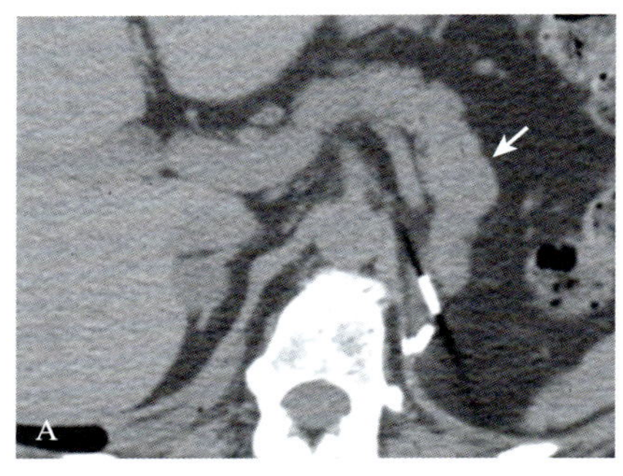

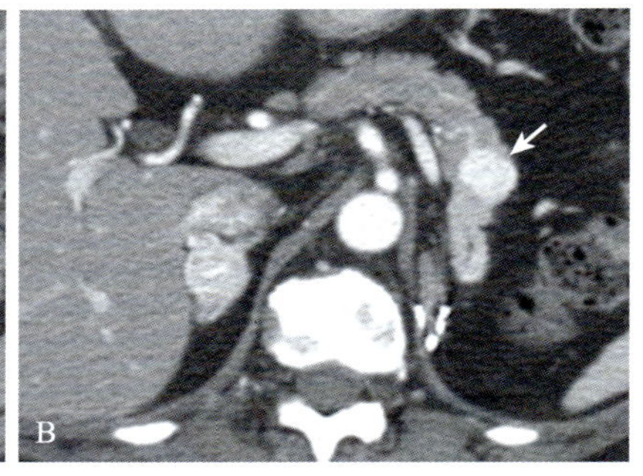

图32.19 女，70岁，肾细胞癌患者。A.轴位平扫CT显示胰腺尾部等密度类圆形病灶（箭头）；B.静脉注射对比剂后，动脉期CT显示病灶明显强化（箭头），符合转移瘤

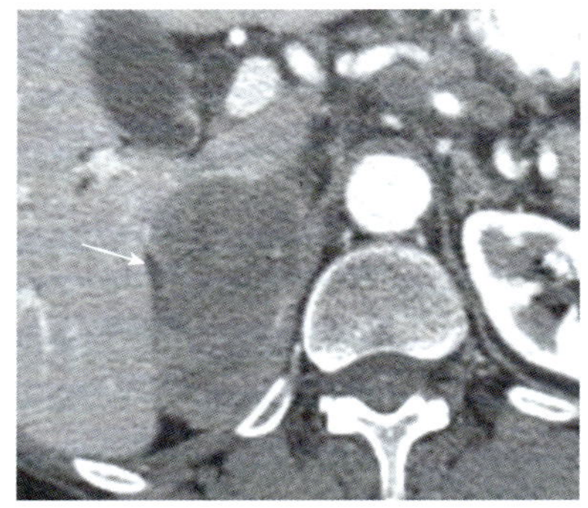

图32.20 男，68岁，小细胞肺癌患者。轴位门静脉期增强CT显示右侧肾上腺较大不均匀强化病变（箭头），与转移瘤相符

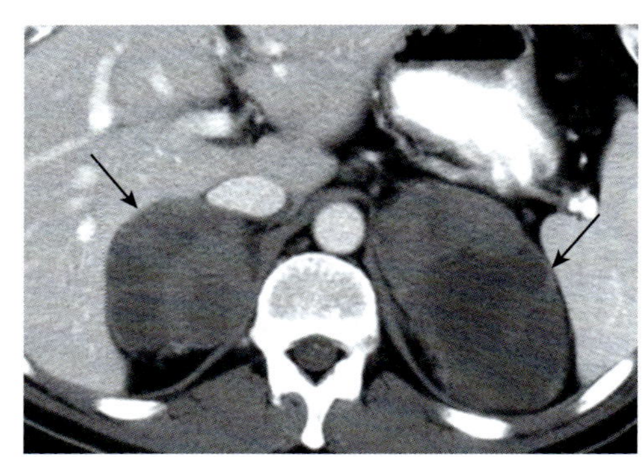

图32.21 男，58岁，黑色素瘤患者。轴位门静脉期增强CT显示双侧肾上腺较大肿块，由于坏死及实性部分而呈不均匀强化（箭头），与转移瘤相符

诊断肾上腺腺瘤的敏感度为79%，特异度为96%。在静脉注射CT对比剂后，肾上腺腺瘤和肾上腺转移都会增强，但腺瘤廓清更快。在注射CT对比剂后15min进行的延迟增强图像上，如果使用＞60%的CT值廓清为阈值，对于诊断肾上腺腺瘤，具有86%的敏感度和92%的特异度。

在MRI上，肾上腺转移通常在T1WI上为低信号，在T2WI上为高信号。它们通常在注射MRI对比剂后出现强化。区分腺瘤与转移瘤的最准确的MRI技术是化学位移成像。由于肾上腺腺瘤富含脂肪，在反相位图像上显示信号减低，这一表现在肾上腺转移瘤中看不到。

要点 肾上腺

- 肾上腺是继肺、肝和骨之后，转移性病变的第四个常见部位。
- 在尸检中，多达27%死于上皮性恶性肿瘤的患者中可发现肾上腺转移。
- 导致肾上腺转移的常见原发肿瘤来源包括肺、乳腺、胃肠道、肾脏、胰腺、甲状腺和黑色素瘤。

肾脏

肾脏转移构成在尸检中所发现肾脏病变的一个重要部分。肾脏是实体肿瘤转移的第五个常见部位，仅次于肺、肝、骨和肾上腺。在因恶性肿瘤死亡的患者中，多达20%的人可见肾转移。最常见的转移到肾脏的原发肿瘤包括肺癌、乳腺淋巴瘤、黑色素瘤和胃肠道癌。大多数肾脏转移在临床上无症状，但一些患者可能表现为显微镜下或明显的血尿。转移性肾脏病变可能表现为单个或多个皮质结节，可以是单侧或双侧的。肾脏转移很少表现为腔内充盈缺损。在超声上，肾脏转移通常表现为均质的低回声团块。然而，一些转移可能表现为混杂回声或强回声。在平扫CT上，肾脏转移通常较小，表现为多个等密度或略低密度病变（与肾实质相比）。它们通常是乏血供的，在静脉注射CT对比剂后表现出轻微增强（图32.22，图32.23）。其他特征包括：不规则增厚的壁，与正常肾实质模糊的边界。肾静脉和下腔静脉的肿瘤侵犯在转移性病变中很少见。当原发肿瘤是淋巴瘤时，淋巴瘤的肾脏受累可能有几种不同的表现。最常见的表现是多发性双侧的、圆形的、与软组织相同密度的病变，增强程度低于正常肾实质。然而，淋巴瘤也可表现为单个肿块或肾脏的弥漫性浸润。在MRI上，肾脏转移通常在T1WI上表现为低信号，在T2WI上表现为高信号。它们通常在注射MRI对比剂后表现出轻微强化。

要点 肾脏

- 肾脏是实体肿瘤转移的第五个常见部位，仅次于肺、肝脏、骨和肾上腺。
- 在恶性肿瘤死亡的患者中，多达20%的患者可见肾转移。
- 最常见的导致肾脏转移的原发肿瘤是肺癌、乳腺淋巴瘤、黑色素瘤和胃肠道癌。

膀胱

膀胱并不是常见的转移部位，且在癌症患者的临床随访中，膀胱转移常常未被诊断出来。膀胱转移最多占所有膀胱恶性肿瘤的3%。膀胱的次发性肿瘤侵犯可能是通过转移或直接扩散发生的。膀胱转移最常源于泌尿生殖道的原发肿瘤，如前列腺和宫颈部位以及结肠和直肠。在远处灶起源的恶性肿瘤中，黑色素瘤是最常导致膀胱转移的肿瘤，其次是乳腺癌、肺癌和胃癌。影像学上，这些肿瘤表现为一个或多个向膀胱腔内突出的壁内肿块。然而，在某些情况下，它们可能表现为膀胱壁的弥漫性增厚，这在超声和CT上可以显示。

女性生殖道

女性生殖道的转移情况并不常见。然而，对于生殖器外和生殖器的原发肿瘤，最常见的转移部位是卵巢和阴道。转移到子宫的情况非常罕见，占所有从生殖器外癌症转移到女性生殖道病例的不到10%。最常导

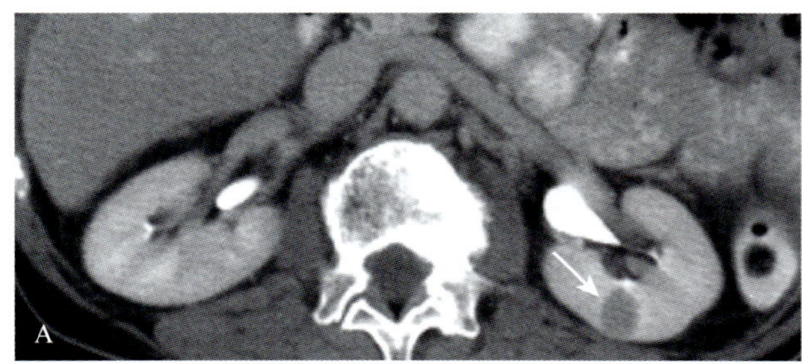

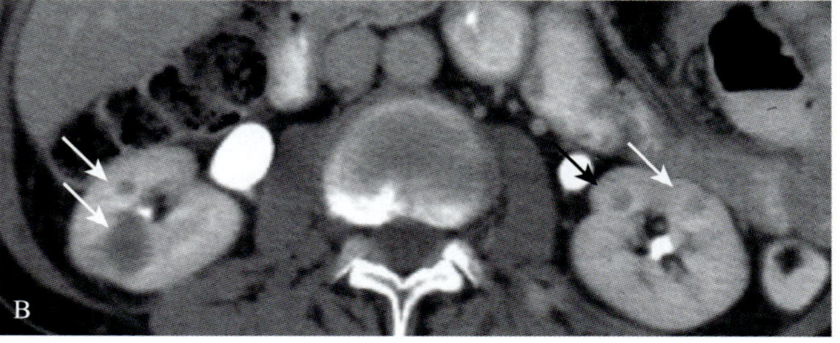

图32.22 男，62岁，黑色素瘤患者。A和B.轴位排泄期增强CT显示双侧肾脏中小的实性低密度病变（箭头），与转移瘤相符

致女性生殖道转移的生殖器官原发性肿瘤是子宫体和子宫颈癌。最常导致女性生殖道转移的生殖器外肿瘤包括乳腺癌、结肠癌、胃癌、肺癌和胰腺癌，以及黑色素瘤和肉瘤。转移到卵巢的肿瘤可能占恶性卵巢肿瘤的10%～30%。最常转移到卵巢的肿瘤是黑色素瘤，以及来自胃肠道、乳腺、妇科器官或肺部的肿瘤。通常使用"Krukenberg瘤"这一术语来描述双侧卵巢转移肿瘤，这些肿瘤包含实性部分和不同含量的液体结构，特征是具有产黏液的印戒细胞，最常源自胃肠道的原发病变，尤其是胃癌（图32.24）。结肠癌是最常转移到卵巢的原发肿瘤之一。3%～8%的女性结肠癌患者会发展为卵巢转移，6%～14%死于结直肠癌的女性在尸检时发现有卵巢转移。影像学上，卵巢转移很难与原发性卵巢癌区分。在超声上，卵巢转移性病变表现为复杂的肿块，由于存在软组织和囊性成分而表现为混杂回声。在CT上，卵巢转移通常表现为含有实性和囊性的不均匀密度肿块，在静脉注射CT对比剂后，实性部分出现强化（图32.25和图32.26）。在MRI上，信号强度将根据实性和囊性成分的存在、范围而变化。实性部分在T1WI上表现为低信号，在T2WI上表现为中等至低信号。相反，囊性部分的信号强度将取决于囊液的化学成分。虽然单纯的液体囊性病变在T1WI上表现为低信号，在T2WI上表现为高信号，但含黏液的病变在T1WI上表现出高信号。

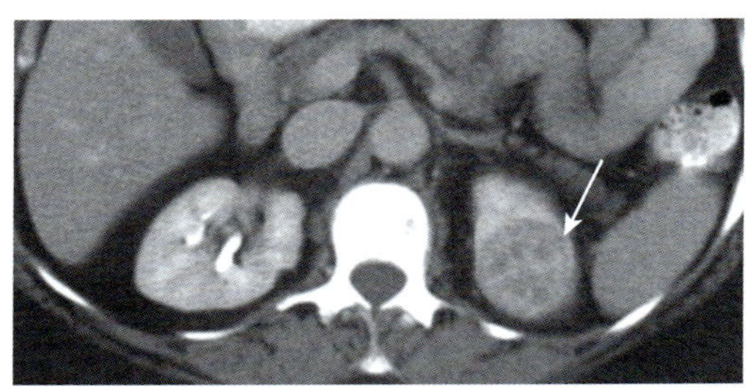

图32.23 女，68岁，乳腺癌患者。轴位排泄期增强CT显示左侧肾脏实性不均匀强化病变（箭头），与转移瘤相符

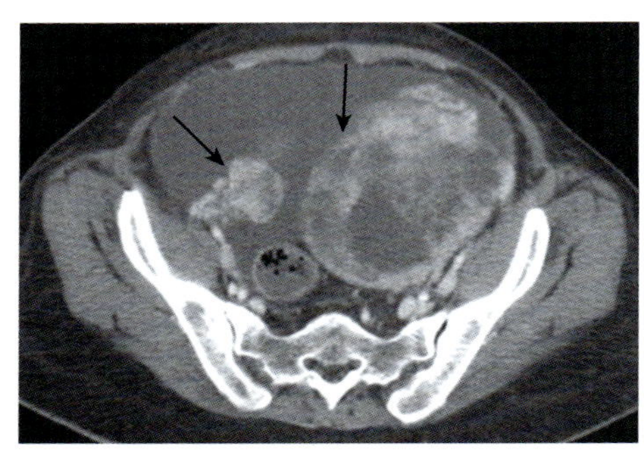

图32.24 女，53岁，伴印戒细胞的低分化胃腺癌患者。轴位延迟期增强CT显示双侧卵巢不均匀强化的囊实性病变（箭头），符合转移瘤

要点 卵巢

- 卵巢转移性肿瘤可能占所有恶性卵巢肿瘤的10%～30%。
- 卵巢转移最常见的原发肿瘤来源于黑色素瘤或胃肠道、乳腺、妇科器官或肺部的肿瘤。
- 通常使用"Krukenberg瘤"这一术语来描述双侧卵巢转移肿瘤，这些肿瘤包含实性和囊性部分，最常见于胃肠道的原发病变，尤其是胃癌。
- 3%～8%的女性结肠癌患者会发展为卵巢转移。
- 6%～14%死于结直肠癌的女性在尸检时发现有卵巢转移。

男性生殖道

转移到男性生殖道的肿瘤较为罕见。在泌尿生殖道的手术标本中，继发性肿瘤占所有实体恶性肿瘤的1.6%～3%。

前列腺

在死于癌症的患者中，0.5%～5.6%的人被发现有前列腺的继发性肿瘤，在所有手术标本中的肿瘤占比约为2.1%。前列腺受到次发性肿瘤的侵犯可能是通过转

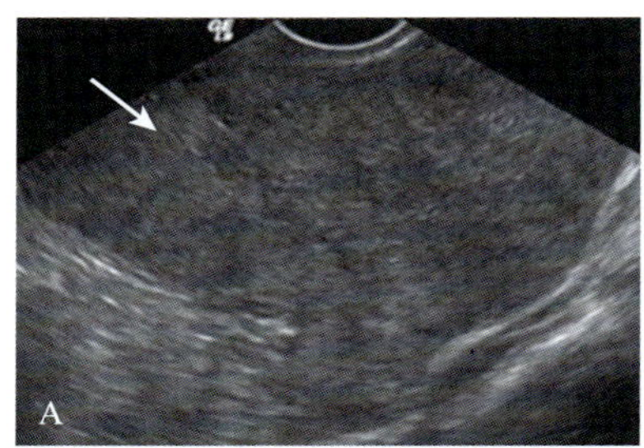

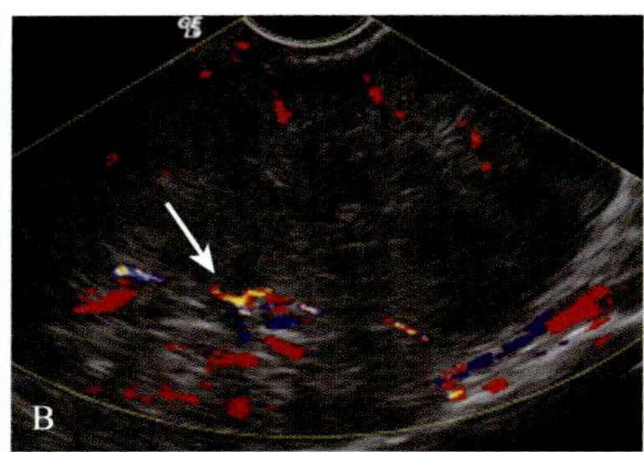

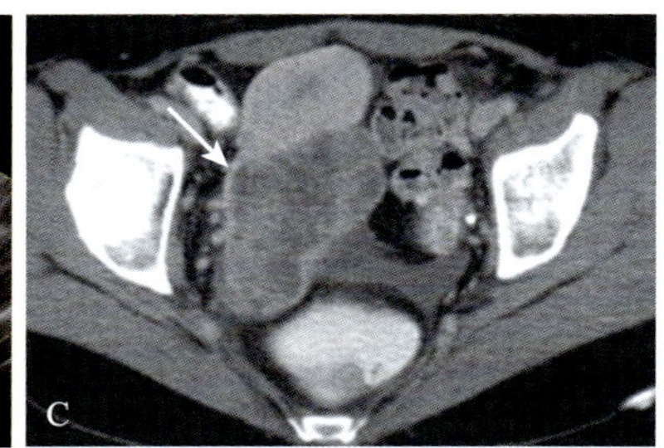

图32.25 女，49岁，中分化阑尾腺癌患者。A.灰阶阴道内超声图像显示一个较大混合回声的不均匀肿块（箭头）；B.注意彩色多普勒图像显示病变部分区域血流增加（箭头）；C.轴位延迟期增强CT显示一个较大的不均匀强化病变累及右侧卵巢（箭头），符合转移瘤

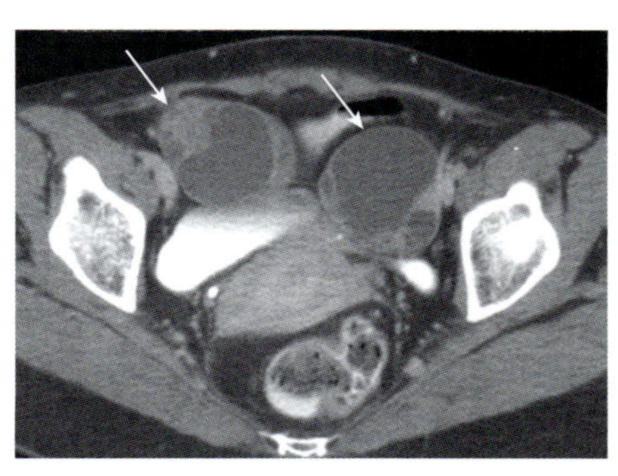

图32.26　女，56岁，结肠癌患者。轴位延迟期增强CT显示双侧卵巢不均匀强化的囊实性病变（箭头），符合转移瘤

移或从邻近结构的直接扩散发生的。最常见导致前列腺转移的原发肿瘤包括黑色素瘤、肺癌、胃肠道和胰腺肿瘤。膀胱和直肠的肿瘤通常通过直接扩散的方式侵犯前列腺。

睾丸

睾丸的继发性肿瘤通常是在尸检时偶然发现的。报道称在死于癌症的患者中，发现率约为0.5%。最常见引起睾丸转移的原发肿瘤包括黑色素瘤和前列腺癌、肺癌、结肠癌、肾癌、泌尿道肿瘤和胰腺癌。

第33章

腹膜腔和胃肠道转移性病变

Ott Le, M.D.

引言

为了理解腹部和盆腔的转移性病变，必须认识到腹膜的复杂结构。根据定义，腹膜是一种覆盖腹部和盆腔内衬并反褶到内脏上形成韧带、系膜和网膜的浆膜。

这些反褶结构不仅支撑器官，并为血管、淋巴管和神经提供通道。由腹膜反褶形成的连接网络为腹壁与其中的器官之间提供了连续性，并连接后腹膜与腹膜。这些连接具有生理作用，但也可以成为疾病传播的途径，包括炎症、感染、创伤，尤其是肿瘤。

腹膜的原发肿瘤很罕见，而转移性病变更为常见。因此，影像学在腹膜疾病的诊断中起着关键作用。患者可能会表现出模糊且非特异性的症状。由于腹膜反褶形成了相对固定的间隙和腔室，病变扩散的形式是可以预测的。常见转移到腹膜的肿瘤包括胃癌、结肠癌、卵巢癌、胰腺癌和淋巴瘤。

在断层成像技术出现之前，影像学无法直接评估腹膜疾病。随着MDCT、PET/CT、MRI和超声等技术的发展，现在可以较为容易地评估腹膜转移。

解剖学

胚胎学

为了充分理解腹膜，必须了解其胚胎学发展的基本知识。腹膜的胚胎发育过程复杂。简而言之，原始肠道通过背侧和腹侧的原始系膜悬挂在腹膜腔内，将腹膜分为左、右两个腔体。与腹侧系膜不同，背侧系膜不会在胃部停止其附着，而且继续将原始肠道与下方的后腹壁相连。

肝脏在腹侧系膜内发育，胰腺和脾脏在背侧系膜内发育。位于肝脏前方并将其附着在前腹壁的腹侧系膜后来变成了含有脐血管的镰状韧带。肝脏与胃之间的腹侧系膜成为胃肝韧带和肝十二指肠韧带。

随着进一步的生长、器官发育、伸长、空腔形成和旋转，最终形成了成人的腹膜结构（图33.1，图33.2）。这包括小网膜的形成，小网膜除了在称为Winslow孔的小开口外，与其他的大网膜或更大的腹膜腔隔离。

腹膜由单层间皮细胞形成，与间皮下结缔组织通过基底膜分隔。间皮下结缔组织由胶原蛋白、弹性纤维、类成纤维细胞、动脉、静脉和淋巴管组成。间皮下层，或称为腹膜下间隙，是一个虚拟间隙，使得系膜、韧带、腹壁和后腹膜之间保持连续性。

腹膜通常还含有少量的无菌液体，用于润滑、抗菌和液体运输。

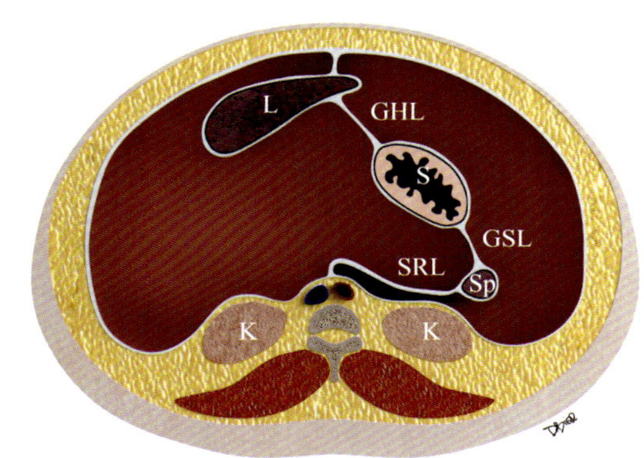

图33.1　腹膜结构经过胚胎发育最终旋转至成人位置。肝脏（L）将生长并填充腹膜腔的右侧。脾脏（Sp）相应地移向左侧。GHL. 胃肝韧带；GSL. 胃脾韧带；K. 肾脏；S. 胃；SRL. 脾肾韧带。图片由David Bier提供

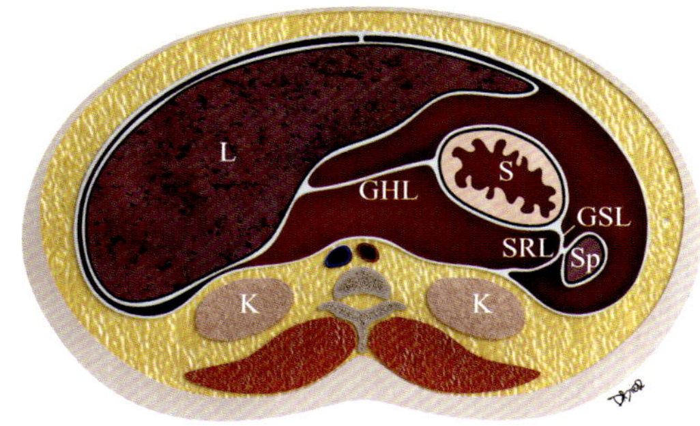

图33.2　经胚胎学旋转后腹膜结构和器官的成人位置。GHL. 胃肝韧带；GSL. 胃脾韧带；L. 肝脏；Sp. 脾脏；K. 肾脏；S. 胃；SRL. 脾肾韧带。图片由David Bier提供

脏腹膜与壁腹膜

腹膜分为脏层和壁层。腹部和盆腔壁由壁腹膜覆盖。相反，脏腹膜覆盖腹膜内的器官或内脏，并形成网膜和系膜。

在男性中，较大的腹膜腔是一个封闭的连续腔体。相反，在女性中，它在输卵管开口处是不封闭的，使得腹膜腔与位于腹膜外的下盆腔相交通。

腹膜的双层折叠形成韧带和系膜。它们悬挂并形成腹膜器官的支撑结构。例如，小肠的系膜将小肠悬挂在腹膜腔内，同时还用于走形动脉、淋巴管和神经。网膜由脏腹膜的双层折叠形成，从胃延伸出来（图33.3和图33.4）。腹膜腔由韧带和系膜划分为多个相互连接的腔室。

结肠系膜上腔和结肠系膜下腔

腹膜腔通过横结肠系膜分为结肠系膜上腔和结肠系膜下腔（图33.5）。结肠系膜上腔进一步由镰状韧带分为右侧和左侧结肠系膜上腔。右侧结肠系膜上腔还细分为前方肝周围间隙和被称为小网膜囊的后方腔室。右侧和左侧结肠系膜上腔通过Winslow孔相交通，使得小网膜囊与腹膜腔的其余部分或大网膜腔进行交通。

结肠系膜上腔中重要的支持韧带包括胃肝韧带、肝十二指肠韧带、胃结肠韧带、胃脾韧带和脾肾韧带（图33.6～图33.8）。这些韧带在解剖上是相连且延续的，它们的位置和关系可以通过某些解剖结构进行标识，大多数是血管（表33.1）。

表33.1 结肠系膜上韧带：器官关系和标识

韧带	器官关系	标识
胃肝韧带	从胃小弯至左肝叶	胃左血管和胃左淋巴结站
肝十二指肠韧带	从胃小弯至肝门	门静脉、肝动脉、肝外胆管和淋巴结站
胃结肠韧带/上结肠网膜	从胃大弯至横结肠体部	左胃网膜血管的胃周分支与右胃网膜血管吻合
大网膜	横结肠向前延伸形成覆盖小肠的围裙状结构	附睾血管和胃网膜血管分支
胃脾韧带	紧邻胃结肠韧带并位于左侧，从胃底部和上体部大弯至脾门	胃短血管和左胃网膜血管
脾肾韧带	脾脏与胰腺尾部之间的连续性	远端脾动脉或近端脾静脉

结肠系膜下腔由斜向的小肠系膜将其分为右侧和左侧结肠系膜下腔。升结肠为右侧结肠系膜下腔的外侧边界。结肠系膜下腔包括系膜根、空肠系膜、回肠系膜、升结肠系膜、降结肠系膜、乙状结肠系膜、盆底和腹膜褶（表33.2）。

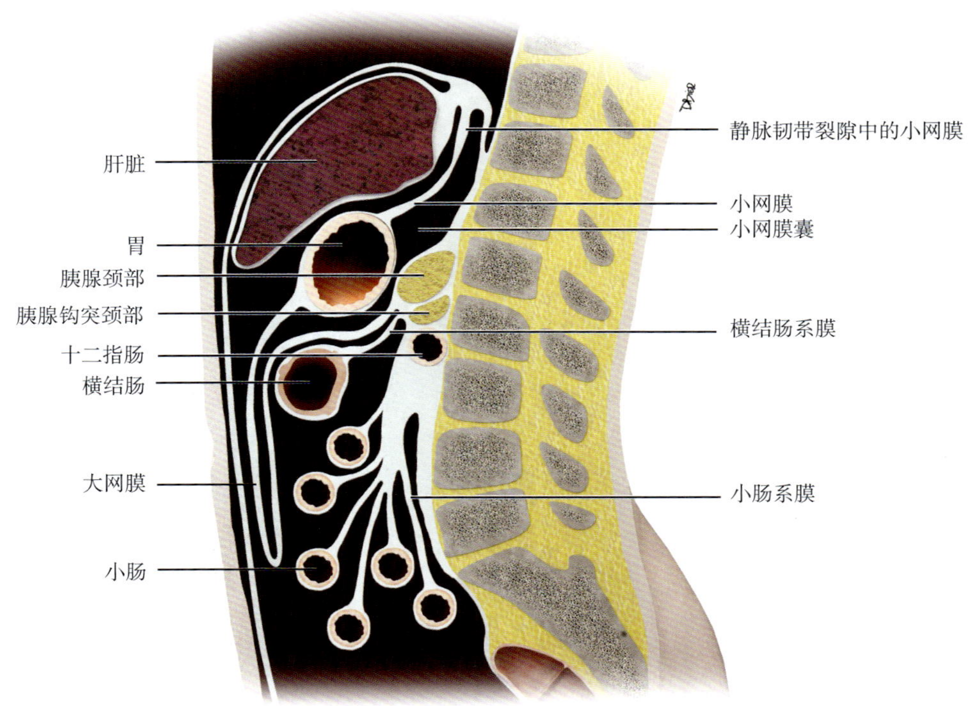

图33.3 腹膜结构的正中矢状位示意图。图片由David Bier提供

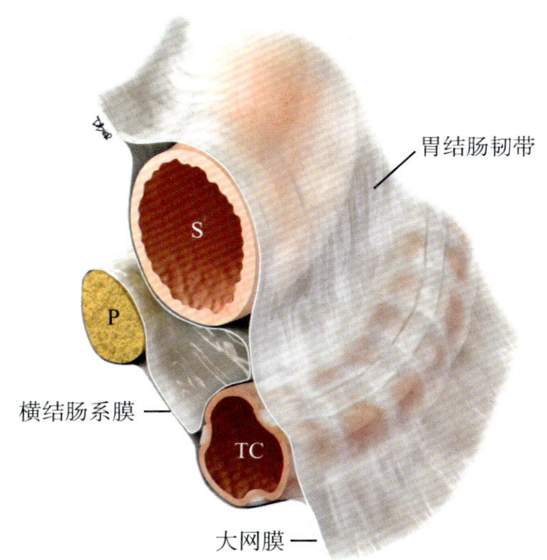

图33.4 腹膜结构的斜位示意图。胃（S）、胰腺（P）和横结肠（TC）及其附着关系。图片由David Bier提供

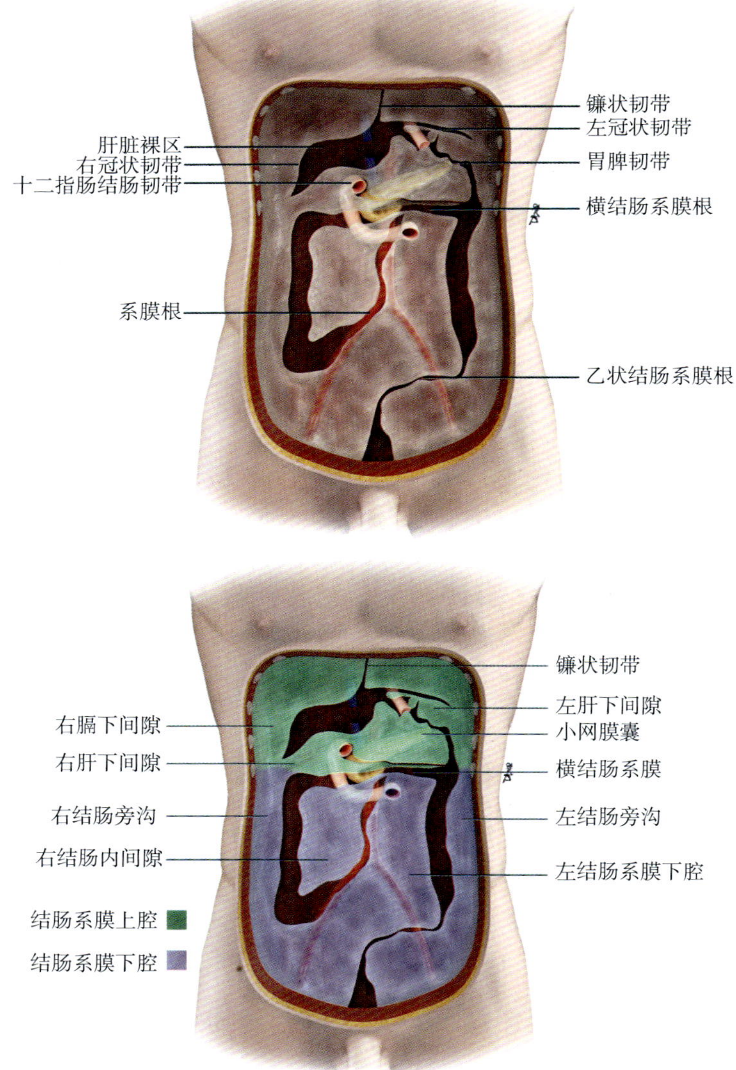

图33.5 A和B.冠状面图展示了腹膜腔及其附件，包括结肠系膜上腔和结肠系膜下腔。请注意，由于膈结肠韧带的存在，左侧结肠系膜上腔与左侧结肠旁沟之间没有交通。图片由David Bier提供

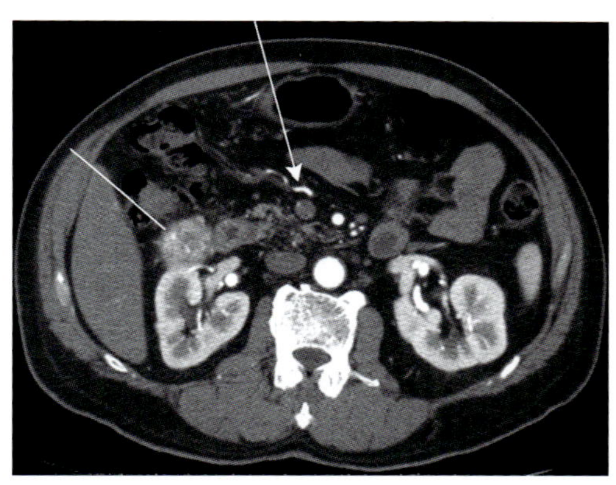

图33.6 静脉注射对比剂的增强CT。横结肠系膜通过中结肠动脉及其分支（箭头）来识别。请注意右肾肾细胞癌的实性强化肿块（线）

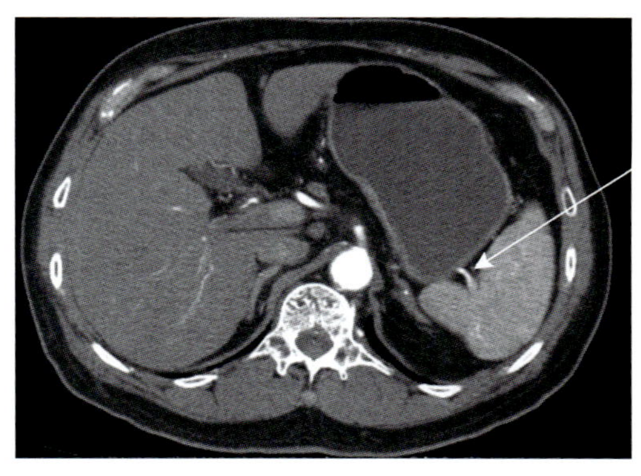

图33.7 静脉注射对比剂的增强CT。胃脾韧带由胃短动脉（箭）和左侧胃网膜血管（未展示）来识别。胃脾韧带从胃大弯的底部和上体部延伸至脾门

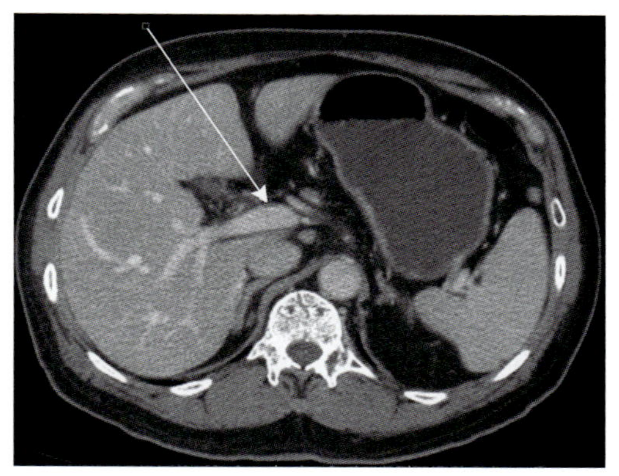

图33.8 静脉注射对比剂的增强CT。肝十二指肠韧带包含门静脉（箭头）、肝动脉、肝外胆管和淋巴结站。它将胃小弯与肝门相连

表33.2 结肠系膜内间隙、器官关系和标识

韧带	器官关系	血管标识
系膜根部	从十二指肠水平段至右髂窝	肠系膜上动脉、肠系膜上静脉，回结肠动脉和静脉
回肠系膜	从系膜根部到回肠	回肠动脉和静脉
升结肠系膜	从系膜根部到升结肠	右结肠动脉和静脉，盲肠动脉和静脉
空肠系膜	从系膜基部到空肠	空肠动脉和静脉
降结肠系膜	从横结肠系膜基部沿胰腺尾部到降结肠	左结肠动脉和静脉
乙状结肠系膜	乙状结肠系膜根部	乙状结肠动脉，上直肠动脉和静脉

膀胱旁间隙

盆腔中的腹膜折叠或反褶形成潜在的间隙和腔室（图33.9，图33.10）。膀胱、闭合的脐动脉和下腹壁血管

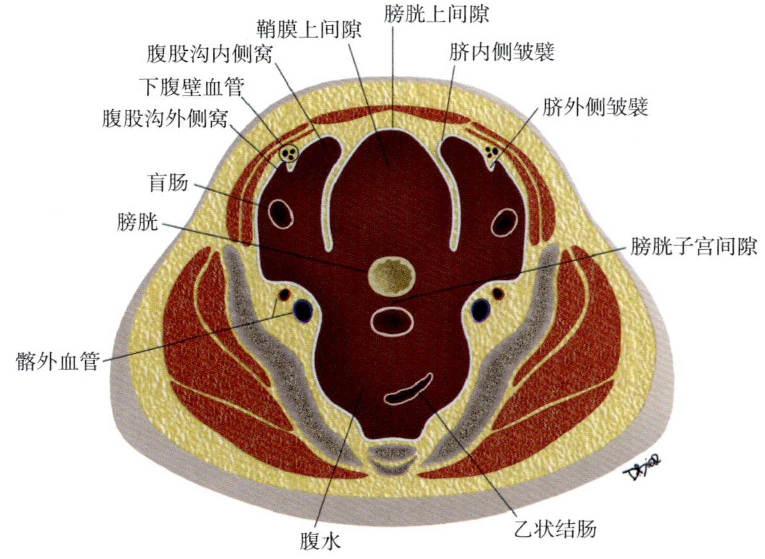

图33.9 横断面膀胱旁间隙示意图。腹水使盆腔扩张，有助于勾勒出各皱襞和间隙。前膀胱旁间隙被划分为膀胱上间隙、腹股沟内侧窝和腹股沟外侧窝。膀胱上间隙覆盖膀胱的顶部，位于脐内侧皱襞之间，这是由闭合的脐动脉压痕形成的。内侧和外侧腹股沟皱襞由脐外侧皱襞分开，脐外侧皱襞由下腹壁血管形成。图片由David Bier提供

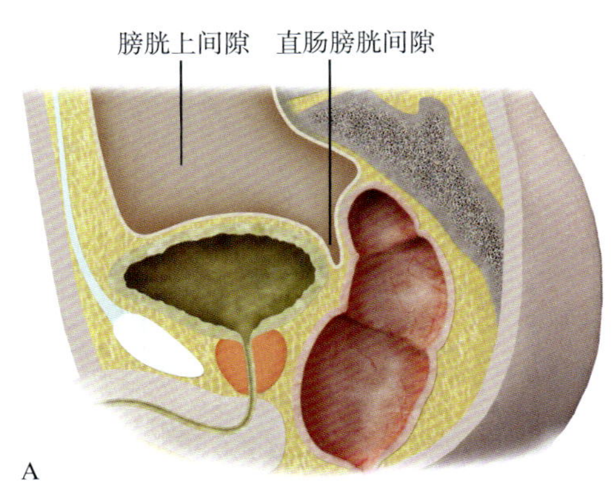

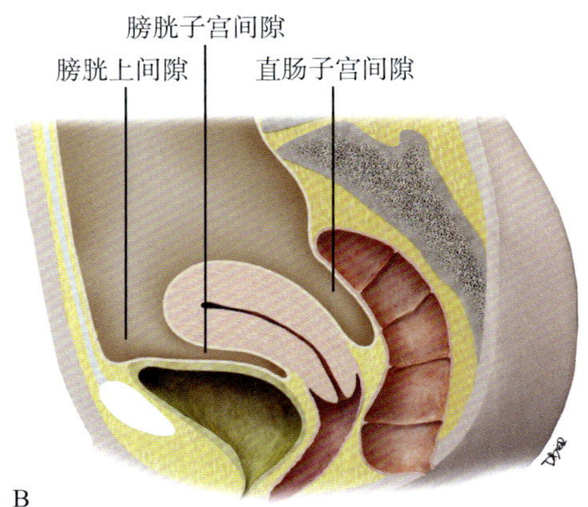

图33.10 后膀胱旁间隙。男性（A）和女性（B）盆骨的矢状位示意图展示了膀胱上部、子宫和直肠上1/3的腹膜覆盖。图片由David Bier提供

压迫壁腹膜，形成前、后膀胱旁间隙。

前膀胱旁间隙进一步划分为膀胱上间隙，内侧和外侧腹股沟窝。这些间隙由脐中皱襞、脐内侧皱襞和脐外侧皱襞划分，分别由尿囊、闭合的脐动脉和下腹壁血管标识。

腹股沟外侧窝位于内腹股沟环的位置，可以包含部分盲肠或乙状结肠。腹股沟内侧窝也可以包含部分盲肠或乙状结肠，是股沟管的位置。

后膀胱旁间隙由直肠和膀胱的腹膜覆盖划分，形成直肠膀胱间隙和旁直肠间隙。在女性中，直肠膀胱间隙进一步划分为膀胱子宫间隙和直肠子宫间隙（盲囊）。

在存在腹水、脓肿、转移和其他疾病过程的情况下，这些大的潜在间隙可以更容易地在影像学检查中被显示出来（图33.11，图33.12）。

病变的扩散

肿瘤在腹膜腔内的扩散和转移有4种确定的途径。第一，肿瘤细胞可以直接通过浆膜从原发肿瘤处穿过腹膜衬里侵犯邻近器官。它还可以直接在腹膜韧带、系膜和网膜沿着“腹膜下间隙”以淋巴周边、神经周边、血管周边或管道周边的方式向非毗邻器官扩散。第二，肿瘤细胞还可以通过腹水流动进行腹膜内扩散。第三，肿瘤可以沿淋巴管扩散。第四，肿瘤也可以通过血液循环系统发生远处转移。

要点　解剖学

- 腹膜的胚胎发育过程是复杂的；了解其发育形成的基本知识有助于理解病变的扩散。
- 腹膜覆盖腹部和盆腔壁及器官，有助于润滑、器官支撑、运动和人体防御病变。
- 腹膜的折叠形成了韧带和系膜，这些结构悬挂和支撑内部器官。
- 韧带和系膜构成了腹部和盆腔内的腔室和潜在间隙。

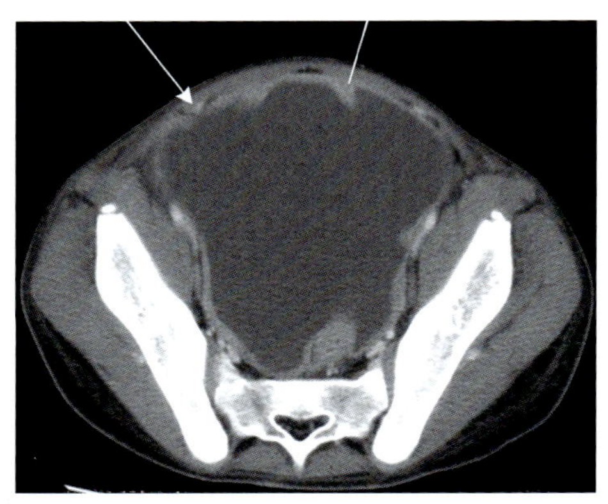

图33.11 静脉注射对比剂的增强CT。13岁横纹肌肉瘤伴腹水患者。腹水填充盆腔，使得前膀胱旁间隙更清晰可见。腹股沟外侧窝和腹股沟内侧窝由脐外侧皱襞分开［由下腹壁血管识别（箭头）］。膀胱上间隙位于脐内侧皱襞之间，为已经闭合的脐静脉的位置（线）

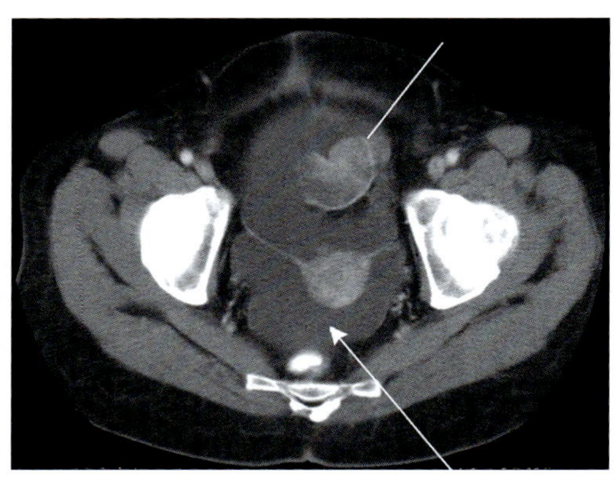

图33.12 静脉注射对比剂的增强CT。女，52岁，梭形细胞肉瘤腹膜转移患者。腹水揭示了子宫直肠间隙中较大的潜在空间（箭头）。注意膀胱上间隙中可见较大的强化转移瘤（线）

直接扩散

胃癌、结肠癌和胰腺癌通常会侵及韧带、系膜和网膜的腹膜下间隙。例如，胃癌常通过小网膜/胃肝韧带扩散到肝左叶。当CT成像中小网膜中的脂肪消失时，这种情况可以被显示出来（图33.13）。

同样，大网膜和横结肠系膜可以作为胃、胰腺和结肠癌的腹膜下扩散途径。当癌症扩散到大网膜时，可以表现为“网膜结节”（图33.14，图33.15）。

胰腺癌可以通过肝十二指肠韧带直接扩散到肝脏。该韧带包含门静脉、胆总管和肝动脉（图33.16）。较少情况下，小网膜可以作为双向桥梁，即病变可以从肝脏以相反的方式扩散回胃。

系膜根部从十二指肠水平段延伸到髂窝。淋巴瘤、类癌、胰腺癌和结肠癌通常会侵及系膜根部，并利用它作为病变扩散的途径。影像学可以显示系膜软组织增厚、血管周围的包裹和肠道束缚（图33.17）。

腹膜内扩散

腹膜腔内的病变扩散，如转移，受到重力和膈下负压等物理因素影响。腹水的形成依赖于腹膜隐窝中的动态循环、流动和聚集，这也促成了病变的扩散和沉积。

腹膜内转移性病变常见的扩散部位包括盆腔中的道格拉斯窝/直肠膀胱间隙、小肠系膜下交界处的右下腹部、乙状结肠系膜的上方及右旁结肠旁沟。存在腹膜内转移时，可在CT等影像学表现为软组织密度结节或斑

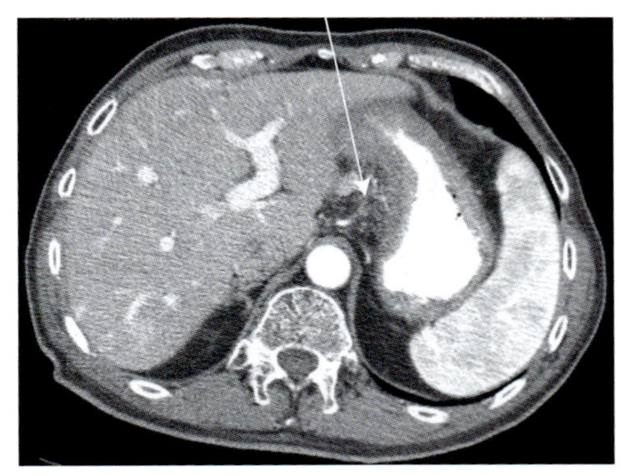

图33.13　增强CT。66岁男性，患有转移性胃癌。肿瘤沿着胃肝韧带扩散，可见软组织浸润和正常脂肪平面的消失（箭头）

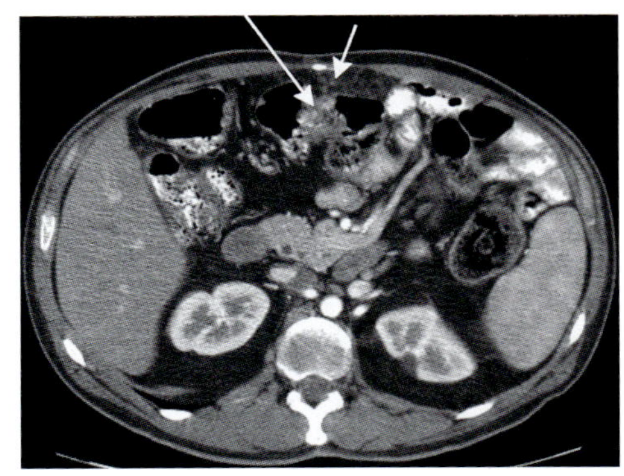

图33.14　静脉注射对比剂的增强CT。45岁胃癌男性患者。病变扩散表现为沿胃结肠韧带的结节状软组织浸润（短箭头）以及到横结肠侵犯形成的环状肠壁增厚（长箭头）

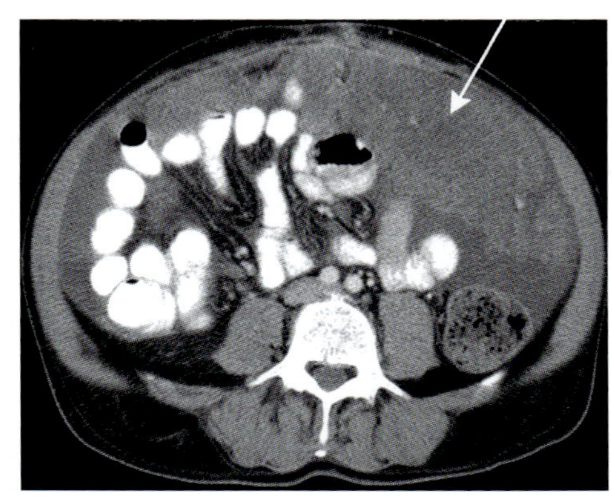

图33.15　静脉注射对比剂的增强CT。结肠癌患者中肿瘤扩散到大网膜，导致“网膜饼”（omental caking）（箭头）。请注意相关的腹水

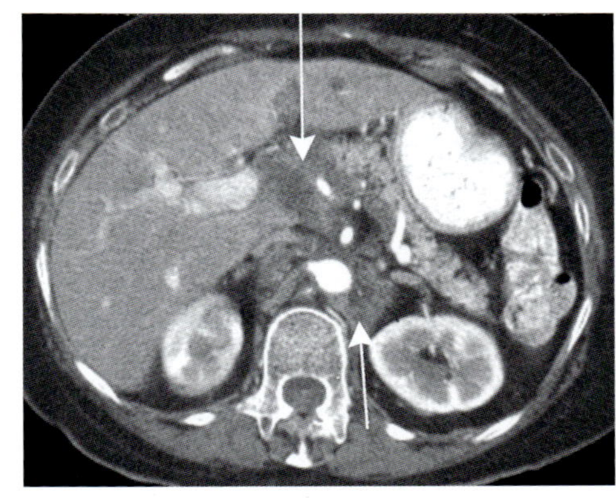

图33.16　静脉注射对比剂的增强CT。女，63岁，肝内胆管癌患者。病变沿肝十二指肠韧带扩散（长箭头）。请注意相关的后腹膜淋巴结转移（短箭头）

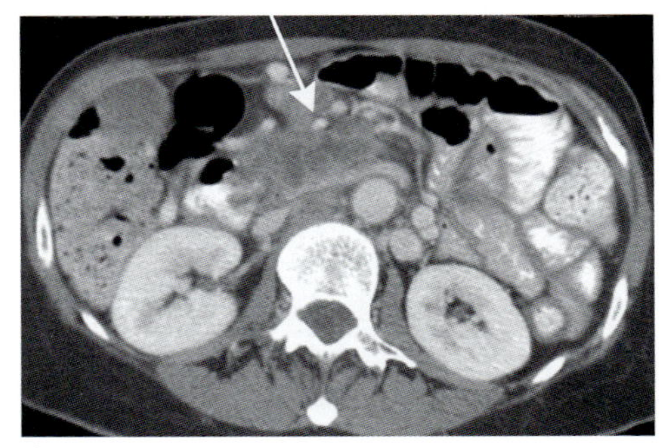

图33.17　静脉注射对比剂的增强CT。62岁胰腺癌患者。病变沿系膜根扩散，表现为沿肠系膜上动脉和肠系膜上静脉生长的软组织肿块（箭头）

块状软组织密度肿块。可能伴有腹水。小至5mm的腹膜转移结节就可以通过CT检查发现。同样，在CT中壁腹膜的转移会呈平滑或结节性增厚。

浆液性囊腺癌可能产生弥漫性腹膜钙化，特别是在治疗后。类癌和较不常见的胃癌及结肠癌也会引起腹膜钙化。

阑尾黏液性肿瘤引起的腹膜假性黏液瘤或源自胃肠道或卵巢的黏液性癌也可在腹膜腔内被发现。黏液分泌在影像学上呈囊性外观，有时可能伴有钙化。腹膜假性黏液瘤会压迫内脏，导致肝脏、脾脏或肠道等器官表面出现扇形压迹（图33.18）。不同于腹水，黏液的压力有时会阻止肠道向上浮动。

淋巴扩散

肿瘤的扩散也可以通过淋巴系统进行。然而，淋巴系统除了在淋巴瘤扩散中起作用外（50%为非霍奇金病），对于其他肿瘤的扩散作用通常较小。圆形或椭圆形的系膜肿块会使得肠道位移，被描述为“三明治征”。当系膜和腹膜后转移性肿大的淋巴结被脂肪层分开时，可以观察到这一征象（图33.19）。

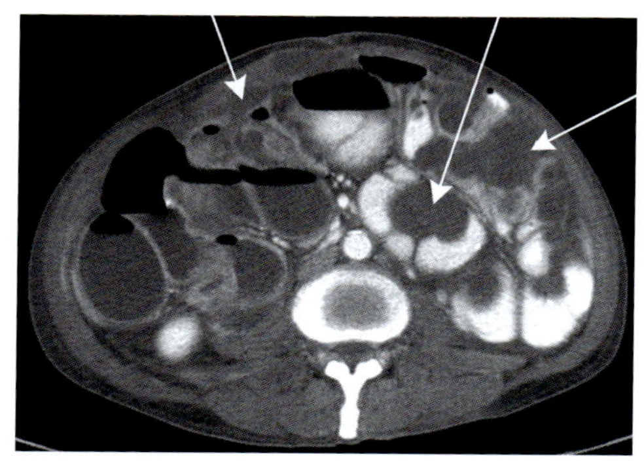

图33.18　静脉注射对比剂的增强CT。66岁阑尾癌和腹膜假性黏液瘤男性患者。黏蛋白呈低密度聚集，肠道表面呈扇形压迹（箭头）

血行扩散

最后，转移性病变可以通过血液途径扩散到腹膜。例如，系膜动脉可以将转移灶带到肠道的反系膜侧，形成结节、增厚或溃疡。常见的通过血行途径扩散的肿瘤包括黑色素瘤、乳腺癌和肺癌（图33.20）。

> **要点　腹膜病变的扩散**
>
> - 直接扩散或通过韧带和系膜的“腹膜下间隙”进行扩散。
> - 与腹水流动相关的腹膜内扩散。
> - 淋巴途径的扩散。
> - 血行途径的扩散。

影像学

计算机断层扫描

CT广泛用于腹膜成像。对于转移性病变，CT的敏感度为85%～93%，特异度为78%～91%，阳性预测值为88%～98%，阴性预测值为78%～88%。然而，对于＜1cm的结节，敏感度显著降低（25%～50%）。一些研究发现，对于右旁结肠沟和下结肠网膜的转移性病变，当采用薄层和多平面重建时，CT敏感度最高。

磁共振成像

虽然MRI不像CT那样常用于评估腹膜转移，但它也是一种有效的评估方法。正如以上所述，对于＜1cm的腹膜结节，CT的敏感度较低（25%～50%）。而MRI由于其优越的对比分辨率，对于这些小的腹膜结节更为敏感（85%～90%）。

有效的MRI序列包括T1WI、脂肪抑制的T2WI和脂肪抑制的钆增强扰相梯度回波T1WI。由于腹膜转移性病变增强缓慢，静脉注射MRI对比剂5min后的延迟扫描更有益。

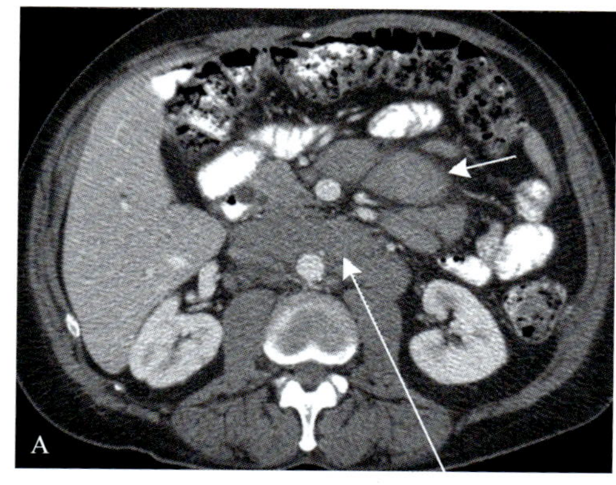

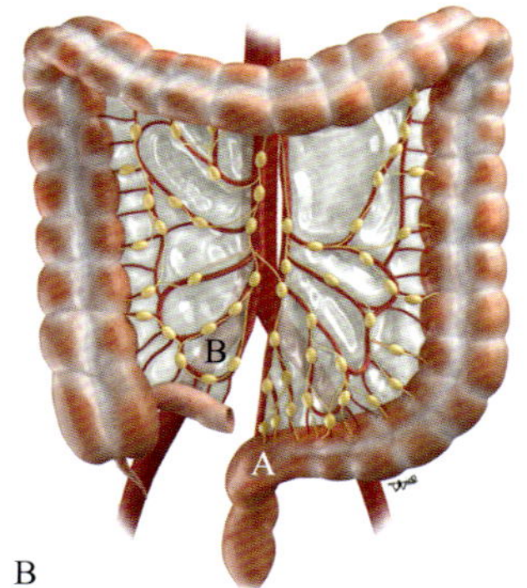

图33.19　A.静脉注射对比剂的增强CT。66岁淋巴瘤患者。通过系膜的淋巴扩散表现为系膜淋巴结肿大（短箭头）。请注意还有肿大的腹膜后淋巴结（长箭头）。B.病变其他淋巴扩散途径示意图。例如，直肠癌可以向上扩散到上直肠链淋巴结（A）。盲肠癌可以沿着回结肠链扩散（B）。插图由David Bier提供

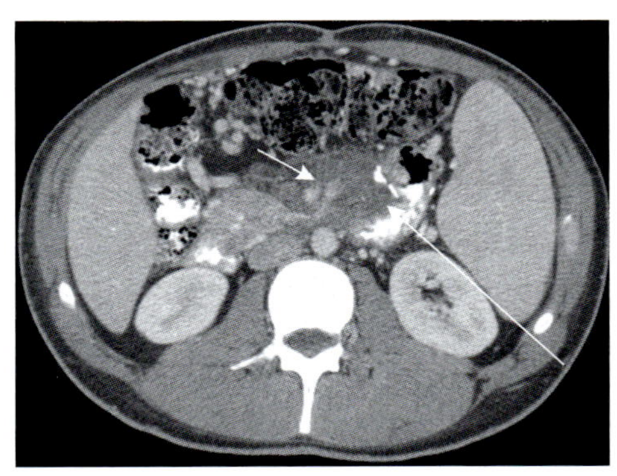

图33.20　静脉注射对比剂的增强CT。21岁右耳黑色素瘤患者，通过血行转移至系膜根部（短箭头）。肿瘤侵犯邻近的小肠导致肠壁增厚（长箭头）

尽管报道称MRI在检测腹膜转移方面的敏感性可能优于CT，但根据我们的经验，我们通常使用MDCT作为主要检查手段，原因是其拥有非常出色的空间分辨率、能够进行薄层扫描和产生最少的运动伪影，而这些可能较MRI更具优势。

正电子发射断层扫描/计算机断层扫描

PET/CT也被认为是评估腹膜转移性病变有效的检查方法。所报道的PET/CT检测腹膜转移的敏感度为78%～100%。然而，囊性或黏液性腹膜癌可能对FDG无亲和力，由于它们的细胞含量低，可能在PET/CT上产生假阴性结果。此外，与CT和MRI一样，PET/CT的空间分辨率也有限。＜1cm的病变可能因为FDG摄取不足而无法被检测到。

超声检查

超声对检测腹水和大的腹膜转移敏感。然而，超声在检测小的腹膜转移瘤方面并不敏感。

要点　影像学

- CT因其广泛可用性，是评估腹膜转移和肿瘤的一种强大成像方法。
- MRI、PET/CT和超声也是评估腹膜转移的可用成像方法，但使用这些方法需要具备合适的临床适应证，并依赖放射科医师的专业知识进行解读。

评估和分类腹膜病变

当遇到腹膜病变时，患者的病史、风险因素、实验室检查和影像学评估将有助于诊断。腹膜病变的分类可以分为腹膜的原发性肿瘤、继发性肿瘤及类肿瘤性病变。表33.3和表33.4列出了一些腹膜病变的分类。

表33.3　腹膜原发性肿瘤

间皮细胞肿瘤
恶性间皮瘤
上皮细胞肿瘤
原发性腹膜浆液性癌
平滑肌肿瘤
腹膜弥漫性平滑肌瘤病
来源不明的肿瘤
孤立性纤维瘤

改编自：Levy AD，Shaw JC，Sobin LH. Secondary tumors and tumorlike lesions of the peritoneal cavity：imaging features with pathologic correlation. Radiographics. 2009；29：347-373

表33.4　腹膜继发性肿瘤和其他疾病

转移性肿瘤
癌症性腹膜炎
腹膜假性黏液瘤
淋巴瘤性病变
感染与炎症
肉芽肿性腹膜炎，如结核
炎性假瘤
其他
子宫内膜异位症
黑色素沉着症
脾异位症

改编自：Levy AD，Shaw JC，Sobin LH. Secondary tumors and tumorlike lesions of the peritoneal cavity：imaging features with pathologic correlation. Radiographics. 2009；29：347-373

如果有石棉暴露的历史，应怀疑恶性间皮瘤。影像学显示片状腹膜增厚，缺乏原发性恶性肿瘤的证据，无淋巴结肿大或其他部位的转移，这些都应有助于鉴别诊断（图33.21）。

原发性腹膜间皮瘤很少见。这些病变起源于腹膜的间皮层或间皮下层，可以沿浆膜表面扩散，并侵入空腔

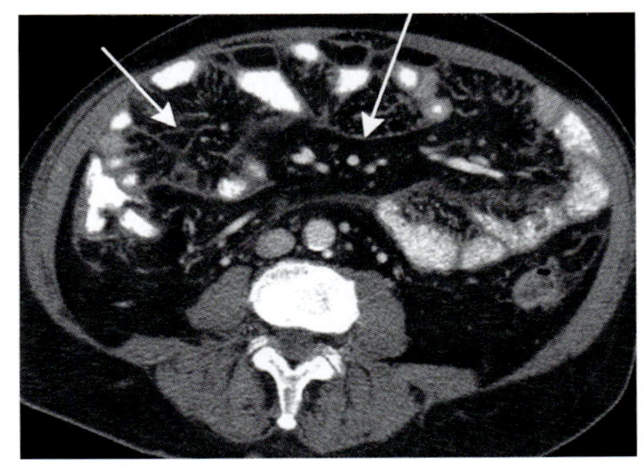

图33.21　静脉注射对比剂的增强CT。80岁恶性间皮瘤患者，服用肠道对比剂的增强CT显示恶性间皮瘤系膜转移呈片状增厚（箭头）

或实体器官。最初表现为小结节，随后可融合形成片状增厚或腹膜中的肿块，并发展为网膜饼。

恶性腹膜间皮瘤通常发生于具有高强度石棉暴露史的个体。与男性相比，女性暴露于石棉后发生恶性间皮瘤的比例较低（23%）。其他可能促进恶性间皮瘤发生的风险因素包括毛沸石（一种来自土耳其的矿物纤维）、治疗性放射、暴露于猴病毒40，以及慢性胸膜或腹膜刺激。有时年轻患者在无暴露史的情况下也会发生这种疾病。

当出现结节性肿块并伴有系膜纤维化和肠道牵拉时，应怀疑类癌肿瘤。尽管类癌肿瘤常起源于肠道和Meckel憩室中的神经内分泌细胞，它们也可以起源于系膜和腹膜。

脂肪和软组织腹膜肿块可能为良性脂肪瘤和神经纤维瘤。神经纤维瘤病I型的病史有助于诊断。更多的囊性多房性肿块可能是女性中的一种罕见良性疾病——多囊性间皮瘤。

腹膜的继发性病变可能源于炎症和感染，例如结核病和组织胞浆菌病。在适当的环境下，具有人类免疫缺陷病毒或其他免疫抑制情况的患者、20～40岁的年轻成人、有非法药物使用史的患者，以及来自或最近前往流行病地区的患者，应被怀疑患有结核性腹膜炎。当系膜和后腹膜有相关淋巴结肿大时，可以作为诊断的线索。此外，结核引起的淋巴结肿大通常包含中心低密度与增强边缘，这是由于干酪样坏死所致（图33.22）。淋巴结偶尔会有钙化。

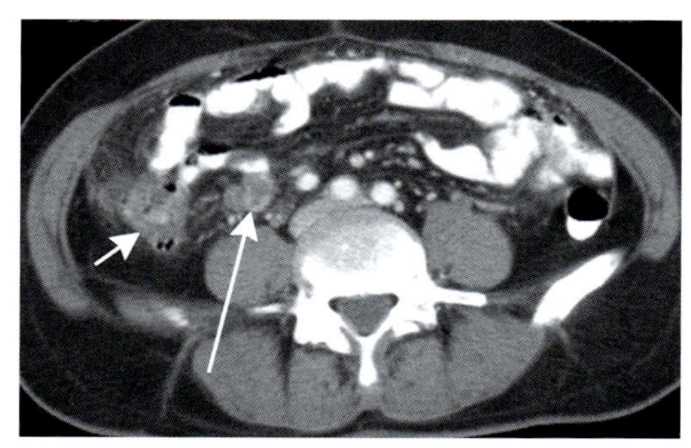

图33.22 静脉注射对比剂的增强CT。亚裔女性，58岁，有结核暴露史。CT显示盲肠壁增厚（短箭头），腹膜结节和回结肠肿大淋巴结，该淋巴结呈中央低密度、边缘强化（长箭头）。活检显示该淋巴结为肉芽肿反应

转移性病变是腹膜肿瘤中最常见的形式。按常见程度排序，最常见的是结直肠癌和卵巢癌，其次是胃癌、胰腺癌、乳腺癌、肺癌和黑色素瘤。

理解腹膜的解剖结构和病变扩散的途径有助于推测最可能的诊断。例如，如果沿上直肠分布的淋巴结出现孤立性淋巴结肿大，可以怀疑是直肠、乙状结肠原发肿瘤沿此途径扩散（图33.19B）。

具有盆腔附件肿块、腹水、依赖部位的腹膜结节（体位和重力影响而腹水或细胞容易聚集的腹膜区域结节）和腹膜内扩散导致的网膜饼的发现，可以怀疑原发性卵巢癌。转移性腹膜结节的常见位置包括道格拉斯窝、回盲部、右结肠旁沟、乙状结肠系膜、大网膜和右膈下壁腹膜。

在某些情况下，腹膜疾病的诊断相对明确，因为他们的病史中有已知的原发性恶性肿瘤，且已经通过临床、病理和影像学证据得到了确认。相反，如果没有已知的恶性肿瘤病史，有时候将难以区分是原发性恶性腹膜病变（如恶性腹膜间皮瘤）、腹膜转移性病变，还是如结核等感染性疾病。

要点　腹膜疾病分类

- 腹膜的原发性肿瘤很罕见。
- 腹膜的继发性病变，如转移，是最常见的形式。

结论

总之，理解腹膜的胚胎学、解剖学及病变在腹膜内扩散的方式，对于检测和诊断影响腹膜腔的疾病至关重要。

腹膜反射和腹膜腔形成了许多病变扩散的潜在间隙和路径。理解这种解剖关系有助于更好地进行病变的检测、分期和评估肿瘤复发或转移风险。

除了直接的腹膜下扩散，转移性病变还可以通过腹膜内种植、淋巴途径或血行扩散累及腹膜。

临床症状通常是非特异性的。因此，影像学在诊断中扮演着重要角色。影像技术主要依赖于CT的使用。MRI、PET/CT和超声可以作为补充手段。

第34章

骨转移

Colleen M. Costelloe, M.D.; Patrick P. Lin, M.D.; Hubert H. Chuang, M.D., Ph.D.; Behrang Amini, M.D., Ph.D.; Naoto T. Ueno, M.D., Ph.D.; Sudpreeda Chainitikun, M.D.; T. Kuan Yu, M.D., Ph.D.; John E. Madewell, M.D.

引言

骨转移在晚期恶性肿瘤患者中很常见。尸检研究显示，乳腺癌和前列腺癌的骨转移发生率约为70%，肺癌为35%。骨转移可以显著影响患者的生活质量和预后。早期和准确的检测对于治疗规划非常重要，多种成像方式可用于此目的。基于X线的技术如X线片和CT可用于显示骨钙，骨骼显像（SS，骨扫描）可用于检测骨形成，MRI可用于显示骨髓腔的软组织，以及FDG-PET可反映病变的葡萄糖代谢情况。骨转移的治疗反应可以通过用于确定癌症治疗临床效果的相关标准来评估。MD安德森癌症中心研发的治疗反应标准（MDA标准）对解释骨转移的行为很有用。新的成功疗法正在延长癌症患者的寿命，同时也增加了与骨转移相关的并发症，如疼痛、病理性骨折和脊髓压迫。患有多个疼痛性骨转移的患者可以接受诸如双膦酸盐或放射性药物的系统治疗。当症状性病变数量有限时，可以通过放射治疗、手术或经皮治疗技术如椎体成形术或RFA进行治疗。本章讨论了影像学在检测骨转移和治疗骨转移反应中的作用，并讨论了包括药物治疗、放疗、手术和经皮治疗在内的治疗内容。

分布与病理生理学

骨皮质是一种紧密的板层状结构，形成了骨髓腔的高度钙化、清晰的边缘，并提供骨骼的结构支持。骨皮质内侧是支持红色造血骨髓或黄色脂肪骨髓的细小的骨松质。绝大多数骨转移是血行转移，主要通过侵入动脉系统并通过其扩散。此外，也有研究指出静脉回流在骨转移中发挥作用。转移性病变也可以从相邻结构直接侵入骨骼。

骨转移最常见于中轴骨的骨髓腔，因为肿瘤可沿着富血管的红骨髓分布。在一项涵盖2001例患者的4105个骨转移的研究中，Clain报道了最高发病率的部位是椎骨（33.5%）、骨盆（19.9%）、肋骨（12.2%）、股骨（12.3%）、颅骨（6.8%）和肱骨（4.7%）（图34.1）。

骨转移可根据肿瘤刺激的宿主破骨细胞和成骨细胞的活性，分为溶骨性、成骨性或混合性骨转移。破骨细

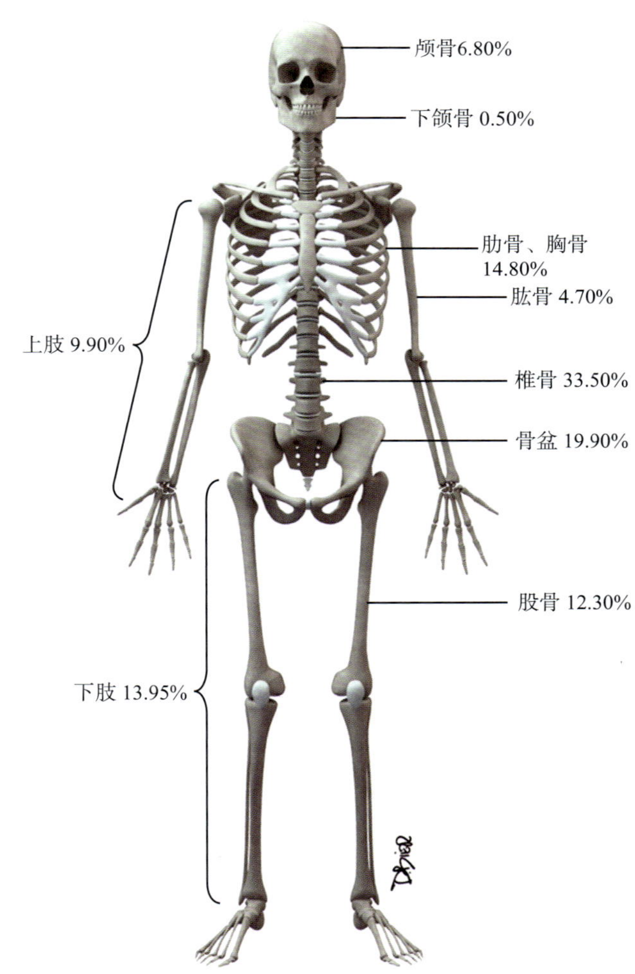

图34.1 骨转移的分布。数据来自一项包括2001例患者的4105个骨转移的研究。病变是基于解剖部位和个别骨骼的组合进行统计的。整个脊柱、所有肋骨和整个骨盆各自被视为一个解剖部位，对这些区域的一个或多个转移灶被统计为一个病变。长骨的转移灶按骨计数。这是一种常用的统计骨转移的方法，可能会低估中轴骨转移。研究中只有0.7%的转移未具体说明转移部位　引自：Clain A. Secondary malignant disease of bone. *Br J Cancer*. 1965；19：15-29

胞是大得多核细胞，具有专门的细胞膜（“皱褶边缘”），负责吸收骨骼，而成骨细胞是较小的、单核细胞，负责形成新生骨。这些细胞分别产生溶骨性或成骨性病变，两种过程的结合则导致混合性病变。

病变边缘可以是清晰、不清晰或膨胀性的（图34.2）。典型的原发良性骨肿瘤和原发恶性骨肿瘤显示为非侵袭性边缘和侵袭性边缘，而与此不同，几乎所有的骨转移都是恶性的，无论其边缘形态如何。来源于实体恶性肿瘤和骨髓瘤的转移是40岁以上患者中最常见的骨肿瘤。

检测

普通X线片

普通X线片、CT、骨扫描与一体化SPECT/CT、MRI，以及与一体化PET/CT或一体化PET/MRI，都可以用来检测骨转移及评估其治疗反应。与所有基于X线的技术一样，普通X线片主要显示骨钙，而大部分钙质位于骨皮质。普通X线片对骨转移的检测具有特异度，但敏感度较低。大多数溶骨性转移只有在骨质丢失达到30%～50%时才能在X线图像上被检测到，并且中轴骨骼中的转移常被重叠的其他解剖结构所遮挡（图34.3）。尽管如此，普通X线片的高特异度和低成本使其成为检测局部疼痛区域骨转移的理想初始影像学方法。普通X线片也是评估附肢骨病理性骨折的最佳方式。

计算机断层扫描

CT是一种对矿化结构进行细微成像的优秀的检查方法。CT是确定诸如椎骨等不规则骨的骨皮质破坏程度的最佳成像方法，且CT的横断面成像特性消除了重叠结构对中轴骨成像的影响（图34.3）。例如，脊柱CT（包括矢状位和冠状位重建）上所显示的骨皮质细节有助于进行脊柱稳定性评估（图34.4）。由于软组织对比分辨率有限，CT不是骨髓腔成像的最佳选择。CT骨窗所显示的骨质细微结构优于软组织窗，因此推荐使用

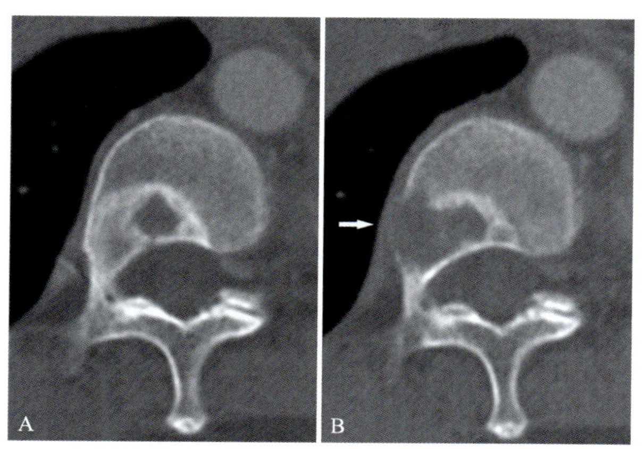

图34.2　骨转移的形态。A. CT显示一例非小细胞肺癌的骨转移，转移呈边界清晰的溶骨/成骨混合性密度灶；B. 8个月后，溶骨转移灶进展。新的溶骨病灶边界不清、扩张，并显示出渗透性边缘，破坏了椎体的皮质（箭头）

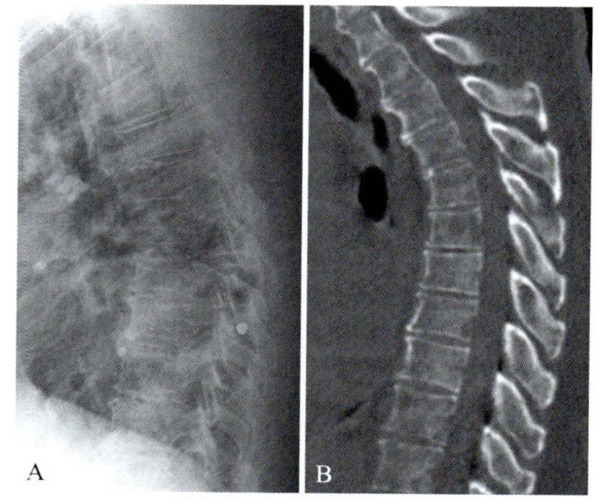

图34.3　多发骨髓瘤患者重叠结构的影响。A. 胸椎侧位X线片显示广泛骨质疏松，但未见明确病灶；B. 矢状位CT重建图像显示多发溶骨性骨髓瘤病灶，但这些病灶在X线片上因肋骨和肺实质重叠而无法辨认

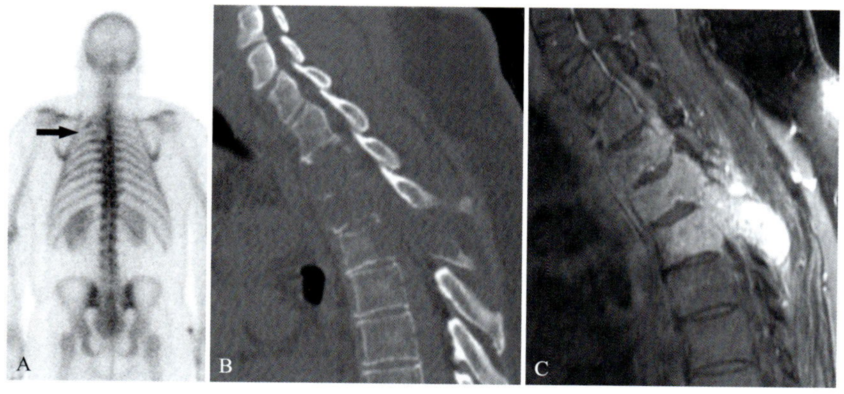

图34.4　转移到脊柱的肾细胞癌。A. 锝-99m甲基双膦酸盐骨扫描显示上胸椎有轻微的摄取减低（箭头）。来自肾细胞癌和甲状腺癌的溶骨性骨转移可能不会诱发足够的修复性骨形成，从而使得病变在骨扫描上无法检测到。B. 脊柱CT矢状位重建骨窗图像显示溶骨性骨转移。CT对评估中轴骨的结构完整性很有用。C. 静脉注射钆对比剂的脂肪抑制T1W MRI。MRI最能显示骨髓腔、软组织和硬脊膜外间隙（未展示）的病变范围

CT检测和随访骨病变（图34.5）。

核医学

锝-99m甲基双膦酸盐（^{99m}Tc MDP），是骨显像（SS）中最常用的示踪剂，其摄取与骨形成过程中羟基磷灰石的产生有关。前列腺癌、乳腺癌和肺癌等可能会产生成骨或混合性无症状骨转移，而全身平面图像可有效筛查这些恶性肿瘤患者的骨转移。溶骨性转移可能会因缺乏足够的修复性骨形成，而无法在SS上被检测到（图34.4），这降低了SS对纯溶骨性转移（如来自RCC、甲状腺癌和多发性骨髓瘤）的敏感性。

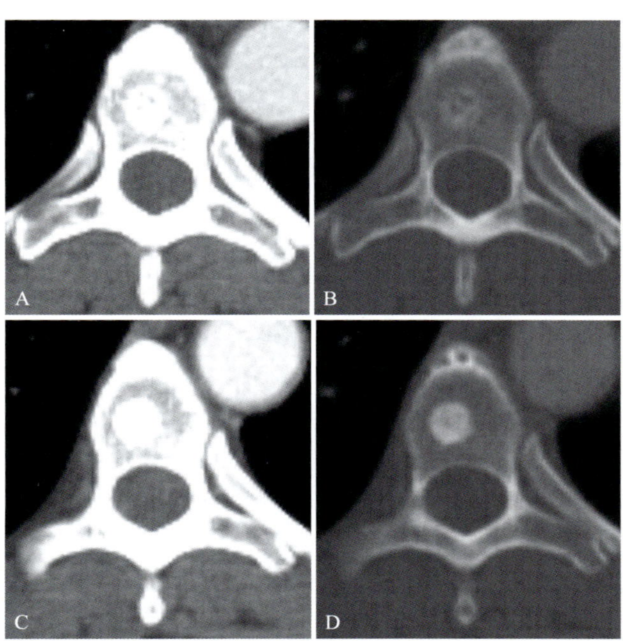

图34.5　骨窗CT图像。A.软组织窗下显示胸椎的混合性溶骨/成骨骨转移。B.同一检查的骨窗。10个月后，当使用软组织窗观察时，难以发现病变变化（C），但使用同一检查的骨窗中，愈合的硬化改变清晰可见（D）

SS在检测骨转移方面的敏感性高于特异性。多种良性病变（如关节炎、愈合的骨折、良性骨肿瘤）可能类似于转移性疾病。另一方面，骨质愈合的硬化改变也可以导致误导性的“耀斑”现象。因此，骨扫描的敏感性常与普通X线的特异性结合使用，从而提供一种强大且相对经济的诊断手段，用于诊断SS上的摄取。

除了平面图像，SPECT也可用于创建区域性三维（断层）图像，不仅提高了敏感性而且也提高了特异性，因为SPECT所显示的病变活性位置有助于鉴别诊断（例如，在关节区域的退行性摄取）（图34.6）。在同一次检查中获取SPECT和CT图像并融合为SPECT/CT，其结果在病变特征认识上更为准确。

然而，SPECT/CT需要更长的成像时间，而且通常只能成像当前伽马相机技术所能覆盖的有限区域。FDG-PET/CT可以更快地生成高质量的全身断层图像。与骨显像和SPECT/CT相比，这改善了病变的检测和特征显示。在示踪剂区域性或国际性短缺期间，它也是基于^{99m}Tc MDP示踪剂的替代检查。然而，这些研究更为复杂，FDG-PET/CT可能更适合选择性解决问题而非常规使用。

PET常用于识别许多恶性肿瘤的高葡萄糖代谢。然而，FDG的摄取并不仅限于肿瘤细胞，其他病变也会导致FDG摄取，如炎症（例如关节炎、感染）或正常生理活动（例如大脑和肝脏功能）。尽管存在这些限制，单独的PET（不包括CT）在检测骨转移方面被发现比平面骨显像更具特异性，这是因为PET的空间分辨率更高。骨转移的形态学评估表明，PET揭示了更多溶骨性

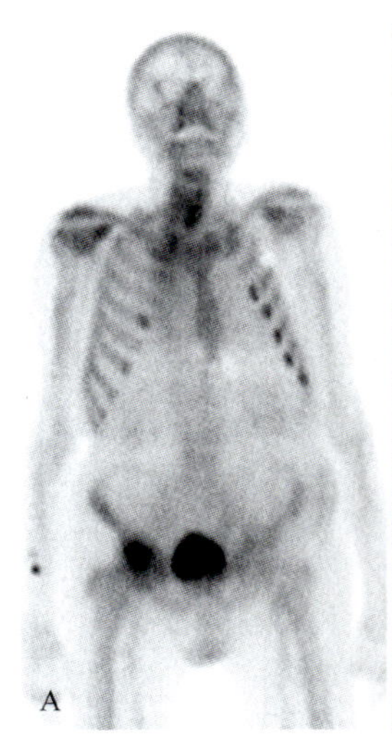

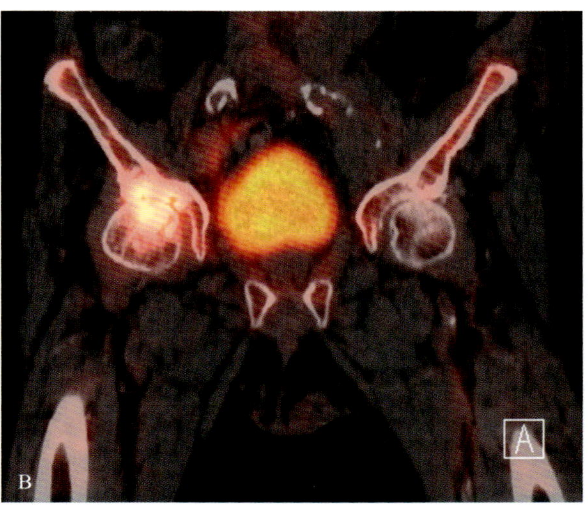

图34.6　前列腺癌患者平面骨扫描和SPECT/CT。A.^{99m}Tc甲基双膦酸盐骨扫描显示右髋臼区大面积示踪剂摄取，疑似转移。偶然发现右前臂注射部位和双侧肋软骨连接处的多处良性骨折。B.融合的冠状位SPECT/CT图像显示狭窄的右髋关节两侧的示踪剂摄取，伴有软骨下骨质硬化和退变性囊肿形成，表明该处示踪剂摄取为骨关节炎所致，并非骨转移

病变而不是成骨性病变，可能是因为相比溶骨性病变，硬化性病变的细胞密度相对较低。与PET单独使用相比，PET/CT的融合成像提高了检测骨转移的敏感度（分别为95.2%和83.9%），而特异度相似（分别为94.6%和95.8%）。尽管PET扫描成本高且普及性有限，但功能和解剖成像的结合，使FDG-PET/CT成为全身肿瘤评估的强大方式。

磁共振成像

MRI能够提供所有成像方式中最高的软组织分辨率。用于成像肌肉骨骼系统的最佳MRI序列可能与用于成像其他器官的序列不同。骨骼的运动是通过肌肉的有意识收缩而非自主神经系统的自主行动（例如，肠道运动）来进行。大多数患者能够在常规MRI检查期间（约45min）保持静止，这允许常规使用几种相对时间较长的脉冲序列，从而提供极佳的软组织对比分辨率。以下脉冲序列推荐用于常规的肌肉骨骼肿瘤MRI检查：FSE T1W、FSE脂肪抑制（fat-saturated，FS）T2 T2W，以及FSE FS T1WI在静脉注射钆对比剂后进行的增强扫描。在容易产生不均匀脂肪抑制的情况下，如扫描不规则解剖结构（足部，踝关节）（图34.7）或偏离磁体中心的结构等（如肱骨），可用短tau反转恢复（STIR）代替FSE FS T2W。由于与FS T2W相比，STIR的信噪比较低，因此不作为常规使用。功能成像序列如DWI和动态增强MRI可以提供关于病变的细胞性和血管性的额外信息，并且在肌肉骨骼成像中越来越多地被使用。

骨骼DWI的信号解释与软组织病变DWI的信号解释不同，因为正常的黄骨髓由于密集排列的脂肪细胞水分含量低，所以ADC值较低。不同于软组织病变，恶性骨病变通常具有比正常骨髓更高的ADC值（700～1400μm²/s），而正常骨髓的ADC值＜700μm²/s。

骨重建手术中的金属材料可能产生重大的伪影，可以通过多种技术最小化金属伪影，包括使用较低的场强，从对比增强序列中排除脂肪抑制，使用Dixon序列进行对比增强成像，用STIR代替FS T2W，交换相位编码和频率编码方向以减少对感兴趣区的遮挡，增加接收带宽，增加激发脉冲的带宽，使用更薄的层面，或增加图像矩阵大小等。还有一些新的先进技术用于减少金属伪影，包括视角倾斜技术与等向三维相结合的快速自旋回波序列快速自旋回波序列（如Siemens的SPACE），用于金属伪影校正的层面编码（SEMAC），又称为O-MAR XD（Philips，Best，Netherlands）和高级WARP（Siemens），以及多次采集与变共振图像组合（MAVRIC），以及混合MAVRIC-SEMAC序列（MAVRIC-SL，GE Milwaukee，WI）。

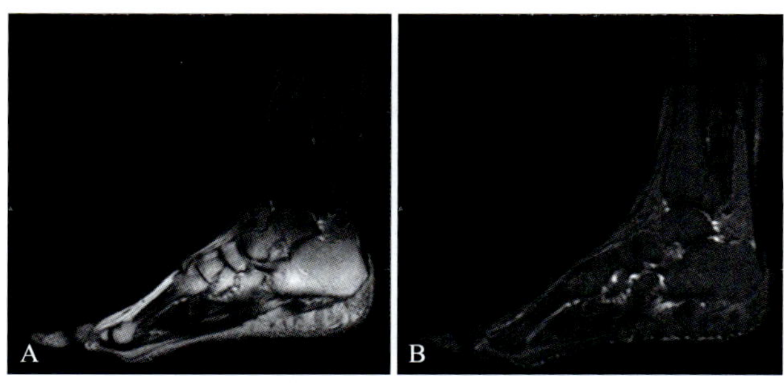

图34.7 减低MRI伪影。A.足踝的脂肪抑制T2W矢状位MRI，图像下部脂肪抑制失败，上部脂肪抑制不均；B.在同一成像扫描中进行了短tau反转恢复（STIR），产生了更加均匀的脂肪抑制效果

大多数溶骨性和混合性骨转移显示低或中等的T1信号和高T2信号，并且在增强扫描中可见强化。成骨性转移可能具有相似的信号，或在所有脉冲序列上显示为低信号。因为绝大多数骨骼转移起源于骨髓腔的软组织，而MRI可以显示仍局限于髓内的肿瘤，因而可以检测早期病变。相反，普通X线和CT主要依赖肿瘤与骨皮质的相互作用，通常只有在转移瘤长大到足以从髓内扩展到骨皮质后才可见。MRI也是确定骨髓腔内肿瘤范围的最佳成像方式，并且对于规划手术或放疗至关重要（图34.8）。MRI的另一个优点是其出色的软组织分辨率能够检测到侵犯邻近结构的情况，例如大的神经、血管或脊髓等，这使得MRI成为在预测和处理这些潜在的临床紧急情况中非常有价值的工具。然而，MRI

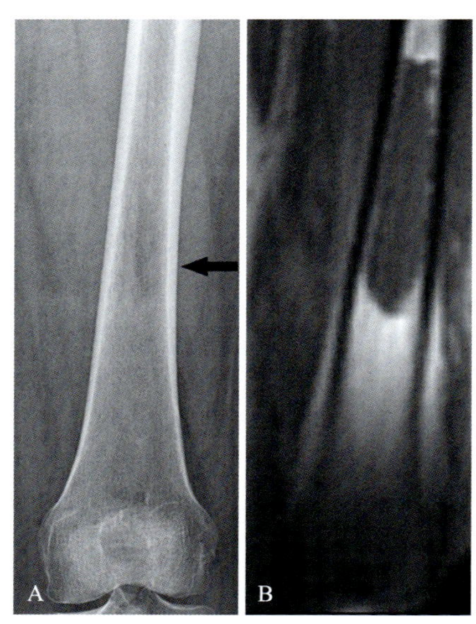

图34.8 MRI评估髓腔病变范围。A.一名多发性骨髓瘤患者的正位X线片显示轻微的透亮度增加和轻度皮质渗透样破坏（箭头）；B. T1W冠状位MRI揭示了一个大的髓内病变。MRI能够准确显示普通X线界限不清的、髓腔内转移的范围。根据原发肿瘤的组织学类型和病理性骨折的风险，这对于规划放疗区域或手术非常有帮助

的一个缺点是它通常无法显示皮质骨结构，由于自由氢质子的缺乏，导致正常皮质呈典型的黑色信号。超短回波时间MRI能够捕捉到来自皮质骨的微弱、短暂信号，可能在MRI上显示皮质骨征象。然而，在日常实践中，普通X线和CT仍然是评估皮质骨细微结构的首选。虽然MRI传统上用于有限的解剖部位成像，但现在全身MRI在患者可承受时间内（通常为1h）完成检查已可行，这将在后文进一步讨论。这意味着全身MRI技术的进步使其能够在常规的诊疗时间内完成更广泛的身体检查。

未来成像技术

全身MRI是一种能够在一次成像扫描中对整个身体进行MRI检查的技术。常规MRI在增加扫描覆盖范围时，其传统的脉冲序列需要更长的扫描时间，也会因扫描区域过大而导致磁场不均匀性伪影。全身MRI已多次显示比SS能检测到更多的骨转移瘤。

在许多研究中，利用特殊硬件，在合理的检查时间内完成整个身体的多脉冲序列扫描已成为可能，如使用滚动平台，该平台结合了台内固定的线圈和固定在前方表面的线圈，患者在每个解剖点下移动。基于相控阵线圈技术的并行成像技术也可用于加速图像采集时间。

考虑到时间限制和伪影抑制的挑战，全身MRI的研究者使用了多种快速采集或稳健的脉冲序列。虽然一些研究仅使用T2WI，但其他研究通过至少两种互补序列来提高诊断准确性。对于检测骨转移，T2WI和STIR成像具有高灵敏度但较低的特异性。相比之下，T1WI具有高特异性和较低的灵敏性。

Dixon技术越来越多地用于全身MRI骨髓病变检测（如GE的IDEAL、Siemens的DIXON和Philips的mDixon）。二维单层或三维并行成像的梯度回波或自旋回波（spinecho，SE）Dixon序列，增加了技术的多功能性。Dixon技术可以生成4组图像：同相位、反相位、脂像和水像。T2W-SE Dixon脂像和水像的组合，可以对潜在的脊椎转移进行稳健评估。与T1W-SE图像相比，脂像增加了病变的清晰度，而水像提供了脂肪抑制的液体敏感图像。此外，还可以量化骨病变的脂肪含量，以帮助区分良性与恶性病变并评估治疗反应。

全身DWI也可以作为T2WI的辅助或替代。低b值图像作为敏感序列用于检测T2高信号病变，高b值图像则作为更具特异性的序列用于检测扩散受限的病变。

除了高灵敏度检测骨转移外，MRI还可以成像软组织（包括肝脏和大脑等器官），使其成为一种多功能的全身成像方式。

全身MRI和PET/CT可以进行全身肿瘤评估，包括骨转移。MRI的高对比分辨率和高灵敏度与PET放射性示踪剂的功能信息融合，使得PET/MRI成为癌症患者全身成像的一种令人兴奋的技术选择。一项对比全身MRI和FDG-PET/CT的前瞻性研究发现，在98例患者中，全身MRI检测骨转移和肝转移的灵敏度高于FDG-PET/CT，而全身MRI检测肺转移的灵敏度低于FDG-PET/CT。此外，研究发现FDG-PET/CT在原发肿瘤和淋巴结分期方面比全身MRI更准确。这些发现表明，这两种成像方式是互补的，全身MRI一个主要优势就是评估骨转移。最近，商用一体化PET/MRI扫描仪已经上市。一项研究报告指出，与PET/CT相比，PET/MRI在检测骨转移的准确性上相似，但为读片医师提供了更高的诊断信心。另一项研究报告称，与PET/CT相比，PET/MRI检测骨转移的灵敏度略高（100% vs. 94%），但识别良性骨病变的能力较差（67% vs. 96%），这被认为与MRI上骨硬化病变表现为低信号有关。虽然理论上PET和MRI的融合成像应该提供更好的病变识别和征象判断能力，但PET/MRI相较于PET/CT的明确优势尚未得到充分证实，这一领域仍然是研究的焦点。

要点　检测

- 结合普通X线的高特异性和骨扫描的高灵敏性，可以有效检测骨转移。
- 对于检测局限于骨髓内的早期转移、骨髓内的病变范围、病变从骨向软组织的扩展以及脊柱硬膜外扩展，MRI是最佳方法。
- PET在检测溶骨性转移方面比骨扫描更敏感，而在检测非成骨性转移方面则不如骨扫描。
- 全身MRI比骨扫描能够检测到更多的骨转移。
- 全身MRI和PET/CT的优势和局限可能是互补的，而PET/MRI的应用价值还处于研究中。

治疗反应

癌症治疗反应的评估标准用于确定在临床癌症试验中药物治疗的效果，并可以作为评估治疗反应的一般指导原则，无论患者是否参加药物试验。最常用的标准是RECIST，就是基于对转移性病变的物理尺寸测量。骨转移常位于中轴骨，而脊椎和骨盆等骨骼的不规则形状使得物理测量比较困难。此外，骨转移的治疗反应并不总是以显著的大小变化来表现。因此，这些传统的评估治疗反应的方法通常不适用于骨转移，除非存在从骨皮质突出的可测量软组织肿块。为了满足对可用于评估骨转移的治疗反映标准的需求，MD安德森癌症中心开发了一套专门针对骨骼的治疗反应评估标准，即MDA标准。MDA标准包括对骨转移病变治疗反应的定量和定性评估，并将反应分为4个类别：完全缓解（CR）、部分缓解（PR）、疾病进展（PD）和疾病稳定（SD）。请参阅表34.1，以了解治疗反应标准和影像示例。

表34.1 MD安德森癌症中心骨治疗反应标准（MDA标准）

治疗反应分类	判断标准
完全缓解	X线或CT上溶骨性病变完全硬化填充 X线或CT上的骨密度正常化。MRI上信号强度的正常化（图34.9）。骨显像上示踪剂摄取的正常化
部分缓解	X线或CT上溶骨性病变形成硬化边或部分硬化填充。硬化"耀斑"现象：在部分缓解的其他征象且无进展性病变情况下，间歇性观察到带有硬化边缘的病变或"新"硬化病变（图34.11，图34.12） X线、CT或MRI上可测量病变减少≥50%（图34.10） X线、CT或MRI上不清晰病变主观性减少≥50% 骨显像上示踪剂摄取主观性减少≥50%
疾病进展	X线、CT或MRI上可测量病变增大≥25% X线、CT或MRI上不清晰病变主观增大≥25% 骨显像上示踪剂摄取主观性增大≥25% 新的骨转移
疾病稳定	无变化 可测量病变增大<25%或减少<50% 不清晰病变主观性增大<25%或主观性减少<50% 无新的骨转移

改编自：Hamaoka T，Madewell JE，Podoloff DA，et al. Bone imaging in metastatic breast cancer. *J Clin Oncol*. 2004；22：2942-2953

与WHO标准和国际抗癌联盟标准相比，MDA标准被证明是唯一一套与41例仅有骨转移的乳腺癌患者PFS相关的治疗反应标准。另一项研究发现，MDA标准能够预测乳腺癌患者在6个月内的PFS，这些患者有骨转移和可测量软组织转移。临床研究人员发现MDA标准非常有用，并已将其纳入他们的研究方案中。MDA骨反应标准反映了骨转移的进展或改善情况，也可用作解释影像学研究的指南。

> **要点 治疗反应**
>
> - 溶骨性病变通常通过边缘和（或）中心硬化来愈合。
> - 当溶骨性病变愈合时，可以发生成骨性"耀斑"，在未检测到的转移部位产生新的硬化病变，或使溶骨性病变因边缘硬化增大，类似病变进展。
> - 骨显像中的"耀斑"是因转移愈合时增加的示踪剂摄取引起，可能类似于病变进展。
> - MD安德森癌症中心治疗反应标准可用于跟踪骨转移患者的治疗效果。

骨转移的治疗

药物/系统性治疗

骨转移的药物系统性治疗可以分为双膦酸盐和其他药物，如单克隆抗体。双膦酸盐类药物，例如帕米膦酸盐（Aredia）和唑来膦酸（Zometa），已被证实可以减少严重的骨骼相关事件（skeletal-related event，SRE），如骨折。因此，静脉注射帕米膦酸已被确立为乳腺癌患者骨转移的标准治疗。帕米膦酸延迟了首次SRE发生的时间，与安慰剂相比，延迟时间为3.5～6.1个月。发生骨骼并发症的患者比例减少了11%～13%。尚未证明帕米膦酸的使用能带来总体生存益处。

另一种作为标准治疗的双膦酸盐是静脉注射的唑来膦酸，预临床研究显示其比帕米膦酸更有效。在将唑来膦酸（静脉注射4mg或8mg）与帕米膦酸（静脉注射90mg）进行比较时，一年内骨骼并发症的发生率减少了40%。在一项比较唑来膦酸（静脉注射4mg）、帕米膦酸（静脉注射90mg）、依班膦酸（静脉注射6mg）、依班膦酸（口服50mg）和氯来膦酸（口服1600mg）的Meta分析中，唑来膦酸在预防SRE方面与帕米膦酸同样有效。由于唑来膦酸的输液时间（15min）比帕米膦酸（2h）短，许多肿瘤学家选择使用唑来膦酸而非帕米膦酸。

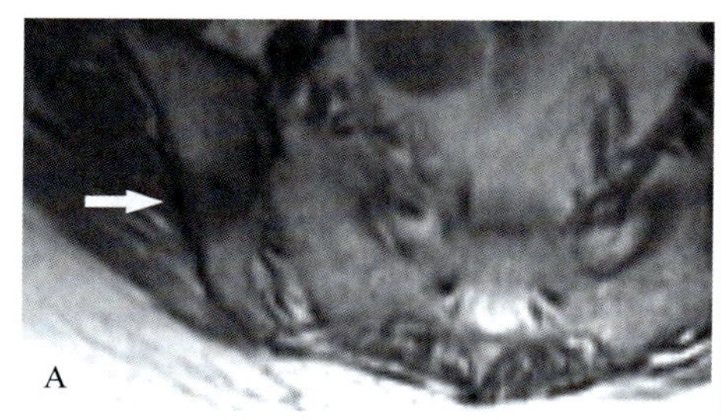

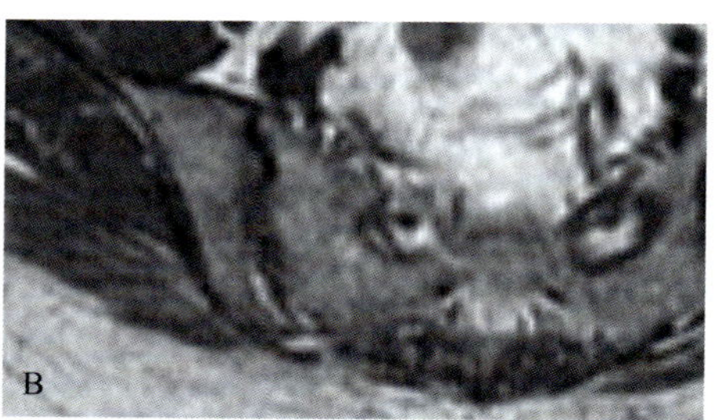

图34.9 A.治疗后的完全缓解，乳腺癌患者盆骨的轴位T1WI显示右髂骨的转移病变与肌肉等信号（箭头）；B. 7个月后，脂肪信号恢复，表明达到了完全缓解

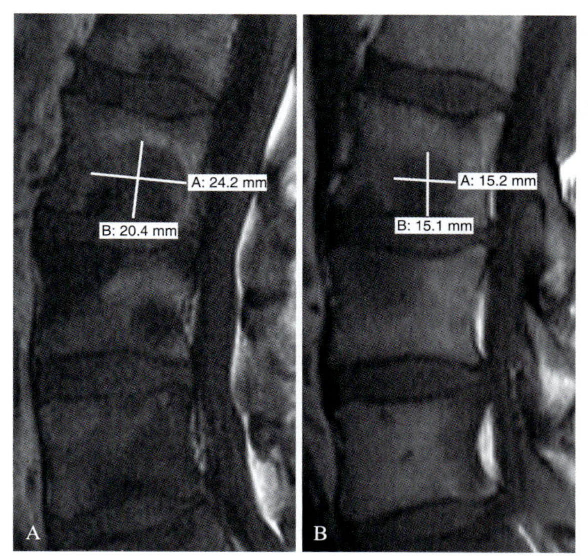

图34.10 A.前列腺癌患者治疗后部分缓解，腰椎的T1WI显示多个低信号的转移病变；B.在3周后获取的扫描中测量L2椎体病变的垂直直径，显示病变大小减少了79%，符合MD安德森癌症中心标准对治疗的部分环缓解（病变的垂直直径之和减少＞50%）。其他多个病变的大小也有所减少

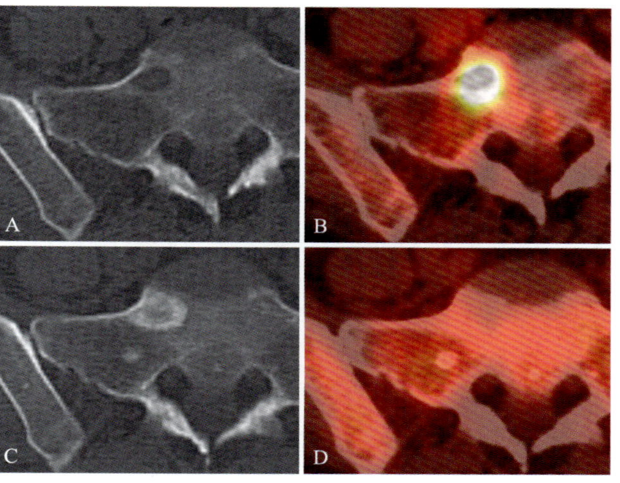

图34.11 A.转移性乳腺癌中的成骨性“耀斑”CT显示骶1的溶骨性转移；B.在PET/CT图像中显示FDG摄取；C.9个月后，病变发生了硬化，可以发现几个额外的硬化病变；D.在PET/CT上未见FDG摄取，确认为愈合的硬化。这些“新”的硬化病变为临床未发现骨髓转移部位发生的成骨性“耀斑”，这些转移在愈合硬化形成之前是不可见的

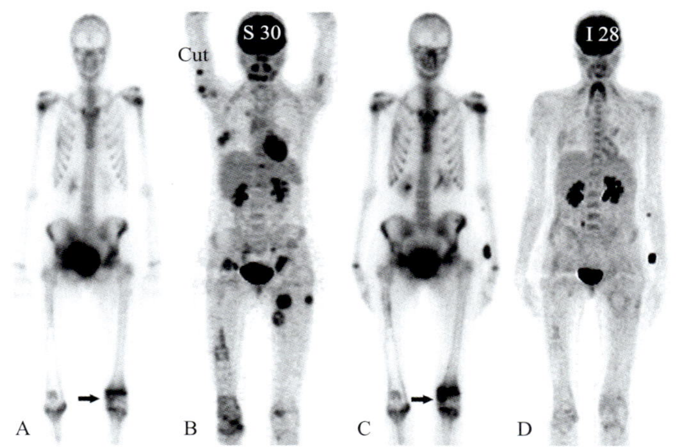

图34.12 A.转移性骨肉瘤患者的显像“耀斑”反应，使用锝-99m甲基二磷酸盐（^{99m}Tc MDP）骨显像显示开放的骨骺和散在的骨转移，例如在左股骨远端骺部（箭头）。右股骨的无显像区对应于原发肿瘤切除的关节成形术；B.MIP FDG-PET图像显示广泛的骨和软组织转移；C.在A拍摄1个月后的锝-99m MDP骨显像显示疑似病情进展，多个病变处如左股骨远端骺部（箭头）的示踪剂摄取增加；D.与C同日获取的MIP FDG-PET图像显示转移病变显著改善，表明C中左股骨远端病变在骨显像上的表现是对愈合病变的“耀斑”反应。显像的“耀斑”通常在治疗后的前3个月内出现

双膦酸盐治疗的一个严重并发症是ONJ（图34.13）。ONJ可能表现为口腔黏膜不愈合和下颌骨或上颌骨暴露。乳腺癌患者的发生率为1.2%～15%。预防ONJ的最重要措施是在首次使用双膦酸盐前进行牙科评估。如果需要进行任何牙科治疗，建议完成治疗并确保伤口愈合后再开始使用双膦酸盐。对于ONJ的治疗，建议停用双膦酸盐并进行观察治疗，对于难治性病例，可能需要进行坏死骨去除术。

denosumab是一种特异性结合RANKL的人源化单克隆抗体，用以抑制破骨细胞活性。这导致骨吸收减少、肿瘤诱导的骨破坏减少及SRE减少。许多随机试验在相似的研究设计下直接将denosumab与唑来膦酸进行了比较。参与对象包括患有乳腺癌、前列腺癌和实体瘤的骨转移患者。结果显示，denosumab在延迟和预防SRE方面优于唑来膦酸。denosumab将首次SRE发生的风险降低了17%（HR＝0.83，95%CI：0.76～0.90，

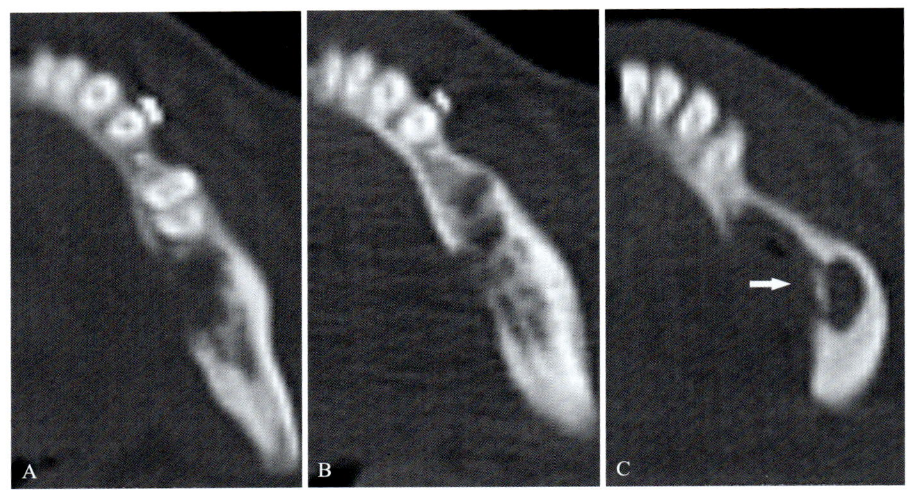

图34.13 乳腺癌患者接受静脉双膦酸盐治疗后拔牙所致ONJ。A.左侧下颌骨体的骨溶解是ONJ的典型表现；B. 7个月后，溶骨区域出现愈合并骨质增加。缺失了两颗牙齿。尽管牙齿拔除常常引发ONJ，但ONJ本身也可使牙齿变得不稳固；C.在B和C之间的4年中，发生了多次感染，最终导致进一步骨溶解和死骨形成（箭头）。停止抗生素治疗后，疼痛和化脓性的复发很常见。手术通常用于对抗生素无效的ONJ。由于整个骨骼都受到双膦酸盐作用的影响，外科医师无法切除到正常骨。不能使用软组织瓣覆盖暴露的骨头，因为感染可能导致瘘管形成或伤口裂开，最终使更多的骨头暴露。对该患者进行了保守随访，间歇性地移除一小部分问题骨头。黏膜愈合到足以覆盖下颌骨的程度

$P<0.001$）。ONJ的发生率相似，但与唑来膦酸相比，肾毒性更高。研究结果未显示生存结果有差异（HR＝0.99，95%CI：0.91～1.07，$P=0.71$）。药物治疗是同时治疗骨骼多发转移的重要方法。

放射治疗

针对骨转移的放射治疗主要是为了缓解症状，用于控制无法用镇痛药缓解的疼痛以及预防或治疗病理性骨折。放射治疗有助于维持骨骼的完整性并防止骨质破坏的进一步发展。因此，放射治疗不仅仅是用来控制疼痛，还可以帮助保持骨骼的功能（图34.14）。它还常用于减小压迫或潜在压迫脊髓或神经根的硬膜外肿瘤体积。

外照射放射治疗在减轻50%～80%患者的骨转移相关疼痛方面有效。对于预后不佳的患者，美国最常用的治疗方案是在2周内进行10次日常治疗，总剂量为30Gy。

在选择适当的治疗计划时，会考虑患者的整体状况。对于预后不佳且转移广泛、无法频繁前来就诊的患者，可以选择更短的治疗方案。例如，可以考虑进行一次8Gy的治疗，而不是5d内进行一次共20Gy的治疗。美国放射肿瘤学会也推荐使用单次8Gy治疗，因为其缓解疼痛的效果与更长疗程相似。短疗程在疼痛控制效果上与传统的长疗程相比没有显著差异，但复发症状和再次治疗的需求率更高。

对于预后较好的患者，SBRT，即在少次治疗中提供高剂量放射治疗，可以实现更好、更持久的疼痛控制效果。一项针对脊柱转移患者的Ⅱ期随机试验，比较了单次24Gy的SBRT和10次治疗的30Gy（3DRT），发现短疗程实现了更快、更好的疼痛缓解。6个月时，SBRT在视觉模拟疼痛评分上显著低于3DRT（13.7 vs. 35，$P=0.0024$）。一项包括骨转移在内的少转移性病例的Ⅱ期随机试验报告称，相比于标准治疗的28个月，SBRT将中位总生存期提高到41个月。需要更大规模的Ⅲ期试验以进一步明确SBRT在骨转移治疗中的作用。

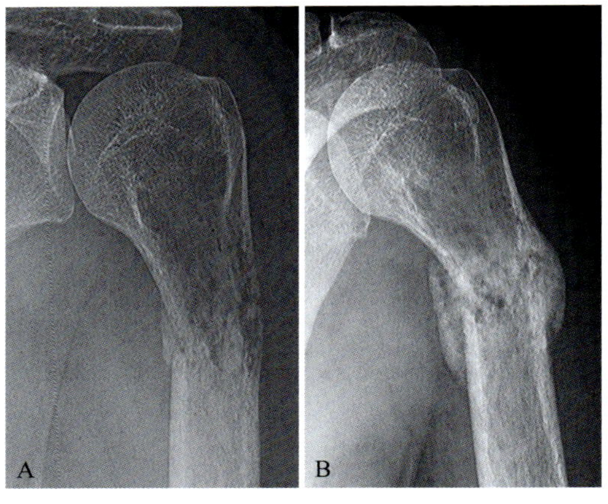

图34.14 多发性骨髓瘤患者接受放射治疗后肱骨干近端病理性骨折。A.左肱骨正位X线片显示大量微小的溶骨性病变，这些病变导致骨质结构完整性丧失而发生病理性骨折；B.外照射放射治疗6个月后，骨折部位出现愈合骨痂及轻微的再骨质化

放射治疗在患有硬膜外肿瘤扩散和伴随脊髓压迫或即将发生压迫的患者中，与手术结合使用往往效果最佳。一项前瞻性随机试验发现，当脊柱的单个区域受累

时，在放射治疗前进行脊髓周围减压手术，比单独放射治疗可以更有效地保留运动功能。在这些情况下，更倾向于选择手术，因为放射治疗的肿瘤占位效应只会在几天后逐渐消退，而持续的占位效应可能会导致原本可逆的脊髓水肿进展为不可逆的缺血。约84%的患者在联合治疗后能够行走，中位持续时间为122d，而只有57%接受单独放射治疗的患者能够行走，中位持续时间为13d。对于多个脊椎水平受累和（或）预后不佳及临床状态差的患者，单独的姑息性放射治疗也可以提供益处。

对于那些对镇痛药和药物系统治疗反应不佳且疼痛广泛的骨转移患者，或那些接受外照射放射治疗失败的患者，放射性药物是另一个选择。锶-89氯化物（^{89}Sr）和钐-153乙二胺四亚甲基膦酸（^{153}Sm）是骨靶向β辐射剂，可定位于骨代谢活动部位。可以在治疗前使用骨显像来验证转移病灶的成骨反应。与^{89}Sr不同，^{153}Sm发射的伽马光子可以进行高质量的治疗后成像（图34.15）。在缓解骨痛方面，^{89}Sr与^{153}Sm相比没有发现显著性差异（60%～95%）。

疼痛控制的改善通常在几天或几周内起效，持续时间可达数月。在仅有骨转移的去势抵抗性前列腺癌患者中，也可以使用钍-223二氯化物（一种模拟钙并结合到新形成骨基质的α发射体，特别是成骨性转移），α粒子传递的辐射剂量比β粒子更高能且更局部，引起双链DNA断裂，从而产生强烈的高度局部化的细胞毒性作用，这被发现既可以改善疼痛也可以提高中位总生存期（HR＝0.70，P＝0.002）。禁忌证包括肾功能不全、骨髓抑制、脊髓压迫和怀孕。这些药物的副作用包括治疗后4～8周的轻度骨髓抑制，表现为白细胞减少和血小板减少。骨髓毒性通常是暂时的，血细胞计数恢复后，可以每2～3个月重复使用相同的药物。

外科/介入治疗

病理性骨折或即将发生的骨折是进行骨转移手术治疗的主要指征。手术的基本目标包括稳定骨骼结构、保持活动能力和缓解痛苦。骨转移引起的疼痛可能是癌症患者经历的最严重的疼痛之一，手术后疼痛的显著缓解通常能让患者恢复大部分失去的活动能力。

关于晚期广泛转移疾病患者是否适合进行手术存在争议。所预计的生存期并非是主要考量因素，即使是预期寿命短至1个月的患者也可能适合手术。事实上，疼痛的减轻和减少阿片类药物的使用可能有助于延长生存期。更重要的是要比较手术的风险和预期的益处，因为生存期短的患者可能无法承受长时间的手术过程。因此，越来越多地采用一些微创骨科手术，如闭合式髓内钉植入和部分关节置换，来处理病理性骨折引起的疼痛。药物治疗的改进，包括新的靶向疗法和抗骨吸收治疗，已经帮助扩大了此类手术的应用范围。

决定是否进行外科干预的因素有很多。如果已经存在病理性骨折，尤其是下肢的骨折，通常手术是最佳治疗方案，因为这些骨折大多数情况下不会自行愈合。与手术固定相比，石膏或支架在缓解疼痛和提供足够的行走稳定性方面不够有效。如果尚未发生骨折，则必须确定骨折风险，以便在手术和其他治疗方案之间做出选择。可以使用几种方法来确定骨折风险，所有方法都基于影像学对转移病变大小和特征的分析来评估。研究发现，引发疼痛的股骨病变，如果长度＞2.5cm且累及了骨皮质，则存在发生病理性骨折的风险。累及范围超过骨

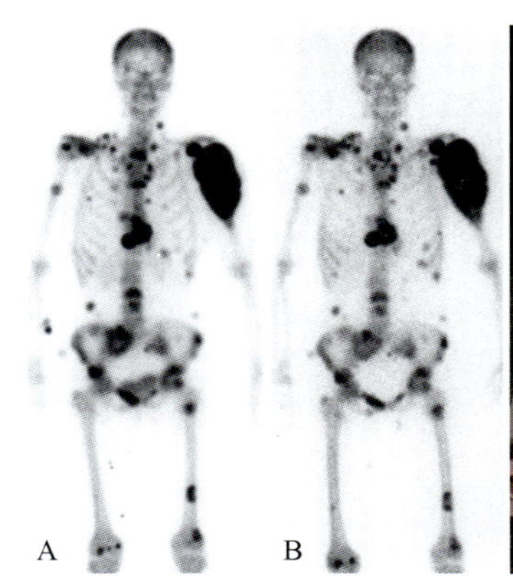

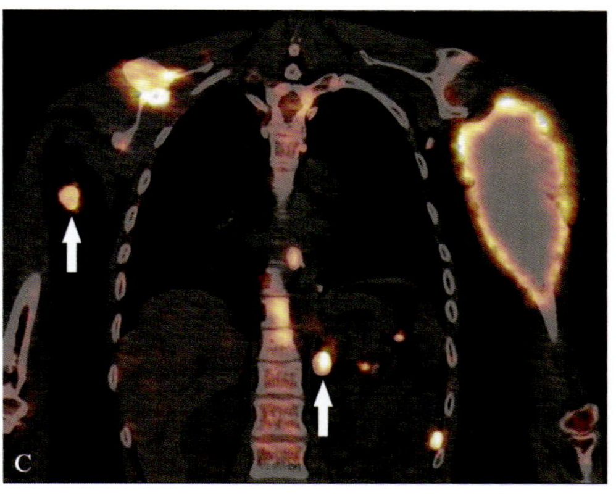

图34.15　转移性乳腺癌患者接受钐-153（^{153}Sm）治疗。A.采用锝-99m甲基双膦酸盐（^{99m}Tc MDP）骨扫描显示广泛的骨转移。进行^{99m}Tc MDP骨扫描是为了在放射性药物治疗前验证成骨反应，以便放射性药物定位并治疗转移性病灶。对于^{99m}Tc MDP扫描呈阴性的患者不进行放射性药物治疗；B.MIP^{153}Sm图像显示其吸收部位与骨扫描上的病灶一致；C.^{153}Sm研究采用了一体化CT的PET技术进行。CT的加入使得除了骨骼外，还可以将病灶定位到软组织上（最大的病灶用箭头标出），并在冠状位重建图像上显示。由于A图中^{99m}Tc MDP研究显示这些软组织转移病灶钙化严重，因此能够被检测到。感谢MD安德森癌症中心核医学部的Hubert H. Chuang，M.D.Ph.D.提供的图片

骼周长50%的病变也有相当大的病理性骨折风险。Mirels评分系统也可以用来确定骨折风险（表34.2）。该系统基于4个参数：转移病变的部位（上肢、下肢或股骨转子区域）、疼痛（轻微、中等、严重/功能恶化）、肿瘤类型（成骨性、混合性或溶骨性）以及病变大小（累及骨直径的1/3以下、1/3～2/3或超过2/3）。根据严重性，每个类别分配1～3分。总分8分或存在显著的病理性骨折风险，则应该首选手术治疗（图34.16）。7分以下表明骨折风险较小，可以考虑非手术方法，如功能性支具、负重保护以及放射治疗。虽然Mirels评分系统被广泛使用，但该评分系统部分基于主观性标准。利用CT数据来确定结构刚性的更定量和精确的骨折风险评估方法已经被开发，但这种方法尚未广泛应用于临床。

表34.2 评估病理性骨折风险的Mirels评分系统

变量	评分		
	1	2	3
部位	上肢	下肢	股骨转子周边
疼痛	轻度	中度	影响功能
病变	成骨性	混合性	溶骨性
大小	＜1/3	1/3～2/3	＞2/3

引自：Mirels H. Metastatic disease in long bones. A proposed scoring system for diagnosing impending pathologic fractures. Clin Orthop Relat Res. 1989；249：256-264（经施普林格许可转载）

除了骨折风险，骨转移对其他治疗的预期反应也是确定是否进行手术和选择手术方式的一个重要因素。治疗反应部分取决于原发肿瘤的组织学类型。例如，骨淋巴瘤在化疗后经常会消退，骨骼有完全恢复的能力。转移性乳腺癌、前列腺癌、甲状腺癌和多发性骨髓瘤也倾向于显示出积极的治疗反应，而来自肉瘤、黑色素瘤和胃肠道癌症的骨转移则倾向于不佳的治疗反应。过去，RCC的转移被认为不易对药物治疗产生反应，其溶骨性转移灶会随时间不可避免地进展。然而，现在这种看法不应再被认为是普遍正确的。针对RCC的靶向治疗和其他疗法的改进，已经带来了对骨转移更好的控制和更少的严重SRE。

系统药物性或放射治疗的反应可能性有助于确定最适合的手术方式。通常，手术可以是开放式或闭合式，意味着肿瘤部位或骨折可能被直接暴露（开放式）或未暴露（闭合式）。在预期会对化疗或放疗有良好反应的长骨转移病变上，通常会进行闭合式钉内固定术。通常倾向于使用髓内钉而不是侧板，因为髓内钉可以稳定整个骨骼的长度，而不仅仅是板下的区域，而且手术可以通过小切口经皮完成，用于髓内钉和锁定螺丝的进针点。尽管像RCC和甲状腺癌这样的富血供肿瘤可能会导致骨髓内大量出血，但在这种手术中的发病率很低。在这些情况下，通常由介入放射科实施的术前选择性动脉栓塞可以显著减少术中出血。

转移性肿瘤的外科切除手术常与开放式钉植入或更复杂的重建方案结合进行，通常用于那些不易对药物或放射治疗产生治疗反应的病变，如肉瘤、黑色素瘤和RCC，旨在预防无法控制的局部复发。常见的切除手术包括刮除术和整块切除。刮除术是将肿瘤以碎片形式从病灶中去除，保留相邻骨骼，而整块切除则将肿瘤作为一个完整的块状物移除，通常会有更广泛的手术切缘。在局部复发频繁的情况下，可能需要截肢（图34.17）。开放式切除骨转移病变的另一个指征是治疗那些破坏了骨结构以至于不能通过钉植入或板内固定来挽救的病变（图34.18）。广泛、整块切除的优势包括减少大量局部复发的可能性（图34.19）、更好地控制出血血管和控制难治性高钙血症，后者可能直接由大量矿化组织的丢失引起。

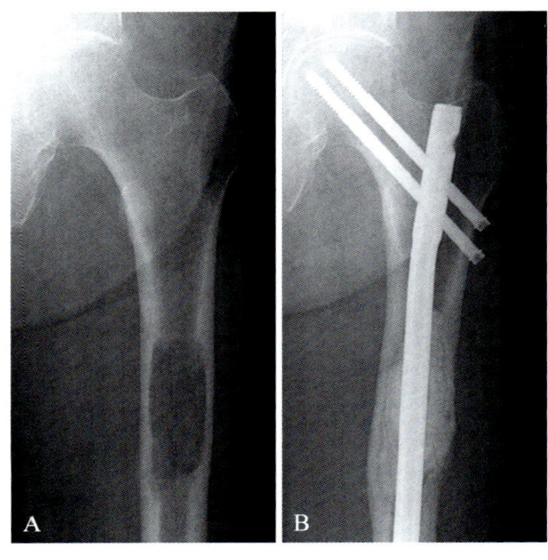

图34.16 一名肺癌患者的潜在病理性骨折。A.左股骨近端骨干可见溶骨性转移病灶。病灶长度超过2.5cm，累及骨骼直径的50%以上。Mirels评分为10分（溶骨性病变3分；超过骨骼直径2/3为3分；下肢2分；中度疼痛2分），如不手术干预极可能发生骨折。B.对该病灶行刮除和聚甲基丙烯酸甲酯骨水泥固定治疗，并给予髓内钉固定骨骼

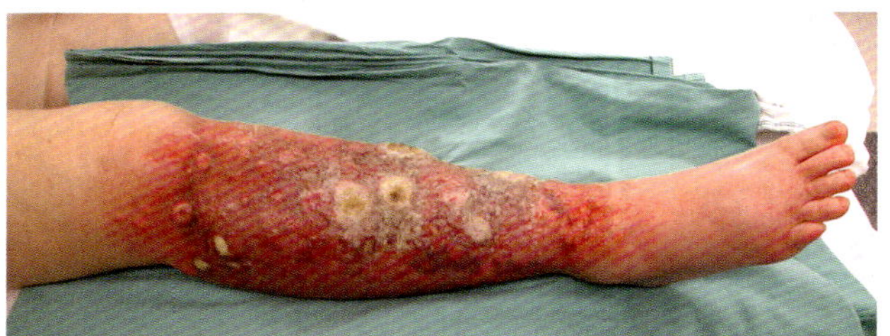

图34.17 难治性转移性股骨肉瘤的大范围复发，导致膝关节以上水平截肢。皮肤中可见多处肿瘤沉积

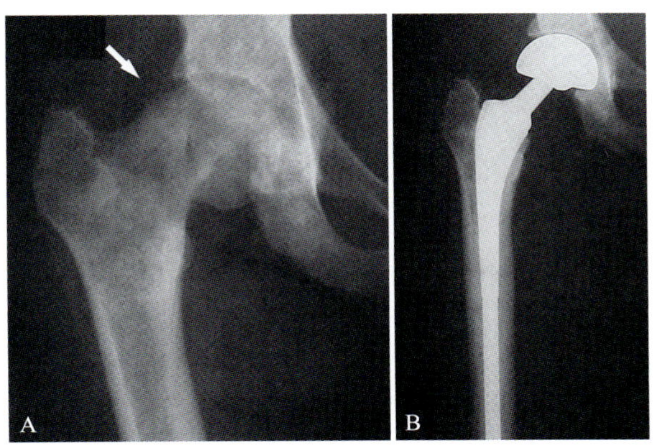

图34.18 转移性乳腺癌引起的股骨颈错位骨折。A.骨折呈内收错位（箭头），股骨缩短。骨折不愈合和缺血坏死可能会导致复位治疗失败。B.通过长股骨干的双极半髋关节置换术重建股骨。通过双极半关节置换术重建股骨，较长的股骨柄，为股骨干提供了额外保护，防止将来发生病理性骨折

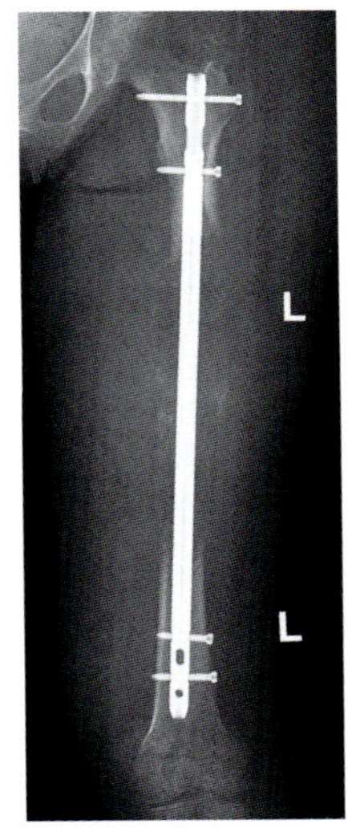

图34.19 之前经闭合性髓内钉治疗的左股骨转移性子宫平滑肌肉瘤，病情进展后导致骨骼严重破坏

广泛切除手术的益处伴随着一定的代价。除了手术时间延长、更大的手术创伤和更高的围手术期并发症风险外，手术后可能会出现肢体虚弱和功能恶化。现在，大多数长骨的大骨缺损可以通过使用模块化假体进行直接重建，这些假体可以轻松适应不同的尺寸（图34.20）。近年来，这些假体在改善肌肉功能方面有所改进。对于近端胫骨，多孔金属用于固定髌肌腱，增强了股四头肌的力量。对于近端肱骨，使用反向肩关节置换假体可以补偿旋转袖的丢失。

还有几种非手术的经皮治疗方法可用于治疗疼痛性骨转移，包括椎体成形术、椎体后凸成形术、RFA和冷冻消融。椎体成形术和椎体后凸成形术通过针头将骨水泥（聚甲基丙烯酸甲酯）注入坍塌的椎体，通常在透视引导下通过椎弓根进行。在椎体成形术中，骨水泥可

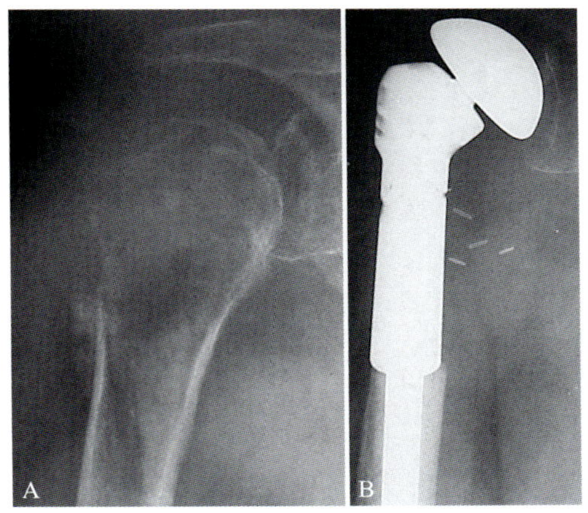

图34.20 右肱骨头转移性肾细胞癌。A.术前X线片显示肱骨头破坏和变形，以至于无法保留近端肱骨以实现正常的关节运动；B.进行了包块切除后，通过模块化假体植入物替换近端肱骨，该假体可以根据骨切除长度进行调整

以稳定椎体节段，防止进一步坍塌。这对于多发性骨髓瘤患者特别有帮助，这些患者可能有广泛的脊柱病变和（或）糟糕的结构完整性，不适合使用稳定支架。椎体后凸成形术的执行方式与椎体成形术类似，通过将骨水泥注入球囊中进行，目的是增加椎体的高度，同时帮助纠正异常的脊柱弯曲。球囊充气后会被取出，然后将骨水泥注入形成的空腔中（图34.21）。据报道，绝大多数患者在进行椎体成形术或椎体后凸成形术后疼痛能够缓解。这些治疗方法不适用于患有脊髓压迫的患者。已报道的并发症发生率0% ～ 8%。大多数并发症与探针插入有关（例如，血肿/血胸），其他还有骨水泥栓塞（如肺栓塞），或因骨水泥外渗导致的神经根/脊髓压迫性神经病变。骨水泥注射在脊柱的成功应用促进了其在其他部位的使用，如髋周区域（通常还增加螺钉加固）。对于那些可能无法耐受复杂髋关节重建的虚弱和老年患者来说，经皮方法具有明显的吸引力。

RFA是一种将热探头插入肿瘤中，通过热坏死来破坏病变的手术。研究表明，RFA能够有效缓解疼痛，且并发症少。Goetz等在对43例骨转移患者进行的RFA研究中发现，95%的患者在长达6个月的时间内显著减轻了疼痛。其研究中的病变局限于溶骨性或混合性转移，因为在硬的、成骨性的病变中无法扩张探头。有时，该手术还可以联合使用经皮骨水泥注射，以帮助支撑骨骼。同样，对小的、有症状的转移性病变进行冷冻消融也已成为一种可行性技术。对于已经接受过放疗且不适合进一步放射治疗的患者，RFA和冷冻消融可能特别有益。

骨转移的治疗是一项复杂的工作，涉及诊断成像、核医学、肿瘤内科学、放射肿瘤学和骨科手术等领域。需要跨学科的努力，才能为骨转移患者带来最大的益处。

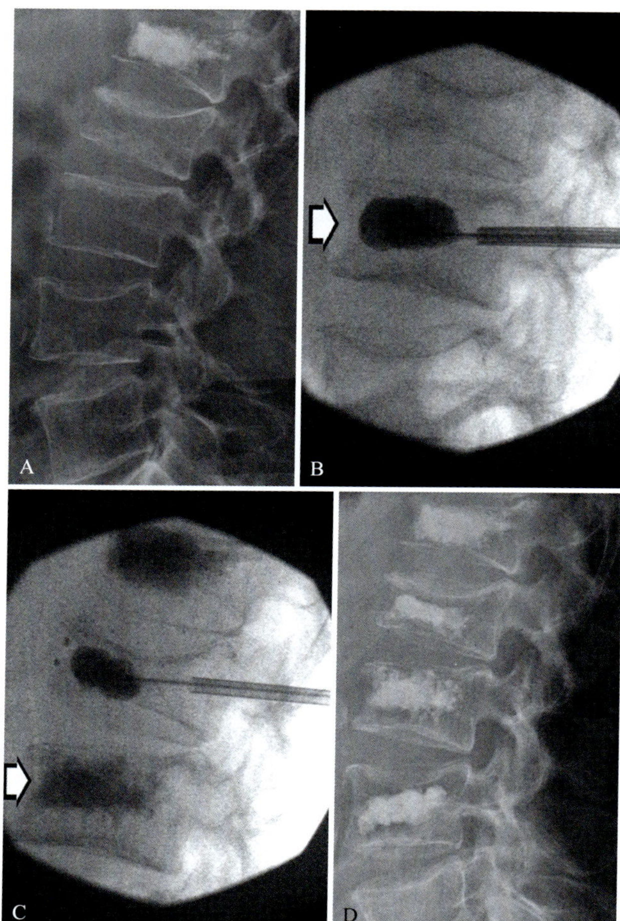

图34.21 一位骨髓瘤患者的椎体后凸成形术。A. 术前X光线显示L2、L3和L4的压缩性骨折，以及L1处既往椎体后凸成形术；B. 在X线透视引导下，将聚甲基丙烯酸甲酯骨水泥经皮注入L3的球囊中，球囊由一个或两个椎弓根植入（箭头）；C. 取出球囊后，将骨水泥注入由球囊膨胀压力形成的骨髓腔体中（箭头）。该X线透视图还显示了在L2进行的椎体后凸成形术；D. 术后X线片显示在L2～4进行了椎体后凸成形术（L4的成形术未显示）。除了缓解疼痛外，增加椎体高度和矫正明显的侧弯也是手术的目标

要点 治疗

- 系统性骨靶向治疗［例如，双膦酸盐类药物、核因子κB受体激活剂配体（RANKL）抑制剂去尼膦酸和放射性药物］适用于同时治疗多发性骨转移。
- 骨坏死是双膦酸盐和RANKL抑制剂的严重不良事件之一，使用前需要进行牙科检查。
- 去尼珠单抗在预防与骨相关的事件方面优于双膦酸盐，具有较低的肾脏毒性，但尚未发现其在生存优势方面的益处。
- 放射治疗可用于缓解有限数量的骨转移症状，且在有脊髓压迫或即将发生病理性骨折的情况下，可与手术结合使用。
- 放射性药物可以为系统性治疗和镇痛药无反应的弥漫性骨转移患者提供疼痛控制。
- 镭-223可以延长去势抵抗前列腺癌骨转移患者的生存期。
- 影像学评估的病理性骨折风险是在选择手术和其他治疗时的主要参考因素。
- 开放式手术可以去除肿瘤，而闭合式手术仅能稳定骨骼。
- 选择哪种手术方法通常取决于病变对系统或放射治疗的预期反应。
- 应考虑经皮干预（如椎体成形术、椎体后凸成形术或射频消融等）来治疗个别骨转移。

总结

骨转移对许多癌症患者的生活质量产生重大影响。多种影像学方法可以检测骨转移病变。专用的X线检查对评估特定异常或初步成像疼痛区域有帮助。MRI可以显示骨髓腔，从而能够早期检测到病变，并且是在治疗前确定骨转移范围的最佳方式。全身MRI比骨扫描对检测骨转移的敏感性更高。PET/CT、全身MRI和PET/MRI都是可以用来检测骨转移的全身成像方式，可以同时成像器官和软组织。影像学常用于评估转移病变对治疗的反应，可以使用特定于骨骼的治疗反应标准来指导评估。骨转移的治疗应该是一个多学科融合，包括影像学、肿瘤内科学家、放射肿瘤学家、骨外科医师的专业知识，以正确评估和优化治疗选项。所有参与的医务人员都可以有益地吸取他人对病变的认识，从而优化癌症患者的治疗。

要点 总结

- CT、骨显像/骨扫描（SS）、MRI、PET/CT在检测骨转移方面可以相辅相成。
- 治疗反应标准为解释骨转移灶治疗后外观的变化提供了指南。
- 广泛的转移最好进行系统性治疗。局限性或个别转移灶可行外照射放疗、手术或经皮介入治疗。
- 骨转移瘤的治疗很复杂，需要掌握骨影像学和多学科的知识及方法。

第35章

原发不明性癌症

Ajaykumar C. Morani, M.D.; Abdelrahman K. Hanafy, M.D.; Aurelio Matamoros Jr., M.D.; Gauri R. Varadhachary, M.D.; Priya R. Bhosale, M.D.

引言

原发不明性癌症（cancer of unknown primary，CUP）是指一组无法确定原发部位的转移性癌症。尽管进行了详尽的诊断工作，包括详细的病史调查、全面的体格检查（包括乳房、盆腔和直肠检查）、完整的血常规和生化分析、尿检、男性的PSA检测以及结合免疫组化的组织病理学审查，但仍无法确定其原发部位。如有必要，还会进行胸部、腹部和盆腔的CT、胸部X线片及女性的乳腺X线摄影。尽管进行了这些检查，主治医师很可能仍然无法判断产生这种侵袭性转移病变的原发部位。毋庸置疑，这种情况不仅给医师带来压力，也会使患者在应对未知情况时感到压力。关于CUP原发灶无法定位的原因，其未经证实的理论推断包括：原发肿瘤已经退化，只有转移性病变可见，以及基于相关的肿瘤表型和基因型，转移性病变比原发肿瘤更为活跃。

流行病学和危险因素

在全球范围内，CUP是最常见的10种癌症之一，占所有癌症病例的3%～5%。2018年，根据美国癌症协会的数据，美国有估计31 810例“其他及未指定原发部位的癌症”病例，占所有癌症病例的2%，并估计有44 560人死亡。在首次就诊时，患者的平均年龄约为60岁，男性略多于女性。尚未确定这一异质性肿瘤群体的危险因素，也没有针对这些肿瘤的筛查方案。

病理分类和评估

由于CUP的诊断仅限于癌症，因此已描述了4种主要的组织学类型：良好到中度分化的腺癌（50%），未分化或低分化癌（30%），鳞状细胞癌（15%）和未分化肿瘤（5%）。后者包括淋巴瘤、肉瘤、生殖细胞肿瘤、神经内分泌肿瘤和胚胎性恶性肿瘤，这些可以通过免疫组化进行鉴定。在儿童中，CUP占实体瘤的比例不到1%，其中大多数为胚胎性恶性肿瘤。

病理评估是对CUP进行诊断的必要步骤，通常通过组织学和细胞病理学评估完成。作为辅助手段，偶尔使用电子显微镜来评估那些表现出不确定特征且无法通过常规病理评估解决或诊断的CUP。血清肿瘤标志物，主要是由恶性肿瘤释放到血液中的过表达糖蛋白，可以帮助识别、诊断、分类、随访，并在某些情况下帮助评估对治疗的反应。然而，这些血清肿瘤标志物的敏感性和特异性较低，因为它们不是由一个器官特异性表达或在一个特定的肿瘤中表达。根据具体情况，确定所需的血清肿瘤标志物的数量，这些标志物包括但不限于CEA、CA125、CA19-9、CDX2、CA153、CK-7、CK-20、甲状腺转录因子-1、PSA、甲胎蛋白、人绒毛膜促性腺激素、雌激素受体和巨大囊肿病液体蛋白-15（gross cystic disease fluid protein-15，GCDFP-15）。有些肿瘤标志物甚至在良性疾病中也可能升高，如在炎性肠病中的CEA和在胰腺炎中的CA19-9。

分子分型在确定组织来源中的作用

CUP的分子分型提供了一种确定组织来源的技术，这可能对治疗产生影响。几项研究证明了使用基因表达分型与DNA微阵列对不明肿瘤进行分类的可行性，这种方法通过识别与特定癌症类别相关的基因子集来确定其组织来源。这些研究在识别肿瘤组织来源中的准确性上达到了78%～98%。

识别肿瘤组织来源的两种主要策略是：DNA微阵列平台和定量逆转录实时聚合酶链反应（quantitative reverse transcription real-time polymerase chain reaction，qRT-PCR）。对于这两种策略，都是从新鲜冻结或福尔马林固定石蜡包埋的肿瘤组织中提取信使RNA。将CUP的多基因表达模式与已知的原发性癌症进行比较，并根据其最相似的分子特征来推断组织来源。一些分子检测方法已经商品化，可从多个供应商处获得。

在一项使用qRT-PCR技术确定CUP组织来源的大型研究中，对252例患者进行了成功检测，预测组织来源的准确率达到98%。最常需要预测的部位依次为胆道系统（11%）、泌尿道和结直肠。然而，这些检测的临床实用性仍需进一步评估，因为基于预测结果的治疗尚未显著提高生存率。随着针对已知癌症的特定靶向疗法的出现，这种检测将变得更加重要，因为这些疗法可以应用于CUP的不同亚型。

要点　病理学

- 已描述的4种主要的原发不明性癌症（CUP）组织类型包括良好到中度分化的腺癌、低分化癌、鳞状细胞癌和未分化肿瘤。
- 来自CUP的转移性病变可以出现在身体的任何部位。

自然病程、临床表现与预后

已知原发恶性肿瘤的患者可以根据肿瘤的自然病程和可预测的转移模式进行分期。而对于CUP来说则正好相反。鉴于CUP极具侵袭性且转移模式不可预测，大多数患者无法进行正式分期。使临床情况更加复杂的是，超过50%的CUP患者表现出多个部位的转移性病变，约30%的患者累及3个或更多器官的转移性病变。相比之下，在已知原发肿瘤患者中，有3个或更多部位的转移性病变的比例不到15%。

CUP的临床表现是由于转移灶的迅速扩散引起的症状，而非原发肿瘤的症状，包括可见或可触及的肿块和全身症状。总的来说，这些患者的预后非常严峻。参加临床研究的患者的生存率报告为6～10个月。另一方面，未参加临床试验的CUP患者报告的生存期为2～3个月。

鉴于这些患者的临床表现多样，最好将他们分类为预后良好和预后不佳的亚型，前者有更好的预后。

预后良好的亚型包括：

1.累及颈部淋巴结的鳞状细胞癌（图35.1）。

2.仅累及腋窝淋巴结的女性腺癌患者。

3.患有腹膜腔乳头状浆液性腺癌的女性。

4.血清PSA升高且有骨硬化转移的男性（图35.2）。

5.具有中线分布的未分化癌（生殖细胞瘤综合征）。

6.伴有鳞状细胞癌的孤立性腹股沟淋巴结病变（图35.3）。

7.未分化的神经内分泌癌。

8.患者具有单个小的、可能可切除的转移病灶。

预后不佳的亚型包括：

1.主要转移至肝脏的腺癌。

2.多发性肺部转移的腺癌（图35.4）。

3.主要以弥漫性骨转移为特征的腺癌。

4.多发性脑转移。

5.具有非乳头状腺癌组织学特征的恶性腹水。

要点　临床表现和预后

- 原发不明性癌症（CUP）是具有不可预测转移形式的高度侵略性肿瘤。
- 临床表现主要取决于转移灶，而非原发肿瘤。
- 预后通常不佳。
- CUP存在预后较好和较差的亚型。

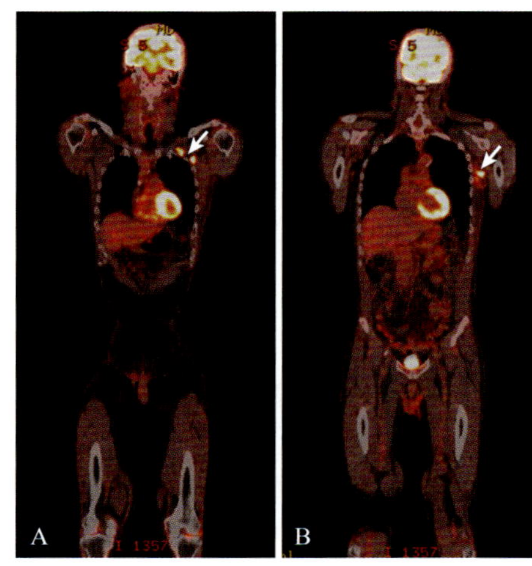

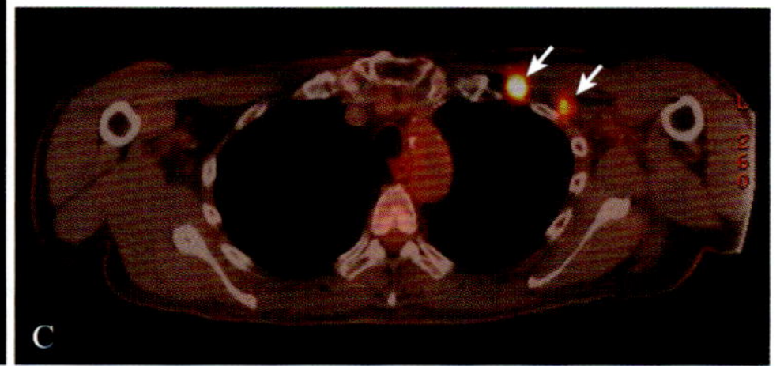

图35.1　男，64岁，左腋窝“肿块”。左腋窝淋巴结活检显示鳞状细胞癌。深入检查未能确定发病部位。A.冠状位PET/CT显示左侧胸肌下淋巴结摄取活性增加（箭头）；B.冠状位PET/CT显示左腋淋巴结摄取活性增加（箭头）；C.轴位PET/CT显示左侧胸肌下淋巴结摄取活性增加（箭头）

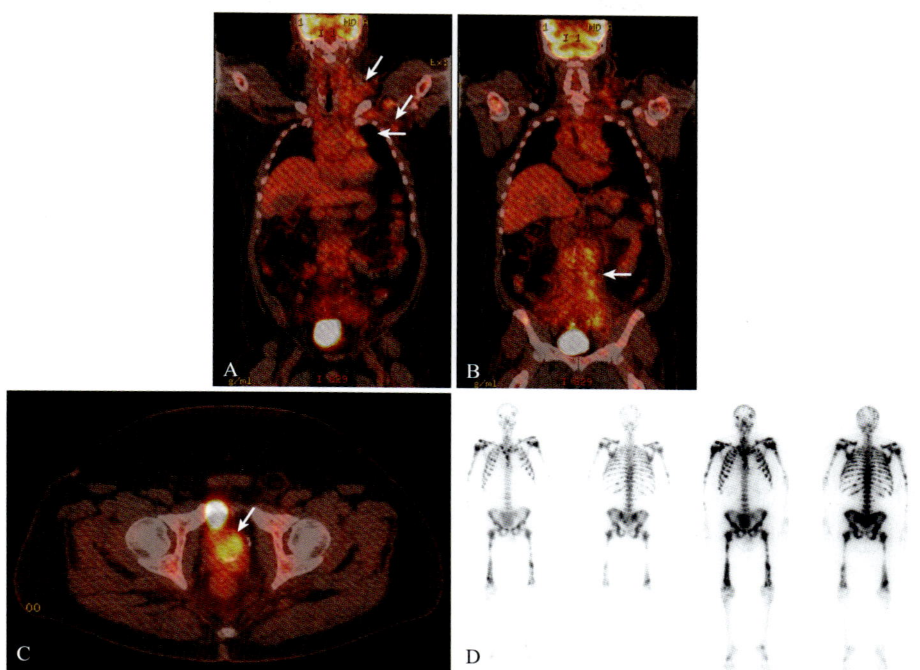

图35.2 男，54岁，左下颈部“肿块”。外院初步活检显示为低分化腺癌。进一步的免疫组化检测显示来源于前列腺。A.冠状位PET/CT显示左下颈部（顶部箭头）、左腋窝（中部箭头）和左侧左胸肌下（底部箭头）的淋巴结摄取活性增强；B.冠状位PET/CT显示腹膜后和盆腔区域（箭头）摄取活性增强；C.轴位PET/CT显示前列腺区域（箭头）摄取活性增强；D.骨扫描显示广泛的转移性病变

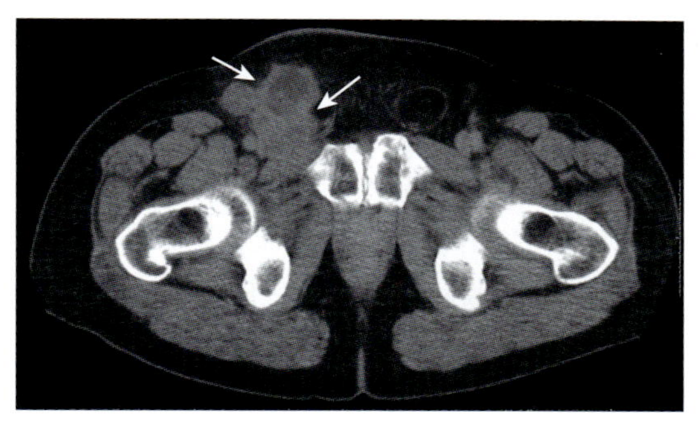

图35.3 男，65岁，外院发现右侧腹股沟肿块。活检病理结果符合鳞状细胞癌。深入检查未能确定原发部位。增强CT显示肿块为部分坏死的腹股沟肿大淋巴结（箭头）

肿瘤扩散模式

CUP最常见的转移部位包括肝脏、肺部、骨骼和淋巴结。然而，与已知原发部位的肿瘤不同，CUP通常表现为不可预测的扩散形式。例如，当胰腺和肝脏的癌灶作为CUP出现时，与已知源于胰腺和肝脏的原发癌相比，肺部和骨骼的转移更为常见。起源于胃肠道的CUP更常见于脑部和骨骼的转移，而已知的胃肠道原发性癌症则较少出现这种转移模式。当前列腺癌作为CUP的病例中，与已知的前列腺癌相比，其更频繁地见到肝脏和肺部的转移。另一方面，约50%的肺癌表现出骨转移，而肺部起源的CUP骨转移的发生率较低。

要点 肿瘤扩散模式

- 在初诊时，转移性病变是肿瘤扩散的主要形式，主要通过淋巴或血液途径扩散。

分期评估

为了对恶性肿瘤进行分期，需要依据TNM系统确定肿瘤的具体情况。对于CUP患者，虽然在尸检中能够找到原发部位的比例较高，为51%～79%。但在实际情况中，只有11%～20%的CUP患者在经过彻底的临床评估后能够判断出原发肿瘤的位置。总的来说，鉴于CUP的临床表现多样、亚型多变、组织学类型各异及转移形式不同，无法对CUP肿瘤进行典型分期。为了获取最佳治疗效果，最好的方法是确定CUP患者最适合的治疗亚组。根据2017年AJCC新的癌症分期手册，头颈部未知原发部位的鳞状细胞癌（unknown primary squamous cell cancer，UPSCC）被视为一个独特实体。因为大多数（90%）检测为HPV阳性的UPSCC患者发现原发肿瘤位于口咽部，新发现的HPV阳性的头颈部UPSCC被分期为口咽癌。同样，检测为EBV阳性的UPSCC被确定并分期为原发性鼻咽癌。

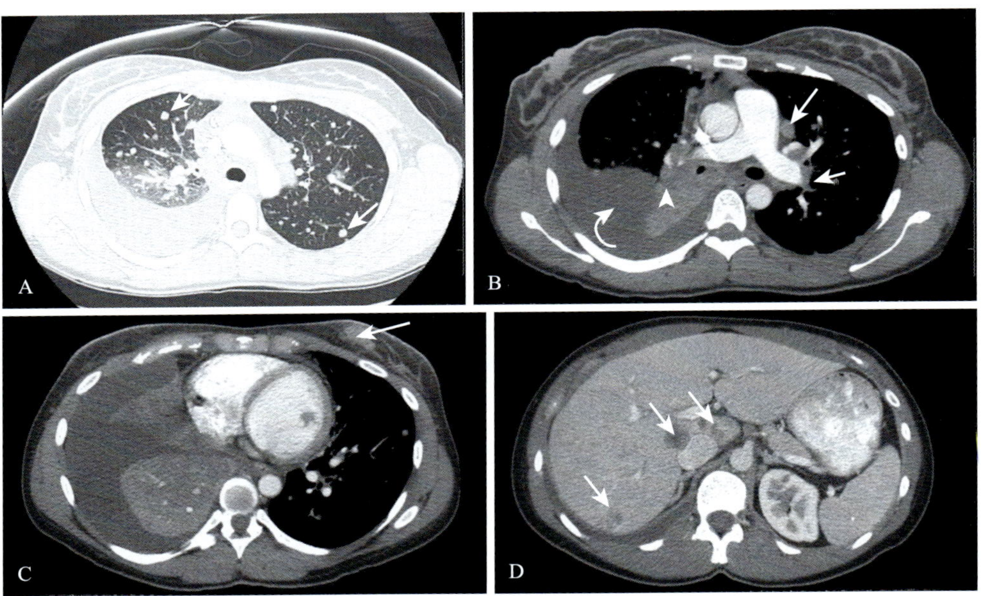

图35.4 女，33岁，常规治疗无法缓解的咳嗽。使用胸部CT来评估肺部情况。肺部和左乳腺病理活检结果均显示为低分化腺癌，但不能确定原发于是肺还是乳腺。A.胸部增强CT显示肺转移（箭头）和右侧胸膜积液；B.增强胸部CT显示纵隔（长直箭头）和肺门（短直箭头）淋巴结肿大，右侧胸膜积液（弯曲箭头），右下肺叶塌陷（箭头）；C.增强胸部CT显示左乳内下象限小肿块（箭头）；D.增强腹部CT显示多发肝转移（箭头）

影像学

普通的胸部X线检查是CUP常规评估的一部分，因为这些肿瘤常累及肺部。此外，组织学诊断将决定需要影像学检查的范围，以期望确定CUP的原发位置，同时减少患者的不适和焦虑，以及整体的费用。通常，胸部、腹部和盆腔的CT会被作为基线检查。根据临床评估决定是否进行乳房X线检查。根据症状，进行骨显像和通过CT或MRI进行脑部成像。身体部位或腔室的MRI可能会提供有关CUP位置的进一步信息。PET和PET/CT现在更常用于帮助识别CUP的位置及CT或MRI未能识别的其他转移部位。如果临床需要，进行内镜检查（带或不带影像）和颈部CT或MRI，例如在诊断鳞状细胞癌和颈部淋巴转移的患者时。对于恶性神经内分泌肿瘤患者，适合进行奥曲肽扫描。

超声主要用于淋巴结评估及为淋巴结或可疑软组织提供活检指导，包括肝脏、睾丸、乳腺和肾脏等表浅或中度深部的结构。

对于具有良好亚型的患者进行个性化影像学评估的一个例子是，一位仅有腋窝淋巴结转移的女性患者，乳腺X线检查未能发现原发乳腺恶性病变。在这种情况下，进行乳腺的MRI评估是有利的，因为其检出率更高，文献报道为70%～86%。对于中线区域淋巴结肿大的男性患者，睾丸超声可能有助于发现原发肿瘤。

PET和PET/CT的使用频率越来越高，因为其不仅可用于识别肿瘤，还可用于检测尚未被发现的转移性病变。这些检查通常使用FDG作为示踪剂，以提供功能性结果。与单独的FDG-PET相比，PET/CT还能同时提供来自其CT部分的解剖结构信息。在Kolesnikov-Gauthier及同事的研究中，对24例CUP患者进行了检查，其中6例患者的原发肿瘤部位得以确定，所有已知的转移部位都通过FDG-PET/CT显示了出来。Johansen等报道称，在25%颈部淋巴结转移患者中，依据FDG-PET检查结果，其临床治疗方案有所改变。

Seve及其同事进行了一项关于221例CUP患者的10项研究（1998—2006年发表）的Meta分析。尽管这些Meta分析包含了不同的患者群体、研究设计和诊断流程，但是约94%的患者有单一的转移部位。每项研究都评估了FDG-PET在识别未知原发癌症部位的作用。FDG-PET在这些患者中检测出41%的原发肿瘤部位。在37%患者中检测出之前未识别的转移。在这些所发现的肿瘤中，59%肿瘤位于肺部。在下消化道肿瘤中，可能由于固有的肠道活动，观察到58%的假阳性率。在这些患者中，约35%患者改变了临床治疗方案。对那些有肺和胰腺癌的患者（53%）以及乳腺、卵巢和前列腺癌的患者（12%）进行了特异性化疗，14%的患者进行了潜在的根治性手术。在另一项涵盖433例CUP患者的11项已发表研究的系统回顾和Meta分析中，Kwee和Kwee报道称，使用FDG-PET/CT的原发肿瘤检出率为37%，而汇总的敏感度和特异度均为84%。在这些研究中，敏感性存在差异，但特异性相近。FDG-PET/CT在放射治疗计划及监测治疗反应中也扮演着重要角色。

最新一项研究对比了FDG-PET/CT与MRI DWI在31例头颈部UPSCC患者中的诊断价值，结果显示PET/CT检测原发肿瘤的敏感度（93%）略高于MRI-DWI（81%）。另一项研究比较了PET/CT与PET/MRI的诊断能力，显示这两种模式的结果相当。

总体而言，由于FDG-PET/CT能够同时提供解剖及代谢信息的优势，它可能是目前评估CUP患者的首选影像学方法。与目前使用的全面诊断成像相比，它的成本可能更低。此外，随着新的放射性示踪剂的使用，其诊断效能可能会进一步提高。

要点　分期和影像学评估

- 由于原发肿瘤位置不明，CUP没有设定的分期或肿瘤-淋巴结-转移评估系统。
- 人乳头瘤病毒（HPV）阳性的头颈部未知原发部位的鳞状细胞癌（UPSCC）按原发口咽癌分期。
- EB病毒阳性的头颈部UPSCC按原发鼻咽癌分期。
- 胸部、腹部和盆腔CT主要用于查找原发肿瘤。根据患者情况进行乳腺X线、乳腺MRI或骨扫描。如患者有症状，使用CT或MRI进行脑部检查。
- PET/CT可能是评估CUP患者的主要检查选择，而且可能不需要其他形式的影像学检查。

要点　影像学报告

- 应明确转移病灶的位置。
- 应当识别更多孤立性的病灶，并将其作为标志性病变使用。
- 描述所有软组织和骨骼病变的部位，包括任何淋巴结病变。
- 基于转移性病变的影像学特征，尽可能给出可能的原发肿瘤的建议。
- 建议进行其他影像学检查，以便评估潜在原发肿瘤或治疗可能的并发症（如脊髓受累）。

治疗的一般性考虑

CUP患者的中位生存期为6～10个月。具有良好预后患者的生存期稍长，因为他们的癌症生物学特性较为温和，或对治疗的反应更好。影响预后的因素包括患者的功能状态、转移灶部位及数量、对化疗的反应及血清LDH水平等。Culine及其同事开发并回顾性验证了一种利用功能状态和血清LDH水平生成的预后模型，该模型可以将患者分配到预后不同的两个亚组中。这个模型还在一项针对诊断为年轻成年CUP患者的研究中得到了验证，研究发现在这些患者中，该模型显示出与旧模型相同的预测原发部位和预后分布的能力。CUP可以根据预后分为两个子集：预后良好的子集，占总病例的20%，以及预后不佳的子集，占80%。稍后将讨论部分预后良好子集以及扩散性或预后不佳子集的治疗策略。

预后良好的CUP亚型

这些亚型值得关注，因为适当的治疗可以显著改善这些病例的生存率。

1.孤立性腋窝淋巴结转移的女性腺癌或癌症患者。这类患者通常按照Ⅱ期或Ⅲ期乳腺癌接受治疗，如果她们的乳腺X线和超声检查结果为阴性（如前所述），则需要进行乳腺MRI。此外，包括乳腺球蛋白、GCDFP-15、雌激素和孕激素受体以及HER-2 neu在内的乳腺癌标志物的免疫组化检查有助于确定适当的治疗方法。如果临床和影像学提示乳腺癌，则标准治疗方案为：新辅助或辅助化疗、腋窝淋巴结清扫和放射治疗（如适用，还包括激素治疗）。

2.可能的原发性腹膜癌女性患者。“原发性腹膜乳头状浆液性癌”（primary peritoneal papillary serous carcinoma，PPSC）指的是表现为癌症并具有米勒氏癌症的病理和实验室特征（CA125抗原升高），但在经阴道超声或腹腔探查中未发现明显卵巢原发灶的CUP。PPSC患者可接受细胞减灭术，然后接受基于紫杉醇和铂类药物的辅助化疗。这些病例的中位PFS和OS分别为7个月和15个月或更长（中位随访60个月）。

3.颈部淋巴结鳞状细胞癌患者。颈部淋巴结鳞状细胞癌患者应进行三重内镜检查，对不明显部位进行活检，双侧扁桃体切除术，并进行颈部和胸部的CT或PET/CT检查，以寻找原发灶部位并确定肿瘤分期。早期病变的患者可行淋巴结切除和放射治疗，这可以延长生存期。尽管化疗的效果尚不清楚，但在N2和N3期病变的患者中，化疗联合放疗或诱导化疗是常用的治疗策略且效果显著。

4.低级别神经内分泌癌。区分低级别和高级别神经内分泌CUP非常重要。高级别神经内分泌癌在病理评估中具有高的有丝分裂指数（Ki-67）、坏死和出血。低级别神经内分泌癌的患者可能表现为病程缓慢，治疗决策取决于患者症状和肿瘤体积。当前疗法包括单独使用生长抑素类似物以治疗激素相关症状，以及包括无化学药物栓塞、化疗栓塞或SIR-Spheres微球在内的局部区域治疗。系统性治疗，包括抗血管内皮生长因子治疗和mTOR抑制剂治疗，这些药物在肿瘤系统性治疗中显示出应用前景，并适用于有症状或进展性病变的CUP

患者。

5.单发转移性病变患者。单发转移性病变患者最常表现为淋巴结、肝脏、骨骼或脑转移。其中一些患者可通过积极治疗获得长期无病生存甚至治愈。免疫组化研究、转移模式、年龄、性别和风险因素有助于确定这些患者的最佳治疗方案。在选定的患者中，新辅助化疗用于治疗微转移性病变并降低癌症分期，以获得边缘阴性最大化切除病灶的可能性，术后病理也可以用来研究其生物学特性。我们并不主张对所有单发转移性CUP患者都采用这种方法，这也不意味着要将其定义为标准治疗。

预后不佳的CUP亚型

大多数CUP患者属于这个亚型（80%）。这些患者常有大量的肝转移、非原发性腹膜乳头状浆液性癌的腹膜癌，以及骨或肾上腺转移。非原发性腹膜乳头状浆液性癌的鉴别诊断包括胃癌、阑尾癌、结肠癌、胰腺癌和胆管癌。影像学、内镜以及包括免疫组化在内的病理评估有助于最佳治疗方案的选择。例如，在具有腹膜癌症和免疫组化特征偏向结肠癌的患者（CK7阴性/CK 20阳性和CDX-2阳性）中，采用结肠癌治疗方案是合理的，尽管与传统CUP治疗方案相比，这种方法的治疗反应率和生存率数据尚不充分。

治疗亮点

传统上，以顺铂为基础的联合化疗方案被用于治疗CUP患者。在Greco等进行的一项Ⅱ期研究中，55例CUP患者（其中51例为未接受过化疗的患者）每3周接受一次紫杉醇、卡铂和口服依托泊苷治疗。总体治疗反应率为47%，总中位生存时间为13.4个月。Briasoulis等在用紫杉醇和卡铂（未使用依托泊苷）治疗的77例CUP患者中报告了类似的结果。与有脏器弥漫性扩散的患者相比，有结节或胸膜病变和腹膜癌的患者有较高的治疗反应率，并且OS分别为13个月和15个月。而更近期的研究引入了如吉西他滨、伊立替康和靶向药物等新型药物。在Culine等的一项Ⅱ期随机试验中，80例患者随机接受吉西他滨加顺铂或伊立替康加顺铂治疗，其中78例患者可以评估疗效和毒性情况。在吉西他滨加顺铂组，有21例（55%）患者观察到客观的治疗反应；在伊立替康加顺铂组，有15例（38%）患者观察到客观的治疗反应。吉西他滨加顺铂组的中位生存时间为8个月，而伊立替康加顺铂组为6个月（中位随访时间为22个月）。

要点 治疗

- 大多数患者由肿瘤内科医师治疗，必要时配合放疗。为了确定病变的程度、位置和生物学特性，可能需要外科医师进行活检、细胞减灭术，有时还需进行转移瘤切除术。
- CUP治疗的主要手段是多药物联合化疗。
- 当可以使用针对疑似肿瘤类型的靶向化疗方案时，通常会有更好的反应。
- 主要通过临床检查和适当的影像学研究评估复发情况。

随访

这些患者的标准随访常基于治疗类型，包括化疗、手术还是两者的组合。通常来说，接受化疗的患者每2～3个月重新评估一次，但这也会根据化疗类型和疗程次数而有所变化。CUP患者因治疗引发的并发症而急诊就诊也是常见的。

结论

基于免疫组化、临床表现和影像学的决策过程有助于选择CUP患者的治疗方案。利用分子分型工具帮助确定原发部位显示出前景，并且目前正在进行评估。在当前时代，治疗已从经验主义转向为每位CUP患者提供个体化治疗。

注：考虑将临床试验作为合格患者的治疗选择

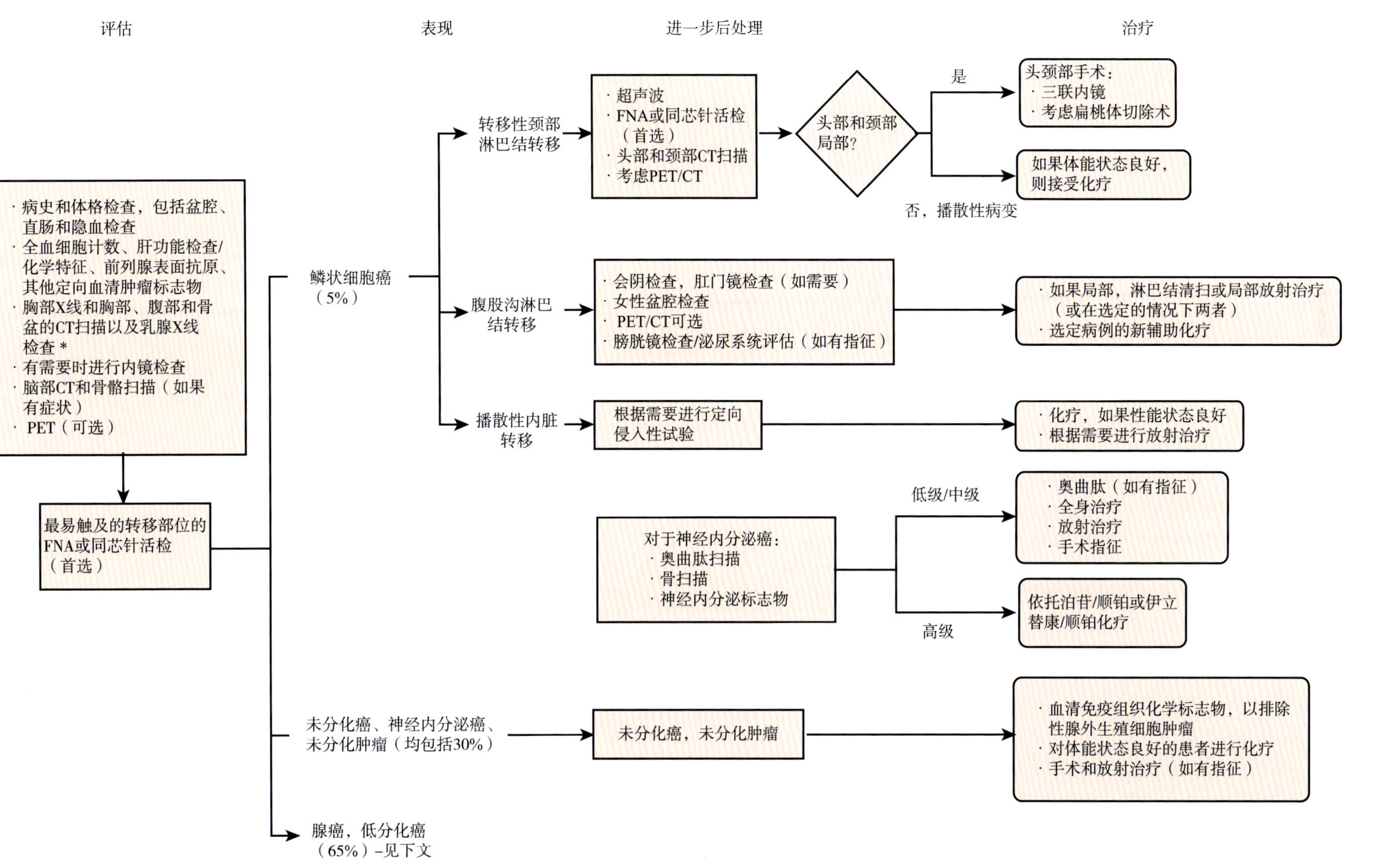

＊仅限女性

该实践方案是专门为MD安德森癌症中心使用多学科的方法而开发的，并考虑到MD安德森癌症中心特定的情况下，包括以下：MD安德森癌症中心特定患者人群；医学博士MD安德森癌症中心的服务和结构；和MD安德森癌症中心的临床资料。此外，该方案并不旨在取代医师或其他医疗保健提供者的独立医疗或专业判断。该方案不用于治疗孕妇

原发不明性癌症

注：考虑将临床试验作为合格患者的治疗选择

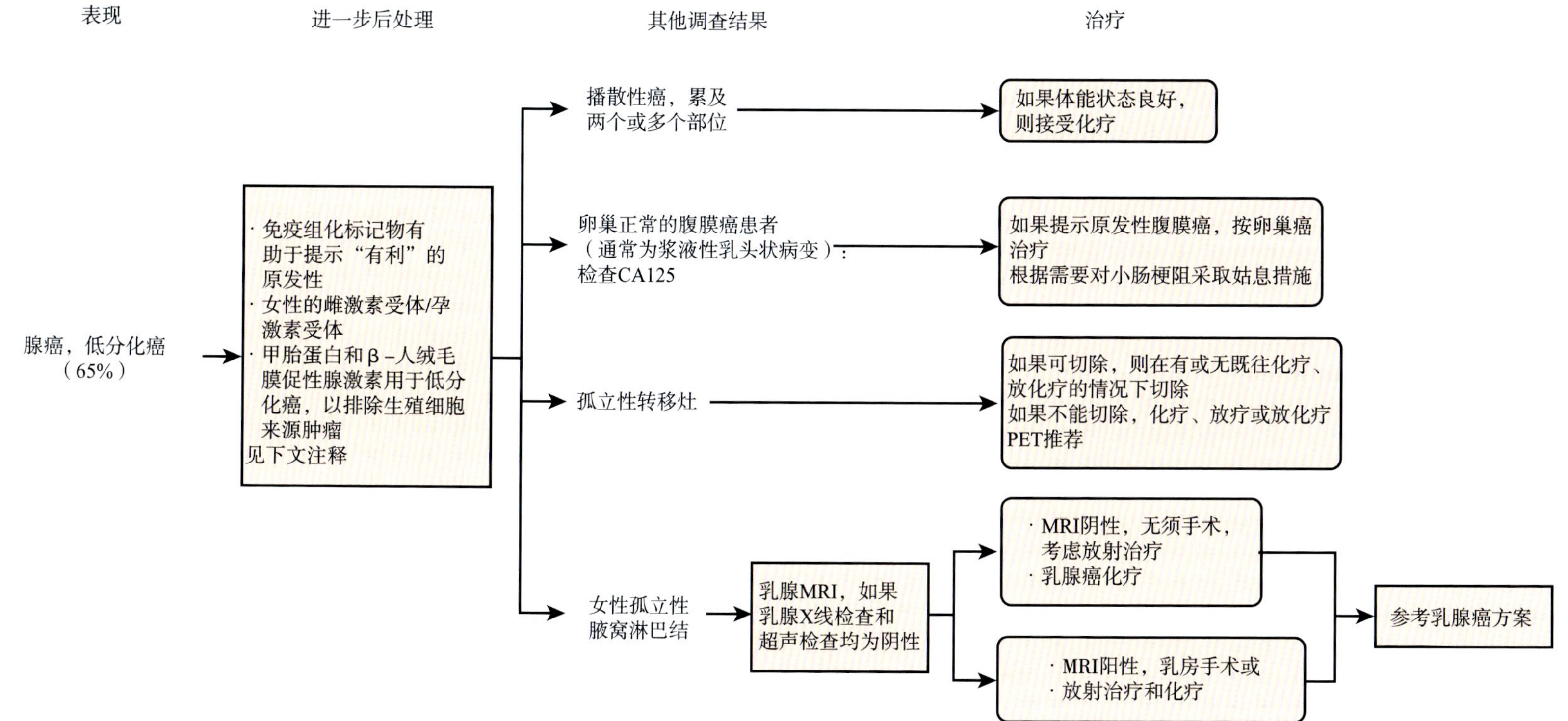

备注：
· 基因表达谱，以确定推定的原发性癌症概况（组织起源）是一种新兴的诊断测试;目前实验和研究正在进行中
· 必要时进行适当的突变分析研究（例如，在肺部疾病患者中，适当时进行*EGFR*突变分析）
该实践方案是专门为MD安德森癌症中心使用多学科的方法而开发的，并考虑到MD安德森癌症中心特定的情况下，包括：MD安德森癌症中心特定患者人群；医学博士MD安德森癌症中心的服务和结构；和MD安德森癌症中心的临床资料。此外，该方案并不旨在取代医师或其他医疗保健提供者的独立医疗或专业判断。该方案不用于治疗孕妇

第 10 部分 其他类型肿瘤

第 36 章

甲状腺癌

Jeremy Ross, M.D.; Hemant A. Parmar, M.D.; Anca Avram, M.D.; Mohannad Ibrahim, M.D.; Suresh K. Mukherji, M.D.

引言

虽然甲状腺癌仅占全球所有恶性肿瘤的2%左右，但它目前是西方国家增长速度最快的恶性肿瘤之一。在2%～6%的患者中可以触及甲状腺结节，在约50%的普通人群中可以在影像上检测到。约5%的结节为癌症结节。随着新的成像手段的出现，越来越多的无症状和不可触及的结节被发现，使得初级保健医师和放射科医师迫切需要了解如何解释这些诊断研究结果，掌握进一步转诊的适应证，并对甲状腺癌患者进行长期生存管理。大多数甲状腺癌分化良好，具有良好的长期预后。有一些癌症虽分化较好，但预后很差，还有一些是不太常见的其他甲状腺癌。临床医师面临的挑战是识别患有癌症的患者，根据疾病的程度和侵袭性对他们进行治疗，最大限度地降低发病率和死亡率。

流行病学和危险因素

在过去的几十年里，甲状腺癌的发病率急剧上升。尸检研究表明，高达11%的成年人死亡时患有偶发癌症。甲状腺癌诊断的平均年龄为47岁，平均死亡年龄为74岁。最常见的类型是乳头状甲状腺癌（papillary thyroid cancer，PTC），约占所有甲状腺癌的80%。滤泡性甲状腺癌（follicular thyroid carcinoma，FTC）约占肿瘤的12%，与PTC共同构成高分化甲状腺癌。不太常见的甲状腺癌有髓样癌（4%～6%）、间变性癌（3%～4%）和其他（≤5%），如淋巴瘤、肉瘤、鳞癌和转移瘤等。

甲状腺癌最重要的环境危险因素是先前暴露于电离辐射，这可能是医疗或核尘埃（如原子弹/试验幸存者、核能事故）的结果。电离辐射的影响在儿童中最为明显，特别是在暴露时年龄在10岁以下儿童。对于乌克兰切尔诺贝利核事故的受害者来说，暴露后癌症的潜伏期约为10年。风险增加持续30～40年。患有良性甲状腺疾病的患者也可能有更高的恶性风险。例如，Graves病患者在放射性核素扫描中发现的冷结节中可能有15%～38%是恶性的，甲状腺疾病中的复杂囊肿可能有约17%是恶性的。总体而言，2/3的甲状腺癌病例发生在女性身上，提示生殖相关激素和甲状腺癌的发生似乎存在联系。雌激素与基因组的不稳定性有关，这可能解释了它是如何对甲状腺发挥诱变作用的。关于食碘及其在甲状腺癌发展中的作用，目前还没有明确的数据。某些遗传综合征会增加患甲状腺癌的风险，或与甲状腺癌相关，特别是甲状腺髓样癌（medullary throid cancer，MTC），它与几种特定的基因异常有关。在某些情况下，PTC存在家族性模式。几种罕见的遗传性疾病，包括Cowden病、多发性内分泌肿瘤和Gardner综合征，也与较高的甲状腺癌发病率有关。

解剖学

甲状腺是一个盾形的腺体，由位于中线的峡部连接的左右两叶组成，但偶尔也会没有峡部。甲状腺峡部位于气管的前面，通常位于第一至第三个气管环之上。甲状腺通常终止于锁骨水平之上，但有时也可向下延伸至胸骨后方的上纵隔。50% ～ 70%的人可能会有副叶，即锥体叶，通常从峡部发出并向上延伸。内脏筋膜是颈深筋膜中间层的一部分，将甲状腺连接到喉部和气管。因此在吞咽过程中，腺体常会随着喉部移动。腺体的动脉供应来自两条独立的成对血管。甲状腺下动脉直接源自甲状颈干，供应甲状旁腺的下部及甲状旁腺的上、下段。甲状腺上动脉是颈外动脉的第一个分支，供应腺体的上部。少见情况下，有一条或两条小动脉直接来自大动脉或头臂干，称为甲状腺动脉。甲状腺有3个主要的成对静脉，在位置和存在上有一定的变异性，但它们通常汇入颈内静脉和无名静脉。甲状腺的淋巴管由腺体内和腺体外两部分组成。腺体外淋巴管一般与静脉伴随走行；侧叶下部的淋巴管沿气管食管沟流入中央颈部；上部淋巴管向甲状腺上静脉引流，峡部可能向Delphian(喉前)淋巴结或中央颈淋巴结引流。更不寻常但有明确记录的是通往咽后区域的淋巴路径，这是颅底转移的途径。根据临床和解剖学研究，中央淋巴管通常被认为是甲状腺癌的主要引流途径，侧颈淋巴结被认为是淋巴扩散的次级路径。从影像学和治疗的角度来看，这些事实都很重要。甲状旁腺在解剖学上也与甲状腺密切相关。它们倾向于在甲状腺下方，接受来自甲状腺下动脉的血液供应。

病理学

乳头状甲状腺癌

最常见的甲状腺癌是类型PTC，约占所有甲状腺癌的80%。这种癌症预后良好：大多数患者在接受治疗后能够治愈，或者在最初诊断后存活多年。癌症通常保留浓缩碘、分泌甲状腺球蛋白的能力，并对促甲状腺激素（thyroid-stimulating hormone，TSH）刺激做出反应。PTC有几个变种。滤泡型PTC有肿瘤性滤泡，这些滤泡很小，几乎没有胶体。它们含有相对较少的核内容物和砂粒小体，其预后和生物学行为与PTC相似。高细胞变种肿瘤细胞的高度是宽度的2倍，与更具侵袭性的生物学特征有关，并倾向于在发病过程中较早转移。PTC在组织学检查时发现甲状腺多灶性病变是很常见的。据报道，发病率高达80%。当肿瘤向甲状腺外扩散时，具有预后意义。颈部上覆的带状肌肉是最常见的受累结构，有时会看到肿瘤侵犯颈部气管、喉咙、食管和其他软组织的病例。

滤泡性甲状腺癌

FTC是第二常见的甲状腺癌类型，约占甲状腺癌的12%。许多研究认为，该类型预后比PTC略差。良性和恶性滤泡性病变均表现为滤泡细胞排列在微滤泡、玫瑰花环或梭形细胞中，通过细针抽吸不能区分它们。包膜侵犯是目前区分这两个实体的唯一方法。因此通常在手术后做出诊断，除非在术前影像上看到包膜外侵犯。微包膜侵犯的患者预后良好，很少发生远处转移或死亡。不幸的是，包膜侵犯的患者预后较差。年轻患者和女性的预后可能略好于男性。临床上，FTC倾向于表现为孤立的甲状腺肿块。该型腺体多中心病变的发生率远低于PTC。

Hurthle细胞癌

Hurthle细胞癌是FTC的变异型，约占所有甲状腺癌的3%。它由不摄取放射性碘的大嗜酸性或嗜酸性细胞组成，与经典的FTC一样，只有在探查整个肿瘤包膜后才能做出诊断。与其他FTC相比，该型预后通常略差一些，且与更高的淋巴结转移率和远处转移率有关。

甲状腺髓样癌

MTC起源于滤泡旁或C细胞，它们是摄取胺前体脱羧细胞的一部分。这些细胞产生降钙素，与腺体的碘浓缩和甲状腺激素生成无关。MTC与神经内分泌系统的其他肿瘤关系更为密切，如类癌和嗜铬细胞瘤。该型很少见，占甲状腺癌的2% ～ 3%。家族性甲状腺癌不像散发性甲状腺癌那么常见，它是一种常染色体显性遗传，可以作为3个不同实体的一部分进行延续。最常见的是MEN ⅡA，与嗜铬细胞瘤和甲状旁腺功能亢进有关。第二常见的是MEN ⅡB，与嗜铬细胞瘤、黏膜神经瘤和Marfan综合征样体型有关。最不常见的是家族性MTC，仅由MTC组成。MTC与位于10号染色体上的*RET*癌基因突变密切相关。这种突变已被广泛研究，并对这些肿瘤的诊断、治疗和了解产生重大影响。临床上，患者往往表现为孤立的甲状腺结节。一些患者表现为颈部肿块增大，或少见地出现局部侵犯的迹象，包括声音嘶哑或吞咽困难。一些患者可能出现副肿瘤综合征，如库欣综合征或类癌综合征。

间变性甲状腺癌

间变性甲状腺癌是一种侵袭性疾病，通常在确诊后几周至几个月内致命。该型占甲状腺癌的3% ～ 5%，多见于老年患者，发病高峰在70岁。一些研究认为，未分化癌可能代表分化良好的癌症的去分化。临床上表现为颈部肿块迅速增长，这通常发生在长期缓慢增长的肿块或甲状腺肿的背景下。患者经常出现局部侵犯的症状，如吞咽困难、呼吸困难、声音嘶哑、咽喉痛和颈部疼痛。

甲状腺淋巴瘤

甲状腺淋巴瘤占甲状腺癌的2% ～ 5%。它往往是B

细胞型NHL，尽管也有其他类型。桥本甲状腺炎（慢性淋巴细胞性甲状腺炎）患者的甲状腺淋巴瘤发病率是普通人群的70倍。可疑慢性自身免疫刺激导致了癌症的发展。许多淋巴瘤可以根据其单克隆性进行细胞学诊断。然而，将它们与间变性癌区分开来往往是具有挑战性，通常需要切开活检才能做出准确诊断。临床上，淋巴瘤在许多方面与间变性癌相似。它倾向于在颈部出现一个迅速增大的肿块。患者通常会有颈部疼痛、声音嘶哑、吞咽困难，甚至面部水肿。肿瘤通常固定在周围组织器官上，包括气管、喉部、食管和皮肤。

其他甲状腺癌

虽然罕见，但其他几种癌症也可以累及甲状腺，既可以是原发性的，也可以是通过转移而来的。鳞状细胞癌是一种罕见的甲状腺原发癌，表现为上皮细胞鳞状化生或转移至甲状腺内淋巴结。一旦确诊，必须进行彻底检查，以排除头颈部原发肿瘤转移到甲状腺的可能性。其他癌症转移到甲状腺也很少见，常见的原发肿瘤包括乳腺癌、肺癌和肾癌。据推测，腺体存在大量血管是造成这些转移的原因。对于已知有其他原发恶性肿瘤病史，并有新发甲状腺肿块的患者，必须考虑到转移性疾病的可能。

大体和显微特征

大体病理上，PTC包裹性差且坚固，实质内常有钙化（砂粒小体）。这些钙化的存在具有诊断意义，因为它们很少出现在其他癌症中。较大的肿瘤可能包含出血和坏死区域。PTC显示乳头状和滤泡成分。细胞核有一个特征性的外观，被描述为“孤儿安妮之眼（orphan Annie eyes）”，用来指核质空洞的外观。

FTC包膜较厚，有灶性坏死和囊变。细胞小而单一，排列成滤泡，胶体稀疏。与PTC相比，砂粒小体很少见。

间变性癌由大量浸润性肿瘤细胞、坏死及出血区组成。它通常呈灰白色，并可能含有钙化和纤维化。肿瘤通常具有很高的有丝分裂率、明显的细胞多形性、坏死、血管侵犯和肿瘤栓子。

MTC是包膜良好的肿瘤。组织学上，60%～80%的病例可见淀粉样蛋白沉积。肿瘤常表现为核多形性、坏死和多发有丝分裂。降钙素染色也有帮助，染色程度可能反映细胞分化程度。血清降钙素水平可作为诊断和衡量治疗反应的有用指标。据报道，MTC可分泌多种多肽激素、促肾上腺皮质激素、生长抑素、血管活性肠肽、嗜铬粒素A、神经元特异性烯醇化酶和P物质。许多MTC还会分泌癌胚抗原，已被用作肿瘤标志物和奥曲肽显像核成像的受体。最近的研究表明，在检测复发的MTC方面，镓-DOTATATE的核成像优于奥曲肽，这是因为镓-DOTATATE的靶细胞表达大量的生长抑素受体。

临床表现

大多数甲状腺癌患者通常是自我触诊发现颈部上的肿块。其他患者可能会因其他原因进行的影像学检查中偶然发现。甲状腺癌可能出现的症状包括吞咽困难、声音改变、咳嗽、窒息、呼吸困难和疼痛。患者可能有电离辐射暴露史和甲状腺或甲状旁腺疾病家族史。体格检查应评估结节的特征和颈淋巴结肿大。癌症的可疑特征包括质地坚硬、固定、形状不规则、4cm或更大结节，或伴有相关的淋巴结肿大。要遵循的一般规则是，任何具有2个或2个以上相关高危特征病变的恶性率可能超过80%。

肿瘤扩散途径

颈部和纵隔淋巴结转移是PTC的常见扩散方式，其发生率为40%～75%。区域转移对PTC整体预后的影响尚有争议；然而，文献支持随着淋巴结大小和数目增加预后恶化的观点。很明显，远处转移对预后有负面影响。约4%的患者表现出远处转移，最常见的是转移到肺、脑和骨骼。

虽然区域淋巴转移率很低，但滤泡癌淋巴结转移是一个较差的预后指标。远处转移在FTC中比在PTC中更常见，并倾向于扩散到骨骼（表现为病理性骨折）、肺部、肝脏和脑（可能导致出血）。远处转移患者的预后较差。

间变性肿瘤患者可能会出现颈部转移。远处转移倾向于肺部，但也证实了其他部位的转移，包括骨骼、脑和纵隔。

分期评估

2017年，AJCC发布了最新的肿瘤-结节-转移（TNM）分期系统，用于分化型、间变性（未分化）和甲状腺髓样癌的分期。

影像学

虽然临床和生化检查是甲状腺结节评估的基础，但影像学检查是评估其解剖和功能的重要辅助手段。甲状腺影像学检查可分为解剖学评和功能评估。解剖学评估主要是为了评估甲状腺结节和甲状腺癌。超声和细针穿刺是评估甲状腺结节的首选方法，而CT和MRI则用于评估甲状腺癌的局部范围。甲状腺的功能成像主要使用^{99m}Tc高铁酸盐或^{123}I进行放射性核素扫描。

超声检查

超声是评估所有可触及和不可触及甲状腺结节的首选成像方式。对于体检或其他影像学检查中未被发现的甲状腺结节，它是极其敏感的。此外，建议对所有甲状腺恶性肿瘤高危患者（如家族性MTC、MEN ⅡB或显著辐射暴露史）和多结节性甲状腺疾病患者进行超声筛查。

伴随着范围的确定，超声有助于更好地判断甲状腺结节的特征，并对结节的风险进行分层，进而指导临床治疗。甲状腺结节的特征，包括回声和内部结构，形状和边缘，以及钙化情况对评估很重要。这些特征有助于基于甲状腺影像报告和数据系统（thyroid imaging-RADS，TI-RADS）来确定结节的特征并指导临床治疗（图36.12）。结节的回声应以正常甲状腺组织为参照，将结节描述为“低回声”“等回声”或“高回声”。低回声的实性结节以最小的反射传输超声波，而高回声的结节反射较大频率的信号。等回声结节与正常甲状腺组织相似。甲状腺囊肿壁薄，无内部结构，无回声，其后方回声增强。囊性病变是一种罕见的良性肿瘤，但发生囊变的实性结节，无论是良性还是恶性都很常见。病灶内钙化为极强回声，后方形成显著的声信号衰减，这一现象称为声影。

提示恶性超声特征的甲状腺结节包括低回声、微钙化（图36.1）、边缘或形状不规则、包膜外侵犯和可疑的邻近淋巴结。许多甲状腺癌的回声低于周围正常甲状腺组织，然而，良性结节也可能呈现低回声。高回声病变通常是非恶性的，但不具有特定的临床意义。点状钙化常见于PTC内的砂粒体，周边或蛋壳状钙化与良性病变有关。良性或恶性结节可见散在粗大的钙化，MTC可见大范围钙化。边缘不规则或分叶状的结节更有可能是恶性肿瘤。据报道，超声评估甲状腺恶性肿瘤的总体PPV高达97%。

最后，超声引导下活检可用于降低非诊断性细针活检的发生率。超声引导下甲状腺活检对于可触及的甲状腺结节、多结节状甲状腺肿或高恶性风险的患者以及颈部淋巴结病变是有价值的。同样，对于未触及但癌症风险较高或超声征象＞1cm的甲状腺结节，建议进行活检以判断其恶性程度（图36.12）。具有良性超声特征、不易触及的小病变（＜1.5cm），无须进行超声随访。

核素扫描

^{99m}Tc高锝酸盐或^{123}I甲状腺核素显像用于评估甲状腺功能，检测自主功能的甲状腺结节，以及评估甲状腺癌恶性程度。甲状腺滤泡细胞可以摄取碘和^{99m}Tc高锝酸盐，但只有碘被储存在甲状腺滤泡的腔内（以甲状腺球蛋白的形式）。对于可疑甲亢患者（如Graves病、自主功能结节或毒性多结节性甲状腺肿）或怀疑异位甲状腺组织的患者，主要推荐^{99m}Tc高锝酸盐或^{123}I放射性核素进行功能评估。

此外，^{99m}Tc高锝酸盐或^{123}I核素显像用于甲状腺结节的功能分类。根据核素摄取方式，结节可分为冷（摄取减少）（图36.2）、热（摄取增加）或温（摄取与周围组织相似）。甲状腺核素显像也被推荐用于细针穿刺结果不确定的患者人群。核素扫描显示热结节很少为恶性。回顾已发表的放射性核素扫描报告，84%的孤立性甲状腺结节为冷结节，10%为温结节，其余6%为热结节。冷结节更可能是恶性的，尽管大多数甲状腺结节为良性病变。由于显像的空间分辨率有限，对于较小（＜1cm）的病变，闪烁成像检测冷结节的灵敏度进一步受到限制。约5%的甲状腺结节浓聚^{99m}Tc，但^{123}I无摄取。这些不匹配的结节可以在^{99m}Tc高锝酸盐显示为热结节或温结节，而在^{123}I显示为冷结节。这些结节大多数是良性的，很少是甲状腺癌。因此，^{99m}Tc高锝酸盐显像正常的结节应接受放射性碘显像。放射性碘（^{131}I）可用于测量功能亢进腺体内的摄取，或用于定位甲状腺癌

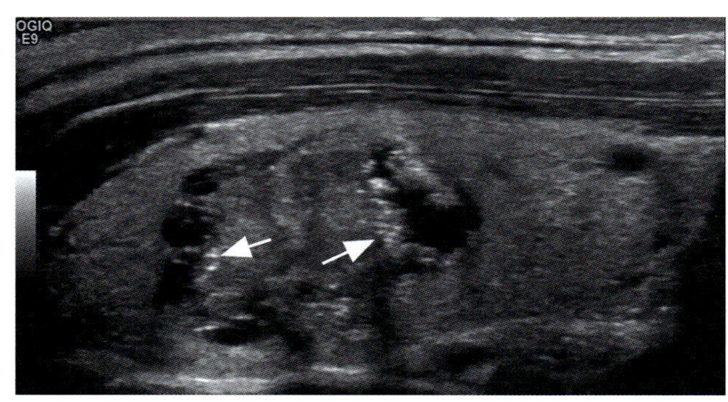

图36.1 45岁女性，乳头状甲状腺癌。甲状腺超声显示结节以实性为主，轮廓不规则，有几个囊性区域，并存在微钙化（箭头）。感谢Dr. Amit Pandya，Ann Arbor，MI.提供的图片

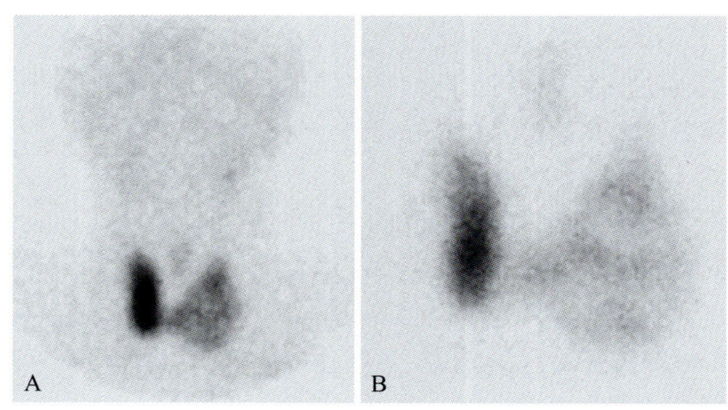

图36.2 64岁男性患有甲状腺功能亢进症，被认为是Graves病。A. ^{99m}Tc高锝酸盐扫描显示甲状腺左叶有扩大的非对称性不均匀分布；B.针孔图像显示几个与冷结节一致的结节。病理证实左侧冷结节为4cm的乳头状甲状腺癌

患者的复发或转移性病变。^{131}I还可以按治疗量用于治疗功能亢进的腺体或结节。同样，它被认为是治疗残留、复发或转移性分化型甲状腺癌的首选方法。

^{18}F-FDG扫描

PET在甲状腺结节术前评估中的临床作用一直存在争议，在日常临床实践中也不是常规使用。约2%的患者偶见局灶性FDG摄取，其中约1/3为甲状腺癌。然而，良性病变也可能摄取FDG。在临床检查阴性且甲状腺球蛋白水平升高的情况下，FDG-PET的作用越来越大。一般情况下，FDG的摄取与碘的摄取/分化程度成反比。因此，它可能对未集中摄取碘的转移性甲状腺癌特别有用。潜在的不足包括惰性或高分化的甲状腺肿瘤摄取FDG较弱，以及出现可能与转移性甲状腺癌无关的FDG摄取。PET的另一个局限性是在细胞密度低或以囊性或坏死性为主的癌性结节中，PET上可能无法检测到。

其他诊断成像（CT和MRI成像）

CT（图36.3～图36.7）和MRI（图36.8）的断层扫描不能用于区分甲状腺结节的良恶性，因为良性和恶性结节可能有相似的影像表现。CT和MRI的主要作用是评估局部侵袭性，包括包膜外侵犯、淋巴结转移（图

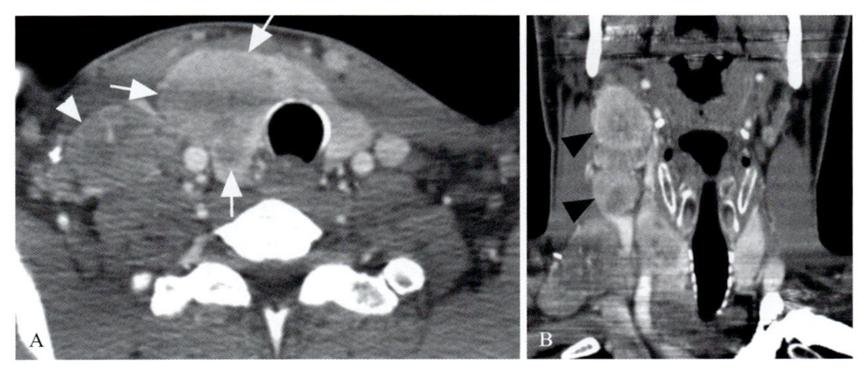

图36.3 64岁男性，乳头状甲状腺癌。颈部轴位（A）和冠状位（B）增强CT显示甲状腺右叶内有一低密度肿块（箭头），手术证实乳头状甲状腺癌。右侧颈部可见多个转移性淋巴结（箭头）

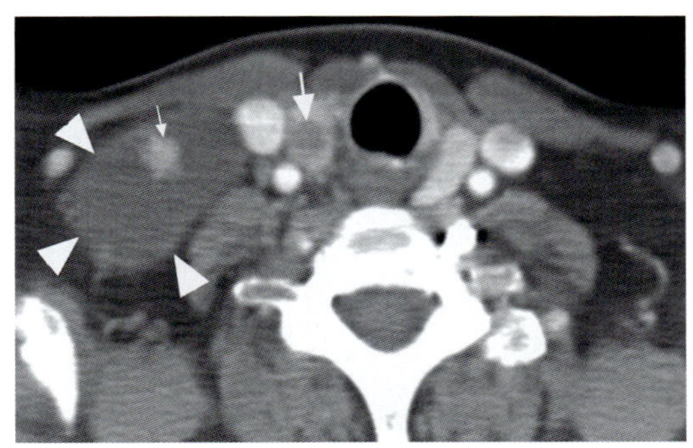

图36.4 57岁男性，乳头状甲状腺癌。颈部轴位增强CT显示甲状腺右叶有一个低密度结节（大箭头）。右侧颈部有一个大的以囊性为主的转移性淋巴结（大箭头），中央成分（小箭头）有强化。乳头状甲状腺癌的囊性转移淋巴结是一种常见的影像表现

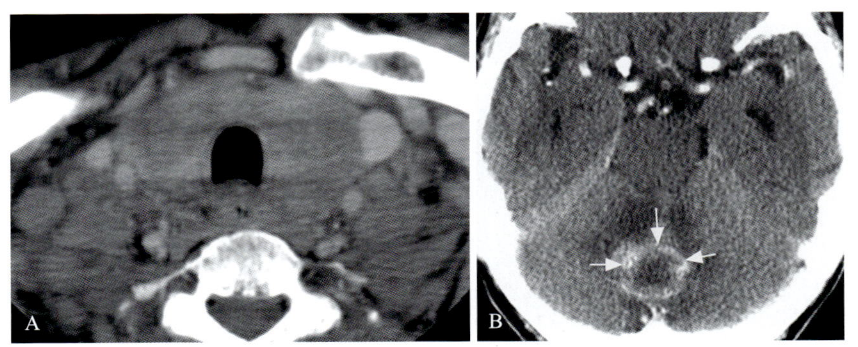

图36.5 72岁女性，滤泡性甲状腺癌。A.颈部轴位增强CT显示一浸润性低密度肿块，累及甲状腺双叶。活检证实滤泡性甲状腺癌。B.轴位增强CT显示小脑蚓部内有转移性病变（箭头）

36.3，图36.4）、带状肌浸润、呼吸道（图36.6）和食管的侵犯及椎前肌肉的侵犯。因此，当患者表现为侵袭性癌症（包括固定的、不活动的甲状腺肿块）或有声音嘶哑、吞咽困难或呼吸道症状的患者时，通常会进行轴位成像。此外，经常需要断层扫描来评估颈部和纵隔病变，用于外科治疗及识别远处转移（图36.5）。CT通常需要使用碘对比剂增强，但如果患者计划接受^{131}I全身扫描或消融治疗，则不建议使用碘对比剂。MRI可能有所帮助，因为它对局部颈部疾病评估高度敏感，而且无需碘对比剂。

治疗

分化型（乳头状和滤泡型）甲状腺癌的主要治疗方法是手术。甲状腺全切适用于结节＞1cm或有甲状腺外

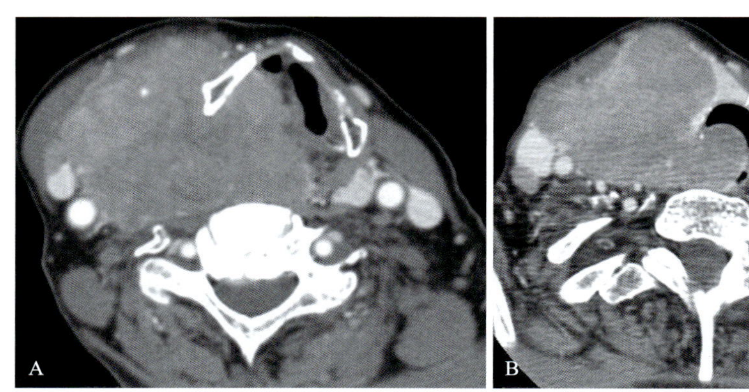

图36.6　76岁男性，间变性甲状腺癌。A和B.颈部轴位增强CT显示甲状腺右叶有一大的低密度肿块，并延伸到邻近的颈部软组织。侵犯喉上方（A），也侵犯气管（箭头），气腔狭窄

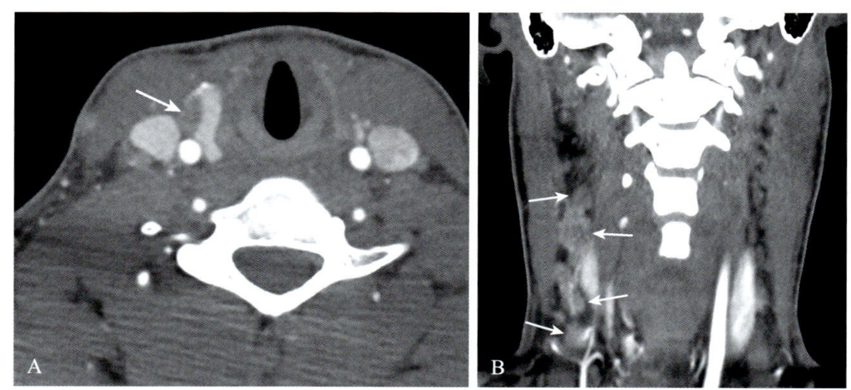

图36.7　16岁男性，甲状腺髓样癌。A.颈部轴位增强CT显示甲状腺右叶一个小的低强化结节（箭头）；B.右下颈见多个不均匀强化的淋巴结（箭头）。病理证实为为甲状腺髓样癌伴淋巴转移。*RET*基因检测呈阴性

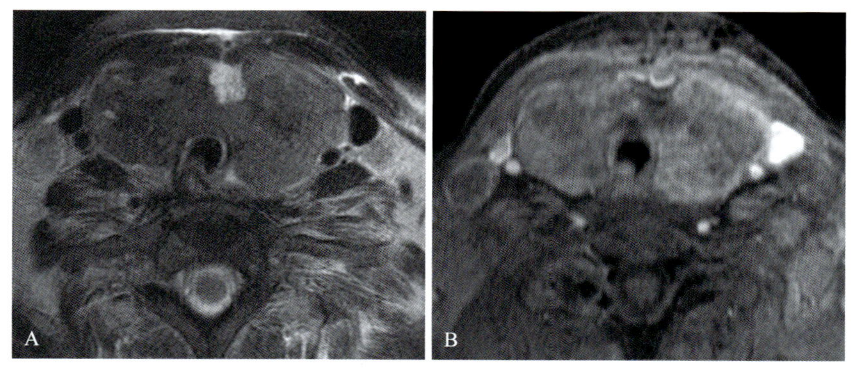

图36.8　68岁女性，黏液表皮样癌。轴位T2WI（A）和增强T1WI（B）MRI显示大量浸润性肿块累及甲状腺。肿块在T2WI上显示信号不均匀，在增强T1WI上呈轻度不均匀强化

侵犯或转移的患者。通常用^{131}I破坏残留的甲状腺组织和（或）显微镜下的肿瘤病灶。分化型甲状腺癌的治疗方法总结见图36.11。

手术

分化型甲状腺癌有两种手术方法：全（或近全）甲状腺切除术和甲状腺单侧叶、峡部切除术。全甲状腺切除术包括切除所有的甲状腺组织。这种手术方式与较低的区域复发率以及高危患者的死亡率较低有关。甲状腺近全切除术与之相似，只是保留了肿瘤对侧叶的后甲状腺包膜。在单侧叶和峡部切除术中，一个完整的叶和峡部被移除，而不波及对侧。对于甲状腺癌患者来说，甲状腺次全切除术被认为是不适当的，如果需要后续手术，它会导致较高的并发症发生率。

如果原发肿瘤直径为1cm（或更大），或者有甲状腺外的扩散或转移，建议行全甲状腺切除术。由于肿瘤复发率较高，所有具有头颈部电离辐射暴露史的甲状腺癌患者也应接受该手术。高达36%～85%的患者在甲状腺双叶发现乳头状癌灶，其中约7%的甲状腺癌复发发生在对侧甲状腺。此外，尽可能多地切除甲状腺组织，有助于放射性碘治疗残留甲状腺床和转移性疾病。血清甲状腺球蛋白作为肿瘤标志物的特异性通过切除几乎所有正常的甲状腺组织而变得容易监测。如果肿瘤直径＜1cm（在低风险患者中，如果完全局限于甲状腺，则≤3cm），并且局限于腺体的一个叶，则考虑单叶和峡部切除。对于细胞学可疑结节患者，如果没有确诊的癌症，通常会进行单叶和峡部切除术。

如果临床上有颈部或纵隔淋巴结转移的证据，通常会进行淋巴结清扫。颈部中央的病理性淋巴结转移需要切除该区域的所有淋巴结。颈静脉侧方存在病理性甲状腺肿大，需要行改良根治性颈部淋巴结清扫术。预防性颈淋巴结清扫术对临床上无法识别的微小淋巴结转移的确切益处存在争议，因为还不确定这是否会改善长期结局。此外，后续的放射性碘治疗将消除这些隐匿的病灶。

放射性碘消融治疗与化疗

分化良好的甲状腺癌通常会浓聚碘，因此可以用^{131}I进行治疗。与碘类似，放射性碘被摄取并集中在正常和恶性的甲状腺滤泡细胞中。^{131}I通过发射短程β射线导致甲状腺细胞快速凋亡。甲状腺组织对^{131}I的摄取可以通过检测核素发出的γ射线来可视化。^{131}I必须被甲状腺组织摄取才能有效。因此，对于不吸收碘的甲状腺癌类型，例如髓样癌、间变性癌、去分化甲状腺癌或淋巴瘤，它没有任何价值。放射性碘的摄取依赖于TSH（内源性或重组）的充分刺激，并因过量稳定碘的存在而减少其吸收，例如CT使用的含碘药物和静脉对比剂。

放射性碘疗法在分化型甲状腺癌术后治疗中的优势包括辅助消除残留的甲状腺组织和（或）残留的微小癌，对可能的转移性疾病进行成像，以及治疗已知的残留或转移性甲状腺癌（图36.11）。此外，在随访期间，血清甲状腺球蛋白测定的敏感性也有所提高，有助于检测复发。目前，对于甲状腺切除术后哪些特定亚群的患者将从^{131}I治疗中受益还缺乏共识；但是，很明显具有高危特征的患者将受益最大。放射性碘治疗适用于所有已知的远处转移、甲状腺外肿瘤广泛扩展或原发肿瘤＞4cm的患者，即使在没有其他高危特征的情况下也是如此。对于肿瘤直径＜4cm且局限于甲状腺（无局部转移）的低风险患者，通常不推荐进行放射性碘治疗。对于不能手术、放射性碘治疗或外放射治疗无效的进展性、有症状甲状腺癌患者，化疗可能是有益的。然而，没有一种化疗方案始终有效。到目前为止，治疗指南通常基于病例报告或小型回顾系列研究的结果。

放射治疗

外照射在高分化甲状腺癌患者的早期治疗中很少用作辅助治疗。然而，放疗对不浓聚碘的低分化甲状腺癌患者可能是有益的。外照射放疗也用于不能切除的局部晚期疾病患者的姑息治疗。放疗已用于所有类型的甲状腺上皮癌、甲状腺癌和甲状腺淋巴瘤患者。它可用于治疗不能切除的癌的初始治疗，手术切除后的辅助治疗，以及复发癌的姑息治疗。

监测

大多数分化型甲状腺癌的复发发生在最初治疗后的前5年内，但也可能在多年后复发，特别是乳头状癌。所有患者都应定期进行体格检查、生化检查和解剖或功能性成像，以便监测复发。使用超声、CT或MRI、或使用^{131}I或PET的功能性成像对于评估肿瘤复发是必不可少的。最近有临床和生化证据表明，在复发病例中，生化检测已逐渐取代了设备成像。

血清甲状腺球蛋白测定

甲状腺球蛋白是甲状腺激素（T4）和三碘甲腺原氨酸（T3）的前体激素。它只由甲状腺滤泡细胞合成，并与甲状腺激素一起释放到血清中。鉴于甲状腺球蛋白的细胞特异性，血清甲状腺球蛋白是甲状腺切除和切除残留正常甲状腺组织后肿瘤持续或复发的非常有用的标志物。约60%的分化型甲状腺癌摄取了足够的碘，可以通过放射性碘成像检测到，90%以上的甲状腺癌合成和分泌甲状腺球蛋白。血清甲状腺球蛋白对诊断甲状腺癌具有高度敏感性和特异性，其中以停用甲状腺激素或使用重组人促甲状腺激素（recombinant human TSH，rhTSH）刺激后的敏感性最高。

在甲状腺切除和切除任何残留的甲状腺后，无论是在T4治疗期间还是在停药或被rhTSH刺激后，血清甲状腺球蛋白浓度都应该非常低（＜1～2ng/ml）。刺激性甲状腺球蛋白值至少2ng/ml或更高提示复发，因此需要更全面的评估。甲状腺球蛋白值较低的患者在随后几年的随访中仍可能出现局部复发。初始甲状腺球蛋白＞2ng/ml的PPV为80%，NPV为98%。抗甲状腺球蛋白抗体最初存在于约25%的甲状腺癌患者中，可能会干扰甲状腺球蛋白的检测。因此，在检测血清甲状腺球蛋白之前，实验室应始终检测抗甲状腺球蛋白抗体。

在甲状腺球蛋白水平＜2ng/ml的低风险患者中，颈部超声和rhTSH刺激的甲状腺球蛋白联合检测持续性/复发性疾病是有效的。无论是单独还是结合放射性碘扫描，rhTSH刺激的甲状腺球蛋白和颈部超声的联合检测都比rhTSH刺激的甲状腺球蛋白有更好的预测价值。诊断全身放射性碘扫描适用于高危患者（图36.9，图36.10），但不适用于rhTSH刺激的血清甲状腺球蛋白浓度低于2ng/ml的低风险患者。2003年的一份共识声明建议，在所有低风险患者中，应依赖rhTSH刺激的甲状腺球蛋白检测，而不是放射性碘扫描。

检测成像

超声检查特别有助于确定甲状腺切除后甲状腺床、甲状腺半切除后对侧叶和颈部淋巴结内复发的癌症。甲状腺切除术后，应根据患者的甲状腺球蛋白状态和复发风险，在6个月和12个月时进行颈部超声检查，以评估甲状腺床和颈部淋巴结的情况，并建议在随后的3～5年每年进行随访。与恶性肿瘤最一致的超声淋巴结特征包括囊状、内部微钙化、脂肪门丢失和周围血管形成。此外，超声引导下细针抽吸在评估和检测既往治疗患者的区域复发方面非常有效。横断面成像（CT和MRI）对于评估复发疾病的程度是必不可少的，包括评估颈部和纵隔的淋巴结肿大。

在放射性碘治疗后，诊断性全身扫描的敏感性较低，对于临床上没有肿瘤残留（血清甲状腺球蛋白检测不到，颈部超声阴性）的低风险患者通常无须进行此项检查。

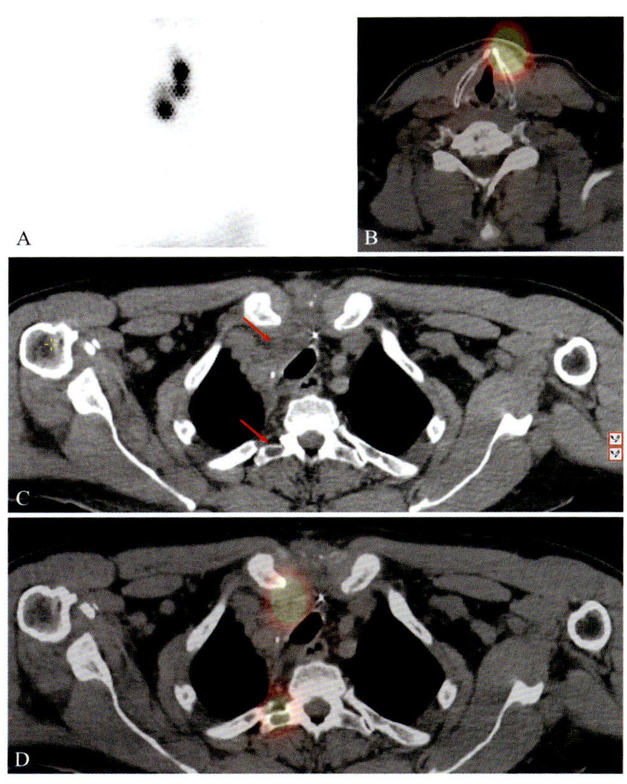

图36.9 ^{131}I扫描，64岁男性，11cm的血管浸润性滤泡变异型乳头状甲状腺癌，胸骨正中切开巨大胸骨后甲状腺肿切除术后。颈部和胸部的平面图（A）显示颈部中间病灶摄取明显增加。颈部的横断面融合SPECT/CT（B）显示甲状腺舌管残留。横断面胸部CT（C）和融合SPECT/CT（D）显示T3椎体右侧横突的纵隔淋巴结转移（上箭头）和溶骨性骨转移灶（下箭头）

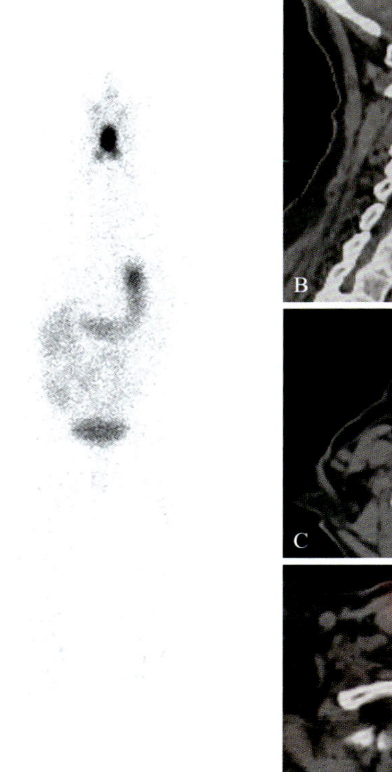

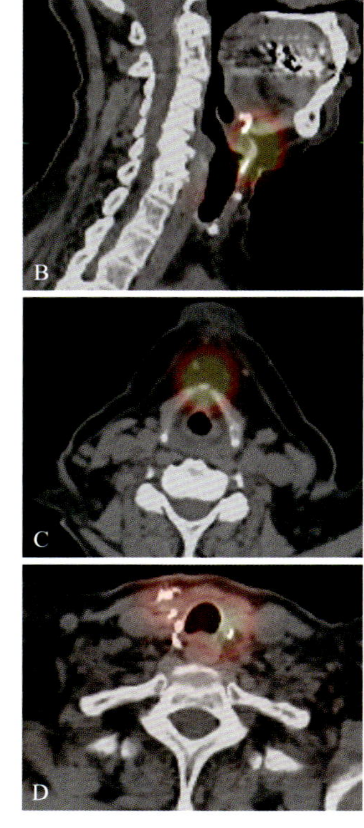

图36.10 诊断性^{131}I扫描图像。72岁女性，患有多灶性双侧乳头状甲状腺癌（最大的肿瘤位于甲状腺左叶，1.2cm），甲状腺切除术后。平面全身扫描（A）显示颈部中央显著的局灶性浓聚；SPECT/CT、矢状位（B）和横断面（C和D）融合图像显示甲状腺残留组织位于甲状腺舌管（B和C）和双侧甲状腺切除床（D），没有局部或远处转移的证据

在FDG-PET扫描前使用rhTSH可以显著增加FDG-PET上发现的病变数量。FDG-PET可以作为^{131}I扫描补充，因为FDG摄取通常与碘的摄取/分化程度成反比。因此，它可能对无放射性碘浓聚的转移性甲状腺癌特别有用。

在有远处转移证据的患者中，FDG-PET可能提供重要的预后信息。一项对125例接受FDG-PET检查的高分化甲状腺癌患者的研究表明，组织中大量FDG摄取与较低的存活率相关，并且比放射性碘摄取更能准确预测预后（图36.8）。

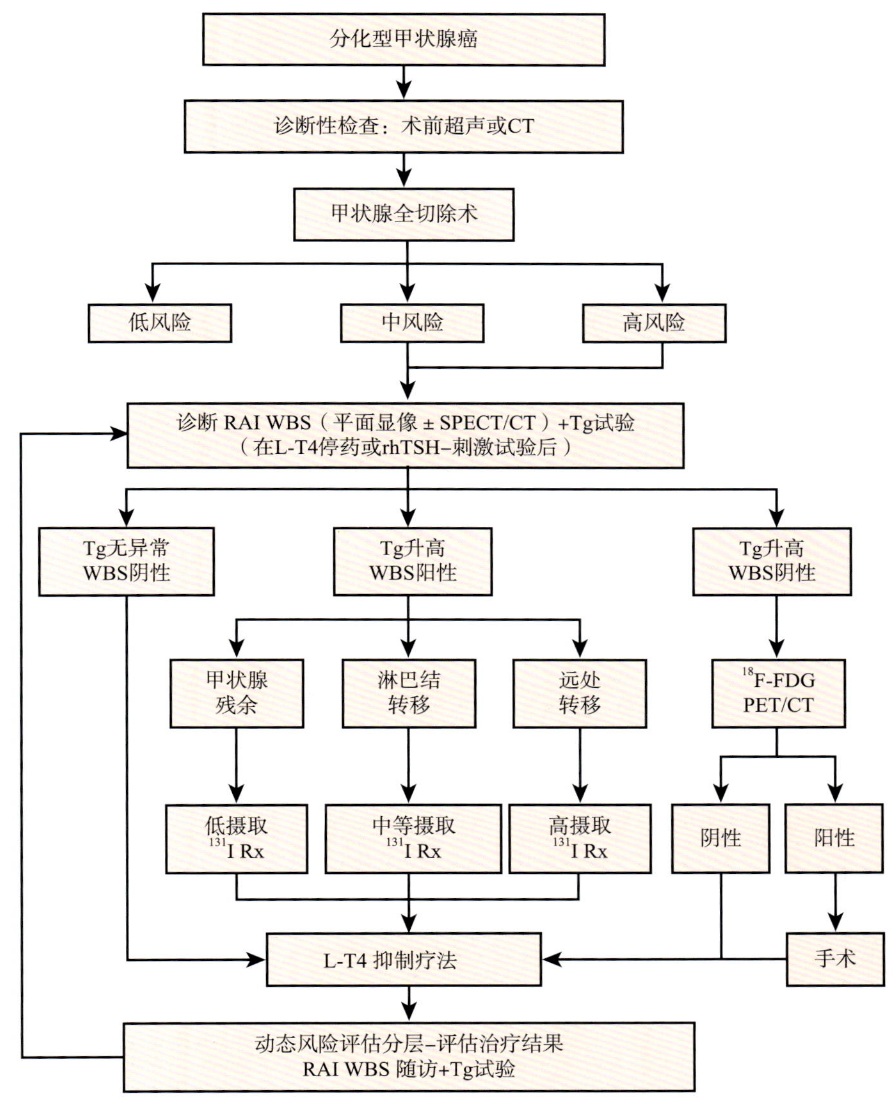

图36.11 甲状腺癌治疗流程图。RAI.放射性碘（^{131}I 或 ^{123}I）；FDG.2-［^{18}F］-2-脱氧葡萄糖；PET.正电子发射断层扫描；CT.计算机断层扫描；SPECT.单光子发射计算机断层显像；WBS.全身扫描；L-T4.左甲状腺素；rhTSH.重组人促甲状腺激素；Tg.甲状腺球蛋白；Rx.放射性核素

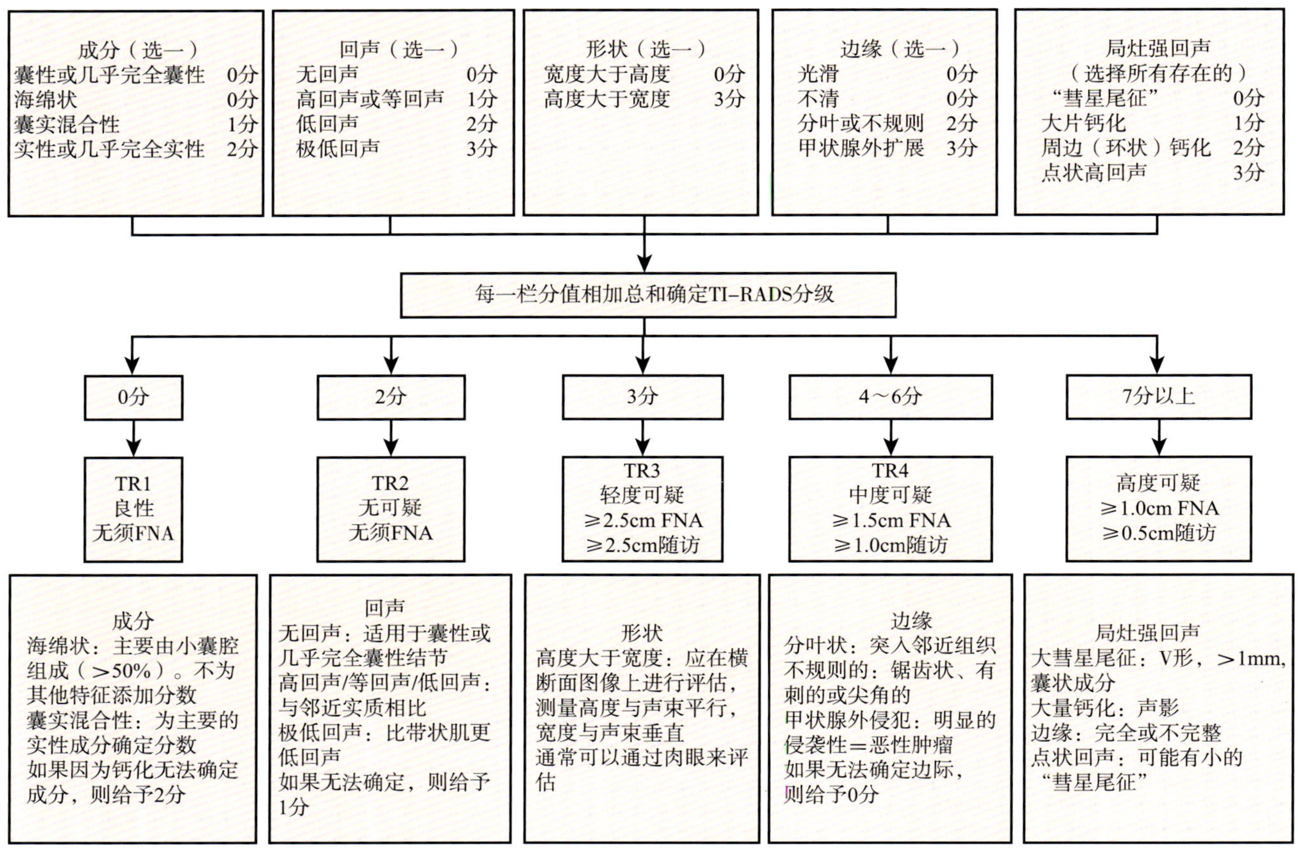

图36.12 表内展示了美国放射学会（ACR）甲状腺影像报告和数据系统、TI-RADS评分和细针抽吸或后续超声检查标准确定的五个类别。引自：Tessler FN，Middleton WD，Grant EG，et al. ACR Thyroid Imaging, Reporting and Data System（TI-RADS）：white paper of the ACR TI-RADS committee. J Am Coll Radiol. 2017；14（5）：587-595

第37章

黑色素瘤

Silvana C. Faria, M.D., Ph.D; Rodabe N. Amaria, M.D.; Madhavi Patnana, M.D.

引言

皮肤黑色素瘤是一种侵袭性肿瘤，是皮肤恶性肿瘤中最常见的致死原因。在过去几十年中，黑色素瘤发病率在持续上升。由于黑色素瘤在其他部位（如眼眶和黏膜）不太常见，因此本章重点介绍皮肤黑色素瘤的影像学诊断方法。

影像学检查对黑色素瘤患者的作用通常取决于黑色素瘤的分期。对于手术可以治愈的早期患者来说，影像学检查对患者诊疗几乎没有作用。在黑色素瘤的诊断中，影像学检查主要用于分期诊断。首先，术前通常对患者进行淋巴闪烁显像，以确定区域性淋巴结引流的部位（S）和有多个淋巴引流区的患者，并定位标准引流区域外不可预测的淋巴引流区。术中淋巴标测和前哨淋巴结活检（sentinel lymph node biopsy，SLNB）为那些临床上没有发现淋巴结病变的黑色素瘤患者提供了准确的分期。晚期局部病变的患者更容易发生血行播散，并且可能在任何器官系统中随时发生转移。对于远处转移的检查，一般采用CT、MRI和PET/CT等影像学检查方法。超声通常用于评估手术瘢痕、新发且可触及的病变、其他检查结果不确定的淋巴结和（或）有转移性疾病风险的淋巴引流区。因此，影像学检查在黑色素瘤患者的分期、制订治疗计划和随访中起着重要作用。

流行病学和危险因素

流行病学

在美国，黑色素瘤占新诊断癌症的4%～7%，在男性和女性新发癌症中分别排名第五和第六。2021年，美国预计将出现106 110例新发黑色素瘤病例和7180例死亡病例。美国居民患黑色素瘤的平均风险约为1/50。此外，其发病率在世界大部分地区持续升高。黑色素瘤的确切病因尚不完全清楚，其发病率还具有显著的地理差异，其中澳大利亚/新西兰的发病率最高，其次是欧洲和北美。造成这种情况的原因是多方面的，并且是多因素的，其中一个重要的原因是这些国家的人照射阳光时间过长和白皙肤色的人群比例较高。

危险因素

皮肤黑色素瘤可发生在身体的任何部位，但最常见于暴露在阳光下的部位，如头部、颈部和四肢。躯干黑色素瘤在男性患者中也较为常见。紫外线暴露被认为是皮肤黑色素瘤的重要环境危险因素，其风险可能与紫外线照射的持续时间、强度和年龄有关。紫外线对DNA具有破坏作用。

在男性患者中，约1/3的黑色素瘤位于躯干，最常见的是背部，而在女性患者中，最常见的部位是下肢。这些分布差异可能反映了不同性别在阳光下的不同暴露方式。

黑色素瘤通常与痣相关，特别是发育不良的痣。黑色素瘤阳性家族史也增加了患黑色素瘤的风险。一些家族的易感性是由于已知的高外显性黑色素瘤易感基因之一的突变所致：*CDKN2A*、*CDK4*、*BAP1*、*POT1*、*ACD*、*TER-F2IP*和*TERT*。

要点　流行病学和危险因素

- 终身患黑色素瘤的风险为1/50。
- 主要危险因素是紫外线暴露。
- 存在多种与黑色素瘤易感性相关的基因。

解剖学和病理学

解剖学

黑色素瘤源自皮肤黑色素细胞（皮肤中产生色素的细胞），起源于神经嵴。这些细胞广泛分布在整个皮肤中。黑色素细胞也可以在其他部位发现，并在该部位引起罕见的原发性黑色素瘤。发生黑色素瘤的非皮肤部位包括眼睛（如结膜、视网膜和葡萄膜）和黏膜表面（如鼻窦、外阴阴道和肛门直肠）。原发性内脏黑色素瘤极为罕见，偶有报道。

黑色素瘤通常含有黑色素，这也是其呈现黑色外观特征的原因（图37.1）。一些黑色素瘤不含有明显可见的黑色素，被称为无黑色素瘤。

尽管某些皮肤病变的出现高度提示黑色素瘤，但确诊仍需基于原发病变的组织学评估。黑色素瘤的诊断基于标准苏木精和伊红染色，以及使用抗黑色素细胞抗原的抗体（例如S100蛋白、黑色素A或糖蛋白100）进行的验证性免疫组织化学检测（如抗体HMB45检测）（图37.2）。HMB45可以区分原位黑色素瘤和皮肤晒伤/色素性光化性角化病。原位黑色素瘤与皮肤晒伤或色素性光化性角化病中发现的分散的非典型黑色素细胞相比，可观察到融合的生长模式。

皮肤黑色素瘤通常从表皮向皮下组织生长（穿过乳头状真皮、网状真皮，到达皮下组织）。原发性黑色素瘤的组织学评估至关重要，病理学家应报告以下重要参数：原发性病变的厚度、是否有原发性肿瘤溃疡、有丝分裂发生率、是否有淋巴管侵犯、嗜神经性（神经周围和神经内侵犯）、肿瘤浸润淋巴细胞和卫星灶。此外，确定黑色素瘤的突变状态在靶向治疗时代至关重要。

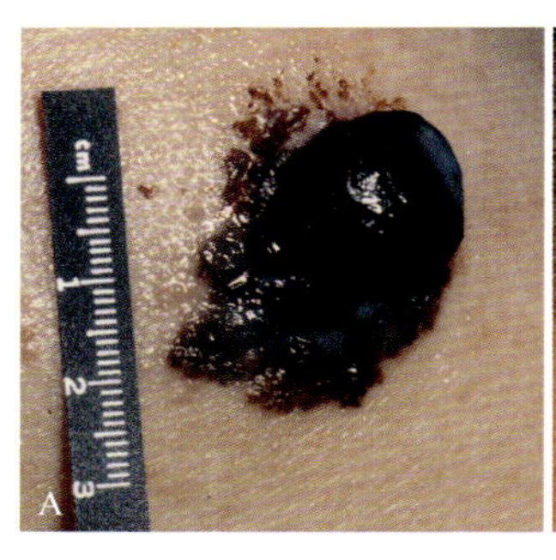

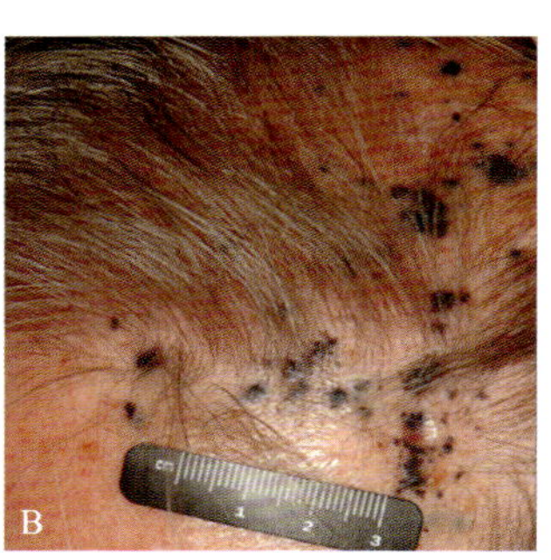

图37.1 皮肤黑色素瘤。A.肩背部原发性浅表扩散和息肉样溃疡性黑色素瘤，直径为11mm（病理评估发现该病变每平方毫米有5个核分裂）；B.头皮散在多个色素转移性黑色素瘤病变

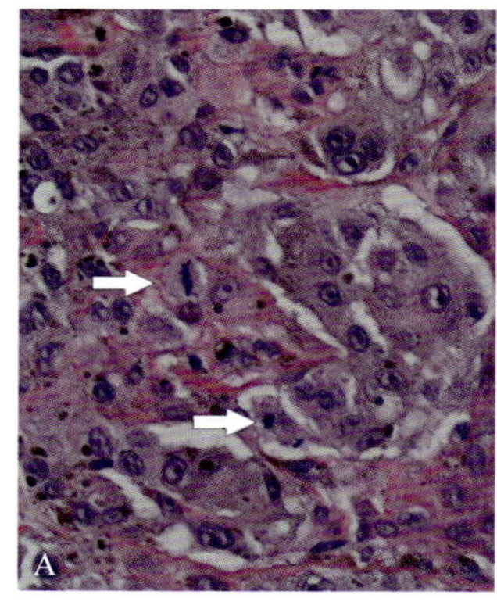

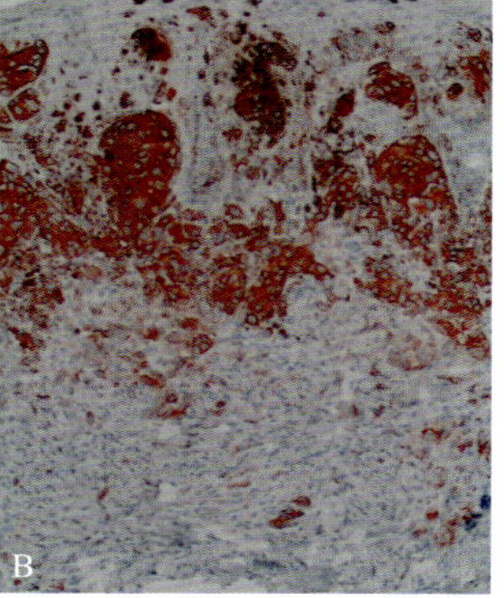

图37.2 皮肤黑色素瘤。A.苏木精和伊红染色的皮肤黑色素瘤组织学载玻片显示非典型黑色素细胞，具有分散的有丝分裂图（箭头；原始放大倍数×400）；B.肿瘤细胞表达黑素细胞标记糖蛋白100（含HMB45）（HMB45，氨乙基咔唑，原始放大倍数×200）。图片由Victor G. Prieto医学博士提供

要点 解剖学和病理学

- 黑色素瘤源自神经嵴的黑色素细胞。
- 黑色素瘤通常含有黑色素，但也有不含大量黑色素的情况，被归类为无黑色素瘤。
- 黑色素瘤最常见于皮肤，也可能出现在其他部位（例如眼和黏膜）。
- 诊断必须经过组织学证实。
- 肿瘤厚度是皮肤黑色素瘤的一个关键预后标志。
- 其他主要肿瘤预后标志物包括溃疡、有丝分裂率、淋巴血管侵袭、嗜神经性（神经周围和神经内侵袭）、肿瘤浸润淋巴细胞和卫星灶。

临床表现

绝大多数皮肤黑色素瘤患者会出现新发或持续变化的皮肤病变，在身体的任何部位都可发生。病变大多颜色较深，均质或不均质，凸起和结节也并非必定出现（图37.1）。皮肤黑色素瘤仅通过临床检查难以诊断，并且存在一定的误诊，明确诊断需要活检和组织病理学评估。对于任何颜色、大小或形态发生变化的色素病变，应强烈建议进行组织活检。Rigel等描述的“ABCDE”病变分类法，可用于识别可疑黑色素瘤且需要活检的皮肤病变。“A”表示不对称，“B”表示边界不规则，“C”表示颜色不均质，“D”表示直径＞6mm，“E”表示病变进展或增大。最终确认为黑色素瘤但无明显色素沉着的一小部分皮肤病变被归类为无色素性皮肤病变。在新诊断的原发性黑色素瘤患者中，可同时发现第二原发性黑色素瘤。此外，部分新诊断的患者是以淋巴结转移首次就诊，而原发病灶未知。极少数情况下，患者在最初诊断为黑色素瘤时会出现远处转移的症状和体征。

肿瘤扩散模式

皮肤黑色素瘤具有高转移潜力，主要通过血行或淋巴系统转移。淋巴结转移是最常见的转移途径。肿瘤通过淋巴管转移，可伴或不伴血行播散。淋巴结转移在远端扩散之前通常累及相对应的淋巴引流区。因此，下肢皮肤原发性黑色素瘤往往首先转移至同侧腹股沟淋巴结，而上肢原发性黑色素瘤首先累及腋窝淋巴结。躯干病变的淋巴结转移路径是不可预测的，可能会引流至颈部、腋窝或髂腹股沟区域的淋巴结。头部和颈部出现的黑色素瘤也常具有复杂的淋巴引流表现。

淋巴闪烁显像用于术前定位前哨淋巴结。前哨淋巴结是原发肿瘤转移至淋巴通路上的第一站，但不止一个前哨淋巴结和（或）区域淋巴结受累。Thompson及其同事发现，在4262例下肢远端原发性黑色素瘤患者中，有13例（0.31%）发生腘淋巴结转移。由于黑色素瘤引起的腘淋巴结受累并不常见，因此腘淋巴结清扫术的指征包括组织学腘窝前哨淋巴结阳性或腘淋巴结病灶的临床检测。Uren等发现，在218例前臂或手部黑色素瘤患者中，有36例（16%）患者引流至滑车上区域淋巴结。

皮肤黑色素瘤淋巴播散的一个特征是淋巴内疾病，这在其他肿瘤中并不常见。淋巴内疾病包括卫星病变和中途转移。AJCC将中途转移定义为距离原发灶＞2cm但不超出局部淋巴引流区的任何皮肤或皮下转移。发生在原发肿瘤2cm以内的病变被归类为卫星病灶。中途转移的危险因素包括年龄＞50岁、下肢原发肿瘤、Breslow深度增加、溃疡和前哨淋巴结转移。卫星转移、中途转移和淋巴结转移代表局部区域转移。

黑色素瘤的血行转移几乎可以发生在任何组织器官中，如胃肠道、泌尿生殖系统和肌肉骨骼系统，也可能发生在胸膜和腹膜等。常见的血行转移部位为肺部、软组织、肝脏和脑。

原发性葡萄膜黑色素瘤与原发性皮肤黑色素瘤相比，更容易发生血行转移（而不是通过淋巴管），最常见的转移部位为肝脏，占71.4%～87%。初次诊断为原发性葡萄膜黑色素瘤的患者在15年内可能会出现肝转移。研究表明葡萄膜黑色素瘤细胞表达配体（如肝细胞生长因子、胰岛素样生长因子-1和基质衍生因子-1）的受体（如c-Met、胰岛素样生长因子1受体和CXCR4）在肝脏中产生。这些受体和配体的结合有助于细胞生长和转移，增加其在肝脏的侵袭性。

转移性黑色素瘤的恶性特征是它几乎可以影响任何器官系统。转移的风险与原发病理特征有关。晚期原发性黑色素瘤患者随时可能发生转移，尤其是淋巴结受累的患者。然而，对于年轻患者而言，薄型T1a黑色素瘤的转移风险较低。

要点 肿瘤扩散模式

- 淋巴转移通常早于血行播散，最常见的是区域淋巴结。
- 卫星转移被定义为发生在原发肿瘤2cm以内的病变。
- 中途转移被定义为距离原发灶＞2cm但不超出局部淋巴引流区的任何皮肤或皮下转移。
- 中途转移的危险因素包括年龄＞50岁、下肢原发肿瘤、Breslow深度增加、溃疡和前哨淋巴结阳性。
- 血行转移可能发生在任何地方，常见部位包括肺部、软组织、肝脏和大脑。

分期和预后

黑色素瘤的分期采用肿瘤-淋巴结-转移分期系统。2018年发布的AJCC第八版癌症分期系统取代了2009年发布的第七版皮肤黑色素瘤AJCC分期系统。第八版不仅包括对原发肿瘤的评估以及是否存在原发性肿瘤，还包括区域淋巴结和远处转移的存在（图37.3），同时也考虑非解剖因素，以达到改善分期和预后评估的准确性。

原发肿瘤分类

T分期基于原发肿瘤厚度，使用目镜测微计测量从表皮颗粒层顶部到肿瘤底部的最大厚度。根据厚度分为T1～T4。T1病变是厚度为1mm或更小的黑色素瘤（也称为薄黑色素瘤）。T2病变厚度为1～2mm，T3病变厚度为2～4mm（它们共同构成中等厚度的黑色素瘤）。厚度＞4mm的黑色素瘤为T4，临床上称之为厚黑色素瘤。

在AJCC第八版分期系统中，增加了0.8mm肿瘤厚度标准来对T1黑色素瘤进行分类。该指标是比有丝分裂率更敏感的预后因素，因此有丝分裂率这一指标从T1分期标准中删除。目前，T1a黑色素瘤包括＜0.8mm且无溃疡的黑色素瘤，而T1b黑色素瘤包括厚度为0.8～1mm、有或无溃疡的黑色素瘤以及＜0.8mm且有溃疡的黑色素瘤。除此之外，在第八版中明确了Tis、T0和Tx的定义。Tis用于原位黑色素瘤（即不存在侵犯）。当没有发现原发肿瘤的证据时，指定为T0（如患者出现黑色素瘤腹股沟淋巴结转移，但没有原发肿瘤的证据）。当无法确定肿瘤厚度时（如在切取标本中，没有垂直于皮肤表面的肿瘤切片）或没有关于原发性肿瘤T类别的信息（如多年前切除的原发性黑色素瘤，无法得到原发性黑色素瘤报告），则指定为Tx。

原发性肿瘤的厚度是重要的预后因素，可用于制订治疗计划。对于溃疡性病变，原发肿瘤厚度是指从溃疡基底部到肿瘤底部的距离进行测量。废除了由克拉克定义的侵袭程度，因为它在当代多元建模中的独立预后意义有限。相反，肿瘤厚度、肿瘤溃疡和肿瘤有丝分裂率是原发性黑色素瘤患者的重要预后因素。肿瘤厚度与预后呈负相关，随着肿瘤厚度的增加，生存率显著降低。溃疡性黑色素瘤患者的生存率低于无溃疡病变的患者。

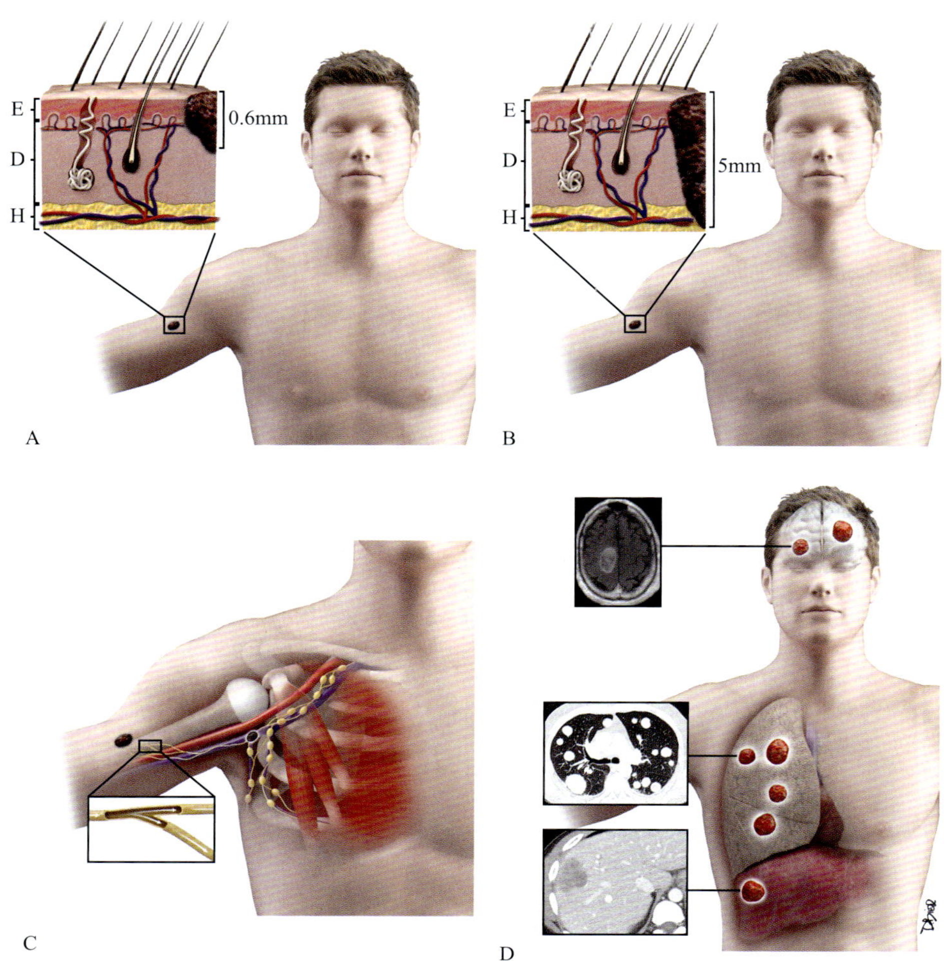

图37.3 右上臂原发性黑色素瘤的TNM分期示意图。A. Ⅰ期：放大视图显示黑色素瘤沿着皮肤表面渗透到真皮0.6mm（D）。E.表皮；H.皮下组织。B. Ⅱ期：放大视图显示黑色素瘤细胞进一步渗透至皮下脂肪。Ⅰ期和Ⅱ期病变没有淋巴结或转移病灶的证据。C. Ⅲ期：肿瘤已通过淋巴管扩散至右腋窝淋巴结，位于胸肌组织的侧面和下方。肿大的淋巴结（如黑色所示）证明了宏观转移。D. Ⅳ期：疾病表现为脑、肺和肝脏的远处转移

淋巴结

原发性黑色素瘤患者最常见的转移部位是区域淋巴结。对于临床检查区域淋巴结阴性的患者，需进行术中淋巴标测和SLNB来确定分期，否则在临床检查中淋巴引流区域阴性的患者的分期被高度怀疑为隐匿性Ⅲ期。总体而言，前哨淋巴结的组织学状态是此类患者生存的最重要预测预后因素。

AJCC第八版修订了N类别，反映肿瘤累及区域淋巴结的数量和范围以及非淋巴结区域转移的程度。以前使用的术语“微观”和“宏观”区域疾病已被“临床隐匿”（即没有区域淋巴结转移的临床或影像学证据，但在前哨淋巴结活检中发现肿瘤累及的区域淋巴结转移的患者）和“临床检测到”（临床检查或影像学检查发现肿瘤累及区域淋巴结的患者）所取代，以提高辨析度。这些分别对应于N类别名称“a”和“b”。

由于具有相似的临床结局，AJCC第八版将非淋巴结性区域疾病（即卫星、中途转移和微卫星）分组作为分期标准使用。根据肿瘤相关区域淋巴结的数量，微卫星、卫星或中途转移的存在现在被分类为N1c、N2c或N3c。细化和明确了微卫星的定义；微卫星是在原发性肿瘤部位的病理检查中检测到的与原发性黑色素瘤相邻但不连续的显微皮肤和（或）皮下转移瘤。卫星转移通常被定义为发生在原发性黑色素瘤2cm内但不连续的任何临床明显的皮肤和（或）皮下转移灶。中途转移通常被定义为在原发性黑色素瘤和淋巴引流区之间的区域内发生明显的皮肤和（或）皮下转移，距离原发性黑色素瘤＞2cm。

前哨淋巴结肿瘤负荷提供了重要的预后信息，并且是淋巴结转移患者生存的主要独立预测因素。肿瘤相关淋巴结的数量也是生存的重要预测因素。非淋巴结区域疾病（即卫星、中途转移和微卫星）的存在与不良预后相关。

转移亚群

M类别定义为存在远处转移和血清LDH水平。M0表示没有可检测到的远处转移证据。存在远处转移病灶被记为M1。M类别根据远处疾病的解剖部位和LDH水平进一步细分。在AJCC第八版中，新增了中枢神经系统远处转移的M1d名称，M1c不再包括中枢神经系统转移患者。目前，非内脏远处转移（远处皮下、皮下、淋巴结）的患者被归类为M1a，其预后相对其他部位远处转移的患者要好。肺转移的存在归类为M1b，并与中等预后相关。M1c被定义为非中枢神经系统内脏的转移性疾病。M1d被定义为中枢神经系统转移性疾病，伴或不伴任何其他远处病变，预后非常差。LDH水平升高的患者生存率显著降低；因此，修订后的M类别现在包括后缀（0）或（1），分别表示每个M1类别存在或不存在LDH升高。

临床分期

AJCC第七版和第八版黑色素瘤分期系统的临床分期组定义没有变化。根据AJCC分期系统，Ⅰ期和Ⅱ期是原发性黑色素瘤，没有淋巴结或远处转移的证据。Ⅲ期包括区域淋巴结受累，Ⅳ期包括淋巴结转移和远处转移。

病理阶段组

在AJCC第八版分期系统中，病理T1bN0M0黑色素瘤患者被纳入病理分期ⅡA亚组，而不是像之前那样被纳入病理分期ⅡB亚组，与具有临床阴性淋巴结的T1b黑色素瘤患者相比，具有病理阴性淋巴结的T1b黑色素瘤患者的总体预后更好（其中一些具有病理阳性淋巴结）。Ⅱ期黑色素瘤分类保持不变。目前，在AJCC第八版分期系统中，根据T分类（即肿瘤厚度与溃疡）和N分类［肿瘤相关淋巴数量的组合，无论淋巴结是临床检测到的还是临床隐匿的，以及微卫星、卫星和（或）中途转移的存在］因素，Ⅲ期黑色素瘤被细分为4个更准确的预后分期亚组。Ⅳ期组没有变化。

预后

Ⅰ期和Ⅱ期黑色素瘤患者的预后最好，Ⅰ期患者的5年生存率＞97%，Ⅱ期患者的5年生存率在85%～92%。然而，ⅡC期患者（没有累及淋巴结的厚溃疡肿瘤）的风险与ⅢA期患者相当，针对这一高风险群体的辅助治疗方案正在探索中。对于区域淋巴结转移（即Ⅲ期）的患者，由于Ⅲ期人群之间存在显著的异质性，因此预后差异很大。例如，对于ⅢA期原发性肿瘤（肿瘤＜1mm，伴或不伴溃疡；肿瘤＞1mm，不伴溃疡，显微镜下受累区域淋巴结最多3个）的患者，5年生存率为80%～93%，而ⅢD期患者（4mm溃疡和4个或显微镜下更多受累区域淋巴结或至少一个临床阳性淋巴结）的5年生存率下降至32%。远处转移黑色素瘤患者（Ⅳ期）的总体预后较差，5年总生存率在9%～28%。个别患者在有限转移灶的患者亚组中，手术切除可能与延长生存期相关，远处转移的患者通常5年生存率较低。

要点　分期

- 分期对预后和治疗决策具有重大影响。
- 肿瘤厚度和溃疡仍然是T分类的关键标准，并且是生存的重要预测因素。
- 在AJCC第八版分期系统中，有丝分裂率作为T类别标准被删除，但它仍然是一个非常重要的因素。
- 转移的风险随着T分期的增加而增加。
- 对于临床检查区域淋巴结阴性的患者，术中淋巴检测和前哨淋巴结活检手术被用来对有风险的淋巴引流区域进行分期。
- N类别反映肿瘤累及区域淋巴结的数量和范围，以及非淋巴结区域转移的范围。
- 第三阶段组基于T和N类别标准，并在第八版AJCC分期系统中从3个子组增加到4个子组。
- 远处转移的患者按转移部位（M1a、M1b、M1c和M1d）和LDH水平进行分类。AJCC第八版分期系统中添加了新的M1d名称，以表示存在中枢神经系统转移，提示这些患者的不良预后。
- LDH水平升高的患者生存率显著降低。

影像学

影像学研究在黑色素瘤患者的多学科治疗中发挥着重要作用，主要用于肿瘤分期，评估转移病灶的存在和范围、用于手术计划制订、监测治疗反应及高危患者的随访。

原发肿瘤

皮肤黑色素瘤的T分期主要基于原发肿瘤的组织学评估。一般来说，影像学对皮肤黑色素瘤的T分期没有作用。在极少数情况下，高频（＞20MHz）超声可用于在手术切除前评估大型原发肿瘤的大小和深度。Hayashi等利用高频（30MHz）超声对黑色素瘤进行研究。在70个超声检查清晰可见的黑色素瘤中的68个病变（不包括两个黑色素瘤原位病变）中，发现超声检查和组织学厚度之间具有良好的相关性（$r=0.887$），表明高频超声检查对于术前评估黑色素瘤肿瘤厚度具有重要作用，可作为评估该指标的补充方法。

淋巴结病变和远处转移

成像模态

淋巴闪烁显像　区域淋巴结是最常见的转移首发部

位（图37.4）。对计划进行前哨淋巴结活检的患者，通常需要先进行术前淋巴闪烁显像，以确定区域淋巴结引流部位，识别存在多个淋巴引流区的患者，以及定位标准淋巴结外不可预测的淋巴引流区，从而在手术前提供淋巴路线图。术前，将^{99m}Tc标记的硫胶体和术中活力蓝染料（异硫蓝1%）皮内注射到原发性黑色素瘤周围，以评估有风险的淋巴引流区域。在手术中使用手持式伽马探头经皮识别需要切除的前哨淋巴结。放射性胶体和活力蓝染料图谱是互补技术，与单独使用蓝色染料（准确度84%）相比，联合使用时可提高识别前哨淋巴结的准确度（＞99%）。

超声

检查通常用作临床检查中可疑病灶或可疑淋巴结转移的首选方式，现在也被用于对前哨淋巴结阳性患者的淋巴结床进行连续监测，以代替完全淋巴结清扫。CT和MRI检查中发现的可疑浅表淋巴结也可以使用超声进行进一步评估。超声下正常淋巴结的表现是椭圆形结节，具有薄的低回声皮质和强回声的淋巴门结构（图37.5）。当淋巴结增大且失去正常的卵圆形形态时，怀疑发生了淋巴结转移。受累淋巴结通常呈低回声，形态为圆形，淋巴门结构缺失（图37.5）。受累淋巴结也可以保留正常的超声检查淋巴结结构，如扩大的皮质，并保留高回声淋巴门（图37.5）。在一些情况下，受累淋巴结可能有明显的局灶性分叶或隆起（图37.5），主要继发于不对称肿瘤。这些淋巴结可通过超声引导下的FNA进行病理学确认。Voit等描述了前哨淋巴结受累的超声特征。他们评估了黑色素瘤患者的400个前哨淋巴结，发现超声和FNA可以检测出65%前哨淋巴结转移，从而减少了前哨淋巴结手术活检的需求。他们的研究中描述的淋巴结的超声特征包括外周灌注（受累的早期迹象）、中央回声丢失和球状淋巴结（大病灶的晚期迹象）。Sanki等对716例黑色素瘤患者的871个前哨淋巴结进行了超声检查。他们发现超声检测阳性前哨淋巴结的敏感度为24.3%，特异度为96.8%，并得出结论：超声并不能完全替代SLNB。

CT和MRI影像表现

常规CT对于原位、Ⅰ期和ⅡA期黑色素瘤患者没有作用，对于高危原发灶（ⅡB期和ⅡC期）患者，通常在手术前进行影像学检查以确保没有明显的转移灶。对于Ⅲ期和可触及淋巴结转移的患者，CT有助于识别其他转移部位，这些部位可能会影响某些患者进行手术治疗。CT和MRI成像可用于Ⅲ期和前哨淋巴结镜下阳性的患者（无症状患者），尽管远处转移的发生率较低。CT可确定病灶的可切除性和病变范围，有助于晚期患者（ⅢB、ⅢC和Ⅳ期）手术计划的制订。

在CT和MRI检查中，可以与之前的检查图像对比，淋巴结的增大可能是转移的指标。如果淋巴结的大小、形状或异质性发生变化，应考虑肿瘤受累的可能性。这些特征并不具有特异性，也可能由炎症或感染等非恶性病因引起，通常需要病理学证实。

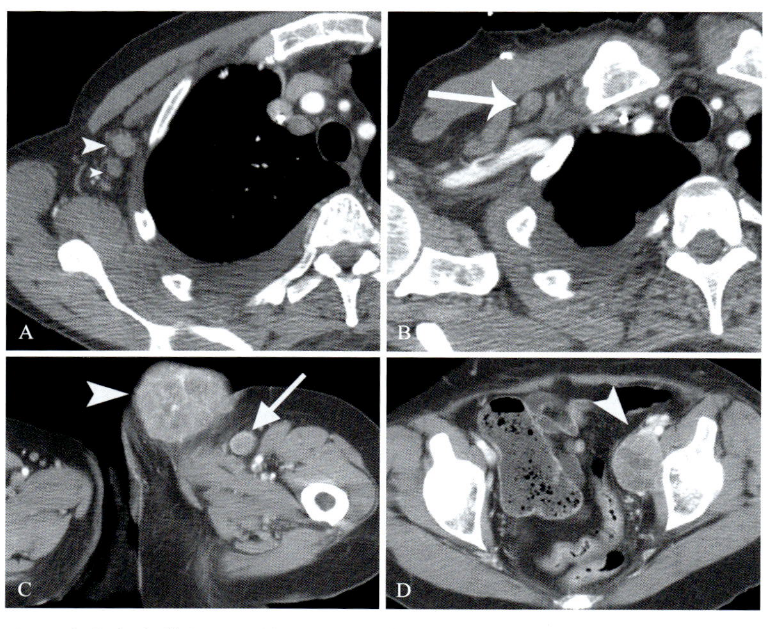

图37.4 淋巴结转移。A和B.该患者有背部原发性黑色素瘤病史，胸小肌外侧可见右侧腋窝Ⅰ级淋巴结肿大（A.箭头）。Ⅲ级淋巴结病变可见于右侧胸大肌内侧（B.箭头），该区域在手术淋巴结清扫范围之内；C.该例原发性小腿黑色素瘤患者的左腹股沟区（箭头）可见淋巴结转移，该患者在局部扩大切除原发肿瘤和左腹股沟淋巴结不完全清扫后复发。还存在附带的大块皮肤病（箭头）；D.骨盆左侧闭孔区深部淋巴结肿大（箭头）

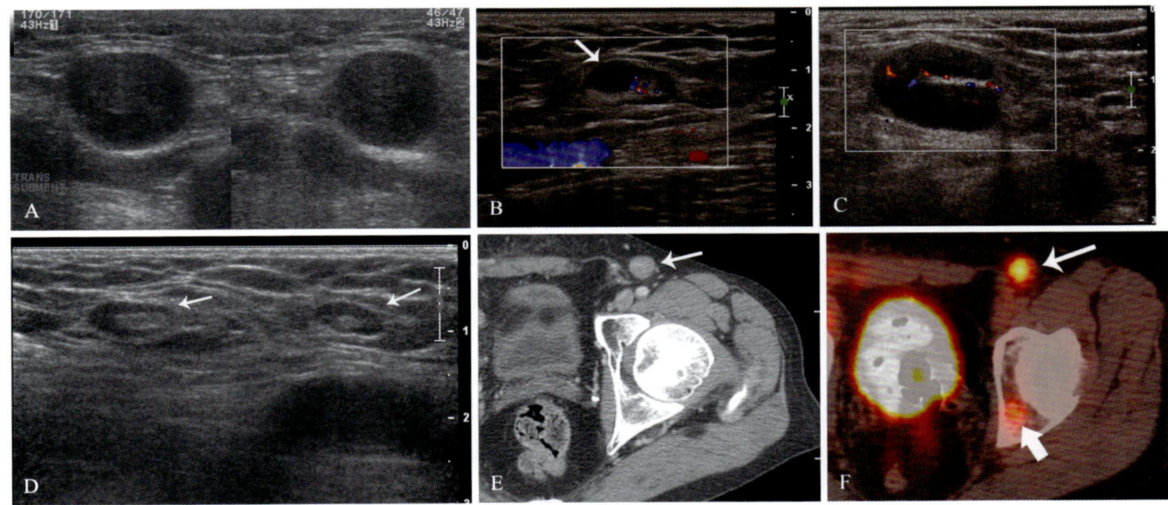

图37.5　转移性淋巴结的超声表现。A.超声横断面和纵断面图像显示低回声、圆形颏下淋巴结，缺乏脂肪门且失去正常淋巴结结构，这种表现提示黑色素瘤侵犯淋巴结；B.右腹股沟淋巴结的超声图像，具有局灶性突出的低回声分叶（箭头），该图像来自于有黑色素瘤病史的患者，淋巴结不对称受累；C.左腹股沟淋巴结的超声图像显示保留了正常的淋巴结结构，具有正常的淋巴门结构，但淋巴结内部有血流，结节皮质增大；D.用于比较：腹股沟淋巴结（箭头）的正常外观，具有高回声门和正常大小的低回声皮质；E和F.左侧腹股沟淋巴结的CT和PET/CT（如C所示）显示淋巴结弥漫性增大和代谢活动增加（细箭头）。左髋臼后部（粗箭头）来自骨转移性疾病的代谢摄取。该患者有其他部位的骨转移性疾病

MRI是对可疑病灶进一步明确的方式，例如进一步描述CT图像上不确定的肝脏病变。MRI是脑转移和高风险脑转移患者中枢神经系统监测的首选方式。

PET/CT能够在一次检查中可提供功能信息和解剖图像。在过去的十年中，PET/CT在黑色素瘤患者的分期、疗效评估和随访方面的应用不断加强。PET/CT在淋巴结转移检测中的作用仍在不断发展。值得注意的是，PET/CT并不专门用于检测淋巴结疾病。肿大的淋巴结在PET/CT上显示代谢活动增加，可能是反应性淋巴结。相反，正常大小的淋巴结可能含有低于PET/CT敏感性阈值的微转移，从而表现为没有异常代谢活动。在Ⅰ期或Ⅱ期患者中，PET/CT的作用极其有限，因为这些患者对隐匿性区域淋巴转移的敏感性较低，而且晚期疾病的发生率较低。PET/CT对临床Ⅲ期黑色素瘤患者的诊断仍在不断发展，Groen等研究发现，在73例Ⅲ期黑色素瘤患者的回顾性研究中，18%的患者被重新分期为Ⅳ期，这显著影响了患者的诊疗决策。

对于晚期疾病患者，PET/CT在评估疾病范围和检测远处转移方面比CT和MRI等成像方式具有更高的灵敏性和特异性，并且还可以识别传统影像学检查无法发现的病变。对于直径＞1cm的转移瘤，PET/CT的灵敏度最高，最小可检测出0.6cm的转移灶。据报道，PET/CT检测远处转移的敏感度为80%～91%。

PET/CT用于评估具有手术机会的Ⅳ期患者，以排除其他部位的疾病。它还可用于CT或MRI等其他影像学检查结果不明确的患者。如果肿瘤体积小且肿瘤负荷低于PET/CT检测范围下限，则可能会出现假阴性结果。这种情况常见于骨髓刺激和棕色脂肪摄取附近的淋巴结。此外，正常肠道示踪剂浓度可能会掩盖肠道转移。相反，也可能会出现假阳性表现，其中代谢活动增高可能是由于炎症、感染、术后改变、棕色脂肪、肌肉或肠道和泌尿系统的正常活动引起的。这将导致对转移性病灶的误诊，需要额外的影像学检查或活检以进行进一步评估。

全身磁共振成像和PET/MRI

全身MRI和PET/MRI是相对较新的技术，尚未像PET/CT那样广泛应用，因此它们在黑色素瘤患者治疗中的作用仍有待确定。目前，在将PET/CT与全身MRI检查进行比较时，PET/CT通常在N分期以及肺和软组织转移的检测方面更为准确，而全身MRI在检测肝脏、骨和脑转移方面更优越。

一般特征

大多数黑色素瘤患者在诊断时已有局部病变，并通过手术切除原发肿瘤进行治疗，50%的患者最终会复发。大多数复发发生在局部或区域淋巴结，1/3的患者会发生远处转移。黑色素瘤可转移到任何组织器官。病变的形态可以是圆形、椭圆形、不规则形或分叶状，有时表现为融合肿块，大小和数量各不相同，可以同时累及一个或多个器官系统。转移灶具有丰富的血管，通过静脉对比剂在影像学表现为显著强化。当病灶体积超出其血液供应能力时，转移灶则会坏死。血行转移可发生在任

何位置，常见的远处转移部位包括肺、软组织、肝脏和大脑。

转移部位

肺 肺部是继淋巴结转移之后第二常见的转移部位。与胸部X线摄影相比，CT对于检测肺部转移灶具有更高的敏感性。肺部转移表现为多个、圆形且界线清楚的孤立的结节，如其他癌症中所见（图37.6）。黑色素瘤患者中的单个结节更有可能是转移灶。大多数原发性肺癌的边缘有毛刺（图37.7），部分原发性肺癌可能很难与黑色素瘤转移相鉴别，二者的影像学表现相似，通常为圆形或椭圆形，边缘光滑。

皮肤和软组织 皮肤或皮下转移病灶通过临床检查或超声检测进行筛查。超声上表现为低回声病变，伴有远端声学增强，在彩色多普勒上通常伴有血管分布增加。在CT上，这些皮下转移瘤表现为软组织密度结节，如果继发坏死后表现为不均匀密度。病灶通常在PET/CT上显示为高代谢活动（图37.7）。

肝脏 根据尸检发现，肝脏是黑色素瘤转移的第三常见部位。在超声上，黑色素瘤肝转移病灶相对于正常肝脏的表现为回声降低。在CT上，与静脉注射对比剂前后的正常肝脏相比，大多数黑色素瘤转移灶的强化程度较低（图37.8）。腹部MRI用于进一步明确其他成像方式（如CT和超声）不能确定的病灶（图37.9）。约50%的肝脏转移病灶在MRI上会呈现典型的黑色素外观，表现为T1加权序列上为高信号，而T2加权序列上为低信号。黑色素含量不高的转移性黑色素瘤肝脏病变在T1WI上呈低信号（图37.8）。PET/CT上的肝黑色素瘤转移灶富含FDG，表现为代谢活性增加（图37.8）。

脑 黑色素瘤是脑转移的第三大常见病因，仅次于乳腺癌和肺癌。黑色素瘤脑转移的预后非常差，中位总生存期为4～5个月。放射和全身治疗的发展为治疗提供了希望，因此应考虑更科学严谨的中枢神经系统成像指南。

黑色素瘤患者可能会出现急性神经系统症状。对于出现神经系统症状的患者，应进行脑部MRI检查。在Ⅳ期疾病患者中需进行脑部MRI排除无症状转移灶。患有晚期局部疾病的患者也可以进行脑部MRI检查以排除脑转移。

在CT平扫上，黑色素瘤脑转移病灶的密度较正常脑组织增高。脑转移最好在静脉注射对比剂后检测，此时MRI比CT更为敏感。黑色素瘤脑转移的影像学特征具有一定的变异性。黑色素会缩短MRI上的T1弛豫时间。因此，如果存在足够多的黑色素，病变在T1WI上将呈高信号（图37.9）。T1WI高信号也可能继发于出血或脂肪。黑色素还可以缩短T2弛豫时间，因此病变会降低T2信号强度。T1WI高信号病变可归因于黑色素、出血或两者兼而有之。黑色素瘤转移有出血倾向，因此血液的顺磁效应产物（尤其是高铁血红蛋白）也可能导

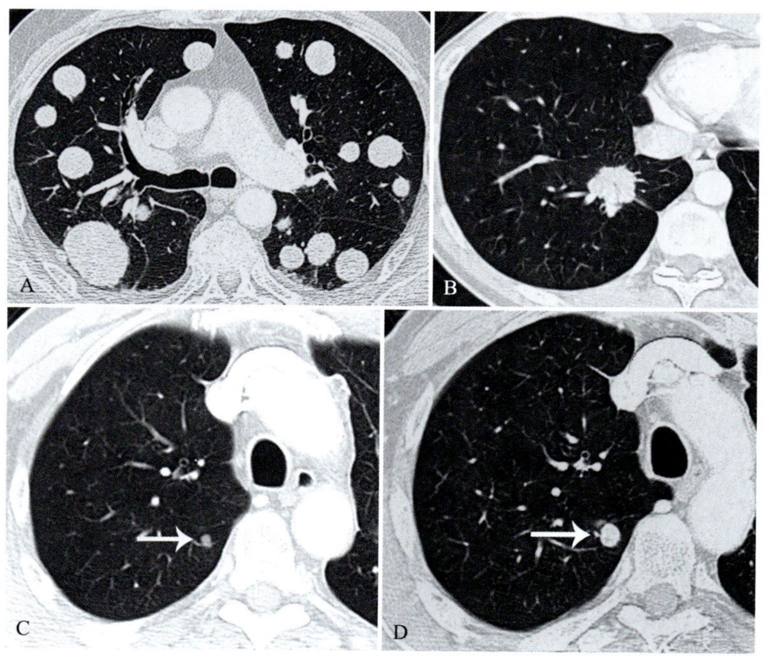

图37.6 肺转移的CT表现。A.胸部轴位CT显示双肺多发转移瘤，病灶呈圆形，边界清晰，与其他癌症导致的肺转移病灶表现相同；B.胸部CT显示右下叶肿块，边缘可见短矛刺。这种现象可见于一些原发性肺癌；C和D.黑色素瘤转移瘤或原发性肺癌可以呈圆形且轮廓分明，如右肺上叶黑色素瘤转移（箭头）在3个月内不断生长

致这些病变的T1和T2缩短弛豫时间。部分转移灶含有少于10%的含黑色素细胞的无黑色素模式，这种情况与其他原发肿瘤脑转移灶中看到的信号特征相似，此类病变在T1WI上通常为等信号或低信号，在T2WI上为等信号或高信号（图37.9）。

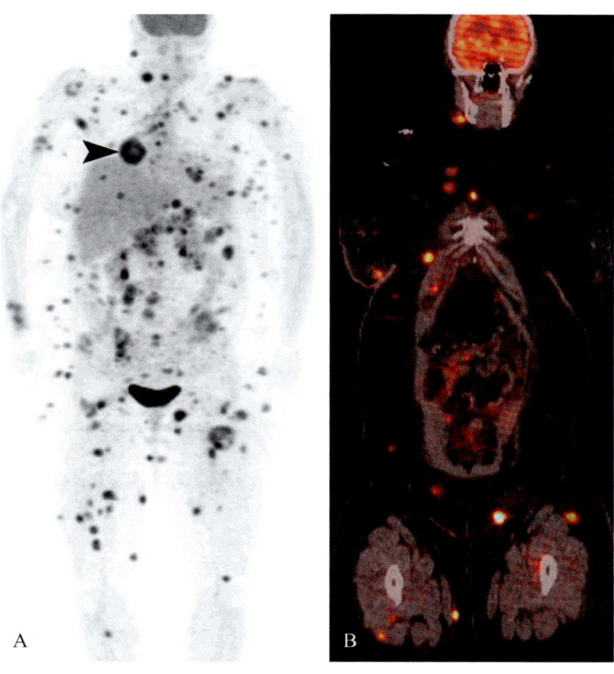

图37.7 广泛转移病灶。A和B. PET MIP图像和PET/CT融合图片显示弥漫性代谢增加的病灶，其中大部分与皮下转移病灶有关。右肺下叶转移（A中的箭头）

灰白质交界处的转移最为常见，可以是单发的，但通常是多发的。还可见粟粒状和室管膜下转移。黑色素瘤转移常常表现为点状或微小的病变，常被误认为是正常血管。转移瘤增长迅速，需要密切的影像学随访（图37.9）。

软脑膜转移灶检测存在一定的难度，在15%～20%病例中重复腰椎穿刺进行脑脊液检测准确性不高。增强MRI可能有助于软脑膜疾病检测，影像学表现为软脑膜、硬脑膜和脑神经强化；脑浅表转移；脑积水；室管膜下强化；伴/不伴蛛网膜下结节增强。此外，由于感染或鞘内化疗引起的出血和炎症，可以出现假阳性软脑膜增强。

头颈部 黑色素瘤不仅可以转移到脑实质，还可以转移到头颈部其他部位，包括骨骼、肌肉、皮肤、鼻咽黏膜、腮腺、内耳道和眼眶等。甲状腺一般不发生转移。甲状腺转移瘤可见于患有各种原发性癌症的患者，包括肾癌、乳腺癌、肺癌、结肠癌、前列腺癌或黑色素瘤。

肌肉骨骼系统 Potepan等研究了120例黑色素瘤骨转移患者，大多数骨转移灶呈溶骨性改变（87.5%）。其次常见的表现是溶骨-成骨混合细胞模式，见于10%的病例，单纯成骨细胞表现见于2.5%的病例。Heusner等研究了54例非小细胞肺癌患者和55例黑色素瘤患者。

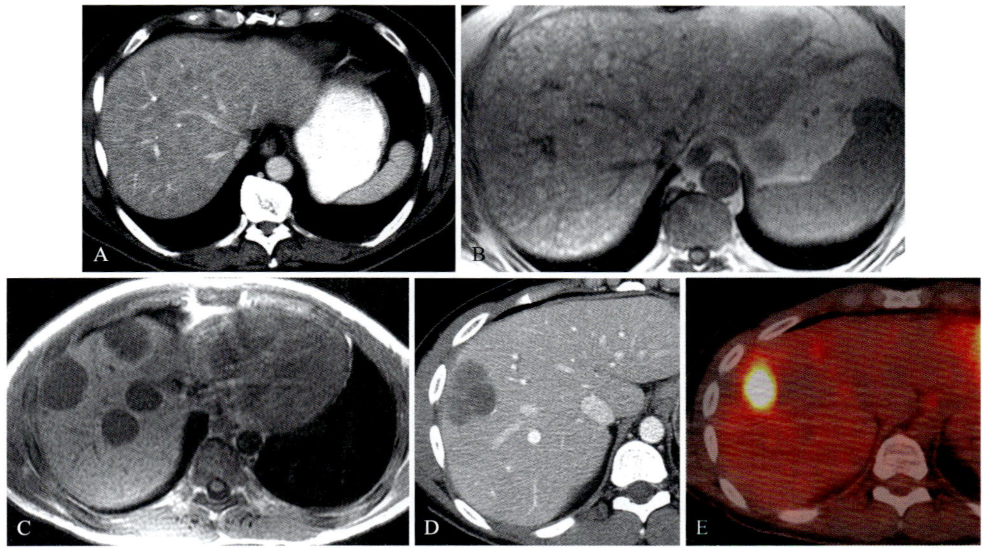

图37.8 肝转移。A.黑色素瘤患者静脉注射对比剂后的CT显示肝脏存在异常密度影，病灶性质无法明确，建议进行进一步MRI以明确诊断。B.肝脏平扫T1WI图像可见整个肝脏存在广泛的高信号转移性病变，这是黑色素瘤特有的特征。MRI增强显示该患者病变显示更加明显，CT增强诊断信心不足。C.肝脏平扫轴位T1WI图像显示黑色素瘤转移引起的肝脏多发性低信号病变，这是在其他原发性肿瘤的肝脏转移病灶中常见的影像学发现，而不是黑色素瘤肝转移所特有。D.肝脏的轴位CT显示，与周围肝实质相比，黑色素瘤转移灶的血供较少。E. PET/CT融合图像显示局灶性代谢活动增强

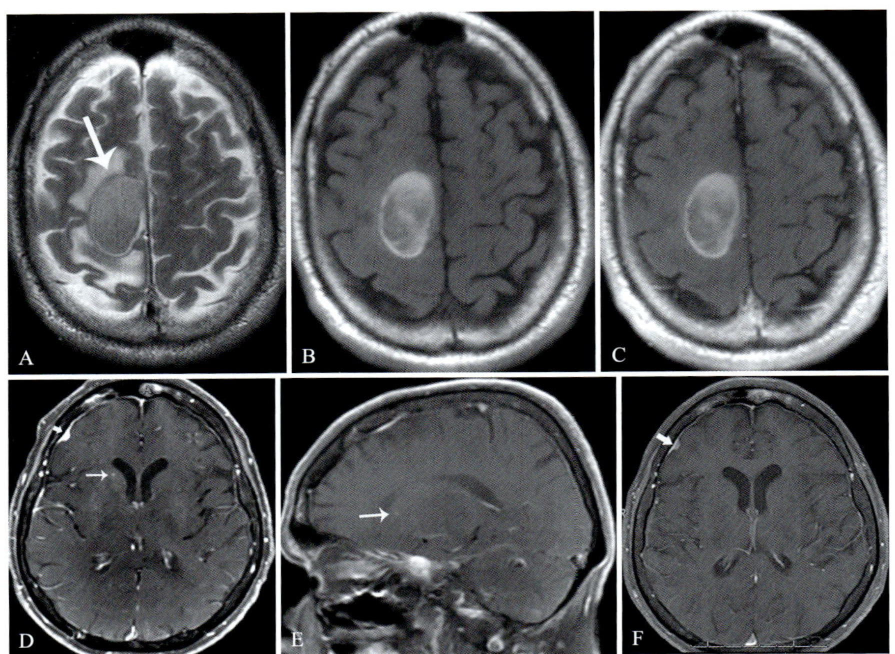

图37.9 脑转移。A.轴位T2 WI显示右顶叶存在异质高信号肿块（箭头），周围高信号水肿（血管源性）。在静脉注射对比剂之前（B）和之后（C）的T1WI显示该病变呈高信号。静脉注射前对比剂的高信号是由于出血、黑色素或两者的组合造成的。转移瘤偶尔呈点状，可能被误认为是血管。在MRI轴位（D）和矢状增强T1WI（E）图像上，在右侧尾状核（D和E.箭头）中看到点状转移灶。注意偶发的右额血管瘤（D和F中的短箭头）

他们均进行了PET/CT及全身MRI检查。在这109例患者中，11例患有骨转移（8例患者患有非小细胞肺癌，3例患者患有黑色素瘤）。他们发现，PET/CT和MRI在检测这两个患者群体的骨骼转移方面发挥出相同的作用（图37.10）。由于缺乏骨髓转移的骨反应，骨闪烁扫描可能呈阴性。Gokaslan等研究了133例患有黑色素瘤脊柱转移的患者，其中85例患者进行了骨扫描检查，与X线、CT或MRI相比，骨扫描检查假阴性率为15%。

肌肉转移可能是血行扩散或邻近皮下组织或骨转移侵犯的结果。在CT上，这些病变可能与其他转移至肌肉的癌症类似，表现为软组织密度病灶，在平扫图像上与周围正常肌肉相比呈等密度或稍高密度。

胃肠道 胃肠道中最常受累的部位是小肠和大肠（分别为75%和25%）。病灶大小不一，表现为单个或多个结节，也可以是不规则或息肉状，伴或不伴浸润。小肠转移的并发症包括肠套叠、小肠梗阻和穿孔（图37.11）。食管或胃的转移较为少见。转移灶表现为壁增厚，类似于腺癌表现。

泌尿生殖道 肾上腺转移的影像学特征是非特异性的，与转移至肾上腺的其他癌症相似。这些转移瘤可以表现为分叶状、不均质增强的软组织肿块，通常单侧发病（图37.12），少数情况表现为双侧。黑色素瘤转移到肾脏表现为实性的或囊性结节，也可以表现为肾周实性结节。尿路上皮转移不太常见，可表现为排泄期的腔内充盈缺损，影像学表现类似尿路上皮移行细胞癌。膀胱转移也与上皮移行细胞癌类似，表现为累及膀胱壁的软组织肿块。

卵巢 卵巢转移可表现为实性或囊实性肿块。黑色素瘤转移到子宫或子宫颈的情况也很少见。对63例生殖器外肿瘤转移至子宫体的病例分析后发现，转移至子宫的最常见生殖器外肿瘤是乳腺癌。

胆囊、胰腺和脾脏 原发性胆囊黑色素瘤非常罕见，但黑色素瘤是转移至胆囊的最常见肿瘤。转移至胰腺和脾脏的肿瘤也很少见。黑色素瘤转移至脾脏的发生率＜5%。脾脏和胰腺转移瘤的大小和数量各不相同，可表现为实性或囊性肿块（图37.12）。胰腺的转移灶可能表现为富含血管的实性肿块，类似于RCC转移或原发性胰腺神经内分泌肿瘤。

肠系膜 累及小肠或大肠系膜的黑色素瘤可表现为单个或多个结节，或具有融合的浸润表现，在淋巴瘤、类癌或硬纤维瘤中也有类似的表现（图37.13）。空肠小肠淋巴结转移可以通过定位肠系膜上静脉并将空肠静脉追踪到腹部左侧进入空肠小肠系膜来检测。尽管不常见，但卵巢癌中所见的疾病表现也可能发生在黑色素瘤患者中，包括腹膜结节或癌变（图37.14）。

胸部 黑色素瘤可以转移到胸部的罕见部位，包括

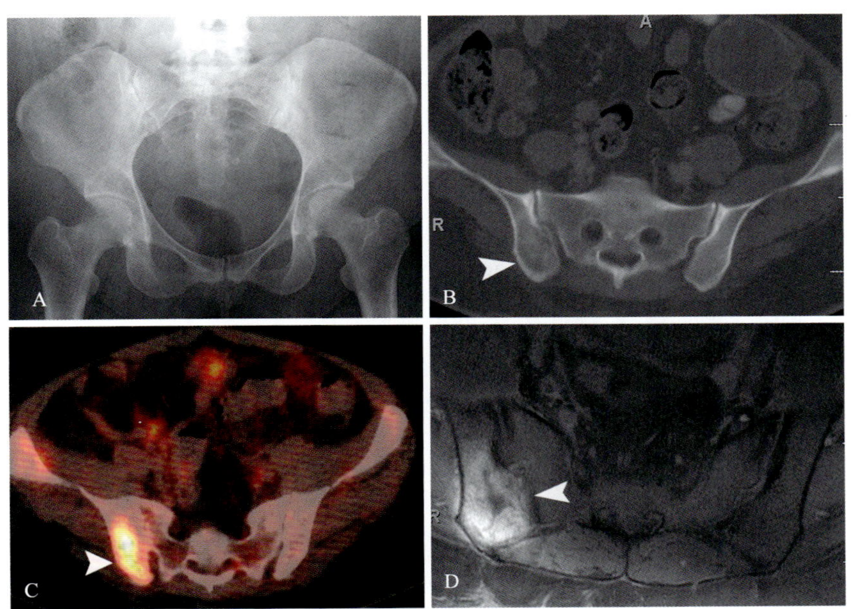

图37.10 骨转移。在黑色素瘤广泛转移的患者中，X线无法检测到骨转移性疾病，CT检测能力也有限。A.骨盆X线片显示无骨转移灶或病理性骨折；B.骨盆CT显示右后髂骨（箭头）存在细微的轻度骨质密度增高；C. PET/CT融合扫描显示右髂后骨代谢活动增加（箭头）；D.静脉造影后的轴位T1WI显示右髂骨后部有异常强化病灶（箭头）。请注意，MRI比CT对病变显示更明确

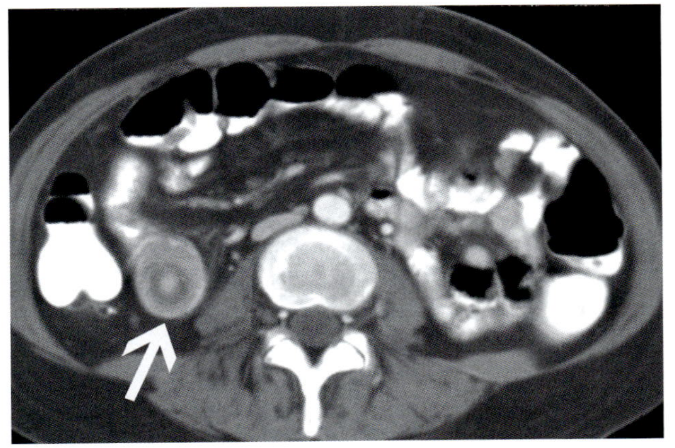

图37.11 小肠转移伴肠套叠。腹部轴位CT（静脉造影）显示由小肠转移引起的非阻塞性近端小肠套叠。肠套叠可能显示为“靶”样病灶（箭头）

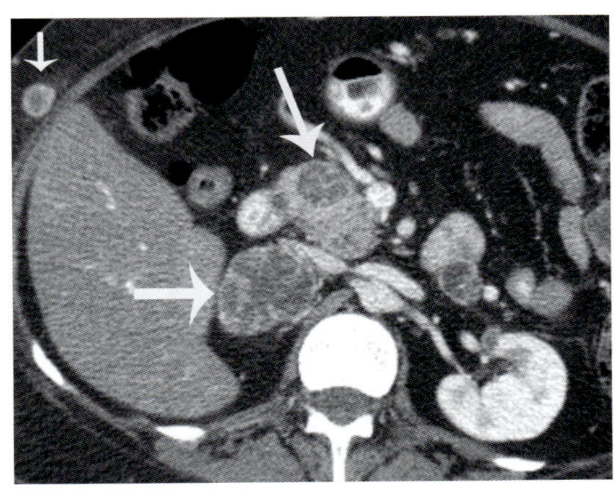

图37.12 肾上腺和胰腺转移。静脉注射对比剂后进行腹部CT显示黑色素瘤转移到右肾上腺（短箭头）和胰头（长箭头）。右前腹壁可见皮下转移性结节（中箭头）

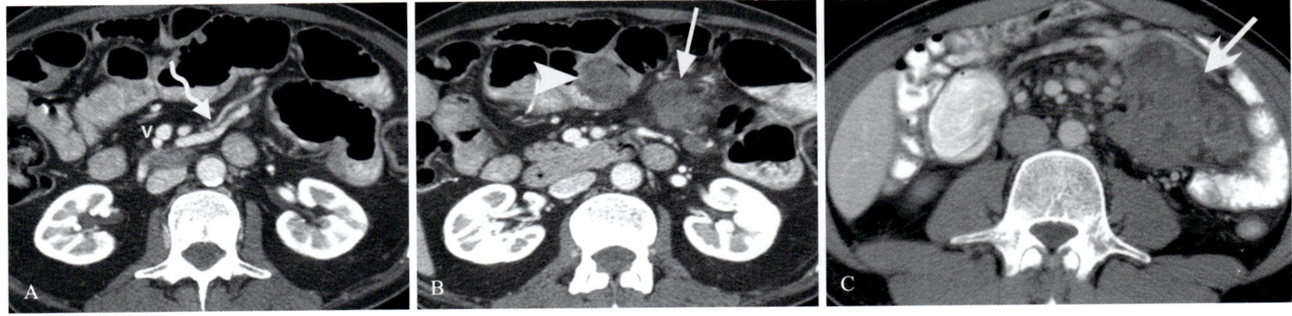

图37.13 融合性淋巴结肿大。A.通过定位肠系膜上静脉（v）并追踪空肠静脉（波浪箭头）进入空肠小肠系膜，可以发现空肠小肠系膜内淋巴结肿大（如B和C所示）；B和C.使用静脉对比剂对腹部进行CT显示两名不同患者的空肠小肠系膜（箭头）中有融合性淋巴结肿大，这一发现在淋巴瘤患者中也有类似表现。B中还发现了小肠转移（箭头）

胸膜、支气管、乳房、心脏和心包。黑色素瘤转移有转移至心肌的倾向（图37.15）。

要点 影像学

- 放射学报告应包括所有发生转移的部位，并对所有器官系统（包括皮下组织和肌肉）进行全面检查。
- 对于接受前哨淋巴结活检（SLNB）的患者，通常首先进行术前淋巴闪烁扫描，以确定区域淋巴结引流部位和具有多个淋巴结引流区的患者，并且对标准淋结巴引流区之外的其他引流区进行定位。
- 对于前哨淋巴结阳性而未行完全淋巴结清扫的患者，目前超声检查可常规监测淋巴结引流区。
- 识别导致脊髓受压和神经系统损害的椎体转移瘤对于放射治疗很重要。

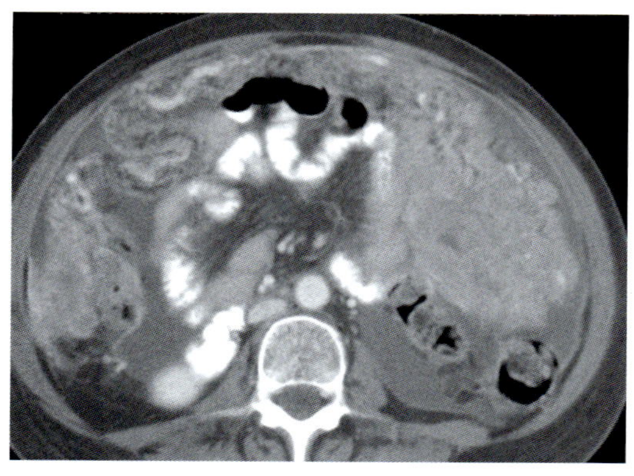

图37.14 使用静脉对比剂对腹部进行轴位CT，显示左下背部原发性黑色素瘤病史的患者存在弥漫性腹膜转移和腹水

治疗

治疗选择包括手术和非手术方法，取决于疾病的程度和阶段。非手术治疗选择包括全身化疗、放射治疗、细胞因子治疗、免疫治疗、分子靶向治疗和实验性治疗。

手术和淋巴结清扫

手术治疗包括扩大范围的肿瘤切除，切除原发肿瘤和周围的健康组织，是治疗早期疾病的主要方法。基于原发肿瘤的厚度确定切除范围，一般为超出肿瘤厚度增加1～2cm。根据与原发肿瘤位置相关的解剖学限制，个别患者的手术方案可能会有所不同。

术中淋巴标记和前哨淋巴结活检通常适用于中度至高度隐匿性区域淋巴转移风险的原发性皮肤黑色素瘤患者。通过准确的病理区域淋巴结分期来识别微小的淋巴结病灶，对患有隐匿性疾病的患者，进行局部病灶的控制或达到潜在治愈的可能。对有临床证据证明区域淋巴结转移的患者通常通过彻底淋巴结切除术来治疗；然而，临床上的隐匿性转移（前哨淋巴结阳性）不再需要完成淋巴结清扫，建议通过超声观察淋巴结引流区。完全淋巴结清扫术是一种切除特定淋巴结引流区中所有淋巴结的手术。淋巴结切除术可能的并发症包括淋巴水肿、疼痛、感觉丧失和活动受限。

手术是治疗卫星转移和中途转移计划的一部分，特别是在单发或病变范围局限的情况下。高温隔离肢体灌注或微创隔离肢体输注这两种相对专业的技术均为向受累肢体局部施用细胞毒剂（最常见的是美法仑），很少用于治疗途中转移。隔离肢体输注可能出现的并发症包括肌坏死、神经损伤、骨筋膜室综合征和动脉血栓形成。在罕见的严重病例中，可能需要进行筋膜切开术或截肢术。为了缓解症状（特别是软组织、肺、大脑或胃

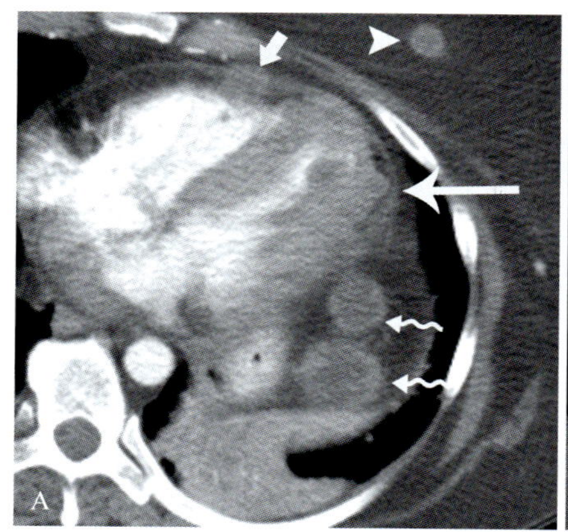

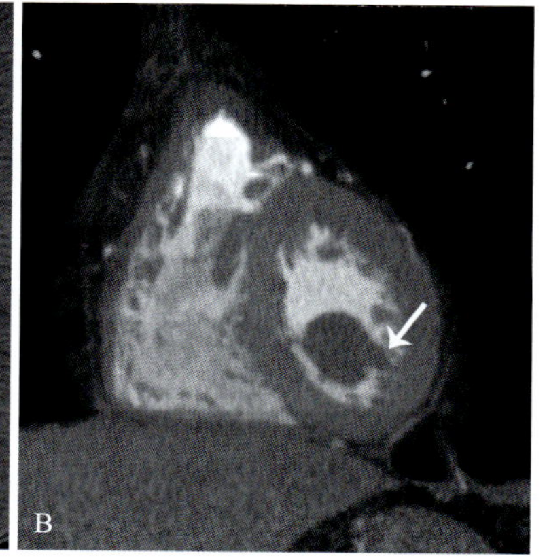

图37.15 心脏转移。A.静脉注射对比剂后的胸部轴位CT显示累及左心室心肌的转移性病灶。病灶累及心包（粗箭头）和皮下组织（箭头）。腹膜转移结节可见于左心室后方（波浪箭头）；B.在心脏增强CT中，可以看到另一名患者的圆形转移性肿块通过茎（箭头）连接到左心室壁

肠道等部位的转移），对远处转移的部分患者进行手术，以达到治疗目的。

非手术治疗

化疗

在2011年之前，转移性黑色素瘤患者的唯一治疗选择是细胞毒性化疗或高剂量的IL-2。dabrafenib是一种烷化剂，于1975年被美国FDA批准用于治疗黑色素瘤，是转移性黑色素瘤患者的标准治疗方法，其1年生存率仅为27%。随着新型免疫疗法和靶向疗法的出现，化疗药主要用于免疫疗法或靶向药物无法控制疾病的患者，使用频率明显下降。dabrafenib通常耐受性良好，主要副作用是恶心和呕吐。

细胞因子治疗

黑色素瘤抗原被细胞毒性T细胞识别。IL-2和干扰素-α是两种较古老的免疫疗法，IL-2是直接刺激免疫系统、促进T细胞增殖和抗肿瘤活性的细胞因子。在一些转移性黑色素瘤患者中，IL-2输注显示出一定的疗效，总缓解率为16%，完全缓解率为6%，中位总生存期为8.9个月。然而，其严重毒性限制了其应用，并且由于新治疗的出现，其使用不如过去那么多，这些新治疗已被证明毒性更低且更有效。IL-2治疗的并发症包括低血压、可导致肺水肿的毛细血管渗漏综合征和肾毒性。

放射治疗

尽管手术是局部或区域转移性黑色素瘤的主要治疗方法，但当无法进行完全手术切除时，或作为缓解症状的姑息治疗，放射治疗可用于具有高风险特征的患者的局部疾病控制。在某些患者中，放射治疗可用于长期控制和缓解。适用于放射治疗的疾病部位包括骨转移或其他不适合手术的部位，如真菌或出血性皮肤转移。放射治疗通常用于治疗导致脊髓压迫和神经系统损害的脊椎转移瘤。立体定向放射外科手术或全脑放射可用于脑转移瘤。放射治疗的副作用取决于治疗区域的辐射量，可能包括脱发、疲劳或皮肤干燥。并发症包括严重的水肿、炎症、如放射性肺炎、肠炎或膀胱炎，这也可能导致瘘管形成。

溶瘤病毒疗法

溶瘤性拉氏产碱菌如T-VEC，是一种工程化的、基因修饰的Ⅰ型单纯疱疹病毒，在实验室中设计和制造，主要用于感染和杀死癌细胞。T-VEC用作局部治疗，并作为注射剂注射到皮肤或淋巴结中无法通过手术切除的转移性但非原发性黑色素瘤中。除了直接杀死癌细胞外，T-VEC还触发免疫系统发现并攻击附近的癌细胞，有时甚至是身体其他部位的癌细胞。T-VEC最常见的副作用是疲乏、寒战、发热、恶心、流感样症状和注射部位疼痛。

Ⅲ期和Ⅳ期黑色素瘤的免疫疗法

免疫疗法激活患者自身的免疫系统，使其更有效地识别和消灭癌细胞。在过去的10年中，随着对黑色素瘤分子和免疫生物学的深入了解，ICI的发展取得了显著进步，这些疗法提高了局部晚期和转移性黑色素瘤患者的生存率，新辅助治疗也提高了转移性黑色素瘤患者的生存率。

ICI是一种单克隆抗体，主要针对细胞毒性T淋巴细胞相关蛋白4（cytotoxic T-lymphocyte-associated protein 4，CTLA-4）的单克隆抗体和针对PD-1及其配体PD-L1，它对于药物耐受和肿瘤免疫逃逸至关重要。CTLA-4是一种激活后在T细胞上表达的分子，它与抗原提呈细胞的共刺激分子紧密结合，导致T细胞进一步激活和释放的下调，CTLA-4分子充当停止机制，降低T细胞的功能。因此，阻断CTLA-4的抗体会释放这种停止机制并增加T细胞的激活和增殖，从而增强免疫反应。

辅助免疫治疗

ipilimumab是一种抗CTLA-4抗体，经美国FDA批准用于治疗转移性黑色素瘤，剂量为3mg/kg。在一项随机Ⅲ期试验中，该药物在获得许可的辅助治疗试验中，使用了较高剂量，为10mg/kg。对于接受手术切除的患者，与安慰剂相比，ipilimumab的3年无复发生存率显著提高，达到46.5%。随着随访时间的延长，总体生存率也得到提高。目前，ipilimumab 10mg/kg已被美国FDA批准用于Ⅲ期黑色素瘤的辅助治疗，并已被证明对于某些患者可以延迟复发并延长寿命。

PD-1是一种位于T细胞表面的蛋白质，通常有助于阻止T细胞攻击体内的其他细胞。PD-1的激活会导致T细胞活性受到抑制。抗PD-1抗体nivolumab和pembrolizumab可阻断PD-1受体并增强免疫系统针对黑色素瘤细胞的反应。nivolumab在辅助治疗中显示出一定的作用。在一项对接受局部或远处转移完全切除的患者进行nivolumab与pembrolizumab比较的研究中，在24个月的随访中，nivolumab的无复发生存率为62.6%，而ipilimumab为50.2%。目前，nivolumab被批准用于接受黑色素瘤切除术和所有病变部位切除术的患者的辅助治疗。pembrolizumab还被批准用于接受完全切除的淋巴结受累黑色素瘤患者的辅助治疗。

转移性黑色素瘤的免疫治疗

ipilimumab是美国FDA于2011年批准的第一个ICI，用于治疗不可切除或转移性黑色素瘤。这项批准基于一项大型多中心Ⅲ期随机研究，该研究显示在一组接受过全身治疗但疾病仍进展的Ⅲ期和Ⅳ期黑色素瘤患者中，ipilimumab与糖蛋白100肽疫苗的6.4个月相比，在统计上可延长10.1个月的总生存期（3mg/kg，每3周一次，共4剂）。这项研究还报道了更高的2年生存率，接受ipilimumab治疗的患者的生存率为21.6%，而接受糖蛋白100治疗的患者的生存率为13.7%。当ipilimumab剂量从3mg/kg增加到10mg/kg时，总生存期分别增加至15.7个月和11.5个月。然而，该药也存在毒性，3mg/kg剂量组中18%～28%的患者出现3级（严重）或4级（危及生命）毒性，而10mg/kg剂量组中这一比例为34%。

nivolumab是第一个被批准用于治疗转移性黑色素瘤的抗PD-1抗体，其批准基于一项Ⅲ期试验的结果，该试验比较nivolumab与dabrafenib在先前未经治疗的转移性黑色素瘤患者的情况。nivolumab和dabrafenib的总体缓解率分别为40%和13.9%，中位PFS分别为5.1个月和2.2个月，1年生存率分别为73%和43%。CheckMate-067试验显示，既往未经治疗的不可切除的Ⅲ期或Ⅳ期黑色素瘤患者分别接受nivolumab或Ipilimumab治疗后3年生存率分别为52%和34%。

pembrolizumab是美国FDA于2014年批准的另一种抗PD-1抗体，对转移性黑色素瘤患者的缓解率约为38%，12个月时的总生存率为74%。在一项针对初治患者的Ⅲ期研究中，pembrolizumab显示出更长的4年生存率，为44%，而ipilimumab为35%，中位PFS分别为11.2个月，而帕博利珠单抗和ipilimumab为3.7个月。

nivolumab和pembrolizumab在转移性黑色素瘤患者中的总体缓解率为40%～50%，5年总体生存率为30%～40%。对免疫治疗有良好反应的患者可以重新评估手术切除残留转移灶的机会。

联合免疫治疗

CheckMate-067试验评估了nivolumab和ipilimumab在既往未经治疗的晚期黑色素瘤患者中的联合使用。这种联合疗法疗效优于单独使用任一药物，nivolumab和ipilimumab组合的总体缓解率为58%，而单独使用nivolumab组为44%，ipilimumab组为19%，联合用药的5年总生存率为52%，而单独使用nivolumab的年总生存率为44%。2015年，美国FDA批准了nivolumab和ipilimumab的联合使用，用于治疗晚期黑色素瘤。nivolumab和ipilimumab的联合使用比单独使用任何一种药物在减小肿瘤大小和提高生存率方面效果更好。这种效果也在病灶＜3cm的无症状脑转移患者中得到证实，其中颅内的有效率为57%，其中26%的患者仅通过药物即可完全缓解，无须放疗。目前，nivolumab和ipilimumab的联合使用是转移性或不可切除黑色素瘤患者的最有效的组合。然而，59%的患者出现3级和4级毒性，而单独使用nivolumab的患者为21%。这种组合免疫疗法优先用于疾病快速进展、有症状或活动性脑转移的患者。最近，该试验对5年总生存率进行了更新，ipilimumab与nivolumab联合治疗为52%、而单独nivolumab治疗及单独ipilimumab治疗分别为44%和26%。

研究人员还探索了ipilimumab和nivolumab联合用药翻转剂量的使用。在此方案中，低剂量ipilimumab（1mg/kg）联合nivolumab（3mg/kg）的毒性（3～5级毒性）显著低于传统剂量（34% vs. 48%），且反应率与传统剂量相当。该研究没有权力比较不同方案之间的疗效。

免疫疗法在新辅助治疗中的应用可以评估影像反应和病理反应。ipilimumab与nivolumab多剂量组合的Ⅱ期试验表明，新辅助治疗中nivolumab 3mg/kg和ipilimumab 1mg/kg的组合具有最佳疗效/毒性比，放射学客观反应为57%，病理完全缓解（手术标本中没有任何活肿瘤）为77%，仅有20%出现3级和4级免疫相关不良事件（immune-related adverse event，irAE）。

靶向治疗

靶向治疗是一种针对癌细胞特定分子靶点的治疗方法，这些靶点是帮助癌症生长和扩散的癌症特异性基因或蛋白质。分裂原激活蛋白激酶（mitogen-activated protein kinase，MAPK）通路内的突变会导致生长和增殖失控，常见于各种恶性肿瘤。黑色素瘤中导致MAPK通路特征性过度激活的最常见是*BRAF*突变。

40%～50%的皮肤黑色素瘤中存在*BRAF*突变。*BRAF*突变可见于黏膜或肢端黑色素瘤亚型，但发生率低于10%。葡萄膜黑色素瘤中未发现*BRAF*突变。在氨基酸位置600（V600E）处用缬氨酸（V）替代谷氨酸（E）代表85%～90%的*BRAF*突变。第二种常见的600位氨基酸（V600K）被缬氨酸（V）替换为赖氨酸（K），占*BRAF*突变的10%～15%。约5%的皮肤黑色素瘤中检测到*BRAF*其他位点的突变，例如*NRAS*突变，可能发生在约20%的皮肤黑色素瘤中，*C-KIT*突变更常见于黏膜或肢端黑色素瘤以及与慢性阳光损伤相关的黑色素瘤。

BRAF抑制剂是选择性靶向突变*BRAF*亚型的小分子抑制剂，优先针对V600E，但也针对其他同工型，例如V600K或V600D。在大多数*BRAF V600*突变阳性黑色素瘤患者中，抑制BRAF可使肿瘤快速消退，然而，这种疗法可能会产生耐药性。

辅助治疗中的靶向治疗

美国FDA批准的dabrafenib和trametinib联合方案用于手术切除后的Ⅲ期黑色素瘤患者。在获得批准的试验中，dabrafenib和trametinib治疗1年的结果显示，3年无进展生存率为58%，而安慰剂组为39%。这项研究的长期随访证实了无复发生存率和无远处转移生存率的改善，并且估计dabrafenib/trametinib治疗组患者的治愈率为54%，而安慰剂组为37%。

转移病灶的靶向治疗

vemurafenib是*BRAF V600E*突变体的口服抑制剂，见效快，毒性低。一项在*V600E*突变患者中比较vemurafenib和dacarbazine的Ⅲ期随机临床试验显示，vemurafenib和dacarbazine的无进展生存期分别为6.9个月和2.7个月，存在显著性差异。vemurafenib的总体缓解率为50%，dacarbazine的总体缓解率为6%。vemurafenib是美国FDA批准的第一个BRAF抑制剂，于2011年批准用于治疗转移性和不可切除的*BRAF*突变黑色素瘤。

另一种BRAF抑制剂dabrafenib，其临床疗效与vemurafenib相似。一项在*BRAF V600*突变患者中比较dabrafenib和dacarbazine的Ⅲ期随机临床试验显示，dabrafenib的总体缓解率为50%，dacarbazine为6%，dabrafenib的无进展生存期显著改善，为5.1个月，dacarbazine为2.7个月。dabrafenib于2013年被美国FDA批准用于治疗转移性和不可切除的*BRAF*突变黑色素瘤。

美国FDA于2018年批准的BRAF抑制剂是encorafenib。它是一种BRAF抑制剂，与BRAF的亲和力增加，因此结合时间更长，与dabrafenib和vemurafenib每天2次用药相比，encorafenib可以每天1次给药。

使用单药BRAF抑制剂的一个重要限制是最终会产生耐药性。尽管这些药物非常有效，并且可以显著缩小肿瘤大小，但大多数患者在治疗开始后6～8个月会出现继发性耐药。中位PFS约为6个月，90%的患者在1年内出现耐药性。单药BRAF抑制的副作用也不容忽视，最常见的副作用包括关节痛、皮疹、发热、光过敏、疲劳、脱发、恶心和皮肤鳞状细胞癌的发展。

*BRAF V600E*突变还与MEK抑制剂敏感性增加和选择性相关。MEK抑制剂是针对MAPK通路中MEK1/2蛋白的小分子抑制剂。MEK抑制剂作用于BRAF蛋白下游的分子。目前，3种不同的MEK抑制剂被批准用于治疗具有*BRAF V600E*或*V600K*突变的不可切除或转移性黑色素瘤。

trametinib是一种选择性MEK1和MEK2抑制剂。在一项针对*BRAF V600E*突变黑色素瘤患者的Ⅲ期试验中，与化疗相比，trametinib的总体缓解率提高了22%，而化疗为8%，无进展生存期显著延长（4.8个月vs 1.5个月）。trametinib是美国FDA于2013年批准的第一个用于治疗转移性*BRAF*突变黑色素瘤的MEK抑制剂，主要用于未接受过选择性BRAF抑制剂治疗的患者，因为它未能达到接受过治疗的患者的临床获益。

cobimetinib是一种选择性MEK1抑制剂，于2015年被美国FDA批准与*vemurafenib*联合用于治疗转移*BRAF V600E*突变的转移性黑色素瘤。binimetinib是一种选择性MEK1和MEK2抑制剂，于2018年被美国FDA批准与encorafenib联合用于治疗患有*BRAF V600E*或*V600K*突变的不可切除或转移性黑色素瘤患者。

MEK抑制剂通常耐受性良好，最常见的副作用包括皮疹、腹泻、外周水肿、疲劳、高血压、眼部不良事件和心肌病。MEK抑制似乎不会引起皮肤鳞状细胞癌或过度增殖性皮肤病变。BRAF和MEK抑制的组合可以减轻作为单一药物使用时出现的副作用。

BRAF/MEK组合抑制

接受BRAF抑制剂治疗的患者由于获得性耐药，在治疗后6～8个月复发，这很可能是由于MAPK通路重新激活所致。BRAF和MEK抑制剂的联合使用是为了延缓对BRAF抑制剂单一疗法耐药性的发展。这两种药物都会阻断在MAPK通路中不同步骤发挥作用的靶标。

dabrafenib与trametinib联合使用的中位PFS为9.4个月，而单用dabrafenib的中位PFS为5.8个月。联合疗法完全或部分缓解率为76%，而单独使用dabrafenib的缓解率为54%。dabrafenib和trametinib的联合治疗方案于2014年获得美国FDA批准，用于治疗*BRAF V600E/K*突变的转移性黑色素瘤。

在最近的一项Ⅲ期临床试验中，dabrafenib和trametinib的组合被证明可以提高先前未经治疗的具有*BRAF V600E*或*V600K*突变的转移性黑色素瘤患者的PFS和总生存率，并且不会增加总体毒性。这种组合在患有脑转移和*BRAF*突变的患者中也具有一定的作用。

cobimetinib和vemurafenib联合治疗的PFS为12.3个月，而单独使用vemurafenib为7.2个月。联合治疗中位总生存期为22.3个月，而单独使用vemurafenib则为17.4个月。cobimetinib与vemurafenib联合使用被批准用于治疗*BRAF V600E/K*突变的转移性黑色素瘤患者。

总体而言，与BRAF单药治疗相比，BRAF加MEK抑制剂联合治疗具有良好的耐受性，并延迟耐药的发生。因此，BRAF和MEK抑制剂的联合治疗已取代了单一BRAF抑制剂的使用，并已成为适用于患有*BRAF*突变的晚期或不可切除黑色素瘤患者的标准治疗方案。联合用药方案包括dabrafenib加trametinib、vemurafenib加cobimetinib和encorafenib加binimetinib。

尽管BRAF抑制剂的使用改善了*BRAF V600E*突变转移性黑色素瘤患者的治疗，但这些疗法并不总是持久有效，约50%的患者在12个月内会出现疾病进展。这一现象凸显了未来需要加深对分子靶向疗法相关耐药机制的理解。识别耐药性的分子机制以及开发克服耐药性的药物是未来治疗该疾病的重要挑战。

要点 治疗

- 原发肿瘤的手术扩大切除是早期黑色素瘤的主要治疗方法。
- 前哨淋巴结活检通常适用于中危至高危的原发性皮肤黑色素瘤患者，以识别隐匿的区域淋巴结转移。
- 显微镜下受累的前哨淋巴结不再通过淋巴结切除术治疗，建议对受影响的淋巴结床进行持续的超声随访。
- 放射治疗常用于治疗导致脊髓受压的转移瘤、脑转移瘤或骨转移瘤。
- 免疫检查点抑制剂（ICI）和程序性细胞死亡1（PD-1）受体抗体的开发彻底改变了Ⅲ期和Ⅳ期黑色素瘤的治疗。
- ipilimumab是第一个被批准用于治疗黑色素瘤的ICI。
- 抗PD-1抗体单一疗法比pilimumab具有更好的疗效和更低的毒性。
- nivolumab和ipilimumab的组合似乎是转移性黑色素瘤最有效的治疗方法，但该方案的毒性是其使用受限的原因。
- 靶向治疗旨在抑制分裂原激活蛋白激酶（MAPK）通路。
- 应对所有肿瘤进行突变检测。
- 对于存在*BRAF V600E*突变的转移性黑色素瘤患者来说，BRAF抑制剂联合MEK抑制剂的靶向治疗可实现快速且高的缓解率。
- 靶向治疗和免疫疗法可提高晚期和转移性黑色素瘤患者的总生存期，并提高辅助治疗下的无复发生存期。
- 新疗法允许对治疗有良好反应的患者进行重新评估，以确定是否可以手术切除残留转移灶。

免疫相关不良事件

ICI的副作用通常是免疫相关不良事件，即irAE。药物的类型和剂量以及其在单一疗法或联合疗法中的使用决定了不良反应的发生频率和严重程度。在接受伊匹木单抗治疗的患者中，有60%～80%会出现irAE。最常见的副作用是疲劳、腹泻、恶心、皮疹和瘙痒。接受3mg/kg剂量治疗的患者中，约15%会发生严重不良事件，接受10mg/kg治疗的患者中，这比例增至30%。因毒性产生炎症的常见部位为肠道、肝脏、神经、肺、皮肤、肾脏和内分泌系统，导致广泛的潜在毒性。免疫诱导的结肠炎可能表现为弥漫性或节段性结肠受累，影像学特征是壁增厚和黏膜强化（图37.16）。2～3周出现皮肤相关不良反应，6～7周出现胃肠道和肝脏不良反应，而内分泌不良反应通常会在9周后出现。

pembrolizumab和nivolumab具有相似的副作用，约15%的病例出现严重不良反应。ipilimumab 3mg/kg和nivolumab 1mg/kg的联合免疫治疗可导致约48%的患者出现3级或更高的毒性，反转剂量方案的毒性约为34%。最常见的副作用是疲劳、腹泻、淋巴细胞减少、皮疹、瘙痒、肺部问题、脂肪酶水平升高及甲状腺等内分泌问题。一般来说，与抗CTLA-4药物相比，抗PD-1药物的毒性较小。最常受影响的器官包括肺（肺炎）和肾脏。免疫诱发的肺炎临床表现多样，从轻度呼吸困难到危及生命的呼吸衰竭。影像学表现各不相同，从轻微的肺间质异常到急性间质性肺炎或急性呼吸窘迫综合征，包括机化性肺炎、过敏性肺炎或非特异性肺炎（图37.17）。

仅支持性治疗通常足以控制1级毒性，如果不良事件为2级或更高，建议停止治疗。在3级毒性或更高级别的严重毒性病例中，则不建议使用免疫治疗，如果irAE在全身性皮质类固醇激素的治疗后得到解决，就可以恢复免疫治疗。建议在使用任何免疫治疗剂治疗期间进行密切监测。不同组织或器官发生的irAE通常在发病后4～9周消失。不良反应的早期识别和治疗非常重要，可以降低不良后遗症的风险。如果出现严重毒性，则使用全身皮质类固醇激素治疗。对于3级或更高级别的毒性，至少使用1mg/kg的皮质类固醇激素，随着毒性的加重，需要使用的剂量也随之增高。当症状改善时，应持续4～6周逐渐减少类固醇激素用量。对于类固醇难治性结肠炎，肿瘤坏死因子α抑制剂infliximab等药物可作为二线用药，并且可以更快地逐渐减少类固醇剂量。

要点

- 免疫检查点抑制剂（ICI）的副作用通常是与免疫相关的炎症状况，称为免疫相关不良事件（irAE）。
- 副作用的发生频率和严重程度取决于药物的类型和剂量及其单一疗法或联合疗法的使用。
- 建议在免疫治疗期间进行密切监测。
- irAE的治疗包括延迟/低剂量给药及对中度irAE进行严格监测，而对于持续或重度irAE则采取停药和全身性皮质类固醇激素治疗。

监测肿瘤反应/治疗反应

传统上，监测肿瘤反应主要依据RECIST，即在CT

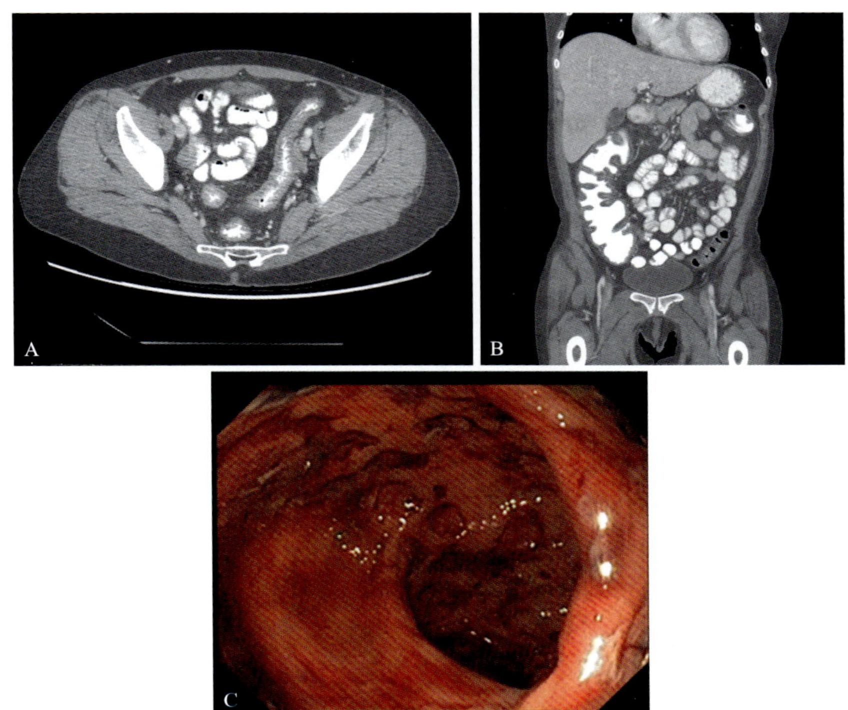

图37.16　免疫诱发的结肠炎。62岁男性患有左腋窝和肺部转移性黑色素瘤，接受ipilimumab治疗。治疗1个月后出现腹泻。A和B.轴位和冠状位增强CT图像（静脉内和口腔对比）显示结肠壁弥漫性增厚（箭头）；C.结肠镜检查发现弥漫性溃疡，提示全结肠炎。患者接受泼尼松治疗后恢复良好

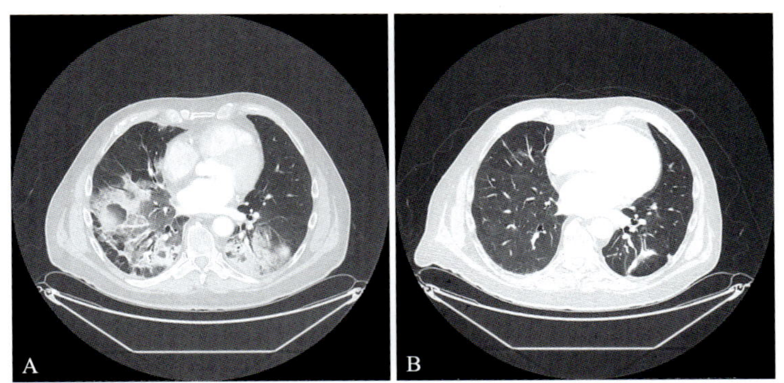

图37.17　免疫诱发的肺炎。75岁转移性黑色素瘤男性患者，接受抗PD-1疗法。治疗2个月后，他出现流感症状，咳嗽加剧。A.轴位增强CT图像（静脉造影）显示明显的磨玻璃样和结节性模糊影，特别是在两肺下叶。支气管镜检查和支气管肺泡灌洗显示炎症。B.类固醇治疗后，轴向胸部CT图像显示病情有所改善

或MRI上检测到的实体器官转移和淋巴结转移的消散或病灶减小。在2009年发表的RECIST 1.1中，肿瘤负荷的评估是通过测量轴向平面上5个病变（每个器官2个）的最长直径来确定。短轴大于或等于15mm的淋巴结被认为是病理性的，而当其减小到10mm或更小时，则被认为是正常的。这种方法并不具有特异性，因为淋巴结增大可能继发于感染或炎症，转移性淋巴短径也可能小于10mm。

免疫疗法的治疗反应表现与细胞毒性化疗的典型反应表现不同。少数患者可能会出现假性进展，其特点是在治疗的最初几周内临床表现和影像学表现恶化，随后肿瘤持久消退。先前存在的病变的扩大和新病变的出现与治疗诱导的活化T细胞炎症浸润有关。由于肿瘤生长可能是短暂的，并且影像学检查时间点选择的不确定性，使用RECIST监测治疗反应比较困难。免疫治疗的疗效并不迅速可见，大多认为治疗3个月后也属于正常见效时间。

由于对免疫治疗的反应表现各不相同，2009年提出了监测治疗反应的替代标准，称为免疫相关反应标准（immune-related response criteria，irRC），该标准考虑“肿瘤总负荷”，无论新病灶的增长情况如何。根据irRC，新病变的出现并不直接等同于疾病的进展。“肿

瘤总负荷”由新病灶和原有可测量病变（每个器官5个病变，最多10个内脏病变和5个皮肤指数病变）的垂直直径（二维测量）的总和组成。完全反应定义为所有可检测到的肿瘤病变消失。部分缓解是指肿瘤负荷减少大于或等于50%但小于100%；免疫相关稳定被定义为肿瘤负荷减少不到50%或增加不到25%。如果肿瘤负荷相对于最低点（最低记录的肿瘤负荷）增加大于或等于25%，则报告为疾病进展。这些新标准要求从首次记录之日起，4周以上的随访复查中进行确认免疫反应程度。

2013年，研究人员发表了修订后的irRC，使用一维测量而不是二维测量来评估肿瘤对免疫治疗的反应，称为实体瘤免疫相关反应评估标准。部分缓解定义为目标病灶总数减少30%或更多。疾病稳定定义为病灶总数增加小于20%，减少小于30%，进展性疾病是指病灶总和从最低点增加20%或更多，且出现新的可测量病灶。与irRC相比，这些标准具有更高的可重复性。

2017年，RECIST工作组发布了免疫治疗的修订版RECIST 1.1，即所谓的免疫相关RECIST（immune-related RECIST，iRECIST），以促进基于免疫治疗的放射学数据分析的一致性。iRECIST使用一维测量，并将新发病灶的测量纳入评估标准中。修改后的标准还引入了“未经证实的进行性病灶”术语，该术语对应于4～8周随访影像学证实的进行性病灶。与免疫治疗制定的其他标准相反，非主病灶病变进展可以定义为疾病进展。部分缓解定义为目标病灶总数减少30%以上，未经证实的病灶进展定义为目标病灶总数较最低点增加20%以上，或非主病灶进展或出现新病灶。先前归类为未确定进展的病灶，根据以下标准可确定为疾病进展：①4～8周的影像学随访中病灶肿瘤负荷增加5mm以上；②4～8周的影像学随访中非主病灶显著增加；③由未经证实的进展性病灶引起的新病灶，以及新病灶的肿瘤负荷增加5mm以上；④4～8周的影像中随访新病灶数量增加。免疫改良RECIST（immune-modified RECIST，imRECIST）标准最初是为了Atezolizumab研究中而制定的，是基于irRC原则对RECIST 1.1系统进行的修改。

第一个基于PET的反应标准，包括实体瘤治疗的代谢反应，由欧洲癌症研究和治疗组织（European Organization for Research and Treatment of Cancer，EORTC）于1999年提出。2009年，Wahl等基于PET图像提出了实体瘤的PET反应标准。随后，基于PET/CT还制订了其他一些具体的反应标准，以提高诊断预测价值。这些标准同时考虑了代谢（最大SUV）和病灶大小的联合判断，包括PET/CT ICI治疗反应早期预测标准，以及PET研究中新出现病变的数量，如《免疫治疗PET反应评估标准》中所述。

要点

- 免疫疗法的治疗反应表现可能与细胞毒性化疗的典型反应表现不同。
- 疾病稳定或肿瘤消退之前，接受免疫治疗的患者可能会出现假性进展，即疾病的短暂恶化，表现为已知病变的进展或新病变的出现。
- 原有病灶和新病灶的增大与治疗引起的活化T细胞炎症浸润有关。
- 已经制订出用于监测治疗反应的新的免疫相关反应标准。

生物标志物

ICI在癌症治疗方面的重大突破，改变了转移性黑色素瘤的治疗，但仍有部分患者对这些药物没有反应，而且部分对该药有反应的患者会产生继发性耐药。当前无法确定哪些患者会对ICI的治疗产生有效反应。识别反应生物标志物有助于了解黑色素瘤与免疫系统之间的复杂相互作用，研究人员一直在努力解决这些难题。目前研究中的生物标志物有肿瘤PD-L1表达、肿瘤T细胞浸润及肿瘤中体细胞突变率（肿瘤突变负荷）等。

监测和复发

对于没有疾病迹象的患者进行复发监测取决于黑色素瘤的分期和复发的危险因素。有20%～30%的早期黑色素瘤患者将在5年内复发。Ⅲ期和Ⅳ期黑色素瘤患者复发的风险很高。复发部位包括局部/中途（28%）、区域淋巴结（21%）或全身性（51%）。患者复发的早期识别对实现早期治疗和获得良好预后具有非常重要的作用。

局部复发常通过患者自查或体检发现。随着全身疗法的出现，成像技术在黑色素瘤患者监测中的应用正在不断发展。NCCN就黑色素瘤患者的治疗方法提供了指南。根据NCCN指南，建议在所有病程阶段进行影像学检查以评估特定症状和体征。对于淋巴结检查不明确的患者，应考虑短期随访或更全面的影像学检查。对于未接受完全淋巴结清扫的SLNB阳性患者，建议在前两年每3～4个月进行一次临床检查和区域淋巴结超声检查，然后在第3～5年每6个月进行一次。

对早期疾病患者（0～ⅡA期）不建议进行常规影像学检查以筛查无症状复发或转移性病灶，建议每年进行一次皮肤检查，并教导患者进行每月皮肤自查。对于ⅡB～Ⅳ期患者，建议在2年内每3～12个月进行一次带或不带脑成像的影像学检查，然后在另外三年内每6～12个月进行一次，以筛查复发或转移性病灶。PET/

CT在评估临床局部复发可疑的患者是否存在其他部位复发病灶，以及评估单个复发部位是否有手术切除机会等方面具有重要作用。PET/CT对于常规CT未扫描的成像区域（手臂和腿部）具有补充作用。

要点　监测和复发

- 局部复发通常通过患者自我检查或体检发现。
- 超声可用于评估手术切除疤痕或有转移风险的区域淋巴结引流区。
- 国家综合癌症网络（NCCN）提供了黑色素瘤患者治疗方法的指南，并建议在所有阶段进行影像学检查以评估特定症状和体征。
- 影像学研究不适用于早期患者（0～ⅡA期）。
- 对于ⅡB～Ⅳ期患者，建议在两年内每3～12个月进行一次带或不带脑成像的影像学检查，然后在随后的三年内每6～12个月进行一次复查，以筛查复发或转移性病灶。

结论

黑色素瘤是一种侵袭性肿瘤，近年来发病率呈持续上升状态。主要的肿瘤预后标志物包括肿瘤厚度和是否发生溃疡。最常见的转移途径是淋巴结转移，其次是血行转移。对于临床检查区域淋巴结阴性的患者，术中淋巴标测和前哨淋巴结活检通常用于通过手术对有风险的区域淋巴结引流区进行分期。在过去的10年中，免疫疗法和靶向治疗提高了晚期黑色素瘤患者的总体生存率。影像学在分期、监测治疗反应、识别irAE和实现转移病灶的早期检测方面发挥着重要的作用。了解常见和不常见转移扩散部位的影像学特征对于准确随访黑色素瘤患者非常重要。未来，黑色素瘤的治疗将继续发展，影像学对于黑色素瘤患者的多学科诊疗将发挥更加重要的作用。

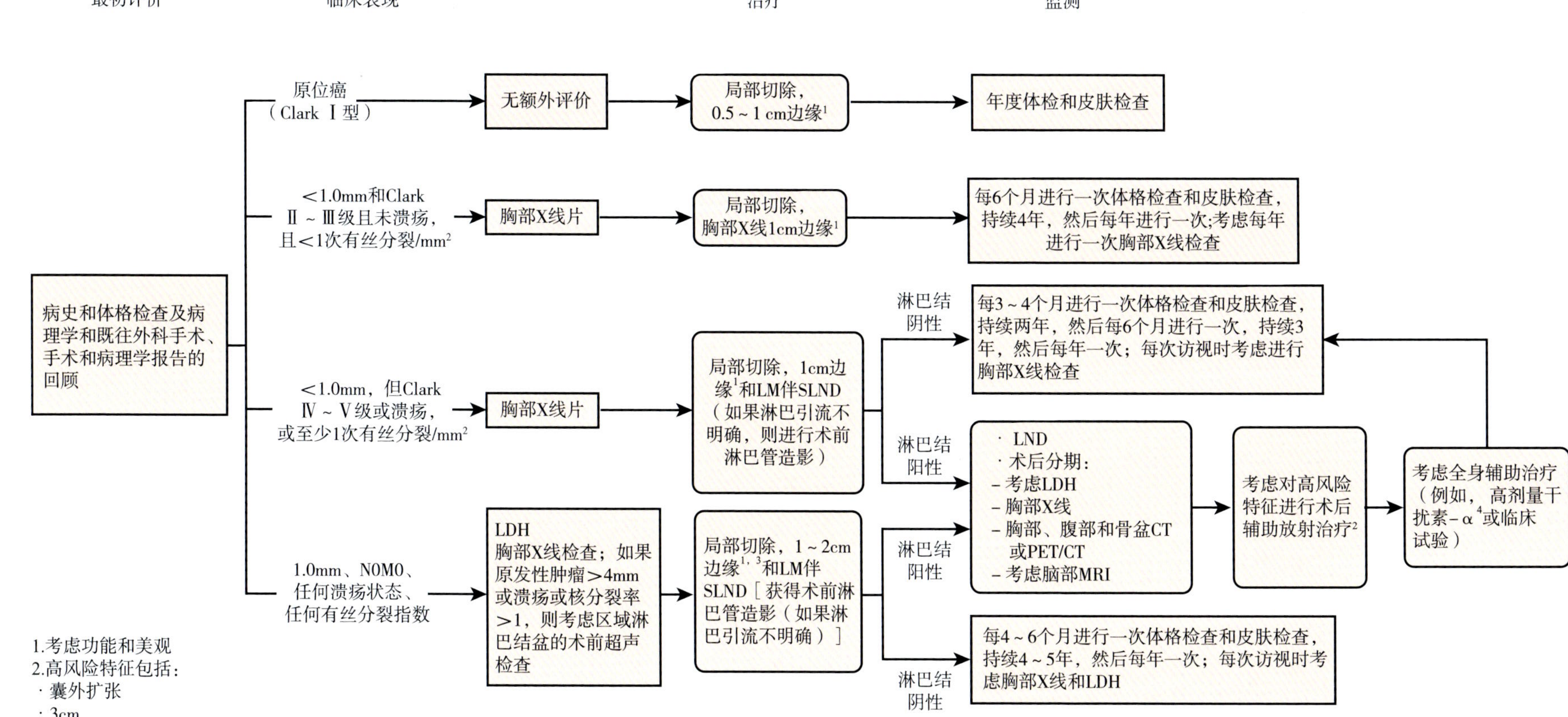

1.考虑功能和美观
2.高风险特征包括：
· 囊外扩张
· 3cm
· 累及4个节点
· 局部淋巴结或软组织复发
3.对于单纯促结缔组织增生和嗜神经组织学，考虑术后辅助放疗
4.参见在线完整方案中的辅助干扰素–α章节中的参考文献
LM.淋巴映射和前哨淋巴结活检
LND.淋巴结清扫
SLND.基于前哨淋巴结评价结果的选择性淋巴结清扫术

该方案并不旨在取代医师或其他医疗保健提供者的独立医疗或专业判断。如果没有MD安德森癌症中心医疗保健提供者关于个体患者护理的特别指导，该算法仅供参考。该方案不用于治疗孕妇

第38章

软组织肉瘤

Rajendra Kumar，M.D.，F.A.C.R.；Joseph A. Ludwig，M.D.；John E. Madewell，M.D.

引言

软组织肉瘤是一种罕见的起源于中胚层的间叶性肿瘤，但不包括那些起源于原始神经外胚层组织和来源未知的肿瘤，如尤文肉瘤或滑膜肉瘤。由于存在50余种临床和分子上不同的肉瘤亚型，临床表现存在巨大差异，导致它们各自的临床特点、预后、转移风险和化疗反应明显不同。出于这个原因，临床医师必须认识到亚型之间的细微差别，即使许多软组织肉瘤的治疗方法非常相似。尽管软组织肉瘤与多发性骨髓瘤或甲状腺癌的发病率几乎相同，但它们导致的死亡人数比睾丸肿瘤、霍奇金病和甲状腺癌的总和还要多。软组织肉瘤的发病率是原发恶性骨肿瘤的2～3倍，尽管表面上手术切除很彻底，但它们经常转移到肺部。

要点　引言

- 软组织肉瘤是一种罕见的起源于间叶组织和原始神经外胚层组织的恶性肿瘤。
- 软组织肉瘤的发病率是原发性恶性骨肿瘤的2～3倍。
- 软组织肉瘤经常转移到肺部。

流行病学和病因学

软组织肉瘤约占成人所有原发性恶性肿瘤的1%，占儿童肿瘤的7%～15%。这些肿瘤总发病率为1.4/10万，但在80岁以上的老年人中上升到8/10万。约40%的软组织肉瘤发生在50岁以上的人群中。美国癌症协会估计，2021年成人和儿童新发软组织（包括心脏）肉瘤约13 460例（7720例男性和5740例女性），死亡约5270例（2840例男性和2510例女性）。这些肿瘤的总体发病率一直在逐渐上升，部分原因是对该类疾病诊断能力的提高。据报道，男女比例约为1.2∶1，不过这一比例会因肉瘤亚型的不同而有很大差异。软组织肉瘤各亚型的相对发生率因年龄而异。例如，横纹肌肉瘤多发生在儿童，滑膜肉瘤多见于年轻人，未分化多形性肉瘤（undifferentiated pleomorphic sarcoma，MFH）好发于老年人。良性软组织肿瘤的发生率约是恶性软组织肿瘤的100倍。软组织肉瘤最常见于四肢（59%）、躯干（19%）、腹膜后（15%）和头颈部（9%）。

绝大多数软组织恶性肿瘤是散发的，无任何诱因。然而，淋巴瘤、宫颈癌、乳腺癌或睾丸癌在放疗后3～15年可能会出现继发性软组织肉瘤。病毒也与一些软组织肉瘤有关，如平滑肌肉瘤，以及获得性免疫缺陷综合征患者的卡波西肉瘤。慢性淋巴水肿相关血管肉瘤（Stewart-TReves综合征）是乳腺癌根治术后的一种罕见并发症。据报道，软组织肉瘤的发病率在几种遗传性疾病中是增加的，如神经纤维瘤病、遗传性视网膜母细胞瘤和Li-Fraumeni综合征。化学物质，如含有二噁英的除草剂橙剂，以及免疫抑制药均是软组织肉瘤的罕见原因。

要点　流行病学和危险因素

- 软组织肉瘤可见于任何年龄，大多数发生在50岁以上。
- 它们约占成人所有原发性肿瘤的1%，占儿童原发性肿瘤的7%～15%。
- 它们最常发生在下肢。
- 大多数软组织肉瘤的发生没有任何诱因，但在少数情况下，如遗传、感染（病毒）、化学物质（橙剂）、物理因素（辐射）和免疫抑制药物可能有致癌作用。

组织病理学

WHO对软组织肉瘤的各种组织学亚型进行了分类，其分类依据是恶性软组织肿瘤是否存在主要成分间充质组织及组织病理学上级别是低、中、高。因此，以恶性脂肪细胞为主的恶性软组织肿瘤称为脂肪肉瘤。侵袭性较弱的高分化脂肪肉瘤（非典型脂肪瘤）可能会局部复发，但很少有远处转移，而高级别去分化脂肪肉瘤通常有远处转移，常转移到肺部。同样，纤维肉瘤是以其组成的恶性纤维组织命名的。有时，软组织肿瘤可能混合恶性细胞成分，如黏液性炎性成纤维细胞肉瘤，它不仅包含恶性成纤维细胞和黏液组织，还包括炎性细胞。同样，高度恶性的去分化/多形性软组织肉瘤（恶性纤维组织细胞瘤）主要由恶性纤维组织和组织细胞组成。因此，必须在治疗前对软组织肿块进行组织病理学诊断，以确定其组织成分，并了解其是良性还是恶性。如果是恶性肿瘤，确定它是低、中、高级别是至关重要的。这种组织病理学诊断将最终决定患者的治疗、管理和预后，因为不同的软组织肿瘤在临床表现和结果上存在很大差异。一般情况下，如果患者有症状或者增大的软组织肿块持续时间超过4周或直径＞5cm，应进行活检。

CT或超声引导下的FNA活检常规在局部麻醉下进行，其并发症风险较低，但误诊的可能性较大；然而，对于疑似软组织肿瘤复发或有淋巴结转移，FNA是理想选择。

空芯针穿刺活检通常是首选的诊断方法，因为它的并发症发生率相对较低（约1%），诊断准确率比FNA活组织检查高得多。软组织肿瘤应采集几个标本，以确保有足够的肿瘤组织进行各种病理染色、电子显微镜检查、细胞遗传学分析和流式细胞术研究。超声、CT或钆增强MRI常被用作确定最佳活检区。此外，活检部位的选择应当选在要被整块切除的区域内。活检将会增加疾病和并发症的发生风险，影响病程和预后。为了防止肿瘤种植，可以使用同轴针，其尖端置于肿瘤的外缘，通过它可以将空芯活检针放置在肿瘤内。FNA和空芯针穿刺活检的合格率为93%，准确率为95%。

当闭合针吸活组织检查技术抽取的样本不合格时，应考虑开放活检术。对于直径＜3cm的小肿块，可以进行切除活检。然而，对于直径＞5cm的肿块，建议通过纵向小切口切取活组织检查，最好由计划手术切除的外科医师进行。

对于恶性腹膜后软组织肿瘤，不应常规行针刺活检，因为存在经腹膜肿瘤扩散和播散的潜在危险。例外情况包括疑似腹内淋巴浸润和生殖细胞肿瘤，以及软组织肿瘤术前需进行化疗或放疗时。

软组织肉瘤的组织学分级有助于预测其生物学行为，由4个因素决定：有丝分裂指数、细胞化程度、瘤内坏死程度和核间变程度。软组织肉瘤在组织病理学上分为低度恶性和高度恶性。高级别软组织肉瘤可分为中分化、低分化或未分化。

要点　组织病理学

- 根据世界卫生组织的数据，软组织肉瘤的组织学亚型有50余种。
- 软组织肉瘤可以在超声、CT或MRI引导下进行针吸或空芯针活检，或者切开或切除活检，以进行组织学诊断。
- 组织病理学上，软组织肉瘤可以是低级别的，也可以是高级别的。高级别肿瘤可分为中分化、低分化或未分化。

临床评估

软组织肉瘤临床上通常表现为逐渐增大的无痛肿块，其诊断依赖于临床检查、影像学检查和组织学分析。临床检查和影像学检查确定了肿瘤与毗邻结构的关系。由于四肢远端和头颈部的软组织肿瘤位置较浅，体积往往较小；而大腿、臀部和腹膜后的肿瘤位置较深，体积可能很大。

在评估软组织肉瘤的患者时，必须确定肿块存在多长时间；肿块是缓慢增长还是快速增长；是否存在局部疼痛和压痛；全身症状；既往手术史、放疗或创伤史；以及最近使用的抗凝剂。软组织肉瘤的生长速度通常会随着肿瘤的侵袭性而变化。然而，缓慢增长并不总是意味着肿瘤恶性程度不高。上皮样肉瘤因其体积小而被误认为良性肿瘤的情况并不少见，从而导致处理不当。快速生长的高级别肿瘤患者中，约1/3出现局部疼痛，通常预示着不良的预后。表面皮肤变色或软组织肿块的大小随活动或触诊而变化可能提示血管瘤。即使软组织肉瘤的淋巴管扩散并不常见，也应该检查区域淋巴结是否有转移。

大多数软组织肉瘤都向四周扩张，并且压迫周围正常的软组织，形成一个假包膜。然而，这种假包膜经常被肿瘤浸润。肉瘤沿着阻力最小的方向生长，并倾向于局限在起源处的间室内，受到自然解剖屏障的限制，如筋膜间隔、肌腱、韧带、骨皮质、关节软骨和关节囊。较大的肿瘤可引起邻近神经血管结构受压/拉伸的症状。这不仅会引起疼痛，还会产生感觉异常和局部软组织水肿。对于高度侵袭性的软组织肿瘤，卫星灶（跳跃转移）多出现在起源处的瘤周反应区之外。

软组织肉瘤周边有假包膜并不一定是良性的。边缘清晰、有假包膜的软组织肿瘤可能是恶性的，而边界不清的浸润性软组织肿瘤，如韧带样瘤，很少发生远处转移。正如前面指出的，软组织肿瘤的大小在鉴别其良恶性方面并非总是有效。然而，一般来说，直径＜3cm的软组织肿块倾向于良性，PPV为88%，而直径＞5cm的软组织肿块则提示恶性，敏感度为74%，特异度为59%，准确率为66%。

间室外侵犯、邻近骨质受累和神经血管束包裹不是恶性肿瘤的敏感征象，这些也可见于良性软组织肿瘤，如血管瘤或硬纤维瘤。良性软组织病变，如纤维瘤病，可能具有侵袭性，而分化良好的脂肪肉瘤通常生长缓慢。在某些情况下，良性和恶性软组织肿瘤可能同时出现在某一患者身上。例如，在神经纤维瘤病患者中，许多良性软组织神经纤维瘤可能与神经纤维肉瘤共存，有时可能很难区分两者。

要点 临床评估

- 软组织肉瘤通常表现为局部可触及的肿块，伴有不同的疼痛和压痛。
- 软组织肉瘤通常很坚硬，当它增大的时候，可能会压迫邻近的神经血管束而产生症状。
- 当肿瘤靠近关节时，患者的关节活动范围可能会受到限制。
- 肿瘤的大小不能决定它是良性的还是恶性的。
- 快速生长的软组织肿瘤通常预示着恶性。
- 疼痛、生长迅速的恶性软组织肿瘤往往预后不佳。
- 软组织肉瘤周围的假包膜通常包裹着恶性肿瘤。

分类和分期

软组织来源于间充质，由骨骼肌、脂肪、纤维组织、血管和神经血管组织组成。软组织肉瘤（希腊语，*Sarx*的意思是“肉”）是根据它们在显微镜下相似的成人组织命名的，而不一定是它们起源的组织。例如，脂肪瘤的命名并不意味着肿瘤来自脂肪组织，而是指肿瘤包含类似成熟脂肪的组织。去分化软组织肉瘤在显微镜下含有低分化间充质，因此缺乏肿瘤特异性组织学标志。现在可以利用更复杂的免疫组织化学染色和遗传标记来进一步对这些分化的软组织肉瘤进行分类。发生在软组织肉瘤中的遗传异常只有少数是先天性的；大多数是获得性的。

分期是对肿瘤的局部和远处扩散的评估，具有多种用途。它为确定肿瘤的范围提供了一种标准化方法，可以用来估测预后，并用于指导最初的治疗决策。法国癌症中心肉瘤联合会肉瘤组织［Federation Nationale des Centres de Lutte Control le Cancer（FNCLCC）］系统和NCI系统是最常用的软组织肉瘤分级系统。FNCLCC系统的分级依据是肿瘤分化、肿瘤坏死和有丝分裂活性，而NCI系统则使用组织学、位置和肿瘤坏死进行分级。在一项比较研究中，由于NCI系统不直接考虑组织亚型，因此FNCLCC系统预测肉瘤转移风险和死亡率的能力略高。相反，NCI系统使用肿瘤细胞数、分化程度、多形性、有丝分裂率和坏死等参数，可将肿瘤归入间接预测癌症表型的3个的肿瘤级别（低、中、高）之一（AJCC网站）。

AJCC的分级-肿瘤-淋巴结-转移（grade-tumor-node-metastasis，GTNM）系统/国际癌症控制联盟是基于分级，肿瘤、淋巴结和转移对软组织肉瘤进行分期的。然而，这些标准并不适用于所有软组织肉瘤，如内脏器官的肉瘤、腹膜后肉瘤和卡波西肉瘤。最近的分期分类经历了几次重要变化。例如，以前包括在一般软组织肉瘤分期系统中的几种软组织肉瘤亚型，如胃肠道间质瘤、硬纤维瘤病和子宫肉瘤，现在有了各自的分期分类。相反，隆起皮肤纤维肉瘤、血管肉瘤、骨外尤文肉瘤和神经源性肿瘤被新纳入软组织肉瘤分期系统。

另一个变化是，当前的AJCC分期系统不再像以前一样使用深浅来描述肿瘤深度，并且现在FNCLCC倡导的三级肿瘤分级方法比GTNM系统更受欢迎。

肿瘤特征

组织学分级（G）：FNCLCC组织学分级

G1 肿瘤分化，有丝分裂数和坏死程度总评分2分或3分。

G2 肿瘤分化，有丝分裂数和坏死程度总评分4分或5分。

G3 肿瘤分化，有丝分裂数和坏死程度总评分6分，7分或8分。

GX 无法确定分级。

原发性肿瘤（T）

TX 原发性肿瘤无法评估。

T0 没有原发性肿瘤证据。

T1 肿瘤最大径≤5cm。

T2 肿瘤最大径＞5cm且≤10cm。

T3 肿瘤最大径＞10cm且≤15cm。

T4 肿瘤最大径＞15cm。

区域淋巴结（N）

N0 无区域淋巴结转移。

N1 有区域淋巴结转移。

远处转移（M）

M0 无远处转移。

M1 有远处转移。

影响四肢软组织肉瘤分期的最重要因素是组织学分

级和肿瘤大小，两者预后价值相近。

N期指区域淋巴结受累。软组织肉瘤的转移扩散通常是血行；然而，在不到5%的病例中，可能发生淋巴转移扩散，转移到区域淋巴结最常见的肿瘤是滑膜肉瘤、上皮样肉瘤、透明细胞肉瘤、横纹肌肉瘤和血管肉瘤。

M期指的是局部或远处转移。低级别、中级别和高级别软组织肉瘤的转移概率分别为5%～10%、25%～30%和50%～60%。

总体上，软组织肉瘤的分期如下：

Ⅰ期：低级别肿瘤不伴转移，无论肿瘤大小。

Ⅱ期：中至高度恶性肉瘤不伴转移。

Ⅲ期：大、高级别肿瘤或淋巴结转移。

Ⅳ期：软组织肿瘤有淋巴结外转移，不论肿瘤大小或组织学分级。

尽管分期系统仍在继续优化，但有重大挑战亟待解决。四肢、头颈部、实质器官和腹膜后的软组织肉瘤都需分期，无论手术方法和结局如何。此外，软组织肿瘤体积的大小并不总能决定其实际生物学行为。例如，小的上皮样或滑膜肉瘤通常会扩散，而大得多的分化良好的脂肪肉瘤却很少扩散。

软组织肉瘤谱

WHO对软组织肉瘤分类提供了统一的诊断标准。然而这种分类并不完善，如非典型脂肪瘤和高分化脂肪肉瘤不发生远处转移，被认为具有相同的组织病理学，而MFH现在被认定为高级别多形性肉瘤。成人最常见的软组织肉瘤是去分化多形性肉瘤（以前称为MFH）28%，脂肪肉瘤15%，平滑肌肉瘤12%，滑膜肉瘤10%，恶性周围神经鞘瘤6%，而横纹肌肉瘤是儿童最常见的软组织肉瘤。

要点　分类和分期

- 软组织肉瘤是根据其间充质组织进行分类的。
- 去分化软组织肿瘤在显微镜下观察含有低分化间充质组织，因此缺乏组织学诊断特异性。
- 组织学参数——肿瘤细胞结构、分化程度、多形性、有丝分裂率和坏死，可用来预测肿瘤的行为和转移风险，并最终影响治疗和预后。
- 分级-肿瘤-淋巴结-转移系统根据组织学肿瘤的分级、大小、区域淋巴结受累和远处转移情况对软组织肉瘤进行分期。
- Ⅰ期：低级别肿瘤，无论大小，不伴转移；Ⅱ期：中至高级别肿瘤，不伴转移；Ⅲ期：大、高级别肿瘤或淋巴结转移；Ⅳ期：软组织肿瘤，有远处转移，不论肿瘤大小或组织学分级。

影像学

软组织肉瘤的成像需要多模态成像，最初包括X线和MRI。如果需要，可以进行其他成像方式，如CT、PET联合CT、超声和MRA相结合以进一步评估。术前常规行胸部X线和胸部CT检查，以便进行分期和发现肺转移。腹部CT用于腹膜后肿瘤检查及分期，如脂肪肉瘤，而放射性核素骨显像可以检测远处骨转移。

X线检查

X线检查在软组织肿瘤诊断和分期中的作用有限。较小的深层软组织肿瘤通常很难在X线上辨认出来，而较大的软组织肿瘤可以观察到，因为它们会使筋膜层变形，表现为局灶性表面隆起（图38.1）。X线片上出现的其他征象对诊断也有帮助。例如，X线片上软组织中钙化的静脉石提示软组织血管瘤（图38.2），年轻人关节附近软组织肿瘤伴有钙化提示滑膜肉瘤（图38.3）。含有透光脂肪成分的软组织脂肪瘤通常可在X线片上被诊断出来。X线检查还可以提供其他有价值的信息，如侵蚀或破坏、骨膜反应或邻近骨骼的受压畸变，这些都可能与软组织肉瘤有关（图38.4）。

磁共振成像

MRI是软组织肿瘤定位、定性和分期的首选成像方法。虽然敏感度高，但MRI在组织特异性诊断和区分良、恶性软组织肿瘤方面的能力有限。

MRI对比分辨率高，允许多层面成像，并且无电离辐射，可以同时评估软组织和骨骼（图38.5），即使在体内金属存在的情况下，MRI也适合用于术后评估，比CT具有更少的敏感伪影。MRI是骨髓成像的最佳方式，与CT一样能够发现骨皮质异常。MRI可以准确显示软组织肿块的解剖位置及其与邻近神经血管结构和骨骼的关系。动态钆增强MRI可用于指导活检，以区分早期复发肿瘤或残留活性肿瘤组织，还是弱强化、延迟强化的手术区肉芽组织。对于不能手术切除的肿瘤，磁共振波谱可用于评估肿瘤对化疗的反应。然而，MRI对于钙化和气体显示较差，X线片和CT在这方面要好得多。

检查技术

常规的T1WI和T2WI自旋回波序列通常用于显示软组织肿瘤，最好是在轴位和冠状位。如果需要，可以加扫矢状位和斜位。自旋回波MRI的主要缺点是图像采集时间较长，特别是双回波T2WI。脂肪抑制T2WI增加了肿瘤与本底的信号强度差异，在抑制脂肪低信号中显示高信号的病变（图38.6）。短tau反转恢复（STIR）可以与标准的T1WI和T2WI自旋回波序列相结合，因为它产生的组织对比度类似于脂肪抑制的T2WI。因此，STIR

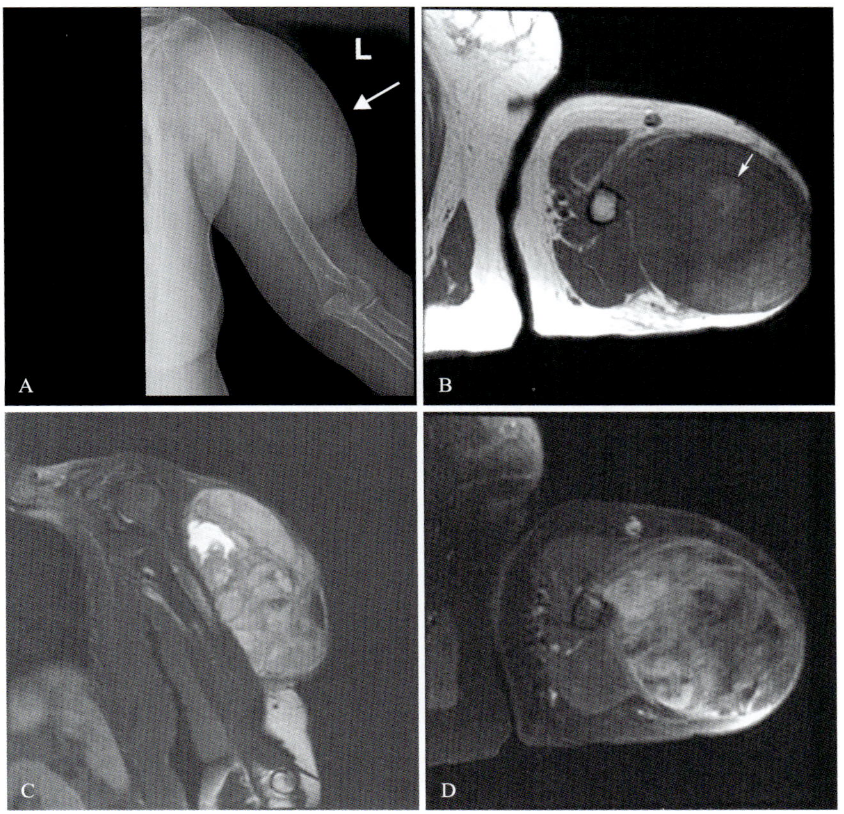

图38.1 63岁女性，左上臂未分化多形性软组织肉瘤。A.前后位X线片显示左上臂近端外侧有一软组织肿块。注意左上臂局限性软组织隆起（箭头）；B.轴位T1WI多为等信号，瘤内出血为高信号（箭头）；C.在冠状位脂肪抑制T2WI，软组织肿块表现为不均匀的高信号；D.轴位增强后脂肪抑制轴位T1WI显示软组织肿瘤不均匀强化，有边界清晰的假包膜

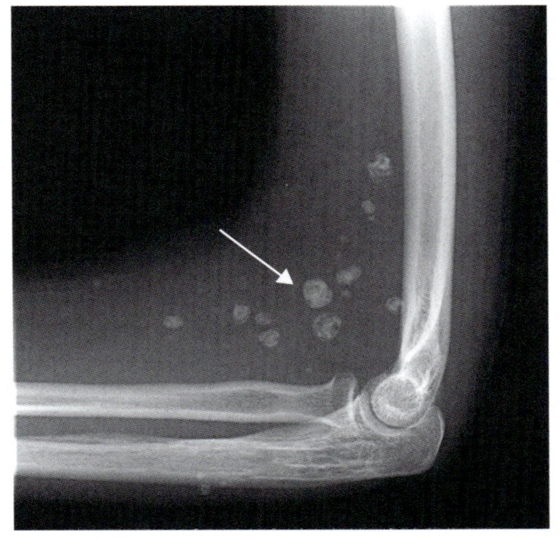

图38.2 22岁女性，血管瘤。右肘侧位X线片显示臂前软组织内有大量钙化的静脉石（箭头），符合软组织血管瘤

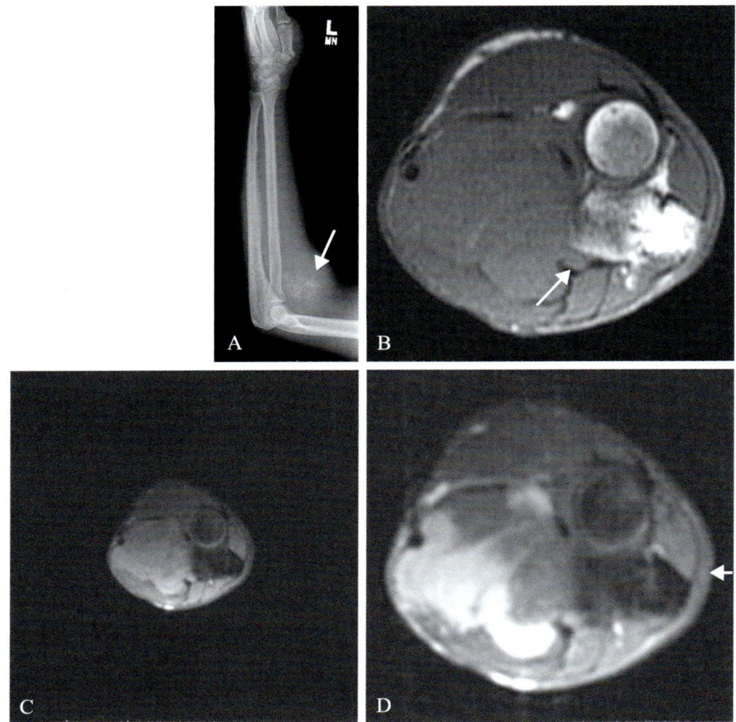

图38.3 24岁男性，滑膜肉瘤。A.左肘侧位X线片显示肘前窝钙化软组织肿块（箭头）。B.轴位T1WI显示肘窝软组织肿块呈分叶状，多为等信号（类似于邻近肌肉），与尺骨近端相邻呈不均匀的高信号（箭头）。C.轴位脂肪抑制T2WI表现为弥漫性不均匀高信号，瘤内钙化为低信号。注意，由于扫描技术欠佳，尺骨近端的骨髓脂肪不受抑制，这在自旋回波T2WI中很常见。D.轴位增强后脂肪抑制T1WI显示含钙化肿瘤不均匀强化。注意，尺骨中正常的骨髓脂肪被抑制（箭头）

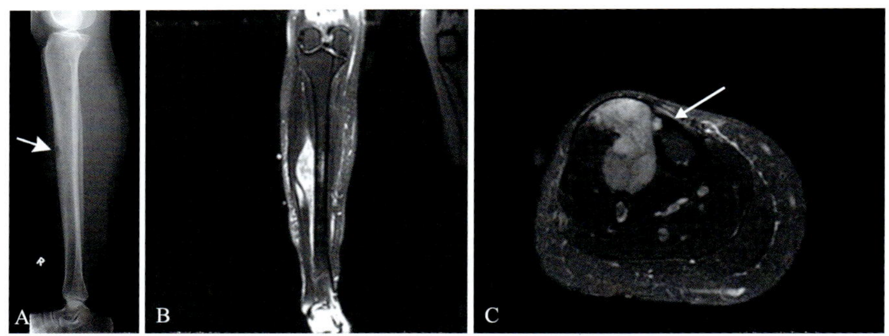

图38.4 64岁女性，未分化多形性软肉瘤。A.右小腿侧位X线片显示左侧胫骨中段前皮质下局限性侵蚀（箭头）；B.冠状位脂肪抑制T2WI显示软组织肿瘤不均匀的高信号，与右侧中段胫骨中段毗邻，伴有骨髓高信号；C.轴位脂肪抑制的T2WI显示软组织肿瘤与胫骨中段前外侧皮质毗邻，皮质轻微受侵蚀（箭头）

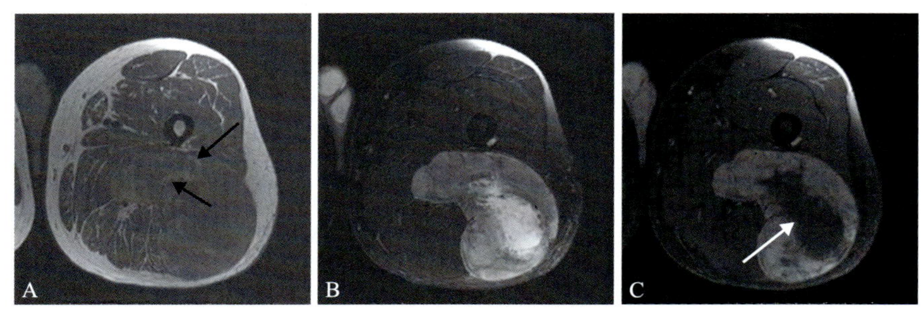

图38.5 35岁男性，黏液样脂肪肉瘤。A.轴位T1WI显示左大腿后方略不均匀等信号的软组织肿瘤（箭头）；B.在轴位脂肪抑制的T2WI MRI为不均匀高信号，边界清楚；C.轴位增强后脂肪抑制的T1WI显示肿瘤内大片无强化的中心坏死区（箭头），表明肿瘤的生长速度超过了其血液供应

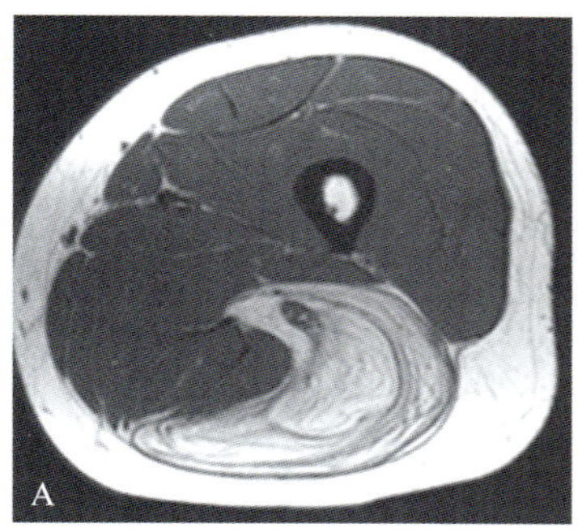

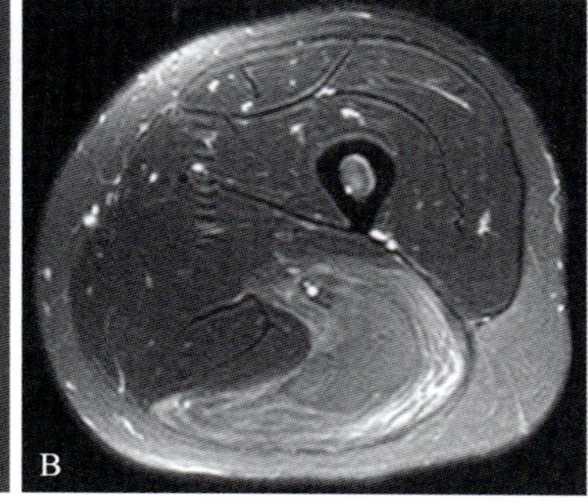

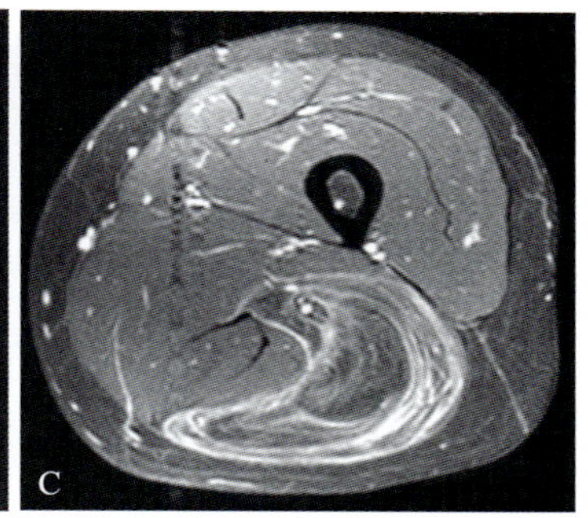

图38.6　46岁女性，高分化脂肪肉瘤（非典型脂肪瘤）。A.右大腿轴位T1WI显示一个边界清晰、质地不均匀、含脂肪的分叶状软组织肿瘤；B.轴位脂肪抑制T2WI显示不均匀高信号，肿瘤内脂肪抑制（类似于抑制的皮下脂肪）；C.轴位增强后脂肪抑制T1WI显示在肿瘤脂肪信号抑制的背景下，由于肿瘤内的间隔增强，肿瘤呈不均匀强化

能够增强肿瘤显像，但信噪比低于标准的自旋回波MRI，而且更容易产生运动伪影。该序列是显示骨髓病变的最佳方式，在矫形外科硬件存在的情况下，有利于减少金属饱和伪影。其他MRI序列，如梯度回波和快速自旋回波，可在特殊情况下使用，例如在疑似色素沉着绒毛结节性滑膜炎的情况下，评估与含铁血黄素相关的晕状伪影。常规使用的MRI脉冲序列详见表38.1。最近，减影MRI消除了脂肪抑制的需要，可用于监测体内含有金属硬件的患者是否出现了肿瘤复发。此外，软组织肿瘤的DWI可以更好地显示肿瘤边界，以区分肿瘤边缘浸润和瘤周水肿。在疑难病例中，还可以鉴别软组织肿块的良恶性，相较于恶性肿瘤的低ADC值，良性肿瘤通常具有较高的ADC值，尽管一些含有囊性、软骨性和黏液瘤成分的恶性软组织肿块也具有较高的ADC值。

除了评估出血性和血管性软组织肿瘤外，常规使用静脉注射钆进行增强MRI检查是有争议的。钆增强

表38.1　得克萨斯大学安德森癌症中心肌肉骨骼软组织肿瘤的常规磁共振成像序列

成像序列	参数	平面	优势	劣势
T1WI	短重复时间（TR）/短回波时间（TE）	冠状位	—良好的解剖细节 —病变范围评估 —骨髓和皮质评估 —脂肪源性肿瘤检测	—非脂肪源性肿瘤/正常组织对比度差
T1WI	短TR/短TE	轴位	—解剖细节/神经血管束评估 —肿瘤轴位评估 —骨髓和皮质评估 —脂肪源性肿瘤检测	—非脂肪源性肿瘤/正常组织对比度差
FST2WI	长TR/长TE	冠状位	—肿瘤/正常组织对比度好 —肿瘤范围评估 —骨髓评估 —验证T1上的脂肪成分（如果脂肪被抑制）	—不利于脂肪源性肿瘤的检测 —肿瘤与软组织水肿、肉芽组织不易鉴别
FST2WI	长TR/长TE	轴位	—肿瘤/正常组织对比度好 —肿瘤边缘评估 —骨髓评估 —血管和血管源性肿瘤的评估	—不利于脂肪源性肿瘤的检测 —解剖细节显示差
STIR（含有金属时）	长TR/短TE/短TI	轴位	—骨髓评估最佳 —肿瘤/正常组织对比度好 —金属伪影少 —验证脂肪成分（如果脂肪被抑制）	—信噪比低 —扫描时间长 —肿瘤边缘高估
Ga增强T1WI	短TR/短TE	轴位	—肿瘤与正常软组织、坏死组织和出血的鉴别 —实性和囊性肿瘤的鉴别 —血管和血管源性肿瘤的评估	—不良反应的风险 —成本增加 —更长的扫描时间

整合不同磁共振成像序列的数据有助于软组织肿瘤的诊断和分期

MRI可以鉴别黏液瘤和黏液样脂肪肉瘤，以及囊性病变，在自旋回波T1WI和T2WI上具有相似的表现，通过显示无强化的囊性部分以区分实体肿瘤。然而，超声是达到这一目的的最佳成像方式。钆剂还突出了软组织肿瘤内非强化坏死组织中的肿瘤存活组织，便于在后续的MRI研究中对肿瘤组织进行活检和评估治疗反应。然而，使用钆剂会增加成本并延长成像时间。还有轻微的过敏不良反应风险，如麻疹和支气管痉挛。虽然钆剂的大多数不良反应轻微，但至少已有一例死亡的报告。钆剂可能会发生一种鲜为人知的主要不良反应，即肾源性全身性纤维化，尤其是在肾功能受损患者中。一般情况下，肾小球滤过率＜30ml/（min·1.73m^2）的患者不应进行钆MRI检查。然而，使用新型Ⅱ型含钆剂对比剂的风险往往很小，它们可以安全地应用于终末期肾病患者。

影像学扫描视野应该足够大，包括整个肿瘤及肿瘤分期的整个局部区域。通常将维生素E胶囊作为标志物，放在感兴趣区域上方的皮肤表面。

无论是否静脉注射钆剂，MRA都有助于对软组织肿瘤的血管进行多平面评估。静脉注射钆剂后快速MRI可用于研究软组织肿瘤的动脉相、毛细血管相和静脉相。MRA还可以诊断软组织中的血管源性肿瘤和血管畸形。在大多数情况下，它已经取代了传统的血管造影术来评估软组织肿瘤的血管供应。质子光谱、扩散加权成像、化学位移成像和其他磁共振成像技术正越来越多地用于软组织肿瘤的定性甚至定量分析。

软组织肿瘤的磁共振成像特征

大多数软组织肿瘤T1WI呈低信号，T2WI呈高信号，增强T1WI有强化。大多数情况下，MRI不能提供精准诊断，除了少数软组织肿瘤，如血管瘤、脂肪瘤或纤维瘤。在几乎所有其他病例中，需要对软组织肿瘤进行活检才能确诊。此外，MRI不能可靠地区分良、恶性软组织肿瘤。一般来说，恶性软组织肿瘤的体积往往更大，血液供应增加，生长迅速。因此，大的恶性肿瘤通常含有坏死区域，在T2WI、STIR和增强T1WI表现为质地不均匀（图38.5）。相比之下，只有约5%的良性软组织肿瘤直径＞5cm，在T2WI和STIR上大多呈均匀高信号，增强T1WI上呈均匀强化。此外，浅表软组织肿瘤通常是良性的，而深层肿瘤往往是恶性的。然而，软组织肿瘤体积较小或位置表浅并代表完全良性。同样，无论良性和恶性软组织肿瘤，均可见瘤周软组织水肿。

通常情况下，恶性软组织肿瘤血供丰富，血流灌注增加，因此表现为钆剂强化，但许多良性软组织肿瘤，特别是血管肿瘤也有钆剂强化。因此，即使静脉注射钆剂也不一定总能区分良、恶性软组织肿瘤。

对于皮下软组织肿瘤，除了血管和神经源性肿瘤外，如果皮下软组织肿瘤与毗邻的浅筋膜之间存在钝角，与浅筋膜成锐角的皮下软组织肿瘤相比，肿瘤为恶性的可能性高6～7倍。在临床实践中，直径＞33mm、在T2WI、STIR和增强T1WI上有信号不均匀的瘤内坏死成分、骨质侵犯、并包裹神经血管束的软组织肿瘤是恶性的概率最高。

计算机断层扫描

CT是评价骨骼和钙化软组织的首选影像学检查方法。虽然CT和MRI被认为对骨皮质的评价一样好，但比MRI能够更好地显示骨膜反应、皮质侵蚀、肿瘤基质钙化、骨骼重塑和软组织中的气体。它可以区分肿瘤内的钙化和骨化，也是评估解剖结构复杂区域的理想选择，如面部、骨盆和足。如今快速多层CT扫描仪能够生成高质量重建多平面CT图像、三维CT重建图像，甚至电影CT图像，这对于外科医师很有帮助。CT在使用金属矫形器的患者术后评估中特别有用，因为目前的CT成像技术可以最大限度地减少射束硬化伪影，从而增强显示组织细节，以便诊断。当患者不能接受MRI时，增强CT是成像的另一种选择。软组织肿块的CT引导活检是常规检查。最后，在软组织肉瘤的分期中，CT仍然是检测肺转移的最佳方法。增强CT也常规用于腹膜后软组织肉瘤的初次检测和随访（图38.7）。双能量CT使用80kVp和140kVp水平获取CT衰减数据，可以将含有尿酸盐晶体的痛风与其他钙化软组织肿块区分开来。

PET

PET（正电子发射断层成像）可以提供软组织肿瘤的代谢信息。PET扫描仪能够检测注射放射性核素后的正电子发射衰减，并生成全身图像。常规用的显像剂是

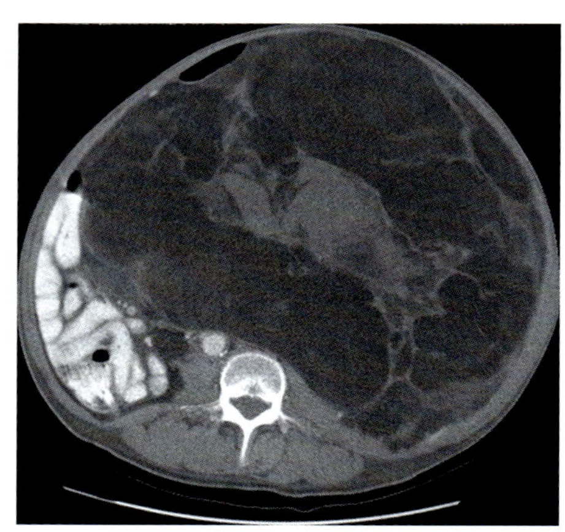

图38.7 78岁男性，腹膜后脂肪肉瘤。静脉注射对比剂后的腹部轴位CT显示腹膜后不均匀的分叶状巨大脂肪瘤样软组织肿瘤，肿瘤内有几个密度增加区域。肿瘤移位并压迫腹内脏器，包括周围充满对比剂的肠袢

FDG。一旦静脉给药，标记有放射性氟的FDG就类似于葡萄糖，反映了体内的葡萄糖代谢活动。然而，与葡萄糖不同，FDG的代谢物不是糖酵解酶的底物，因此不能参与下一代谢过程。捕获在人体细胞内的质子代谢物可以通过发射两个彼此垂直的512keV伽马能量光子来进行后续成像。因此，捕获细胞内的放射性示踪剂活跃量反映了其代谢活性。一般来说，与良性或低度恶性软组织肿瘤相比，高度恶性软组织肿瘤具有更高的葡萄糖代谢活性，并表现出更高的FDG摄取。现在，PET与CT联合可以提供肿瘤更精确的解剖信息（图38.8）。PET/CT和最近的PET/MRI也被发现可用于肿瘤的随访，以评估治疗反应和检测肿瘤复发（图38.9）。

超声

超声检查的主要作用是鉴别实性和囊性软组织肿瘤，也用来引导进行组织活检，替代MRI评估浅表软组织肿块。多普勒超声可用于诊断血管性软组织肿瘤，并且通过评估肿瘤内血流的变化来鉴别良、恶性。

骨显像

^{99m}Tc MDP骨显像是一种高灵敏度但非特异性的影像技术，常用于远处骨转移的分期。

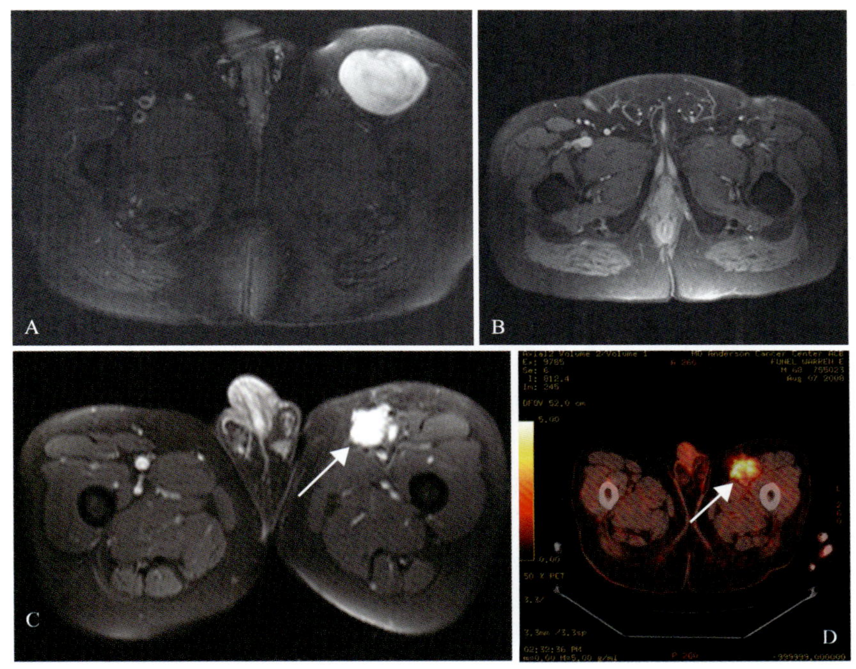

图38.8　65岁男性，左大腿未分化多形性软组织肉瘤复发。A.轴位增强后脂肪抑制T1WI显示均匀强化、边界清楚的软组织肿块；B.肿瘤切除术后6个月轴位增强脂肪抑制T1WI未见肿瘤残留或复发；C.随访10个月后，轴位增强脂肪抑制的T1W MRI显示手术区有新的软组织肿块强化，提示肿瘤复发（箭头）；D.PET显示复发的肿瘤具有强烈的FDG摄取（箭头）

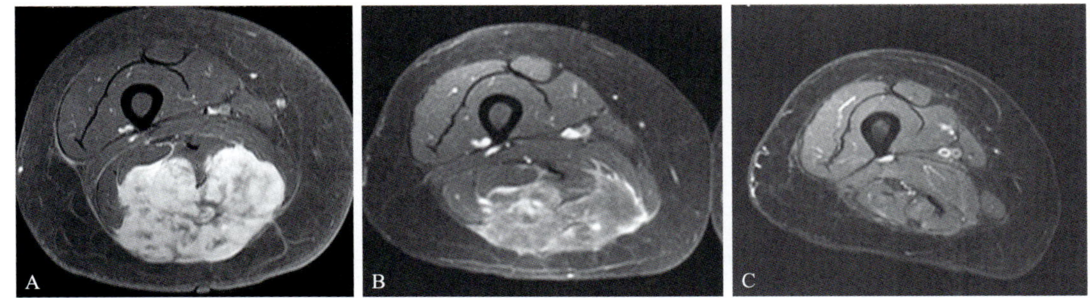

图38.9　76岁女性，左大腿多形性黏液样软组织肉瘤，化疗和放射治疗效果良好。A.治疗前，轴位增强脂肪抑制T1WI显示右大腿后方软组织肿块不均匀强化；B.随访6个月后，轴位增强脂肪抑制轴位T1WI显示软组织肿块强化明显减少，表明对化疗和放射治疗有良好的反应。这位患者接受了残留肿瘤的切除；C.术后2年随访，轴位增强脂肪抑制T1WI未见强化组织，提示手术区无肿瘤残留或复发

要点 影像学

- X线检查提供了有关肿瘤钙化、骨骼受累的信息，对于脂肪源性肿瘤或血管软组织肿瘤甚至可以提示特异性诊断。胸部X线片通常被用来检测肺转移。
- CT有助于确定软组织肉瘤的大小和范围、肿瘤钙化及是否有相关骨皮质受累的情况。它是发现肺转移并对腹膜后软组织肉瘤进行成像的最佳方法。
- 钆剂增强MRI能够确定软组织肉瘤的大小、范围、相关骨骼侵犯和神经血管束的状况，是对软组织肉瘤进行分期和定性的最佳方法。
- 超声检查常规用于评估浅表软组织肿块，鉴别囊性和非囊性软组织肿块，并引导穿刺活检。
- PET/CT可以评估软组织肿瘤治疗后的代谢活动，并用于病情监测。
- 使用锝-99m MDP进行放射性核素显像可用以检测远处骨转移并进行分期。

治疗和预后

软组织肉瘤患者应该在专业中心接受治疗，并且需要多学科参与。手术是可切除的局部软组织肉瘤的首选治疗方法。肿瘤的大小、部位、组织学亚型和分级将决定是否在辅助或新辅助措施中使用放疗和（或）化疗。约1/3的低级别软组织肉瘤患者仅通过手术就能治愈。保肢手术已经成为标准，只有5%～10%的肢体软组织肉瘤患者需要截肢（前肢、后肢或关节离断）。

手术切除可分为肿瘤内切除（进入肿瘤，但切除所有可见的肿瘤组织）、边缘切除（穿过假包膜，通常肿瘤有微小残留）、广泛切除（包括切除部分正常组织）和根治性切除（切除整个间室）。根治性切除不应与截肢混为一谈，因为根据肿瘤的位置，并不是所有的截肢都能达到根治性切除或更宽的切缘。对于所有软组织肉瘤，建议广泛切除；然而，软组织肉瘤是否靠近神经血管或内脏结构，以及患者和其家人的意愿，在实际手术中可能起到一定的作用。对于靠近骨骼或神经血管结构的软组织肉瘤，有必要仔细复查CT和MRI，以进一步明确这些结构的受累情况。CT对骨皮质的评价尤其有用。通常情况下，需要切除骨膜，而深层骨很少需要切除。MRI是评价神经血管受累的最佳影像检查方法。如果肿瘤包绕了神经血管结构，则需要切除和重建神经血管，但更多情况下，这些结构位于肿瘤表面，打开神经外膜可使其与肿瘤剥离开。

在T2WI上，软组织肿瘤周围的软组织水肿被认为是一个反应区，应该包括在肿瘤切除范围。然而，需要划定多大范围才能获得较大的切缘仍然存在争议。一般认为，对于明确的肿瘤切除，应尽一切努力获得局部解剖和功能所允许的最宽切缘，通常为2～3cm（如果可能的话）。广泛切除可使肿瘤局部复发率＜10%，而阳性切缘肿瘤复发率高达90%。

放射治疗有助于降低肿瘤局部复发和转移。虽然肿瘤体积小（＜5cm）、恶性程度低、解剖部位明确，适合手术根治性切除，但对于大多数软组织肉瘤，放射治疗应作为手术的辅助手段。对于高级别的肿瘤或体积大、低至中等级别的肿瘤，手术结合放射治疗是标准治疗方式。放射治疗的目标是根除存在于手术边缘之外的肿瘤残余部分。放射治疗应该在手术之前或之后进行，因为无论是术前还是术后放疗，在肿瘤控制、转移和无进展生存方面都没有显著性差异。然而，与术后放疗相比，术前放疗与伤口早期并发症的增加有关。值得注意的是，伤口并发症增加仅见于下肢肿瘤，并不影响这些患者的功能或长期生活质量。术后放疗需要更大范围的组织被照射（以覆盖整个切除床），以及更大的辐射剂量。近距离放射治疗是另一种选择，即通过导管将放射源植入肿瘤内，以减少局部复发。对于那些不适合手术的患者，放射治疗是一种选择。这需要更高的剂量，治疗成功与否取决于肿瘤的大小和组织亚型、治疗时间和给予的剂量。对于切缘阳性的肿瘤患者，术后常规在手术区进行放射治疗。

化疗在软组织肉瘤治疗中的作用仍然存在争议。不同的组织学亚型对化疗的敏感性和反应不同。对于高级别的孤立性体积较大肿瘤，可考虑化疗。如果肿瘤有局部转移或复发，通常采用全身化疗。化疗既要考虑宿主因素（如患者年龄、临床表现评分、器官功能状态），也要考虑软组织肉瘤本身的内在因素（如肿瘤亚型和化疗反应）。

细胞毒性药物，如异环磷酰胺、长春新碱、环磷酰胺和多柔比星，对肿瘤的局部和全身控制都是有用的，可以在手术前或手术后给予，视临床情况而定。当它们作为新的辅助药物使用时，可以提高手术后切缘阴性的成功率。不幸的是，化疗不能治愈那些肿瘤广泛转移的患者。然而，显著延长寿命往往是可能的。由于化疗方案往往会随着时间的推移而改变，因此在诊治软组织肉瘤患者时应参考最新的治疗指南。NCCN软组织肉瘤指南最近进行了更新，并提供了合理的治疗启动时间。图38.8显示了一位右侧大腿多形性去分化软组织肉瘤的患者，仅接受化疗和放疗就取得了良好效果。

要点 治疗和预后

- 治疗取决于软组织肉瘤的部位和分期，需要多学科综合的治疗方法。
- 软组织肉瘤的手术可以是病灶内切除、边缘切除、广泛切除或根治性切除。
- 恶性级别低、体积小的软组织肿瘤通常只需要手术切除就能治愈。
- 高级别肿瘤需要手术治疗，通常辅以放疗和化疗。
- 术前或术后可采用放疗以减少局部肿瘤复发。
- 辅助化疗通常用于肿瘤局部复发或有远处转移的患者。

监测

随访是治疗的重要组成部分。大多数肿瘤复发发生在最初的2～3年。因此，随访工作主要集中在这段时间内。在前两年，患者每3个月就诊一次；在接下来的2年，患者每4个月就诊一次；在第5年，患者每6个月随访一次。随访包括体格检查、肿瘤部位成像和胸部X线片。肺转移瘤，即使是多发或双侧的，通常也要切除，治愈率为25%～30%。不能切除的肺内或肺外转移瘤患者应接受辅助化疗。根据不同的位置，超声或MRI可以提供关于局部肿瘤复发的重要信息。MRI仍然是首选的成像方式，最好是静脉注射钆对比剂。增强后MRI显示手术区有软组织结节或强化，提示肿瘤复发，需要活检。超声的优势是如果在手术区看到结节，并怀疑复发，可以立即进行活检。对于腹膜后软组织肉瘤，应在术后最初两年每隔3～6个月进行一次CT检查以检测有无复发和转移，通常是肝脏和腹膜转移。此后三年每隔6个月复查一次。PET/CT和PET/MRI也可用于监测。

肢体软组织肉瘤Ⅰ、Ⅱ、Ⅲ及Ⅳ期患者的5年生存率分别为90%、70%、50%和10%～20%，但受发病部位、组织学类型等因素的影响。目前得益于综合治疗方法和精湛的手术技术，肢体软组织肉瘤目前的总体复发率不到10%。腹膜后软组织肿瘤的局部复发率为40%～90%，无论采用何种治疗方式，总体预后都较差，5年生存率为40%～52%。如果软组织肿瘤体积大、组织学分级高、不易切除且边缘阳性，则预后较差，死亡率高。

要点 监测

- 监测内容包括定期体检，手术区局部肿瘤复发的MRI，以及胸部X线片和CT检查肺转移。
- 大部分肉瘤切除后复发发生在手术后的最初2～3年。
- 在手术后最初两年，患者每3个月就诊一次；在接下来的2～5年里，每4个月就诊一次；此后，每隔6个月就诊一次。
- 对于腹膜后软组织肉瘤，腹部CT既可用于分期，又可用于监测。

新的治疗方法

最近发现生物靶向疗法能够作用于特定的致癌信号级联，被提倡用于软组织肿瘤的治疗。例如，TKI如伊马替尼和血小板衍生生长因子受体能够分别有效地治疗胃肠道间质瘤和皮肤纤维瘤。类似地，RANK-B（核因子kappa-B受体激活剂）、其配体和同系物，如denosumab，正被用于治疗腱鞘巨细胞瘤和色素绒毛结节性滑膜炎，取得了良好的结果，因为这些肿瘤对药物的抗破骨作用很敏感。血管内皮生长因子抑制剂，如贝伐珠单抗，在治疗孤立性纤维肿瘤和肺泡软组织肉瘤方面显示出前景。此外，胰岛素样生长因子1受体靶向治疗在尤文肉瘤患者中显示出显著的效果。最近，美国FDA批准了一种集落刺激因子1受体抑制剂pexidartinib（T Uralio），用于手术治疗无效、有症状的肌腱滑膜巨细胞瘤成人患者。希望这种采用较新治疗药物的生物靶向治疗在未来的癌症治疗中更有效。

结论

软组织肉瘤是一种罕见的异质性间叶性肿瘤，需要综合治疗。在临床病史采集和体格检查之后，应对病变部位拍摄X线片，尽管作用有限，但它提供了有关肿瘤钙化和肿瘤对邻近软组织和骨骼影响的重要诊断信息，这可能是其他成像技术所无法提供的。MRI是评估软组织肿瘤位置、大小及局部分期的最佳方法；然而即使静脉注射钆对比剂，它也不能可靠地区分良、恶性软组织肿瘤。CT、超声和PET是提供有关软组织肿瘤的特定信息的附加成像方式。CT特别有助于检测软组织肿瘤内的钙化。通过临床检查和影像学检查，可以对软组织肿块做出推测性诊断。然而，在大多数情况下，需要在CT或超声引导下对软组织肿块进行活检才能确诊。^{99m}Tc MDP放射性核素骨显像对远处骨转移灶的诊断有重要价值。虽然手术仍然是治疗软组织肉瘤的主要手段，但辅助性放射治疗和化疗，无论是单用还是联用，都可能减少局部复发或控制远处转移。术后定期复查MRI可以了解肿瘤局部复发情况，胸部X线片和胸部CT检查能够发现肺转移情况，这些检查至少在治疗后5年内就要进行。

第11部分

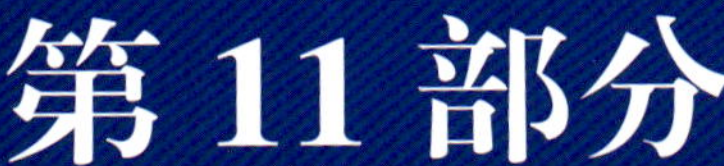

肿瘤治疗相关并发症

第39章

肿瘤患者的介入影像学

Rony Avritscher

引言

近年来，影像引导技术在肿瘤学领域的应用有了长足的发展。这种应用的增加有多个原因。诊断和治疗的进展使这一患者人群的生存获益增加。早期发现意味着现在越来越多的患者就诊时，其原发性或转移性病变仍然局限于一个器官。因此，这些患者有可能通过局部治疗被治愈，从而减少全身毒性。现在可以通过全新的影像学检查方法对实体靶病变进行准确界定，随后使用微创技术来确认诊断，并且进行局部治愈性或姑息性治疗。此外，导管技术、栓塞剂、化疗药物和输送系统的最新进展与患者预后的进一步改善有关，这引发了人们对联合多种方法进行全身治疗方法的兴趣。在本章中，我们讨论了肿瘤学中最常用的介入治疗方法，以及诊断影像学在这些患者术前和术后治疗中的核心作用。

影像引导下的组织消融

技术背景

影像引导下的组织消融被认为是许多小型肿瘤患者的潜在一线治疗，该治疗可通过使用化学制剂或热能来完成。化学消融可以通过经皮瘤内直接注射无水乙醇，或者较少使用的方法，如注射乙酸或能诱导肿瘤细胞死亡的化疗药物。热消融方式包括高能RFA、微波消融（microwave ablation，MWA）、冷冻消融、间质激光光凝固和高强度聚焦超声，这些技术均能导致组织的凝固性坏死。不可逆电穿孔是一种相对较新的、主要基于非热效应的技术，越来越多的研究将其用于治疗位于困难部位的病变，如肝脏主胆管附近的病变。这些操作可以在影像引导下由介入放射科医师或手术室内的外科医师实施。对于每一种影像引导下的肿瘤消融的完整分析超出了本综述的范围。因此，本章着重于RFA、MWA和冷冻消融，因为这些是在北美地区最常用的消融技术。

射频消融和微波消融

影像引导下的经皮热消融通常由CT、超声或两者结合引导。RFA和MWA是通过将提供电流的发电机连接到存储热能的电极来实现的。当温度达到55°C时，电极尖端周围的组织会在几秒内被破坏，当温度超过60°C时，会立即被破坏。在RFA过程中，交流电（频率范围480～500kHz）通过直接放置在肿瘤中的电极沉积在组织内。组织中的离子随着这些高频电流方向的变化诱发出与电极附近的应用能量强度成正比的热量。RFA受热沉效应影响，限制了其对血管周围肿瘤（血管直径＞3mm）的有效性。MWA是基于电介质加热，其热能是由频率在900～2450MHz的电磁微波产生的。这些微波迫使电场内的水分子不断地与振荡的电磁场结合，产生摩擦和热量。这种机制产生热量的速度比射频离子激发更快，对散热效果的抵抗力也更强。根治性消融治疗成功的主要终点是在靶病变的外边缘获得至少有5～10mm的完全坏死区域。消融区的大小和形状取决于能量大小、电极类型、消融持续时间和固有组织的特征。影像引导下的RFA已被广泛用于治疗各种器官的肿瘤，如肝、肾、肺、骨等。RFA最初的适应证包括对不适合手术的患者的小病变进行治疗或大病变的缓解。然而，由于该技术的有效性和安全性，其在某些疾病中的应用已大大扩展，目前甚至在适合手术的患者中使用，且治疗效果与手术相当。该技术的局限性包括对大的、（＞5cm）复杂病灶不完全消融以及不能距离邻近精细结构（如胃肠道壁、胆囊、膈肌和神经）等太近。

冷冻消融

冷冻消融通常由CT或MRI引导。冷冻消融是应用冷冻温度对肿瘤造成组织破坏。该技术已被用于治疗多种组织的肿瘤，如肝、肾、前列腺、肺和子宫颈。要进行冷冻消融，需要将金属探针直接插入靶病灶，氩气通过探头循环，导致组织局部温度迅速下降。随之而来的低温引起细胞膜破坏和局部缺血。冰晶在细胞和邻近的间质内形成，引起细胞脱水和周围的血管血栓形成。随后，当组织解冻时，血管闭塞导致进一步的缺血性损伤。当组织暴露在−20℃以下的温度时（相当于冰球边缘内约3mm的区域），肿瘤细胞会持续死亡。冰球和邻近组织界面的温度及冰球边缘的温度对于组织坏死来说不是最理想的，因此只能作为介入肿瘤医师的参考。与RFA一样，冷冻消融的主要局限性在于其对于靠近血管、胃肠道器官、神经和皮肤的肿瘤的治疗。使用冷冻消融治疗大体积的肿瘤可能导致严重的全身并发症，如冷冻休克（一种细胞因子介导的炎症反应，与凝血障碍和多器官衰竭相关）、肌红蛋白尿和重度血小板减少。除此之外，大多数冷冻治疗的并发症，如出血和邻近器官损伤，通常与RFA相似。冷冻消融后释放的肿瘤抗原被抗原提呈细胞摄取，有可能作为原位疫苗发挥作用，刺激抗肿瘤免疫应答。

临床应用

肝脏肿瘤

RFA和MWA在世界范围内被常规用于肝脏肿瘤的根治性治疗或姑息治疗。有大量的文献证明微创热消融可成功地应用于可切除和不可切除的肝脏病变。HCC和转移性结直肠癌是最常累及肝脏的恶性肿瘤。根据巴塞罗那分期系统，热消融是非常早期和早期HCC患者的标准治疗方法，这些患者被认为不适合手术，目前的指南建议，对于病灶部位便于操作的非常早期肿瘤，即使是手术患者，也可使用RFA。对于大小为2～3cm的单个肿瘤，热消融是手术切除的替代方案。最近，Mulier和同事对RFA治疗结直肠癌肝转移进行了全面的文献回顾，表明对于＜3cm的结直肠癌肝转移，开放RFA与手术切除后的局部复发率相似。

影像学检查不仅对于术中指导至关重要，而且在术前规划和术后随访中也发挥着核心作用。术前扫描对于最佳地确定病变的大小、数量和与重要结构（即胃和结肠）的毗邻关系是必要的。术后影像学检查对于准确描述消融区域和治疗的充分性，以及任何潜在并发症的早期诊断都至关重要。

在术后的首次影像学随访中，必须仔细检查消融的彻底性。推荐使用双期扫描以最便充分显示介入治疗后的表现。动脉早期成像对于富血供病变（如HCC和神经内分泌肿瘤）至关重要。门静脉期是所有其他病变的理想选择，两者的结合能够提高检查的敏感性。消融区域可以很容易地被识别为缺乏对比增强的区域，并且与原始病灶的位置重叠。这一区域的边缘必须在靶病变的周围延伸至少0.5cm。如果没有这一安全边界，放射科医师就要高度怀疑病变残留。当使用CT作为引导消融的方法时，可以在治疗结束时进行对比增强检查，并对任何可疑区域进行额外消融。术后短期内消融区域周围出现均匀而非结节状强化边缘通常是良性的，代表炎性反应。同样，消融后CT扫描显示中心密度增加的区域通常也是良性的。消融后不久常见的、不应引起并发症担忧的其他预期发现包括治疗腔内的门静脉气体和气泡。随着时间的推移，充分消融的病灶变得界线清楚，并显示大小逐渐消退。任何显示结节状周边强化增大的区域都需要考虑是否有肿瘤残留或复发（图39.1）。与既往检查结果进行比较通常足以确定诊断。然而，当一个区域被认为是有问题的，但不确定是肿瘤复发或残留时，下一个应当进行FDG-PET或PET/CT检查，在这种特殊情况下，它们要比CT更准确。

肝RFA术后最常见的并发症包括术后出血、肝脓肿（发生率约为2%）、胆管损伤伴胆汁瘤形成、肝梗死和邻近器官损伤。在术后CT平扫中，出血很容易被误认为非增强图像上高密度的液体聚集。当在治疗床上发现新的气泡时，应怀疑脓肿的形成，这些气泡在最初的RFA术后扫描中没有出现。消融腔周围的胆管局灶性扩张很常见，但通常不需要进一步干预。同样地，肝实质内出现低密度的充满液体的空洞，提示胆汁瘤形成。胆汁瘤通常是良性的，很少需要引流。

在肝脏肿瘤的治疗中，冷冻消融比RFA更不常用。这是因为之前提到的治疗大病灶期间观察到的全身严重并发症风险增加，如冷冻休克、肌红蛋白尿和血小板减少症。此外，浅表病变的冷冻治疗与潜在的肝实质破裂和大出血相关。然而，如果对特定病变选择MRI引导下消融，则是一种公认的替代方案。

肾肿瘤

超声、CT和MRI在腹部病变检查中的广泛应用意外发现了许多肾肿瘤。增强后断层图像显示的肾结节在

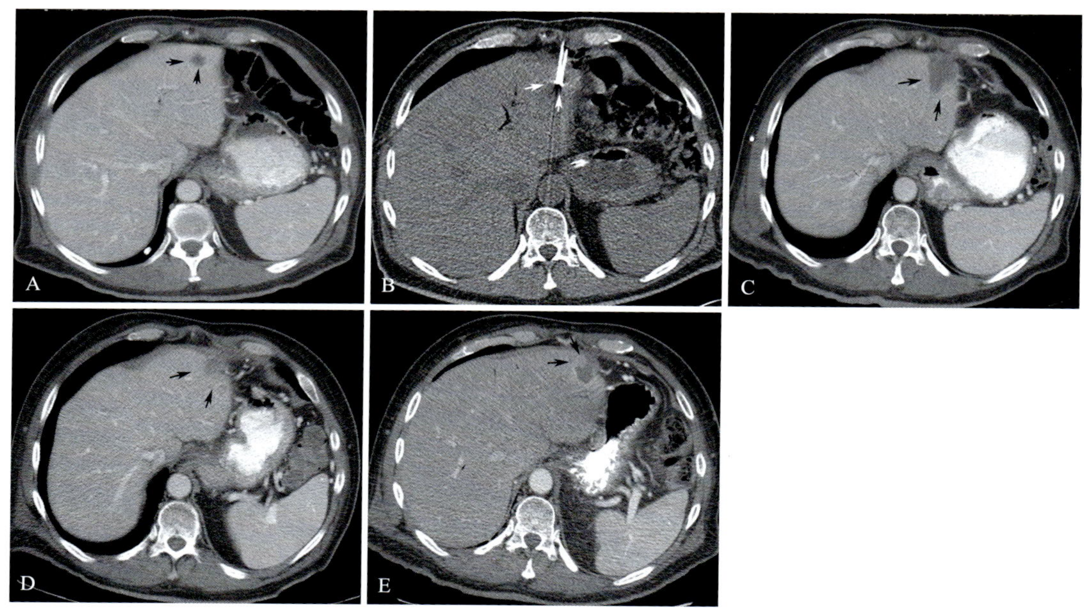

图39.1 62岁男性，胰腺癌Whipple术后，CT引导下经皮射频消融术治疗肝左叶孤立性转移瘤。A.介入治疗前增强CT显示肝左叶小结节低强化区，符合孤立性转移瘤（箭）；B.介入治疗时平扫CT显示病变部位的射频消融探头（箭头）；C.介入治疗后1个月增强CT显示预期的乏血供消融缺损（箭头）；D.介入治疗后6个月的增强CT显示预期的消融缺损灶缩小（箭头）；E.初始治疗后12个月的增强CT显示消融缺损前外侧出现新的结节强化，符合肿瘤复发（箭头）

没有得到证实之前都被认为是恶性的。由于这些病变越来越多地在很小的时候就被发现，因此保留肾功能的治疗方案是非常可取的。微创经皮消融术是肾部分切除术的一种安全替代方案。用于治疗此类肿瘤的典型热消融技术包括RFA和冷冻消融。理想的RFA病灶应直径小（<3cm），位于周边。对于中央型病变，冷冻治疗效果更好，可降低输尿管狭窄的风险。一项针对47项比较冷冻消融与RFA研究的Meta分析发现，RFA患者重复消融（8.5% vs. 1.3%），和局部肿瘤进展（12.9% vs. 5.2%）。转移性病变在RFA组中也更为常见（2.5% vs. 1%）。一种比较冷冻消融与RFA的系列研究发现，冷冻消融的肿瘤持久性或复发率较低（11.1% vs. 1.8%）。最近来自同一机构的一项回顾性研究，对385例患者445个3cm或更小的肿瘤进行了热消融治疗，结果显示RFA和冷冻消融的无复发生存率非常相似，并发症很少。放射科医师必须熟悉接受治疗的肾脏中消融区不同的影像学表现（图39.2）。为了做到这一点，必须了解整个区域的逐渐演变过程、潜在的并发症及病变残留或复发的征象。肾脏肿物成功治疗后的预期自然病程是在24个月内缓慢缩小，最终达到约为原来大小的1/2。需要注意的是，在小病灶治疗后的初始随访图像中，偶尔会看到病灶体积的轻微增加。这一发现可能继发于正常邻近肾实质的消融。典型消融区域没有增强。局灶性增强区域应怀疑病变残留或复发，特别是当形态呈结节状时。在增强扫描前的平扫，CT显示消融区相对于邻近肾实质呈高密度。这一特征表明在治疗区域存在蛋白物质。同样，这些产物导致平扫MRI T1加权序列上的信号增加。由于消融后炎性反应的存在，MRI特别表现为外周薄的边缘强化。这一表现通常不会在CT中被发现，可能是由于其信噪比较低的缘故。

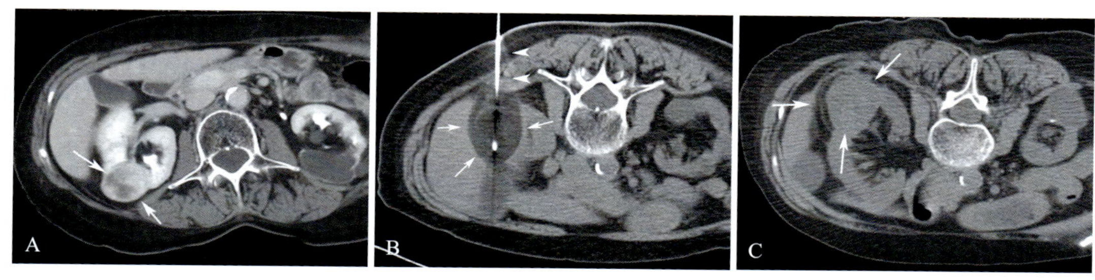

图39.2 72岁女性，肾细胞癌患者，CT引导下经皮冷冻消融右肾肿块。A.介入治疗前的增强CT显示右肾一个3.5cm的密度不均匀增强肿块（箭头）；B.治疗期间平扫CT显示冷冻探针（长箭头）和冰球形成（短箭头）。请注意，消融边缘超出肿块0.5～1.0cm；C.介入后即刻的CT平扫显示消融区为低密度区，预期中的小的肾周血肿和脂肪条索（箭头）

肺肿瘤

肺癌是世界上最常见的恶性肿瘤之一。手术切除是根治性治疗的主要手段。不幸的是，在确诊的所有非小细胞肺癌患者中，只有约20%符合根治性手术的条件。根据年龄、疾病分期、基础肺部疾病和其他合并症，有相当数量的肺癌患者不能接受手术治疗。因此，开发新的技术来治疗不适合手术的患者进行治疗至关重要。经皮肺肿瘤RFA可用于治疗局部小病变或缓解引起难治性疼痛、咯血和咳嗽的大病变。

CT和PET是最常用于肺肿瘤消融后肺部病变影像检查的成像方法。影像学随访通常在初始治疗后约1个月进行，之后每3～6个月进行1次，直至24个月。通常，在CT随访过程中，消融区被确定为非增强的低密度病变，而肿瘤进展区域往往表现出大于15个亨氏单位的强化。治疗后初始图像上的边缘环形强化通常继发于消融腔周围的炎症反应，而不是病变残留或复发。此外，在术后即刻扫描中，可在消融区周围观察到磨玻璃影。由于靶病变周围的这些早期消融后改变，在靶病变较大但未见明显强化区域的情况下，对治疗后初始CT扫描的解释可能很困难。在这种特殊情况下，使用FDG-PET/CT有助于识别残余活性肿瘤细胞的区域。虽然消融区周围的初始炎症变化可能导致早期假阳性结果，但3个月后出现的FDG摄取增加应被视为可疑残留病变。

肺消融术最常见的并发症包括胸腔积液、气胸、支气管胸膜瘘、咯血、感染和潜在的肺部疾病恶化。气胸的发生率约为28%，约有10%的患者需要胸腔插管。

初始肺RFA后，Ⅰ期肺癌的1、2、3、4和5年的预期生存率分别为70%、57%、36%、27%和27%。最近，胸科医师和胸外科学会联合发表共识声明，对RFA与手术切除进行了比较，并且评估了立体定向体部放射治疗的作用，发现RFA是一种安全的治疗选择，可作为3cm或更小的周围肺肿瘤患者的单一治疗方式。

要点 消融

- 使用治愈性或姑息性措施来治疗这些肿瘤。
- 肝脏冷冻消融会导致严重的全身并发症。
- 射频消融受到热沉效应和邻近器官的限制。

经导管肝动脉栓塞和化疗栓塞

技术背景

肝动脉栓塞术治疗肝脏肿瘤于20世纪70年代首次用于控制局部病变。这一方法背后的原理源于肝脏肿瘤血流的特殊性，肝脏肿瘤优先通过肝动脉供血，而正常肝实质的供血主要通过门静脉。

许多不同的栓塞剂已成功用于无刺激性的肝栓塞。最常见的栓塞剂可分为近端（大血管）和远端（小血管）两大类。前者如可吸收性明胶海绵颗粒和金属线圈，后者包括聚乙烯醇、纤维蛋白胶、氰基丙烯酸正丁酯（胶水）、三丙烯基明胶微球和无水乙醇。在远端栓塞剂中，已开发出用作药物洗脱珠的特殊制剂，其中栓塞颗粒装载制剂，并只需一步递送。

动脉化疗栓塞是经导管沿着动脉内将栓塞剂和化疗药物的组合递送入肝脏肿瘤中。化疗栓塞背后的原理是基于以下理论：主要供血动脉栓塞引起的肿瘤缺血与化疗药物具有协同作用。这一技术最早由Yamada及其同事于1977年提出。乙碘油（碘油），一种从罂粟油中提取的碘化酯的引入，极大地推进了这项技术。由于某些肝脏肿瘤优先摄取乙碘油，因此乙碘油非常适合用于化疗栓塞。这种独特的性能可以用Maeda等提出的渗透性和滞留增强的概念来解释。在这项最初的研究中，作者指出，新形成的肿瘤血管具有更高的通透性。这种渗透性增加，再加上肿瘤内缺乏淋巴管，导致较高分子量的分子在肿瘤间质内滞留时间较长。这种滞留可能部分解释了肿瘤内碘化油的积聚或化疗药物聚合物偶联物浓度的增加。此外，碘化油既可作为远端栓塞剂，又可作为化疗药物的载药剂。一定要注意的是，碘化油缓慢输入肝动脉最终将通过胆管周围血管丛到达门静脉分支。这一点很重要，因为术者可能无意中引起双重栓塞，由此导致肝实质梗死。

临床应用

TACE和化疗栓塞已被用于治疗HCC、胆管癌和各种肝转移。该技术可与肝切除术或肿瘤消融术联合使用。

两项随机临床试验显示，在选定的HCC患者中进行化疗栓塞可提高生存率。由于药物洗脱珠具有较好的药代动力学特征，因此能够将较高浓度的化疗药物递送至肝肿瘤，同时具有较低的全身毒性和较长的瘤内滞留时间。临床前和临床研究已经证明，药物洗脱珠治疗后，肿瘤内的多柔比星的浓度较高，滞留时间较延长。Brown等最近进行了一项随机临床试验，比较了HCC患者单独使用微球栓塞和负载150mg多柔比星的药物洗脱珠栓塞的疗效。结果显示，两组在PFS或OS方面无显著性差异，但本研究仅纳入101例患者，并且本研究的设计目的并非确定一种方法优于另一种方法。结直肠癌伴肝转移患者如果全身化疗无效，则适合接受姑息性经导管化疗。Soulen及其同事发表的一项研究评估了TACE在121例二线全身化疗失败后不可切除的结直肠癌肝转移患者中的作用。该研究显示，2%的患者达到部分缓解，41%的患者疾病稳定，57%的患者出现疾病进展。与三线至五线治疗（6个月）相比，在一线或二线全身性治疗（11～12个月）后进行化疗栓塞可显著改善生存期。一些研究已经评估了载有伊立替康的药物洗脱珠栓塞平台用于治疗先前接受全身化疗的结直肠癌患者的安全性。这些研究已经证实，此种治疗是安全有效的，其在治疗方案中的地位也在不断提高。2006年Gupta及其同事发表了一项研究，分析了85例转移性胃肠间质瘤患者。12例患者（14%）达到部分缓解，63例（74%）达到疾病稳定，10例（12%）疾病进展。需要指出的是，本研究是在伊马替尼首次问世时进行的，并且研究中有相当一部分患者在化疗栓塞前未接受过任何治疗。其他不太常见的转移性肿瘤也已成功应用TACE进行治疗，其中包括眼黑色素瘤、神经内分泌癌、甲状腺癌和乳腺癌。

传统上，CT用于评估肝栓塞后的患者（图39.3）。解释相对简单，因为坏死区域不会出现对比增强，而存活肿瘤通常会出现对比增强。然而，当碘化油与其他栓塞剂和化疗同时给药时，由于碘化油高度不透X线，因此肿瘤内的碘化油积聚会使残余存活肿瘤的评估变得复杂。虽然碘化油在病灶内弥漫性均匀积聚预示着总体预后良好，但重要的是要注意，碘化油在经治疗的肿瘤内积聚并不总是意味着组织死亡。

Takayasu及其同事将碘化油化疗栓塞治疗HCC后的CT表现与切除手术标本进行了比较。研究发现肿瘤缩小与切除标本的组织病理学坏死率之间缺乏相关性。这一发现得到了其他研究的支持，这些研究表明，碘化油完全滞留在肿瘤内是更特异的坏死指标，而不是肿瘤整体的缩小（图39.4）。当碘化油在病灶内的分布不均匀时，解释就变得困难。研究表明，在这种情况下无法

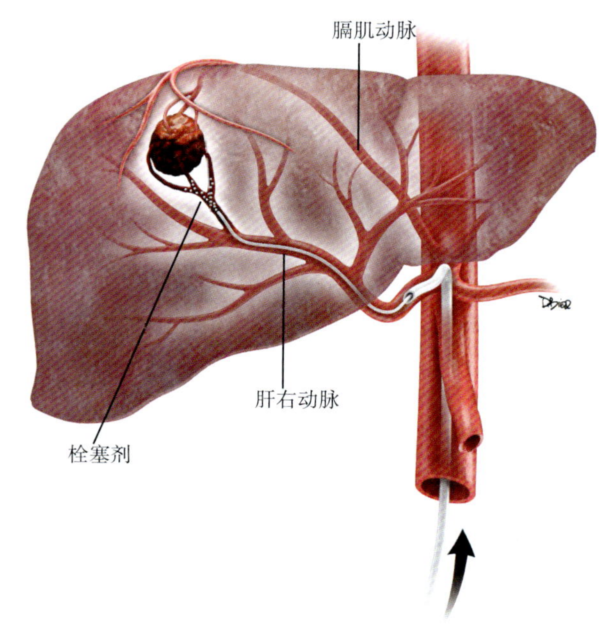

图39.3 经导管动脉化疗栓塞后，肿瘤内碘化油的部分聚集可能表明存在肝外动脉供血。膈肌附近的病灶通常由膈下动脉供血

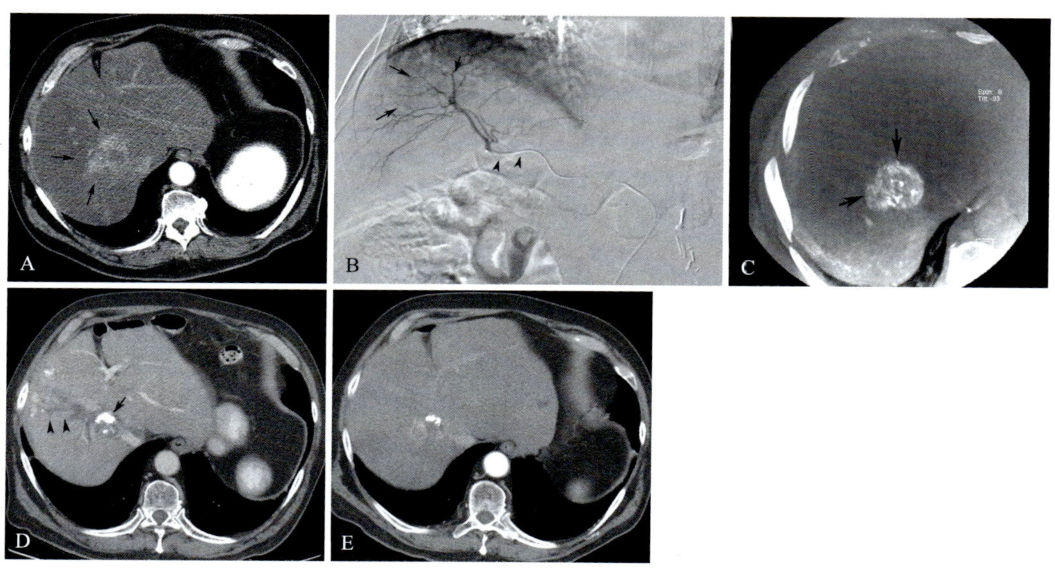

图39.4 使用碘化油对一例74岁肝细胞癌男性患者进行了经导管动脉化疗栓塞。A.栓塞前增强CT显示右肝一个富血供大肿块（箭头）。B.化疗栓塞前使用3-Fr微导管进行选择性右肝血管造影（箭头）显示富血供的肿块（箭头）。C.化疗栓塞后立即对右肝进行锥形束C形臂CT，显示碘化油均匀分布于整个肿块（箭头）。D.化疗栓塞1个月后肝脏增强CT显示右肝肿块内的碘化油（箭头），门静脉右支强化减弱，伴远处不均匀的实质强化（箭头）。这些表现可能被误认为肿瘤的快速进展，而实际上它们代表了化疗栓塞过程中继发的门静脉血栓，导致外周灌注异常。E.1年后与D相同层面的肝脏增强CT显示这些表现完全消失，证实其为良性。值得注意的是，患者在此期间未接受任何其他治疗

准确预测肿瘤坏死的程度。由于这一局限性，许多学者主张使用MRI评估含有碘化油病变的活性。在栓塞后的最初几个月内，碘化油在T1加权序列上表现为高信号。即使在存在碘化油的情况下，肿瘤的信号在T2加权序列上也没有改变。TACE后不久，动脉期和门静脉期均可观察到肿瘤对比增强减弱。一些研究也评估了DWI和ADC图在评估肝脏肿瘤局部治疗后肿瘤活性中的作用。水分子在存活肿瘤内的扩散受到完整细胞膜的限制，特别是因为这些病变与周围的肝实质相比通常是高度分格化的。治疗后，细胞膜通常被破坏，这使得水分子可以自由扩散。因此，在肿瘤坏死的情况下，ADC值升高。然而，4周后，病灶开始脱水，随后表观扩散降低。不幸的是，在小病变（直径＜1cm）中很难获得这些测量值。

要点 经导管肝动脉栓塞和化疗栓塞

- 肝脏肿瘤优先由肝动脉供血。
- 随机临床试验表明，与支持治疗相比，经导管肝动脉栓塞和化疗栓塞能够提高肝细胞癌（HCC）患者的生存率。

放射栓塞治疗

技术背景

TARE是将负载放射性元素的微球经动脉递送到肿瘤中，最常见的是钇-90（^{90}Y）。与其他局部区域肝脏治疗的原理相同，放射栓塞也依赖于肝肿瘤的优先动脉供血。常规放疗在肝肿瘤患者的治疗中并无核心作用，主要原因是全肝对外照射的耐受性较低。在3周内进行28～35Gy的全肝放疗后，放射性肝病（radiation-induced liver disease，RILD）的风险约为5%，这些剂量不足以治疗这些病变。因此，微球进入肝动脉后，粒子主要沉积在肿瘤血管内，破坏肿瘤组织，而对周围的肝实质无损伤。因此，与外照射放疗相比，这一关键特性使微球能够提供更高的辐射剂量。^{90}Y是一个半衰期为64.1h的β核素。β辐射平均射程是2.5mm（最大11mm），这是一个理想的特征，因为它有助于减少不良损伤。

目前，美国有两种放射栓塞治疗装置已被批准使用。TheraSpheres（玻璃微球）是美国FDA批准的用于HCC不可切除伴门静脉血栓形成患者的新辅助治疗或者作为肝移植的桥梁。SIR-Spheres（树脂微球）已被批准与氟尿苷联合用于肝转移性结直肠癌的治疗。单个树脂微球的直径约为30μm，活性为50Bq。全肝树脂微球治疗的平均活度为2GBq。玻璃微球的直径为25μm，每个球的活度为2500Bq。使用TheraSpheres进行单剂量全肝治疗的活性为5GBq。因此，使用树脂微球进行治疗需要更多的颗粒，才能导致血管栓塞。

临床应用

多项研究已经证明TARE联合^{90}Y治疗不可切除的HCC和晚期结直肠癌的安全性。最初的研究评估了TARE后的CT表现。治疗过的区域在增强图像上趋向于低密度。这些低密度区域的范围和不均匀性根据微球灌注的动脉水平（全肝、肝叶或选择性动脉）及靶病变的大小和血管分布而变化。较大的富血供肿块显示该核素优先聚集，从而减少微球向周围肝实质的分布。这些变化在治疗后2个月达到峰值，并可能在6个月后自行消退。这些表现是非特异性的，外照射放疗也可观察到。与其他形式的肝栓塞治疗一样，肿瘤无强化是良好反应的潜在指标。以类似的方式，放射栓塞治疗后，精确的功能成像技术可以增加治疗失败的检出率，从而可以进行早期再次干预。FDG-PET代谢显像是准确评估放射栓塞疗效的一种方法。^{90}Y栓塞的一个独特考量因素是获取韧致辐射扫描，这是由于高能β辐射与组织相互作用而产生的广谱二次伽马射线辐射。将这些扫描与解剖学的CT扫描相结合，可以显示肝外微球沉积或有助于阐明微球在肿瘤中的分布（图39.5）。

^{90}Y TARE治疗HCC的大型患者队列研究显示，根据改良BCLC分期系统，中期患者的中位生存时间为16.9～17.2个月。BCLC分期为进展期，无或有门静脉侵犯患者的中位生存期为10～12个月，客观缓解率范围为35%～50%。由于^{90}Y微球的栓塞作用很小，对门静脉闭塞的患者可以安全地进行放射栓塞。比较TARE和TACE的研究都是回顾性的。这些有限的报道表明，与TACE相比，TARE的毒性更小，肿瘤进展时间至少相同。

如前所述，肝脏暴露于较大的辐射剂量可导致RILD。RILD的特征是治疗后数周至数月出现腹水、肝大和肝功能检查结果升高。放射栓塞后RILD的发生率约为4%，最常见于注射后4周至4个月。诊断性检查的准确解释对于鉴别RILD和疾病进展至关重要，全肝形态学改变、肝血管充血和腹水提示RILD是潜在的病因。

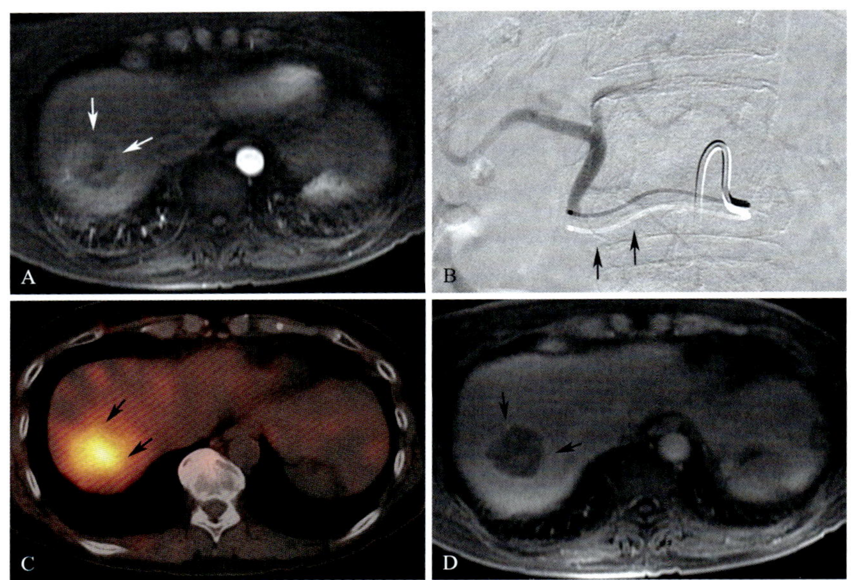

图39.5 71岁女性，转移性神经内分泌癌，接受经导管动脉放射栓塞治疗。A.放射栓塞前钆增强T1W MRI显示右肝轻度富血供肿块（箭头）；B.在输送^{90}Y树脂微球期间，使用3-Fr微导管（箭头）进行前后位选择性肝血管造影；C.^{90}Y放射栓塞后立即对右肝进行融合SPECT/CT轫致辐射扫描显示右肝肿块均匀摄取，提示微球分布充分（箭头）；D.放射栓塞后3个月的钆增强T1W MRI显示整个右肝肿块（箭头）普遍缺乏强化，符合治疗后反应

要点　放射栓塞治疗

- 这种技术可以提供比体外放射治疗更高的辐射剂量。
- 目前美国批准使用两种放射栓塞治疗装置。
- 现有数据表明，在巴塞罗那临床肝癌（BCLC）分期系统的中期肝细胞癌（HCC）患者中，与经动脉导管栓塞相比，放射栓塞治疗具有良好的安全性，并且肿瘤进展时间相当。

门静脉栓塞

技术背景

对于肿瘤原发灶和转移灶局限于肝脏的患者，手术切除仍然是最佳的根治方案。然而，广泛肝切除术需要足够数量的剩余肝组织，以避免术后肝衰竭。因此，肝脏剩余体积有限的患者可能不适合接受切除术，因为肝切除术后并发症的风险增加。门静脉栓塞（PVE）已成为术后FLR过小患者肝大部切除术前管理的重要方法。将待切除肝段的门静脉分支进行栓塞可使血流重新导向非病变肝脏。这种血流再分布引发FLR增生肥大，从而使这些之前被认为不适合手术的患者能够安全地接受肝大部切除术。目前大多数患者的术前栓塞都扩展至肝Ⅳ段，以优化肝段增生，影像诊断医师应预先考虑到这点。

据报道，PVE的平均绝对FLR增加范围一般为46%～70%，这取决于栓塞颗粒的类型。TACE导致细胞坏死，而PVE主要导致细胞凋亡，因此患者不会出现栓塞后综合征。纤维蛋白胶、明胶海绵、凝血酶、颗粒、弹簧圈和无水乙醇都已被成功地用作PVE的栓塞剂。在美国最常用的栓塞剂包括颗粒和栓塞弹簧圈的组合。最近的研究证实了PVE术后病程的改善。由于这些改善，越来越多以前被认为病变不可切除患者已经成为根治性肝切除术的候选患者。因此，在世界范围内许多综合肝胆中心，肝大部切除术前的PVE被认为是标准的治疗方法。

临床应用

PVE适用于原发性或转移性肝癌患者，这些患者是肝切除的候选患者，但估计FLR较小。这些患者包括FLR/总肝体积（total liver volune，TLV）＜40%的肝硬化或晚期纤维化患者、既往接受大量化疗且FLR/TLV＜30%的患者、无基础疾病且FLR/TLV＜20%的患者。很明显，为了最佳地应用该技术，准确测定肝体积至关重要。容积三维（3D）增强CT对肝切除术的规划至关重要。

通过勾勒肝段轮廓和估算每层的表面积来计算3D-CT体积。测量值应根据个体患者的体型大小进行标准化，因为体型较大的患者比体型较小的患者需要更大的FLR。TLV的计算公式如下：

估算总肝体积（total estimated liver volume，TELV）＝−794.41＋1267.28×BSA

然后，通过FLR/TELV的比值计算标准化FLR。大多数成像方案要求在PVE前和手术后约1个月进行影像学检查，以评估FLR增生的程度。增生程度（degree of hypertrophy，DH）也被用作术后病情的预测指标：

DH＝FLR/TELV（$PVE_{之后}$）-FLR/TELV（$PVE_{之前}$）

DH＜5%的患者术后并发症发生率高于DH＞5%的患者。因此，DH可被视为一种预后指标，以帮助确定患者最终是否需要切除肿瘤（图39.6）。特别是对于那些在PVE后没有表现出充分增生的患者，放射科医师可以通过观察增强CT序列前后的强化表现来识别门静脉分支再通，以协助确定是否需要再次栓塞。最后，应仔细检查FLR以发现疾病进展的证据，并排除手术切除的可能性。

总之，介入影像学和手术是肿瘤患者整体治疗中不可或缺的组成部分。

要点 门静脉栓塞

- 门静脉栓塞适用于肝原发性或转移性病变肝癌患者，这些患者若不进行栓塞治疗，则可考虑行肝切除术，但预计残余肝脏体积较小。
- 容积三维CT对于最佳方案的制订至关重要。
- 对于残余肝脏增生不足的患者进行随访时，若发现血管未完全闭塞，则应再次进行栓塞治疗。

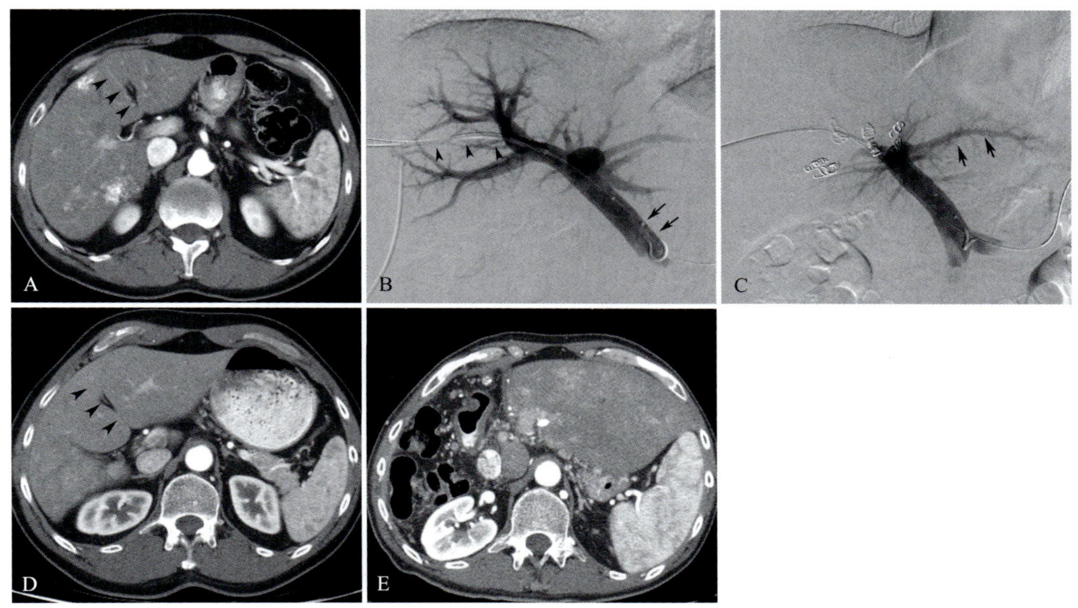

图39.6 47岁女性，结肠癌肝转移，使用三丙烯颗粒和弹簧圈行肝Ⅳ段同侧右支PVE。A. PVE前的增强CT显示边缘残余肝（FLR）[FLR/估算总肝体积（TELV）＝17%]（箭头）；B.后前位门静脉造影图显示门静脉右支6-Fr血管鞘（箭头）和门静脉主干内5-Fr导管影（箭头）；C.最终门静脉造影图显示肝Ⅳ～Ⅷ段门静脉分支闭塞，而供应左外叶的静脉继续通畅（箭头）；D.右侧PVE后1个月增强CT显示FLR显著增生（FLR/TELV＝38%）（箭头），增生程度为21%；E.右肝切除术后增强CT显示残余肝增生

第40章

肿瘤患者并发症：胸部

Edith M. Marom, *M.D.*; *Amir Onn*, *M.D.*; *Mary Frances McAleer*, *M.D.*, *Ph.D.*

引言

随着癌症治疗的进步，胸部医源性疾病越来越多，其中以肺部疾病为主，这是导致患者发病和死亡的一个重要原因。在癌症患者中，医源性肺部疾病可能是化疗、放疗或干细胞移植（stem cell transplantation，SCT）的结果。识别这些疾病特点很重要，因为放射科医师可能是第一个注意到这些变化的人，如果及时识别，这些变化有时可能是可逆的。

化疗导致的非感染性肺病

药物对肺部的不良影响仍然是所有初级保健医师面临的主要挑战。症状通常无特异性，患者会出现呼吸困难、干咳和发热，这些症状可能在首次服药后数周至数年开始。遗憾的是，药物引起的呼吸系统疾病仍然是一种需要排除的疾病，因为导致这一效应的大多数药物无法通过任何特异性检测方法识别。诊断需要高度怀疑，因为感染、放射性肺炎和基础疾病复发的临床和影像学表现可能相似。药物中毒存在漏报问题，因此药物性呼吸系统疾病的真实发病率未知，但据估计低于10%。更复杂的是，只有少数患者接受单药治疗。因此，观察到的不良反应与某种药物或其他药物之间的关系，以及与其他药物、氧气或辐射的协同作用之间的关系通常仍不清楚。药物性肺毒性的及时诊断很重要，因为在肺纤维化发生之前，早期药物性肺损伤通常会随着治疗的停止或类固醇治疗的开始而消退。关于最新的通用药列表、反应类型和影像学表现及参考文献，读者可参考定期更新的网站Pneumotox（www.pneumotox.com）。在本文和表40.1中，读者将发现药物对胸部其他结构产生的一些影响，如引起胸腔积液、淋巴结肿大或心肌病。

有些肺损伤的组织病理学反应（表40.1）与许多其他肺部疾病相似，药物中毒的放射学表现符合组织病理学改变。由于这些非特异性表现，诊断依赖于临床、实验室和影像学信息之间的关联。即使是支气管肺泡灌洗也只能用来排除感染和恶性肿瘤之后，才能提示医源性

表40.1 药物反应相关的组织学表现

表现	药物
非心源性肺水肿	卡马西平、吉西他滨、紫杉烷、环磷酰胺、甲氨蝶呤、长春碱
肺泡出血	贝伐珠单抗、利妥昔单抗
肺泡蛋白沉积样反应	丝裂霉素C
弥漫性肺泡出血	卡马西平、甲氨螺岭、吉西他滨
弥漫性肺泡损伤	吉西他滨、甲氨蝶呤、博来霉素、环磷酰胺、吉非替尼、厄洛替尼、免疫检查点抑制剂
机化性肺炎	博来霉素、环磷酰胺、免疫检查点抑制剂
闭塞性细支气管炎综合征	白消安
普通型间质性肺炎样表现	博来霉素、吉西他滨、甲氨蝶呤、白消安、环磷酰胺
弥漫性细胞间质浸润，伴或不伴肉芽肿	博来霉素、甲氨蝶呤
非特异性间质性肺炎	博来霉素、紫杉烷、吉西他滨、甲氨蝶呤、伊马替尼、免疫检查点抑制剂
脱屑性间质性肺炎	白消安
急性或慢性嗜酸性肺炎	博来霉素、甲氨蝶呤
肺静脉闭塞性病变	博来霉素、白消安
肺结节	博来霉素、长春碱
气胸/纵隔气肿	博来霉素
肺门/纵隔淋巴结肿大	博来霉素、免疫检查点抑制剂
胸腔积液	甲氨蝶呤、环磷酰胺、伊马替尼、免疫检查点抑制剂
空洞	贝伐珠单抗
肺血栓栓塞	贝伐珠单抗、沙利度胺
心肌病	多柔比星、5-氟尿嘧啶、曲妥珠单抗

（改编自：www.pneumotox.com；Flieder DB，Travis WD.Pathologic characteristics of drug-induced lung disease.*Clin Chest Med*，*2004*；*25*：*37-45*；Broder H，Gottlieb RA，Lepor NE.Chemotherapy and cardiotoxicity. Rev Cardiovasc Med，2008；9：75-83.）

原因。有时，灌洗液中的细胞成分和特定细胞分类（如淋巴细胞、中性粒细胞或嗜酸性粒细胞）升高可能提示更特异的诊断。

为了有助于解读胸部影像，将药物中毒分为急性和迟发性表现对于诊断非常有帮助。急性化疗性肺损伤通常由非心源性肺水肿/弥漫性肺泡损伤、超敏反应或肺出血引起，发生在初始剂量化疗后。影像学表现通常包括弥漫性或散在的磨玻璃影或伴或不伴间隔增厚的实变影（图40.1）。

迟发性化疗相关肺损伤通常在化疗结束后两个多月或在长期治疗中出现，常由慢性间质性肺炎引起，可导致肺纤维化。更常见的组织学类型是普通型间质性肺炎或非特异性间质性肺炎（nonspecific interstitial pneumonia，NSIP）。最常见的模式是NSIP，在胸部X线片上表现为双肺下叶为主的不均匀密度影或实变影，在薄层胸部CT上最初表现为散在的磨玻璃影或以肺下叶为主的实变影（图40.2）。虽然小叶间隔增厚和牵引性支气管扩张可以在NSIP中看到，但当出现时，它们更可能来自普通型间质性肺炎。纤维黏液样结缔组织堵塞远端气腔以及末梢或呼吸性细支气管引起的机化性肺炎是另一种非急性药物中毒形式。当与已知的病原体相关时，这一发现应称为由药物名称引起的闭塞性细支气管炎伴机化性肺炎（bronchiolitis obliterans organizing pneumonia，BOOP）（例如，由胺碘酮引起的BOOP）。药物性BOOP在胸部X线片上表现为双侧散在周围分布的不均匀密度影或实变影，胸部CT上可见单侧或双侧实变区，以周围或更典型的支气管血管周围分布为主，且以下叶为著。极少数情况下，BOOP可能表现为结节状，可能与转移性病变相混淆。

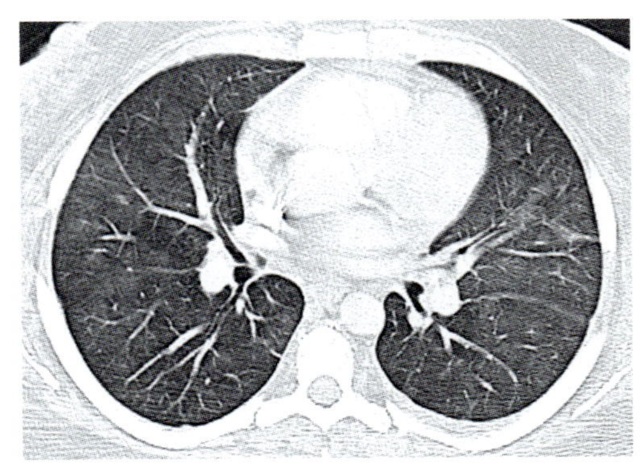

图40.1 急性药物中毒。40岁女性，因急性髓系白血病接受PTK787（一种酪氨酸激酶抑制剂）新挽救性化疗1个月期间出现呼吸急促和发热。胸部CT显示双侧弥漫性磨玻璃影。CT检查9d后尸检显示急性间质性肺炎伴弥漫性肺泡损伤

当临床上高度怀疑药物中毒时，应进行薄层CT检查，特别是与正常胸部X线片结合，以便开始治疗以逆转这一过程。然而，这些表现通常是在常规随访胸部CT时偶然发现的。因此，放射科医师可能是怀疑药物中毒的第一人，并且必须在终末期纤维化发生之前提醒临床医师这一可能性。

要点 药物中毒

- 诊断是排除性的。
- 早期毒性表现为对称性气腔病变：实变或磨玻璃影。
- 迟发性毒性通常表现为散在的肺周围实变或磨玻璃影，以肺下叶为主。
- 在不可逆的肺纤维化形成前，放射科医师应提醒临床医师药物中毒的可能性。

化疗导致的感染性肺病

用于对抗癌症的药物靶向分裂细胞，影响骨髓造血，导致中性粒细胞减少，从而导致感染。与化疗药物联合用于治疗血液系统恶性肿瘤的其他药物具有免疫抑

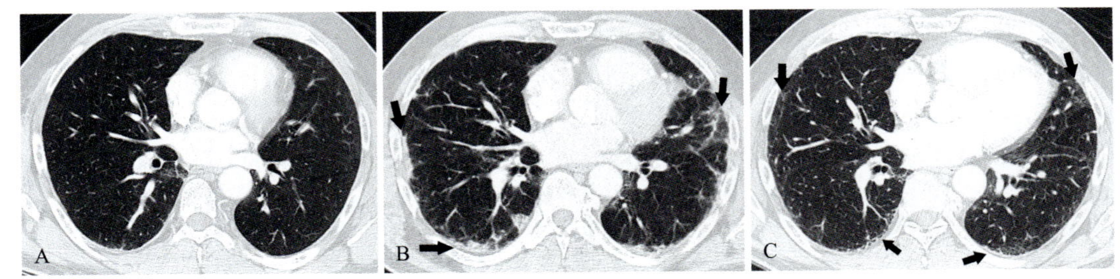

图40.2 博来霉素药物中毒。49岁霍奇金淋巴瘤男性患者在用多柔比星、博来霉素、长春碱和达卡巴嗪（ABVD）完成第一个化疗周期后出现呼吸短促，并在第二个周期后出现进展。A.治疗前基线增强胸部CT。B.第二期ABVD化疗后2周的胸部CT显示间隔性的轻至中度下叶为主的周围实变和磨玻璃影（箭头）。支气管镜检查未见任何微生物。停用博来霉素，患者接受类固醇治疗，气短症状缓解。C.化疗完成4年后的胸部CT显示，B图中所见的一些急性改变消失了，但是博来霉素引起的不可逆的外周肺纤维化仍然存在（箭头）

制特性。皮质类固醇对免疫系统有广泛的抑制作用。肺炎的诊断依赖于临床症状和影像学表现。产生肺炎的病原体类型是否为细菌、病毒或真菌主要取决于患者的免疫状态和他们接受的联合治疗。鉴于重度免疫功能低下患者（例如SCT受者或长期中性粒细胞减少的血液系统恶性肿瘤患者）无法产生充分的炎症反应，每种类型肺炎的典型影像学表现可能不同于免疫功能正常的患者，胸部X线片甚至可能看起来正常，CT可能显示更细微的变化，如微小的磨玻璃影、支气管增厚或结节，在某些病例中可能显示特定病原体群的典型表现。这些发现可能有助于选择正确的抗生素治疗并改善预后。

细菌性肺炎

病原体的主要来源是患者的内源性菌群。随着超广谱β-内酰胺类药物的使用，革兰阴性杆菌菌血症导致的血液感染有所减少，而革兰阳性球菌导致的感染有所增加，但院内细菌性肺炎仍以革兰阴性杆菌为主。在免疫功能低下的患者群体中，通过胸部X线甚至胸部CT表现来确定细菌性肺炎类型的预测率很低。在SCT受者中，细菌性肺炎最常表现为树芽状分布的肺结节（81%），主要集中于肺下叶，并存在非对称分布的肺实变（69%），以及通常对称分布的磨玻璃影（35%）。大多数患者（73%）在CT上表现为这些表现的组合，15%的患者仅表现为肺结节，12%的患者仅出现实变（图40.3）。

病毒性肺炎

DNA病毒［如单纯疱疹病毒、水痘和巨细胞病毒（cytomegalovirus，CMV）］长期以来被认为可引起血液系统恶性肿瘤患者的重度呼吸道感染。这些患者还暴露于社区季节性呼吸道病毒（如腺病毒或甲型流感），这些病毒可能危及这些免疫功能低下患者的生命。影像学上，一种病毒感染无法与另一种病毒感染区分。它们往往在肺内对称分布，通常以下叶为主，表现为磨玻璃影或实变性气腔病变（图40.4），此外还有小叶中心小结节和实变阴影。该病的死亡率可能很高，早期诊断至关重要，因为早期治疗可提高生存率。在这一群体中，气腔病变最常见，可见于90%的CT诊断肺炎患者中。早期以下肺叶为主的支气管周围增厚、支气管周围磨玻璃影或树芽状影更容易在侧位平片上发现，胸部CT敏感性更高，只是早期细菌性肺炎可能也有类似的表现。

真菌性肺炎

机会性侵袭性真菌性肺炎具有高发病率和死亡率，通常见于长期严重免疫功能受损的患者，如血液系统恶性肿瘤和SCT受者，但在实体恶性肿瘤患者中很少见。虽然侵袭性肺曲霉病（invasive pulmonary aspergillosis，IPA）和念珠菌是最常见的，但其他血管侵袭性真菌，如镰刀菌和接合菌属，在这些免疫功能严重受损的宿主中也越来越多地遇到。由于早期进行大剂量抗真菌治疗可以改善结局，因此早期识别侵袭性真菌病很重要。然而，呼吸道分泌物培养既不敏感也不特异，而且由于凝血异常和血小板减少，这些患者通常无法进行灌洗和有创操作。因此，侵袭性肺真菌病的诊断在很大程度上依赖影像学检查，CT常被用于及时诊断真菌性肺炎，因为一些典型的影像学表现不能在胸部X线片上发现。

92%的IPA患者在就诊时可观察到“晕征”，即磨玻璃影包围结节的CT表现。大结节（＞1cm）和晕征的出现最有可能提示真菌感染。人们一直努力将肺接合菌病（pulmonary zygomycosis，PZ）与IPA区分开来，因为这种区别对治疗有重要意义：特别是，治疗IPA的首选药物伏立康唑对接合菌病没有活性。与其他侵袭性真菌相比，PZ更常出现“反晕征”（图40.5），即被实变环包围的局灶性圆形磨玻璃影或多个结节的存在（＞10个）。虽然CT上的这些反晕征和晕征并不是真菌感染的特征性表现，例如也可见于隐源性机化性肺炎、肺梗死或恶性肿瘤，但在发热、严重免疫功能低下患者的影像上观察到

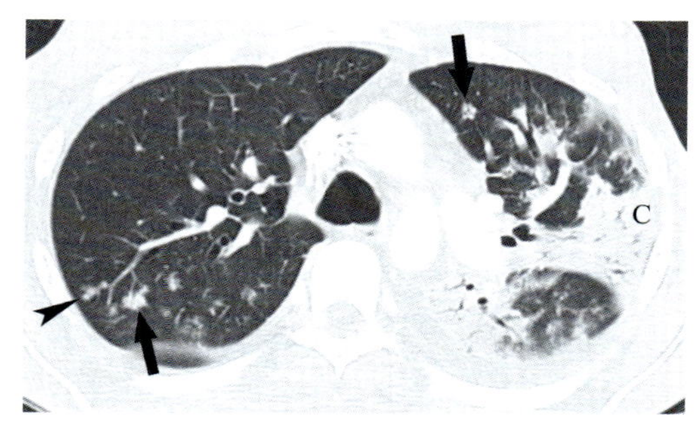

图40.3 革兰阴性细菌性肺炎。25岁T细胞大颗粒淋巴细胞白血病男性患者出现中性粒细胞减少性发热。胸部增强CT显示左肺上叶实变（C），支气管血管周围结节影（箭），树芽状状结节（箭头）。在CT检查当天进行的支气管镜检查培养出肠球菌和黏质沙雷菌

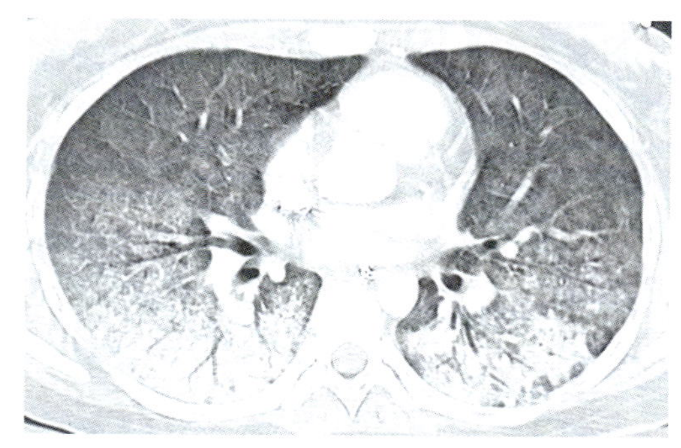

图40.4 病毒性肺炎。19岁急性淋巴细胞白血病女性患者，因疾病复发接受了高环磷酰胺、长春新碱、多柔比星和地塞米松治疗，表现为胸部X线片异常、发热、呼吸急促和低氧血症。患者有巨细胞病毒高抗原血症。增强胸部CT显示弥漫性气腔病变伴下叶实变，而其余肺部显示弥漫性磨玻璃影

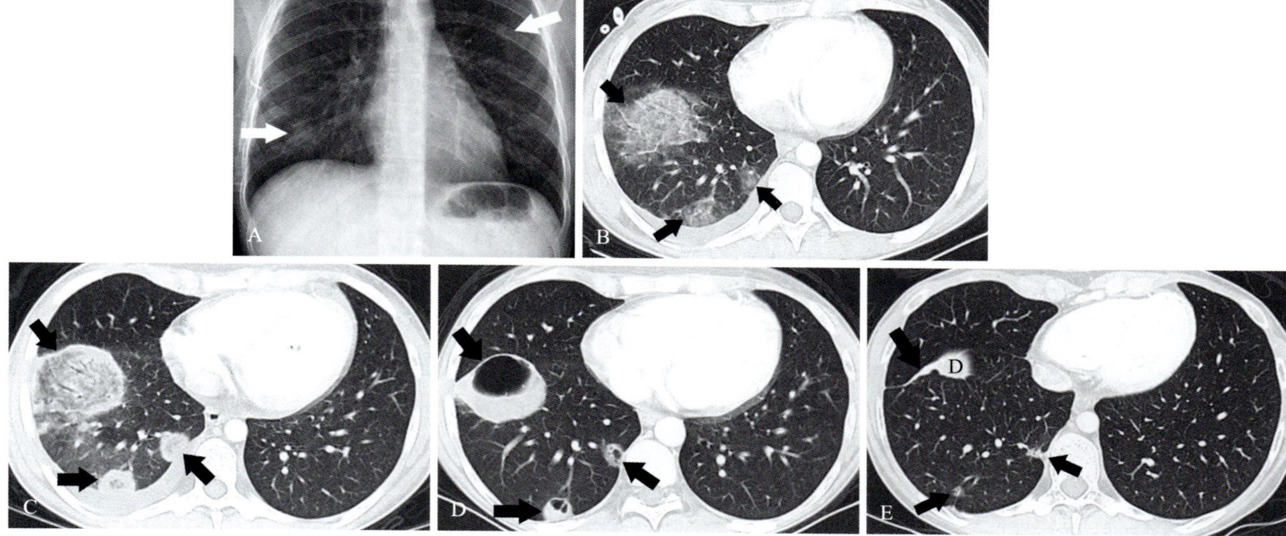

图40.5 真菌性肺炎。23岁干细胞移植后急性髓系白血病的女性患者出现中性粒细胞减少性发热。发病时的胸部X线片显示右下肺（右箭头）和左上肺有微小的不均匀密度影（A）；发病时的胸部增强CT（B）显示磨玻璃结节和肿块（B.箭头），10d后（C）进展为"反晕征"：磨玻璃结节被一圈实变包围（C.箭头）；肿块的核心活检显示90°分枝菌丝，培养证实为接合菌。C后1个月（D），胸部增强CT显示肺结节的间隔空洞（D.箭头）。此时，患者无症状，细胞计数恢复，白血病完全缓解；3年后胸部增强CT（E）显示结节消退，伴有永久性瘢痕（E.箭头）；D.右侧膈肌部分平均效应

时，应考虑侵袭性真菌性肺炎，除非有其他证据。

肺孢子菌肺炎（pneumocystis pneumonia，PCP）曾经是血液系统恶性肿瘤患者发病和死亡的主要原因，但现在已通过抗菌措施在很大程度上得到了预防。发病初期的胸部X线片可以是正常的，但后来的表现是非特异性的，例如双侧肺门周围网状和模糊的磨玻璃影，通常在3～4d进展为肺泡实变。薄层CT通常显示散在的与小叶间隔增厚有关的磨玻璃影，其表现可能类似病毒性肺炎，如CMV肺炎。在无人类免疫缺陷病毒患者中，CT表现可用于区分CMV和PCP，在PCP中更常发现在肺尖分布并边界清晰的马赛克征，而在CMV肺炎中更容易看到主要分布在肺下叶的小结节或边界不清的磨玻璃影。

结核

尽管因化疗免疫抑制的患者有罹患结核的风险，但即使是免疫抑制最严重的患者，如SCT受者，结核的发病率也与一般人群相仿，影像学表现与一般人群相同。

> **要点 重度免疫抑制宿主化疗导致的肺炎**
>
> - 细菌性肺炎最常表现为同时出现实变/磨玻璃影伴肺下叶分布为主的树芽状结节。
> - 病毒性肺炎最常表现为弥漫性肺下叶为主的实变/磨玻璃影，伴有或不伴有肺小叶中心结节。
> - 大结节（＞1cm）和晕征的出现最能提示真菌感染。

干细胞并发症

肺部并发症可见于30%～60%的SCT受者，也是约61%的病例死亡的直接原因。供者来源可能是患者（自体）、同胞或无亲缘关系的人（异基因）、同卵双胞胎（同基因）或无基因关系的脐带血样本。虽然同基因移植物具有较低的治疗相关死亡率，并且不会发生移植物抗宿主病（graft-versus-host disease，GVHD），但它们有较高的恶性复发风险。因此，同基因和异基因SCT的总体死亡率相似。当评估与SCT相关的并发症时，胸部影像学表现通常是非特异性的。通常情况下，患者胸部X线片正常，因此，CT检查结果可能是有价值的。CT结果的正确解读取决于对患者免疫恢复情况的了解，因为特定的肺部并发症往往在移植后明确的时间内发生。尽管没有GVHD的患者细胞计数在1个月内恢复正常，但免疫功能需要在1～2年才能完全恢复。根据移植后出现的时间，SCT后并发症分为早期（移植后≤100d）和晚期（移植后＞100d）并发症。

早期并发症

早期并发症可细分为：①移植前期，骨髓抑制开始，中性粒细胞减少，吞噬功能通常在移植后1个月内恢复；②早期，在移植后30～100d。在早期阶段，细胞计数正常，但其功能不正常。

移植前期（1～30d）

移植后的这段时间，伴随着严重的中性粒细胞减

少，主要是感染性并发症，最常见的是细菌和真菌感染，相关影像学表现如前所述。病原菌包括革兰阴性肠道菌群、革兰阳性球菌、革兰阳性皮肤共生菌，以及与留置导管相关的病原体。当中性粒细胞减少期延长时，患者发生侵袭性真菌感染的风险很高，最常见的是念珠菌和曲霉菌。

这一时期的非感染性并发症包括肺水肿、围移植期呼吸窘迫综合征（periengraftment respiratory distress syndrome，PERDS）、弥漫性肺泡出血（diffuse alveolar hemorrhage，DAH）和药物性损伤（图40.6）。在影像学上很难鉴别这些情况，因为与这些非感染性并发症相关的主要影像学表现是气腔病变，有双侧对称的磨玻璃影或实变影，伴或不伴间隔增厚。肺水肿是由于SCT前预处理方案中大量静脉输液引起的。PERDS见于约5%的自体SCT病例，指的是移植综合征的肺部病变。在临床上，该综合征的特征是皮疹、发热和腹泻，目前认为这些症状是由与预处理相关的内皮损伤和与中性粒细胞和淋巴细胞恢复相关的细胞因子释放之间的复杂相互作用引起。皮质类固醇治疗通常可以使之快速恢复。DAH的病死率为40%～100%，然而只有不到20%的病例报告咯血。因此，在没有感染的情况下，DAH的诊断依赖于BAL液中含铁血黄素的巨噬细胞超过20%。早期诊断和糖皮质激素治疗可能改善预后。10%的SCT受者发生药物性损伤，其影像学表现如前所述。

早期（30～100d）

由于SCT受者的骨髓细胞功能受损，感染在这一阶段仍然是一个威胁。细菌感染很常见，尤其是留置导管的患者。尽管更广泛的侵袭性霉菌对预防性用药产生了耐药性，但这些药物仍然显著减少了念珠菌感染的发生。尽管如此，IPA仍然是这一时期最常见的侵袭性真菌（图40.6）。早期是CMV再激活常见的时期。随着有效的抗病毒药物的出现，以及在CMV血症出现前已开始了治疗，CMV的病死率有所下降。因此，CMV肺炎在影像学上较为少见。同样，由于常规地预防性使用抗菌药，以前在早期阶段出现的PCP现在也很少见到。

在这一时期的非感染性并发症中，特发性肺炎综合征（idiopathic pneumonia syndrome，IPS）是最常见的。因此，IPS是SCT后30～180d影像学弥漫性异常的最

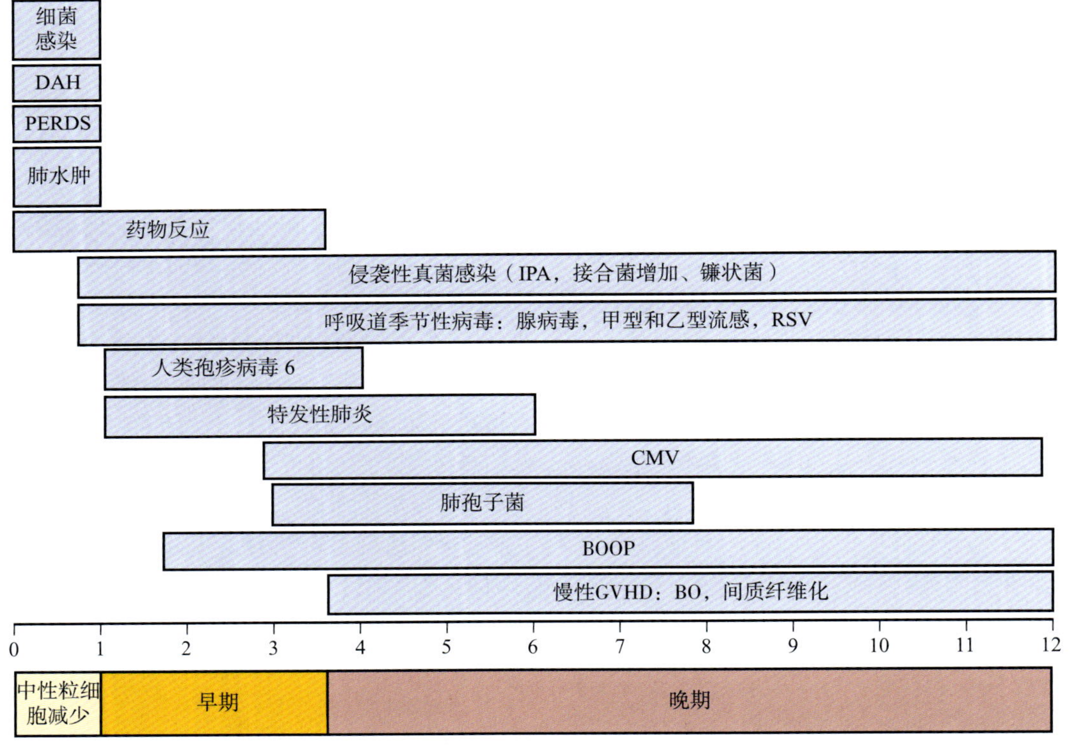

图40.6 干细胞移植后感染时间轴。BO.闭塞性细支气管炎；BOOP.闭塞性细支气管炎伴机化性肺炎；CMV.巨细胞病毒；DAH.弥漫性肺泡出血；GVHD.移植物抗宿主病；IPA.侵袭性肺曲霉菌病；PERDS.围植入期呼吸窘迫综合征；RSV.呼吸道合胞病毒。改自：Worthy SA，Flint JD，Muller NL. Pulmonary complications after bone marrow transplantation：high-resolution CT and pathologic findings. *Radiographics*. 1997；17：1359～1371；Hiemenz JW. Management of infections complicating allogeneic hematopoietic stem cell transplantation. *Semin Hematol*. 2009；46：289-312

常见原因，尽管其发病率最近已降至约10%。CT可见肺下叶为主的气腔疾病，这是一种非心源性肺水肿的表现。IPS是一种排除性诊断，定义为在没有下呼吸道感染的情况下存在广泛的肺泡损伤。IPS的发病机制归因于细胞因子释放引起的肺组织损伤。死亡率约为70%，治疗是支持性的，因为IPS对类固醇治疗没有反应。

在此期间的其他并发症包括各种早期GVHD的表现，因此，通常见于同种异体SCT受者。早期GVHD可表现为BOOP，其特征是肺泡管和肺泡内存在肉芽组织，可在移植后1个月至2年观察到。胸部X线片表现为非特异性的双侧肺实变，可呈结节状甚至游走性。CT显示散在的局灶性周边和（或）支气管血管周肺实变，以肺下叶为主。

晚期并发症

GVHD可导致晚期并发症（图40.6）。组织学上，在最初的6个月内，单个核细胞在血管周围区域和肺泡间隔浸润，以及对大小气道持续的淋巴细胞介导的损伤。间质的变化将导致液体渗出到肺泡，这可能形成气腔内肉芽组织。如果不清除，就会进展到不可逆的纤维化阶段。类似的过程也会发生在气道中。淋巴细胞浸润对支气管造成损害，如果任其发展，则导致腔内肉芽组织形成，如BOOP所见。这一过程仍然是可逆的，但如果不治疗，可能会进展形成同心或腔内闭塞性瘢痕，从而破坏正常气流。这种效应被称为闭塞性细支气管炎（bronchiolitis obliteran，BO）（图40.7）。因此，从SCT后约4个月开始，有呼吸系统疾病的患者应排除GVHD。尽管肺GVHD通常在胸外部位伴有GVHD，但高达30%的GVHD病例可能仅发生在肺部。早期识别肺部GVHD是很重要的，因为此时这种疾病仍然是可逆的。

CT在出现肺部病变的晚期SCT受者中起重要作用。这种成像方式不仅有助于排除肺部感染，而且可能显示提示GVHD的影像学发现。早期发现是非特异性的，包括散在的磨玻璃影或实变影，类似于在药物导致的BOOP中讨论的情况。不可逆的表现包括间质增厚/纤维化或BO，即细支气管增厚、细支气管扩张和空气潴留（图40.8）。因此，在寻找早期肺GVHD时，使用呼气相CT扫描来发现空气潴留。慢性GVHD患者仍然存在肺部感染的风险，因为他们的免疫恢复可能需要数年。病原体包括有荚膜的细菌，以及侵袭性真菌（如曲霉菌属和接合菌），特别是在那些接受高剂量皮质类固醇和（或）其他免疫抑制方案治疗的严重GVHD患者中。CMV再激活现在通常会延迟到这一晚期，但很少发生CMV肺炎，这是由于在CMV出现临床表现之前已经对病毒血症进行了治疗。

要点　干细胞移植并发症

- 干细胞移植（SCT）后1～30d，患者出现严重的中性粒细胞减少，最常见的并发症是细菌性或真菌性肺炎。
- SCT后30～100d，白细胞功能受损；因此，真菌性肺炎仍然很常见，但可以看到早期移植物抗宿主病（GVHD）以闭塞性细支气管炎伴机化性肺炎的形式出现。
- SCT后晚期并发症由GVHD引起，可表现为肺部散在的对称实变/磨玻璃影、空气潴留、间质增厚和纤维化。
- 由于GVHD的治疗需要免疫抑制剂，患者罹患真菌和细菌性肺炎的风险。

放射性肺病

放射性肺病（radiation-induced lung disease，RILD）在放疗后很常见，但其表现类似于其他炎症和感染性肺

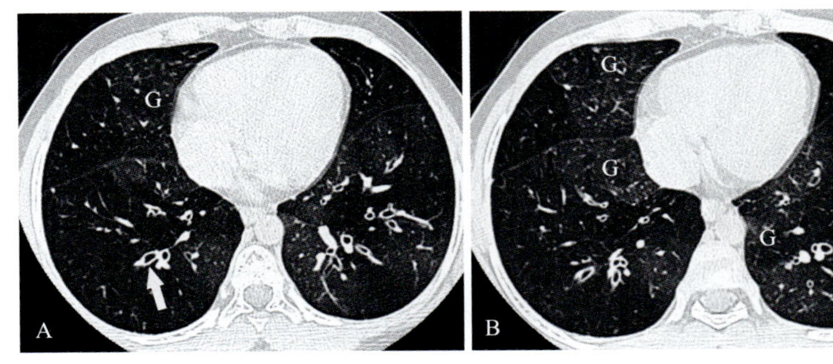

图40.7　闭塞性细支气管炎。10岁患者因急性淋巴细胞白血病接受干细胞移植3年后出现慢性移植物抗宿主病闭塞性细支气管炎。A.吸气胸部增强CT显示肺部马赛克表现，有散在分布的肺段磨玻璃影（G）和邻近的低密度区域。肺下叶支气管扩张增厚（箭头）。B.呼气增强胸部CT显示，尽管处于呼气期，肺部低密度区域仍然存在，与这些区域的空气潴留一致。支气管到磨玻璃区域（G）保持通畅，因此，在呼气相，这些磨玻璃区域变得略微致密，突出了马赛克表现

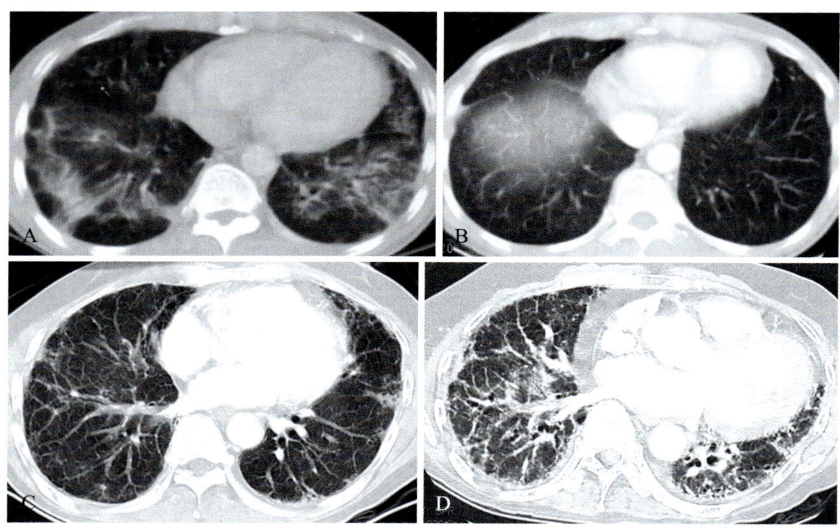

图40.8 移植物抗宿主病（GVHD）。43岁慢性严重GVHD患者，在干细胞移植（SCT）10年后影响肺部。A.SCT后2年的胸部CT显示双侧实变和以支气管为中心的磨玻璃影。胸部CT 1周后楔形活检显示与GVHD一致的炎症。B.A后6个月类固醇治疗后胸部CT显示炎症消退。C. B后3年的胸部CT，在多次肺部恶化和感染后，显示间隔性的伴牵引性支气管扩张的周围肺纤维化和小叶间隔增厚。D.C后1年胸部CT显示肺纤维化进展

部疾病。为了区分这些疾病，必须熟悉放疗后肺部变化的预期时间线以及与特定放疗计划相关的时间线。在评估RILD时，可以参考放疗的最后一天来记录变化。在4～12周，组织学上预计会出现短暂的放射性肺炎。在40Gy以上的标准分割照射剂量后6～8周，胸部X线片变化通常很明显，但同样低于20Gy的剂量很少产生肺炎。这些变化表现为照射野内的不均匀密度影，容易进展为实变，通常在放疗后3～4个月最为严重。由于CT的敏感性更高，在放疗完成并进展为实变后3周，可在治疗野内看到磨玻璃影。RILD的早期变化可以是均匀分布于整个照射野或局部分散在照射野内，有时呈结节状，类似恶性肿瘤。由于淋巴细胞介导的超敏反应，在这个阶段很少能在照射野外看到RILD。胸部X线片可能正常或显示周边不均匀的阴影，但CT显示肺部周边或支气管周围多灶性磨玻璃影或实变影，可能是迁移性的，已经活检证实为BOOP。

RILD可能在放疗后6～12个月愈合，或者更常见的是进展为纤维化。在大多数患者中，放射性纤维化在放疗完成后12个月比较稳定，尽管在一些患者中，这些变化可能持续发展长达两年才稳定下来。RILD在影像学上表现为牵拉性支气管扩张、回缩性实变影伴肺容量减少。这些改变发生在照射野内，与未受照射肺之间有清晰的边界。在传统的二维放疗中，照射以平行对穿的方向投射（如后前和前后相对的射线束）。由于射线束定位能力有限，暴露出相对较大体积的周围肺，在这种情况下，通过肺部异常区域具有跨越解剖边界如叶间裂的尖锐边界来识别RILD（图40.9）。这种类型的肺损伤在其他类型的肺损伤中不常见，如由感染或恶性肿瘤引起的肺损伤。

自20世纪90年代以来，较新的放疗技术已被采用，以确保整个靶区得到充分治疗，甚至接受更高的照射剂量，同时尽量减少对正常结构的照射剂量。这些技术包括三维适形放疗、IMRT、立体定向体部放疗和重粒子治疗（如质子治疗）。无论使用何种放射技术，在放射野内，肺组织的局部损伤在组织学和影像学上是相同的。然而，由于这些新技术产生的复杂的照射野，RILD的形状可能不寻常，以肿瘤为中心，类似于这些更有针对性的放射技术产生的照射野，最终表现为瘢痕状或团块状阴影，放射科医师必须识别，以避免将RILD误判为恶性肿瘤的复发或感染。

早期识别照射野内恶性肿瘤是复发还是持续存在十分困难，需要了解RILD的CT表现，并结合最后一次放射剂量的日期。随着放射治疗技术的发展，放射科医师如果想要早期发现复发，制订放射治疗计划是至关重要的。PET/CT也可以帮助评估。虽然目前还没有对RILD患者进行PET/CT扫描的前瞻性大型研究，但较小的研究和我们的经验表明，在放射性肺炎发展的同时，在照射野中可以看到FDG摄取增加，因此很难判断是否复发，因为FDG活性肿瘤不能轻易与放射治疗范围内的炎症变化区分开来。目前还没有炎性活性改变降低确切的时间，但在放射后3～6个月，炎性改变通常开始减轻，到12个月时，炎性改变通常就不存在了。当用PET评估照射野内的肿瘤复发时，不仅要看FDG摄取量，还要看它的模式。肿瘤复发通常是局灶性的，而炎性RILD

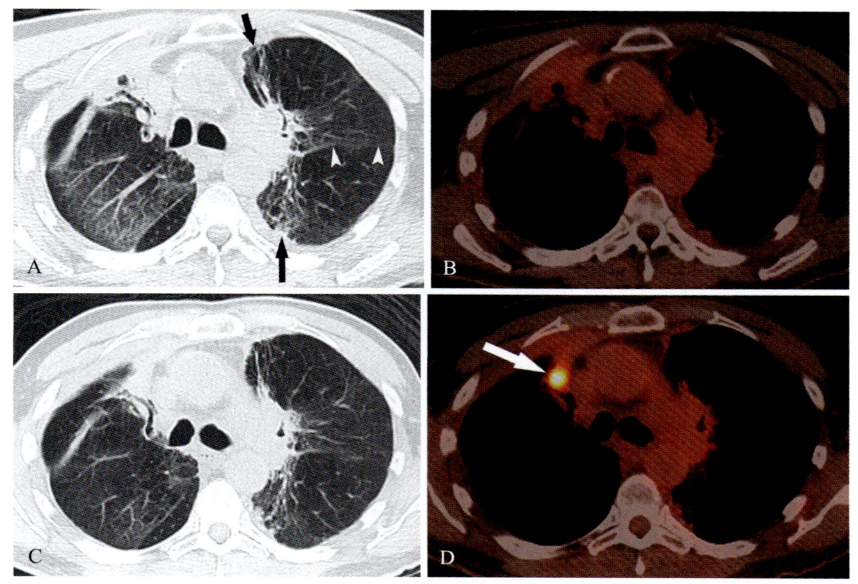

图40.9　69岁男性，同时患小细胞和鳞状细胞肺癌，接受放疗3年后。A.胸部平扫CT显示左侧纵隔旁正中区放射性纤维化（箭头）伴穿过叶间裂的牵引性支气管扩张（箭头）；B.与A图同一时间的PET/CT扫描未显示FDG活性异常，无肿瘤复发迹象；C. A图后6个月的CT未显示双侧纵隔旁正中区放射性纤维化的明显改变；D.与C同一层面融合PET/CT显示放射性纤维化内出现新的局灶FDG活性（箭头）。核心组织活检证实鳞状细胞癌复发

的改变大多是弥漫性的，与照射野范围一致。因此，肿瘤复发的早期迹象包括：①放射性纤维化稳定轮廓的改变；②放射治疗后4个月或更长时间放射性肺炎区域未见缩小；③放射引起的扩张支气管被软组织填充；④放射野内弥漫性活性消退后的局灶性FDG活性。

传统上，心脏被认为是一个抗辐射的器官。然而，随着一些恶性肿瘤生存率的提高，一些患者在放疗后数年可能会出现长期并发症，包括冠状动脉疾病、瓣膜疾病、传导异常、心包积液和心肌病。放疗的长期生存者也可能在放疗区域内发生继发性恶性肿瘤，包括乳腺癌、肉瘤或皮肤癌。

要点　放射性肺病

- 在40Gy以上的放射治疗完成后6～8周，可通过影像学检测到放射性肺病（RILD）。
- 放疗完成后3～4个月，在照射区域内以实变形式出现的RILD最为严重。
- RILD在放疗完成后6～12个月可进展为纤维化，并在2年内稳定。
- 新放疗技术引起的RILD可能类似于肿瘤或瘢痕，通过查看照射计划可使病变的解释更有信心。
- 在PET上，照射野内复发肿瘤显示FDG活性，而RILD的FDG摄取通常更为分散。

治疗相关恶性肿瘤

首次恶性肿瘤治疗后继发恶性肿瘤的情况并不常见，在疾病诊断45年时的绝对风险约为6%，也就是说，每1000例患者年随访的绝对超额风险为1.88。霍奇金病生存者的风险最大，20年时的累积发病率为7.6%，每1000例患者年随访的绝对超额风险是5.13。在多变量分析中，任何第二种恶性肿瘤的相对风险度为2.3，软组织肉瘤的相对风险度最大（10.3），其次是女性生存者中的乳腺癌（4.9），然后是白血病（4.0）。约80%的继发性恶性肿瘤为实体瘤，女性生存者中约50%的继发性实体瘤为乳腺癌。在原发性肿瘤诊断后14年时，继发性白血病的风险处于平台期，而实体瘤的风险继续上升。

继发性恶性肿瘤发生的危险因素来自患者和治疗两个方面。与患者相关的因素包括诊断时的年龄、遗传因素，可能还包括性别，尽管最后一个因素在文献中有争议。第二种恶性肿瘤的相对危险度与诊断时的年龄呈负相关，首次诊断时＜20岁的患者发生第二种肿瘤的相对危险度为10.7，而＞50岁的患者为2.4。相反，发生任何第二种恶性肿瘤的绝对风险（每10 000例患者年）与诊断时的年龄直接相关，20岁以下患者发生第二种肿瘤的绝对风险为71，而50岁以上患者为211。然而，乳腺癌作为第二种恶性肿瘤的相对危险度和绝对危险度均与诊断时的年龄呈负相关，在15岁前诊断出第一种恶性肿瘤的生存者相对危险度为112，而在40岁后则小于1，

而在同一组患者中，绝对危险度为82% vs. 18%。

继发性恶性肿瘤发生最常见的治疗相关危险因素是放疗和化疗。放疗导致继发性恶性肿瘤的数据是根据辐射损伤（如原子弹和切尔诺贝利核事故）的幸存者和队列研究推断出来的。大多数辐射诱发的第二种恶性肿瘤发生在辐射野内或其附近，经过长时间潜伏（从几年到几十年）后出现，并影响辐射敏感性高的组织（如乳腺和甲状腺）。在发生第二种肿瘤的患者中，发生白血病、非霍奇金淋巴瘤和实体瘤的中位时间分别为5.3年、7.1年和13.8年。化疗后继发性恶性肿瘤的数据主要是通过队列研究推断出来的，这些研究比较了化疗前和化疗后的患者人群。继发性恶性肿瘤的类型也因所用化疗药物的类别而异，其中烷化剂的发生率较高。化疗诱发的继发性恶性肿瘤的发病率似乎在最初诊断后5年左右达到平台期。

由于霍奇金病或乳腺癌治疗时胸部常受到放疗辐射，而且由于首次恶性肿瘤治疗后继发的实体恶性肿瘤常被纳入常规胸部CT检查，因此在患者随访时应特别注意这些器官——甲状腺、乳腺组织和胸壁，以便早期发现，改善预后。

要点　治疗相关恶性肿瘤

- 潜伏数年至数十年后出现恶性肿瘤。
- 较常见的肿瘤是甲状腺癌、乳腺癌、肉瘤和白血病。
- 对20岁以下首次癌症患者进行治疗将会增加治疗相关的后续癌症的发生风险。
- 放疗和化疗都可能导致与治疗相关的恶性肿瘤。

结论

随着CT在肿瘤患者随访中的应用越来越多，放射科医师往往是第一个发现医源性肺部疾病证据的人。尽管医源性肺部疾病没有特异的影像学表现，但当与患者类型、特殊治疗的类型和时间相联系时，正确的诊断是可以而且应该做出的，特别是在患者信息电脑化且容易获得的今天。然而，临床医师和放射科医师之间的直接沟通对于正确解读影像学结果、优化患者治疗方案及改善预后仍然至关重要。

第41章

肿瘤患者并发症：腹部和盆腔

Chitra Viswanathan，*M.D.*；*Dhakshinamoorthy Ganeshan*，*M.D.*；*Revathy B. Iyer*，*M.D.*

引言

癌症的治疗需要多种方法，大多数患者接受化疗、放疗、手术或联合治疗。重要的是要了解每种疗法的后遗症、并发症和影像学表现，以指导肿瘤患者的治疗。患者的原有疾病也可能使其易于发生此类并发症。

化疗可使许多以前患有无法切除病变的患者能够进行手术切除。然而，在治疗中使用的化疗药物确实有不良反应。在治疗过程中，化疗药物的副作用随时可能发生，其晚期效应越来越被人们所认识。免疫治疗领域具有先进的癌症治疗方法。随着免疫相关药物使用的增加，人们对irAEs的认识也越来越多。

放射并发症可发生在急性期（＜30d）或慢性期（＞90d）时间段，辐射的影响取决于放射治疗的持续时间和剂量。每个器官都有特定的辐射剂量耐受能力，一旦超过，就会导致损伤。放化疗的联合应用也会加剧损伤的程度。

手术改变可能导致感染和炎症，并最终导致纤维化。了解术后的正常表现有助于排除病变复发。

断层成像（如CT、MRI）和现在的PET/CT是管理肿瘤患者治疗的宝贵工具。

肝胆，脾脏，胰腺

肝脏

化疗改变

所有化疗药物，尤其是伊立替康和奥沙利铂，均可导致肝脂肪变性，可为局灶性或弥漫性；弥漫性时，称为化疗相关性脂肪性肝炎。了解不同的影像学表现和特征性部位有助于鉴别肝转移瘤和脂肪浸润。局灶性脂肪浸润多位于镰状韧带、肝门或胆囊窝，呈界线清楚的几何形状，超声表现可见回声增强，CT显示肝脏密度减低（图41.1），MRI同相位和反相位成像对确诊非常有用。

肝炎与免疫检查点抑制剂相关，如抗细胞毒性T淋巴细胞相关蛋白-4（CTLA-4）药物（如易普利姆单抗）和酪氨酸激酶抑制剂。影像学表现包括CT上低密度病变、门静脉周围水肿、实质强化，PET/CT上FDG摄取。肝炎的发病时间往往因所用药物而异。治疗药物包括类固醇激素。

门静脉血栓也见于接受术前化疗的患者，CT上表现为门静脉内充盈缺损，超声检查显示门静脉内有强回声的血栓。门静脉分支血栓可引起灌注改变的楔形区域，需要与转移性病变相鉴别（图41.2）。治疗采用保守疗法，包括抗凝治疗。

化疗对小血管的不良影响可导致紫癜、硬化性胆管炎和肝窦阻塞综合征。已有关于干细胞移植后以及使用奥沙利铂治疗结直肠癌肝转移后发生肝窦阻塞综合征的描述。临床上，患者有肝衰竭和黄疸，CT表现包括肝脏实质密度不均匀，右肝静脉狭窄，门静脉周围水肿和腹水（图41.3）。超声检查显示腹腔积液，晚期可见肝静脉血流逆转征象。这可以通过在干细胞移植后20d内的早期表现与肝脏GVHD相区别。

假性肝硬化或再生性结节性增生可在化疗后发生，并与奥沙利铂、曲妥珠单抗、紫杉醇、多柔比星和卡培他滨等药物相关，有肝实质再生，但无桥接纤维化，这与浸润性肿瘤引起的假性肝硬化形成了鲜明对比。浸润性肿瘤会导致纤维化，并发生在化疗前，CT表现为肝轮廓呈现结节状，尾状叶增大，肝体积减小，可能还会发生门静脉高压。

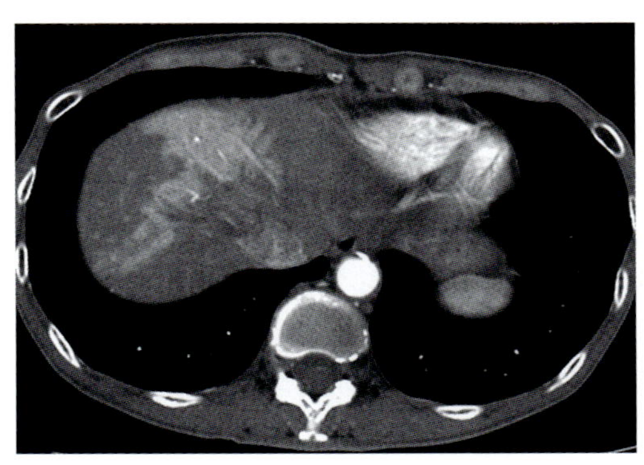

图41.1　接受厄洛替尼化疗的肺癌患者的肝脏轴位增强CT显示灌注异常和脂肪浸润。化疗前未观察到上述变化

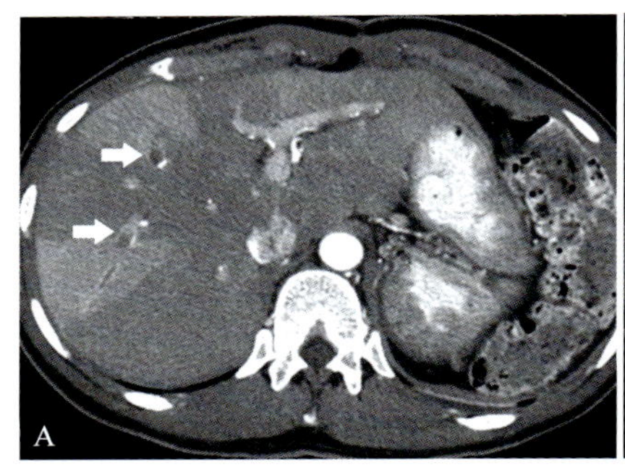

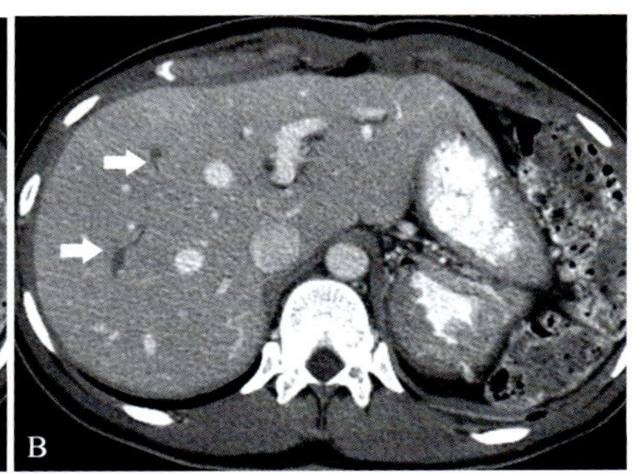

图41.2 结直肠癌患者肝脏的轴位增强CT。A.动脉期扫描显示楔形灌注异常和门静脉内充盈缺损（箭头）；B.门静脉期未再见到灌注异常，但仍可见门静脉充盈缺损（箭头）

动脉内化疗后观察到的变化包括化学性肝炎、胃肠道溃疡、硬化性胆管炎和胆汁性肝硬化。

放疗改变

在接受剂量超过30～35Gy全肝照射的患者中，有5%～10%发生放射性肝病。患者通常在放疗后2～8周（最多4个月）出现肝大、腹水和肝酶升高。病理学上，有静脉闭塞性病变，小叶中央部分充血，大静脉不受影响。放射学表现为接受照射的区域和未接受照射的区域之间有明确分界，也称为直界征，可以通过其非解剖学分布与血管改变、局灶性脂肪浸润和纤维化相鉴别。放射性肝病的急性期和亚急性期，可能是因为水肿的原因，在CT上可以看到被照射区域的密度低于相邻的肝脏组织（图41.4）。在MRI上，由于水肿，被照射区域在T1WI上呈低信号，在T2WI上呈高信号。放射性肝病可出现慢性改变，表现为纤维化和肝体积减小。通常，患者在3～5个月症状得到缓解，但有一小部分进展为肝衰竭。

手术改变

肝切除术后积液主要为脓肿、术后血清肿和胆管漏。在作者医院，这些积液通常经皮引流。随着时间的推移，这些积液和肝脏手术切缘的灌注变化将消退。通过回顾术后初期的影像学检查来区分术后改变和肿瘤复发是非常重要的。随着时间的推移，剩余的肝脏可能会再生。

影像引导的热射频或微波消融被用于治疗肝脏转移性病变。在CT和MRI上，已治疗的转移灶消融缺损部位是一个低密度区。最初手术部位周围可能是血供丰富，通常在3个月内消退。根据肿瘤介入治疗的位置不同，可发生肝内和肝外并发症，包括出血、血管损伤、胆道损伤（包括胆漏或胆汁瘤）、胃肠道损伤、胆囊炎，以及罕见的肿瘤种植。重要的是要区分这些变化和肿瘤复发，复发表现为空腔大小、占位效应、结节和强化的任何改变（图41.5）。

胆囊

化疗改变

胆囊炎是常规化疗、免疫治疗、肝动脉灌注化疗和肝动脉栓塞术引起的免疫抑制所致的治疗并发症。患者可出现恶心、呕吐或右上腹疼痛等胆囊炎的典型症状。影像学表现与其他原因的胆囊炎非常相似：胆囊周围积液和胆囊壁增厚，胆囊增大，超声Murphy征。治疗引起的胆囊周围积液和胆囊壁增厚可能会被误诊。

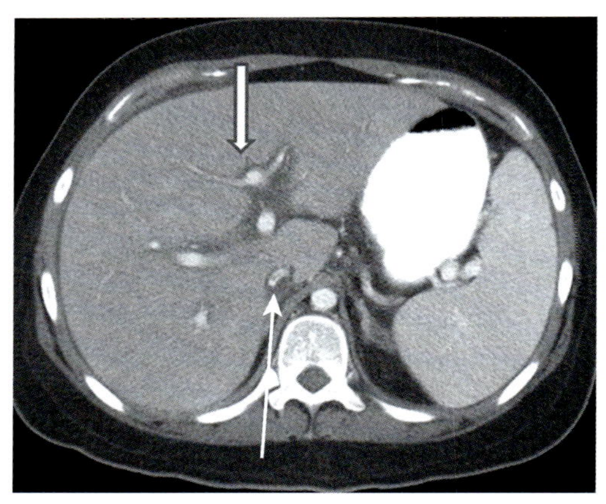

图41.3 结直肠癌患者肝脏的轴位增强CT。门静脉周围水肿（粗箭头）和肝右静脉变窄（细箭头）

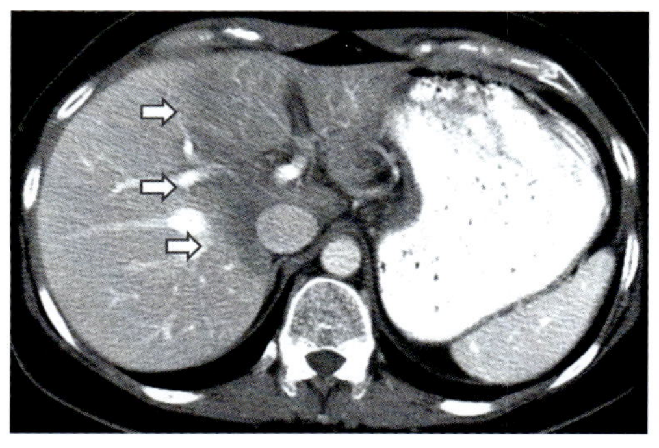

图41.4 胃癌患者肝脏的轴位增强CT。放射野内和放射野外的肝脏之间有一条清楚的分界线（箭头）。这条线是放疗的标识

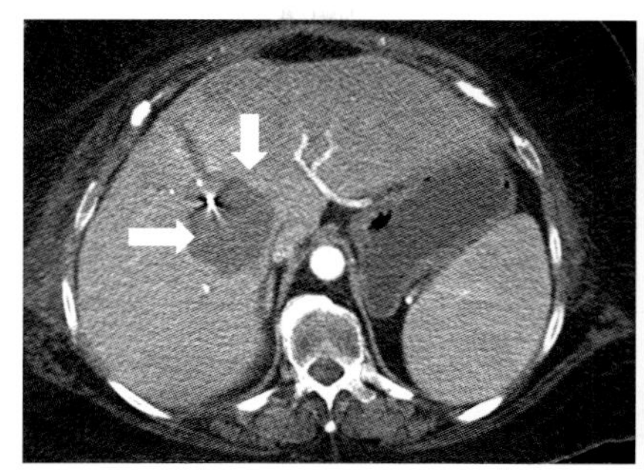
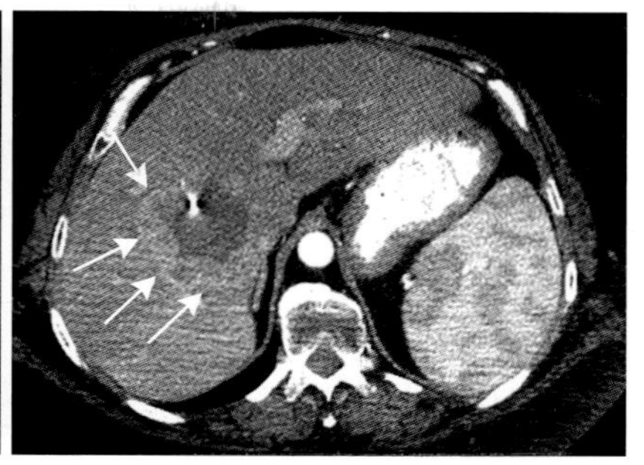

图41.5 结肠癌患者肝脏轴位增强CT扫描。A.边界清楚的低密度区（箭头）表示RFA部位；B.在1个月内，空腔周边出现结节和强化，符合肿瘤复发（箭头）。注意RFA腔新的扇贝形状，表明肿瘤浸润

脾脏

化疗改变

某些化疗药物（尤其是奥沙利铂）可导致肝损伤和门静脉高压，从而导致脾脏和副脾大。可以在常规CT筛查中观察到治疗过程中脾脏逐渐增大。目前已观察到这一现象在停止治疗后2年内可以自行消退，提示其是可逆的。

脾破裂是干细胞移植或粒细胞集落刺激因子（granulocyte-colony stimulating factor，G-CSF）治疗的罕见并发症，而G-CSF可用于治疗化疗引起的中性粒细胞减少症。脾破裂时，患者通常表现为腹痛和左肩疼痛。CT显示脾不规则肿大，脾周围及腹部高密度积液，提示腹腔积血。治疗通常包括静脉补液和脾切除术。

放射改变

脾脏放疗用于淋巴瘤、脾功能亢进或脾大等疾病。对邻近器官的放射也会影响脾脏。脾脏对辐射非常敏感，4～8Gy的小剂量可导致脾脏萎缩，较高剂量可导致纤维化。已报道的远期效应为功能性无脾和脓毒症。现在脾栓塞的应用更为普遍，CT检查显示低密度脾梗死灶，最终，脾脏会缩小。

手术改变

脾切除术用于淋巴瘤、骨髓增生异常疾病或其他血液系统恶性肿瘤，以便完全控制局部病情。如果脾脏也毗邻胰腺、腹膜后、腹膜或肾脏的肿瘤，可将它们一起切除。偶尔，在术后区内小副脾会发育或残留。

胰腺

化疗改变

化疗诱发的胰腺炎可在治疗期间发生，许多药物可引起胰腺炎，了解患者的用药史和出现症状的时间对这些患者至关重要。在接受腹腔热灌注化疗的患者中，2%～7%也可出现胰腺炎并发症。胰腺炎和淀粉酶升高可在经动脉化疗栓塞或^{90}Y治疗后发生，临床上，患者表现为腹痛以及淀粉酶和脂肪酶升高，CT、MRI和超声的影像学表现与其他病因的急性胰腺炎相似。胰腺炎可以是局灶性或弥漫性的，影像学上可见间质性和坏死性胰腺炎亚型。

胰腺萎缩见于接受舒尼替尼治疗的患者，且与不良预后相关。

放疗改变

胰腺的放射性损伤可由于直接治疗或由于淋巴瘤或邻近器官的肿瘤的放疗辐射而发生。放疗也可由于腺泡细胞的损伤而诱发胰腺炎，晚期可出现纤维化。辐射引起的胰腺萎缩可能导致内分泌功能不全和糖尿病。

手术改变

胰十二指肠切除术后CT上常见的改变是胆道积气（尤其是肝左叶）、正常的空肠袢和术后积液。CT对术后脓肿、渗漏、胆汁瘤、胆道梗阻、胰腺炎肠梗阻的诊断尤其有用。

要点 肝脏，脾脏，胰腺

- 化疗引起的肝脂肪变性可以是弥漫性的或局灶性的。了解脂肪浸润的典型部位和磁共振成像或超声表现有助于确诊。
- 肝脏的放射性改变具有特征性的表现，不应误认为肿瘤复发。
- 脾大可能是化疗相关性肝窦阻塞综合征的结果，使用化疗药物的患者应随访脾脏大小。
- 复发性胰腺肿瘤可通过活检与放射性改变相鉴别。

消化系统

化疗改变

化疗药物引起免疫抑制，可导致艰难梭菌感染、小肠结肠炎和盲肠炎等肠道并发症。艰难梭菌感染和结肠炎可出现一系列表现，从腹泻到假膜性结肠炎再到暴发性结肠炎。粪便培养或内镜检查可用于诊断。CT表现包括弥漫性肠壁增厚和肠系膜水肿。治疗需使用抗生素。

盲肠炎或中性粒细胞减少性结肠炎见于正在接受血液系统恶性肿瘤治疗或接受免疫抑制治疗的儿童和成人。在CT上，盲肠炎最常见的表现是肠壁增厚＞3mm，以及回肠末端和盲肠的炎症，但有时也可以在整个肠道中看到这些情况。也可见肠道积气和积液/脓肿。超声可能是一种有用的成像工具。影像学检查也有助于确定疼痛范围和排除其他病因。治疗为支持性治疗，包括静脉输液、抗生素，必要时使用G-CSF或手术止血。

急性GVHD发生在移植后前100d内，慢性GVHD出现在移植后100d之后。急性GVHD临床表现为腹部绞痛和腹泻，有时便血，通常通过内镜诊断，但在CT上可以看到肠壁增厚（图41.6）。慢性GVHD对小肠和结肠的影响不如急性GVHD常见，患者可能有吸收不良、小肠硬化和纤维化。

ICI现在更多地融入癌症治疗中，如贝伐珠单抗治疗结直肠癌和卵巢癌，伊匹单抗治疗黑色素瘤，纳武利尤单抗治疗难治性肺和肾细胞肿瘤。ICI对肿瘤附近的血供产生影响，并可能引发全身性血栓形成。抗血管上皮生长因子（VEGF）药物贝伐珠单抗、抗表皮生长因子受体药物和抗CTLA-4药物伊匹单抗治疗可引发穿孔和瘘管、肠道积气及小肠结肠炎等并发症（图41.7）。免疫治疗后观察到的结肠炎有两种类型，其中75%的病例为弥漫性结肠炎，25%为节段性结肠炎伴憩室。影像学特征包括肠系膜血管充血、结肠壁增厚和黏膜过度强化。

放疗改变

食管

当放疗剂量＞45Gy时，对食管的辐射效应会持续数周至数月，最早的体征是食管运动异常，可以在钡餐检查中观察到。治疗后1个月内可出现黏膜水肿和瘘管。食管狭窄也可被视为边缘逐渐变细的光滑狭窄。炎性改变的CT表现为中心环形强化或弥漫性食管增厚。在PET/CT上，食管放射改变可呈FDG活性增高，有时难以与残余肿瘤区分；可行内镜检查进行诊断。

胃和十二指肠

胃和十二指肠的放射性损伤可能来自于对这些器官的直接放疗，或由于对胰腺肿瘤进行照射而发生。50Gy照射后可发生不良反应，十二指肠和胃的固定位置易受损伤。弥漫性炎症改变、无法愈合的溃疡、固定的狭窄和畸形均可见于放射性损伤。CT可显示壁增厚和胃周或十二指肠周围积液。

小肠和大肠

在腹膜后、腹部和盆腔的癌症的放疗过程中，小肠和大肠会遭受辐射。化疗可增加放射性损伤发生率和严重并发症的风险。最常见的损伤部位是盲肠、回肠末端、直肠和乙状结肠。

小肠对放射最敏感，最小和最大耐受剂量分别为45Gy和65Gy。在妇科和泌尿系统恶性肿瘤的治疗中，乙状结肠和直肠可能会接受近乎全部剂量的照射，因此直肠损伤比小肠损伤更常见。由于放射性损伤是一种血管损伤，因此肠壁可能发生进行性缺血。放射性肠损伤可分为急性和慢性两种类型。急性改变发生在辐射暴露后的短期内，CT表现为肠壁强化和增厚。慢性损伤可能在暴露后数月至数年发生，并可导致黏膜下水肿、溃疡、纤维化、粘连和瘘管形成。小肠检查可显示急性期的小肠皱襞弥漫性增厚和变直，肠袢分离，后期出现肠袢固定。在钡剂检查中，直肠放射性损伤可表现为肠道缩窄、溃疡、隆起和环状狭窄（图41.8）。骶前间隙可能增宽。CT有助于排除复发性疾病，识别瘘管，评估梗阻。直肠放射性损伤的CT表现与X线透视相似，可见肠壁增厚、固定、肠系膜密度增加，提示纤维化或水肿。可能发生肠穿孔，但很罕见。

手术改变

腹部和盆腔的术后CT是评估气腹、梗阻、脓肿或渗漏的最佳工具。水溶性对比剂适用于可能出现瘘管或梗阻的病例。术后改变有时会导致肠壁增厚和腹膜粘连，这在寻找复发肿瘤时可能会混淆图像。手术导致的解剖结构改变可能导致复发肿瘤附近或淋巴结附近的肠

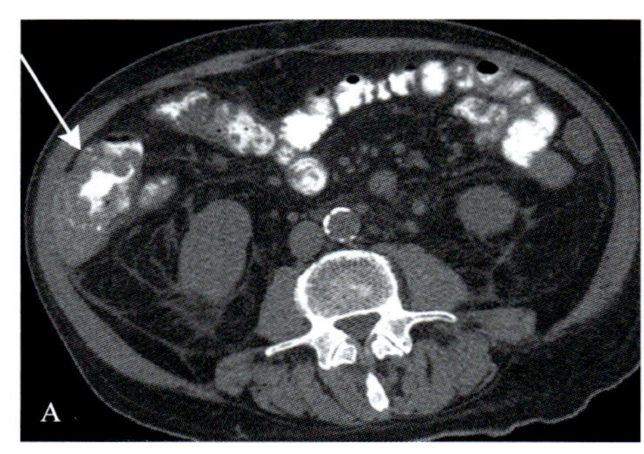

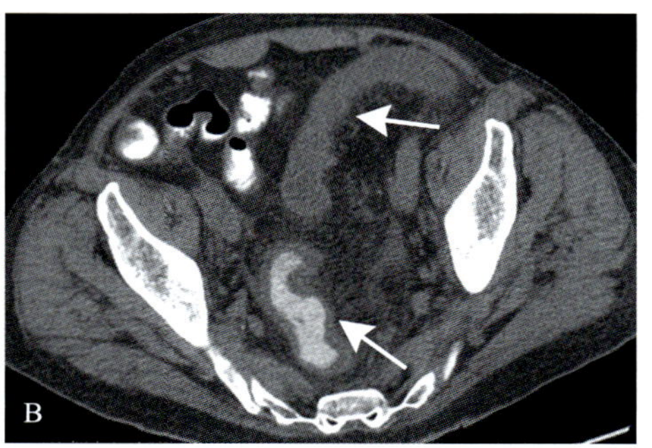

图41.6 同种异体干细胞移植150d后白血病患者的轴位CT。盲肠（箭头）、横结肠（A）和直肠乙状结肠（B.箭头）弥漫性增厚，经活检证实为移植物抗宿主病

管梗阻。

放疗后和腹盆腔切除术后的盆腔改变是一个有问题，MRI可辅助诊断。近年来，PET/CT在评估复发性肿瘤方面显示出很高的特异性（图41.9），然而不应在放疗或术后4个月内进行。

要点 肠

- 使用特定的化疗药物可发生肠壁穿孔、结肠炎、瘘管和肠壁积气。了解治疗知识可以准确诊断疾病和适时停止治疗。
- 肠道辐射敏感区最常见的是回肠末端、盲肠、直肠和乙状结肠。
- 辐射可引起软组织增厚和肠皱襞毛刺样改变，骶前间隙增宽，可通过CT或PET/CT与肿瘤或脓肿相区别。

泌尿生殖系统

化疗改变

肾脏

化疗和免疫治疗可导致肾损伤，损伤机制是肾内或全身微血管血栓形成，导致内皮肿胀和微血管阻塞。一些药物可诱发肾小管损伤，进而导致肾衰竭。急性间质性肾炎、足细胞病和低钠血症是免疫检查点抑制剂的副作用。

治疗癌症导致的高钙血症也可导致急性肾衰竭，进而发展为终末期肾病。

干细胞移植是一种已证实的肾损伤原因，最常发生于因同种异体移植而接受骨髓抑制剂治疗的患者。在这一人群中，需要透析的急性肾衰竭的发生率为36%～70%。15%～20%的患者可发生干细胞移植导致的慢性肾病。

肾脏超声有助于排除其他原因引起的尿路梗阻或疾病。在急性肾病患者中，超声可观察到肾脏回声增强、皮髓质分界不清或肾脏增大。在慢性期，可能出现肾萎缩。

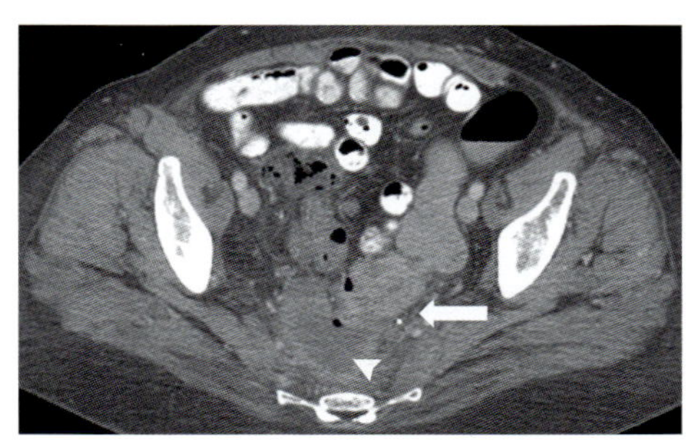

图41.7 一名接受血管内皮生长因子-酒石酸盐耐药性酸性磷酸酶治疗的卵巢癌症患者轴位增强CT显示直肠（箭头）和脓肿腔（卵圆形）之间有瘘管

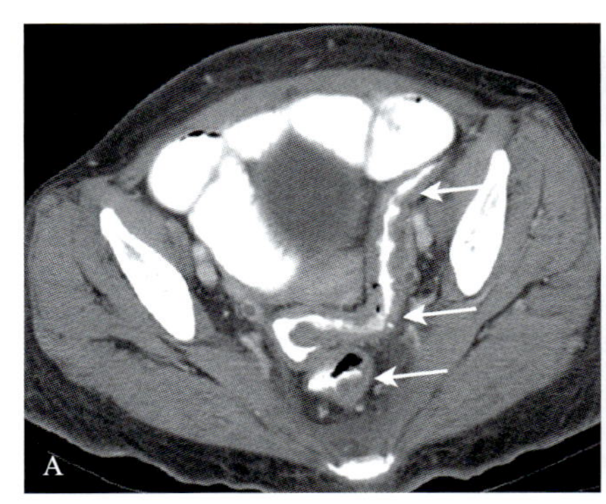

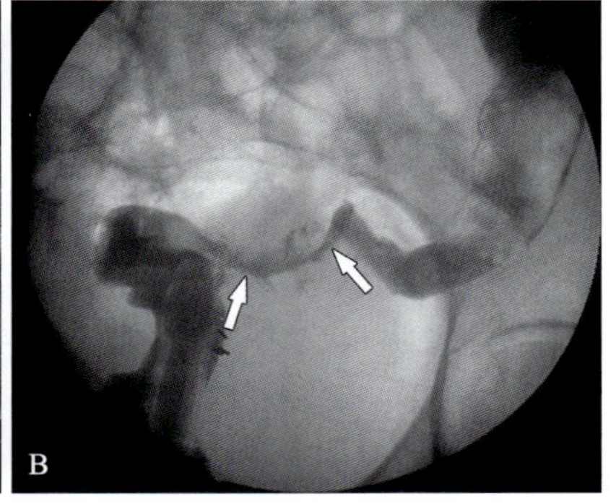

图41.8 A.一名接受放疗的宫颈癌患者的轴位增强CT显示，由于放射性肠炎，直肠和乙状结肠弥漫性增厚（箭头），还有骶前软组织增厚和小肠扩张；B.同一患者的钡灌肠图像显示乙状结肠和直肠（箭头）因放射性肠炎而狭窄

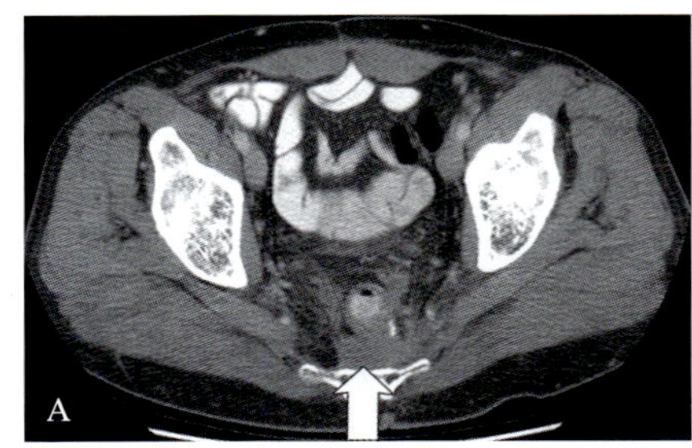

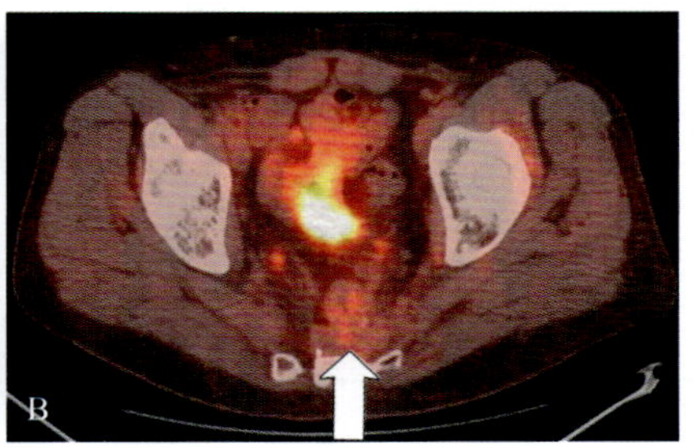

图41.9 一名直肠癌患者的轴位增强CT和PET/CT。A.手术部位附近的软组织增厚（箭头）随着时间的推移而进展；B.PET/CT上未见该区域出现FDG活性（箭头），提示治疗后纤维化

膀胱

膀胱功能可能会受到化疗的影响，因为膀胱内排泄的活性代谢物增强了辐射效应。环磷酰胺是导致毒性的主要因素，可引起白细胞浸润和黏膜下出血，进而导致排尿刺激，膀胱挛缩和出血性膀胱炎（HC）。HC的症状可以是短暂的或持续性的，程度从轻微到严重不等。在影像学上，可能有膀胱壁增厚或代表血肿或血块的强回声物质。治疗为支持性。HC后也有膀胱纤维化和挛缩的报道，可能发生神经源性膀胱。据报道，环磷酰胺给药后可继发膀胱恶性肿瘤。

生殖系统

化疗可引起不孕。睾丸对细胞毒性疗法非常敏感。女性可能会出现闭经和早绝经，卵巢可能因化疗而缩小。由于中性粒细胞减少和血小板减少，泌尿生殖系统感染的风险也会增加。

免疫治疗药物也有副作用，而且越来越多的副作用正在被人们所知。在免疫治疗药物中，已知伊匹单抗有生育风险。据报道，使用抗程序性细胞死亡蛋白-1药物帕博利珠单抗后的一种罕见但严重的并发症是附睾睾丸炎。

放疗改变

肾脏

肾脏对辐射敏感，双侧28Gy的放疗剂量已被证明可引起肾衰竭并发症，6～12个月时出现急性肾衰竭，18个月后出现慢性病变。静脉肾盂造影和CT显示肾功能减退或丧失的征象，伴肾显影延迟。在慢性病变中，肾脏会变小、收缩，边界光滑。

膀胱

膀胱的辐射效应在放疗后3～6个月内急性方式出现，晚期反应在治疗结束后3～6个月出现。低分割和加速放疗技术以及高于70Gy的放疗剂量会增加放射损伤的危险，同时给予化疗和其他药物也增加损伤的风险。

据报道，急性辐射改变的发生率为23%～80%。迟发效应要严重得多，可见于因宫颈癌和前列腺癌接受放疗的患者。约20%的患者有迟发效应，10%的患者出现膀胱缩小和收缩的长期效应，一小部分患者需要行膀胱切除术。CT和MRI显示膀胱变小、收缩、膀胱壁增厚（图41.10）。膀胱造影可能显示膀胱小梁化，而且由于膀胱软组织脆弱，可能发生穿孔。放疗改变可通过影像学与复发性肿瘤区分开来，其中MRI是最好的方式。轻度损伤的患者在T2WI上膀胱壁可出现高信号。膀胱壁增厚，内层呈低信号，外周层呈高信号（呈层状外观），提示损伤较重。可能出现瘘管和窦道。放疗后膀胱壁出现对比增强可长达2年。

输尿管/尿道

输尿管狭窄和纤维化是放疗的少见并发症，外照射时的发生率较低。在因妇科恶性肿瘤接受近距离放疗的患者中，确实有1%～3%发生该并发症。建议对肾功能进行持续监测，因为输尿管狭窄的风险从放疗后5年的1%增加至20年的2.5%。输尿管狭窄的典型部位是输尿管膀胱连接处，但输尿管与髂血管交叉的部位也可能发生较高程度的狭窄。影像学上输尿管呈光滑的长锥形，可能超过5cm，但这与单纯影像学上的复发无法区分。膀胱壁纤维化也可能导致输尿管反流。

尿道狭窄也很少见，在放疗剂量＞60～70Gy时发生。经尿道前列腺切除术（transurethral resection of the prostate，TURP）患者的放射性损伤风险更高，为5%～15%，而未行TURP的患者为5%。逆行尿道造影显示尿道狭窄。一些患者可能需要手术治疗复杂的或复发性尿道狭窄。

前列腺和精囊腺

影像学上前列腺的放疗后反应包括T2信号强度降低、前列腺收缩和正常区域解剖结构不清。精囊也可缩小，影像学上也可见T2信号强度降低。

睾丸

睾丸对辐射极其敏感，应尽可能使用有限的放疗剂量。低至2～3Gy的剂量即可导致无精子症。有时还

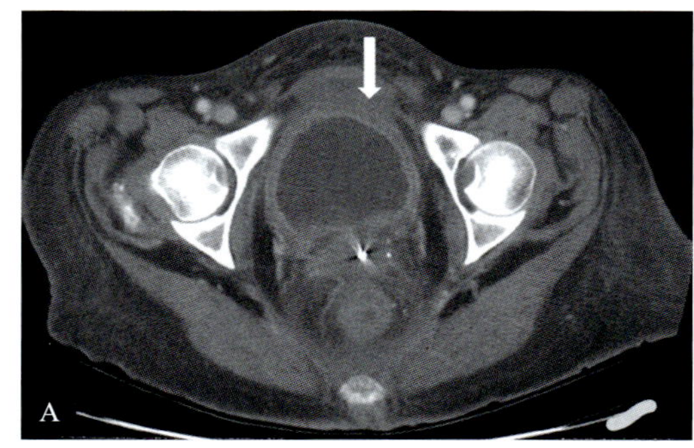

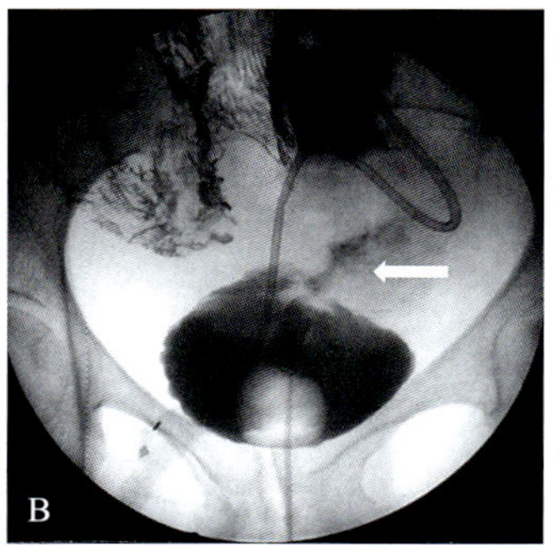

图41.10 一名接受放疗的宫颈癌患者的轴位增强CT和膀胱造影扫描。A.CT显示膀胱弥漫性增厚和形态不规则，层状表现（箭头）。可见子宫颈部放射性粒子、放射性直肠炎、骶前软组织增厚。B.膀胱造影扫描显示，对比剂充盈膀胱时，膀胱壁不规则，伴有腔外对比剂，表明有对比剂泄漏（箭头），这是由放疗引起的膀胱穿孔造成的

会出现恢复延迟的情况，因此应鼓励这些患者建立精子库。在影像学上可能会有睾丸萎缩。

子宫、子宫颈、阴道和外阴

子宫和子宫颈可接受高达200Gy的剂量来治疗妇科恶性肿瘤。放疗后子宫可缩小，子宫内膜出现溃疡可导致外观不清，T2WI呈低信号，子宫内膜腔扩张长期存在。子宫坏死是一种罕见的并发症。放疗多年后可能发生高级别子宫内膜癌或肉瘤。

较高剂量放疗后，子宫颈可能萎缩并完全消失。子宫颈口狭窄是一种并发症，可能发生在放疗后3～6个月。残余肿瘤可缩小并形成钙化，这需要与肿瘤复发相鉴别（图41.11）。

阴道上表面可耐受140Gy，下表面可耐受100Gy的辐射剂量。随着放疗剂量的增加，阴道萎缩、变薄和纤维化变得更加严重。直肠阴道瘘可在80Gy剂量下发生，膀胱阴道瘘通常在150Gy剂量下发生。瘘管可以通过X线透视（图41.12）或盆腔MRI进行评估，MRI的应用日益增多，通常可以更好地显示瘘口的交通。

卵巢

卵巢的辐射可导致不孕和内分泌异常。每天1.8～2Gy的小剂量或超过24Gy的总剂量可导致永久性卵巢消融。因此，为了降低辐射损伤的风险，需将卵巢重新植入结肠旁沟内。

手术改变

肾/近端输尿管

肾切除术、肾部分切除术或肾RFA后均可出现术后并发症，包括血肿、动静脉瘘、尿囊肿、输尿管损伤或假性动脉瘤。CT是评估这些并发症和区分术后改变与肿瘤复发的最佳工具（图41.13）。超声和CT血管造影也可用于评估血管状况。

膀胱/远端输尿管

在膀胱部分切除术或前列腺、直肠或妇科肿瘤的手术中，可能发生膀胱或输尿管的手术损伤。此外，膀胱或重建的膀胱可出现异常外观，需要与复发肿瘤相鉴别。在这方面，CT非常有用。术后并发症包括尿漏、出血和尿囊肿。子宫切除术后可出现输尿管阴道瘘。

前列腺

根治性前列腺切除术引起的术后纤维化有时可能非常广泛，并且是尿道狭窄的原因。这些改变可能难以与膀胱和膜性尿道之间肿瘤复发区分。前列腺切除术后瘤床的MRI动态增强图像是十分有用，因为复发的肿瘤会有强化。

卵巢/睾丸

对于需要放疗或手术的患者，偶尔可以将卵巢移位到髂窝或盆腔上方。睾丸切除术后可出现大量鞘膜积液，类似于肿瘤复发。

> **要点　泌尿生殖系统**
>
> - 由放疗或化疗引起的瘘管可以用MRI更好地评估。
> - CT可以鉴别肾脏射频消融术后改变与复发性肿瘤。
> - 使用动态成像可以鉴别前列腺切除术后瘤床的放射改变与复发性肿瘤。
> - 卵巢移位可能类似盆腔上部的肿块，了解患者病史对于避免误诊至关重要。

肌肉骨骼系统和血管

骨骼

化疗改变

化疗和骨髓或干细胞移植均可使造血骨髓再生，其中黄骨髓逆转为红骨髓。MRI表现为T1信号降低，T2WI和短时反转恢复图像上信号增加，对比剂注射后轻度强化。在T1和T2序列上与转移性疾病可能难以区分，化学位移成像或梯度回波成像可帮助鉴别。在PET/CT上，骨髓有弥漫性FDG摄取，这很可能代表对放疗或骨髓刺激剂有应答（图41.14）。如果总是担心复发，则可以进行骨髓活检。

甲氨蝶呤和异环磷酰胺等化疗药物可能影响儿童的骨骼发育。甲氨蝶呤可引起一系列症状，如骨质疏松、坏血病样表现、骨折和骨膜反应；这些变化通常是可逆的。异环磷酰胺引起的副作用通常发生于接受过肾切除

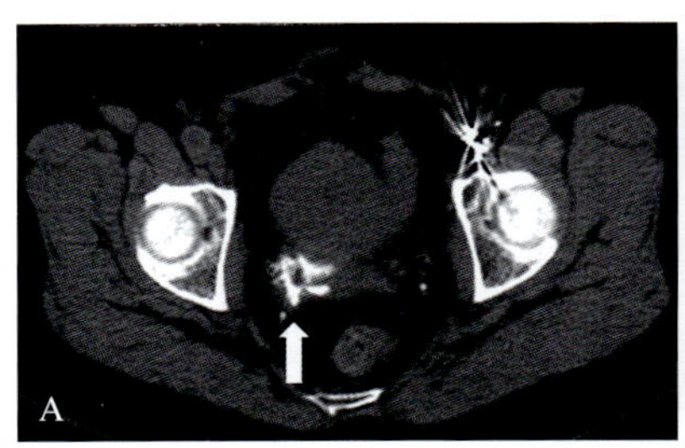

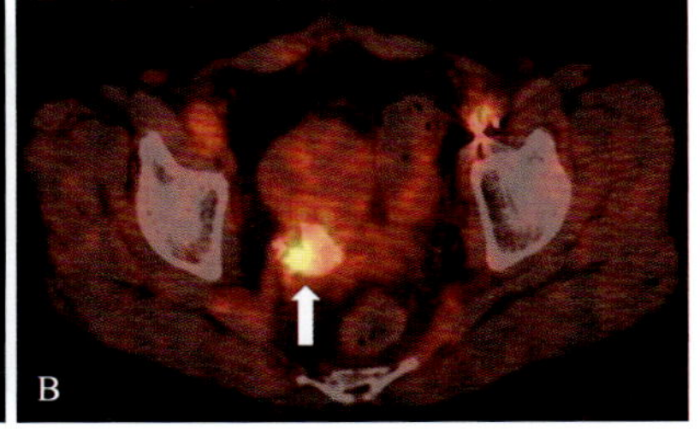

图41.11　一例接受放疗的宫颈癌患者的轴位CT和融合PET/CT。A.轴位CT平扫显示治疗后子宫右侧旁结节状钙化肿块（箭头）；B.融合PET/CT显示该肿块FDG摄取（箭头）。活检显示与治疗影响一致的纤维化

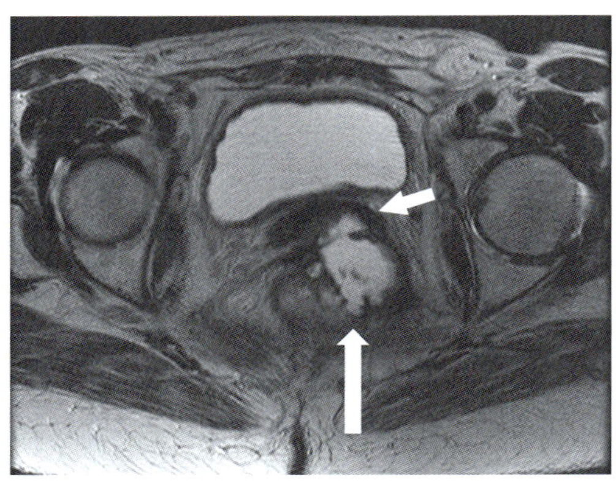

图41.12 一名肛门癌患者轴位磁共振T2WI显示，阴道内（短箭头）有高信号强度的液体，直肠阴道液腔较大，并且与直肠相通（长箭头），符合直肠阴道瘘

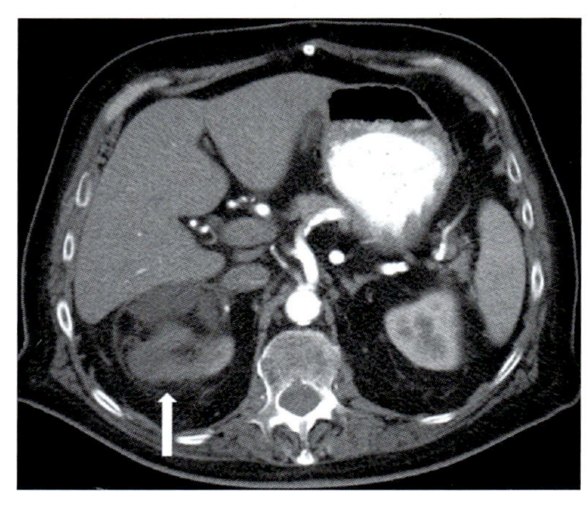

图41.13 一名肾细胞癌患者RFA治疗后的轴位对比增强CT显示肾脏低密度（箭头），符合缺血改变。肾前部可见软组织，这是RFA改变的结果

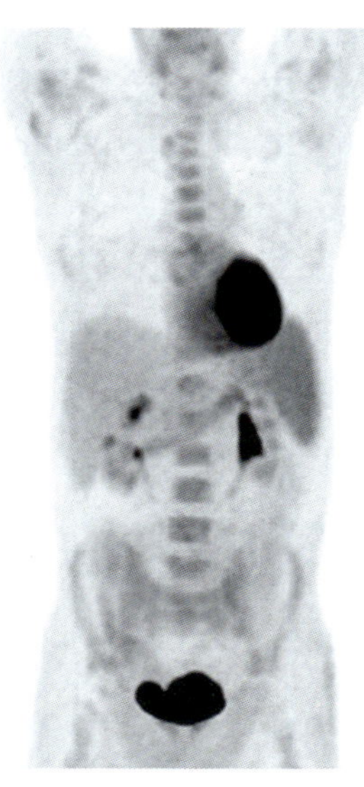

图41.14 接受化疗的淋巴瘤患者FDG-PET/CT冠状图像显示，整个脊柱和骨盆骨的弥漫性摄取与治疗影响一致。患者对化疗有完全代谢应答（心脏、肾脏和膀胱的摄取是生理性的）

术或因肾母细胞瘤导致肾功能受损的患者。长骨的表现与佝偻病的表现相同。

ICI引起irAE的关节炎。免疫相关关节炎的表现包括银屑病关节炎、类风湿关节炎、单关节炎、少关节炎或多关节炎。

放疗改变

在低至16Gy剂量的放疗1～2周后和8Gy剂量放疗6个月后可观察到骨髓的辐射改变。这些发现可以在MRI上看到，整个骨髓的T1信号增加，或者在PET/CT上看到与照射野相对应的光敏区。在儿童中，这种表现是可逆的，骨髓最终可能在影像学上恢复正常信号强度。在成人中，这可能是不可逆的。骨骼的辐射变化阶段是渐进的，称为放射性萎缩。第一阶段是钙质流失，在治疗后1年开始，并可能在3～5年发展为骨小梁模式的改变。5年时的持续进展可导致骨内溶骨区的形成。放射性萎缩可与复发性病变相鉴别，因为其局限于照射野，缺乏骨膜反应，且在照射后延迟出现。CT有助于进一步评估。

在儿童中，放疗可能会损伤生长板，干扰软骨形成。这种影响在儿童早期和青春期最为明显。这种变化可能要到儿童进入青春期才会明显。因肾母细胞瘤或神经母细胞瘤而对腹部进行照射可导致脊柱改变，最常见的是脊柱侧凸。脊柱后凸也可能发生。因骨肉瘤等肿瘤接受长骨照射的儿童生长板可能会出现辐射效应，出现干骺端磨损、脊柱侧凸和骨骺增宽。肢体长度可能出现异常。针对视网膜母细胞瘤的眼眶放疗可导致眼眶发育异常。因腹部或盆腔恶性肿瘤接受股骨近端放疗的患者会出现股骨头骨骺滑脱，治疗后1～8年出现。

骨坏死可发生于接受放疗、糖皮质激素、化疗或联合治疗的患者。原发恶性肿瘤本身也可能是唯一的病因。30～40Gy的剂量放疗后1～13年会出现单侧或双侧缺血性坏死。放疗或化疗引起的骨坏死的影像学表现与其他病因的骨坏死相似。在缺血性坏死的早期阶段，影像表现无特异性。

放疗引起的骨折是由于正常或生理应力作用于异常骨质而引起的，大多骨折是不全性骨折，骨折愈合缓慢，骨不连发生率高。骨折碎片可能发生吸收，并有异常骨痂形成。骶骨不全性骨折常见于接受过盆腔放疗的妇女。骨扫描是最敏感的检查方法，CT和MRI也有助于进一步评估。耻骨不全性骨折比骶骨不全性骨折少见，锁骨、肋骨、肱骨、肩峰或任何长骨都可能发生骨折。影像学检查和时间范围可能有助于排除放疗诱发的肉瘤。

放疗和化疗也可导致椎体塌陷，原因是治疗前骨质含量异常，以及治疗导致的骨质丢失。MRI有助于区分治疗后塌陷和转移性塌陷。

肌肉

化疗改变

据报道，动脉内化疗可引起肌肉水肿或坏死，这通常发生在导管被放置在供血动脉的外周而不是中央时，MRI上表现为肌肉内T2信号增加。

ICI（如伊匹单抗）与肌肉改变和肌炎相关。PET/CT显示弥漫性肌内代谢摄取增加，CT上显示强化的肌内病灶。

放疗改变

60～65Gy剂量引起的肌肉改变早在6周时就可以看到，通常在12～18个月消退。在某些情况下，变化可在治疗完成后长期持续，并进展为肌肉萎缩或纤维化。MRI显示照射野肌肉和皮肤T2信号增加。可能存在肌肉萎缩的慢性改变，如脂肪替代或两侧不对称。

神经

据报道，肩部、脊柱和盆腔的放疗可造成神经损伤。肩部照射引起的臂丛神经病变在1～4年表现出与脊髓照射相似的症状。接受过盆腔放疗的患者可出现腰丛神经病变。影像学检查可能有助于排除肿瘤复发的原因。

血管

化疗改变

传统的化疗药物由于其血管效应而具有心脏毒性，新型靶向治疗药物也有血管并发症。VEGF抑制剂与高血压以及动脉和静脉血栓形成相关。TKI与动脉血栓形成有很高的相关性。

放疗改变

放射性血管病变可在20Gy低剂量下发生，风险随着剂量和时间的增加而增加。这已在因宫颈癌或子宫癌接受盆腔放疗的患者中观察到。照射后，正常组织可因血管异常而出现长达18个月的强化。

脂肪

伊匹单抗与腹膜后脂肪密度增高有关，人们认为这是由于淋巴细胞浸润所致。这种情况可能是弥漫性或局灶性的。当为局灶性时，可能与恶性肿瘤相似。

要点　肌肉骨骼系统，神经，血管

- 治疗后常见骨髓脂肪变。
- 缺血性坏死可由治疗和原发肿瘤本身引起。
- 骶骨不全性骨折常见于接受过盆腔放疗的女性，在骨扫描上有特征性表现。

继发性肿瘤

放疗引起的骨软骨瘤（软骨外生骨疣）是良性肿瘤，据报道发病率为6%～12%。它们可能很小，位于任何受辐射的骨内，在生长过程中可能引起疼痛症状，如果症状持续存在或瘤体增大，可以考虑切除。

放疗可引起继发性恶性肿瘤，尤其是在儿童中。白血病、淋巴瘤、骨髓增生异常和实体瘤的发病率较高。放疗诱发的肿瘤是一种并发症，最早可在治疗后2～3年发生，最迟在治疗后50年出现，平均潜伏期为10～15年。骨肉瘤最常见于骨照射后，恶性纤维组织细胞瘤更常见于软组织照射后。软组织继发性肿瘤更常见，继发性肉瘤通常发生在放疗部位或邻近部位。影像学检查有助于评估新骨丢失、破坏性改变、软组织肿块或照射野内异常强化（图41.15）。这些改变与骨髓炎鉴别可能比较困难，需要活检。

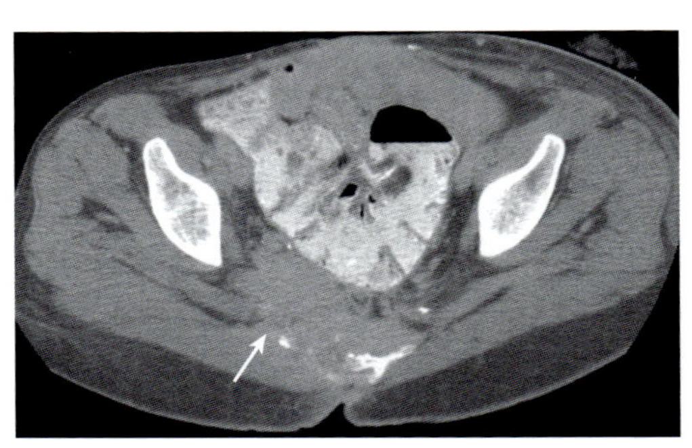

图41.15　一名30年前有子宫内膜癌盆腔照射史的患者轴位增强CT，现在是放射性肉瘤。软组织肿块导致骶骨骨质破坏（箭头）

结论和要点

假性进展，即由于治疗反应而导致的靶病变增大，在本章治疗并发症中不进行具体讨论，但它是免疫治疗的一个重要后遗症。假性进展可见于纳武利尤单抗、伊匹单抗和帕博利珠单抗等药物使用时。

了解不同肿瘤疗法的后遗症和影像学表现对于放射科医师指导患者治疗至关重要。

要点

- 化疗可能导致脾大和门静脉高压。
- 治疗期间发生的肠壁穿孔和瘘管应告知临床医师，因为它们影响患者的医疗。
- 肠道辐射会导致肠管狭窄、肠壁增厚、肠道扩张和瘘管。
- MRI可能有助于评估放射性损伤和瘘管。
- PET/CT可用于鉴别治疗后效应和肿瘤复发。
- 化疗或放疗后发生的继发性恶性肿瘤包括血液系统恶性肿瘤和实体肿瘤。

第42章

肺栓塞性疾病与心脏肿块和肿瘤

Gregory Gladish

肺栓塞

肺栓塞（pulmonary embolism，PE）和深静脉血栓（deep vein thrombosis，DVT）是癌症患者常见的问题，这是由于肿瘤的局部和体液作用以及治疗的影响所致。静脉血栓栓塞性疾病的诊断具有挑战性，因为其临床体征、症状和实验室检查均无特异性。CT血管造影在PE的诊断中起着核心作用。CT提供了识别PE、评估其严重程度和血流动力学影响的机会。癌症患者的静脉血栓栓塞治疗通常遵循非肿瘤患者的标准。然而，由于药物相互作用和血栓形成的持续刺激，癌症患者的治疗可能会变得十分复杂。PE在癌症患者的管理中仍然是一个具有挑战性的问题。

流行病学和危险因素

PE是由体循环静脉系统形成的血栓（通常来自盆腔或下肢）迁移到肺动脉系统引起的。这些血栓的形成是静脉、血流或凝血系统异常的结果，所有这些都常见于癌症患者。中心静脉导管是血栓形成的重要危险因素，有多达4%的置入中心静脉导管的患者会发生导管相关性血栓，大多数上肢DVT都与导管有关。易于形成静脉血栓的凝血系统异常包括各种凝血因子异常和癌症相关的高凝状态。化疗药物（如甲氨蝶呤、多柔比星、沙利度胺和造血干细胞刺激剂）可促进血栓形成。静脉血栓栓塞的发生率在接受化疗的患者中最高，在恶性胶质瘤患者中的发生率高达28%。静脉血栓栓塞的发生率与人群中肿瘤的发生率关系密切，最常见于肺癌、结肠癌和前列腺癌的患者。

癌症患者发生PE后预后不良的风险也更大。例如，他们发生PE后死亡的可能性要高出4～8倍。有静脉血栓栓塞的癌症患者的1年生存率约为无静脉血栓栓塞的癌症患者的1/3。

解剖学

DVT最常发生在盆腔和下肢的静脉，脱落的栓子碎片通常呈管状，直径从<1mm到长达2cm不等。直径较大的血栓往往较长，可能还有分支。

一旦脱落，栓子流过静脉系统，直到遇到阻碍结构或到达太小而无法通过的血管（通常是肺动脉分支）。栓子可能在通往肺动脉系统的途中在右心房内的小梁中被捕获（位于右心房基底的先天性Chiari网），或者在通过未闭的卵圆孔时被捕获。通过卵圆孔的血栓可栓塞到包括脑在内的体循环结构中。

到达肺循环的栓子可能会滞留在动脉分支处，或者到达直径小于栓子的小动脉（图42.1）。更大、更细长的栓子通常会在分支处捕获，并可能延伸至肺动脉树的多个叶和段（图42.2）。最大的PE可能卡在主肺动脉分叉处，称为鞍型栓塞（图42.3）。通常，有一个小的带状部分延伸至主动脉分叉处，较大的血栓部分延伸至左、右肺动脉及肺叶或肺段的血管分支。

如果栓子完全阻塞肺动脉系统的某一段，可导致肺梗死。由于支气管动脉的血液平行供应，这种情况相对不常见。肺缺血或梗死可导致肺受累部分的出血和水肿。受累区域通常从闭塞的小动脉向外呈楔形延伸，并到达胸膜表面（图42.4）。出血期之后是肺组织坏死和凝固。梗死通常持续数天至数周，可完全消退或形成小面积瘢痕。

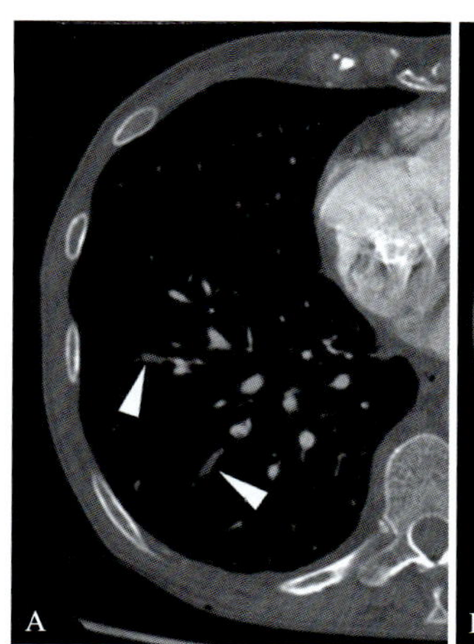

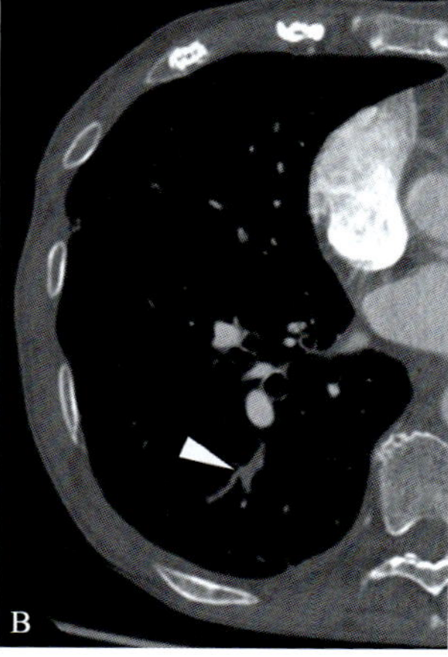

图42.1　远端肺栓塞。小栓子（箭头）穿过肺动脉系统，直到滞留在太小的血管中，无法进一步通过。这些栓子通常完全堵塞受累的动脉管腔

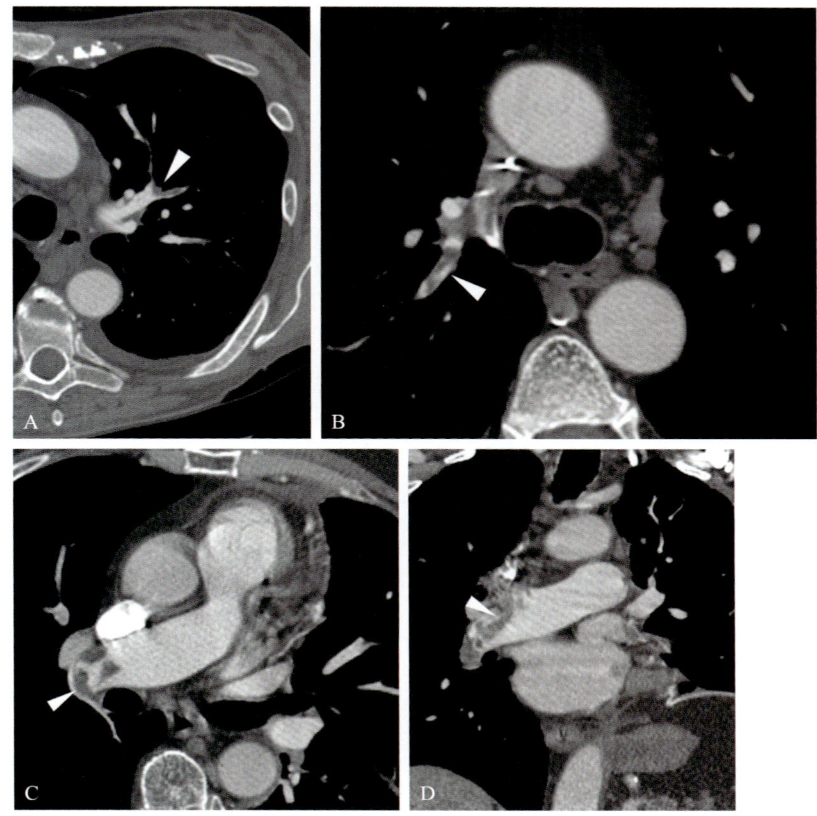

图42.2 近端肺栓塞。细长的栓子（箭头）常会嵌顿在更远的血管分叉处，如肺叶或肺段水平。与血管横切面相比，这些栓子通常具有圆形偏心外观。如果它们与血管壁接触，就会与之形成锐角

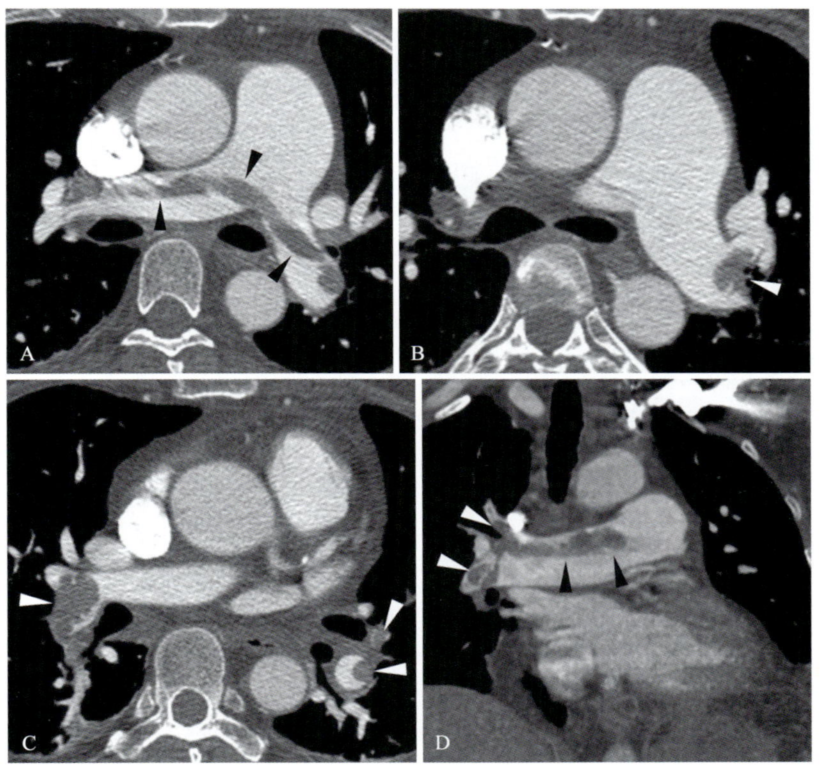

图42.3 鞍型肺栓塞大栓子（A、D.黑色箭头）嵌顿在主肺动脉分叉处。此时血栓可能占据了血管腔的大部分，但在生存至影像学检查时的患者中，通常有一带状血栓延伸至主动脉分叉处，在左、右肺动脉中的血栓较大（B～D.白色箭头）

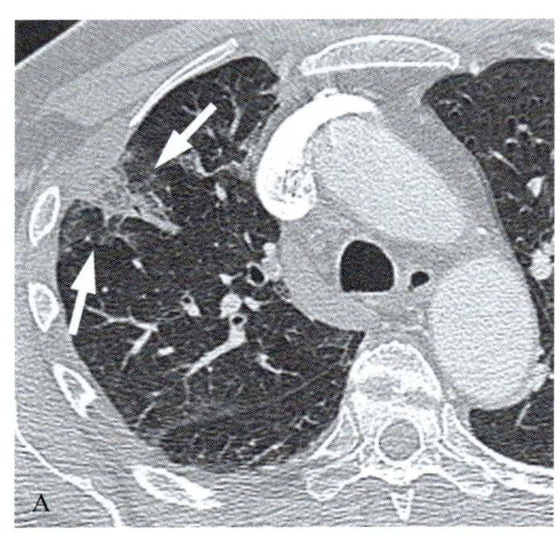

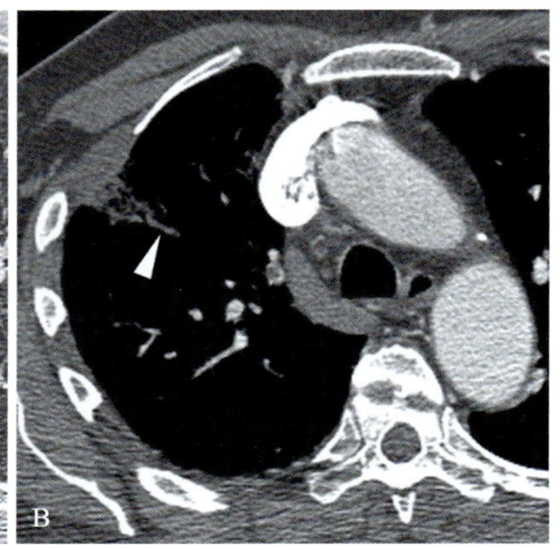

图42.4 肺梗死。如果肺动脉完全闭塞，且侧支支气管动脉血流不足，则栓塞周围的肺组织就会发生缺血性损伤或梗死，这导致局灶性实变（A.箭头），通常呈楔形，基底靠着胸膜表面，顶点朝向受累动脉（B.箭头）

要点 解剖

- 栓子通常是起源静脉的细长“铸型”。
- 栓子容易嵌顿在肺动脉分支处或小动脉中。
- 栓子可能在穿过右心腔或通过未闭的卵圆孔的过程中被困住，导致体循环栓塞。
- 闭塞血管周围的楔形实变提示肺缺血或梗死，并随时间的推移而消退。

临床表现

DVT可能完全无症状，也可能表现为多种非特异性症状，包括不对称的肢体肿胀或沿静脉分布的红斑压痛性包块。PE也可能无症状或引起非特异性症状，如胸痛或呼吸困难。急性发作的呼吸困难是最具提示性的症状，可能伴有大难临头的感觉。引起右心劳损的栓子可引起体循环水肿和心脏听诊异常。

临床病史有助于提示PE。对于近期长时间不活动、活动性癌症或使用过血栓相关药物的新发呼吸困难患者，都应引起对PE的怀疑。

PE患者通常有非特异性实验室异常，如D-二聚体水平升高，凝血指标如凝血酶原时间、部分凝血活酶时间和国际标准化比值异常，以及红细胞计数和血红蛋白水平的升高和血小板数量或功能的异常。这些异常通常与血栓形成的原因有关，而不是血栓或栓子本身的结果。动脉血气分析可能显示肺泡与动脉之间的氧浓度差和氧分压增加，脉搏血氧测定常异常。这些发现无特异性，仅提示肺氧合异常，可能是由肺炎、栓塞或肿瘤等引起。

未被怀疑PE的癌症患者常规影像学检查可能会发现PE。在没有癌症的患者中，高达1%的门诊患者和3%的住院患者检测到PE。在癌症患者中，3%～4%的门诊患者和超过6%的住院患者在常规CT时会发现PE。遗憾的是，其中高达75%的PE（包括大的中心栓子）在临床上不会被发现，尤其是在恶性肿瘤表现复杂的患者中。亚肺段或较小的PE的意义尚不清楚。一些研究表明，孤立性亚肺段PE患者的复发率与CT肺动脉造影阴性患者相似，远低于接受过PE治疗的患者。其他研究表明，对未发现的PE进行抗凝治疗可提高生存率。需要进一步的研究来确定孤立性亚肺段PE的适当治疗方法，特别是未怀疑的、无症状PE的一般治疗方法。

严重程度评估

PE的大小和肺动脉树的受累程度会影响这些患者的临床症状和长期预后。更严重的PE很可能与右心劳损相关，需要积极干预，包括入住重症监护病房。因此，肺栓塞性疾病的评估内容包括血栓数量和任何继发影响。

目前已经提出了几种肺栓塞性疾病严重程度的评分系统。这些评分系统从最近端受累的简单评估到梗阻血管数量和严重程度的详细评分，并与短期结局和是否入住重症监护病房相关。然而，PE急性发作的死亡风险主要取决于患者的血流动力学状态。心源性休克患者的死亡风险很高，血压正常但右心功能不全的患者死亡风险中等，无心脏功能不全患者死亡风险不高。虽然心源性休克是临床诊断的，但右心功能不全可以通过影像学评估。

PE导致的右心功能不全表现为肺动脉高压、右心劳损和右心衰竭。超声心动图或CT评估这些参数可预测患者能否生存至出院和是否需要入住重症监护病房。在CT上，肺动脉直径＞30～33mm或大于主动脉直径（图42.5）提示肺动脉高压，右心室与左心室直径的比值＞1.0∶1 ～ 1.5∶1提示右心劳损或右心衰竭（图42.6）。右心劳损和右心衰竭的间接征象特异性较低，但包括对比剂反流至IVC和肝静脉及体循环水肿的证据，包括肝脏充血和皮下水肿。

这些评估肺动脉栓塞数量和严重程度及右心劳损的各种方法有助于识别需要更加积极治疗和监测的患者，但对预测复发性栓塞疾病没有很大帮助。因此，识别和消除诱因对患者的长期管理至关重要。

要点　严重程度评估

- 评分系统反映了栓子累及的肺段数量，并可预测是否需要重症管理。
- 反映在右心室或肺动脉扩张的右心劳损也可预测生存率和更多的重症管理的需求。
- 识别诱因对患者的长期管理至关重要。

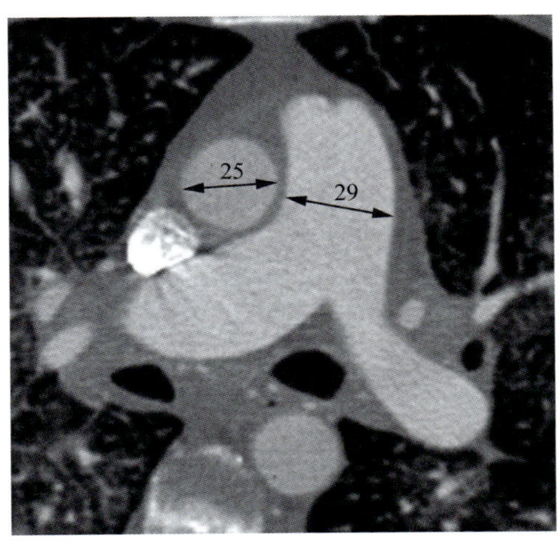

图 42.5　在肺动脉分叉水平测量主肺动脉和主动脉的直径。肺动脉直径＞30 ～ 33mm或大于主动脉直径提示肺动脉高压

影像学

传统上，PE影像学检查以前是通过胸部X线和通气灌注（ventilation-perfusion，V/Q）扫描完成的。遗憾的是，这些方法都是非特异性的，通常不能提供最终诊断。现在的影像检查主要集中在CT肺动脉造影，它可以直接和无创地成像肺动脉树。DVT的影像学检查主要采用超声检查。CT肺动脉造影后下肢静脉期成像也有应用，但其辐射剂量较高，特别是与无辐射的超声检查相比。

胸部X线摄影

PE患者的胸部X线片通常显示出一些异常，但正常胸部X线片并不罕见。最常见的异常表现是局灶性肺阴影和少量胸腔积液，这可见于许多呼吸困难病因中。传统上描述的放射学征象包括Hampton驼峰征（以外周胸膜为基底的楔形阴影）、Fleischner征（栓塞一侧肺动脉增宽）和Westermark征（PE远侧肺血流减少），这些都是非特异性的，至少在无栓塞患者和有栓塞患者中一样常见。

肺通气-灌注扫描

V/Q扫描长期以来一直是初始检测肺栓塞性疾病的标准，对于识别栓子具有高度敏感性，但特异性不高。数项大型试验肯定了V/Q扫描在识别极高危和极低危PE患者方面的价值，使其无须进一步影像学检查即可进行治疗。如果患者存在两个或多个肺段的V/Q不匹配（灌注缺损大于通气缺损或无通气缺损），则被归类为高危患者。如果患者有下列情况则发生栓塞的概率非常低：灌注正常或与心脏、肺门和膈肌相关的肺段灌注无异常；灌注缺损小于X线片病变或通气病变；多发匹配的V/Q缺损而X线片正常；1 ～ 3个小肺段灌注缺损；缺损与胸膜表面之间存在条带状灌注组织；或中上肺单个匹配的V/Q缺损伴胸部X线片异常。然而，至少1/4的患者PE危险程度属于中间或不确定概率组，应接受进一步影像学检查。虽然V/Q扫描大多被CT所取代，但是

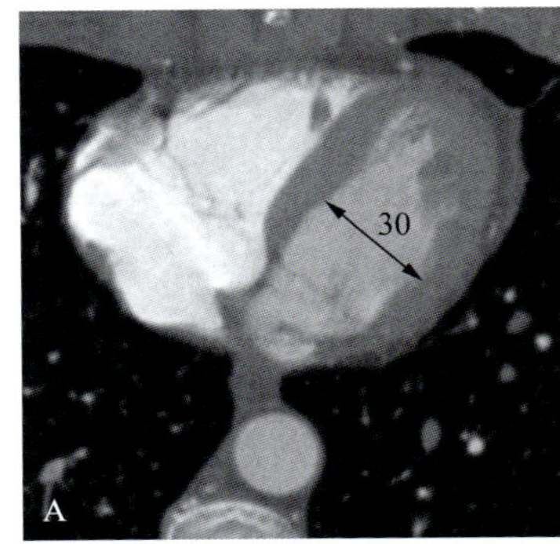

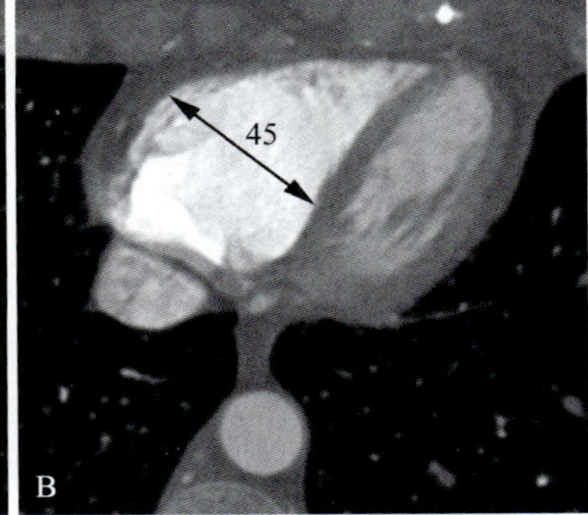

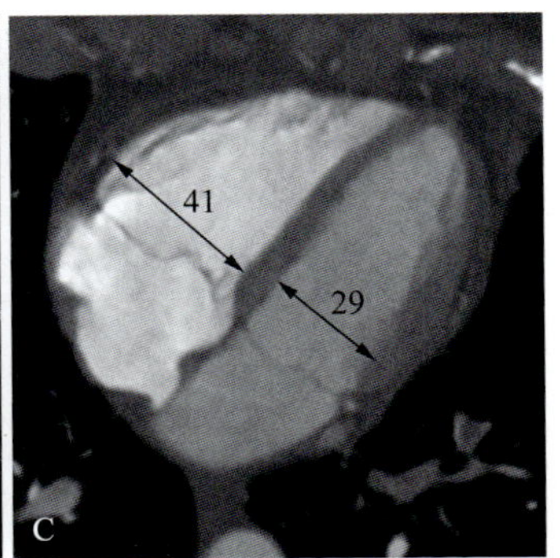

图 42.6　在每个腔室的最宽点测量左心室（LV；A）和右心室（RV；B）横截面直径。RV/LV直径比值＞1.0∶1 ～ 1.5∶1提示右心室扩张和功能不全；C.测量也可以在长轴视图的单个后处理图像上进行，此时，RV/LV比值应＜1.0∶1

对于肾功能严重受损或有明显对比剂过敏史的患者，它仍是一种重要的替代方法。

计算机断层成像

CT肺动脉造影已成为检测和发现PE的标准方法。16排以上的现代扫描仪很容易在短时间内单次屏气完成扫描。尽管CT肺动脉造影图像上的有限数量的伪影可以很像PE，但其诊断效力大体相当于有创导管肺血管造影，至少可以检测到亚段水平的PE。CT的优势是在PE阴性病例中提供替代诊断。

扫描技术应最大限度地增强肺动脉的对比效果，并提供足够的分辨率来显示直径约1mm的肺动脉。为了使呼吸困难患者能够充分屏气，较短的扫描时间也很重要。通常，扫描在约1mm准直的条件下，应在尽可能短的时间内完成扫描。辐射剂量是一个值得关注的问题，应该采用适当的剂量降低策略。这些策略包括基于患者衰减测量的管电流调制，以及绝经前妇女使用前乳护罩。使用较新的迭代统计重建技术和较低千伏技术也可降低剂量。

为了获得最佳的血管增强效果，应以相对较高的速率注射高浓度碘的对比剂。对比剂通常含有300mg/ml或更高的碘，以4ml/s或更快的速度给药。这通常需要20号或更大的外周静脉通道和相对较大的上肢静脉。或者，也可以通过高压注射型中心静脉导管进行注射。对比剂注射后的扫描时间是通过在近端主肺动脉的检测区域和100HU的触发阈值团注触发来确定的。在检测到对比剂后7～10s开始扫描，以实现最大增强效果，并为屏气指令提供时间。对比剂的量应允许注射时间为预期扫描时间加上7～10s的延迟加上3～4s的备用时间，最多可达150ml对比剂。

由于呼吸运动对上肺的影响较小，因此认为向尾颅方向扫描可减少与不理想屏气相关的运动伪影。虽然仍在使用，但由于扫描持续时间短，在64排或更大探测器的扫描仪上，其价值可能要小得多。

各种伪影均可降低肺动脉成像质量。最重要的是呼吸相关运动，这通常可以用更快的CT扫描仪避免。较高的螺距和较快的机架旋转都有助于缩短对屏气的要求。更快的机架旋转还提高了时间分辨率，从而降低了呼吸运动的影响。同样，心脏搏动可在邻近肺实质中引起运动伪影，最常见于左肺下叶。这可以通过更快的机架旋转时间来减少单个图像期间发生的运动量以减少运动伪影。

另一个重要的伪影来源是对比剂中断（图42.7），这是由于检查过程中无对比剂的血液从下腔静脉流入所致。下腔静脉血液流入在吸气时增加，而在呼气及屏气或瓦氏动作时相对稳定。吸气期间的血液流入导致患者吸气几秒后肺动脉内出现低密度血液的短期血流脉冲。使用更快的扫描仪，这种低密度血液的脉冲可影响几厘米长的肺动脉，并类似于肺动脉栓塞。可通过在同一层面多支血管同时受累来识别。这种伪影似乎会因过度换气而增加，因此简单的屏气指令可能会降低其发生频率和程度。出现伪影时，可能需要复查CT。重复检查应采用不同的屏气时间来改变明显充盈缺损的位置或在不屏气的情况下进行，特别是在初次扫描时发现中央肺动脉的大部分受到影响时。

PE被认为是充盈对比剂的肺动脉树内锐利边缘的充盈缺损。急性PE通常位于偏心位置，轮廓呈圆形或可能完全填充小血管（图42.1～图42.3）。较大的中央栓子可能有长形或分叶状部分，并经常延伸到多个较小的分支。与Hampton驼峰相当的CT表现为楔形周围实变病灶，基底位于胸膜表面，尖端指向闭塞的肺动脉（图42.4）。

随着时间的推移，栓子可能消退，也可能长期存在，并逐渐并入肺动脉壁。在这种情况下，充盈缺损的

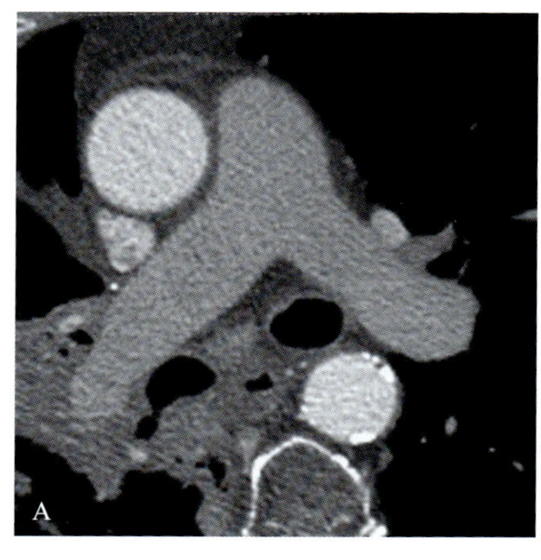

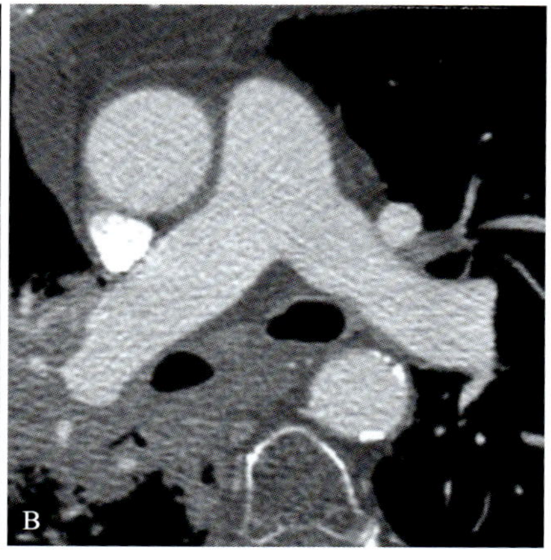

图42.7　对比剂中断伪影。从下腔静脉流入的血液在吸气时增多，可显著降低肺动脉的强化效果。A. 与主动脉相比，肺动脉弥漫性密度降低，也可能发生在肺动脉树的一小段，这取决于扫描速度、时间和屏气时间。当一小段动脉受累时，伪影通常累及该水平的所有动脉分支。B. 不同屏气时机或不屏气情况下重复CT检查可以解决伪影问题

轮廓变为新月形，闭塞的血管节段可能再通，表现为血栓内的小对比剂灶。充盈缺损可能缩小为血管内的细线状蹼（图42.8）。一些栓子保留其急性外观，但持续超过6周表明是慢性栓塞。

PE患者应采用上述标准评估梗阻严重程度和右心劳损。CT还提供了其他可能导致呼吸困难或胸痛的鉴别诊断的机会，如肺炎或其他肺部疾病、心包疾病或纵隔疾病。这种替代诊断在大多数没有PE的患者中发现。由于这些优点及其广泛的可用性，CT肺动脉造影事实上已成为评估PE的标准。与V/Q扫描相比，CT肺动脉造影具有非常高的灵敏度和特异度，与传统导管肺动脉造影具有基本相同的灵敏度和特异度，但没有后者的操作技术要求和相关的使用限制。V/Q扫描在有对比剂禁忌证的患者中仍有应用价值。

要点 放射诊断报告

- 存在肺栓塞。
- 呼吸困难的任何其他原因。
- 对栓塞程度的描述，可能包括阻塞评分。
- 右心劳损或肺动脉高压的征象。

治疗

PE和DVT的治疗取决于患者的血流动力学状态，包括通过重症监测和支持疗法紧急清除血栓以及长期抗凝治疗。由于任何PE发作都有死亡风险，已知高风险的患者应接受预防性治疗，以防止血栓和栓子的发展。适当的治疗方案取决于整个临床情况，包括任何计划进行或正在进行的治疗，以及患者当前的临床状况。

血流动力学严重受损的患者需要紧急治疗以清除血栓，包括外科取栓术或全身性溶栓治疗。导管直接溶栓治疗的研究有限，但迄今未显示出与全身性治疗相比能够改善预后。

PE的手术栓塞切除术主要用于最严重的患者。欧洲心脏病学会（European Society of Cardiology）和英国胸科学会（British Thoracic Society）指南建议仅将其用于心源性休克或溶栓治疗失败的患者。然而，最近的报告提示，对于无心源性休克的右心室功能受损患者，该手术可能更有效。心脏功能受损患者的手术适应证还包括禁忌接受溶栓治疗的患者，如卒中后，或近期手术后，或有其他活动性出血，以及有反常性栓子或卵圆孔未闭和右心腔内栓子的患者。

溶栓治疗主要用于有心功能障碍证据的患者，尤其是右心扩张或衰竭的患者，对于无心力衰竭的患者可能无效。小出血并发症常见，而大出血并发症发生于15%～20%的患者，颅内出血或死亡的发生率不到3%。单纯使用溶栓治疗似乎不影响栓塞复发率，因此可能不会改变出院患者的远期预后。

所有急性PE都应尽早启动抗凝治疗。在有症状的栓塞患者中，通常在急诊室进行早期抗凝治疗可以提高生存率。抗凝治疗延迟48h将会降低总生存率。在初始快速抗凝治疗后，可以过渡到长期抗凝治疗。不幸的

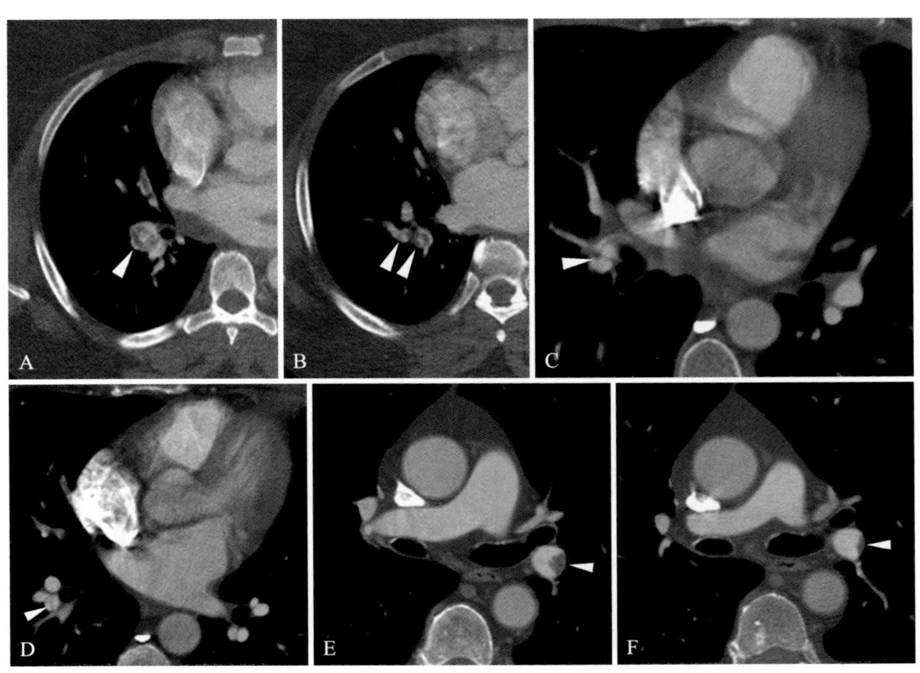

图42.8 慢性肺栓塞。当栓子（箭头）变成慢性时，它们可能在动脉管腔内再通（A和B）或在动脉腔内形成蹼（C和D）；E.左肺下叶急性血栓（箭头）；F.几周后，血栓（箭头）部分消退，但出现了更偏心的外观，边缘光滑，与血管壁成钝角

是，癌症患者接受长期抗凝治疗（尤其是华法林）后，出血并发症的风险较高。最近的试验显示，在PE事件发生后的前6个月，注射低分子肝素比口服华法林抗凝治疗有更好的长期效果。CLOT（低分子肝素与口服抗凝治疗预防癌症患者静脉血栓栓塞复发的随机对照研究）试验发现，低分子肝素在安全性方面优于口服抗凝治疗，而在预防PE复发方面具有同等效果。没有数据表明6个月后是否需要继续抗凝治疗，也无这段时间使用特定药物的比较数据。

IVC过滤器已被用于PE的紧急治疗。IVC滤器的长期疗效不太确定，而且在抗凝治疗的基础上加用IVC滤器并不降低长期死亡率。IVC滤器的使用降低了PE的复发，但与复发性下肢DVT的风险增加有关。DVT的另一个并发症是血栓后综合征，包括受累肢体的疼痛、肿胀和皮肤变化，这些症状很难与复发性DVT区分开。推荐使用医用弹力袜，并已被证明可将血栓后综合征发生率降低高达50%。

导管相关血栓形成的最佳治疗尚不明确，这种血栓形成后出现症状性PE的发生率＜10%。目前尚无随机对照试验来指导如何处置此类导管问题。目前尚不清楚抗凝是否真的影响了导管相关血栓的消退。移除导管可能对血栓的最终消退产生影响，但是不必立即移除导管。发生导管相关血栓事件后在不同部位放置的新导管也常发生导管相关血栓。因此，在没有发生导管相关感染的情况下，建议将导管保留至需要的时间，并在不再需要时将其移除。

由于PE的死亡率很高，因此预防性治疗很重要。对于手术患者，术后应立即使用加压装置和皮下注射肝素。在癌症患者中，预防血栓栓塞性疾病的作用和方法比较复杂，也没有一个明确的结论。对于静脉血栓形成风险高的联合化疗的患者，抗凝治疗可能是合适的，但这种治疗所需的持续时间未知。在为特定患者确定合适的治疗方案时，必须权衡血栓形成风险与血小板功能障碍、药物相关凝血障碍等并发因素之间的利弊关系。

要点　治疗

- 早期抗凝是稳定或不稳定患者的主要治疗方法。
- 手术只用于不稳定的患者，但也可能适用于有严重心肌劳损迹象的稳定患者。
- 溶栓治疗对不稳定的患者或有心肌劳损的患者有用，但可能不会改变远期预后。
- 下腔静脉滤器降低了肺栓塞的复发风险，但却增加了下肢深静脉血栓形成的风险，而且与单纯抗凝治疗相比并不能降低远期死亡率。

心脏肿块和肿瘤

心脏肿块包括转移性肿瘤、良性和恶性原发肿瘤、血栓和栓子以及心内膜赘生物。虽然心脏转移瘤明显比原发肿瘤更常见，但它们通常发生在癌症确诊患者的病程晚期，其影像学评估通常侧重于区分转移瘤和血栓。原发性心脏肿瘤的评估重点是根据肿瘤的位置和影像学特征识别可能的肿瘤的类型，以及评估手术切除的必要性和可能性。

流行病学和危险因素

原发性心脏肿瘤十分罕见，通常无可识别的危险因素。大多数原发性心脏肿瘤为良性黏液瘤和脂肪瘤。大多数原发性心脏恶性肿瘤为肉瘤，以血管肉瘤最常见。约10%的心脏黏液瘤是家族性的，大部分是Carney综合征的一部分。偶有家族性心脏血管肉瘤的病例。散发型黏液瘤多见于女性，而家族性黏液瘤和原发性肉瘤在男女两性中的分布相似。散发性黏液瘤通常出现在60岁以后，家族性黏液瘤在30多岁，肉瘤在40～50岁。肺动脉肉瘤在男性和女性中的发病率相同，诊断时的平均年龄为50岁。

非肿瘤性心脏肿块包括血栓和心内膜赘生物。右心房血栓（图42.9）通常与中心静脉导管有关，要么最初出现在导管上，要么出现在导管尖端附近的内皮损伤部位。左心房血栓（图42.10）通常因为心房颤动、血液淤积所致，最常发生于左心耳，沿左心房主腔壁产生的血栓较少。左心室血栓（图42.11）通常发生在心室梗死和室壁瘤形成的部位，最常发生在心室心尖。右心室血栓偶尔可由室壁瘤引起，但最常见的是源自体循环静脉血栓包裹的栓子。心内膜赘生物通常出现在瓣叶边缘，但偶尔也可见于心脏的任何位置。

心脏肿瘤的解剖分布

黏液瘤（图42.12）是最常见的原发性心脏肿瘤，通常发生于左心房，较少发生于右心房，起源于毗邻卵圆窝的房间隔。较大的黏液瘤通常有一个可活动的部分，可突出穿过房室瓣。这些肿瘤通常应及时切除，因为它们生长迅速，并且有发生机械性瓣膜梗阻的可能。

脂肪瘤（图42.13）常在CT检查中偶然被发现，最常发生于心房或心室的心外膜。房间隔脂肪瘤样肥厚（图42.14）与脂肪瘤的区别在于它在卵圆窝周围的房间隔中呈楔形或哑铃形。

虽然原发性心脏血管肉瘤（图42.15）罕见，但它们是最常见的原发性心脏肉瘤，并且大多数原发性右心房肿块都是血管肉瘤。心脏血管肉瘤表现为右心房壁弥漫性增厚或局灶性肿块。大多数其他组织学类型的原发

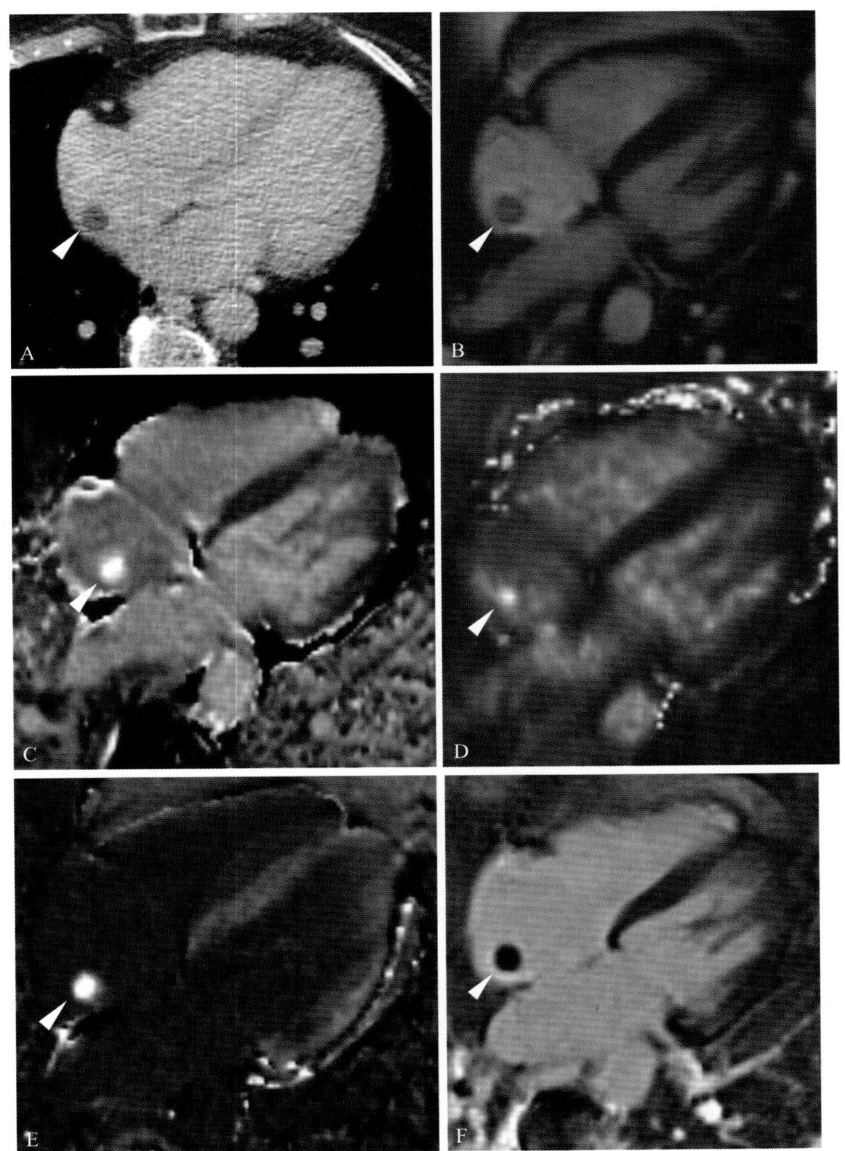

图42.9　62岁女性，左肋骨软骨肉瘤并曾置入中心静脉导管。A.在CT中，右心房内的血栓（箭头）通常在延迟图像上显示最清晰，因为对比剂注射期间的早期图像通常有明显的混合伪影。这些血栓通常与中心静脉导管置入有关，可能附着在导管上或右心房壁，通常沿着界嵴分布。白血磁共振电影成像（B）显示右心房壁的血栓（B～F图中的箭头）在T1图（C）、T2图（D）和增强后T1图（E）上呈高信号。增强后成像（F）显示无强化

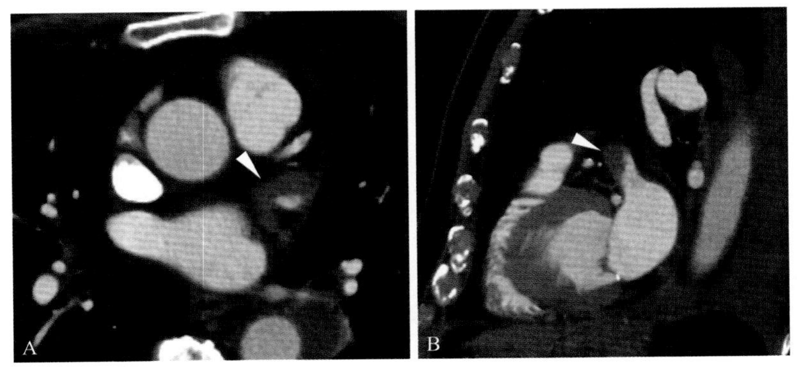

图42.10　81岁男性，肺癌和左心耳血栓。左心耳内的血栓（A、B.箭头）与心房颤动导致的心耳功能不良和血流缓慢有关。血流伪影也可见于该部位，表现为中等密度，通常水平边缘模糊。血流伪影在延迟成像时消失，而血栓将持续存在

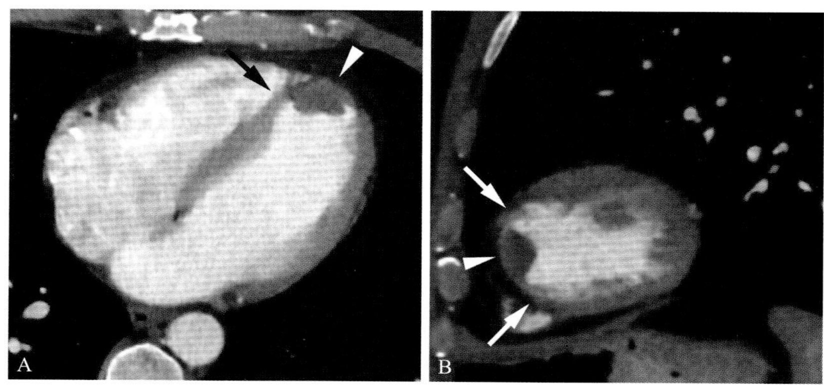

图42.11 40岁男性，睾丸癌和左心室血栓。左心室血栓（A、B图中的箭头）最常发生在室壁变薄（A、B图中的箭）和运动异常的梗死部位。边缘呈分叶状或不规则的血栓发生体循环栓塞的风险较高

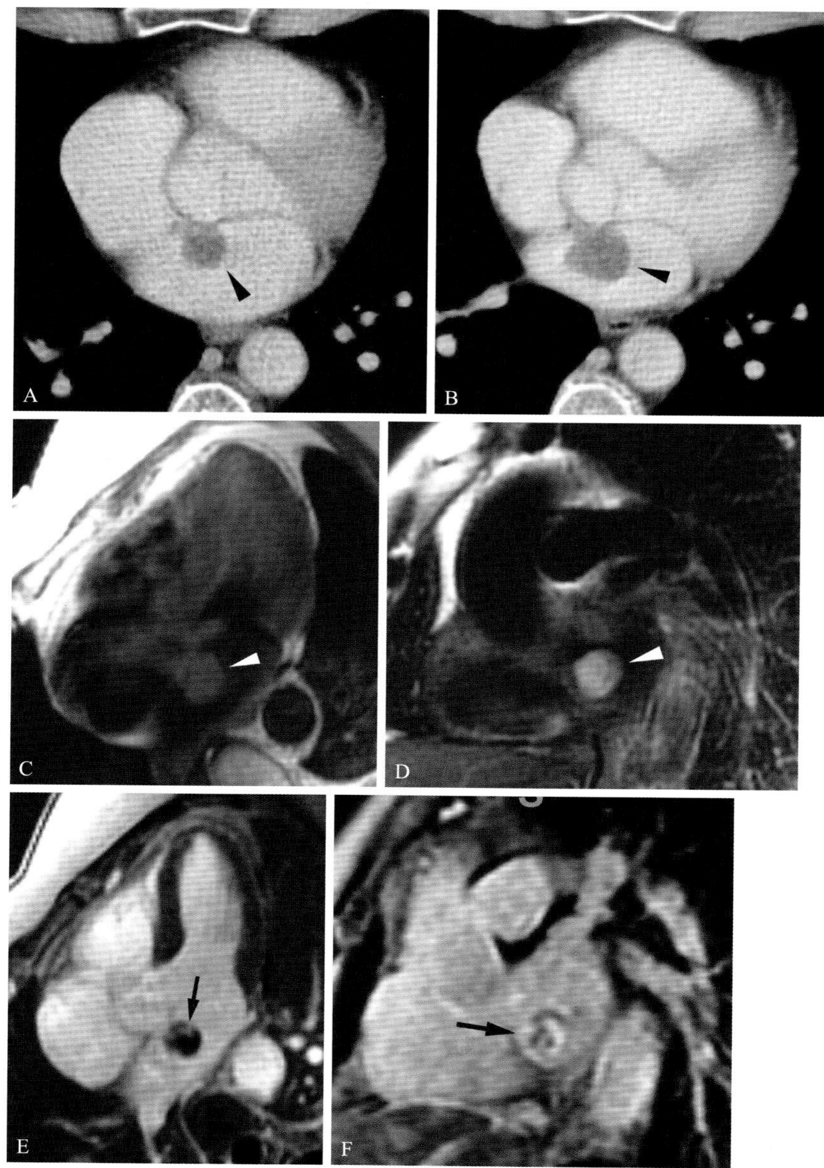

图42.12 58岁女性，胰腺神经内分泌肿瘤和黏液瘤。初始（A）和2个月随访（B）的CT显示，在主动脉根部和卵圆窝（黏液瘤最常见的位置）之间的房间隔有一个不断增长的肿块（A～D.箭头）。肿块在双反转恢复序列（C）上呈类似肌肉的信号，在T2加权脂肪饱和（D）图像上呈高信号。对比增强后早期长T1（E）图像显示轻微强化（E和F.图中箭头），延迟心肌增强（F）图像强化加重

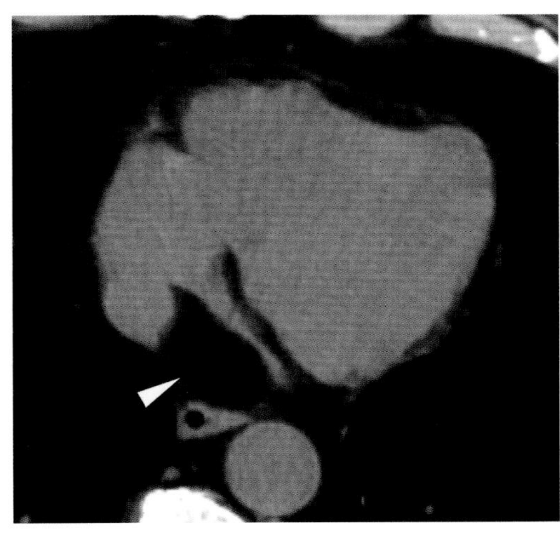

图42.13　71岁男性，前列腺癌和心脏脂肪瘤。心脏脂肪瘤（箭头）是包裹性脂肪密度肿块，最常见于心外膜和房室沟

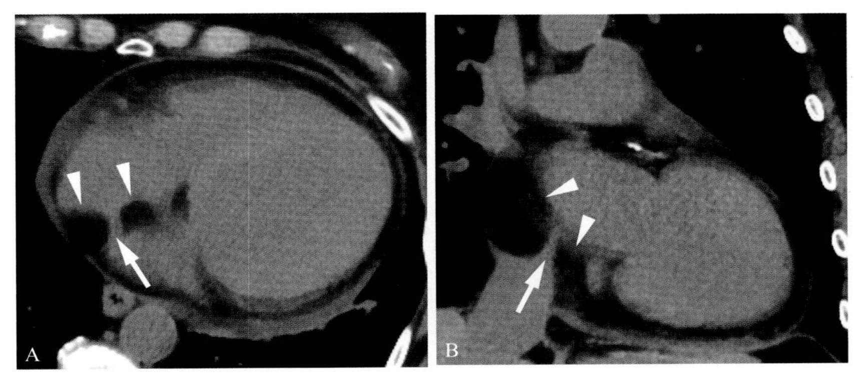

图42.14　68岁女性，多发性骨髓瘤。通过其典型位置和未累及卵圆窝（A、B图中的箭头）来识别出房间隔脂肪瘤样肥厚（A、B.箭头），形成哑铃状外观

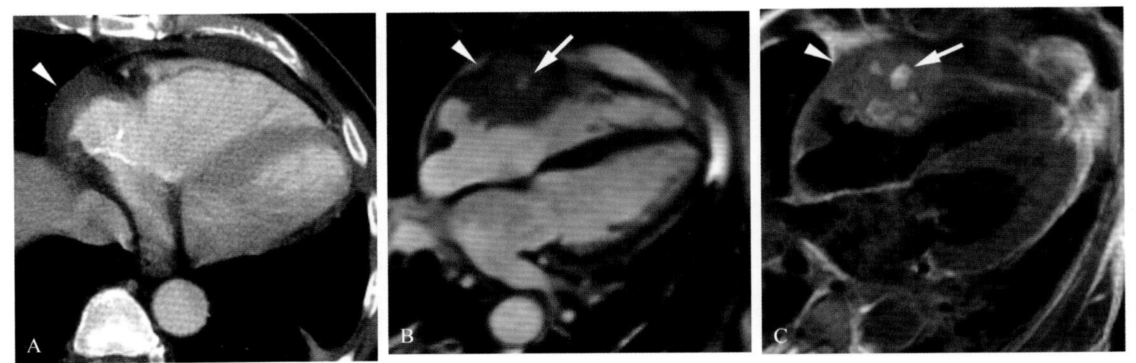

图42.15　60岁男性，心脏血管肉瘤。心脏血管肉瘤是最常见的原发性心脏恶性肿瘤，最常沿右心房游离壁生长。在CT（A）上可见的心房壁增厚的肿瘤（A～C图.短箭头）在4个月后的MRI中显著增大。白血电影（B）和双反转恢复（C）显示肿瘤内的高信号血管通道（B和C图.长箭头）。右冠状动脉和三尖瓣受累是使手术切除复杂化的重要特征

性心脏肉瘤（图42.16）往往起源于左心房，而原发性心脏淋巴瘤和横纹肌肉瘤更多起源于心室。

肺动脉肉瘤（图42.17）最常为平滑肌肉瘤，但该部位还可发生其他多种组织学类型的肉瘤。该肿瘤通常局限于肺动脉腔和管壁，有时很难与肺动脉栓子相鉴别。然而，在就诊时，它们通常几乎完全充满主肺动脉或近端肺动脉，这在肺栓塞中并不常见。

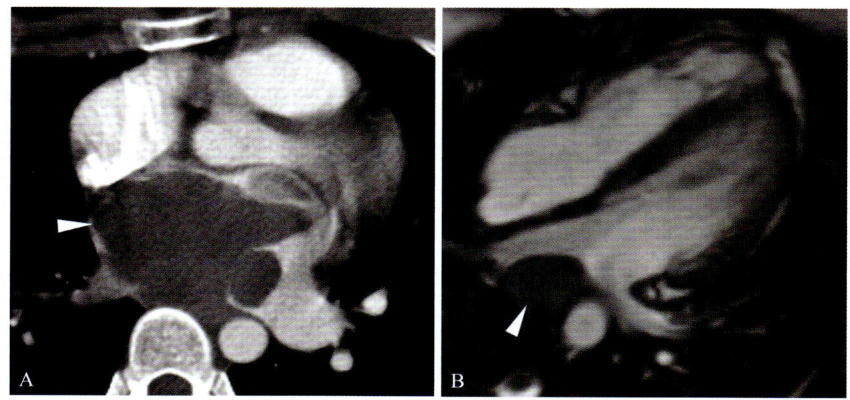

图42.16　37岁女性，左心房梭形细胞肉瘤。就诊时（A），肿瘤（A和B.箭头）占据了左心房的大部分，由于位置原因，怀疑是黏液瘤，但巨大的体积和多叶的结构应当考虑考虑肉瘤。由于担心梗阻或栓塞，肿物被及时切除，最终证实是肉瘤，并且在3个月后的随访MRI（B）发现肿瘤复发。手术时很难观察到左心房的整个壁，这使得根治性切除变得困难

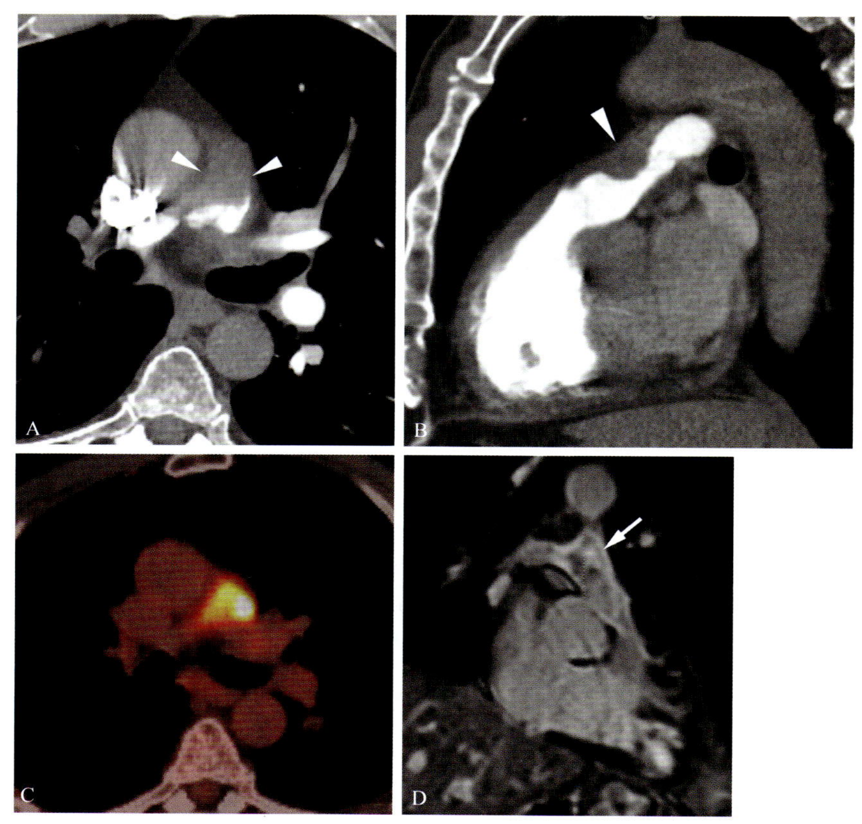

图42.17　72岁男性，肺动脉肉瘤。与鞍型肺栓塞不同，肿瘤（A和B.箭头）附着于主肺动脉中壁，与肺动脉分叉分离。PET（C）显示FDG摄取，MRI显示肿瘤强化（D.箭头），除外了血栓

要点　不同部位常见的原发性心脏肿块或肿瘤

- 右心房：导管相关血栓，血管肉瘤。
- 左心耳：心房颤动相关血栓。
- 左心房：黏液瘤，罕见肉瘤。
- 右心室：嵌顿性血栓栓塞，肉瘤。
- 左心室：室壁瘤相关血栓，肉瘤。
- 心脏瓣膜：心内膜赘生物。

临床表现

心内血栓的临床表现取决于受累的心腔。右心血栓通常无症状，多在其他原因进行的胸部影像学检查中被发现，可能导致肺栓塞和呼吸困难。左心血栓也会偶然被检出，但可能表现为卒中或其他体循环栓塞。

心脏肿瘤的表现主要取决于其位置和大小，而不是组织学。右心房肿瘤可引起三尖瓣梗阻，导致心排血量减少和体循环水肿。侵袭性右心房血管肉瘤可能扩展累

及三尖瓣环，导致三尖瓣关闭不全，或者可能累及右冠状动脉，导致缺血性胸痛。左心房肿瘤可引起二尖瓣梗阻伴心排血量减少和肺水肿，患者通常表现为呼吸困难或心悸。房间隔脂肪瘤或脂肪瘤样肥厚通常无症状，但可能会引起心律失常有关。心室内的心肌肿瘤通常无症状，除非位于瓣膜或流出道。即使较小的心肌肿瘤也可影响传导系统，从而导致心律失常。当肿瘤较大时，整体心室功能可能受损，导致呼吸困难和心力衰竭。心外膜肿瘤也可出现心包积液，但很少出现心包缩窄。起源于瓣膜的肿瘤可干扰瓣膜功能，引起瓣膜功能不全或狭窄的症状，这取决于肿瘤大小和确切位置。肺动脉肉瘤的典型表现为胸痛、呼吸困难或顽固性充血性心力衰竭。

要点 临床表现

- 右心血栓引起肺栓塞。
- 左心血栓引起体循环栓塞。
- 肿瘤症状取决于发病部位和大小：
  - 伴有心力衰竭和呼吸困难的梗阻性症状。
  - 心律失常。

影像学评估

MRI和CT已经成功地用于心脏肿瘤的影像学检查。在这两种方式中，MRI在评估心脏病变方面有着悠久的历史。MRI的主要优势是无电离辐射，能够根据心动周期门控采集图像，时间分辨率高，以及直接采集任意成像平面。此外，MRI对灌注和增强的评估对于鉴别肿瘤和非肿瘤性肿块是有效的。然而，在检查设置、患者配合、检查时间和技术人员培训方面，心脏MRI比CT要求更高。

磁共振成像

心脏MRI使用各种采集序列来评估心脏的结构和功能，并提供组织特征。目前应用最广泛的心脏肿瘤成像技术包括黑血和白血序列、首过灌注以及早期和晚期延迟增强成像。黑血成像可通过单次激发快速自旋回波序列获得，该序列允许在一次屏气中采集不同层位的多个图像。这些序列通常用于显示解剖结构和成像平面设置。在每个成像平面以一系列图像的形式获得白血序列，以显示实体结构的运动和流动的血液。稳态自由进动序列已成为白血电影成像的标准方法。它们对解剖学和功能评价都很重要。首过灌注和延迟心肌增强成像用于组织特征鉴定，主要用于区分活性肿瘤与坏死或血栓，这需要使用含钆剂对比剂。心肌延迟增强成像的最佳剂量为0.2mg/kg体重，并且在对比剂给药后10～20min进行。利用反转脉冲对正常心肌信号进行零化处理，利用反转时间（TI）侦察序列（TI-Scout）选择反转时间。心肌归零增加了来自细胞外间隙变大的组织的相对信号，因此与正常心肌相比，对比剂浓度增加。该序列也可以在对比剂给药后立即使用，反转时间较长（TI＝600ms），以识别任何增强的组织并将其与血栓或坏死组织区分开。

大多数MRI序列的层数都是相对较厚的层厚，为8～10mm。因此，有必要在扫描时选择最佳的成像平面。常用的成像平面包括通过左心室中部的2、3、4腔心长轴切面，以及必要时覆盖各心室或全心的一组短轴图像。由于许多心脏肿瘤和肿块累及右心，右心室垂直或流入/流出道长轴图像通常是有用的。可以获取一个或多个长轴序列层叠覆盖整个心腔或心脏，以便提供完整的解剖评估。由于每个层面都是在屏气时获取的，因此如果可能的话，在检查前应确定最佳的成像平面和覆盖范围，并在检查期间重新评估，以尽量减少总检查时间。

计算机断层成像

心脏CT可以通过回顾性或前瞻性心电图门控采集。因为即使在门控CT上，心率快或心律不规则都会产生心脏搏动伪影，因此使用短效β受体阻滞剂来降低心率通常是有效的。回顾性门控是在整个心动周期采集图像，从而生成电影图像，用于功能和运动评估。使用剂量调制技术可在舒张期提供最佳的图像质量，而在心动周期的剩余时间内因剂量较低导致图像噪声较大，但减少总辐射剂量。前瞻性门控仅在选定的心脏时相（通常是舒张末期）获取图像，以最大限度地减少总辐射剂量。

静脉注射对比剂可以准确展现心内膜和心外膜轮廓，识别腔内血栓或肿块，并显示冠状动脉。对比剂通常以5ml/s的速度注射，以优化腔内增强和较小结构（包括冠状动脉）的可视化。使用团注追踪可以把握最佳的对比剂注射时间。为了减少下腔静脉和右心房高密度对比剂造成的条纹伪影，在对比剂之后立即使用生理盐水团注，通常以3ml/s的较低速率注射。早期扫描时，常在右心房腔内看到复杂的条纹和流动伪影，因此在注射对比剂后60～90s获得的延迟图像上可以更好地显示右心房内的肿瘤。

由于获得的CT图像是一个接近各向同性的容积，因此可以在扫描完成后通过后处理软件可以确定最佳成像平面。与MRI相比，这不仅简化了数据采集过程，而且并大大缩短了采集时间。

心脏肿块评估

解剖位置和强化显像有助于缩小心脏占位的鉴别诊断范围。与腔内对比剂和增强的正常心肌相比，MRI和CT均能根据特征位置和缺乏强化来区分心内血栓和栓塞与肿瘤。MRI在观察右心房方面特别有帮助，因为回心血流的混合伪影限制了CT对右心房结构的评估。

虽然黏液瘤可以在常规CT上显示，但可能需要心脏门控MRI或CT进行更完整的评估。这些方法可以更好地观察肿瘤的附着情况及随心动周期中的移动情况，从而帮助制订手术计划。心脏脂肪瘤在常规CT上确诊后，通常无须进一步评估，但是如果由于局部占位效应而考虑切除，则心脏门控MRI或CT可能有用。

断面成像对于评估肉瘤患者很重要，可以确定局部累及范围，并且评估手术切除的可能性。心脏门控MRI可以显示肿瘤与心肌、瓣膜和冠状动脉结构的关系。MRI由于具有较高的时间和空间分辨率以及高的组织对比度，因此成为准确显示肿瘤范围的主要成像方式。然而，心脏门控CT的日益普及及其使用的便利性使其在评估治疗反应方面具有重要价值。

要点　放射诊断报告

- 肿瘤位置和强化显像。
- 局部肿瘤范围，包括瓣膜或冠状动脉受累情况。
- 瓣膜梗阻/狭窄或功能不全。

治疗

心脏血栓应采用抗凝治疗，与肺动脉或体循环血栓栓塞相似。如果血栓的病因（如左心室壁瘤或持续性心房颤动）持续存在，则可能需要长期或持续的抗凝治疗。与扁平附壁血栓相比，有息肉样突起或可移动的血栓发生后续栓塞事件的可能性更高。对于存在长期抗凝治疗禁忌证的患者，心房颤动导致的心耳血栓可通过心耳结扎术或闭塞术进行治疗。

心脏肉瘤就诊时常已转移。此外，对于肿瘤局限于心脏的患者，切缘阴性的完全切除对于获得最佳结局很重要。由于就诊时肿瘤通常难以完全切除，因此术前采用积极的化疗可以增加切缘阴性的机会。手术通常仅用于肿瘤转移部位化疗后完全或几乎完全缓解以及肿瘤局部明显缓解的患者。当肿瘤引起梗阻性占位效应或心律失常等症状时，可考虑早期切除。

要点　治疗

- 心内血栓的抗凝治疗可能需要长期或持续进行。
- 在考虑根治性手术之前，心脏肉瘤应进行化疗以达到最大疗效。
- 可考虑早期手术以缓解症状。

结论

PE是癌症患者中一种具有挑战性的并发症。癌症可通过局部和体液效应增加静脉血栓栓塞的风险，而癌症治疗也会进一步增加这一风险。PE的存在最容易通过CT肺动脉造影来确定，它提供了栓塞性疾病和心脏负荷程度的信息。PE进展是癌症患者预后不良的一个指标，说明疾病已进入晚期或者发生了呼吸衰竭。因此，PE的治疗和预防在癌症患者的管理中很重要。

影像学检查对鉴别良、恶性肿瘤及血栓具有重要意义，有助于指导临床治疗。解剖位置和影像学特征对鉴别血栓和肿瘤类型具有重要意义。影像学检查在监测治疗反应和确定合适的手术时机方面也很重要。在考虑肿物切除的患者中，影像学检查可帮助确定手术的可行性和规划手术方法。

第 12 部分 肿瘤成像方案

第 43 章 肿瘤患者的影像学检查方案

Paul M. Silverman，M.D.

完善的影像学检查方案对于确保获得的图像能够最佳地解决临床问题至关重要。对于肿瘤患者，这通常取决于疾病是否稳定、消退还是进展，以及是否有新的病变部位。除了这些基本问题之外，患者可能有意想不到的发现，以及治疗带来的并发症。回答这些问题的能力依赖于高质量的图像，对于CT，需要以最少的辐射暴露来确保最佳的图像质量，因为患者通常会接受终身监测。这是一项重大挑战。对于因手术治疗而需要行影像学检查的患者，尤其是为了治愈而接受影像学检查的患者，这些检查需要直接针对最有可能的转移部位（例如，对眼眶、脉络膜黑色素瘤患者的转移灶进行高质量的肝脏成像），并具有最佳的图像质量，以检测转移性病变。MDCT可以进行多期扫描，制订检测富血供和乏血供转移灶的方案对于评估诸如类癌、胰腺胰岛细胞肿瘤和许多其他原发性肿瘤患者至关重要。在MRI和当前的MDCT扫描中，对比剂团注及后续成像的时机至关重要。

以下图表提供了本书作者制订并用于日常实践的常用方案的选择。本方案于2010年1月制定。为了方便读者，它们被组合在一个章节中，而不是单独记录。它们只是在本书的背景下提供的参考，扫描方案应根据每个医师的实践进行开发和定制。

多排螺旋计算机体层摄影：计算机断层扫描成像

胸部方案（MDCT 64层）

主动脉（门控扫描）
心脏肿瘤（门控扫描）
胸部增强
胸部平扫
冠状动脉筛查（门控扫描）
食管瘘方案
低剂量胸部监测增强（结节或肺癌）
胸部灌注增强或平扫
肺栓塞方案
上腔静脉造影
胸部增强（仿真支气管镜）
胸部平扫（仿真支气管镜）

腹部/盆腔方案（MDCT 64层）

腹部增强
腹部平扫
腹部增强和平扫
腹部、盆腔增强
腹部、盆腔平扫
腹部、盆腔平扫和增强
肾上腺：腹部增强
肾上腺：腹部平扫和增强

肾上腺：腹部、盆腔增强
肾上腺：腹部、盆腔平扫和增强
肾上腺：胸部、腹部增强
肾上腺：胸部、腹部平扫和增强
肾上腺：胸部、腹部、盆腔增强
肾上腺：胸部、腹部、盆腔平扫和增强
血管造影/静脉造影：腹部
血管造影/静脉造影：腹部、盆腔
阑尾/腹膜：腹部、盆腔平扫和增强
阑尾/腹膜：胸部、腹部、骨盆平扫和增强
肠道类癌：腹部、盆腔平扫和增强
胸腹部增强
胸腹部平扫
胸部、腹部平扫和增强
胸、腹部和盆腔、增强
胸部、腹部、盆腔平扫
胸部、腹部、盆腔平扫和增强
CT结肠造影
CT膀胱造影
胃：腹部、盆腔平扫和增强
肾结石
肾脏、输尿管、膀胱钡剂
肝脏：腹部平扫和增强
肝脏：腹部、盆腔平扫和增强
肝脏：胸部、腹部平扫和增强
肝脏：胸部、腹部、盆腔平扫和增强
淋巴瘤增强
淋巴瘤平扫
淋巴瘤平扫和增强
胰腺：腹部平扫和增强
胰腺：腹部、盆腔平扫和增强
胰腺：胸部、腹部、盆腔平扫和增强
胰岛细胞：腹部平扫和增强
膀胱切除术后：腹部、盆腔增强
膀胱切除术后：胸部、腹部、盆腔增强
膀胱切除术后：胸部、腹部、盆腔平扫和增强
肾脏：腹部增强
肾脏：胸部、腹部平扫和增强
肾脏：胸部、腹部、盆腔平扫和增强
肾脏＋3D：腹部平扫和增强
肾脏＋3D：腹部、盆腔平扫和增强
肾脏＋3D：胸部、腹部平扫和增强
肾脏＋3D：胸部、腹部、盆腔平扫和增强
CT下肢血管
CT下肢血管（快速）
肠道造影（小肠）：腹部、盆腔增强
肠道造影（小肠）：腹部、盆腔平扫、增强
肠造影（小肠）：胸部、腹部、盆腔增强
肠道造影（小肠）：胸部、腹部、盆腔平扫和增强
尿路造影：腹部、盆腔平扫和增强
尿路造影：胸部、腹部、盆腔平扫和增强

肌骨（musculoskeletal，MSK）方案（MDCT 64层）

MSK（桥接方案）增强
MSK（桥接方案）平扫
MSK（金属方案）增强
MSK（金属方案）平扫
MSK手术室高分辨方案（64层）
手术室高分辨方案增强
手术室高分辨方案平扫
手术室高分辨标准方案（64层）
手术室高分辨标准方案增强
手术室高分辨标准方案平扫
MSK（软组织方案）增强
MSK（软组织方案）平扫
MSK（标准方案）增强
MSK（标准方案）平扫

磁共振成像方案

胸部方案（1.5T）

甲状旁腺
心脏部位/心脏
肺上沟
延迟增强（可选）

体部方案（1.5T）

腹部一期LAVA
大型腹部患者
盆腔
盆腔选项
腹部三期LAVA
腹部三期LAVA和Eovist
腹部快速动态
胆管造影（MRCP）
肾脏LAVA
胰腺
胰腺选项
MRA：腹部荧光触发
三管后装妇科近距离治疗
盆腔-宫颈癌凝胶
直肠分期
盆腔动态

盆腔常规

前列腺体线圈前后位（posteroanterior，PA）

前列腺体线圈PA

前列腺直肠内线圈

睾丸

骨盆骨肿瘤

前列腺直肠内线圈（前列腺切除术）

下肢血管

腹部多回波融合梯度回波序列（multiple echo recombined gradient echo，MERGE）

前列腺主动监测

选项：前列腺主动监测

肌骨方案（1.5 T）

大腿

大腿金属伪影

大腿（可选序列）

骨盆

骨盆金属伪影

肩关节包括肩胛骨

肩关节包括肩胛骨金属伪影

胸椎

腰椎